U0255752

儿 科 学

高级医师进阶

（副主任医师/主任医师）

（第2版）

主　编　李国华

副主编　李庆超　程荔春　徐　冰
　　　　刘俊莉　宋　蕾

编　者（按姓氏笔画排序）：

于　涛	王红微	王媛媛	付那仁图雅	白汉生
刘　静	刘玉梅	刘艳君	齐丽娜	孙石春
孙丽娜	李　东	李　淼	李　瑞	吴　思
邱璐璐	张　彤	张　楠	张黎黎	邵明坤
赵辰阳	侯燕妮	姜　衍	聂　跃	高　荣
董　慧	谢　宇			

中国协和医科大学出版社

北　京

图书在版编目（CIP）数据

儿科学：高级医师进阶 / 李国华主编. —2版. —北京：中国协和医科大学出版社，2020.1
（高级卫生专业技术资格考试用书）

ISBN 978-7-5679-1426-1

Ⅰ.①儿…　Ⅱ.①李…　Ⅲ.①儿科学-资格考试-教学参考资料　Ⅳ.①R72

中国版本图书馆CIP数据核字（2019）第265579号

高级卫生专业技术资格考试用书

儿科学·高级医师进阶（第2版）

主　　编：李国华
责任编辑：刘　婷
封面设计：许晓晨
责任校对：张　麓
责任印制：张　岱

出版发行　中国协和医科大学出版社
　　　　　（北京市东城区东单三条9号　邮编100730　电话010-65260431）
网　　址：www.pumcp.com
经　　销：新华书店总店北京发行所
印　　刷：涿州市汇美亿浓印刷有限公司

开　　本：787mm×1092mm　　1/16
印　　张：54.25
字　　数：1260千字
版　　次：2020年1月第2版
印　　次：2022年11月第3次印刷
定　　价：216.00元

ISBN 978-7-5679-1426-1

前　言

　　儿科学不是成人内科学的缩影，在医学上，儿童与成年人差异甚大，年龄越小，差别越大。掌握不同年龄的身体功能特点，也是儿科医务工作者的基本功要求之一。

　　致病因素所致的病理变化往往和年龄有关儿童时期的种类疾病谱与成年人也有非常大的差别，儿科医师应掌握儿童与成年人疾病谱的特点，结合不同年龄、不同时期及不同地区等情况，对儿童疾病做出正确的诊断。另外，儿科的治疗也具有其独特性，尤其是小儿。因此，本书在每章节之前会先介绍该系统的解剖生理特点，在疾病的病因、发病机制、临床表现及治疗等方面均突出儿童的特点。

　　全书共分20章，具体内容包括小儿内科学基础理论、新生儿疾病、小儿各系统疾病的诊断防治以及本专业国内外现状及发展趋势，另外还介绍了儿科危重症的抢救以及儿科常用诊治技术。本书内容紧扣高级卫生专业技术资格考试要求，根据大纲对专业知识"掌握""熟练掌握"的不同层次要求，力求做到详略得当，重点突出，是拟晋升正高级职称医务人员的复习指导用书，同时也可供高年资医务人员参考，以提高其临床诊治、临床会诊、综合分析疑难病例以及开展医疗先进技术的能力。

　　限于编者经验水平，书中难免存在错误与疏漏，敬请读者批评指正。

编　者

目 录

第一章 小儿内科学基础理论

第一节 小儿年龄分期

知识点1：胎儿期	副高：熟练掌握 正高：熟练掌握

从受精卵形成到小儿出生为止，共40周。胎儿的周龄即为胎龄，或称为妊娠龄。按胎龄分为胚胎期（0~12周）和胎儿期（13~40周），相当于母亲妊娠早期和妊娠中、晚期。开始细胞分裂的受精卵称植入前胚胎，大约14天；前胚胎后细胞、组织分化形成胚胎，约8周，胎儿器官基本形成，已可辨别性别，是胎儿发育关键期。胎儿中期（13~28周）组织、器官迅速生长，功能趋于成熟，但肺发育不成熟，若早产则存活率低；胎儿后期（29~40周）脂肪、肌组织迅速增长，胎儿体重迅速增加。其中胎龄满28周至出生后7天内，定义为围生期，是出生前后的一个特定时期。胚胎对致畸物质敏感，母亲妊娠期间如受外界不利因素影响，如感染、创伤、滥用药物、接触放射性物质和毒品等，以及营养缺乏、严重疾病和心理创伤等，都可能影响胎儿的正常生长发育，导致流产、畸形或宫内发育不良等。

知识点2：新生儿期	副高：熟练掌握 正高：熟练掌握

自胎儿娩出脐带结扎时开始至28天之前。按年龄划分，此期实际包含在婴儿期内。此期在生长发育和疾病方面具有非常明显的特殊性，且发病率高，死亡率也高，因此将其单独列为婴儿期中的一个特殊时期。在此期间，小儿脱离母体转而独立生存，所处的内外环境发生根本的变化，但其适应能力尚不完善。此外，分娩过程中的损伤、感染延续存在，先天性畸形也常在此期表现。

知识点3：婴儿期	副高：熟练掌握 正高：熟练掌握

自出生到1周岁之前。此期生长发育极其旺盛，因此对营养的需求量相对较高。与此同时，各系统器官的生长发育虽然也在持续进行，但是不够成熟完善，尤其是消化系统常常难以适应对大量食物的消化吸收，容易发生消化道功能紊乱。同时，由于婴儿体内来自母体的抗体逐渐减少，自身的免疫功能尚未成熟，抗感染能力较弱，易发生各种感染和传染性疾病。

知识点4：幼儿期	副高：熟练掌握　正高：熟练掌握

自1岁至满3周岁之前为幼儿期。体格生长发育速度较前稍减慢，而智能发育迅速，同时活动范围渐广，接触社会事物渐多。此阶段消化系统功能仍不完善，营养的需求量仍然相对较高，而断乳和转乳期食物添加须在此期进行，因此适宜的喂养仍然是保持正常生长发育的重要环节。此期小儿对危险的识别和自我保护能力都有限，因此意外伤害发生率非常高，应特别注意防护。

知识点5：学龄前期	副高：熟练掌握　正高：熟练掌握

自3周岁至6～7岁入小学前为学龄前期。此时体格生长发育速度已经减慢，处于稳步增长状态；而智能发育更加迅速，与同龄儿童和社会事物有了广泛的接触，知识面得以扩大，自理能力和初步社交能力亦能够得到锻炼。

知识点6：学龄期	副高：熟练掌握　正高：熟练掌握

自入小学始（6～7岁）至青春期前为学龄期。此期儿童的体格生长速度相对缓慢，除生殖系统外，各系统器官外形均已接近成人。智能发育更加成熟，可以接受系统的科学文化教育。

知识点7：青春期	副高：熟练掌握　正高：熟练掌握

青春期年龄范围一般为10～20岁，是从儿童到成人的过渡时期。这是一个由一系列内分泌变化导致性成熟并形成生殖能力的过程。同时，也是一个生理、心理和情感发展的过程。女孩的青春期开始年龄和结束年龄都比男孩早两年左右。青春期的进入和结束年龄存在较大的个体差异，可相差2～4岁。此期儿童的体格生长发育再次加速，出现第二次高峰，同时生殖系统的发育也加速并渐趋成熟。以性发育为标志进入青春期。青春期发育持续7～10年。

第二节　体格生长发育

知识点1：体格生长常用指标	副高：熟练掌握　正高：熟练掌握

体格生长常用的形态指标有体重、身高（长）、坐高（顶臀长）、头围、胸围、上臂围、皮下脂肪等。

一、出生至青春前期体格增长

知识点2：体重的增长	副高：熟练掌握　正高：熟练掌握

体重为各器官、系统、体液的总重量，其中骨骼、肌肉、内脏、体脂、体液为主要成

分。因体脂与体液变化较大，体重在体格生长指标中最易波动。体重易于准确测量，是最易获得的反映儿童生长与营养状况的指标。儿科临床中多用体重计算药量和静脉输液量。新生儿出生体重与胎次、胎龄、性别及宫内营养状况有关。世界卫生组织（WHO）的参考值为：足月新生儿出生时体重为男3.3kg，女3.2kg。出生后体重增长应为胎儿宫内体重生长曲线的延续。出生后1周内有生理性体重下降，约在生后第3～4天达最低点，下降范围为3%～9%，以后逐渐回升，至出生后第7～10天应恢复到出生时的体重。如果体重下降的幅度超过10%或至第10天还未恢复到出生时的体重，则为病理状态，应分析其原因。若生后及时合理喂哺，可减轻或避免生理性体重下降的发生。出生时体重受宫内因素的影响大，生后的体重与喂养、营养以及疾病等因素密切相关。

正常足月婴儿生后第1个月体重增加可达1～1.7kg，生后3～4个月体重约等于出生时体重的2倍；12月龄时婴儿体重约为出生时的3倍（10kg），是生后体重增长最快的时期，系第一个生长高峰；2岁时体重约达出生体重的4倍（12～13kg）；2岁后至青春前期体重增长减慢，年增长值约2kg。儿童体重的增长为非等速的增加，进行评价时应以个体儿童自己体重的变化为依据，不可把"公式"计算的体重或人群体重均数（"正常值"）当作"标准"进行评价。当无条件测量体重时，医务人员为便于计算小儿用药量和液体量，可用以下公式估计体重：

$$3～12个月：体重（kg）=[年龄（月）+9]/2$$

$$1～6岁：体重（kg）=年龄（岁）×2+8$$

$$7～12岁：体重（kg）=[年龄（岁）×7-5]/2或体重（kg）=年龄（岁）×3+2$$

知识点3：身材的增长	副高：熟练掌握　　正高：熟练掌握

身材包括身长（高）、顶臀长（坐高）指标等，又称线性生长。

（1）身长（高）：身高指头部、脊柱与下肢长度的总和。3岁以下儿童立位测量不易准确，应仰卧位测量，称为身长。3岁以上儿童立位时测量称为身高。身高（长）的增长规律与体重相似，年龄越小，增长越快，也出现婴儿期和青春期两个生长高峰。足月新生儿出生时身长平均为50cm，男婴略长于女婴。生后第1年身长增长最快，约为25cm，第2年身长增长速度减慢，约10cm。1岁时身长约75cm，2岁达85～87cm，2岁到12岁前（青春期前）身高每年增长6～7cm。2～12岁身高估算公式：身高（cm）=年龄（岁）×7（cm）+77（cm）。2岁以后每年身高增长低于5cm，为生长速度下降。身高（长）的增长受遗传、内分泌、宫内生长水平的影响较明显，短期的疾病与营养波动不易影响身高（长）的生长。身长的增长（或线性生长）直接反映机体非脂肪组织的增长。儿童如获得足够的营养，其生长潜能应得到发挥，即儿童线性生长速度直接反映生长的潜能。

儿童线性生长或身长的生长有婴儿、儿童和青春期3个生长阶段（ICP）。推测婴儿生长阶段开始于胎儿中期，婴儿阶段的生长与胎儿期负相关。胎儿线性生长的调节机制尚不清楚，多反映宫内环境的影响，与生长激素无关；与母体营养、胎盘功能（营养和氧的供给）、胎次、母亲年龄、母亲吸烟、遗传、胎儿性别、胰岛素和胰岛素样生长因子（IGF）等内分泌状况等有关。婴儿期的线性生长主要与营养有关。儿童的生后生长的关键是第二阶段，即儿童阶段，一般始于6~12月龄。典型的儿童期生长表现是生长突然加速，与生长激素开始作用有关。儿童阶段与婴儿阶段的生长正相关。儿童期发育状况与最终身高有关，即儿童期开始晚的儿童身高较低，儿童期持续时间长的儿童最终身高则较高。

（2）坐高（顶臀长）：是头顶到坐骨结节的长度。3岁以下儿童仰卧位测量的值称为顶臀长。坐高增长代表头颅与脊柱的生长。

（3）指距：是两上肢水平伸展时两中指尖的距离，代表上肢长骨的生长。正常儿童指距小于身高（长）1~2cm。

知识点4：头围的增长	副高：熟练掌握　正高：熟练掌握

经眉弓上缘、枕骨结节左右对称环绕头一周的长度为头围，反映脑和颅骨的发育程度。胎儿期脑生长居全身各系统的领先地位，故出生时头围相对大，一般为33~34cm。与体重、身长增长相似，第1年前3个月头围的增长值约等于后9个月头围的增长值（6cm），即1岁时头围约为46cm；生后第2年头围增长减慢，约为2cm，2岁时头围约48cm；2~15岁头围仅增加6~7cm。头围的测量在2岁以内最有价值。

婴幼儿期连续追踪测量头围比一次测量更重要。头围大小与双亲的头围有关；头围小于均值–2SD（头围发育标准）常提示有脑发育不良的可能，小于均值–3SD以上常提示脑发育不良；头围增长过速往往提示脑积水。

知识点5：胸围的增长	副高：熟练掌握　正高：熟练掌握

平乳头下缘经肩胛角下缘平绕胸一周为胸围，反映胸廓、肺、肌肉和皮下脂肪的发育情况。出生时胸围32cm，略小于头1~2cm。1岁左右胸围约等于头围。1岁至青春前期胸围应大于头围，约为（头围+年龄–1cm）。1岁左右头围与胸围的增长在生长曲线上形成头、胸围的交叉，此交叉时间与儿童营养、胸廓的生长发育有关，生长较差者头、胸围交叉时间延后。

知识点6：上臂围的增长	副高：熟练掌握　正高：熟练掌握

经肩峰与鹰嘴连线中点绕臂一周即为上臂围，反映肌肉、骨骼、皮下脂肪和皮肤的发育。1岁以内上臂围增长迅速，1~5岁增长缓慢，1~2cm。可用测量左上臂围来筛查1~5岁小儿的营养状况：>13.5cm为营养良好，12.5~13.5cm为营养中等，<12.5cm为营养不良。

知识点7：皮下脂肪	副高：熟练掌握　正高：熟练掌握

通过测量皮脂厚度反映皮下脂肪。常用的测量部位：①腹壁皮下脂肪；②背部皮下脂

肪。要用皮下脂肪测量工具（测皮褶卡钳）测量才能得出正确的数据。

| 知识点8：身体比例与匀称性 | 副高：熟练掌握　正高：熟练掌握 |

在生长过程中，身体的比例与匀称性生长有一定规律。

（1）头与身长比例：在宫内与婴幼儿期，头颅先生长，而躯干、下肢生长则较晚，生长时间也较长。因此，头、躯干、下肢长度的比例在生长进程中发生变化。头长占身长（高）的比例在新生儿为1/4，到成人后为1/8。

（2）体型匀称：表示体型（形态）生长的比例关系。常用的指标有身高的体重（W/H）；胸围/身高（身高胸围指数）；体重（kg）/身高（cm）×1000（Quetelet指数）；体重（kg）/[身高（cm）]×10^4（Kaup指数，幼儿用）；年龄的体质指数（BMI/age）等。

（3）身材匀称：以坐高（顶臀长）与身高（长）的比例表示，反映下肢的生长情况。坐高（顶臀长）占身高（长）的比例由出生时的0.67下降到14岁时的0.53。无性别差异，任何影响下肢生长的疾病，可使坐高（顶臀长）与身高（长）的比例停留在幼年状态，如甲状腺功能减退与软骨营养不良。

（4）指距与身高：正常时，指距略小于身高（长）。如指距大于身高1～2cm，对诊断长骨的异常生长有参考价值，如蜘蛛样指（趾）（马方综合征）。

二、青春期体格增长

| 知识点9：身高增长 | 副高：熟练掌握　正高：熟练掌握 |

青春期是儿童到成人的过渡期，受性激素等因素的影响，体格生长出现生后的第二个高峰，即第二个生长速度高峰（PHV），有明显的性别差异。男孩的身高增长高峰约晚于女孩2年，且每年身高的增长值大于女孩，因此最终的身高一般来说男孩比女孩高。青春期男童身高增长约28cm，其中PHV期身高增长7～12cm（平均10cm）；女童身高增长约25cm，PHV期增长为6～11cm（平均9cm）。女性约于18岁、男性约于20岁时身高停止增长。

| 知识点10：其他体格增长 | 副高：熟练掌握　正高：熟练掌握 |

青春期体重的增长与身高平行，内脏器官同时发育。女性耻骨与髂骨下部的生长与脂肪堆积使臀围加大。男性则有肩部增宽、下肢较长、肌肉增强的不同体型特点。

三、与体格生长有关的其他系统的发育

| 知识点11：骨骼发育 | 副高：熟练掌握　正高：熟练掌握 |

（1）头颅骨：①前囟：出生时1.0～2.0cm，最迟于2岁闭合。前囟大小以两个对边中点连线的长短表示。前囟检查在儿科临床很重要，如脑发育不良时头围小、前囟小或关闭早，甲状腺功能减退时前囟闭合延迟，颅内压增高时前囟饱满，脱水时前囟凹陷。②后囟：出生

时很小或已经闭合，最迟生后6~8周时闭合。③骨缝：出生时稍分离或重叠，生后3~4个月时闭合。

（2）脊柱：脊柱的增长反映脊椎骨的生长。生后第1年脊柱生长快于四肢，以后四肢生长快于脊柱。出生时脊柱无弯曲，仅呈轻微后凸。3个月左右抬头动作的出现使颈椎前凸；6个月后能坐，出现胸椎后凸；1岁左右开始行走，出现腰椎前凸。这样的脊椎自然弯曲至6~7岁才为韧带所固定。注意小儿坐、立、走姿势，选择适宜的桌椅，对保证儿童脊柱正常形态很重要。

（3）长骨：是从胎儿到成人期逐渐完成的。长骨的生长主要由长骨干骺端的软骨骨化。骨膜下成骨，使长骨增长、增粗。骨骺与骨干融合，标志长骨停止生长。随年龄的增加，长骨干骺端的软骨次级骨化中心按一定顺序及骨解剖部位有规律地出现。骨化中心的出现可反映长骨的生长成熟程度。临床上通常用X线检查测定不同年龄儿童长骨干骺端骨化中心的出现时间、数目、形态的变化，并将其标准化，即为骨龄。出生时腕部尚无骨化中心，股骨远端及胫骨近端已出现骨化中心。因此判断长骨的生长，婴儿早期应摄膝部X线骨片，年长儿摄左手及腕部X线骨片，以了解其腕骨、掌骨、指骨的发育。腕部于出生时无骨化中心，其出生后的出现次序为：头状骨、钩骨（3个月左右）、下桡骨骺（约1岁）、三角骨（2~2.5岁）、月骨（3岁左右）、大小多角骨（3.5~5岁）、舟骨（5~6岁）、下尺骨骺（6~7岁）、豆状骨（9~10岁）。10岁时出全，共10个，故1~9岁腕部骨化中心的数目大约为其岁数加1。具体评价骨龄时应对照图谱。骨生长与生长激素（GH）、甲状腺素、性激素有关。骨龄在临床上有重要的诊断价值，如甲状腺功能减退症、生长激素缺乏症骨龄明显延后，真性性早熟、先天性肾上腺皮质增生症骨龄超前。但正常骨化中心出现的年龄差异较大，诊断骨龄延迟时一定要慎重。不同年龄的平均骨龄标准差：1岁约2个月，2岁4个月，3岁约6个月，7岁约10个月，7岁以后为12~15个月。

| 知识点12：牙齿的发育 | 副高：熟练掌握　正高：熟练掌握 |

牙齿的生长与骨骼有一定关系，但因胚胎来源不完全相同，牙齿与骨骼的生长不完全平行。牙齿来源于胚胎外、中胚层。出生时乳牙已骨化，乳牙牙胞隐藏在颌骨中，被牙龈覆盖；恒牙的骨化从新生儿期开始，18~24个月时第三恒臼齿已骨化。

（1）牙齿个数：乳牙总共20个，恒牙32个（或28个，因第三磨牙也有终生不出者）。

（2）出牙时间：生后4~10个月乳牙开始萌出，2~2.5岁出齐，13个月未萌出为乳牙延迟；2岁以内乳牙数等于月龄减4~6。恒牙6岁左右开始萌出，7~8岁开始按乳牙出牙顺序逐个以恒牙代换，12岁左右出第二磨牙，18岁以后出第三磨牙，20~30岁时出齐。

（3）出牙顺序：乳牙萌出顺序一般为下颌先于上颌、自前向后，大多于3岁前出齐（图1-1）。

出牙为生理现象，出牙时个别小儿可有低热、涎液增多、发生流涎及睡眠不安、烦躁等症状。牙齿的健康生长与蛋白质、钙、磷、氟、维生素A、维生素C、维生素D等营养素和甲状腺激素有关。食物的咀嚼有利于牙齿生长。牙齿生长异常时可见外胚层生长不良、钙或氟缺乏、甲状腺功能减退等疾病。

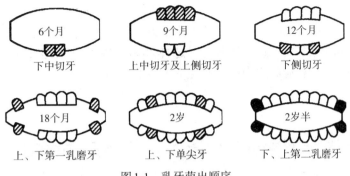

图 1-1　乳牙萌出顺序

知识点 13：肌肉、皮下脂肪的生长发育　　　　副高：熟练掌握　正高：熟练掌握

（1）肌肉系统的发育：儿童 5 岁后肌肉的增长加快，直至青春期性成熟，并且存在性别差异。肌肉力量、耐力和柔韧性为衡量青少年体能发育指标之一。肌肉发育异常可见于重度营养不良、进行性肌营养不良及重症肌无力等。

（2）脂肪组织的发育：脂肪组织包括棕色和白色脂肪，前者随年龄增长而减少。青春期时，脂肪占体重的比例有明显的性别差异。测量肱二头肌、肱三头肌、肩胛下角和髂上皮下脂肪厚度，可反映全身脂肪量，间接判断体成分和体密度。

四、生殖系统发育

知识点 14：青春期分期　　　　　　　　　　　副高：熟练掌握　正高：熟练掌握

青春期女童乳房发育（9～11 岁）、男童以睾丸增大为标志（11～13 岁）。目前各国多采用坦纳（Tanner）五期分法。

知识点 15：性发育过程　　　　　　　　　　　副高：熟练掌握　正高：熟练掌握

（1）男性性征发育：男性出现排精，标志着性功能发育成熟。青春早期睾丸开始发育，遗精是男性青春期的生理现象。男性第二性征发育顺序为睾丸→阴茎→阴囊→阴毛→腋毛→胡须→喉结→变声。

（2）女性性征发育：乳房发育是女性第二性征中出现最早的征象，第二性征发育顺序通常为乳房→阴毛→腋毛生长。月经初潮是女性生殖功能发育的主要标志。

五、体格发育评价

知识点 16：儿童体格生长评价原则　　　　　　副高：熟练掌握　正高：熟练掌握

正确评价儿童的体格生长必须做到：①选择适宜的体格生长指标：最重要和常用的形

态指标为身高（长）和体重，<3岁儿童应常规测量头围，其他常用的形态指标有坐高（顶臀长）、胸围、上臂围、皮褶厚度等。②采用准确的测量工具及规范的测量方法。③选择恰当的生长标准或参照值：建议根据情况选择2006年WHO儿童生长标准或2015年中国9市儿童的体格发育数据制定的中国儿童生长参照值。④定期评估儿童生长状况，即生长监测。

知识点17：体格生长的统计学描述方法　　　　副高：熟练掌握　　正高：熟练掌握

衡量体格生长的统计学描述方法常用的有均值离差法、百分位数法、标准差的离差法、中位数法。

（1）均值离差法：正常儿童生长发育状况多呈正态分布，常用均值离差法，以平均值（$\bar{x}$）加减标准差（SD）来表示。

（2）百分位数法：测量值多呈偏正态分布，故多采用百分位数法，结果与均值离差法相应数值略有差别。当发育测量值呈正态分布时百分位数法与离差法二者相应数相当接近。百分位数法数值表示有上下限（P1～P100）。

（3）标准差的离差法：即Z积分（Z_{score}）或SDS，$Z_{score}=\dfrac{x-\bar{x}}{SD}$，用偏离该年龄标准差的程度来表示生长情况，结果可与不同年龄、性别儿童人群比较。

（4）测量值为正态分布时中位数与均数（$\bar{x}$）与P50值相等；测量值分布偏一端时用中位数作为中间值表示的平均水平。

知识点18：儿童体格生长评价　　　　　　　　副高：熟练掌握　　正高：熟练掌握

儿童体格生长评价包括生长水平、生长速度以及匀称程度三个方面。

（1）生长水平：将某一年龄时点所获得的某一项体格生长指标测量值（横断面测量）与参考人群值比较，得到该儿童在同质人群中所处的位置，即为该儿童该项体格生长指标在此年龄的生长水平，通常以等级表示其结果。所有单项体格生长指标，如体重、身高（长）、头围、胸围、上臂围等均可进行生长水平评价。

早产儿体格生长有一允许的"落后"年龄范围，即此年龄后应"追上"正常足月儿的生长。进行早产儿生长水平评价时应矫正胎龄至40周胎龄（足月）后再评价，身长至40月龄、头围至18月龄、体重至24月龄后不再矫正。

（2）生长速度：对某一单项体格生长指标定期连续测量（纵向观察），将获得的该项指标在某一年龄阶段的增长值即为该儿童该项体格生长指标的生长速度。以生长曲线表示生长速度最简单、直观，定期体格检查是评价生长速度的关键。这种动态纵向观察个体儿童的生长规律的方法可发现每个儿童有自己稳定的生长轨道，体现个体差异。因此，生长速度的评价较生长水平更能真实反映儿童的生长状况。

（3）匀称程度：是评价体格发育指标之间关系，包括体型匀称与身材匀称。①体型匀称度：表示体型（形态）生长的比例关系。常用的指标有身高的体重（W/H）以及年龄的体质指数（BMI/年龄）。身高的体重表示一定身高的相应体重增长范围，间接反映身体的密度与充实度。其优点是不依赖于年龄，是判断2岁以内儿童营养不良和超重肥胖最常用的指标之一。年龄的体质指数，BMI＝体重（kg）/身高（m）^{2}，其实际含义是单位面积中所含的体重数，表示一定身高的相应体重增长范围，间接反映体型和身材的匀称度。儿童的BMI随年龄而变化，需要采用根据不同年龄和性别制定的BMI参照标准。BMI对≥2岁儿童超重肥胖的判断优于身高的体重。②身材匀称：以坐高（顶臀高）/身高（长）的比值反映下肢生长状况。按实际测量计算结果与参照人群值计算结果比较。结果以匀称、不匀称表示。

第三节 神经心理发育

知识点1：神经系统的发育　　　　　　　　　副高：熟练掌握　正高：熟练掌握

在胎儿期，神经细胞数目已与成人接近，但其树突与轴突少而短。出生后脑重的增加主要是神经细胞体积的增大，树突的增多、增长，以及神经髓鞘的形成和发育。神经髓鞘的形成和发育约在4岁完成，在此之前，尤其在婴儿期，各种刺激引起的神经冲动传导速度缓慢，且易于泛化；不易形成兴奋灶，易疲劳而进入睡眠状态。

脊髓随年龄而增长。在胎儿期，脊髓下端在第2腰椎下缘，4岁时上移至第1腰椎。握持反射应于3个月时消失。婴儿肌腱反射较弱，腹壁反射和提睾反射也不易引出，到1岁时才稳定。3～4个月前的婴儿肌张力较高，凯尔尼格（Kernig）征可为阳性，2岁以下儿童巴宾斯基征阳性亦可为生理现象。

知识点2：感知觉的发育　　　　　　　　　　副高：熟练掌握　正高：熟练掌握

（1）视感知发育：①胎儿32～34周视觉发育。②新生儿已有视觉感应功能，瞳孔有对光反射，可短暂注视15～20cm内的事物。③2个月龄婴儿出现头眼协调，头可随物体水平方向转动90°。④3～4个月时，喜看自己的手，头眼协调较好。⑤6～7个月时，目光可随上下移动的物体垂直方向转动。⑥8～9个月时开始出现视深度感觉，能看到小物体。⑦18个月时，已能区别各种形状。⑧2岁时可区别垂直线与横线。⑨5岁时，已可区别各种颜色。⑩6岁时，视深度已充分发育。

（2）听感知发育：①出生时鼓室无空气，听力差。②生后3～7天，听觉已相当良好。③3～4个月时，头可转向声源，听到悦耳声时会微笑。④7～9个月时，能确定声源，区别语言的意义。⑤13～16个月时，可寻找不同响度的声源。⑥4岁时，听觉发育已经完善。听感知发育和儿童的语言发育直接相关，听力障碍如果不能在语言发育的关键期内（6个月内）或之前得到确诊和干预，则可因聋致哑。

（3）味觉和嗅觉发育：①味觉：出生时味觉发育已很完善；4～5个月时，对食物轻微的味道改变已很敏感，为味觉发育关键期，此期应适时添加各类转乳期食物。②嗅觉：出生时嗅觉已基本发育成熟；3～4个月时，能区别愉快与不愉快的气味；7～8个月能分辨出芳香气味。

（4）皮肤感觉的发育：皮肤感觉包括触觉、痛觉、温度觉及深感觉等。触觉是引起某些反射的基础。新生儿眼、口周、手掌、足底等部位的触觉已很灵敏，而前臂、大腿、躯干的触觉则较迟钝。新生儿已有痛觉，但较迟钝；第2个月起才逐渐改善。出生时温度觉已很灵敏。

知识点3：运动的发育　　　　　　　　　　　副高：熟练掌握　　正高：熟练掌握

（1）平衡与大运动：①抬头：新生儿俯卧时能抬头1～2秒；3个月时抬头较稳；4个月时抬头很稳。②坐：6个月时能双手向前撑住独坐；8个月时能坐稳。③翻身：7个月时能有意识地从仰卧位翻身至俯卧位、然后从俯卧位翻至仰卧位。④爬：应从3～4个月时开始训练，8～9月可用双上肢向前爬。⑤站、走、跳：11个月时可独自站立片刻；15个月可独自走稳；24个月时可双足并跳；30个月时会独足跳。

（2）细动作：3～4个月握持反射消失之后手指可以活动；6～7个月时出现换手、捏、敲等探索性动作；9～10个月时可用拇、示指拾物，喜撕纸；12～15个月时学会用匙，乱涂画；18个月时能叠2～3块方积木；2岁时可叠6块方积木，会翻书。

知识点4：语言的发育　　　　　　　　　　　副高：熟练掌握　　正高：熟练掌握

语言的发育与大脑、咽喉部肌肉的正常发育及听觉的完善有关。要经过发音、理解和表达3个阶段。新生儿已会哭叫，3～4个月咿呀发音；6～7月龄时能听懂自己的名字；12月龄时能说简单的单词，如"再见""没了"。18月龄时能用15～20个字，指认并说出家庭主要成员的称谓；24月龄时能指出简单的人、物名和图片，而到3岁时能指认许多物品名，并说由2～3个字组成的短句；4岁时能讲述简单的故事情节。

知识点5：心理活动的发展　　　　　　　　　副高：熟练掌握　　正高：熟练掌握

（1）早期的社会行为：2～3个月时小儿以笑、停止啼哭等行为，以眼神和发音表示认识父母；3～4个月的婴儿开始出现社会反应性的大笑；7～8个月的小儿可表现出认生、对发声玩具感兴趣等；9～12个月时是认生的高峰；12～13个月小儿喜欢玩变戏法和躲猫猫游戏；18个月时逐渐有自我控制能力，成人在附近时可独自玩耍很久；2岁时不再认生，易与父母分开；3岁后可与小朋友做游戏。

（2）注意的发展：婴儿期以无意注意为主。5～6岁后儿童能较好控制自己的注意力。

（3）记忆的发展：记忆是将所学得的信息贮存和"读出"的神经活动过程，可分为感觉、短暂记忆和长久记忆3个不同的系统。长久记忆又分为再认和重现。再认是以前感知的事物在眼前重现时能被认识；重现是以前感知的事物虽不在眼前出现，但可在脑中重现。1岁内婴儿只有再认而无重现。幼年儿童只按事物的表面特性记忆信息，以机械记忆为主。随着年龄的增加和理解、语言思维能力的加强，逻辑记忆逐渐发展。

（4）思维的发展：1岁以后的儿童开始产生思维，在3岁以前只有最初级的形象思维；

3岁以后开始有初步抽象思维；6～11岁以后儿童逐渐学会综合分析、分类比较等抽象思维方法，具有进一步独立思考的能力。

（5）想象的发展：新生儿无想象能力；1～2岁儿童仅有想象的萌芽。学龄前期儿童仍以无意想象及再造想象为主，有意想象和创造性想象到学龄期才迅速发展。

（6）情绪、情感的发展：新生儿因生后不易适应宫外环境，较多处于消极情绪中，表现出不安、啼哭，而哺乳、抱、摇、抚摸等则可使其情绪愉快。婴幼儿情绪表现特点是时间短暂、反应强烈、容易变化、外显而真实。随着年龄的增长，儿童对不愉快因素的耐受性逐渐增加，能够有意识地控制自己，使情绪渐趋向稳定。

（7）个性和性格的发展：婴儿期由于一切生理需要均依赖成人，逐渐建立对亲人的依赖性和信任感。幼儿时期常出现违拗言行与依赖行为互相交替的现象。学龄前期主动性增强，但主动行为失败时易出现失望和内疚。学龄期开始正规学习生活，重视自己勤奋学习的成就，如不能发现自己的学习潜力，将产生自卑。青春期体格生长和性发育开始成熟，社交增多，心理适应能力增强，但容易波动，在感情问题、伙伴问题、职业选择、道德评价和人生观等问题上处理不当时易发生性格变化。性格一旦形成即相对稳定。

第四节 小儿保健

知识点1：胎儿期及围生期的保健重点　　　　　　　　　　　副高：掌握　　正高：掌握

（1）预防遗传性疾病与先天性畸形：应大力提倡和普及婚前男女双方检查及遗传咨询，禁止近亲结婚；应避免接触放射线和铅、苯、汞、有机磷农药等化学毒物；应避免吸烟、酗酒；患有心肾疾病、糖尿病、甲状腺功能亢进、结核病等慢性疾病的育龄妇女应在医师指导下确定妊娠与否及孕期用药，注意孕期用药安全，避免药物致畸；对高危产妇除定期产前检查外，应加强观察，一旦出现异常情况，应及时就诊。

（2）保证充足营养：妊娠后期应加强铁、锌、钙、维生素D等重要营养素的补充。但也应防止营养摄入过多而导致胎儿体重过重，影响分娩和儿童期以及成年后的健康。

（3）预防感染：包括孕期及分娩时。孕妇早期应预防弓形虫、风疹病毒、巨细胞病毒及单纯疱疹病毒的感染，以免造成胎儿畸形及宫内发育不良。分娩时应预防来自产道的感染而影响即将出生的新生儿。

（4）给予良好的生活环境，避免环境污染：孕16周前胎儿对放射线非常敏感，放射线照射可以引起神经系统等多器官发育畸形，甚至导致死亡。避免铅、汞、苯、农药、多卤代芳烃化合物以及环境雌激素等污染物暴露。孕妇不该吸烟、喝酒，同时也需要注意防护二手烟的暴露。注意劳逸结合，减少精神负担和心理压力。

（5）尽可能避免妊娠期合并症：预防流产、早产、异常分娩的发生。对高危孕妇应加强随访。

（6）加强对高危新生儿的监护：对高危妊娠孕妇所分娩的新生儿及早产儿、低体重儿，窒息、低体温、低血糖、低血钙和颅内出血等疾病的高危新生儿应予以特殊监护和积极处理。

知识点2：新生儿期的保健重点 副高：掌握 正高：掌握

新生儿期，生后1周内的新生儿发病率和死亡率极高，婴儿死亡中约2/3是新生儿，<1周的新生儿的死亡数占新生儿期死亡数的70%左右。故新生儿保健是儿童保健的重点，而生后1周内新生儿的保健是重中之重。因此在2005年的世界卫生组织（WHO）年度报告中，把过去的儿童保健，建议改为新生儿及儿童保健，突出新生儿保健的重要性。

（1）护理：新生儿娩出后应迅速清理口腔内黏液，保证呼吸道通畅；严格消毒、结扎脐带；记录出生时阿普加（Apgar）评分、体温、呼吸、心率、体重与身长。应接种卡介苗和乙型肝炎疫苗。新生儿应着棉制的宽松衣物，每天洗澡保持皮肤清洁，注意脐部护理，预防感染，要注意臀部护理，清洁后及时给予疏水的护臀膏，避免臀部皮肤糜烂、感染。新生儿睡眠建议仰卧位睡姿防止窒息。父母应多与婴儿交流，抚摸有利于早期的情感交流。WHO对早产儿尤其推荐"袋鼠式护理"，也就是出生后早产儿与母亲之间皮肤与皮肤直接接触的照护方式，这种简单的方式对促进婴幼儿发育有重要意义，也适用于足月儿。应尽量避免过多的外来人员接触。

（2）保暖：由于出生后外界环境温度要明显低于母亲子宫内温度，因此需要积极保暖，尤其在冬春季节，温度保持在20～22℃，湿度以55%为宜；保持新生儿体温正常恒定。不同季节应该注意及时调节温度，增减衣被。

（3）喂养：新生儿出生后，应该尽早吸吮母乳，早期吸吮可以促使母乳分泌，提高母乳喂养率。足月新生儿出生后几天即开始补充维生素D 400IU/d，同时还需要注意因维生素K缺乏而发生出血性疾病。母乳喂养的婴儿应该尽量避免容易通过乳汁影响婴儿健康的药物。

（4）新生儿疾病筛查：新生儿出生后应进行包括苯丙酮尿症、先天性甲状腺功能减退等在内的遗传代谢疾病的筛查。近年来也在全国推广新生儿听力筛查，以期在早期发现听力障碍及时干预避免语言能力受到损害。目前也逐渐推荐进行发育性髋关节发育不良以及先天性心脏病的早期筛查。部分地区也开展了6-磷酸葡萄糖脱氢酶缺乏症（G-6-PD）、先天性肾上腺皮质增生症（CAH）的筛查。随着串联质谱技术发展，现在也有区域将遗传性代谢疾病筛查的病种扩展到几十种。

（5）新生儿访视：新生儿期一般需要进行2次访视，如果是高危儿或者检查发现有异常的需要增加访视次数。目的主要是早期及时发现各种疾病，同时为父母提供新生儿喂哺和护理指导。

知识点3：婴儿期的保健重点 副高：掌握 正高：掌握

婴儿期的体格生长十分迅速，需大量各种营养素满足其生长的需要，但婴儿的消化功能尚未成熟，故易发生消化紊乱和营养缺乏性疾病。

（1）合理喂养：WHO目前推荐纯母乳喂养至6个月，母乳喂养可持续至2岁。母乳是最适合婴儿发育的天然食品。6个月以后开始添加辅食，推荐以富含铁的米粉作为首次添加的食品。辅食的添加遵循由少到多、由薄到厚、由一种到多种循序渐进的原则。无论是母乳喂养还是人工喂养，婴儿出生数天后，即可给予400U/d（10μg/d）的维生素D补充剂，并推荐长期补充，直至儿童和青少年期。足月正常出生体重婴儿，在保证维生素D的前提下，母乳及配方奶中的钙足以满足其需要，不必额外补充。

（2）定期体检：6个月以下婴儿建议每月一次体检，6个月以后2~3个月一次体检，对于婴儿体检应坚持使用生长发育监测图，观察生长及营养状况，及时矫正偏离。生后6个月建议进行血红蛋白检查。增加户外活动可增加皮肤合成维生素D_3。但考虑到紫外线对儿童皮肤的损伤，目前不建议6个月以下婴儿在阳光下直晒。

（3）定期预防接种预防感染：在一岁内完成基础免疫疫苗接种，增强传染病的免疫力。坚持母乳喂养也是增强婴儿抵抗力的重要因素。

（4）培养生活技能、促进各项技能发育：培养良好的进餐、睡眠技能。父母与婴儿面对面的交流以及皮肤与皮肤的接触，是最好的早期感知觉和情感发育的促进因素。利用色彩鲜艳、有声的玩具促进婴儿的视听觉发育和各种运动能力的发展。在保证安全的前提下，需要尽可能多地让孩子自己活动发展各项技能，而不要长期怀抱。根据不同阶段运动发育的特点，可以针对性地进行一些身体活动训练，例如训练抬头、俯卧支撑、独坐、爬行等。

知识点4：幼儿期的保健重点　　　　　　　　　副高：掌握　正高：掌握

由于感知能力和自我意识的发展，对周围环境产生好奇、乐于模仿，幼儿期是社会心理发育最为迅速的时期。

（1）合理膳食搭配、安排规律生活：这个年龄阶段除了需要提供丰富、平衡的膳食，保证儿童体格发育以外，需要注意培养儿童良好的进食行为和卫生习惯。鼓励儿童自己用餐具进餐、按时进餐、进餐时间不宜超过30分钟，不吃零食、不偏食挑食。同时，应培养幼儿的独立生活能力，安排规律生活，养成良好的生活习惯，如睡眠、进食、排便、沐浴、游戏、户外活动等。

（2）促进语言及各种能力的发展：这个阶段是语言发展的关键时期，父母应该重视与孩子的交流、利用各种游戏、故事情景帮助儿童的语言发展。适当地增加户外运动的时间，让孩子有充分的机会发展运动能力。这一阶段也是孩子心理行为发育的关键期，父母除了正确引导以外，还需要注意自己的言行，给孩子树立一个良好的榜样。

（3）定期体检、预防疾病：指导家长坚持使用生长发育监测图的重要性，及时监测肥胖以及营养不良等营养性疾病的发生。每3~6个月体检一次，筛查缺铁性贫血、进行眼保健和口腔保健。定期进行预防接种，预防异物吸入、烫伤、跌伤等意外伤害的发生。

知识点5：学龄前期的保健重点　　　　　　　　副高：掌握　正高：掌握

学龄前期儿童的智能发展快、独立活动范围大，是性格形成的关键时期。因此，加强学龄前期儿童的教育很重要，应注意培养良好的学习习惯、想象与思维能力，使之具有优良的心理素质。

（1）合理膳食、保证营养：供给平衡的膳食，保证食物多样化以促进食欲，还是需要保证乳类的摄入。这一阶段儿童大部分在幼儿园或托儿所，每天适合安排3餐主食、1～2餐点心。优质蛋白的比例占总蛋白的1/2。

（2）定期体检、预防疾病：每6～12个月一次体检，继续使用生长发育检测图，检测营养状况。筛查缺铁性贫血、做好眼保健、口腔保健。定期进行免疫接种。预防溺水、外伤、误服药物以及食物中毒等意外伤害。

（3）学前教育：为进入小学进行学前准备。学前教育不应该单纯是知识的灌输，甚至是把小学的课程提前至学前进行教学。这样不仅会影响学习效率，更有可能使得孩子因为挫败感而丧失对学习的兴趣。这一阶段教育应该是以游戏中学习、培养思维能力和想象力、创造力为主，同时注意培养良好的学习习惯以及道德教育。

知识点6：学龄期的保健重点　　　　　　　　　　*副高：掌握　正高：掌握*

此期儿童求知欲强，是获取知识的最重要时期。该时期应提供适宜的学习条件，培养良好的学习习惯，并加强素质教育；应引导积极的体育锻炼，不仅可增强体质，同时也培养了儿童的毅力和意志力；合理安排生活，供给充足营养。

（1）加强营养、合理安排作息时间：学龄儿童的膳食结构基本已经与成人相似。膳食中注意荤素搭配、保证优质蛋白的摄入，多吃富含钙的食品以保证身体快速生长的需要。牛奶每天摄入量还是需要保证400～500ml。随着学业压力的增加，需要合理安排作息时间，这一年龄儿童睡眠应保证在10小时以上，每天应该保证60分钟以上的中高强度身体活动，每天屏幕时间限制在2小时以内。

（2）提供良好学习环境、培养良好学习习惯：家长与老师多沟通，为孩子创造良好的学习环境与氛围，培养孩子对学习的兴趣。培养孩子自我管理的能力，家长不要事事包办。注意看书写字姿势，积极预防近视、斜视等眼部疾病。

（3）积极参加体育锻炼、增加防病抗病能力：鼓励孩子多参加户外运动及活动，积极参加体育锻炼，增强体质，增加机体抵抗能力。

（4）疾病筛查、预防事故：除了预防缺铁性贫血、肥胖等营养性疾病以外，还应积极预防屈光不正、龋齿等常见病的发生；尤其需要密切注意孩子的心理行为问题。积极进行法制教育，学习交通规则和意外伤害的防范知识。

知识点7：青春期的保健重点　　　　　　　　　　*副高：掌握　正高：掌握*

青春期是体格发育的第二个高峰期，同时第二性征开始出现到体格发育完全及性成熟。在此年龄阶段所发生的一系列形态、生理、生化以及心理和行为的改变程度，对每一个个体来说，都是一生中其他年龄阶段所不能比拟的。由于生理上很快成熟，即将步入成年期，但心理、行为和社会学方面的发育相对滞后，造成青春期发育过程中一些特有的问题。

（1）合理营养：青春期是体格发育的高峰时期，合理的营养非常重要，必须保证能量、优质蛋白以及各种微量营养素和维生素的摄入。青春期由于骨骼发育迅速，钙的需求量达1000mg/d，因此仍然需要摄入充足的乳类制品。及时发现青春期女孩盲目追求消瘦身材的心理，正确疏导，避免营养不良以及厌食症的发生。

（2）积极参加身体活动：每天至少累计达到60分钟的中高强度身体活动，包括每周至少3天的高强度身体活动和增强肌肉力量、骨骼健康的抗阻活动；每天屏幕时间限制在2小时内，鼓励儿童青少年更多地动起来。

（3）重视心理卫生的咨询：青少年处于第二个生理违拗期，家长及老师需要正确认识这一特点，善于理解和帮助青少年。避免粗暴的教育，要善于与青少年交流，善于引导并培养正确的人生观、价值观。帮助青少年承受压力、应对挫折的能力。帮助青少年正确认识社会的不良现象，提高是非辨别能力，把握自己的行为，远离恶习。

（4）正确的性教育：通过课堂教育以及参观人体生理和发育的展览，帮助青少年正确认识性发育，防止早恋及过早发生性行为。

第五节　计划免疫与预防接种

知识点1：计划免疫的接种流程　　　　副高：熟练掌握　正高：熟练掌握

儿童计划免疫接种程序

接种起始月（年）龄	疫苗名称
刚出生	卡介苗（第1次），乙肝疫苗（第1次）
1个月	乙肝疫苗（第2次）
2个月	脊髓灰质炎三价混合疫苗（第1次）
3个月	脊髓灰质炎三价混合疫苗（第2次），百白破混合制剂（第1次）
4个月	脊髓灰质炎三价混合疫苗（第3次），百白破混合制剂（第2次）
5个月	百白破混合制剂（第3次）
6个月	乙肝疫苗（第3次）
8个月	麻疹疫苗（第1次）
1.5~2岁	百白破混合制剂（第4次）
4岁	脊髓灰质炎三价混合疫苗（第4次）
6~7岁	卡介苗（第2次），麻疹疫苗（第2次），百白破混合制剂（第5次）
12岁	卡介苗（第3次）

注：1998年，卫生部（现卫生健康委）规定不再复种卡介苗；应于6~7岁、12岁时进行复查，结核菌素试验阴性时加种卡介苗

知识点2：其他疫苗接种　　　　副高：熟练掌握　正高：熟练掌握

根据流行地区和季节，有时也进行乙型脑炎疫苗、流行性脑脊髓膜炎疫苗、风疹疫苗、流感疫苗、腮腺炎疫苗、甲型肝炎病毒疫苗、水痘疫苗、流感杆菌疫苗、肺炎疫苗、轮状病

毒疫苗等疫苗的接种。

知识点3：接种反应及处理　　　副高：熟练掌握　　正高：熟练掌握

预防接种可能引起一些反应：①卡介苗接种后2周左右，局部可出现红肿浸润，8~12周后结痂。若化脓形成小溃疡，腋下淋巴结肿大，可局部处理以防感染扩散，但不可切开引流。②脊髓灰质炎三价混合疫苗接种后有极少数婴儿发生腹泻，但多数可以不治自愈。③百日咳、白喉、破伤风类毒素混合制剂接种后，局部可出现红肿、疼痛或伴低热、疲倦等，偶见过敏性皮疹、血管性水肿。若全身反应严重，应及时到医院诊治。④麻疹疫苗接种后，局部一般无反应，少数人可在6~10天内出现轻微的麻疹，予对症治疗即可。⑤乙型肝炎病毒疫苗接种后很少有不良反应。个别可有发热或局部轻痛，不必处理。

知识点4：预防接种注意事项　　　副高：熟练掌握　　正高：熟练掌握

（1）对疫苗过敏或对疫苗内的构成成分过敏不能接种。

（2）中重度疾病需推迟接种。

（3）接种百白破疫苗后出现严重接种反应，如虚脱、休克、高热、抽搐或其他神经系统症状者，下一次停止注射百白破三联疫苗，只注射白破二联类毒素疫苗。

（4）有免疫缺陷或进行免疫抑制剂治疗时，不能接种活疫苗。

（5）在6~8周内使用过丙种球蛋白者，不宜接种麻疹、风疹、腮腺炎疫苗。

（6）有惊厥史或脑发育不良者不应接种百日咳菌苗。

第六节　营养基础

一、营养素与参考摄入量

知识点1：营养、营养素、膳食营养素参考摄入量的概述

副高：熟练掌握　　正高：熟练掌握

营养是指人体获得和利用食物维持生命活动的整个过程。食物中经过消化、吸收和代谢能够维持生命活动的物质称为营养素。膳食营养素参考摄入量（DRIs）体系主要包括4个参数：①平均需要量（EAR）是某一特定性别、年龄及生理状况群体中对某营养素需要量的平均值，摄入量达到EAR水平时可以满足群体中50%个体的需要，是制定RNI的基础。②推荐摄入量（RNI）相当于传统使用的RDA，可以满足某一特定性别、年龄及生理状况群体中绝大多数（97%~98%）个体对某种营养素需要量的摄入水平，长期摄入RNI水平，可以满足身体对该营养素的需要，RNI的主要用途是作为个体每日摄入营养素的目标值。③适宜摄入量（AI）当某种营养素的个体需要量研究资料不足，无法计算出EAR，因而也无法获得RNI时可以通过观察或实验获得的健康人群某种营养素的摄入量来设定AI，AI不如RNI

精确，可能高于RNI。④可耐受最高摄入量（UL）是平均每日可以摄入该营养素的最高量。当摄入量超过UL而进一步增加时，发生不良反应的危险性增加。

营养素分为能量、宏量营养素（蛋白质、脂类，糖类或称为碳水化合物）、微量营养素（矿物质以及维生素）、其他膳食成分（膳食纤维、水、其他生物活性物质）。

儿童由于生长发育快、对营养需求高，而自身消化吸收功能尚不完善，正确的膳食行为有待建立，处理好这些矛盾对儿童健康成长十分重要。

知识点2：能量代谢特点	副高：熟练掌握　正高：熟练掌握

人体能量代谢的最佳状态是达到能量消耗与能量摄入的平衡，能量缺乏和过剩都对身体健康不利。儿童总能量消耗包括基础代谢率、食物的特殊动力作用、活动、排泄和生长5个方面。能量单位是千卡（kcal），或以千焦（kJ）为单位，1kcal＝4.184kJ，或1kJ＝0.239kcal。

（1）基础代谢率（BMR）：小儿基础代谢的能量需要量较成人高，随年龄增长逐渐减少。

（2）食物特殊动力作用（TEF）：食物中的宏量营养素代谢过程为人体提供能量，同时在消化、吸收过程中出现能量消耗额外增加的现象，即消耗能量。食物的热力作用与食物成分有关：碳水化合物的食物热力作用为本身产生能量的6%，脂肪为4%，蛋白质为30%。婴儿食物含蛋白质多，食物特殊动力作用占总能量的7%～8%，年长儿的膳食为混合食物，其食物特殊动力作用为5%。婴儿食物含蛋白质多，食物的热力作用占总能量的7%～8%，年长儿的膳食为混合食物，其食物热力作用应为5%。

（3）活动消耗：儿童活动所需能量与身体大小、活动强度、活动持续时间、活动类型有关。活动所需能量个体波动较大，并随年龄增加而增加。当能量摄入不足时，儿童可表现为活动减少，以此节省能量，保证身体基本功能和满足重要脏器的代谢。

（4）排泄消耗：正常情况下，未经消化吸收的食物损失约占总能量的10%，腹泻时增加。

（5）生长所需：组织生长合成消耗能量为儿童特有，生长所需能量与儿童生长的速度成正比，即随年龄增长逐渐减少。

一般儿童基础代谢占总能量消耗的50%，排泄消耗占10%，生长和运动所需能量占32%～35%，食物TEF占7%～8%。

知识点3：宏量营养素	副高：熟练掌握　正高：熟练掌握

（1）糖类：糖类主要来源于谷类食物。包括单糖（葡萄糖、双糖）和多糖（主要为淀粉），为供能的主要来源。各种糖类最终分解为葡萄糖才能被机体吸收和利用。体内可由蛋白质和脂肪转变为糖，故不需储备很多葡萄糖或其前体糖原。与脂肪一样可用提供能量的百分比来表示糖类的适宜摄入量。2岁以上儿童膳食中，糖类所产的能量应占总能量的50%～60%。如糖类产能＞80%或＜40%都不利于健康。

（2）脂类：包括脂肪（三酰甘油）和类脂是机体的第二供能营养素，6个月以下占婴儿总能量的45%～50%，年长儿为25%～30%，必需脂肪酸应占脂肪所提供能量的1%～3%。足月新生儿体内的长链多不饱和脂肪酸源于胎盘转运。早产儿不能利用必需脂肪酸前体（α-亚麻酸、亚油酸）生产足够的二十二碳六烯酸（DHA）和花生四烯酸（AA），早产儿生长发育快、需要量大，易发生长链多不饱和脂肪酸缺乏。人乳可提供新生儿生理需要的全部营养素，包括DHA和AA，比例合适。人乳或配方乳喂养可满足婴儿体内的长链多不饱和脂肪酸需要。婴儿膳食中的亚麻酸可在肝、视网膜和脑合成DHA。

（3）蛋白质：构成人体蛋白质的氨基酸有20种，其中9种是必需氨基酸（亮氨酸、异亮氨酸、缬氨酸、苏氨酸、蛋氨酸、苯丙氨酸、色氨酸、赖氨酸、组氨酸），需要由食物提供。组成蛋白质的氨基酸模式与人体蛋白质氨基酸模式接近的食物，生物利用率高，称为优质蛋白质。优质蛋白质主要来源于动物和大豆蛋白质。蛋白质主要功能是构成机体组织和器官的重要成分，次要功能是供能，占总能量的8%～15%。1岁内婴儿蛋白质的推荐摄入量（RNI）为1.5～3g/（kg·d）。婴幼儿生长旺盛，保证优质蛋白质供给非常重要，优质蛋白质应占50%以上。食物的合理搭配及加工可达到蛋白质互补，提高食物的生物价值。

（4）能量密度、营养素密度：①能量密度：即单位食物产能的量。婴儿生长需高能量密度食物。国际上建议婴儿食物的能量密度为6～8月龄2.5kJ/g，12～23月龄4.18kJ/g。乳类能量密度为0.6～0.7kcal/g或2.5～2.9kJ/g，是高能量密度食物。因此，满足婴儿正常生长速度的食物应以乳类为主。②营养素密度：是产生4184kJ能量食物中的某营养素量（即某营养素含量/摄入食物总能量×4184kJ）。能量密度和能量营养素密度是判断婴儿营养状况的重要依据。

知识点4：微量营养素　　　　　　　　　副高：熟练掌握　　正高：熟练掌握

（1）矿物质：①常量元素：在矿物质中，人体含量大于体重的0.01%的各种元素称为常量元素，如钙、钠、磷、钾等，其中钙和磷接近人体总重量的6%，两者构成人体的牙齿、骨骼等组织，婴儿期钙的沉积高于生命的任何时期，2岁以下每日钙在骨骼增加约200mg，非常重要。但钙摄入过量可能造成一定危害，需特别注意钙的补充控制在2g/d以下。②微量元素：在体内含量很低，含量绝大多数小于人体重的0.01%，需通过食物摄入，具有十分重要的生理功能，如碘、锌、硒、铜、钼、铬、钴、铁、镁等，其中铁、碘、锌缺乏症是全球最主要的微量营养素缺乏症。

（2）维生素：是维持人体正常生理功能所必需的一类有机物质，在体内含量极微，但在机体的代谢所必需的酶或辅酶中发挥核心作用。这类物质有很多种类，但大部分不能在体内贮存，一旦缺乏发生，代谢过程就停滞或停止。这类物质分为脂溶性和水溶性两大类。对儿童来说维生素A、维生素D、维生素C、维生素B、维生素K、叶酸是容易缺乏的维生素。脂溶性维生素（维生素A、维生素D、维生素E、维生素K）可储存在体内，缺乏时症状出现较迟，过量易致中毒；水溶性维生素（B族维生素、维生素C、叶酸、泛酸、烟酸、胆碱、生物素），不能在体内贮存，一旦发生缺乏，代谢过程就停滞或停止。对儿童来说，维生素A、维生素D、维生素C、维生素B_1是容易缺乏的维生素。

常见维生素和矿物质的作用及来源

种 类	作 用	来 源
维生素A	促进生长发育和维持上皮组织的完整性，为形成视紫质所必需的成分，与铁代谢、免疫功能有关	肝、牛乳、奶油、鱼肝油；有色蔬菜和水果。动物来源占一半以上
维生素B$_1$（硫胺素）	是构成脱羧辅酶的主要成分，为糖类代谢所必需，维持神经、心肌的活动功能，调节胃肠蠕动，促进生长发育	米糠、麦麸、葵花籽仁、花生、大豆、瘦猪肉含量丰富；其次为谷类；鱼、菜和水果含量少；肠内细菌和酵母可合成一部分
维生素B$_2$（核黄素）	为辅黄酶主要成分，参与体内氧化过程	乳类、蛋、肉、内脏、谷类、蔬菜
维生素PP（烟酸、尼克酸）	是辅酶Ⅰ及Ⅱ的组成成分，为体内氧化过程所必需；维持皮肤、黏膜和神经的健康，防止癞皮病，促进消化系统功能	肝、肾、瘦肉、鱼及坚果含量丰富，谷类
维生素B$_6$	为转氨酶和氨基酸脱羧酶的组成成分，参与神经、氨基酸及脂肪代谢	各种食物中，亦由肠内细菌合成一部分
维生素B$_{12}$	参与核酸的合成、促进四氢叶酸的形成等，促进细胞及细胞核的成熟，对生血和神经组织的代谢有重要作用	动物性食物
叶酸	叶酸的活性形式四氢叶酸是体内转移"一碳基团"的辅酶，参与核苷酸的合成，特别是胸腺嘧啶核苷酸的合成，有生血作用；胎儿期缺乏引起神经管畸形	绿叶蔬菜、水果、肝、肾、鸡蛋、豆类、酵母含量丰富
维生素C	参与人体的羟化和还原过程，对胶原蛋白、细胞间黏合质、神经递质（如去甲肾上腺素等）的合成，类固醇的羟化，氨基酸代谢，抗体及红细胞的生成等均有重要作用	各种水果及新鲜蔬菜
维生素D	调节钙磷代谢，促进肠道对钙的吸收，维持血液钙浓度，有利骨骼矿化	人皮肤日光合成，鱼肝油、肝、蛋黄
维生素K	由肝脏利用、合成凝血酶原	肝、蛋、豆类、青菜；肠内细菌可合成部分
钙	凝血因子，能降低神经、肌肉的兴奋性，是构成骨骼、牙齿的主要成分	乳类、豆类主要来源，某些绿色蔬菜
磷	是骨骼、牙齿、细胞核蛋白、各种酶的主要成分，协助糖、脂肪和蛋白质代谢，参与缓冲系统，维持酸碱平衡	乳类、肉类、豆类和五谷类
铁	血红蛋白、肌红蛋白、细胞色素和其他酶系统的主要成分，帮助氧的运输	肝、血、豆类、肉类、绿色蔬菜，动物来源吸收好
锌	为多种酶的成分	贝类海产品、红色肉类、内脏、干果类、谷类芽胚、麦麸、豆、酵母等富含锌
镁	构成骨骼和牙齿成分，激活糖代谢酶，与肌肉神经兴奋行为有关，为细胞内阳离子，参与细胞代谢过程	谷类、豆类、干果、肉、乳类
碘	为甲状腺素主要成分	海产品含量丰富，蛋和奶含量稍高，植物含量低

知识点5：其他膳食成分　　　　　　　　　　副高：熟练掌握　正高：熟练掌握

（1）膳食纤维：指一大类重要的非营养物质，即不能被小肠消化吸收，可进入结肠发酵的碳水化合物，至少包括5种构成物，即纤维素、半纤维素、果胶、树脂和木质素。主要功能：吸收大肠水分，软化粪便，增加粪便体积，促进肠蠕动等。膳食纤维不在小肠内消化和吸收，而在大肠被细菌分解，产生短链脂肪酸，降解胆固醇，改善肝代谢，预防肠萎缩。儿童可从谷类、新鲜蔬菜、水果中获得一定量的膳食纤维，小婴儿的膳食纤维主要来源是乳汁中未完全被消化吸收的乳糖、低聚糖或食物中未消化吸收的淀粉。2岁内儿童每日膳食纤维摄入应为2g/d，年长儿的日膳食纤维摄入量每年增加5g/d。年长儿、青少年膳食纤维的适宜摄入量为20～35g/d。

（2）水：儿童水的需要量与能量摄入、食物种类、肾功能成熟度、年龄等因素有关。婴儿新陈代谢旺盛，水的需要量相对较多，为110～155ml/（kg·d），以后每3岁减少约25ml/（kg·d）。

二、消化系统功能发育与营养关系

知识点6：消化酶的成熟与宏量营养素的消化、吸收

副高：熟练掌握　正高：熟练掌握

（1）蛋白质：出生时新生儿消化蛋白质能力较好。胃蛋白酶可凝结乳类，出生时活性低，3个月后活性增加，18个月时达成人水平。生后1周起，胰蛋白酶活性增加，1个月时已达成人水平。

生后几个月小肠上皮细胞渗透性高，有利于母乳中的免疫球蛋白吸收，但也会增加异体蛋白（如牛奶蛋白、鸡蛋蛋白）、毒素、微生物以及未完全分解的代谢产物吸收机会，产生过敏或肠道感染。因此，对婴儿，特别是新生儿，食物的蛋白质摄入量应有一定限制。

（2）脂肪：新生儿胃脂肪酶发育较好；而胰脂酶几乎无法测定，2～3岁后达成人水平。母乳的脂肪酶可补偿胰脂酶的不足。故婴儿吸收脂肪的能力随年龄增加而提高，28～34周的早产儿脂肪的吸收率为65%～75%；足月儿脂肪的吸收率为90%；生后6个月婴儿脂肪的吸收率达95%以上。

（3）糖类：0～6个月婴儿食物中的糖类主要是乳糖，其次为蔗糖和少量淀粉。肠双糖酶发育好，消化乳糖好。胰淀粉酶发育较差，3个月后活性逐渐增高，2岁达成人水平，故婴儿生后几个月消化淀粉能力较差，不宜过早添加淀粉类食物。

知识点7：进食技能发育　　　　　　　　　　副高：熟练掌握　正高：熟练掌握

（1）食物接受的模式发展：婴儿除受先天的甜、酸、苦等基本味觉反射约束外，通过后天学习形成味觉感知。味觉感知是食物营养价值的指示，对食物接受的模式发展具有重要作

用。婴儿对能量密度较高的食物和感官好的食物易接受。儿童对食物接受的模式源于对多种食物刺激的经验和后天食物经历对基础味觉反应的修饰，提示学习和经历对儿童饮食行为建立具有重要意义。

（2）挤压反射：新生儿至3～4个月婴儿对固体食物出现舌体抬高、舌向前吐出的挤压反射。婴儿最初的这种对固体食物的抵抗可被认为是一种保护性反射，其生理意义是防止吞入固体食物到气管发生窒息，在转乳期用勺添加新的泥状食物时，注意尝试8～10次才能成功。

（3）咀嚼：吸吮和吞咽是先天就会的生理功能，咀嚼功能发育需要适时的生理刺激，需要后天学习训练。转乳期及时添加泥状食物是促进咀嚼功能发育的适宜刺激，咀嚼发育完善对语言的发育也有直接影响。后天咀嚼行为的学习敏感期在4～6个月。有意训练7个月左右婴儿咬嚼指状食物、从杯中呷水，9个月始学用勺自食，1岁学用杯喝奶，均有利于儿童口腔发育成熟。

第七节　婴儿期食物

知识点1：人乳的特点　　　　　　　　副高：熟练掌握　　正高：熟练掌握

人乳是满足婴儿生理和心理发育的天然最好食物，对婴儿的健康生长发育有不可替代的作用。一个健康的母亲可提供足月儿正常生长到6个月所需要的营养素、能量、液体量。哺乳不仅供给婴儿营养，同时还提供一些可供婴儿生长发育的现成物质，如脂肪酶、SIgA等，直到婴儿体内可自己合成。

（1）营养丰富：人乳营养生物效价高，易被婴儿利用。人乳含必需氨基酸比例适宜，为必需氨基酸模式。人乳所含酪蛋白为β-酪蛋白，含磷少，凝块小；人乳所含清蛋白为乳清蛋白，促乳糖蛋白形成；人乳中酪蛋白与乳清蛋白的比例为1:4，与牛乳（4:1）有明显差别，易被消化吸收。人乳中宏量营养素产能比例适宜。人乳喂养婴儿很少产生过敏。

人乳中乙型乳糖（β-双糖）含量丰富，利于脑发育；利于双歧杆菌、乳酸杆菌生长，并产生B族维生素；利于促进肠蠕动；乳糖在小肠远端与钙形成螯合物，降低钠在钙吸收时的抑制作用，避免了钙在肠腔内沉淀，同时乳酸使肠腔内pH下降，有利小肠钙的吸收。

人乳含不饱和脂肪酸较多，初乳中更高，有利于脑发育。人乳的脂肪酶使脂肪颗粒易于消化吸收。

人乳中电解质浓度低、蛋白质分子小，适宜婴儿不成熟的肾发育水平。人乳矿物质易被婴儿吸收，如人乳中钙、磷比例适当（2:1），含乳糖多，钙吸收好；人乳中含低分子量的锌结合因子-配体，易吸收，锌利用率高；人乳中铁含量为0.05mg/dl与牛奶（0.05mg/dl）相似，但人乳中铁吸收率（49%）高于牛奶（4%）。

人乳中维生素D含量较低，母乳喂养的婴儿应补充维生素D，并鼓励家长让婴儿生后尽早户外活动，促进皮肤的光照合成维生素D；人乳中维生素K含量亦较低，除鼓励乳母合理膳食，多吃蔬菜、水果以外，乳母应适当补充维生素K，以提高乳汁中维生素K的含量。

人与牛乳宏量营养素产能比（100ml）

	母　乳	牛　乳	理想标准
糖类	41%（6.9g）	29%（5.0g）	40%～50%
脂肪	50%（3.7g）	52%（4.0g）	50%
蛋白质	9%（1.5g）	19%（3.3g）	11%
能量（kcal）	67	69	

（2）生物作用

1）缓冲力小：人乳pH为3.6（牛奶pH 5.3），对酸碱的缓冲力小，不影响胃液酸度（胃酸pH 0.9～1.6），有利于酶发挥作用。

2）含不可替代的免疫成分（营养性被动免疫）：初乳含丰富的SIgA，早产儿母亲乳汁的SIgA高于足月儿。人乳中的SIgA在胃中稳定，不被消化，可在肠道发挥作用。SIgA黏附于肠黏膜上皮细胞表面，封闭病原体，阻止病原体吸附于肠道表面，使其繁殖受抑制，保护消化道黏膜，抗多种病毒、细菌。

人乳中含有大量免疫活性细胞，初乳中更多，其中85%～90%为巨噬细胞，10%～15%为淋巴细胞；免疫活性细胞释放多种细胞因子而发挥免疫调节作用。人乳中的催乳素也是一种有免疫调节作用的活性物质，可促进新生儿免疫功能的成熟。

人乳含较多乳铁蛋白，初乳中含量更丰富（可达1741mg/L），是人乳中重要的非特异性防御因子。人乳的乳铁蛋白对铁有强大的螯合能力，能夺走大肠埃希菌、大多数需氧菌和白色念珠菌赖以生长的铁，从而抑制细菌的生长。

人乳中的溶菌酶能水解革兰阳性细菌胞壁中的乙酰基多糖，使之破坏并增强抗体的杀菌效能。人乳的补体及双歧因子含量也远远多于牛乳，后者能促进双歧杆菌生长。

低聚糖是人乳所特有的。人乳中低聚糖与肠黏膜上皮细胞的细胞黏附抗体的结构相似，可阻止细菌黏附于肠黏膜，促使双歧杆菌、乳酸杆菌生长。

3）生长调节因子：为一组对细胞增殖、发育有重要作用的因子，如牛磺酸、激素样蛋白（上皮生长因子、神经生长因子），以及某些酶和干扰素。

（3）其他：母乳喂养还有经济、方便、温度适宜、有利于婴儿心理健康的优点。母亲哺乳可加快乳母产后子宫复原，减少再受孕的机会。

知识点2：人乳的成分　　　　　　　　　　　副高：熟练掌握　正高：熟练掌握

（1）各期人乳成分：初乳为孕后期与分娩4～5日以内的乳汁；5～14日为过渡乳；14日以后的乳汁为成熟乳。人乳中的脂肪、水溶性维生素、维生素A、铁等营养素与乳母饮食有关，而维生素D、维生素E、维生素K不易由血进入乳汁，故与乳母饮食成分关系不大。初乳量少，淡黄色，碱性，比重1.040～1.060（成熟乳1.030），每日量15～45ml；初乳含脂肪较少而蛋白质较多（主要为免疫球蛋白）；初乳中维生素A、牛磺酸和矿物质的含量颇丰富，并含有初乳小球（充满脂肪颗粒的巨噬细胞及其他免疫活性细胞），随哺乳时间的延长，蛋白质与矿物质含量逐渐减少。各期乳汁中乳糖的含量较恒定。

各期人乳成分（g/L）

	初 乳	过渡乳	成熟乳
蛋白质	22.5	15.6	11.5
脂肪	28.5	43.7	32.6
糖类	75.9	77.4	75.0
矿物质	3.08	2.41	2.06
钙	0.33	0.29	0.35
磷	0.18	0.18	0.15

（2）哺乳过程的乳汁成分变化：每次哺乳过程乳汁的成分亦随时间而变化。如将哺乳过程分为三部分：第一部分分泌的乳汁脂肪低而蛋白质高，第二部分乳汁脂肪含量逐渐增加而蛋白质含量逐渐降低，第三部分乳汁中脂肪含量最高。

各部分乳汁成分变化（g/L）

	Ⅰ	Ⅱ	Ⅲ
蛋白质	11.8	9.4	7.1
脂肪	17.1	27.7	55.1

（3）乳量：正常乳母平均每天泌乳量随时间而逐渐增加，成熟乳量可达700～1000ml。一般产后6个月乳母泌乳量与乳汁的营养成分逐渐下降。判断奶量是否充足应以婴儿体重增长情况、尿量多少与睡眠状况等综合考虑。劝告母亲不要轻易放弃哺乳。

知识点3：配方乳　　　　　　副高：熟练掌握　　正高：熟练掌握

因物种的差别，全牛乳含蛋白质、矿物质太高、缺乏各种免疫因子，增加婴儿肾的溶质负荷和感染性疾病是不适于婴儿的最主要原因。此外，牛乳的乳糖含量低，主要为甲型乳糖，有利大肠埃希菌的生长；蛋白质含量高，以酪蛋白为主，易在胃中形成较大的凝块；牛乳的氨基酸比例不当；牛乳脂肪颗粒大，缺乏脂肪酶，较难被婴儿消化；牛乳不饱和脂肪酸（亚麻酸）（2%）低于人乳（8%）；牛乳含磷高，影响钙的吸收等均不利于婴儿生长发育。

配方乳是以兽乳（主要是牛乳）为基础的改造奶制品，使宏量营养素成分尽量"接近"于人乳，以适合婴儿的消化能力和肾功能，如降低其酪蛋白、无机盐的含量等；添加一些重要的营养素，如乳清蛋白、不饱和脂肪酸、乳糖；强化婴儿生长时所需要的微量营养素，如核苷酸、维生素A、维生素D、β胡萝卜素和微量元素铁、锌等。使用时按年龄选用。

知识点4：其他奶制品 　　　　　　　　副高：熟练掌握　正高：熟练掌握

（1）低敏配方：对确诊牛乳过敏的婴儿，人乳喂养时间应延长至12～18个月龄；如不能进行人乳喂养而牛乳过敏的婴儿应首选氨基酸配方或深度水解蛋白奶粉；部分水解蛋白奶粉、大豆奶粉不宜用于治疗牛乳过敏。

（2）无乳糖配方奶：对有乳糖不耐受的婴儿应使用无乳糖奶粉（以蔗糖、葡萄糖聚合体、麦芽糖糊精、玉米糖浆为糖类来源）。

（3）低苯丙氨酸配方：确诊苯丙酮尿症的婴儿应使用低苯丙氨酸奶粉。

知识点5：半固体食物与固体食物 　　　　　副高：熟练掌握　正高：熟练掌握

（1）半固体食物：是为婴儿第一阶段的非乳类食物，包括铁强化米粉、水果泥、蔬菜泥（根块类、瓜豆类蔬菜）。

（2）固体食物：为婴儿第二阶段的非乳类食物，除提供婴儿营养需求外，制作方法有益于婴儿咀嚼、吞咽功能的发育。如熟软碎菜、水果片、指状或条状软食（蔬菜、水果、肉类）。

第八节　婴儿喂养

一、婴儿喂养方式

知识点1：建立良好的人乳喂养 　　　　　　副高：熟练掌握　正高：熟练掌握

成功的母乳喂养应当是母子双方都积极参与并感到满足。当母亲喂养能力提高，婴儿的摄乳量也将提高。因此，建立良好的母乳喂养有三个条件，一是孕母能分泌充足的乳汁；二是哺乳时出现有效的射乳反射；三是婴儿有力的吸吮。WHO和我国卫生部门制定的《婴幼儿喂养策略》建议生后6个月内完全接受母乳喂养。

（1）产前准备：大多数健康的孕妇都具有哺乳的能力，但真正成功的哺乳则需孕妇身、心两方面的准备和积极的措施。保证孕母合理营养，孕期体重增加适当（12～14kg），母体可贮存足够脂肪，供哺乳能量的消耗。

（2）乳头保健：孕母在妊娠后期每日用清水（忌用肥皂或酒精之类）擦洗乳头；乳头内陷者用两手拇指从不同的角度按乳头两侧并向周围牵拉，每日一次至数次；哺乳后可挤出少许乳汁均匀地涂在乳头上，乳汁中丰富的蛋白质和抑菌物质对乳头表皮有保护作用。这些方法可防止因出现乳头皲裂及乳头内陷而中止哺乳。

（3）尽早开奶、按需哺乳：吸吮是促进泌乳的关键点和始发动力。0～2个月的小婴儿每日多次、按需哺乳，使吸吮有力，乳头得到多次刺激，乳汁分泌增加。有力的吸吮使催乳素在血中维持较高的浓度，产后2周乳晕的传入神经特别敏感，诱导缩宫素分泌的条件反射易于建立，是建立母乳喂养的关键时期。吸吮是主要的条件刺激，应尽早开奶（产后15分钟至2小时）。尽早开奶可减轻婴儿生理性黄疸，同时还可减轻生理性体重下降、低血糖的发生。

（4）促进乳房分泌：哺乳前湿热敷乳房，促进乳房血液循环流量。2～3分钟后，从外侧边缘向乳晕方向轻拍或按摩乳房，促进乳房感觉神经的传导和泌乳作用。两侧乳房应先后交替进行哺乳。若一侧乳房奶量已能满足婴儿需要，则可每次轮流哺喂一侧乳房，并将另一侧的乳汁用吸奶器吸出。每次哺乳应让乳汁排空。泌乳有关的多种激素均直接或间接地受下丘脑调节，而下丘脑功能与情绪有关。因此乳母身心愉快、避免精神紧张，可促进泌乳。

（5）正确的喂哺技巧：①正确的母儿喂哺姿势可刺激婴儿的口腔动力，有利于吸吮。②唤起婴儿的最佳进奶状态，如哺乳前让婴儿用鼻推压或舔母亲的乳房，哺乳时婴儿的气味、身体的接触都可刺激乳母的射乳反射；等待哺乳的婴儿应是清醒状态、有饥饿感并已更换干净的尿布。

（6）乳母心情愉快：泌乳受情绪的影响很大。婴儿早期应采取按需哺乳的方式，并保证乳母的身心愉快和充足的睡眠，避免精神紧张，以促进泌乳。

知识点2：断离母乳　　　　　　　　　　　　　副高：熟练掌握　　正高：熟练掌握

随婴儿发育消化能力提高，人乳量与成分自然下降，需要其他食物（包括配方奶）逐渐引入至完全替代人乳为断离人乳期，但此过程仍需维持婴总奶量约800ml/d。3～4月龄后逐渐定时哺乳，4～6月龄逐渐断夜间奶可帮助婴儿顺利断离人乳。

知识点3：不宜哺乳的情况　　　　　　　　　　副高：熟练掌握　　正高：熟练掌握

（1）凡是母亲感染HIV、患有严重疾病，如慢性肾炎、糖尿病、恶性肿瘤、精神病、癫痫或心功能不全等，应停止哺乳。

（2）化疗、放射性药物治疗一般禁忌母乳喂养。

（3）母亲感染结核病，经治疗，无临床症状时可继续哺乳。

（3）乳母患急性传染病时，可将乳汁挤出，经消毒后哺喂。

（5）乙型肝炎的母婴传播主要发生在临产或分娩时，是通过胎盘或血液传递的，母亲乙肝表面抗原阳性时，婴儿常规注射乙肝免疫球蛋白和乙肝疫苗，因此乙型肝炎病毒携带者并非母乳喂养禁忌证；丙肝感染者不是母乳喂养禁忌证。

知识点4：部分母乳喂养　　　　　　　　　　　副高：熟练掌握　　正高：熟练掌握

人乳与配方奶或其他食物同时喂养婴儿为部分人乳喂养。

（1）补授法：母乳喂养的婴儿体重增长不满意时，提示母乳不足。补授时，母乳哺喂次数一般不变，每次先哺母乳，将两侧乳房吸空后再以配方奶或兽乳补足母乳不足部分，适合6个月内的婴儿。补授的乳量由小儿食欲及母乳量多少而定，即"缺多少补多少"。

（2）代授法：用配方奶或兽乳替代一次母乳量，为代授法。母乳喂养婴儿至4～6月龄时，为断离母乳开始引入配方奶或兽乳，即在某一次母乳哺喂时，有意减少哺喂母乳量，增加配方奶量或兽乳，逐渐替代此次母乳量。依此类推，直到完全替代所有的母乳。

知识点5：人工喂养　　　　　　　　　　　　　副高：熟练掌握　正高：熟练掌握

由于各种原因不能进行母乳喂养时，完全采用配方奶或其他兽乳，如牛乳、羊乳、马乳等喂哺婴儿，称为人工喂养。在不能进行母乳喂养时，配方奶应作为优先选择的乳类来源。

（1）正确的喂哺技巧：需要有正确的喂哺技巧，包括正确的喂哺姿势、婴儿完全醒觉状态，还应注意选用适宜的奶嘴和奶瓶、奶液的温度、喂哺时奶瓶的位置。喂养时，婴儿的眼睛应尽量能与父母（或喂养者）对视。

（2）奶粉调配：一般市售配方奶粉配备统一规格的专用小勺。如盛4.4g奶粉的专用小勺，1平勺宜加入30ml温开水；盛8.8g奶粉的专用小勺，1平勺宜加入60ml温开水（重量比均为1:7）。

（3）摄入量估计：婴儿的体重、RNIs以及配方制品规格是估计婴儿配方摄入量的必备资料。应该按照配方奶的说明进行正确配制。一般市售婴儿配方奶粉100g供能约500kcal，以<6月龄婴儿为例，能量需要量为90kcal/（kg·d），故需婴儿配方奶粉约18g/（kg·d）或135ml/（kg·d）。

知识点6：婴儿食物转换　　　　　　　　　　　副高：熟练掌握　正高：熟练掌握

婴儿期随着生长发育的逐渐成熟，需要经历由出生时的纯乳类向成年人固体食物转换的过渡时期。

（1）不同喂养方式婴儿的食物转换：婴儿喂养的食物转换过程是让婴儿逐渐适应各种食物的味道、培养婴儿对其他食物感兴趣、逐渐由乳类为主要食物转换为进食固体为主的过程。母乳喂养婴儿的食物转换问题是帮助婴儿逐渐用配方奶完全替代母乳，同时引入其他食物；部分母乳喂养和人工喂养婴儿的食物转换是逐渐引入其他食物。

（2）转乳期食物（也称辅助食品）：是除母乳或配方奶（兽乳）外，为过渡到成人固体食物所添加的富含能量和各种营养素的泥状食物（半固体食物）和固体食物。给婴儿引入食物的时间和过程应适合婴儿的接受能力，保证食物的结构、风味等能够被婴儿接受。

转乳期食物

| 月龄 | 食物性状 | 种　类 | 餐　数 | | 进食技巧 |
			主要营养源	辅助食品	
4~6月龄	泥状食物	菜泥、水果泥、含铁配方米粉、配方奶	6次奶（断夜奶）	逐渐加至1次	用勺喂
7~9月龄	末状食物	稀（软饭）、肉末、菜末、蛋、鱼、豆腐、配方奶、水果	4次奶	1餐饭、1次水果	学用杯
10~12月龄	碎食物	软饭、碎肉、碎菜、蛋、鱼肉、豆制品、水果配方奶	3次奶	2餐饭、1次水果	抓食、断奶瓶、自用勺

1）注意事项：可在进食辅食后再饮奶，逐渐形成一餐辅食代替一顿奶；食物清淡，无盐或低盐，少糖和油，不食用蜂蜜水或糖水。

2）添加辅食的时间：应根据婴儿发育成熟状况决定，应根据婴儿体格生长、神经发育、摄食技能、社交技能几方面发育状况决定引入其他食物，一般应在婴儿体重达6.5～7kg时，能保持姿势稳定、控制躯干运动、扶坐、用勺进食等，此时多为4～6月龄。

3）辅助食品引入的原则：①从少到多：即在哺乳后立即给予婴儿少量含强化铁的米粉，用勺进食，6～7月龄后可代替1次乳量。②从一种到多种：如蔬菜的引入，应每种菜泥（茸）尝1～2次/日，直至3～4日婴儿习惯后再换另一种，以刺激味觉的发育。单一食物引入的方法可帮助了解婴儿是否出现食物过敏。③从细到粗：从泥（茸）状过渡到碎末状可帮助学习咀嚼，增加食物的能量密度。④从软到硬：随着婴儿年龄增长，其食物有一定硬度可促进孩子牙齿萌出和咀嚼功能形成。⑤注意进食技能培养：尽量让孩子主动参与进食，如7～9个月孩子可抓食，1岁后可自己用勺进食，既可增加婴儿进食的兴趣，又有利于眼手动作协调和培养独立能力。不宜使用强迫、粗暴的被动喂养方式导致婴幼儿产生厌倦和恐惧进食的心理反应。

二、婴儿期常出现的喂养问题

知识点7：溢乳	副高：熟练掌握 正高：熟练掌握

15%的婴儿常出现溢乳，可因过度喂养、不成熟的胃肠运动类型、不稳定的进食时间造成。同时，婴儿胃呈水平位置，韧带松弛，易折叠；6个月内的小婴儿消化道解剖特点为贲门括约肌松弛，幽门括约肌发育好，因此常常出现胃食管反流（GER）。此外，喂养方法不当，如奶头过大、吞入气体过多时，婴儿也常出现溢乳。

知识点8：食物引入时间和方法不当	副高：熟练掌握 正高：熟练掌握

过早引入半固体食物影响母乳铁吸收，增加食物过敏、肠道感染的机会；过晚引入其他食物，错过味觉、咀嚼功能发育的关键年龄，造成进食行为异常，断离母乳困难，以致婴儿营养不足。引入半固体食物时采用奶瓶喂养，导致孩子不会主动咀嚼和吞咽饭菜。

知识点9：能量摄入不足	副高：熟练掌握 正高：熟练掌握

8～9月龄婴儿已可接受能量密度较高的成人固体食物。如经常食用能量密度低的食物，或摄入液量过多，婴儿可表现进食后不满足，体重增长不足或下降，或在安睡后常于夜间醒来要求进食。

知识点10：进餐频繁	副高：熟练掌握 正高：熟练掌握

胃的排空与否与消化能力密切相关。婴儿进餐频繁（每日7～8次），或夜间进食，使胃

排空不足，影响婴儿食欲。一般安排婴儿一日6餐，有利于形成饥饿的生物循环和消化。

知识点11：喂养困难　　　　　　　　副高：熟练掌握　　正高：熟练掌握

30%的喂养困难儿童因患器质性疾病不能获得正常的进食技能，表现为喂养障碍，如先天性唇（腭）裂、消化道内分泌失调致功能低下、神经肌肉疾病（脑瘫）、支气管肺发育不良、心脏畸形等严重疾病。其他无器质性疾病的儿童的喂养困难主要是家长或抚养人的行为所致，如延长奶瓶喂养、延长母乳喂养、食物质地过细使儿童错过进食行为发育的关键期。

知识点12：儿童食物过敏　　　　　　副高：熟练掌握　　正高：熟练掌握

食物过敏（FA）用于描述由食物蛋白引起的异常或过强的免疫反应。食物过敏的临床表现多种，但非特异性，如有时婴幼儿对食物过敏的反应仅表现一种保护性拒食行为，需要谨慎鉴别。最常见的致敏食物有牛奶、鸡蛋，其次为大豆、鱼、虾、大麦、花生、坚果等。花生、坚果类过敏最严重，持续时间最长。诊断食物过敏的过程是寻找变应原。目前食物过敏的诊断仍限于IgE介导的速发型反应，对非IgE介导的迟发型反应仍缺少检测方法。治疗FA唯一有效的措施目前仍是严格避免特定食物抗原的摄入。

第九节　营养状况评价

知识点1：体格发育评价　　　　　　副高：熟练掌握　　正高：熟练掌握

体格测量包括增长情况和人体成分测量。儿童定期的体格测量，方法简单、安全，需一段时间随访、比较，动态反映总体营养状况。如体重代表整体营养状况，体重下降可提示能量为主的营养不足；缺点是不能确定具体营养素的缺乏。

知识点2：实验室检查　　　　　　　副高：熟练掌握　　正高：熟练掌握

了解机体某种营养素贮存、缺乏水平。通过实验方法测定小儿体液或排泄物中各种营养素及其代谢产物或其他有关的化学成分，了解食物中营养素的吸收利用情况。实验室检查在营养素缺乏中变化最为敏感，可用于早期缺乏的诊断。目前，实验室的检查可明确部分营养素营养不良状态的判断，如铁、碘、维生素等。

知识点3：体格检查　　　　　　　　副高：熟练掌握　　正高：熟练掌握

临床体格检查可发现某些与1型营养素营养不良状态有关的症状、体征，如维生素A缺乏致夜盲症，维生素B₁缺乏致脚气病，维生素C缺乏致坏血病，维生素D缺乏致骨骼畸形等典型症状，但营养素营养不良状态的表现往往是非特异性的，易被忽略或误诊、漏诊。此外，有的临床表现也有重叠，如铁、维生素A、维生素D缺乏时都可出现免疫功能异常。

知识点4：膳食调查方法	副高：熟练掌握 正高：熟练掌握

（1）询问法：主要用于个人膳食调查，是目前应用最多的方法。采用询问对象刚刚吃过的食物或过去一段时间吃过的食物。除询问前1~3天进食情况外，尚应调查儿童餐次、进食技能、水摄入量等其他有关情况。询问法又分24小时回忆法、膳食史法和食物频度法。询问法简单，易于临床使用，但因结果受被调查对象报告情况或调查者对市场供应情况以及器具熟悉程度的影响而不准确，采用24小时回忆法一般至少要调查2~3次。结果查《中国食物成分表2009》。

（2）称重法：多用于集体儿童膳食调查。实际称量各餐进食量，以生/熟比例计算实际摄入量，查《中国食物成分表2009》得出今日主要营养素的量（人均量）。通常应按季节、食物供给不同每季度测一次。

（3）记账法：多用于集体儿童膳食调查，以食物出入库的量计算。记账法简单，但结果不准确，要求记录时间较长，计算与结果分析同称重法。

（4）即时性图像法：通过儿童抚养人拍摄儿童进餐食物，将影像文件按规定格式编号、收集后传送给后方技术平台，由后方技术人员依据膳食影像和食物记录信息，借助预先建立的相关估量参比食物图谱，对儿童进餐食物摄入量进行估计后评价膳食状况。适宜个体儿童的膳食调查。

知识点5：膳食评价	副高：熟练掌握 正高：熟练掌握

（1）营养素摄入量与DRIs比较：达到EAR有两种含义：对个体而言，满足身体需要的可能性是50%，缺乏的可能性也是50%；对群体而言，这一摄入水平能够满足该群体中50%的个体的需要，可能另外50%的个体达不到该营养素的需要。以此类推，若营养素达到膳食营养素推荐摄入量或适宜摄入量（AI），个体和群体缺乏营养素的可能性均将小于3%。评价能量摄入以平均需要量（EAR）为参考值，评价蛋白质和其他营养素摄入以RNI或AI为参考值。优质蛋白应占膳食中蛋白质总量的1/2以上。

（2）宏量营养素供能比例：2岁儿童膳食中宏量营养素比例应适当，即蛋白质产能应占总能量的10%~15%，脂类占总能量的25%~30%，糖类占总能量的50%~60%。

（3）膳食能量分布：每日三餐食物供能亦应适当，即早餐供能应占一日总能量的25%~30%，中餐应占总能量的35%~45%，点心占总能量的10%，晚餐应占总能量的25%~30%。

第二章 新生儿与新生儿疾病

第一节 新生儿分类及特点

一、概述

知识点1：新生儿的概念	副高：熟练掌握　正高：熟练掌握

新生儿是指从脐带结扎到生后28天内的婴儿。

知识点2：新生儿学的概念	副高：熟练掌握　正高：熟练掌握

新生儿学是指研究新生儿生长发育、保健、疾病防治的学科，是儿科学的重要组成部分。

知识点3：围生期的概念	副高：熟练掌握　正高：熟练掌握

围生期是指产前、产时和产后的一个特定时期。目前国际上对围生期的定义有3种：①自妊娠28周（此时胎儿体重约1000g）至生后7天。②自妊娠20周（此时胎儿体重约500g）至生后28天。③妊娠28周至生后28天，WHO和国际疾病分类ICD-10将其定义为孕22周至生后7天。我国目前采用第一种定义。

知识点4：围生儿的概念	副高：熟练掌握　正高：熟练掌握

围生期的婴儿称围生儿。由于经历了从宫内向宫外环境转换阶段，因此，其死亡率和发病率均居人生各阶段之首，尤其是生后24小时内。

知识点5：围生医学的概念	副高：熟练掌握　正高：熟练掌握

围生医学是研究胎儿出生前后胎儿和新生儿健康的一门学科，涉及产科、新生儿科和相关的遗传、生化、免疫、生物医学工程等领域，是一门边缘学科，并与提高人口素质、降低围生儿死亡率密切相关。

二、新生儿分类

知识点6：根据出生时胎龄分类	副高：熟练掌握　正高：熟练掌握

胎龄（GA）是从母亲末次月经第1天至分娩的时间，通常以周表示。分为足月儿、早产儿、过期产儿等。①足月儿：37周≤GA<42周（即260～293天）的新生儿。②早产儿：GA<37周（<259天）的新生儿，其中GA<28周（即<195天）者称为极早早产儿或超未成熟儿；28～32周者称非常早产儿；32～34周者称中度早产儿；34周≤GA<37周（239～259天）的早产儿称晚期早产儿。③过期产儿：GA≥42周（即≥294天）的新生儿。

知识点7：根据出生体重分类	副高：熟练掌握　正高：熟练掌握

根据出生1小时内的体重（BW）可分为正常出生体重儿（NBW）、低出生体重儿（LBW）、巨大儿等。①正常出生体重儿：BW为2500～4000g的新生儿。②低出生体重儿：BW<2500g者，大多数为早产儿和小于胎龄儿；其中BW<1500g者，称为极低出生体重儿（VLBW），<1000g者称超低出生体重儿（ELBW）或微小儿。③巨大儿：指BW>4000g者，包括正常和有疾病者。

知识点8：根据出生体重与胎龄的关系分类	副高：熟练掌握　正高：熟练掌握

根据出生体重与胎龄的关系分为：①小于胎龄儿（SGA）：指婴儿的BW在同胎龄儿平均体重的第10个百分位以下。②适于胎龄儿（AGA）：指婴儿的BW在同胎龄儿平均体重第10～90个百分位之间。③大于胎龄儿（LGA）：指婴儿的BW在同胎龄平均体重第90百分位以上。

知识点9：根据生后周龄分类	副高：熟练掌握　正高：熟练掌握

根据生后周龄分为：①早期新生儿：指出生后1周以内的新生儿，也属于围生儿，其发病率和死亡率在整个新生儿期最高，需要加强监护和护理。②晚期新生儿：指生后2～4周末的新生儿。

知识点10：高危儿	副高：熟练掌握　正高：熟练掌握

高危儿是指已经发生或可能发生危重情况的新生儿，需要加强监护。常见于以下情况：①孕母存在高危因素，如年龄>40岁或<16岁；有糖尿病、慢性肾病、心脏病、肺疾病、高血压、贫血、血小板减少症等慢性疾病；羊水过多或过少；出血；羊膜早破和感染。②出生过程存在高危因素，如早产或过期产，急产或滞产，胎儿胎位不正，臀位产，羊水被胎粪污染，脐带过长（>70cm）、过短（<30cm）或被压迫，剖宫产。③胎儿和新生儿存在高危因素，如多胎，胎儿心率或心律异常，有严重先天畸形，窒息，新生儿出生时面色苍白或青

紫、呼吸异常、低血压等。

三、新生儿病房分级

知识点11：根据医护水平及设备条件　　　　　　　副高：熟练掌握　正高：熟练掌握

根据医护水平及设备条件将新生儿病房分为四级。

（1）Ⅰ级新生儿病房：即普通婴儿室，适于健康新生儿，主要任务是指导父母护理技能和方法以及对常见遗传代谢疾病进行筛查。母婴应同室，以利于母乳喂养及建立母婴相依感情，促进婴儿身心健康。

（2）Ⅱ级新生儿病房：即普通新生儿病房，适于胎龄＞32周、出生体重≥1500g（发达国家为胎龄＞30周、出生体重≥1200g）的早产儿及有疾病而又无需循环或呼吸支持、监护的婴儿。

（3）Ⅲ级新生儿病房：即新生儿重症监护室（neonatal intensive care unit，NICU），是集中治疗Ⅰ、Ⅱ级新生儿病房转来的危重新生儿的病室，应具备高水平的新生儿急救医护人员及新生儿转运系统，一般应设立在医学院校的附属医院或较大的儿童医院。

（4）Ⅳ级新生儿病房：又称为三级⁺，一般指有承担复杂先心病等外科治疗能力的教学医院；各儿内科、儿外科、小儿麻醉科等亚专业齐全，能承担新生儿转运及有继续教育辐射能力的单位。

知识点12：NICU收治对象　　　　　　　　　　　副高：熟练掌握　正高：熟练掌握

①应用辅助通气及拔管后24小时内的新生儿。②重度围生期窒息儿。③严重心肺疾病、高胆红素血症、寒冷损伤或呼吸暂停儿。④外科大手术术后（尤其是24小时内）。⑤出生体重＜1500g的早产儿。⑥接受全胃肠外营养，或需换血术者。⑦顽固性惊厥者。⑧多器官功能衰竭（如休克、DIC、心力衰竭、肾衰竭等）者。

知识点13：NICU配备完善的监护设备及报警系统，以进行各种生命体征的监测
　　　　　　　　　　　　　　　　　　　　　　　副高：熟练掌握　正高：熟练掌握

①心电监护：主要监测患儿的心率、心律和心电波形变化。②呼吸监护：主要监测患儿的呼吸频率、节律变化及呼吸暂停。③血压监护：有直接测压法（创伤性）和间接测压法（无创性）两种。前者经动脉（多为脐动脉）插入导管直接连续测量血压。其测量值准确，但操作复杂，并发症多，临床仅在周围灌注不良时应用；后者是将袖带束于患儿上臂间接、间断测量，自动显示收缩压、舒张压和平均动脉压。其测量值准确性不及直接测压法，但方法简便，无并发症，是目前国内NICU最常用的血压监测方法。④体温监测：置婴儿于热辐射式抢救台上或暖箱内，将体温监测仪传感器置于腹壁皮肤，其腹壁皮肤温度连续显示。⑤血气监测：包括经皮氧分压（TcPO$_2$）、二氧化碳分压（TcPCO$_2$）及脉搏氧饱和度监护仪（transcutaneous oxygen saturation，TcSO$_2$），具有无创、连续、自动、操作简便并能较好地反

映自身血气变化的趋势等优点，但测量值较动脉血气值有一定差距，尤其在周围血液循环灌注不良时，其准确性更差，因此，应定期检测动脉血气。由于 $TcSO_2$ 相对较准确，是目前 NICU 中血氧动态监测的常用手段。

四、正常足月儿特点

> **知识点14：正常足月儿的概念**　　　　　　副高：熟练掌握　正高：熟练掌握

正常足月儿是指出生时 37 周 $\leq$ GA $<$ 42 周，2500g $\leq$ BW $\leq$ 4000g，无畸形或疾病的活产婴儿。

> **知识点15：正常足月儿和早产儿外观特点**　　　　副高：熟练掌握　正高：熟练掌握

不同胎龄的正常足月儿与早产儿在外观上各具特点，因此可根据初生婴儿的体格特征和神经发育成熟度来评定其胎龄。

足月儿与早产儿外观特点比较

	足月儿	早产儿
皮肤	红润、皮下脂肪丰满和毳毛少	绛红、水肿和毳毛多
头	头大（占全身比例的1/4）	头更大（占全身比例的1/3）
头发	分条清楚	细而乱
耳壳	软骨发育好、耳舟成形、直挺	软、缺乏软骨、耳舟不清楚
乳腺	结节＞4mm，平均7mm	无结节或结节＜4mm
外生殖器		
男婴	睾丸已降至阴囊	睾丸未降或未全降
女婴	大阴唇遮盖小阴唇	大阴唇不能遮盖小阴唇
指（趾）甲	达到或超过指、趾端	未达指、趾端
跖纹	足纹遍及整个足底	足底纹理少

> **知识点16：正常足月儿和早产儿呼吸系统特点**　　副高：熟练掌握　正高：熟练掌握

胎儿肺内充满液体。自然分娩时，胎儿肺泡上皮细胞钠离子通道（ENaC）在氧和儿茶酚胺、糖皮质激素等各种激素激活下表达迅速上调，致使肺泡上皮细胞由分泌为主突然切换为吸收模式，肺内液体明显减少。足月分娩时胎儿肺液 30～35ml/kg，经产道挤压后 1/3～1/2 肺液由口鼻排出，其余的肺液在建立呼吸后由肺间质内毛细血管和淋巴管吸收。选择性剖宫产儿由于缺乏产道挤压和促进肺液清除的肺部微环境，导致肺液吸收延迟，引起新生儿暂时性呼吸困难（TTN）。新生儿呼吸频率较快，安静时约为 40 次/分，如持续超过 60 次/分称呼吸急促，常由呼吸或其他系统疾病所致。胸廓呈圆桶状，肋间肌薄弱，呼吸主要靠膈肌的升降，呈腹式呼吸。呼吸道管腔狭窄，黏膜柔嫩，血管丰富，纤毛运动差，易致气道阻塞、感染、呼吸困难及拒乳。

早产儿由于：①呼吸中枢发育不成熟，对低氧、高碳酸血症反应不敏感。②红细胞内缺乏碳酸酐酶，碳酸分解为二氧化碳的数量减少，故不能有效刺激呼吸中枢。③肺泡数量少，呼吸道黏膜上皮细胞呈扁平立方形，毛细血管与肺泡间距离较大，气体交换率低。④呼吸肌发育不全，咳嗽反射弱，因此，早产儿呼吸浅快不规则，易出现周期性呼吸（5~10秒短暂的呼吸停顿后又出现呼吸，不伴有心率、血氧饱和度变化及青紫）及呼吸暂停（apnea）或青紫。呼吸暂停是指气流停止≥20秒，伴心率<100次/分或青紫、氧饱和度下降，严重时伴面色苍白、肌张力下降。其发生率与胎龄有关，胎龄越小、发生率越高，常于生后第1、2天出现，持续时间不等，通常于胎龄37周停止。因肺泡表面活性物质含量低，易患呼吸窘迫综合征。由于肺发育不成熟，当高气道压力、高容量、高浓度氧、感染以及炎性损伤时，易导致支气管肺发育不良（BPD），即慢性肺疾病（CLD）。

知识点17：正常足月儿和早产儿循环系统特点　　　副高：熟练掌握　　正高：熟练掌握

出生后，血液循环动力学发生显著变化：①脐带结扎后，胎盘－脐血循环终止。②出生后呼吸建立和肺膨胀，肺循环阻力下降，肺血流增加。③从肺静脉回流到左心房的血量显著增加，体循环压力增高。④卵圆孔功能上关闭。⑤由于PaO_2增高，动脉导管收缩，继而关闭，完成胎儿循环向成年人循环的转变。当严重肺炎、酸中毒、低氧血症时，肺血管压力升高并等于或超过体循环时，可致卵圆孔、动脉导管重新开放，出现右向左分流，称持续胎儿循环（PFC），现称新生儿持续肺动脉高压（PPHN）。新生儿心率波动范围较大，通常为90~160次/分。足月儿血压平均为70/50mmHg。

早产儿心率偏快，血压较低，部分早期可有动脉导管开放。

知识点18：正常足月儿和早产儿消化系统特点　　　副高：熟练掌握　　正高：熟练掌握

足月儿出生时吞咽功能已经完善，但食管下部括约肌较松弛，胃呈水平位，幽门括约肌较发达，易发生溢乳甚至呕吐。消化道面积相对较大，肠管壁较薄、黏膜通透性高，有利于吸收母乳中的营养物质，但肠腔内毒素和消化不全产物也容易进入血液循环，引起中毒或过敏。足月儿消化道已能分泌大部分消化酶，只是淀粉酶在生后4个月才达到成年人水平，不宜过早喂淀粉类食物。足月儿在生后24小时内排胎粪，2~3日排完。胎便由胎儿肠道分泌物、胆汁及咽下的羊水等组成，胎粪呈糊状，墨绿色。若生后24小时仍不排胎粪，应检查是否有肛门闭锁或其他消化道畸形。因肝内尿苷二磷酸葡萄糖醛酸转移酶的活性不足，生后常出现生理性黄疸，同时因肝脏对多种药物处理能力（葡萄糖醛酸化）低下，易发生药物中毒。

早产儿吸吮力差，吞咽反射弱，胃容量小，常出现哺乳困难或乳汁吸入而致吸入性肺炎。消化酶含量接近足月儿，但胆酸分泌少，脂肪的消化吸收较差。缺血缺氧、感染或喂养不当等不利因素易引起坏死性小肠结肠炎。由于胎粪形成较少及肠蠕动差，胎粪排出常延迟。肝功能更不成熟，生理性黄疸程度较足月儿重，持续时间更长，且易发生胆红素脑病（核黄疸）。肝脏合成蛋白能力差，糖原储备少，易发生低蛋白血症、水肿或低血糖。

> **知识点19：正常足月儿和早产儿泌尿系统特点**　　　副高：熟练掌握　　正高：熟练掌握

足月儿出生时肾结构发育已完成，但功能仍不成熟。肾小球滤过功能低下，肾小管容积不足。肾稀释功能虽与成年人相似，但其浓缩功能较差，最大浓缩能力仅为500~700mmol/L（成人为1400mmol/L），故不能迅速有效地处理过多的水和溶质，易发生水肿。生后24小时内开始排尿，少数在48小时内排尿，1周内每日排尿可达20次，如48小时仍不排尿，应进一步检查。新生儿肾排磷功能差、牛乳含磷高、钙磷比例失调，故牛乳喂养儿易发生血磷偏高和低钙血症。

早产儿肾浓缩功能更差，肾小管对醛固酮反应低下，对钠的重吸收功能差，易出现低钠血症。葡萄糖阈值低，易发生糖尿。碳酸氢根阈值极低和肾小管排酸能力差。由于普通牛乳中蛋白质含量及酪蛋白比例均高，可致内源性氢离子增加，当超过肾小管的排泄能力时，引起晚期代谢性酸中毒，表现为面色苍白、反应差、体重不增和代谢性酸中毒。因此人工喂养的早产儿应采用早产儿配方奶粉。

> **知识点20：正常足月儿和早产儿血液系统特点**　　　副高：熟练掌握　　正高：熟练掌握

足月儿血容量平均为85~100ml/kg，与脐带结扎时间有关。脐带结扎延迟到分钟，胎儿可从胎盘多获得35%的血容量。足月儿出生时血红蛋白为170g/L（140~200g/L）。由于刚出生时入量少、不显性失水等原因，可致血液浓缩，血红蛋白值上升。通常生后24小时达峰值，约于第1周末恢复至出生时水平，以后逐渐下降。生后1周内静脉血血红蛋白<140g/L（毛细血管血红蛋白高20%）定义为新生儿贫血。出生时红细胞、网织红细胞和血红蛋白含量较高，血红蛋白中胎儿血红蛋白占70%~80%（成年人<2%），5周后降到55%，随后逐渐被成年人型血红蛋白取代。白细胞总数生后第1天为（15~20）×10⁹/L，3日后明显减少，5日后接近婴儿值；分类以中性粒细胞为主，4~6日与淋巴细胞持平，以后淋巴细胞占优势。出生时血小板已达成年人水平。由于胎儿肝脏维生素K储存量少，Ⅱ、Ⅶ、Ⅸ、Ⅹ凝血因子活性低，故生后应常规注射维生素K_1。

早产儿血容量为85~110ml/kg，周围血中有核红细胞较多；白细胞和血小板稍低于足月儿。大多数早产儿第3周末嗜酸性粒细胞增多，并持续2周左右。由于早产儿红细胞生成素水平低下、先天性铁储备少、血容量迅速增加，故"生理性贫血"出现早，且胎龄越小，贫血持续时间越长，程度越严重。

> **知识点21：正常足月儿和早产儿神经系统特点**　　　副高：熟练掌握　　正高：熟练掌握

新生儿出生时头围相对大，平均33~34cm，此后增长速率每月为1.1cm，至生后40周左右增长渐缓，脑沟、脑回仍未完全形成。脊髓相对长，其末端约在第3、4腰椎下缘，故腰穿时应在第4、5腰椎间隙进针。足月儿大脑皮质兴奋性低，睡眠时间长，觉醒时间一昼夜仅为2~3小时。大脑对下级中枢抑制较弱，且锥体束、纹状体发育不全，常出现不自主和不协调动作。出生时已具备多种暂时性的原始反射，主要有以下几种。①觅食反射：用手指触摸新生儿口角周围皮肤，头部转向刺激侧并张口将手指含入。②吸吮反射：将乳头或奶嘴放入新生儿口内，出现有力的吸吮动作。③握持反射：将物品或手指放入新生儿手心，会立即将其握紧。④拥抱反射：新生儿仰卧位，拍打床面后其双臂伸直外展，双手张开，做拥抱状姿势。

正常情况下，上述反射生后数月自然消失。如新生儿期这些反射减弱或消失或数月后仍不消失，常提示有神经系统疾病或其他异常。此外，正常足月儿也可出现年长儿的病理性反射如凯尔尼格征（Kernig征）、巴宾斯基征（Babinski征）和低钙击面征（Chvostek征）等，腹壁和提睾反射不稳定，偶可出现阵发性踝阵挛。

早产儿神经系统成熟度与胎龄有关，胎龄越小，原始反射越难引出或反射不完全。

知识点22：正常足月儿早产儿免疫系统特点　　　　副高：熟练掌握　　正高：熟练掌握

新生儿非特异性和特异性免疫功能均不成熟。皮肤黏膜薄嫩易损伤；脐残端未完全闭合，离血管近，细菌易进入血液；呼吸道纤毛运动差，胃酸、胆酸少，杀菌力差；同时分泌型IgA缺乏，易发生呼吸道和消化道感染。血-脑屏障发育未完善，易患细菌性脑膜炎。血浆中补体水平低、调理素活性低、多形核粒细胞产生及储备均少，且趋化性及吞噬能力低下，早产儿尤甚。免疫球蛋白IgG虽可通过胎盘，但与胎龄相关，胎龄越小，IgG含量越低；IgA和IgM不能通过胎盘，因此易患细菌感染，尤其是革兰阴性杆菌感染。抗体免疫应答低下或迟缓，尤其是对多糖类疫苗和荚膜类细菌。T细胞免疫功能低下是新生儿免疫应答无能的主要原因，早产儿尤甚。随着生后不断接触抗原，T细胞渐趋成熟。

知识点23：正常足月儿和早产儿体温调节　　　　副高：熟练掌握　　正高：熟练掌握

新生儿体温调节中枢功能尚不完善，皮下脂肪薄，体表面积相对较大，皮肤表皮角化层差，容易散热，早产儿尤甚。寒冷时无寒战反应，主要靠棕色脂肪代偿产热。生后环境温度显著低于宫内温度，散热增加，如不及时保暖，可发生低体温、低氧血症、低血糖和代谢性酸中毒或寒冷损伤。如环境温度过高、进水少及散热不足，可导致体温增高，可发生脱水热。适宜的环境温度（中性温度）对新生儿至关重要。中性温度是指机体维持体温正常所需的代谢率和耗氧量最低时的环境温度。出生体重、生后日龄不同，中性温度也不同。出生体重越低、日龄越小，所需中性温度越高。新生儿正常体表温度为36.0~36.5℃，正常核心（直肠）温度为36.5~37.5℃。不显性失水过多可增加热的消耗，适宜的环境湿度为50%~60%。

早产儿体温调节中枢功能更不完善，棕色脂肪少，产热能力差，寒冷时更易发生低体温，甚至硬肿症（新生儿寒冷损伤综合征）。汗腺发育差，环境温度过高时体温亦易升高。

不同出生体重新生儿的中性温度

出生体重（kg）	中性温度			
	35℃	34℃	33℃	32℃
1	初生10天内	10天以后	3周以后	5周以后
1.5	—	初生10天内	10天以后	4周以后
2	—	初生2天内	2天以后	3周以后
>2.5	—	—	初生2天内	2天以后

知识点24：正常足月儿和早产儿能量及体液代谢　　副高：熟练掌握　正高：熟练掌握

新生儿基础热量消耗为209kJ/kg，每日所需热量为418～502kJ/kg。早产儿吸吮力弱，消化功能差，在生后数周内如不能达到上述需要量时，需补充肠外营养。

初生婴儿体内含水量占体重的70%～80%，且与出生体重及日龄有关。出生体重越低、日龄越小，含水量越高，故新生儿需水量因出生体重、胎龄、日龄及临床情况而异。生后第1天需水量为每日60～100ml/kg，以后每日增加30ml/kg，直至每日150～180ml/kg。生后体内水分丢失较多，体重下降，约1周末降至最低点（小于出生体重的10%，早产儿为15%～20%），10天左右恢复到出生时体重，称生理性体重下降。早产儿体重恢复的速度较足月儿慢。

足月儿钠需要量为1～2mmol/（kg·d），<32周的早产儿为3～4mmol/（kg·d）；初生婴儿10天内一般不需补钾，以后需要量为1～2mmol/（kg·d）。

足月新生儿能量和液体需要量

日龄	能量需要量［kJ/（kg·d）］	液体需要量［kJ/（kg·d）］
第1天	209～334	60～80
第2天	334～418	80～100
第3天及以后	418～502	100～120

知识点25：常见几种特殊生理状态　　副高：熟练掌握　正高：熟练掌握

新生儿可出现一些特殊表现。属于正常范围，多在短期内存在。

（1）生理性黄疸：单纯因胆红素代谢引起的暂时性黄疸。

（2）"马牙"和"螳螂嘴"：在口腔上腭中线和牙龈部位，有黄白色、米粒大小的小颗粒，是由上皮细胞堆积或黏液腺分泌物积留形成，俗称"马牙"，数周后可自然消退；两侧颊部各有一隆起的脂肪垫，有利于吸吮乳汁。两者均属正常现象，不可挑破，以免发生感染。少数初生婴儿在下切牙或其他部位有早熟齿，称新生儿齿，通常不需拔除。

（3）乳腺肿大：于生后4～7日出现乳腺肿大，如蚕豆到核桃大小，男、女足月新生儿均可发生，2~3周后消退，与新生儿刚出生时体内存有一定数量来自母体的雌激素、孕激素和催乳素有关。新生儿出生后体内的雌激素和孕激素很快消失，而催乳素却维持较长时间，故导致乳腺肿大。部分婴儿乳房甚至可分泌出少许乳汁；切忌挤压，以免感染。

（4）假月经：部分女婴在生后5~7天可有少许血性或大量非脓性分泌物从阴道流出，可持续1周，此系母体雌激素对胎儿影响中断所致。

（5）新生儿红斑：常在生后1~2天内出现，原因不明。皮疹为大小不等、边缘不清的斑丘疹，称为新生儿红斑；散布于头面部、躯干及四肢。新生儿无不适感，多在1~2天内迅速消退。

（6）青记：为青蓝色色斑，可几厘米大小或大片，多分布于腰、背、臀及大腿部，是特殊色素细胞沉着所致。俗称"青记"，随年龄增长而渐退。

（7）粟粒疹：由于皮脂腺堆积在鼻尖、鼻翼、颊、颜面等处，常可见到皮脂腺堆积形成针头样黄白色的粟粒状疹，脱皮后自然消失。

（8）汗疱疹：炎热季节，常在前胸、前额等处见到针头大小的汗疱疹，又称白痱。因新生儿汗腺功能欠佳所致。

（9）生理性体重下降：新生儿出生后2~4天体重可下降6%~9%，最多不超过10%，约10日即可恢复。其原因可能与最初几天进食较少、非显性失水增加及水钠排出等有关。提早喂哺可防止或减少生理性体重下降。

五、宫内生长迟缓和小于胎龄儿特点

知识点26：小于胎龄儿和宫内生长迟缓的概念	副高：熟练掌握　正高：熟练掌握

小于胎龄儿是指出生体重在同胎龄儿平均体重的第10个百分位以下的新生儿，可分为早产、足月、过期产小于胎龄儿。

宫内生长迟缓（IUGR）与小于胎龄（SGA）并非同义词。IUGR是指由于胎儿、母亲或胎盘等各种不利因素导致胎儿在宫内生长模式偏离或低于其生长预期，即偏离了其生长潜能，胎儿的生长可以通过胎儿B超的测量分析进行预测。其发生率为所有妊娠的5%~8%，而在低出生体重儿中占38%~80%。SGA原因可能是病理因素，如IUGR所致；也可能是非病理性，如性别、种族、胎次、母亲体格差异等，因此，虽小于胎龄，但健康。从整体上来看，SGA和IUGR婴儿围生期死亡率及远期发病率均明显高于适于胎龄儿。

知识点27：小于胎龄儿和宫内生长迟缓的病因	副高：熟练掌握　正高：熟练掌握

（1）母亲因素：①人口统计学：孕母种族、经济状况、文化背景。②孕前：体重别身高低、身材矮小、慢性内科疾病（严重贫血、微量元素缺乏等）、营养不良（尤其发生在孕晚期时对出生体重影响最明显）、母亲低出生体重、此次妊娠前有生产低出生体重儿历史、子宫或宫颈发育异常、产次（>5）。③妊娠期：多胎、多产、贫血、血红蛋白浓度增加、胎儿疾病、产前子痫及高血压、感染、胎盘问题、胎膜早破、重体力劳动、居住在高海拔地区、

肺部或肾脏疾病、辅助生殖技术等。研究发现，IUGR程度与妊娠期高血压疾病的严重程度和发病时间相关。妊娠期高血压疾病发生在孕早期的孕妇，其胎儿IUGR程度最严重，且其中50%的婴儿为SGA。④社会行为方面：教育程度低、吸烟、没有产前检查或产前检查不规律、妊娠期间体重增加慢、滥用酒精及药物、接触放射线、妊娠间隔期短（＜6个月）、年龄（＜16岁或＞35岁）、心理压力等。

（2）胎儿因素：①慢性宫内感染（如TORCH感染）或缺氧是导致IUGR的重要原因，尤其当感染发生在孕早期，正值胎儿器官形成期，可引起细胞破坏或数目减少。②双胎或多胎。③染色体畸变及染色体疾病，如唐氏综合征、猫叫综合征等。④遗传代谢病。⑤性别、胎次不同：女婴、第一胎平均出生体重通常低于男婴和以后几胎；另外，种族或人种不同，出生体重也有差异。

（3）胎盘因素：胎儿通过胎盘从母体摄取营养。胎儿近足月时，其体重与胎盘重量、绒毛膜面积成正相关。胎盘营养转运能力取决于胎盘大小、形态、血流及转运物质（尤其是营养素）是否丰富。母亲子宫异常（解剖异常、子宫肌瘤），胎盘功能不全，如小胎盘、胎盘血管异常、胎盘梗死、胎盘早剥等，将影响胎盘的转运功能。胎儿对于胎盘营养物质的转运和吸收也受到其本身基因的调控。此外，脐带异常也影响胎儿生长。

（4）内分泌因素：任何一种先天性缺陷激素均可致胎儿生长迟缓，如胰岛素样生长因子（IGF），尤其是IGF-1（主要调节孕后期胎儿及新生儿生后早期的生长）、IGF-2（主要调节胚胎的生长）、胰岛素样生长因子结合蛋白（IGFBP）（尤其是IGFBP-3）以及葡萄糖－胰岛素－胰岛素样生长因子代谢轴等，均是调节胎儿生长的中心环节。

知识点28：小于胎龄儿和宫内生长迟缓的类型　　副高：熟练掌握　　正高：熟练掌握

根据重量指数［出生体重（g）×100/出生身长（cm）³］和身长头围之比，分为两种类型。

（1）匀称型：患儿出生时头围、身长、体重成比例下降，体型匀称。重量指数＞2.0（胎龄≤37周）或＞2.2（胎龄＞37周），身长与头围比值＞1.36。常由于染色体异常、遗传性疾病、先天性感染等因素影响了细胞增殖，阻碍了胎儿生长所致，损伤发生在孕早期。

（2）非匀称型：重量指数＜2.0（胎龄≤37周）或＜2.2（胎龄＞37周），身长与头围比值＜1.36。常由孕母营养因素、血管性疾病所致，如先兆子痫、慢性妊娠期高血压、子宫异常等，损伤发生在妊娠晚期，胎儿迅速生长期，胎儿体重降低与身长、头围降低不成比例，即体重小于预期的胎龄，而身长及头围与预期的胎龄相符，大脑发育常不受影响。

知识点29：小于胎龄儿和宫内生长迟缓的并发症　　副高：熟练掌握　　正高：熟练掌握

（1）围生期窒息：IUGR儿在宫内常处于慢性缺氧环境中，故常并发围生期窒息，且多留有不同程度的神经系统后遗症。

（2）低血糖：原因包括：①肝糖原贮存减少。②糖异生底物，如脂肪酸和蛋白质缺乏，糖异生酶活力低下。③胰岛素水平相对较高，而儿茶酚胺水平较低。④游离脂肪酸和三酰甘油氧化减少，使能源系统中各种物质间转化受到限制。⑤出生时如有缺氧情况，使糖原贮存更趋于耗竭，极易发生低血糖。非匀称型由于脑重与肝重之比由正常的3:1增至7:1；而其脑中糖的利用大于肝的2倍，故低血糖发生率更高。

（3）红细胞增多症-高黏滞度综合征：胎儿宫内慢性缺氧，引起红细胞生成素水平增加、红细胞增多，当静脉血的血细胞比容（HCT）≥0.65（65%），血黏度＞18cps，可诊断为红细胞增多症、高黏滞度综合征。由于血黏稠度增高而影响组织正常灌注，导致全身各器官受损而出现一系列临床症状和体征，如呼吸窘迫、青紫、低血糖、心脏扩大、肝大、黄疸、坏死性小肠结肠炎等，并且进一步加重了低血糖和脑损伤。

（4）胎粪吸入综合征宫内缺氧、肠蠕动增加和肛门括约肌松弛，常有胎便排入羊水。当胎儿在产前或产程中吸入污染胎粪的羊水，则引起胎粪吸入综合征。

（5）先天性畸形：染色体畸变或慢性宫内感染可引起各种先天性畸形。

知识点30：小于胎龄儿和宫内生长迟缓的治疗　　　副高：熟练掌握　正高：熟练掌握

（1）有围生期窒息者出生后立即进行复苏。

（2）注意保暖。有条件者置入暖箱中，维持体温在正常范围，减少能量消耗。

（3）尽早开奶，预防低血糖。注意监测血糖，及时发现低血糖，并给予治疗。

能量不足者可给予部分静脉营养。

（4）部分换血疗法：①周围静脉血HCT＞0.65（65%）且有症状者，应部分换血；②周围静脉血HCT 0.60（60%）～0.70（70%）但无症状者，应每4～6小时监测HCT，同时输入液体或尽早喂奶；③周围静脉血HCT＞0.70（70%）但无症状者是否换血尚存争议。换血量计算方法如下：

$$换血量（nd）= [血容量 \times （实际HCT - 预期HCT）\times 体重（kg）]/实际HCT$$

新生儿血容量约为100ml/kg，糖尿病母亲的婴儿为80～85ml/kg，预期血细胞比容以0.55～0.60（55%～60%）为宜，换出血量代以补充生理盐水或5%清蛋白。

知识点31：小于胎龄儿和宫内生长迟缓的预后　　　副高：熟练掌握　正高：熟练掌握

（1）长期预后与病因、宫内受损发生的时间、持续时间、严重程度及出生后营养状况和环境有关。其围生期死亡率明显高于适于胎龄儿，围生期窒息和合并致命性先天性畸形是引起死亡的两个首要因素。

（2）大部分小于胎龄儿出生后体重增长呈追赶趋势，随后身长也出现快速增长阶段，生后第2年末达到正常水平，体格、智力发育正常。

（3）约8%出生体重或身长小于第3个百分位者出现终身生长落后。宫内感染、染色体疾病等所致严重宫内生长迟缓者可能会出现终身生长、发育迟缓和不同程度的神经系统后遗症，如学习、认知能力低下，运动功能障碍，甚至脑性瘫痪等。

（4）成年后胰岛素抵抗性糖尿病、脂质代谢病及心血管疾病等发病率高。

知识点32：小于胎龄儿和宫内生长迟缓的预防 副高：熟练掌握 正高：熟练掌握

（1）加强孕妇保健，避免一切不利于胎儿宫内生长的因素。
（2）加强胎儿宫内监护，及时发现胎儿宫内生长迟缓，并对孕母进行治疗。
（3）如有宫内窘迫，应立即行剖宫产。

六、大于胎龄儿的特点

知识点33：大于胎龄儿的概念 副高：熟练掌握 正高：熟练掌握

大于胎龄儿（LGA）是指出生体重大于同胎龄平均出生体重第90百分位的新生儿。出生体重>4kg者称巨大儿。

知识点34：大于胎龄儿的病因 副高：熟练掌握 正高：熟练掌握

（1）生理性因素：父母体格高大，或母孕期食量较大，摄入大量蛋白质等。
（2）病理性因素：①孕母患有未控制的糖尿病。②胰岛细胞增生症。③Rh血型不合溶血症。④先天性心脏病（大血管错位）。⑤Beckwith综合征等。

知识点35：大于胎龄儿的临床特点 副高：熟练掌握 正高：熟练掌握

（1）由于体格较大，易发生难产而引起窒息、颅内出血或各种产伤，如颈丛和臂丛神经损伤、膈神经损伤、锁骨骨折、肝破裂以及头面部挤压伤等。
（2）原发疾病的临床表现：①Rh血型不合者有重度高胆红素血症、贫血、水肿、肝脾肿大。②大血管错位者常有气促、发绀及低氧血症。③糖尿病母亲的婴儿常伴有早产、一过性低血糖、肺透明膜病、高胆红素血症、红细胞增多症等。④胰岛细胞增生症患儿有持续性高胰岛素血症及顽固性低血糖。⑤Beckwith综合征患儿面容特殊，如突眼、大舌、面部扩张的血管痣、耳有裂纹，以及内脏大、脐疝、低血糖症等。
（3）远期并发症：肥胖、2型糖尿病发生率远高于适于胎龄儿。

知识点36：大于胎龄儿的治疗与预防 副高：熟练掌握 正高：熟练掌握

（1）治疗：①预防难产和窒息。②治疗各种原发疾病及其并发症。
（2）预防：①加强孕妇保健，注重孕期合理营养，避免过度的高能量、高蛋白摄入。②积极预防母亲的妊娠并发症，如糖尿病等。③加强胎儿宫内监护，及时发现危险因素、及时干预。

第二节　新生儿窒息与复苏

| 知识点1：新生儿窒息的概念 | 副高：熟练掌握　正高：熟练掌握 |

　　新生儿窒息是指新生儿出生后不能建立正常呼吸，引起低氧血症、高碳酸血症、代谢性酸中毒及全身多脏器损伤，是围生期新生儿死亡和致残的主要原因之一。凡使胎儿、新生儿血氧浓度降低的任何因素都可引起窒息，它可发生在妊娠期，但绝大多数在产程开始后，生后新生儿窒息常为宫内窒息的延续。

| 知识点2：新生儿窒息的发病率 | 副高：熟练掌握　正高：熟练掌握 |

　　由于诊断标准未完全统一，国内文献报道的发病率差异很大。①根据国外资料：如按生后5分钟Apgar评分≤3作为标准，发病率为0.3%～0.9%。②根据国内资料：按1分钟和5分钟Apgar评分，并结合脐动脉血pH、脏器损伤等临床指标，发病率为1.128%。

| 知识点3：新生儿窒息的病因 | 副高：熟练掌握　正高：熟练掌握 |

　　凡能导致胎儿或新生儿缺氧的各种因素均可引起窒息。
　　（1）导致孕母缺氧的疾病：①孕母有慢性或严重疾病，如心、肺功能不全，严重贫血、糖尿病、高血压等。②妊娠并发症：妊娠期高血压疾病。③孕母吸毒、吸烟或被动吸烟、年龄≥35岁或<16岁或多胎妊娠等。
　　（2）胎盘异常：前置胎盘、胎盘早剥和胎盘老化等。
　　（3）脐带异常：脐带受压、脱垂、绕颈、打结、过短或牵拉等。
　　（4）胎儿因素：①早产儿或巨大儿。②先天性畸形：如食管闭锁、喉蹼、先天性肺发育不良、先天性心脏病等。③宫内感染。④呼吸道阻塞：羊水、黏液或胎粪吸入等。⑤严重的心脏和循环功能不全等。
　　（5）分娩因素：头盆不称、宫缩乏力、臀位、使用产钳、胎头吸引；产程中麻醉药、镇痛药及催产药使用不当等。

| 知识点4：新生儿窒息的发展过程 | 副高：熟练掌握　正高：熟练掌握 |

　　（1）原发性呼吸暂停：胎儿或新生儿缺氧初期，呼吸代偿性加深加快，如缺氧未及时纠正，随即转为呼吸停止、心率减慢，即原发性呼吸骤停。此时患儿肌张力存在，血压稍升高，伴有发绀。此阶段若病因解除，经清理呼吸道和物理刺激即可恢复自主呼吸。
　　（2）继发性呼吸暂停：若缺氧持续存在，则出现几次深度喘息样呼吸后，继而出现呼吸停止，即继发性呼吸骤停。此时肌张力消失，苍白，心率和血压持续下降，此阶段需正压通气方可恢复自主呼吸，否则将死亡。

临床上，有时难以区分原发性和继发性呼吸暂停，为不延误抢救，应按继发性呼吸骤停处理。

知识点5：新生儿窒息的病理生理变化 副高：熟练掌握 正高：熟练掌握

由于脑血流自动调节功能的丧失，脑血流灌注随血压而被动变化；缺氧首先是线粒体内氧化磷酸化发生障碍，ATP产生减少甚至停止，从而使葡萄糖无氧酵解增强、细胞毒性水肿及细胞内钙超载发生。由于氧化磷酸化和ATP产生减少，影响离子泵功能，使细胞内Na^+、Cl^-、Ca^{2+}和水潴留，细胞外K^+和兴奋性氨基酸积聚。氧化磷酸化损伤可发生在窒息初期，也可发生在窒息后6~24小时；细胞损伤可以在急性期，也可呈迟发性，其损伤形式可以是坏死，也可以是凋亡。

知识点6：胎儿宫内窘迫 副高：熟练掌握 正高：熟练掌握

早期有胎动增加，胎心率增快（≥160次/分）；晚期胎动减慢甚至消失，胎心率变慢（<100次/分），羊水被胎粪污染呈黄绿或墨绿色。

知识点7：胎儿窒息程度判定 副高：熟练掌握 正高：熟练掌握

Apgar评分由麻醉科医师Apgar博士于1953年提出，是国际上公认的评价新生儿窒息最简捷、最实用的方法。内容包括皮肤颜色、心率、对刺激的反应、肌张力和呼吸五项指标；每项0~2分，总共10分。分别于生后1分钟、5分钟和10分钟进行，需复苏的新生儿到15分钟、20分钟时仍需评分。Apgar评分8~10分为正常，4~7分为轻度窒息，0~3分为重度窒息。1分钟评分反映窒息严重程度，是复苏的依据；5分钟评分反映了复苏的效果及有助于判断预后。

新生儿Apgar评分标准

体 征	评分标准			评 分	
	0分	1分	2分	1分钟	5分钟
皮肤颜色	青紫或苍白	身体红，四肢青紫	全身红		
心率（次/分）	无	<100	>100		
弹足底或插鼻管反应	无反应	有些动作，如皱眉	哭，打喷嚏		
肌张力	松弛	四肢略屈曲	四肢活动		
呼吸	无	慢，不规则	正常，哭声响		

由于Apgar评分可受多种因素影响，如早产儿、极低体重儿、某些先天畸形、产妇分娩中使用麻醉剂和镇静剂等，均可造成低Apgar评分，故近年有人提出新生儿窒息的诊断除低

Apgar评分外，还应加上血气分析和多脏器损害等进行综合诊断。

知识点8：新生儿窒息的并发症　　　　　副高：熟练掌握　正高：熟练掌握

缺氧缺血可造成多脏器受损，但不同组织细胞对缺氧的易感性各异，其中脑细胞最敏感，其次为心肌、肝和肾上腺；而纤维、上皮及骨骼肌细胞耐受性较高，因此各器官损伤发生的频率和程度则有差异。

（1）中枢神经系统：缺氧缺血性脑病、颅内出血。

（2）呼吸系统：羊水或胎粪吸入综合征、肺出血以及呼吸窘迫综合征等。

（3）心血管系统：持续性肺动脉高压、缺氧缺血性心肌病，后者表现为各种心律失常、心力衰竭、心源性休克等。

（4）泌尿系统：肾功能不全、肾衰竭及肾静脉血栓形成等。

（5）代谢方面：低血糖或高血糖、低钙血症及低钠血症、低氧血症、高碳酸血症及黄疸加重或时间延长等。

（6）消化系统：应激性溃疡、坏死性小肠结肠炎、高胆红素血症等。

（7）血液系统：弥散性血管内凝血（DIC，常在生后数小时或数天内出现）、血小板减少（骨髓缺血性损伤可致骨髓抑制，5~7天后可逐渐恢复）。

知识点9：新生儿窒息的辅助检查　　　　　副高：熟练掌握　正高：熟练掌握

（1）对宫内缺氧胎儿，可通过羊膜镜了解羊水胎粪污染程度或胎头露出宫口时取头皮血行血气分析，以评估宫内缺氧程度。pH降低、$PaCO_2$升高、PaO_2下降。

（2）生后应检测动脉血气、血糖、电解质、血尿素氮和肌酐等生化指标。

（3）动态进行头颅B超扫描有助于缺氧缺血性脑病及颅内出血的诊断，必要时做头颅CT或MRI检查。

知识点10：新生儿窒息的复苏方案　　　　　副高：熟练掌握　正高：熟练掌握

生后应立即进行复苏及评估，而不应延迟至1分钟Apgar评分后进行，并由产科医师、儿科医师、助产士（师）及麻醉师共同协作进行。复苏方案采用国际公认的ABCDE复苏方案。

（1）A（airway）：尽量吸净呼吸道黏液，保持呼吸道通畅。

（2）B（breathing）：建立呼吸，增加通气。

（3）C（circulation）：维持正常循环，保证足够心搏出量。

（4）D（drug）：药物治疗。

（5）E（environment，evaluation）：保持环境温度，进行动态评价。

前3项最重要，其中A是根本，B是关键，E贯穿于整个复苏过程之中。呼吸、心率和血氧饱和度是窒息复苏评估的三大指标，并遵循：评估→决策→措施，如此循环往复，直到完成复苏。

知识点11：新生儿窒息的具体复苏步骤　　　　　副高：熟练掌握　正高：熟练掌握

（1）快速评估：包括以下4项：①是否足月儿。②羊水是否清亮。③是否有哭声或呼吸。④肌张力是否好。其中任何一项为否，则需要进行以下初步复苏。对羊水胎粪污染且"无活力"的新生儿应气管插管，将胎粪吸出。

（2）初步复苏（图）：①置保暖处：新生儿娩出后立即置于预热的辐射保暖台上，或因地制宜采取保暖措施，如用预热的毯子裹住新生儿以减少热量散失等。对于极低体重儿，可生后不擦干，将其躯体及四肢放在清洁的塑料袋内，或盖以塑料薄膜，置于辐射保暖台。②摆好体位：置新生儿头轻微仰伸位。③清理呼吸道：肩娩出前助产者用手挤出新生儿口咽、鼻中的分泌物。新生儿娩出后，立即用吸球或吸管（12F或14F）清理分泌物，先口咽，后鼻腔，吸净口、咽和鼻腔的黏液。但应限制吸管的深度和吸引时间（10秒），吸引器的负

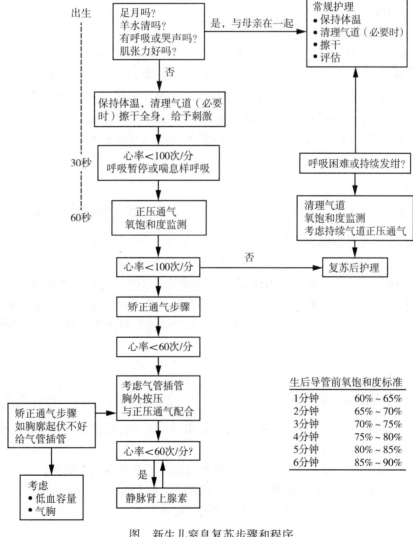

图　新生儿窒息复苏步骤和程序

压不应超过100mmHg。如羊水混有胎粪，且新生儿无活力，在婴儿呼吸前，应采用胎粪吸引管进行气管内吸引，将胎粪吸出。如羊水清或羊水污染，但新生儿有活力则可以不进行气管内吸引。④擦干：用温热干毛巾快速擦干全身。⑤刺激：用手拍打或手指轻弹患儿的足底或摩擦背部2次以诱发自主呼吸。以上步骤应在30秒内完成。

（3）正压通气：如新生儿仍呼吸暂停或喘息样呼吸，心率<100次/分，应立即正压通气。足月儿可用空气复苏，早产儿开始给30%～40%的氧，用空氧混合仪根据氧饱和度调整给氧浓度，使氧饱和度达到目标值。经30秒充分正压通气后，如有自主呼吸，且心率>100次/分，可逐步减少并停止正压通气。如自主呼吸不充分，或心率<100次/分，须继续用气囊面罩或气管插管正压通气。

（4）胸外心脏按压：如充分正压通气30秒后心率持续<60次/分，应同时进行胸外心脏按压。用双拇指或示中指按压胸骨体下1/3处，频率为90次/分（每按压3次，正压通1次），按压深度为胸廓前后径的1/3。持续正压通气可产生胃充盈，应常规插入8F胃管，用注射器抽气和通过在空气中敞开端口缓解。

（5）药物治疗：新生儿复苏时很少需要用药：①肾上腺素：经气管插管气囊正压通气、同时胸外按压45～60秒后，心率仍<60次/分，应立即给予1:10000肾上腺素0.1～0.3ml/kg，首选脐静脉导管内注入；或气管导管内注入，剂量为1:10000肾上腺素0.5～1.0ml/kg，5分钟后可重复1次。②扩容剂：给药30秒后，如心率<100次/分，并有血容量不足的表现时，给予生理盐水，剂量为每次10ml/kg，于10分钟以上静脉缓慢输注。大量失血需输入与新生儿交叉配血阴性的同型血。③碳酸氢钠：在复苏过程中一般不推荐使用碳酸氢钠。

知识点12：新生儿窒息的复苏后监护　　　　副高：熟练掌握　　正高：熟练掌握

复苏后的新生儿有多器官损伤的危险，且仍有再恶化的可能，应给予密切监护和护理。监护内容：体温、呼吸、心率、血压、尿量、肤色和神经系统症状等，实验室检测血气分析、血糖、血电解质等，护理上做好保暖，保持呼吸道通畅，维持血氧和血糖在正常水平，适当限制液体入量和控制脑水肿。对早产儿应适当延迟喂养或微量喂养。避免新生儿坏死性小肠结肠炎（NEC）的发生。凡进行气管插管或脐血管插管可能发生感染者，需予抗生素防治感染。

知识点13：新生儿窒息的预后和预防　　　　副高：熟练掌握　　正高：熟练掌握

（1）预后：窒息持续时间对婴儿预后起关键作用。因此，慢性宫内窒息、重度窒息复苏不及时或方法不当者预后可能不良。

（2）预防：①加强围生期保健，及时处理高危妊娠。②加强胎儿监护，避免胎儿宫内缺氧。③推广ABCDE复苏技术，培训产、儿、麻醉科医护人员。④各级医院产房内需配备复苏设备。⑤每个产妇分娩都应有掌握复苏技术的人员在场。

第三节　新生儿黄疸

新生儿黄疸

新生儿黄疸是因胆红素在体内积聚引起的皮肤或其他器官黄染，是新生儿期最常见的表现之一。新生儿由于毛细血管丰富，血清胆红素超过85μmol/L（5mg/dl），则出现肉眼可见的黄疸。未结合胆红素增高是新生儿黄疸最常见的表现形式，重者可引起胆红素脑病（核黄疸），造成神经系统的永久性损害，严重者可死亡。因此，每个黄疸患儿应首先区分生理性或病理性黄疸，后者应尽快找出病因，及时治疗。

在胎儿期，肝脏相对不活跃，胎儿红细胞破坏后所产生的胆红素主要由母亲肝脏处理。如胎儿红细胞破坏过多，母亲肝脏不能完全处理所有的胆红素，脐带和羊水可呈黄染；此外，当骨髓和髓外造血不能满足需要时，可出现胎儿贫血。胎儿肝脏也能处理少量胆红素，但当胎儿溶血而肝脏处理胆红素能力尚未成熟时，新生儿脐血中也可以检测到较高水平的胆红素。

在新生儿期，多数胆红素来源于衰老红细胞。红细胞经单核-巨噬细胞系统破坏后所产生的血红素约占75%，它与其他来源的血红素包括肝脏、骨髓中红细胞前体和其他组织中的含血红蛋白，约占25%。血红素在血红素加氧酶的作用下转变为胆绿素，后者在胆绿素还原酶的作用下转变成胆红素；在血红素转变至胆绿素的过程中产生内源性的一氧化碳（CO），故临床上可通过呼出气CO的产量来评估胆红素的产生速率。1g血红蛋白可产生34mg（600μmol）未结合胆红素。

胆红素的转运、肝脏摄取和处理：血中未结合胆红素多数与清蛋白结合，以复合物形式转运至肝脏。未结合胆红素与清蛋白结合后一般是"无毒的"，即不易进入中枢神经系统。但是，游离状态的未结合胆红素呈脂溶性，能够通过血-脑屏障，进入中枢神经系统，引起胆红素脑病；某些情况，如低血清蛋白水平、窒息、酸中毒、感染、早产和低血糖等，可显著降低胆红素与清蛋白结合率；游离脂肪酸、静脉用脂肪乳剂和某些药物，如磺胺、头孢类抗生素、利尿剂等也可竞争性影响胆红素与清蛋白的结合。胆红素进入肝脏后被肝细胞的受体蛋白（Y和Z蛋白，一种细胞内的转运蛋白）结合后转运至光面内质网，通过尿苷二磷酸葡萄糖醛酸基转移酶（UDPGT）的催化，每一分子胆红素结合两分子的葡萄糖醛酸，形成水溶性的结合胆红素，后者经胆汁排泄至肠道。在较大儿童或成人，肠道胆红素通过细菌作用被还原为粪胆素原后随粪便排出；部分排入肠道的结合胆红素可被肠道的β-葡萄糖醛酸酐酶水解，或在碱性环境中直接与葡萄糖醛酸分离成为未结合胆红素，后者可通过肠壁经门静脉重吸收到肝脏再行处理，形成肠-肝循环；在某些情况下，如早产儿、肠梗阻等，肠-肝循环可显著增加血胆红素水平。

知识点3：新生儿胆红素代谢特点　　　　　副高：熟练掌握　正高：熟练掌握

新生儿期胆红素的代谢不同于成人，主要如下：

（1）胆红素生成过多：新生儿每日生成的胆红素明显高于成人（新生儿8.8mg/kg，成人3.8mg/kg），其原因是：①红细胞数量过多：胎儿血氧分压低，红细胞数量代偿性增加，出生后血氧分压升高，过多的红细胞破坏。②红细胞相对寿命短：一般早产儿低于70天，足月儿约80天，成人为120天；且血红蛋白的分解速度是成人的2倍。③旁路和其他组织来源的胆红素增加：有报道此部分胆红素占血胆红素的比例，早产儿为30%，足月儿为20%~25%，成人为15%。

（2）血浆清蛋白联结胆红素的能力不足：胆红素进入血液循环后，与血浆中清蛋白联结后，被运送到肝脏进行代谢。与清蛋白联结的胆红素不能透过细胞膜或血-脑屏障，但游离的非结合胆红素呈脂溶性，能够通过血-脑屏障，进入中枢神经系统，引起胆红素脑病。刚娩出的新生儿常有不同程度的酸中毒，可减少胆红素与白蛋白联结；早产儿胎龄越小，白蛋白含量越低，其联结胆红素的量也越少。

（3）肝细胞处理胆红素的能力差：胆红素进入肝脏后被肝细胞的受体蛋白（Y蛋白和Z蛋白，一种细胞内的转运蛋白）结合后转运至滑面内质网，通过尿苷二磷酸葡萄糖醛酸基转移酶（UDPGT）的催化，每分子胆红素结合两分子的葡萄糖醛酸，形成水溶性的结合胆红素，后者经胆汁排泄至肠道。新生儿出生时肝细胞，内Y蛋白含量极微（仅为成人的5%~20%，生后5~10天达正常），UDPGT含量也低（仅为成人的1%~2%）且活性差（仅为正常的0~30%），因此，新生儿不仅摄取胆红素的能力不足，同时结合胆红素的能力低下，生成结合胆红素的量较少。此外，新生儿肝细胞排泄胆红素的能力不足，早产儿更为明显，可出现暂时性肝内胆汁淤积。

（4）肠肝循环：较大儿童或成人肠肝循环的特点是，肠道胆红素通过细菌作用被还原为粪胆素原后随粪便排出，部分排入肠道的结合胆红素可被肠道的β-葡萄糖醛酸酐酶水解，或在碱性环境中直接与葡萄糖醛酸分离成为非结合胆红素，后者可通过肠壁经门静脉重吸收到肝脏再行处理，即胆红素的"肠肝循环"。新生儿肠蠕动性差和肠道菌群尚未完全建立，而肠腔内β-葡萄糖醛酸酐酶活性相对较高，可将结合胆红素转变成非结合胆红素，增加了肠肝循环，导致血非结合胆红素水平增高。此外，胎粪含胆红素较多，如排泄延迟，可使胆红素重吸收增加。

此外，若发生饥饿、缺氧、脱水、酸中毒、头颅血肿或颅内出血，更易出现黄疸或使原有黄疸加重。

知识点4：新生儿黄疸分类　　　　　　　　副高：熟练掌握　正高：熟练掌握

传统基于单个血清胆红素值而确定的"生理性或病理性黄疸"的观点已受到了挑战。根据临床实际，目前较被接受的高胆红素血症风险评估方法是采用日龄或小时龄胆红素值分区曲线，又称Bhutani曲线；根据不同胎龄和生后小时龄以及是否存在高危因素来评估和判断这种胆红素水平是否属于正常或安全，以及是否需要治疗（光疗）干预。高危因素指临床上常与重症高胆红素血症并存的因素，高危因素越多，重度高胆红素血症机会越多，发生胆红素脑病机会也越大；新生儿溶血、头颅血肿、皮下淤血、窒息、缺氧、酸中毒、败血症、高热、低体温、低蛋白血症、低血糖等即属于高危因素。

全国875例足月新生儿检测7天内胆红素百分位置（μmol/L）

	第1天	第2天	第3天	第4天	第5天	第6天	第7天
50th	77.29	123.29	160.91	186.82	195.28	180.74	163.98
75th	95.41	146.71	187.42	217.51	227.43	226.74	200.75
95th	125.17	181.60	233.75	275.31	286.42	267.44	264.19

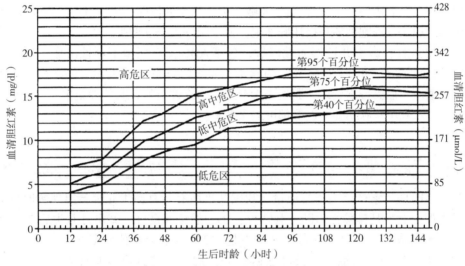

生后时龄胆红素风险评估曲线（Bhutani曲线）

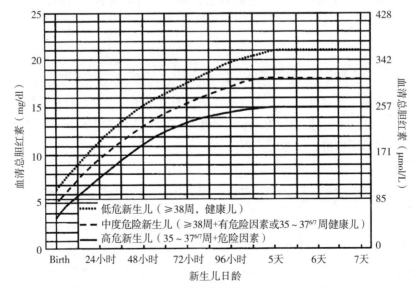

>35周新生儿不同胎龄及不同高危因素的生后小时龄光疗标准

知识点5：生理性黄疸的发病机制　　　　副高：熟练掌握　　正高：熟练掌握

新生儿期血液中红细胞量多，红细胞寿命短（70～100天），血红蛋白半衰期短，使新生儿胆红素负荷量大于成人；血液中清蛋白量少、结合作用较差，Y、Z蛋白量在生后5天后浓度开始升高，使肝细胞摄取胆红素能力有限；肝酶量不足、活力低下，使结合胆红素能力有限；肠肝循环增多。以上原因造成的新生儿黄疸称为生理性黄疸。

知识点6：病理性黄疸的发病机制　　　　副高：熟练掌握　　正高：熟练掌握

（1）感染性：孕期弓形虫、其他病原体（主要指梅毒螺旋体）、风疹病毒、巨细胞病毒和单纯疱疹病毒（TORCH）感染，新生儿败血症，新生儿尿路感染，新生儿肝炎综合征等。由于细菌毒素加快红细胞破坏和损坏肝细胞，血中胆红素浓度增高。

（2）非感染性：新生儿期溶血性疾病，包括ABO、Rh血型不合性溶血，红细胞葡萄糖-6-磷酸脱氢酶（G-6-PD）缺陷或结构异常（先天性球形红细胞症）的溶血、血管外溶血，母乳性黄疸，胎粪排出延迟，胆道先天畸形，药物性黄疸，其他如新生儿低血糖、酸中毒、缺氧、脱水和甲状腺功能减退等都可加重黄疸。

知识点7：生理性黄疸的诊断　　　　副高：熟练掌握　　正高：熟练掌握

人类出生时胆红素产量大于排泄量，我国几乎所有足月新生儿都会出现暂时性总胆红素增多。生理性黄疸是排除性诊断，其特点：①一般情况良好。②足月儿生后2～3天出现黄疸，4～5天达高峰，5～7天消退，最迟不超过2周；早产儿黄疸多在生后3～5天出现，5～7天达高峰，7～9天消退，最长可延迟到3～4周。③每日血清胆红素升高<85μmol/L或每小时<8.5μmol/L。④血清总胆红素值尚未达到相应日龄及相应危险因素下的光疗干预标准。

知识点8：生理性黄疸的处理原则　　　　副高：熟练掌握　　正高：熟练掌握

生理性黄疸一般不需特殊治疗，注意早开始供给充足奶量，多可自行消退。如血清胆红素>171μmol/L（10mg/dl）时，必须除外病理性黄疸，每天监测胆红素值，以免贻误诊断。如血清胆红素超过诊断标准，可考虑光疗。

知识点9：病理性黄疸的诊断　　　　副高：熟练掌握　　正高：熟练掌握

病理性黄疸或称为非生理性高胆红素血症，病理性黄疸相对生理性黄疸而言是血清胆红素水平异常增高或胆红素增高性质的改变，某些增高是属于生理性黄疸的延续或加深，而更重要的是要积极寻找引起其增高的原发病因。其特点：①生后24小时内出现黄疸。②血清总胆红素值已达到相应日龄及相应危险因素下的光疗干预标准，或每日上升>85μmol/L（5mg/dl），或每小时＞0.85μmol/L（0.5mg/dl）。③黄疸持续时间长，足月儿＞2周，早产儿＞4周。④黄疸退而复现。⑤血清结合胆红素＞34μmol/L（2mg/dl）。具备其中任何一项者即可诊断为病理性黄疸。

知识点10：病理性黄疸的病因——胆红素生成过多
副高：熟练掌握　正高：熟练掌握

因过多红细胞的破坏及肠肝循环增加，使胆红素增多。

（1）红细胞增多症：即静脉血红细胞计数＞6×10¹²/L，血红蛋白＞220g/L，血细胞比容＞65%。常见于母-胎或胎-胎间输血、脐带结扎延迟、宫内生长迟缓（慢性缺氧）及糖尿病母亲所生婴儿等。

（2）血管外溶血：如较大的头颅血肿、皮下血肿、颅内出血、肺出血和其他部位出血。

（3）同族免疫性溶血：见于血型不合如ABO或Rh血型不合等，我国ABO溶血病多见。

（4）感染：细菌、病毒、螺旋体、衣原体、支原体和原虫等引起的重症感染皆可致溶血，以金黄色葡萄球菌、大肠埃希菌引起的败血症多见。

（5）肠肝循环增加：先天性肠道闭锁、先天性幽门肥厚、巨结肠、饥饿和喂养延迟等均可使胎粪排泄延迟，使胆红素重吸收增加。

（6）母乳喂养与黄疸：母乳喂养相关的黄疸常指母乳喂养的新生儿在生后一周内，由于生后数天内热卡和液体摄入不足、排便延迟等，使血清胆红素升高，几乎2/3母乳喂养的新生儿可出现这种黄疸；患儿可有生理性体重下降显著及血钠增高；黄疸常可通过增加母乳喂养量和频率而得到缓解，母乳不足时也可以添加配方奶。该类黄疸不是母乳喂养的禁忌。

（7）红细胞酶缺陷：葡萄糖-6-磷酸脱氢酶（G-6-PD）、丙酮酸激酶和己糖激酶缺陷均可影响红细胞正常代谢，使红细胞膜僵硬，变形能力减弱，滞留和破坏于单核-巨噬细胞系统。

（8）红细胞形态异常：遗传性球形红细胞增多症、遗传性椭圆形细胞增多症、遗传性口形红细胞增多症、婴儿固缩红细胞增多症等均由于红细胞膜结构异常使红细胞在脾脏破坏增加。

（9）血红蛋白病：珠蛋白生成障碍性贫血（α地中海贫血），血红蛋白F-Poole和血红蛋白Hasharon等，由于血红蛋白肽链数量和质量缺陷而引起溶血。

（10）其他：维生素E缺乏和低锌血症等，使细胞膜结构改变导致溶血。

知识点11：病理性黄疸的病因——肝脏胆红素代谢障碍
副高：熟练掌握　正高：熟练掌握

由于肝细胞摄取和结合胆红素的功能低下，使血清未结合胆红素水平升高。

（1）缺氧和感染：如窒息和心力衰竭等，均可抑制肝脏UDPGT的活性。

（2）克里格勒-纳贾尔（Crigler-Najjar）综合征：即先天性UDPGT缺乏。Ⅰ型属常染色体隐性遗传，酶完全缺乏，酶诱导剂，如苯巴比妥治疗无效。生后数年内需长期光疗，以降低血清胆红素和预防胆红素脑病；该病临床罕见，患儿很难存活，肝脏移植可以使UDPGT酶活性达到要求。Ⅱ型多属常染色体显性遗传，酶活性低下，发病率较Ⅰ型高；酶诱导剂，如苯巴比妥治疗有效。

（3）日尔贝（Gilbert）综合征：是一种慢性的、良性高未结合胆红素血症，属常染色体显性遗传，是由于肝细胞摄取胆红素功能障碍和肝脏UDPGT活性降低所致。其UDPGT活性降低的机制是在基因启动子区域TA重复增加，在我国人群常见基因外显子G71R基因突变，导致酶的活力降低。Gilbert综合征症状轻，通常于青春期才有表现；在新生儿期由于该酶活力降低，致肝细胞结合胆红素功能障碍而表现为高胆红素血症。当UDPGT基因突变和G-6-PD缺乏、ABO血型不合等同时存在时，高胆红素血症常更为明显。

（4）Lucey-Driscoll综合征：即家族性暂时性新生儿黄疸。某些母亲所生的所有新生儿在生后48小时内表现为严重的高未结合胆红素血症，其原因为妊娠后期孕妇血清中存在一种性质尚未明确的葡萄糖醛酸转移酶抑制物，使新生儿肝脏UDPGT酶活性被抑制。本病有家族史，新生儿早期黄疸重，2~3周自然消退。

（5）药物：某些药物如磺胺、水杨酸盐、维生素K_3、吲哚美辛、毛花苷丙等，可与胆红素竞争Y、Z蛋白的结合位点，影响胆红素的转运而使黄疸加重。

（6）先天性甲状腺功能减退：甲状腺功能减退时，肝脏UDPGT活性降低可持续数周至数月；甲状腺功能减退时还可以影响肝脏胆红素的摄取和转运；经甲状腺素治疗后，黄疸常明显缓解。

（7）其他：脑垂体功能低下和唐氏综合征（21-三体综合征）等常伴有血胆红素升高或生理性黄疸消退延迟。

知识点12：病理性黄疸的病因——胆汁排泄障碍　　　　副高：熟练掌握　　正高：熟练掌握

肝细胞排泄结合胆红素障碍或胆管受阻，可致高结合胆红素血症，如同时有肝细胞功能受损，也可伴有未结合胆红素水平增高。

（1）新生儿肝炎：多由病毒引起的宫内感染所致。常见有乙型肝炎病毒、巨细胞病毒、风疹病毒、单纯疱疹病毒、肠道病毒及EB病毒等。

（2）先天性代谢缺陷病：α_1-抗胰蛋白酶缺乏症、半乳糖血症、果糖不耐受症、酪氨酸血症、糖原贮积病Ⅳ型及脂质累积病（尼曼匹克病、戈谢病）等可有肝细胞损害。

（3）杜宾-约翰逊（Dubin-Johnson）综合征：即先天性非溶血性结合胆红素增高症，较少见。本病是由肝细胞分泌和排泄结合胆红素障碍所致，可出现未结合和结合胆红素增高，临床经过良性。

（4）肠道外营养所致的胆汁淤积：在新生儿监护病房中，常见于极低体重儿长期接受全肠道外营养，包括使用脂肪乳剂，出现胆汁淤积，使血清结合胆红素增高，同时可伴有肝功能损害；上述情况一般随肠道外营养的停用而逐渐缓解。

（5）胆管闭锁：由于先天性胆管闭锁或先天性胆总管囊肿，使肝内或肝外胆管阻塞，使结合胆红素排泄障碍，是新生儿期阻塞性黄疸的常见原因。在新生儿胆管闭锁，其黄疸可在

2~4周出现，粪便逐渐呈灰白色，血清结合胆红素显著增高。胆汁黏稠综合征是由于胆汁淤积在小胆管中，使结合胆红素排泄障碍，也可见于严重的新生儿溶血病；肝和胆管的肿瘤也可压迫胆管造成阻塞。对于新生儿胆管闭锁，早期诊断和干预很重要；在生后60天内做引流手术者效果较好，否则后期由于胆汁性肝硬化的发生而造成肝脏不可逆的损伤。引流手术无效者，肝脏移植是治疗选择。

知识点13：母乳性黄疸 副高：熟练掌握 正高：熟练掌握

母乳性黄疸常指母乳喂养的新生儿在生后1~3个月内仍有黄疸，表现为非溶血性高未结合胆红素血症，其诊断常是排除性的。母乳性黄疸的确切机制仍不完全清楚；有研究表明部分母亲母乳中的β-葡萄糖醛酸酐酶水平较高，可在肠道通过增加肠葡萄糖醛酸与胆红素的分离，使未结合胆红素被肠道再吸收，从而增加了肝脏处理胆红素的负担；也有研究提示与肝脏UGT酶基因多态性有关。母乳性黄疸一般不需任何治疗，停喂母乳24~48小时，黄疸可明显减轻，但一般可以不停母乳；当胆红素水平达到光疗标准时应给以干预。

知识点14：新生儿黄疸的辅助检查 副高：熟练掌握 正高：熟练掌握

（1）红细胞计数和血红蛋白降低，网织红细胞数可升高。

（2）定期监测胆红素水平。病理性黄疸足月儿总胆红素 > 20.4μmol/L，早产儿 > 25.6μmol/L。间接胆红素 > 30.78μmol/L，可并发高胆红素脑病。

（3）溶血性黄疸时有母婴血型（ABO和Rh血型）检查，并作直接抗人球蛋白试验（Coomb's试验）。

知识点15：病理性黄疸的换血疗法 副高：熟练掌握 正高：熟练掌握

针对引起病理性黄疸的原因，采取相应的措施，治疗原发疾病。符合下列条件之一者即应进行换血疗法：①产前已明确诊断，出生时脐血总胆红素 > 68μmol/L（4mg/dl），血红蛋白 < 120g/L。伴水肿、肝脾大和心力衰竭者。②生后12小时内胆红素上升每小时 > 12μmol/L（0.7mg/dl）。③总胆红素已达到342mmol/L（20mg/dl）者。④不论血清胆红素水平高低，已有胆红素脑病的早期表现者。小早产儿、合并缺氧和酸中毒者或上一胎溶血严重者，指征应放宽。

知识点16：病理性黄疸的药物疗法 副高：熟练掌握 正高：熟练掌握

（1）酶诱导剂：苯巴比妥和尼可刹米两药均能诱导肝细胞微粒体增加葡萄糖醛酸转移酶的生成，增加未结合胆红素与葡萄糖醛酸的结合能力，从而使肝清除胆红素增加，血清胆红素下降。苯巴比妥能增加肝细胞膜的通透性，使血中未结合胆红素较易进入肝细胞内，且还能增加γ蛋白含量，促进肝细胞对胆红素的摄取。苯巴比妥为5mg/（kg·d），分2~3次服。

尼可刹米为100mg/（kg·d），分3次服。两药可合用。

（2）肾上腺皮质激素：有助于阻止抗原抗体反应，抑制溶血病的溶血过程，且能活跃肝细胞的酶系统，增加葡萄糖醛酸与胆红素的结合力。常用泼尼松2mg/（kg·d）。亦有人认为加用激素不能提高疗效，主张无需常规使用。

（3）血浆和清蛋白：静脉输注清蛋白，可使血清中游离的未结合胆红素附着于清蛋白上，可减少未结合胆红素与脑细胞结合的机会，降低胆红素脑病的发生率有一定作用。换血前先注入清蛋白，1~2小时后再换血，可换出更多的胆红素。用量为清蛋白每次1g/kg，或用血浆25ml，每日1~2次。

（4）葡萄糖：可静脉滴注葡萄糖，以增加葡萄糖醛酸的形成。

（5）其他药物：碳酸氢钠纠正酸中毒。避免应用磺胺、苯甲酸钠咖啡因、维生素K_3、氯霉素等药物。药用炭可阻止胆红素在肠道的吸收，生后4小时开始服0.75g，每4小时1次。琼脂具有类似作用，生后24小时服125~250mg，每4小时1次。

知识点17：新生儿黄疸的光照疗法	副高：熟练掌握 正高：熟练掌握

光照疗法简称光疗，是一种降低血清未结合胆红素简单易行的方法。自1958年Cremer等首次推荐应用光疗治疗新生儿高胆红素血症以来，光疗已经成为治疗和预防新生儿高胆红素血症最常用的方法。对于所有的新生儿，无论是否为成熟儿、是否存在溶血以及何种肤色，光疗均能降低胆红素浓度或胆红素的升高程度。光疗已在全世界广泛应用了数十年之久，到目前为止，尚无光疗远期严重不良反应的报道，可以认为光疗是一种安全、有效的治疗方法。

（1）原理：光疗不但可降低已升高的血清胆红素含量，还可预防早产儿患高胆红素血症。分解胆红素最有效的光波是蓝光（波长480nm），与血清中胆红素的最高吸收波长（460~465nm）颇接近。胆红素经光氧化后，产生胆绿素和两种以上双吡咯。后者溶于水，不易弥散到中枢神经系统，但易进入胆汁和尿液中，然后排出体外。光疗不能阻断间接胆红素的产生。

（2）指征：血胆红素高于256.5mmol/L；黄疸出现早、进展快者，应尽早做；早产儿和低体重儿可适当放宽指征；产前诊断为Rh溶血病者，生后一旦出现黄疸，即可行光疗。

（3）方法：将患儿裸体放入光疗箱中，双眼及会阴部遮盖。选用波长425~475nm蓝光上下双光照射，连续照射24~48小时，最长不超过96小时。当胆红素下降至20.4μmol/L时，停止照射。

（4）并发症：①光疗最严重的并发症是青铜症。婴儿经光疗后，皮肤出现青紫或灰黄绿色，血清、尿液也呈相似颜色，甚至肝、脾、肾、心包及腹水均可有"青铜"色素。青铜症常见于光疗前结合胆红素较高，肝功能较差或有败血症的婴儿，故遇有肝细胞损害、有阻塞性黄疸及败血症时，不宜采用光照疗法。②粪便色绿较稀，次数增多，为较轻的并发症，应注意及时补充不显性失水。皮肤偶可出现红斑或出血样淤点。荧光灯亦有一定的热量，在炎热的夏天用双面光照射时，应特别注意通风散热，避免灼伤。

第四节 新生儿溶血病

知识点1：新生儿溶血病的概念　　　　　　　　副高：熟练掌握　正高：熟练掌握

新生儿溶血病（HDN）主要指母子血型不合引起的同族免疫性溶血。以ABO血型不合最常见，其次为Rh血型不合。

知识点2：新生儿溶血病的病因和发病机制　　　　副高：熟练掌握　正高：熟练掌握

本病为母婴血型不合引起的抗原抗体反应，由于母亲体内不存在胎儿的某些由父亲遗传的红细胞血型抗原，胎儿红细胞通过胎盘进入母体或母体通过其他途径（如输血、接种疫苗等）接触这些抗原，会刺激母体产生相应抗体。此抗体（IgG）进入胎儿血液循环，即与胎儿红细胞表面的相应抗原结合（致敏红细胞），继之在单核-巨噬细胞系统内被破坏，引起溶血。若母婴血型不合的胎儿红细胞在分娩时才进入母血，则母亲产生的抗体不使这一胎发病，而可能使下一胎发病（血型与上一胎相同）。

（1）ABO溶血病：主要见于母为O型，子为A或B型，如母亲AB型或婴儿O型，则不发生ABO溶血病。①40%～50%的ABO溶血病发生在第一胎，其原因是：O型母亲在第一胎妊娠前，已受到自然界A或B血型物质（某些植物、寄生虫、伤寒疫苗、破伤风及白喉类毒素等）的刺激，产生抗A或抗B抗体（IgG）。②在母子ABO血型不合中，仅1/5发生ABO溶血病，其原因为：胎儿红细胞抗原性的强弱不同，导致抗体产生量少，只有成人的1/4；除红细胞外，A或B抗原存在于许多其他组织，只有少量通过胎盘的抗体与胎儿红细胞结合，其余的被组织或血浆中可溶性的A或B物质吸收。

（2）Rh溶血病：Rh血型系统有6种抗原，即D、E、C、c、d、e（d抗原未测出只是推测），其抗原性强弱依次为D＞E＞C＞c＞e，故Rh溶血病中以RhD溶血病最常见，其次为RhE，由于e抗原性最弱，故Rhe溶血病罕见。传统上红细胞缺乏D抗原称为Rh阴性，而具有D抗原称为Rh阳性，中国人绝大多数为Rh阳性，汉族人阴性仅占0.3%。当母亲Rh阳性（有D抗原），但缺乏Rh系统其他抗原如E，若胎儿具有该抗原时，也可发生Rh不合溶血病。母亲暴露于Rh血型不合抗原的机会主要有：①曾输注Rh血型不合的血液；②分娩或流产接触Rh血型抗原，此机会可高达50%；③在孕期胎儿Rh＋血细胞经胎盘进入母体。

Rh溶血病一般不发生在第一胎，是因为自然界无Rh血型物质，Rh抗体只能由人类红细胞Rh抗原刺激产生。Rh阴性母亲首次妊娠，于妊娠末期或胎盘剥离（包括流产及刮宫）时，Rh阳性的胎儿血进入母血中，经过8～9周产生IgM抗体（初发免疫反应），此抗体不能通过胎盘，以后虽可产生少量IgG抗体，但胎儿已经娩出。如母亲再次妊娠（与第一胎Rh血型相同），妊娠期可有少量（低至0.2ml）胎儿血进入母体循环，于几天内便可产生大量IgG抗体（次发免疫反应），该抗体通过胎盘引起胎儿溶血。

既往输过Rh阳性血的Rh阴性母亲，其第一胎可发病。极少数Rh阴性母亲虽未接触过Rh阳性血，但其第一胎也发生Rh溶血病，这可能是由于Rh阴性孕妇的母亲（外祖母）为

Rh阳性，其母妊娠时已致敏，故其第一胎发病。

抗原性最强的RhD血型不合者，也仅有1/20发病，主要由于母亲对胎儿红细胞Rh抗原的敏感性不同。另外，母亲为RhD阴性，如父亲的RhD血型基因为杂合子，则胎儿为RhD阳性的可能性为50%，如为纯合子则为100%，其他Rh血型也一样。当存在ABO血型不符合时，Rh血型不合的溶血常不易发生；其机制可能是ABO血型不合所产生的抗体已破坏了进入母体的胎儿红细胞，使Rh抗原不能被母体免疫系统所发现。

知识点3：新生儿溶血病的病理生理	副高：熟练掌握 正高：熟练掌握

ABO溶血除引起黄疸外，其他改变不明显。Rh溶血造成胎儿重度贫血，甚至心力衰竭。重度贫血、低蛋白血症和心力衰竭可导致全身水肿（胎儿水肿）。贫血时，髓外造血增强，可出现肝脾大。胎儿血中的胆红素经胎盘入母亲肝脏进行代谢，故娩出时黄疸往往不明显。出生后，新生儿处理胆红素的能力较差，因而出现黄疸。血清未结合胆红素过高可导致胆红素脑病。

知识点4：新生儿溶血病的临床表现	副高：熟练掌握 正高：熟练掌握

临床症状轻重与溶血程度有关，一般Rh血型不合较ABO血型不合为重。

（1）黄疸：Rh溶血病多在24小时内出现，而ABO溶血病者多在第2～3天出现，且黄疸迅速加重。一般间接胆红素增高为主，少数严重者亦可结合胆红素增高，表现为"胆汁淤积综合征"。

（2）贫血：程度不一。重症Rh溶血病，出生时即可有严重贫血、胎儿水肿或伴心力衰竭。部分患儿因其抗体持续存在，也可于生后3～6周发生晚期贫血。ABO溶血病一般无贫血或程度较轻。

（3）肝脾大：Rh溶血病患儿多有不同程度肝脾大，ABO溶血病患儿则不明显。

知识点5：新生儿溶血病的并发症——胆红素脑病	
	副高：熟练掌握 正高：熟练掌握

为新生儿溶血病最严重的并发症，主要见于血清总胆红素（TSB）20mg/dl（342μmol/L）和/或上升速度>0.5mg/dl（8.5μmol/L）、胎龄>35周新生儿；低出生体重儿在较低血清总胆红素水平，如10～14mg/dl（171～239μmol/L）也可发生胆红素脑病；患儿多于生后4～7天出现症状。当未结合胆红素水平过高，透过血-脑屏障，可造成中枢神经系统功能障碍，如不经治疗干预，可造成永久性损害。胆红素常造成基底神经节、海马、下丘脑神经核和小脑神经元坏死；尸体解剖可见相应部位的神经核黄染，故又称为胆红素脑病（核黄疸）。

临床上胆红素脑病和核黄疸名词常互相通用，目前推荐的分类是将生后数周内胆红素所致的中枢神经系统损害称为急性胆红素脑病；将胆红素所致的慢性和永久性中枢神经系统损害或后遗症称为核黄疸，或慢性胆红素脑病。胆红素升高也可引起暂时性脑病：指胆红素引起的神经系统损伤是可逆性的,临床表现随着胆红素水平的增高而逐渐出现,如嗜睡、反应低下;但随治疗后的胆红素降低而症状消失;脑干听觉诱发电位显示各波形的潜伏期延长,但可随治疗而逆转。

胆红素脑病常在24小时内较快进展,临床可分为4个阶段。

(1)第一期:嗜睡,反应低下,吸吮无力,拥抱反射减弱或消失,肌张力减低,偶有尖叫和呕吐。持续12~24小时。

(2)第二期:出现抽搐、角弓反张和发热(多于抽搐同时发生)。轻者仅有双眼凝视,重者出现肌张力增高、呼吸暂停、双手紧握、双臂伸直内旋,可出现角弓反张。此期持续12~48小时。

(3)第三期:吃奶及反应好转,抽搐次数减少,角弓反张逐渐消失,肌张力逐渐恢复。此期约持续2周。

(4)第四期:出现典型的胆红素脑病(核黄疸)后遗症表现:①手足徐动:经常出现不自主、无目的和不协调的动作;②眼球运动障碍:眼球向上转动障碍,形成落日眼;③听觉障碍:耳聋,对高频音失听;④牙釉质发育不良:牙呈绿色或深褐色。此外,也可留有脑瘫、智能落后、抽搐、抬头无力和流涎等后遗症。

知识点6:新生儿溶血病的并发症——胆红素所致的神经功能障碍
　　　　　　　　　　　　　　　　　　　　　　　　　　副高:熟练掌握　正高:熟练掌握

除典型的胆红素脑病外,临床上也可仅出现隐匿性的神经发育功能障碍,而没有典型的胆红素脑病或核黄疸临床表现,称为胆红素所致的神经功能障碍或微小核黄疸;临床可表现为轻度的神经系统和认知异常、单纯听力受损或听神经病变谱系障碍等。

知识点7:新生儿溶血病的产前检查
　　　　　　　　　　　　　　　　　　　　　　　　　　副高:熟练掌握　正高:熟练掌握

常规检测母血型,若母为O型或Rh阴性,则应检查父血型,血型不合者于妊娠12~16周、28~32周和36周时检查母血抗体,如效价增高,进一步检测羊水胆红素浓度,增高即可确诊。胎儿水肿或并发腹水时,B超检查可协助诊断。

知识点8:新生儿溶血病的产后检查
　　　　　　　　　　　　　　　　　　　　　　　　　　副高:熟练掌握　正高:熟练掌握

(1)血常规:血红蛋白减少,网织红细胞、有核红细胞和球形红细胞增多(见于ABO溶血)。

(2)查血型:母子血型不合(ABO及Rh血型)。

(3)血清胆红素:主要为间接胆红素增多,重症者亦偶有直接胆红素增多。

(4)免疫学检查:生后3~7天内取血清行溶血3项试验。改良Coombs或抗体释放试验中有一项阳性者即可确诊,游离抗体试验阳性不能作为确诊依据。Rh溶血病患儿改良Coombs试验往往为阳性,而ABO溶血病患儿常为阴性或弱阳性。

知识点9：新生儿溶血病的诊断   副高：熟练掌握   正高：熟练掌握

（1）产前诊断：凡既往有不明原因的死胎、流产、新生儿重度黄疸史的孕妇及其丈夫均应进行ABO、Rh血型测定，不合者进行孕妇血清中抗体动态监测。孕妇血清中IgG抗A或抗B＞1：64，提示有可能发生ABO溶血病。Rh阴性孕妇在妊娠16周时应检测血中Rh血型抗体作为基础值，以后每2～4周监测1次，抗体效价上升提示可能发生Rh溶血病。

（2）生后诊断：新生儿娩出后黄疸出现早，且进行性加重，有母婴血型不合，改良Coombs试验和抗体释放试验中有一项阳性者即可确诊。其他诊断溶血的辅助检查：血涂片检查球形红细胞、有核红细胞、呼出气一氧化碳（ETCO）或血液中碳氧血红蛋白（COHb）水平等。

知识点10：胆红素脑病的辅助诊断   副高：熟练掌握   正高：熟练掌握

（1）头颅MRI扫描：胆红素的神经毒性作用部位具有高度的选择性，最常见的部位是基底神经核的苍白球；头颅MRI对胆红素脑病诊断有重要价值。胆红素脑病急性期头颅MRI可出现双侧苍白球对称性T1加权高信号，这是特征性表现，但此改变与患儿长期预后并不十分相关；数周或数月后上述T1加权高信号逐渐消失，恢复正常；若在相应部位呈现T2加权高信号，即是慢性胆红素脑病（核黄疸）的改变，提示预后不良。

（2）脑干听觉诱发电位（BAEP）：是指起源于耳蜗听神经和脑干听觉结构的生物电反应，常用于筛查胆红素脑病所致的听神经损伤。BAEP在胆红素急性神经毒性中出现最早，是监测病情发展的敏感指标，也可是唯一表现；因BAEP属无创、客观检查，适用于胆红素脑病的早期诊断及进展监测。血清胆红素增高对中枢神经系统的毒性作用可通过观察BAEP的Ⅰ、Ⅲ、Ⅴ波的波峰潜伏期及Ⅰ～Ⅲ和Ⅲ～Ⅴ波的峰间潜伏期的延长来判断；急性期BAEP的改变也可随及时治疗、血清胆红素水平下降而好转。

知识点11：新生儿溶血病的鉴别诊断   副高：熟练掌握   正高：熟练掌握

（1）先天性肾病：有全身水肿、低蛋白血症和蛋白尿，但无病理性黄疸和肝脾大。

（2）新生儿贫血：双胞胎的胎-胎间输血，或胎-母间输血可引起新生儿贫血，但无重度黄疸、血型不合及溶血3项试验阳性。

（3）生理性黄疸：ABO溶血病可仅表现为黄疸，易与生理性黄疸混淆，血型不合及溶血3项试验可资鉴别。

知识点12：新生儿溶血病的产前治疗   副高：熟练掌握   正高：熟练掌握

（1）提前分娩：既往有输血、死胎、流产和分娩史的Rh阴性孕妇，本次妊娠Rh抗体效价逐渐升至1：32或1：64以上，用分光光度计测定羊水中胆红素明显增高，且羊水（L/S）之比大于2，提示胎儿已成熟，可考虑提前分娩，以免进一步发展为胎儿水肿或死胎。

（2）血浆置换：对血Rh抗体效价明显增高，但又不宜提前分娩的孕妇，可对孕母进行血浆置换，以换出抗体，减少胎儿溶血，但该治疗临床极少应用。

（3）宫内输血：胎儿水肿或胎儿Hb＜80g/L而肺未成熟者，可直接将与孕妇血清不凝集的浓缩红细胞在B超下注入脐血管或胎儿腹腔内，以纠正贫血。但在普遍开展Rh抗D球蛋白预防的国家和地区，严重宫内溶血已罕见，此项技术已基本不用。

（4）苯巴比妥：孕妇分娩前1～2周口服苯巴比妥，以诱导胎儿VDPG个活性增加，以减轻新生儿黄疸。

知识点13：新生儿溶血病的新生儿期治疗——光照疗法

副高：熟练掌握　正高：熟练掌握

简称光疗，是降低血清未结合胆红素简单而有效的方法。

（1）指征：当血清总胆红素水平增高时，根据胎龄、患儿是否存在高危因素及生后日龄，对照光疗干预列线图，当达到光疗标准时即可进行。

（2）原理：光疗作用下使未结合胆红素光异构化，形成构象异构体（configurational isomers：42，15E-bilirubin IX，ZE；4E，15Z-bilirubin IX，EZ）和结构异构体（structural isomer），即光红素（LR）；上述异构体呈水溶性，可不经肝脏处理，直接经胆汁和尿液排出。波长425～475nm的蓝光和波长510～530nm的绿光效果最佳，日光灯或太阳光也有较好疗效。光疗主要作用于皮肤浅层组织，光疗后皮肤黄疸消退并不表明血清未结合胆红素已达到了正常。

（3）设备：主要有光疗箱、光疗灯、LED灯和光疗毯等。光疗方法有单面光疗和双面光疗；影响光疗效果的因素为光源性质与强度、单面光源或多面光源、光源，光照对象距离、暴露在光照下的体表面积及光照时间。光照强度以光照对象表面所受到的辐照度计算。辐照度由辐射计量器检测，单位为 $\mu w/(cm^2 \cdot nm)$。

光疗时总胆值下降率与辐照度直接相关。标准光疗为 $8 \sim 10\mu W/(cm^2 \cdot nm)$，强光疗 $>30\mu W/(cm^2 \cdot nm)$。光照时，婴儿双眼用黑色眼罩保护，以免损伤视网膜，除会阴、肛门部用尿布遮盖外，其余均裸露；可以连续照射，也可间隔12小时进行。

（4）副作用：可出现发热、腹泻和皮疹，但多不严重，可继续光疗，或在暂停光疗后可自行缓解；当血清结合胆红素 $>68\mu mol/L$（4mg/dl），并且血清丙氨酸氨基转移酶和碱性磷酸酶增高时，光疗可使皮肤呈青铜色即青铜症，此时应停止光疗，青铜症可自行消退。此外，光疗时应适当补充水分。

（5）光疗过程中密切监测胆红素水平的变化，一般6～12小时监测一次。对于＞35周新生儿，一般当血清总胆红素13～14mg/dl（222～239μmol/L）可停光疗。

知识点14：新生儿溶血病的新生儿期治疗——药物治疗

副高：熟练掌握　正高：熟练掌握

（1）供给清蛋白：当血清胆红素接近需换血的水平，且血清蛋白水平＜25g/L，可输血浆每次10～20ml/kg或清蛋白1g/kg，以增加其与未结合胆红素的联结，减少胆红素脑病的发生。

（2）纠正代谢性酸中毒：应用5%碳酸氢钠提高血pH，以利于未结合胆红素与清蛋白的联结。

（3）肝酶诱导剂：能诱导UDPGT酶活性、增加肝脏结合和分泌胆红素的能力。可用苯巴比妥每日5mg/kg，分2～3次口服，共4～5天。

（4）静脉用免疫球蛋白：可阻断单核，巨噬细胞系统Fc受体，抑制吞噬细胞破坏已被抗体致敏的红细胞，用法为0.5～1.0g/kg，于2～4小时内静脉滴入，早期应用临床效果较好，必要时可重复应用。

知识点15：新生儿溶血病的新生儿期换血疗法　　　　副高：熟练掌握　　正高：熟练掌握

（1）作用：①换出部分血中游离抗体和致敏红细胞，减轻溶血。②换出血中大量胆红素，防止发生胆红素脑病。③纠正贫血，改善携氧，防止心力衰竭。

（2）指征：大部分Rh溶血病和个别严重的ABO溶血病需换血治疗。符合下列条件之一者即应换血：①产前已明确诊断，出生时脐血总胆红素＞4.5mg/dl（76mmol/L），血红蛋白＜110g/L，伴水肿、肝脾肿大和心力衰竭者。②生后12小时内胆红素每小时上升＞12μmol/L（0.7mg/dl）者。③光疗失败，指高胆红素血症经光疗4～6小时后血清总胆红素仍上升8.61μmol/（L·h）〔0.5mg/（dl·h）〕。④已有胆红素脑病早期表现者。

（3）方法：①血源：Rh溶血病应选用Rh系统与母亲同型、ABO系统与患儿同型的血液，紧急或找不到血源时也可选用O型血；母O型、子A或B型的ABO溶血病，最好用AB型血浆和O型红细胞的混合血；有明显贫血和心力衰竭者，可用血浆减半的浓缩血。②换血量：一般为患儿血量的2倍（150～180ml/kg），大约可换出85%的致敏红细胞和60%的胆红素及抗体。③途径：一般经外周的动、静脉同步换血，也可选用脐动、静脉进行同步换血。

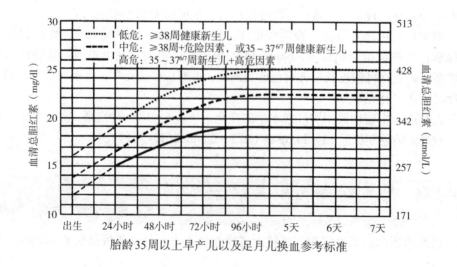

胎龄35周以上早产儿以及足月儿换血参考标准

知识点16：新生儿溶血病的预防　　　　副高：熟练掌握　正高：熟练掌握

Rh阴性妇女在流产或分娩Rh阳性胎儿后，应尽早注射相应的抗Rh免疫球蛋白，以中和进入母血的Rh抗原。临床上目前常用的预防方法是对RhD阴性妇女在流产或分娩RhD阳性胎儿后，72小时内肌内注射抗D球蛋白300μg。

第五节　新生儿缺氧缺血性脑病

知识点1：新生儿缺氧缺血性脑病的概念　　副高：熟练掌握　正高：熟练掌握

新生儿缺氧缺血性脑病（HIE）是指围生期窒息引起的部分或完全缺氧、脑血流减少或暂停而导致胎儿或新生儿脑损伤。部分患儿可留有不同程度的神经系统后遗症，如智力低下、癫痫、大脑性瘫痪、共济失调等。多见于足月儿，是导致新生儿急性死亡和神经系统损伤的常见原因之一。

知识点2：新生儿缺氧缺血性脑病的病因　　副高：熟练掌握　正高：熟练掌握

缺氧是HIE发病的核心，其中围生期窒息是最重要的病因。此外，出生后肺部疾患、心脏病变及严重失血或贫血等严重影响机体氧合状态的新生儿疾病也可引起HIE。

知识点3：新生儿缺氧缺血性脑病的发病机制　　副高：熟练掌握　正高：熟练掌握

（1）脑血流改变：当缺氧缺血为部分或慢性时，体内血液出现重新分配，以保证心、脑等重要器官血液供应，而肺、肾、胃肠道等相对次重要器官受损。随着缺氧时间延长，这种代偿机制丧失，脑血流最终因心功能受损、全身血压下降而锐减，并出现第2次血流重新分配，即大脑半球血流减少，以保证代谢最旺盛部位，如基底神经核、脑干、丘脑及小脑的血供，而大脑皮质矢状旁区及其下面的白质（大脑前、中、后动脉的边缘带）受损。如窒息为急性完全性，则上述代偿机制不会发生，脑损伤发生在基底神经核等代谢最旺盛的部位，而大脑皮质不受影响，甚至其他器官也不会发生缺血损伤。这种由于脑组织内在特性不同而具有对损害特有的高危性称选择性易损区，且处于发育早期的脑组织更易受损。足月儿的易损区在大脑矢状旁区的脑组织；早产儿的易损区则位于脑室周围的白质区。

（2）脑血管自主调节功能障碍：脑血管具有自主调节功能，以维持相当稳定的脑血流。但新生儿，尤其是早产儿本身自主调节功能较差。缺氧缺血和高碳酸血症时可导致脑血管自主调节功能障碍，形成"压力被动性脑血流"，即脑血流灌注随全身血压的变化而波动。当血压高时，脑血流过度灌注可致颅内血管破裂出血；血压下降、脑血流减少则引起缺血性脑损伤。

（3）脑组织代谢改变：葡萄糖占人类脑组织能量氧化供能的99%，但脑组织储存糖原很少；且新生儿脑重量占体重的比例远高于成人，故耗氧量和耗能量占全身比例更高。正常情况下，85%～95%的脑组织能量由葡萄糖氧化产生，其余的经无氧酵解转化为乳酸；而有氧代谢时每分子葡萄糖产能是无氧酵解时的19倍。缺氧时，由于脑组织无氧酵解增加，组织中乳酸堆积、能量产生急剧减少，最终引起能量衰竭并导致脑细胞死亡的瀑布样反应：①细胞膜上钠－钾泵、钙泵功能不足，使Na^+、水进入细胞内，造成细胞毒性脑水肿；②Ca^{2+}通道开启异常，大量Ca^{2+}进入细胞内，导致脑细胞不可逆的损害，同时还可激活某些受其调节的酶，引起胞质膜磷脂成分分解，从而进一步破坏脑细胞膜的完整性及通透性；③当脑组织缺血时，ATP降解，腺苷转变为次黄嘌呤；当脑血流再灌注期重新供氧，次黄嘌呤在次黄嘌呤氧化酶的作用下产生氧自由基；④能量持续衰竭时，兴奋性氨基酸，尤其是谷氨酸在细胞外聚积产生毒性作用，进一步诱发上述生化反应，引起细胞内Na^+、Ca^{2+}内流，自由基生成增多，以及脑血流调节障碍等相继发生，最终导致脑细胞水肿、凋亡和坏死。

知识点4：新生儿缺氧缺血性脑病的病理变化　　副高：熟练掌握　正高：熟练掌握

病变的范围、分布和类型主要取决于损伤时脑成熟度、严重程度及持续时间。①脑水肿：为早期主要的病理改变。②选择性神经元死亡（包括凋亡和坏死）和梗死：足月儿主要病变在脑灰质，包括脑皮质（呈层状坏死）、海马、基底核、丘脑、脑干和小脑半球，后期表现为软化、多囊性变或瘢痕形成。③出血：包括脑室、原发性蛛网膜下腔、脑实质出血。④早产儿主要表现为脑室周围脑白质软化（PVL）和脑室周围－脑室内出血。PVL包括局灶性和弥漫性，前者主要位于侧脑室的额部、体部和枕部三角区，包括囊性和非囊性病变，其中非囊性病变是临床上最常见的形式，而囊性病变是更严重的损伤形式。

知识点5：新生儿缺氧缺血性脑病的临床表现　　副高：熟练掌握　正高：熟练掌握

出生后不久出现神经系统症状，并持续至24小时以上，一般于72小时达高峰，随后逐渐好转，严重者病情可恶化。神经系统症状包括意识改变（过度兴奋、嗜睡、昏迷）、肌张力改变（增高或减弱）、原始反射减弱或消失，严重者可有惊厥、脑干症状（呼吸节律改变、瞳孔改变、对光反射迟钝或消失）和前囟张力增高。

知识点6：新生儿缺氧缺血性脑病的临床分度　　副高：熟练掌握　正高：熟练掌握

患儿有严重的宫内窘迫或出生时严重窒息史，出生后12～24小时出现神经系统症状。

根据意识、肌张力、原始反射改变、有无惊厥、病程及预后等，临床上将HIE分为轻、中、重三度。

急性损伤、病变在两侧大脑半球者，症状常发生在生后24小时内，其中50%～70%可发生惊厥，特别是足月儿。惊厥最常见的表现形式为轻微发作型或多灶性阵挛型，严重者为强直型，同时有前囟隆起等脑水肿症状、体征。病变在脑干、丘脑者，可出现中枢性呼吸衰竭、瞳孔缩小或扩大、顽固性惊厥等脑干症状，并且常在24～72小时病情恶化或死亡。少数患儿在宫内已发生缺血缺氧性脑损伤，出生时Apgar评分可能正常，多脏器受损不明显，但生后数周或数月逐渐出现神经系统受损症状和体征。

HIE临床分度

项　目	轻　度	中　度	重　度
意识	兴奋抑制交替	嗜睡	昏迷
肌张力	正常	减低	松软
拥抱反射	活跃	减弱	消失
吸吮反射	正常	减弱	消失
惊厥	可有肌阵挛	常有	有，可呈持续状态
中枢性呼吸衰竭	无	有	明显
瞳孔改变	扩大	缩小	不对称、扩大、光反射迟钝
脑电图	正常	低电压，可有痫样放电	暴发抑制，等电位
病程及预后	症状在72小时内消失，预后好	症状在14天内消失，可能有后遗症	症状持续数周，病死率高，存活者多有后遗症

知识点7：新生儿缺氧缺血性脑病的影像学检查　　副高：熟练掌握　正高：熟练掌握

（1）颅脑超声：对脑水肿、脑室内出血、基底核丘脑梗死、脑动脉梗死等病变较敏感，但对皮层损伤不敏感。脑水肿时可见脑实质不同程度的回声增强、脑室变窄或消失，基底核和丘脑损伤表现为双侧对称性强回声，脑梗死早期相应供血区呈强回声。

（2）MRI：无放射线损伤，对脑灰质、白质的分辨率异常清晰，且轴位、矢状位及冠状位成像，能清晰显示B超或CT不易探及的部位，对于矢状旁区损伤尤为敏感，为判断足月儿和早产儿脑损伤的类型、范围、严重程度及评估预后提供了重要的影像学信息。

（3）头颅CT：脑水肿时可见脑实质呈弥漫型低密度影伴脑室变窄，基底核和丘脑损伤呈双侧对称性高密度影，脑梗死表现为相应供血区低密度影。

知识点8：脑功能及脑血流检查　　副高：熟练掌握　正高：熟练掌握

（1）脑电图（EEG）：可出现异常棘波，有助于临床确定脑病变严重程度、判断预后和对惊厥的鉴别。

（2）脑干诱发电位检查：表现为出波延迟、潜伏期延长、波幅变平。

（3）多普勒超声脑血流速度（CBV）测定：有助于了解脑灌注情况，高CBV提示存在脑血管麻痹和缺乏自主调节，低CBV提示存在广泛的脑坏死、低灌注，甚至无灌流。

知识点9：生化指标测定　　副高：熟练掌握　正高：熟练掌握

神经烯醇化酶（NSE）、S-100蛋白（S-100）和脑型肌酸激酶同工酶（CK-BB）存在于神经组织的不同部位，HIE后6～72小时它们在血液与脑脊液中的升高与脑损害程度呈正相关，能作为HIE早期诊断和评估预后的敏感标志物。

知识点10：新生儿缺氧缺血性脑病的诊断　　　　　副高：熟练掌握　正高：熟练掌握

同时具备以下4条者可确诊，第4条暂时不能确定者可作为拟诊病例。目前尚无早产儿HIE诊断标准。①有明确的可导致胎儿宫内窘迫的异常产科病史，以及严重的胎儿宫内窘迫表现（胎心<100次/分，持续5分钟以上和/或羊水Ⅲ度污染），或者在分娩过程中有明显窒息史。②出生时有重度窒息，指Apgar评分1分钟≤3分，并延续至5分钟时仍≤5分和/或出生时脐动脉血气pH≤7.00。③出生后不久出现神经系统症状，并持续至24小时以上，如意识改变（过度兴奋、嗜睡、昏迷）、肌张力改变（增高或减弱）、原始反射异常（吸吮、拥抱反射减弱或消失），病重时可有惊厥、脑干症状（呼吸节律改变、瞳孔改变、对光反射迟钝或消失）和前囟张力增高。④排除电解质紊乱、颅内出血和产伤等原因引起的抽搐，以及宫内感染、遗传代谢性疾病和其他先天性疾病所引起的脑损伤。

知识点11：新生儿缺氧缺血性脑病的治疗　　　　　副高：熟练掌握　正高：熟练掌握

（1）支持疗法：①维持良好地通气功能是支持疗法的中心，保持$PaO_2 > 60 \sim 80mmHg$、$PaCO_2$和pH保持在正常范围。根据血气给予不同方式的氧疗。②维持脑和全身良好的血流灌注是支持疗法的关键措施，避免脑灌注过低或过高。低血压可用多巴胺多巴酚丁胺等血管活性药物使血压维持在正常范围，以保证充足、稳定的脑灌注。③维持血糖在正常范围，以提供神经细胞代谢所需能源。

（2）控制惊厥：惊厥是重度HIE常见症状。控制惊厥有助于降低脑细胞代谢。首选苯巴比妥，负荷量为20mg/kg，于15~30分钟静脉滴入，若不能控制惊厥，1小时后可加10mg/kg。12~24小时后给维持量，每日3~5mg/kg。肝功能不良者改用苯妥英钠，剂量同苯巴比妥。顽固性抽搐者加用地西泮，每次0.1~0.3mg/kg静脉滴注；或加用水合氯醛50mg/kg灌肠。

（3）治疗脑水肿：避免输液过量是预防和治疗脑水肿的基础，每日液体总量不超过60~80ml/kg。颅内压增高时，首选利尿剂呋塞米，每次0.5~1mg/kg，静脉注射；严重者可用20%甘露醇，每次0.25~0.5g/kg，静脉注射，每6~12小时1次，连用3~5天。一般不主张使用糖皮质激素。

（4）亚低温治疗：是指用人工诱导方法将体温下降2~5℃，以降低能量消耗、减少细胞外谷氨酸、氧化反应而达到保护脑细胞作用，是目前国内外唯一证实其安全性、有效性的治疗新生儿HIE措施，可降低严重HIE的伤残率和死亡率。应用指征为中、重度足月HIE新生儿；有头部或全身亚低温2种；治疗窗应于生后6小时内，即二次能量衰竭间期，且越早疗效越好，持续72小时。

（5）其他治疗：重组人类红细胞生成素、干细胞等治疗尚处于临床试验阶段。

（6）新生儿期后治疗：病情稳定后尽早行智力和体能的康复训练，有利于促进脑功能恢复，减少后遗症。

知识点12：新生儿缺氧缺血性脑病的预后及预防　　副高：熟练掌握　正高：熟练掌握

本病预后与病情严重程度，抢救是否正确、及时有关。病情严重，惊厥、意识障碍、脑干症状持续1周以上，血清CK-BB和脑电图持续异常者预后差。幸存者常留有不同程度的运动和智力障碍、癫痫等后遗症。积极推广新法复苏，防治围生期窒息是预防本病的主要方法。

第六节　新生儿颅内出血

知识点1：新生儿颅内出血的概念　　　　　　副高：熟练掌握　正高：熟练掌握

新生儿颅内出血是新生儿期常见的脑损伤。由围生期缺氧或产伤引起，前者多见于早产儿，以脑室周围-脑室内出血和脑实质出血为主，后者以硬膜下和蛛网膜下腔出血为常见，多见于足月儿。重症者病死率高，存活者常留有神经系统后遗症。

知识点2：新生儿颅内出血的病因及发病机制　　副高：熟练掌握　正高：熟练掌握

（1）早产：胎龄32周以下的早产儿，在脑室周围的室管膜下及小脑软脑膜下的颗粒层均留存胚胎生发基质（GM）。该结构有以下特点：①脑血流缺乏自主调节功能。②该组织是一未成熟的毛细血管网，其血管壁仅有一层内皮细胞，易于破损。③GM血管壁的内皮细胞富含线粒体，耗氧量大。当血流动力学发生变化或窒息缺氧、酸中毒时，可导致毛细血管破裂，引起出血。④小静脉系统呈"U"形回路汇聚于大脑大静脉。由于这种特殊走向，易引起血流缓慢或停滞以及毛细血管床压力增加，进而致出血。⑤该部位纤维溶解蛋白活性增加。32周以后GM逐步退化形成神经胶质细胞，构成生后脑白质的基础。

（2）缺血缺氧：窒息时低氧血症、高碳酸血症可损害脑血流的自主调节功能，形成压力被动性脑血流和脑血管扩张，引起血管内压增加，毛细血管破裂；或静脉淤滞、血栓形成，脑静脉血管破裂出血。

（3）损伤性：主要为产伤所致，如胎位不正、胎儿过大、产程延长等使胎儿头部过分受压，或使用高位产钳、胎头吸引器、急产、臀牵引等机械性损伤均可使天幕、大脑镰撕裂和脑表浅静脉破裂而导致硬膜下出血。其他如头皮静脉穿刺、吸痰、搬动、气管插管等频繁操作或机械通气时呼吸机参数设置不当等可造成头部过分受压、脑血流动力学突然改变或自主调节受损，引起毛细血管破裂而出血。同时早产儿血管自主调节范围窄，当血压突然改变较大时可导致出血。

（4）其他：新生儿肝功能不成熟、凝血因子不足，或患其他出血性疾病，如同族免疫性或自身免疫性血小板减少性紫癜，或母孕期使用苯妥英钠、苯巴比妥、利福平等药物引起新生儿血小板或凝血因子减少；不适当地输入碳酸氢钠、葡萄糖酸钙、甘露醇等高渗溶液，可导致毛细血管破裂。

知识点3：新生儿颅内出血的临床表现　　　　　副高：熟练掌握　正高：熟练掌握

主要与出血部位和出血量有关，轻者可无症状，大量出血者可在短期内病情恶化，进而死亡。常见的症状与体征：①神志改变：激惹、嗜睡或昏迷。②呼吸改变：增快或减慢，不规则或暂停。③颅内压力增高：前囟隆起、血压增高、抽搐、角弓反张、脑性尖叫。④眼征：凝视、斜视、眼球震颤等。⑤瞳孔：不等大或对光反射消失。⑥肌张力：增高、减弱或消失。⑦其他：不明原因的苍白、贫血和黄疸。

知识点4：新生儿颅内出血的临床分型　　　　　副高：熟练掌握　正高：熟练掌握

根据颅内出血部位不同，临床上分为以下几种类型：

（1）脑室周围-脑室内出血（PVH-IVH）：是早产儿颅内出血中常见的一种类型，也是引起早产儿死亡和伤残的主要原因之一。主要见于胎龄小于32周、体重低于1500g的早产儿，且胎龄越小、发病率越高。据报道，出生体重＜1500g的早产儿发病率约为17.5%；2%～3%的PVH-IVH可发生于足月儿，主要源于脉络丛，由损伤或窒息所致。近年来，由于产前皮质类固醇、出生后表面活性物质、吲哚美辛的应用，以及脐带结扎延期、温和通气等策略的实施，PVH-IVH发病率或严重性已明显降低。头颅影像学将PVH-IVH分为4级：Ⅰ级：室管膜下生发基质出血；Ⅱ级：脑室内出血，但无脑室扩大；Ⅲ级：脑室内出血伴脑室扩大；Ⅳ级：脑室扩大伴脑室旁白质损伤或脑室周围终末静脉出血性梗死。出血发生的时间50%在出生后第1天，90%在出生后72小时内，仅少数发病时间更晚。PVH-IVH中25%～35%发生出血性脑积水，主要发生于Ⅲ～Ⅳ级PVH-IVH，是由于血液或血液小凝块阻塞中脑导水管，导致中脑导水管以上部位梗阻，双侧侧脑室、第三脑室扩大，脑实质受压、脑皮质变薄。临床上出现头围迅速增大、前囟饱满、颅缝分离，并遗留智力、运动发育障碍等后遗症。典型病例通常发生在初次出血后的2～6周。

（2）硬脑膜下出血（SDH）：多由于机械损伤导致硬膜下血窦及附近血管破裂而出血，是产伤性颅内出血最常见的类型，多见于足月巨大儿或臀位异常难产、高位产钳助产儿。近年来由于产科技术提高，其发生率已明显下降。出血量少者可无症状；出血量较多者一般在出生24小时后出现惊厥、偏瘫和斜视等神经系统症状。严重的小脑幕、大脑镰撕裂和大脑表浅静脉破裂导致严重后颅凹出血，可引起脑干压迫症状，患儿可在出生后数小时内死亡。也有在新生儿期症状不明显，而数月后发生慢性硬脑膜下积液的病例。

（3）原发性蛛网膜下腔出血（SAH）：出血原发部位在蛛网膜下腔内，不包括硬膜下、脑室内或小脑等部位出血后向蛛网膜下腔扩展。SAH在新生儿十分常见，尤其是早产儿，与缺氧、酸中毒、产伤等因素有关。由于出血常为缺氧引起，蛛网膜下腔的毛细血管内血液外渗，而非静脉破裂，故大多数出血量少，无临床症状，预后良好；部分典型病例表现为生后第2天抽搐，但发作间歇正常。极少数大量出血者可出现反复中枢性呼吸暂停、惊厥、昏迷，于短期内死亡。主要的后遗症为交通性或阻塞性脑积水。

（4）小脑出血（CH）：包括原发性小脑出血、脑室内或蛛网膜下腔出血扩散至小脑、静脉出血性梗死，以及产伤引起小脑撕裂4种类型。多见于胎龄小于32周、出生体重低于

1500g的早产儿或有产伤史的足月儿。临床症状与病因和出血量有关。严重者除一般神经系统症状外，主要表现为脑干压迫症状，可在短时间内死亡，预后较差，尤其是早产儿。

（5）脑实质出血（IPH）：常见于足月儿，多因小静脉栓塞后毛细血管内压力增高、破裂而出血。由于出血部位和量不同，临床症状差异很大：少量点片状出血，临床上可无明显症状；脑干出血早期可发生瞳孔变化、呼吸不规则和心动过缓等，但前囟张力可不高。当出血部位液化形成囊肿，并与脑室相通时引起脑穿通性囊肿。主要后遗症为脑性瘫痪、癫痫和智力或运动功能发育迟缓。由于支配下肢的神经传导束邻近侧脑室，向外依次为躯干、上肢、面部神经的传导束，故下肢运动障碍多见。

知识点5：新生儿颅内出血的实验室检查　　　副高：熟练掌握　　正高：熟练掌握

（1）CT和B超扫描：可提供出血的准确部位和范围，有助于诊断和预后的判断，颅内出血一般按Papile分级：①Ⅰ级，脑室管膜下出血。②Ⅱ级，脑室内出血，但无脑室扩大。③Ⅲ级，脑室内出血伴脑室扩大。④Ⅳ级，脑室内出血伴脑实质血肿。

（2）脑脊液检查：脑室内和蛛网膜下腔出血时，脑脊液可呈均匀血性并可见皱缩红细胞。其他类型的颅内出血时，脑脊液可正常。

（3）连续观察头围变化：有助于监测脑室体积的变化。

（4）磁共振（MR）检查：对颅后窝硬膜下出血和小脑出血，MR的诊断价值优于CT。

知识点6：新生儿颅内出血的治疗　　　　　　　副高：熟练掌握　　正高：熟练掌握

（1）止血：可选用维生素K_1血凝酶等止血药，酌情使用新鲜冰冻血浆。

（2）降低颅内压：有颅内压力增高症状者用呋塞米，每次0.5～1mg/kg，每日2～3次静脉注射。中枢性呼吸衰竭者可用小剂量甘露醇，每次0.25～0.5g/kg，每6～8小时1次，静脉注射。

（3）支持疗法：保持患儿安静，尽可能避免搬动、刺激性操作，维持正常的PaO_2、$PaCO_2$、pH、渗透压及灌注压和血压，防止病情进一步加重。保持头在中线位置有利于颈静脉血流畅通，预防颈静脉充血而导致颅内出血。

（4）脑积水：乙酰唑胺可减少脑脊液的产生，每日10～30mg/（kg·d），分2～3次口服，疗程不超过2周。Ⅲ级以上PVH-IVH、梗阻性脑积水、侧脑室进行性增大者，可于病情稳定后（生后2周左右）行脑室外引流。常用的方法有顶骨帽状腱膜下埋置储液器，或脑室-腹腔分流术，以缓解脑室内压力。

（5）控制惊厥：出现惊厥者应及时止惊，可用地西泮或苯巴比妥。

（6）外科治疗：急诊手术指征取决于出血病灶的大小、颅压增高的体征和是否存在脑疝。大脑表面硬膜下出血伴中线移位，特别是临床症状恶化伴小脑幕切迹疝时，均是急诊硬膜下穿刺或切开引流的指征。位于颅后窝的大量硬膜下出血也可外科手术。对于无明显症状的硬膜下出血患儿，外科手术并不能改善其远期预后。

知识点7：新生儿颅内出血的预后	副高：熟练掌握 正高：熟练掌握

新生儿颅内出血的预后主要与出血部位、出血量、胎龄及其他围生期因素有关。早产儿以及Ⅲ、Ⅳ级PVH-IVH、伴有脑实质出血性梗死预后差，幸存者常留有不同程度的神经系统后遗症，如脑瘫、癫痫、感觉运动障碍以及行为、认知障碍等。

知识点8：新生儿颅内出血的预防	副高：熟练掌握 正高：熟练掌握

（1）加强孕妇围生期保健工作，预防早产，预防宫内窘迫。
（2）提高产科技术，减少围生儿窒息，出生时要预防产伤，正确进行窒息复苏。
（3）避免使脑血流发生较大波动，避免快速过多补液，避免使用高渗液体。

第七节 新生儿呼吸系统疾病

一、新生儿胎粪吸入综合征

知识点1：新生儿胎粪吸入综合征的概念	副高：熟练掌握 正高：熟练掌握

胎粪吸入综合征（MAS）或称胎粪吸入性肺炎，是由于胎儿在宫内或产时吸入混有胎粪的羊水所致，以呼吸道机械性阻塞及化学性炎症为主要病理特征，以生后出现呼吸窘迫为主要表现的临床综合征。多见于足月儿或过期产儿。

知识点2：新生儿胎粪吸入综合征的病因及发病机制	
	副高：熟练掌握 正高：熟练掌握

（1）胎粪的排出：若胎儿在宫内或分娩过程中缺氧，使肠道和皮肤血流量减少，继而迷走神经兴奋，最终导致肠壁缺血痉挛，肠蠕动增快，肛门括约肌松弛而排出胎粪。
（2）胎粪的吸入：如不存在明显的宫内窘迫，即使羊水被胎粪污染，正常的宫内呼吸活动不会导致胎粪的吸入；一旦有吸入，也大多位于上呼吸道或主气管；如存在明显的宫内缺氧所引起的胎儿窘迫并出现喘气，胎粪可能因此进入小呼吸道或肺泡。在生后的呼吸开始后，尤其是在伴有喘气时，胎粪可吸入至远端呼吸道。

MAS发生率与胎龄有关，如42周以上胎龄，发生率>30%，37周以下胎龄，发生率<2%，胎龄不足34周者极少有胎粪排入羊水发生。

知识点3：新生儿胎粪吸入综合征的病理生理	副高：熟练掌握 正高：熟练掌握

MAS的主要病理变化是胎粪机械性阻塞呼吸道所致的肺不张、肺气肿和正常肺泡同时存在，其各自所占的比例决定了患儿临床表现的轻重。在窒息、低氧的基础上，胎粪吸入所

致的肺不张、肺萎陷、化学性炎症损伤、PS的继发性灭活可进一步加重肺萎陷、通气不足和低氧。上述因素使患儿肺血管压力不能适应生后的环境而下降，出现新生儿持续肺动脉高压（PPHN）。

（1）不均匀气道阻塞：①肺不张：部分肺泡因其小气道被较大胎粪颗粒完全阻塞，其远端肺泡内气体吸收，引起肺不张，肺泡通气/血流比例失调，使肺内分流增加，导致低氧血症。②肺气肿：黏稠胎粪颗粒不完全阻塞部分肺泡的小气道，形成"活瓣"，吸气时小气道扩张，使气体能进入肺泡；呼气时因小气道阻塞，气体不能完全呼出，导致肺气肿，致使肺泡通气量下降，发生CO_2潴留；若气肿的肺泡破裂则发生肺气漏。MAS患儿可并发间质气肿、纵隔气肿或气胸等。③正常肺泡：部分肺泡的小气道可无胎粪，但该部分肺泡的通换气功能均可代偿性增强。

（2）肺组织化学性炎症：当胎粪吸入后12～24小时，由于胎粪中胆盐等成分的刺激作用，局部肺组织可发生化学性炎症及间质性肺气肿。此外胎粪还有利于细菌生长，故也可继发肺部的细菌性炎症。

（3）肺动脉高压：多发生于足月儿，在MAS患儿中，约1/3可并发不同程度的肺脉高压。在胎粪吸入所致的肺不张、肺气肿及肺组织炎症，以及PS继发性灭活的基础上，缺氧和混合性酸中毒进一步加重，使患儿肺血管阻力不能适应生后环境的变化而下降，出现持续性增高，导致新生儿持续性肺动脉高压（PPHN）。

（4）其他：胎粪可使肺表面活性蛋白灭活，使肺泡SP-A及SP-B的产生减少，导致肺顺应性降低，肺泡萎陷进一步加重肺泡的通气和换气功能障碍。胎粪对肺表面活性蛋白合成分泌的抑制程度与吸入的胎粪量相关。

知识点4：新生儿胎粪吸入综合征的临床表现　　　副高：熟练掌握　正高：熟练掌握

常见于足月儿或过期产儿，多有宫内窘迫史和/或出生窒息史。症状轻重与吸入羊水的性质（混悬液或块状胎粪等）和量的多少密切相关。若吸入少量或混合均匀的羊水，可无症状或症状轻微；若吸入大量或黏稠胎粪者，可致死胎或生后不久即发生死亡。

（1）吸入混胎粪的羊水：是诊断的必备条件。①分娩时可见羊水混胎粪。②患儿皮肤、脐带和指、趾甲床留有胎粪污染的痕迹。③口、鼻腔吸引物中含有胎粪。④气管插管时声门处或气管内吸引物可见胎粪（即可确诊）。

（2）呼吸系统表现：于生后即开始出现呼吸窘迫，随胎粪逐渐吸入远端气道，12～24小时呼吸困难更为明显，表现为呼吸急促（通常>60次/分）、青紫、鼻翼扇动和吸气性三凹征等，少数患儿也可出现呼气性呻吟。查体可见胸廓饱满似桶状胸，听诊早期有鼾音或粗湿啰音，继之出现中、细湿啰音。若呼吸困难突然加重，听诊呼吸音明显减弱，应疑似肺气漏的发生，严重者可发生张力性气胸。

（3）PPHN：持续而严重的青紫是MAS合并PPHN的最主要表现，并于哭闹、哺乳或躁动时青紫进一步加重；肺部体征与青紫程度不平行（即青紫重，体征轻）；部分患儿胸骨左缘第二肋间可闻及收缩期杂音，严重者可出现休克和心力衰竭。

此外，严重MAS可并发红细胞增多症、低血糖、低钙血症、HIE、多器官功能障碍及肺出血等。

| 知识点5：新生儿胎粪吸入综合征的辅助检查 | 副高：熟练掌握   正高：熟练掌握 |

（1）胸部X线片：两肺有不规则斑片影并肺气肿，由于过度充气而使横膈平坦，重症者可出现大片肺不张、肺萎陷表现，还可并发纵隔气肿、气胸等。

（2）血气分析：pH和PaO_2降低，$PaCO_2$增高。血常规、血糖、血生化检查气管内吸引物及血液的细菌学培养等。

（3）心脏超声：彩色多普勒超声检查可用于评估和监测肺动脉的压力，若探测到动脉导管或卵圆孔水平的右向左分流，以及三尖瓣反流征象，更有助于PPHN的诊断。

| 知识点6：新生儿胎粪吸入综合征的诊断 | 副高：熟练掌握   正高：熟练掌握 |

根据足月儿或过期产儿有羊水胎粪污染的证据，初生儿的指（趾）甲、脐带和皮肤被胎粪污染而发黄，生后早期出现的呼吸困难，气管内吸出胎粪及有典型的胸部X线片表现时可做出诊断。如患儿胎龄小于34周，或羊水清澈，胎粪吸入则不太可能。

| 知识点7：新生儿胎粪吸入综合征的鉴别诊断 | 副高：熟练掌握   正高：熟练掌握 |

（1）大量羊水吸入：大量羊水吸入可见于胎儿严重窒息，因宫内胎儿的喘气，吸入后羊水内的脱落上皮细胞阻塞末端气道而引起呼吸困难。患儿生后多表现为窒息后肺水肿及相关的症状，临床预后相对良好。在胎儿期，正常情况下肺内充满清澈的羊水，在分娩时羊水仍为清澈的情况下，临床很难界定是羊水吸入还是窒息后肺水肿所致呼吸困难。总之，对在羊水清澈情况下是否会发生"大量羊水吸入"仍有争议。

（2）血液吸入：其血源多来自母亲，由于在胎儿期气道充满了液体，血液较难进入呼吸道而引起严重的呼吸困难，该病临床少见；当血性羊水伴有感染时，患儿可因吸入污染羊水而发生感染性肺炎。

（3）新生儿感染性肺炎：MAS在生后即出现临床症状，应与早发性感染性肺炎相鉴别。原发性感染性肺炎如在生后早期（一般指＜3天）发病，常为先天或经产道感染所致。肺部感染经胎盘血行获得时，母亲常有相应的感染病史和临床表现，常见病原体有梅毒、李斯特菌、病毒等。肺部感染经产道获得时，为上行性感染，母亲可有羊膜炎病史，有发热，羊水浑浊并有臭味；病原体常为衣原体、B族溶血性链球菌（GBS）、大肠埃希菌等，也可由病毒引起。新生儿早发性感染性肺炎可有感染的临床表现及相关的实验室检查证据；在胸部X线检查时，胎盘血行获得的感染性肺炎表现为弥漫均一的肺密度增加，而经产道获得的上行性感染时表现似支气管肺炎，可有胸膜渗出。

MAS发生继发性感染时应与原发的感染性肺炎做出鉴别。患儿有MAS的典型病史和临床表现，在并发感染时原有的症状加重，胸部X线片可见斑片影或渗出等表现；在人工呼吸机应用状态下可见氧的需要量增加、呼吸道分泌物增多等，通过痰培养可明确感染的病原以指导治疗。

（4）足月儿RDS：足月儿RDS可见于母亲宫缩尚未发动而进行的选择性剖宫产儿。近年来由于选择性剖宫产的增加而该病发病率增加。患儿常无胎粪污染羊水的证据，临床表现与早产儿PS缺乏的RDS相同；X线片有典型的RDS表现。

知识点8：新生儿胎粪吸入综合征的治疗　　　　副高：熟练掌握　　正高：熟练掌握

（1）产科处理和MAS的预防：对母亲有胎盘功能不全、先兆子痫、高血压、慢性心脏疾病和过期产等，应密切进行产程的监护，做好复苏的准备工作。在分娩中见胎粪污染羊水时，应在胎肩和胸娩出前清理鼻咽部胎粪，娩出后如新生儿"无活力"（心率<100次/分、无自主呼吸和肌张力低下），应行气管插管将已吸入的胎粪尽量吸清，在胎粪清除前不应刺激呼吸或给正压通气。

（2）一般监护及呼吸治疗：对有胎粪吸入者应密切监护，观察呼吸窘迫症状和体征，减少不必要的刺激，监测血糖、血钙等；对低血压或心功能不全者，使用正性肌力药物；为避免脑水肿和肺水肿，应限制液体。常规摄胸部X线片检查，应注意有许多患儿无临床表现而胸部X线片可见异常。胸部物理治疗和用头罩或面罩给予温湿化用氧将有助于气道胎粪的排出。

（3）机械通气：对高碳酸血症和/或持续低氧血症的重症患儿，应给予机械通气。常频通气无效时可用高频通气（HFOV）。机械通气中需要警惕气漏的发生，对任何无法解释的呼吸困难加重，都应考虑气漏的可能性。

（4）肺表面活性物质的应用：胎粪可引起肺表面活性物质（PS）的灭活，产生继发性表面活性物质缺乏。可用PS进行治疗，也可将PS结合高频通气、吸入NO等联合应用，以获取更好的疗效。

（5）抗生素的应用：临床表现和X线片鉴别MAS和细菌感染性肺炎比较难。常需选择广谱抗生素进行治疗，并积极寻找细菌感染依据以确定抗生素治疗的疗程。

（6）肺气漏治疗：少量气胸不需处理可自行吸收。但对张力性气胸，应紧急胸腔穿刺抽气，可立即改善症状，然后根据胸腔内气体的多少，必要时行胸腔闭式引流。

（7）PPHN治疗：去除病因至关重要。方法主要有碱化血液、应用血管扩张剂、一氧化氮吸入和高频震荡通气。

二、新生儿湿肺

知识点9：新生儿湿肺的概念　　　　　　　　　副高：熟练掌握　　正高：熟练掌握

新生儿湿肺也称新生儿暂时性呼吸增快（TTN），是因新生儿肺液清除机制不够完善，导致肺液潴留而出现的呼吸窘迫。该病常发生于剖宫产出生的足月或近足月儿，临床预后多数良好。

知识点10：新生儿湿肺的易感因素　　　　副高：熟练掌握　　正高：熟练掌握

TTN的易感因素包括：近足月的早产儿（34～36周）、母亲应用过多的镇痛药、母亲糖尿病、产时窒息、分娩发动前的选择性剖宫产、母亲低蛋白血症并在分娩过程中输入过多低张力液体、脐带结扎过晚和胎盘–胎儿输血使中心静脉压增加等。

知识点11：新生儿湿肺的病理生理　　　　副高：熟练掌握　　正高：熟练掌握

胎儿肺内含液体30～35ml/kg，分娩时由于产道挤压，有10～15ml/kg液体被挤出，由空气替代；肺内其余液体被吸收至间质，再由淋巴管和静脉转运至血液循环。这种转运一般在生后4小时内完成，如胎儿因剖宫产胸廓不受挤压，或转运功能障碍，导致肺内液体潴留，淋巴管和静脉内液体淤积，肺叶间和胸腔也可有少量积液而影响呼吸。

知识点12：新生儿湿肺的临床表现　　　　副高：熟练掌握　　正高：熟练掌握

典型的TTN发生在足月儿或接近足月儿，尤以剖宫产儿多见。患儿生后3～6小时内呼吸增快，唇周稍发绀，但一般情况好，哭声响，吮奶正常。少数严重病例可出现呻吟、发绀。肺部体征一般仅为呼吸音粗糙或减低，偶闻湿啰音，有时肺部无体征。

知识点13：新生儿湿肺的辅助检查　　　　副高：熟练掌握　　正高：熟练掌握

（1）胸部X线表现：可见肺野显示密度低而均匀的斑片状、大小不等的阴影；肺门纹理增粗，呈放射状向外排列；肺间质积液可显示粗短条影，或伴右肺上、中叶间积液和少量胸腔积液；心影可轻度扩大，以右心为主。X线改变虽多，但吸收亦快，可在2～3日内消失。TTN的胸部X线片需要与RDS鉴别，后者常有典型的网状颗粒影和支气管充气征，可作为鉴别。

（2）血气分析：动脉血气常提示呼吸性酸中毒、轻–中度低氧血症。

知识点14：新生儿湿肺的诊断　　　　副高：熟练掌握　　正高：熟练掌握

常根据典型的临床表现，结合胸部X线片做出诊断。患儿呼吸困难的临床表现在48小时内自行缓解可以作为TTN的回顾性诊断。新生儿窒息后可出现中枢性呼吸过度，但无湿肺的相应X线片表现可以做出鉴别。

知识点15：新生儿湿肺的鉴别诊断　　　　副高：熟练掌握　　正高：熟练掌握

本病早期需与肺透明膜病相鉴别：后者病程长，X线表现肺充气减少，多见于早产儿；吸入性肺炎婴儿往往有出生时窒息病史，X线少见叶间和胸腔积液；病变消失时间较长，临床症状较重。

知识点16：新生儿湿肺的治疗　　　　　副高：熟练掌握　正高：熟练掌握

TTN的治疗主要以支持疗法为主。

（1）一般需要给氧，但常不需要呼吸支持。对于严重病例，需要持续呼吸道正压（CPAP）应用。

（2）如患儿血气分析结果进行恶化，应该考虑有持续肺动脉高压（PPHN）或气胸出现可能。

（3）有时TTN患者的症状数天仍不缓解，进展至类似呼吸窘迫综合征的表现，需机械通气治疗。

（4）当临床症状4小时后仍不缓解或怀疑有感染时，常应用广谱抗生素治疗，在血培养阴性或排除细菌感染后停用。

（5）在呼吸＞60次/分时，不能经口喂养；呼吸60～80次/分时，可采用胃管喂养，严重呼吸窘迫应给予禁食。

三、新生儿呼吸窘迫综合征

知识点17：新生儿呼吸窘迫综合征的概念　　　　副高：熟练掌握　正高：熟练掌握

新生儿呼吸窘迫综合征（RDS）又称肺透明膜病（HMD），是缺乏肺表面活性物质（PS）而导致的呼吸功能不全，临床表现为生后不久出现呼吸窘迫并呈进行性加重。该病多见于早产儿，胎龄愈小，发病率愈高。

知识点18：肺表面活性物质的成分与产生　　　　副高：熟练掌握　正高：熟练掌握

肺表面活性物质是由Ⅱ型肺泡上皮细胞合成并分泌的一种磷脂蛋白复合物，磷脂约占80%，其中磷脂酰胆碱，即卵磷脂（PC），是起表面活性作用的重要物质。孕18～20周开始产生，继之缓慢上升，35～36周迅速增加达肺成熟水平。其次是磷脂酰甘油（PG），26～30周前浓度很低，而后与PC平行升高，36周达高峰，随后下降，足月时约为高峰值的1/2。此外尚有其他磷脂，其中鞘磷脂的含量较恒定，只在28～30周出现小高峰，故羊水或气管吸引物中L/S值可作为评价胎儿或新生儿肺成熟度的重要指标。PS中蛋白质约占13%，其中能与PS结合的蛋白质称为表面活性物质蛋白（SP），包括SP-A、SP-B、SP-C和SP-D等，可与磷脂结合，增加其表面活性作用。PS覆盖在肺泡表面，降低其表面张力，防止呼气末肺泡萎陷，以保持功能残气量（FRC），稳定肺泡内压和减少液体自毛细血管向肺泡渗出。

知识点19：新生儿呼吸窘迫综合征的病因及发病机制

　　　　　　　　　　　　　　　　　　　　　　　副高：熟练掌握　正高：熟练掌握

新生儿RDS是由于PS缺乏所致，与肺上皮细胞合成分泌PS不足密切相关。对于肺解剖结构尚未发育完成的早产儿，其胎龄越小，PS的量也越低，肺泡表面张力增加，呼气末

FRC降低，肺泡趋于萎陷。故其肺功能异常主要表现为肺顺应性下降，气道阻力增加，通气/血流降低，气体弥散障碍及呼吸功增加。从而导致缺氧和因其所致的代谢性酸中毒及通气功能障碍所致的呼吸性酸中毒；缺氧及酸中毒使肺毛细血管通透性增高，液体漏出，使肺间质水肿和纤维蛋白沉着于肺泡表面，形成嗜伊红透明膜，进一步加重气体弥散障碍，加重缺氧和酸中毒，并抑制PS合成，形成恶性循环。此外，严重缺氧及混合性酸中毒也可导致PPHN的发生。

知识点20：新生儿呼吸窘迫综合征的发病高危因素 副高：熟练掌握　正高：熟练掌握

新生儿（RDS）的发病率随早产儿胎龄的降低而增加，较少发生在足月儿。发病高危因素包括：围生期窒息、低体温、前置胎盘、胎盘早剥和母亲低血压等。此外，剖宫产儿，尤其是宫缩尚未开始的选择性剖宫产、双胎的第二婴和男婴，RDS的发生率也较高。糖尿病母亲所生婴儿（IDM）比相应胎龄的非IDM者RDS的发病率可增加5~6倍。某些因素可使RDS的发病率降低，如慢性高血压或妊娠高血压、胎膜早破时间过长、母亲产前糖皮质激素应用等。

知识点21：新生儿呼吸窘迫综合征的临床表现 副高：熟练掌握　正高：熟练掌握

多见于早产儿，生后不久（一般6小时内）出现呼吸窘迫，并呈进行性加重。主要表现为呼吸急促（>60次/分）、呼气呻吟、青紫、鼻扇及吸气性三凹征，严重时表现为呼吸浅表，呼吸节律不整、呼吸暂停及四肢松弛。呼气呻吟为本病的特点，是由于呼气时声门不完全开放，使肺内气体潴留产生正压，防止肺泡萎陷。体格检查可见胸廓扁平；因潮气量小听诊两肺呼吸音减低，肺泡有渗出时可闻及细湿啰音。

随着病情逐渐好转，由于肺顺应性的改善，肺血管阻力下降，30%~50%患儿于RDS恢复期出现动脉导管开放（PDA），分流量较大时可发生心力衰竭、肺水肿。故恢复期的RDS患儿，其原发病已明显好转，若突然出现对氧气的需求量增加、难以矫正和解释的代谢性酸中毒、喂养困难、呼吸暂停、周身发凉淤斑及肝脏在短时间内进行性增大，应注意本病。若同时具备脉压增大，水冲脉，心率增快或减慢，心前区搏动增强，胸骨左缘第二肋间可听到收缩期或连续性杂音，应考虑本病。

RDS通常于生后24~48小时病情最重，病死率较高，能存活3天以上者，肺成熟度增加，病情逐渐恢复。值得注意的是，近年来由于PS的广泛应用，RDS病情已减轻，病程亦缩短。对于未使用PS的早产儿，若生后12小时出现呼吸窘迫，一般不考虑本病。

此外，随着选择性剖宫产的增加，足月儿RDS发病率有不断上升趋势，临床表现与早产儿相比，起病稍迟，症状可能更重，且易并发PPHN，PS使用效果不及早产儿。

知识点22：新生儿呼吸窘迫综合征的实验室检查 副高：熟练掌握　正高：熟练掌握

（1）泡沫试验：取患儿胃液1ml加95%乙醇1ml，振荡15秒，静置15分钟后沿管壁有多层泡沫形成则可除外RDS，若无泡沫可考虑为RDS，两者之间为可疑。其原理是由于表面活性物质利于泡沫的形成和稳定，而酒精则起抑制作用。

（2）肺成熟度的判定：测定羊水或患儿气管吸引物中L/S，若≥2提示"肺成熟"，1.5～2可疑，<1.5"肺未成熟"；PS中其他磷脂成分的测定也有助于诊断。

（3）血气分析：pH和动脉氧分压（PaO_2）降低，动脉二氧化碳分压（$PaCO_2$）增高，碳酸氢根减低是RDS常见改变。

知识点23：新生儿呼吸窘迫综合征的X线检查和超声检查
　　　　　　　　　　　　　　　　　　　　　副高：熟练掌握　　正高：熟练掌握

是目前确诊新生儿RDS的最重要手段。典型的表现：①磨玻璃样改变：两肺呈普遍性的透过度降低，可见弥漫性均匀一致的细颗粒网状影。②支气管充气征：在弥漫性不张肺泡（白色）的背景下，可见清晰充气的树枝状支气管（黑色）影。③白肺：严重时双肺野均呈白色，肺与心的边界消失。④肺容量减少（呈"小肺"）。

彩色多普勒超声有助于动脉导管开放的确定诊断，此外超声检查有助于RDS与湿肺相鉴别。

知识点24：新生儿胎粪吸入综合征的诊断　　　副高：熟练掌握　　正高：熟练掌握

RDS常发生在早产儿。通过典型的临床表现、胸部X线片特征及血气分析结果可做出诊断。

知识点25：新生儿呼吸窘迫综合征的鉴别诊断　　副高：熟练掌握　　正高：熟练掌握

（1）湿肺：又称新生儿暂时性呼吸增快（TTN），多见于足月儿或剖宫产儿，病程较短，是由于肺内液体吸收及清除延迟所致，呈自限性，预后良好。生后数小时内出现呼吸增快（>60～80次/分），但一般状态及反应较好，重者也可有发绀及呻吟等表现。听诊呼吸音减低，可闻及湿啰音。X线胸片显示肺气肿、肺门纹理增粗和斑点状云雾影，常见毛发线（叶间积液）。一般2～3天症状缓解消失，治疗主要为对症治疗。

（2）B组链球菌肺炎：是由B组链球菌败血症所致的宫内感染性肺炎。其临床表现及X线所见有时与RDS难以鉴别。但前者母亲妊娠晚期多有感染、羊膜早破或羊水有臭味史；母血或宫颈拭子培养有B组链球菌生长；患儿外周血象、C-反应蛋白、血培养等也可提示有感染证据，此外，病程与RDS不同，用抗生素治疗有效。

（3）膈疝：生后不久表现为阵发性呼吸急促及发绀。腹部凹陷，患侧胸部呼吸音减弱甚至消失，可闻及肠鸣音；胸部X线片可见患侧胸部有充气的肠曲或胃泡影及肺不张，纵隔向对侧移位。部分病例在产前即可被胎儿超声诊断。

知识点26：新生儿胎粪吸入综合征的一般治疗　　副高：熟练掌握　　正高：熟练掌握

①保温：将婴儿置于暖箱或辐射式抢救台上，保持皮肤温度在36.5℃。②监

测：体温、呼吸、心率、血压和动脉血气。③保证液体和营养供应：第1天液体量为70～80ml/（kg·d），以后逐渐增加，液体量不宜过多，否则易导致动脉导管开放，甚至发生肺水肿。④抗生素：RDS患儿在败血症被排除前，建议常规使用抗生素。

知识点27：表面活性物质替代治疗　　　　　副高：熟练掌握　　正高：熟练掌握

表面活性物质（PS）应用可明显改善RDS患儿的肺顺应性和氧合、降低呼吸机参数，减少气胸发生率和降低病死率。

（1）应用指征：产房内防止RDS的预防性用药；或RDS早期给药，一旦出现呼吸困难、呻吟，立即给药，不要等X线出现典型RDS表现。

（2）使用时间：对母亲产前未使用激素或需气管插管稳定的极早产儿，应在产房内使用；对于已确诊RDS的患儿，越早应用效果越好；对部分RDS仍在进展患儿（如持续不能离氧，需要机械通气），需使用第二剂或第三剂PS。

（3）剂量和次数：根据所用表面活性物质的不同，其剂量及重复给药的间隔（6或12小时）亦不相同，一般剂量至少有100mg/kg磷脂，有证据提示200mg/kg更有效。视病情轻重，可重复给予2～3次。

（4）给药方法：PS用前应充分解冻（或浴化）摇匀，患儿需充分吸痰、清理呼吸道，然后将PS经气管插管注入肺内，用复苏气囊挤压使PS在肺内均匀分布，给药后数小时禁止吸痰。

知识点28：氧疗和辅助通气　　　　　　　　副高：熟练掌握　　正高：熟练掌握

（1）吸氧：轻症可选用鼻导管、面罩、头罩或鼻塞吸氧，维持PaO_2 50～80mmHg（6.7～10.6kPa）和经皮血氧饱和度（$TcSO_2$）90%～95%为宜。

（2）CPAP：对于所有存在RDS高危因素的早产儿，生后早期应用CPAP，可减少PS应用及气管插管。对已确诊的RDS，使用CPAP联合PS，是RDS治疗的最佳选择。①方法：鼻塞最常用，也可经鼻罩、面罩、鼻咽管进行。②参数：压力为3～8cmH$_2$O，RDS至少保证6cmH$_2$O，但一般不超过8～10cmH$_2$O。气体流量最低为患儿3倍的每分通气量或5L/分，FiO_2则根据SaO_2进行设置和调整。

除CPAP外，目前还有许多无创通气的方式，包括经鼻间歇正压通气（NIPPV）、双水平正压通气（BiPAP）、加温湿化高流量鼻导管（HHHFNC）以及高频通气（NHFV），也应用于临床治疗RDS，但与经典CPAP相比，其优势作用和远期效果还有待于进一步研究和证实。

（3）CMV：近年来，由于PS普遍应用于RDS，使得机械通气参数较前降低，机械通气时间明显缩短。①指征：目前国内外尚无统一标准，其参考标准为：a.$FiO_2 = 0.6$，PaO_2<50mmHg或$TcSO_2$<85%（青紫型先心病除外）；b.$PaCO_2$>60～70mmHg伴pH<7.25；c.严重或药物治疗无效的呼吸暂停。具备上述任意一项者即可经气管插管应用机械通气。②参数：吸气峰压（PIP）应根据患儿胸廓起伏设定，一般20～25cmH$_2$O，呼气末正压（PEEP）

$4 \sim 6cmH_2O$，呼吸频率（RR）$20 \sim 40$次/分，吸气时间（TI）$0.3 \sim 0.4$秒，FiO_2依据目标$TcSO_2$调整，$15 \sim 30$分钟后检测动脉血气，依据结果，决定是否调整参数。

（4）HFV：对CMV治疗失败的RDS患儿，HFV可作为补救治疗。但有研究报道，HFV作为RDS患儿首选方式，应用越早，越能减少BPD发生、缩短住院时间、减少PS用量及提前拔管。

知识点29：新生儿胎粪吸入综合征关闭动脉导管的保守处理

副高：熟练掌握　正高：熟练掌握

①保证足够的肺氧合；②限制液体量：$80 \sim 100ml/(kg \cdot d)$，如有光疗可增加至$100 \sim 120ml/(kg \cdot d)$；③输注悬浮红细胞，维持血细胞比容>35%；④机械通气时，维持适当PEEP，可以减少左向右分流，增加周身循环血量；⑤如果有存在液体潴留的证据，可应用利尿剂。

知识点30：新生儿胎粪吸入综合征关闭动脉导管的药物治疗

副高：熟练掌握　正高：熟练掌握

（1）吲哚美辛：为非限制性环氧化酶抑制剂，对环氧化酶-1和环氧化酶-2均有抑制作用，能使66%～98.5%的PDA关闭。静脉制剂为首选剂型，口服剂型胃肠道反应多见。常用剂量为0.2mg/kg，间隔12～24小时，连用3剂，一般用药首剂2小时后都能观察到明显的收缩效应。常见不良反应为胃肠道出血穿孔、肾功能损害、低钠血症和脏器血流暂时性减少等。

（2）布洛芬：也属非限制性环氧化酶抑制剂，主要通过抑制花生四烯酸经环氧化酶-2催化生成前列腺素途径，达到促进PDA关闭的作用。大量临床证据表明，布洛芬在关闭PDA的疗效与吲哚美辛是相同的。目前推荐的剂量为首剂10mg/kg，第2剂5mg/kg，第3剂5mg/kg，每剂间隔为24小时。静脉制剂最好，但口服剂型的疗效也是被公认的。由于布洛芬对环氧化酶-2作用较明显，对环氧化酶-1较弱，因此，对脏器血流的影响较小，尤其是肾脏不良反应更小。

此外，目前也有应用对乙酰氨基酚关闭动脉导管，但有关其疗效及安全性尚需进一步证实。

知识点31：新生儿胎粪吸入综合征关闭动脉导管的手术治疗

副高：熟练掌握　正高：熟练掌握

手术结扎是目前关闭PDA的最确实方法，一般在使用药物治疗第2个疗程失败后，仍反复发生或持续PDA，伴有显著左向右分流，患儿（特别是超低出生体重儿）需对呼吸支持依赖或肺部情况恶化，以及存在药物治疗禁忌证时，建议手术治疗。但手术结扎有引起气胸、乳糜胸及脊柱侧弯、左侧声带麻痹等潜在风险。

知识点32：新生儿呼吸窘迫综合征的并发症 　　副高：熟练掌握　正高：熟练掌握

（1）动脉导管未闭（PDA）：PDA的治疗包括：限制液量；因动脉导管的开放依赖于前列腺素，应用环氧化酶抑制药以抑制前列腺素产生，可使PDA关闭。常用吲哚美辛或布洛芬；对应用上述药物无效，且有血流动力学明显变化者，可考虑手术结扎。

（2）肺动脉高压（PPHN）：吸入NO，先用5ppm（1ppm＝10^{-6}），如疗效不理想，可逐渐增加至10～20ppm，然后逐渐下降，一般维持3～4天。也可用西地那非（每次0.5～1mg/kg，每6～8小时一次）、硫酸镁［首剂200mg/kg，缓慢静脉滴注30分钟，维持量20～50mg/（kg·h），浓度＜5%］。

知识点33：新生儿呼吸窘迫综合征的预防 　　副高：熟练掌握　正高：熟练掌握

RDS的预防包括预防早产，避免新生儿寒冷损伤、窒息、低血容量等。若难以避免早产，母亲产前（产前48小时至产前7天）应用糖皮质激素可刺激表面活性物质的产生，减少RDS的发生。对于已出生的极低或超低出生体重儿，也可在产房或生后早期即给予预防性表面活性物质。

四、新生儿感染性肺炎

知识点34：新生儿感染性肺炎的病因 　　副高：熟练掌握　正高：熟练掌握

感染性肺炎是新生儿的常见疾病，也是最常见的新生儿感染和重要的死亡原因。可发生在宫内、分娩过程中或生后，由细菌、病毒、真菌及原虫等不同的病原体引起。

（1）宫内感染性肺炎（又称先天性肺炎）：主要的病原体为病毒，如风疹病毒、巨细胞病毒、单纯疱疹病毒等。常由母亲妊娠期间原发感染或潜伏感染复燃、病原体经血行通过胎盘屏障感染胎儿。孕母细菌（大肠埃希菌、肺炎克雷伯菌）、原虫（弓形虫）或支原体等感染也可经胎盘感染胎儿。

（2）分娩过程中感染性肺炎：羊膜早破、产程延长、分娩时消毒不严、孕母有绒毛膜炎、泌尿生殖器感染，胎儿分娩时吸入被病原体污染的羊水或母亲宫颈分泌物，均可致胎儿感染。常见病原体为大肠埃希菌、肺炎链球菌、克雷伯菌等，也可能是病毒、支原体。滞产、产道检查过多会增加感染机会。

（3）出生后感染性肺炎：①呼吸道途径：与呼吸道感染患者接触；②血行感染：常为败血症的一部分；③医源性途径：由于医用器械，如暖箱、雾化器、供氧面罩等消毒不严，或通过医务人员手传播等引起感染性肺炎；机械通气过程中也可引起呼吸机相关性肺炎。病原体以金黄色葡萄球菌、大肠埃希菌多见。近年来机会致病菌，如克雷伯菌、铜绿假单胞菌、CONS、柠檬酸杆菌等感染增多。病毒则以呼吸道合胞病毒、腺病毒多见；沙眼衣原体、解脲脲原体等亦应引起重视。广谱抗生素使用过久易发生真菌感染。

知识点35：宫内感染性肺炎的临床表现 副高：熟练掌握 正高：熟练掌握

临床表现差异很大。多在生后24小时内发病，出生时常有窒息史，复苏后可出现气促、呻吟、发绀、呼吸困难，体温不稳定，反应差。肺部听诊呼吸音可为粗糙、减低或闻及湿啰音。严重者可出现呼吸衰竭、心力衰竭、DIC、休克或持续肺动脉高压。病毒感染者出生时可无明显症状，而在2～3天，甚至1周左右逐渐出现呼吸困难，且进行性加重，甚至进展为支气管肺发育不良。血白细胞计数大多正常，也可减少或增加。脐血IgM＞200mg/L或特异性IgM增高对产前感染有诊断意义。病毒性肺炎胸部X线片第1天常无改变，24小时后显示为间质性肺炎改变，细菌性肺炎则为支气管肺炎表现。

知识点36：分娩过程中感染性肺炎的临床表现 副高：熟练掌握 正高：熟练掌握

发病时间因不同病原体而异。可在出生数日至数周后发病，细菌感染在生后3～5天内发病，2型单纯疱疹病毒感染多在生后5～10天发病，而衣原体感染潜伏期可长达3～12周。生后立即取胃液、气管分泌物、血液等进行涂片和培养等检测有助于病原学诊断。肺部表现有呼吸急促、呼吸骤停、肺部啰音等，可发生呼吸衰竭。

知识点37：生后感染性肺炎的临床表现 副高：熟练掌握 正高：熟练掌握

可出现咳嗽、青紫、呼吸困难及感染中毒症状，如体温不升、反应差、昏迷、抽搐以及呼吸、循环衰竭等。肺部体征早期不明显，病程中可出现双肺细湿啰音。呼吸道合胞病毒性肺炎可出现喘息、肺部哮鸣音等，金黄色葡萄球菌肺炎易合并脓气胸。

知识点38：新生儿感染性肺炎的辅助检查 副高：熟练掌握 正高：熟练掌握

（1）胸部X线片：肺纹理增多增粗，可有局灶、节段性或弥漫性炎症浸润影。宫内和分娩时感染性肺炎出生第一天肺部X线片可无改变，动态检查中出现病灶。金黄色葡萄球菌性肺炎常出现肺大疱，早发性B组链球菌性肺炎肺野透明度降低伴支气管充气征，与RDS不易区别。

（2）实验室检查：出生后血IgM和IgA升高提示有宫内感染。特异性IgG和IgM增高更有诊断价值。生后取1小时内胃液和8小时内气管内分泌物作涂片及培养有助于病原学诊断，呼吸困难明显者应作血气分析。严重病例应做血生化检查了解有无肝肾功能损伤、心肌受损及电解质紊乱。

知识点39：新生儿感染性肺炎的治疗 副高：熟练掌握 正高：熟练掌握

（1）呼吸道管理：雾化吸入，体位引流，定期翻身、拍背，及时吸净口鼻分泌物，保持呼吸道通畅。

（2）维持正常血气：有低氧血症或高碳酸血症时可根据病情和血气分析结果选用鼻导管、面罩、鼻塞CPAP给氧，或机械通气治疗，使血气维持在正常范围。高碳酸血症难以改善时必须进行机械通气治疗。

（3）抗病原体治疗：单纯疱疹病毒性肺炎可用阿昔洛韦；衣原体肺炎首选红霉素；巨细胞病毒性肺炎可用更昔洛韦。

（4）支持疗法：保证充足的能量和营养供给，酌情静脉输注血浆、清蛋白和免疫球蛋白，以提高机体的免疫功能；纠正循环障碍和水、电解质及酸碱平衡紊乱，每日输液总量60～100ml/kg，输液速率应慢，以免发生心力衰竭及肺水肿。

五、新生儿肺出血

知识点40：新生儿肺出血的概念　　　　副高：熟练掌握　正高：熟练掌握

新生儿肺出血是指肺部大量出血，至少影响两个肺叶，常发生在一些严重疾病的晚期。主要与缺氧、感染、低体温有关，心力衰竭、DIC、医源性输液过快过量等也可引起肺出血，早产儿肺发育未成熟更易发生肺出血。肺出血病因和发病机制比较复杂，早期诊断和治疗比较困难，肺出血的病死率较高。

知识点41：新生儿肺出血的病因与高危因素　　　　副高：熟练掌握　正高：熟练掌握

引起肺出血的原发病和高危因素有：窒息缺氧、早产和/或低体重、低体温和/或寒冷损伤、败血症等所致的血管渗漏和血小板减少、凝血功能障碍、心肺疾病、早产儿动脉导管开放（PDA）等。引起肺出血的确切机制尚不清楚，出血性肺水肿、急性左心衰竭、肺泡毛细血管上皮-内皮细胞完整性的破坏等因素可能与发病有关。

知识点42：新生儿肺出血的临床表现　　　　副高：熟练掌握　正高：熟练掌握

本症在新生儿期有2个高峰，第一个高峰在生后第1～3天，约占50%，以窒息、呼吸窘迫综合征、胎粪吸入性肺炎和颅内出血等缺氧因素为主。第二高峰在生后1周左右，约占25%，主要为败血症及细菌性肺炎等。原发症状各不相同，肺出血常出现以下症状：全身情况变差，如反应差、面色苍灰、发绀、四肢冷；呼吸困难、发绀突然加重，呼吸不规则、呼吸骤停、三凹征，肺部出现湿啰音，或湿啰音较原来增多；约50%病例可从口鼻腔流出血性液体，或气管插管内流出泡沫样血性液。

知识点43：新生儿肺出血的胸部X线片检查　　　　副高：熟练掌握　正高：熟练掌握

两肺透亮度突发性降低，出现大片状、均匀无结构的高密度影，以肺门为中心，可涉及多叶；两侧肺门血管影增宽，心影轻中度增大，以左心室增大为明显；大量肺出血时两肺透亮度严重降低，呈"白肺"。若治疗顺利，肺出血所致阴影可于2～3天吸收。动态观察，有助于鉴别诊断。

知识点44：新生儿肺出血的实验室检查　　　　　副高：熟练掌握　　正高：熟练掌握

（1）血气分析可见 PaO_2 下降 $PaCO_2$ 升高；酸中毒多为代谢性，少数为呼吸性或混合型。

（2）血常规检查见血红蛋白水平显著下降，血小板减少。

知识点45：新生儿肺出血的治疗　　　　　　　　副高：熟练掌握　　正高：熟练掌握

（1）一般治疗：低体温是肺出血的原因之一，应注意保暖，对低体温者应逐渐复温。及时纠正酸中毒，控制液体量，以免加重肺水肿及心力衰竭。

（2）机械通气：正压通气是抢救肺出血的关键。可采用IPPV/PEEF，吸气峰压 $25\sim30cmH_2O$，呼气末正压 $5\sim7cmH_2O$，呼吸频率 $40\sim50$ 次/分，吸呼之比为 $1:（1\sim1.5）$。然后根据病情调节呼吸机参数，对严重广泛肺出血，病情好转后呼吸机参数调整不能操之过急。

（3）抗感染治疗：应加强抗感染，同时辅以免疫治疗。

（4）维持心功能和微循环：多巴酚丁胺 $5\sim10\mu g/（kg\cdot min）$ 维持心功能，联用多巴胺 $5\sim10\mu g/（kg\cdot min）$ 和多巴酚丁胺 $5\sim10\mu g/（kg\cdot min）$ 可联用改善微循环，持续静脉滴注。如发生心力衰竭用地高辛。

（5）纠正贫血及补充血容量：对肺出血致贫血者可输新鲜血，每次 $10ml/kg$，保持血细胞比容在 0.45 以上。

（6）纠正凝血机制的紊乱：肺出血可用止血药，巴曲酶（立止血）0.2U 加生理盐水 1ml 气管插管滴入。同时 0.5U 加生理盐水 2ml 静脉滴注。有全身凝血功能障碍患儿可给小剂量肝素，每次 $20\sim30\mu g/kg$，每 $6\sim8$ 小时给药 1 次，皮下注射。

知识点46：新生儿肺出血的预防　　　　　　　　副高：熟练掌握　　正高：熟练掌握

目前主要针对病因进行预防，包括预防早产及低体温，早期治疗窒息缺氧、感染、高黏滞血综合征、酸中毒、急性心力衰竭、呼吸衰竭等，避免输液过量。

第八节　新生儿坏死性小肠结肠炎

知识点1：新生儿坏死性小肠结肠炎的概念　　　副高：熟练掌握　　正高：熟练掌握

新生儿坏死性小肠结肠炎（NEC）是围生期多种致病因素导致的以腹胀、呕吐、便血为主要症状的急性坏死性肠道疾病。多见于早产儿和极低体重儿，腹部X线平片以部分肠壁囊样积气为特征，病理以回肠远端和结肠近端的坏死为特点。是新生儿期常见的严重胃肠道疾病。

知识点2：新生儿坏死性小肠结肠炎的病因及发病机制

副高：熟练掌握　正高：熟练掌握

该病的病因及发病机制十分复杂，迄今尚未完全清楚，多数认为是多因素共同作用所致。

（1）早产：由于肠道屏障功能不成熟，胃酸分泌少，胃肠道动力差，消化酶活力低，消化道黏膜通透性高，当喂养不当、罹患感染和肠壁缺血时易导致肠黏膜损伤。此外，肠道免疫功能不成熟，产生分泌SIgA能力低下，也有利于细菌侵入肠壁繁殖。

（2）肠黏膜缺氧缺血：凡导致缺氧缺血的疾病，如围生期窒息、严重呼吸暂停、严重心肺疾病、休克、双胎输血综合征、红细胞增多症、母亲孕期滥用可卡因等，可能导致肠壁缺氧缺血引起肠黏膜损伤。

（3）感染：多数认为是NEC的最主要病因。败血症、肠炎或其他严重感染时，病原微生物或其毒素可直接损伤黏膜，或通过激活免疫细胞产生细胞因子，参与NEC的发病过程。此外，肠道内细菌的繁殖造成的肠管过度胀气也可导致肠黏膜损伤。常见的致病菌有肺炎克雷伯菌、大肠埃希菌、梭状芽胞菌、链球菌、乳酸杆菌、肠球菌、凝固酶阴性葡萄球菌等。

（4）肠道微生态环境的失调：早产儿或患病新生儿由于开奶延迟、长时间暴露于广谱抗生素等原因，肠道内正常菌群不能建立，病原菌在肠道内定植或优势菌种形成并大量繁殖，侵袭肠道，引起肠黏膜损伤。

（5）其他：摄入配方奶的渗透压高（>400mmol/L）和某些渗透压较高的药物，如维生素E、氨茶碱、吲哚美辛，也与NEC发生有关，有报道大剂量静脉免疫球蛋白输注、浓缩红细胞的输注可能会增加NEC的发生风险。

知识点3：新生儿坏死性小肠结肠炎的病理变化　**副高：熟练掌握　正高：熟练掌握**

肠道病变轻重悬殊，轻者病变范围仅数厘米，重者可累及整个肠道。最常受累的是回肠末端和近端结肠。肠腔充气，黏膜呈斑片状或大片坏死，肠壁有不同程度的积气、出血及坏死。严重时整个肠壁全层坏死并伴肠穿孔。

知识点4：新生儿坏死性小肠结肠炎的临床表现　**副高：熟练掌握　正高：熟练掌握**

发病日龄与胎龄呈负相关，足月儿发病日龄为生后3~4天，而胎龄<28周者发病日龄为生后2~3周。①腹胀常为首发症状，早期出现反应差，拒食，胃排空延迟，随之出现腹胀，进行性加重，重症可出现肠型，肠鸣音减弱或消失。②呕吐物常含有胆汁及咖啡渣样。无呕吐者可从胃管内抽出以上物质。③腹泻、血便，粪便潜血阳性或有鲜血、呈果酱样或黑粪。④病情发展快，严重者体温不升、休克及DIC。可并发肠穿孔及腹膜炎。

知识点5：新生儿坏死性小肠结肠炎的辅助检查　**副高：熟练掌握　正高：熟练掌握**

（1）血象：白细胞计数增多或减少，核左移，可见血小板减少；C-反应蛋白早期可能正常，继之进行性升高；血糖异常（低血糖或高血糖）、代谢性酸中毒、电解质平衡失调及凝血功能异常等；血细菌培养阳性更有助于诊断。

（2）腹部X线平片：是NEC确诊的依据。非特异性表现包括肠管扩张、肠壁增厚和腹水。具有确诊意义的表现包括：①肠壁间积气，表现为肠壁间有条索样积气，呈离散状位于小肠浆膜下部分或沿整个小肠和结肠分布。②黏膜下"气泡征"，类似于胎粪潴留于结肠的征象。③门静脉积气，自肝门向肝内呈树枝状，特异性改变多在4小时内消失。④气腹征，提示肠坏死穿孔。

（3）腹部超声：近年来，由于超声分辨率的提高，特别是高频超声的广泛应用，可以动态观察肠壁厚度、肠壁积气、肠蠕动、肠壁血运情况，以及有无肠粘连包块。有报道，与腹部X线平片相比，超声诊断门静脉积气、肠壁积气的敏感性更高。

（4）粪便检查：外观色深，隐血阳性，镜检下有数量不等的白细胞和红细胞。大便细菌培养以大肠埃希菌、克雷伯杆菌和铜绿假单胞菌多见。

（5）血培养：如培养出的细菌与粪培养一致，对诊断NEC的病因有意义。

（6）腹腔液培养：手术时所取腹腔液做培养，阳性率高。

（7）周围血常规：白细胞增多，分类左移，血小板减少。

（8）血气分析和电解质测定：可了解电解质紊乱和酸中毒程度，指导液体和静脉营养液的治疗。

知识点6：新生儿坏死性小肠结肠炎的诊断　　　　副高：熟练掌握　　正高：熟练掌握

典型病例，如腹胀、呕吐和血便，加之腹部X线改变等，不难诊断，但对于起病隐匿，临床表现出非特异体征，应注意与其他疾病相鉴别。目前临床多采用修正Bell-NEC分级标准。

Bell-NEC分级标准修改版

分　　期		全身症状	胃肠道症状	影像学检查	治　　疗
I 疑似	I A	体温不稳定，呼吸暂停，心率下降	胃潴留增加，轻度腹胀，粪便隐血阳性	正常或轻度肠梗阻	禁食，抗生素治疗3天
	I B	同 I A	同 I A，肉眼血便	同 I A	同 I A
II 确诊	II A（轻度病变）	同 I A	同 I A，肠鸣音消失，和/或腹部触痛	肠梗阻，肠壁积气	禁食，抗生素治疗7～10天
	II B（中度病变）	同 I A，轻度代酸、轻度血小板减少	同 I A，及肠鸣音异常，明确腹胀，蜂窝织炎，右下腹肿块	同 II A，门静脉积气，和/或腹水	禁食，抗生素治疗14天
III 晚期	III A（严重病变，肠道无穿孔）	同 II B，低血压，心动过缓，混合性酸中毒，DIC，中性粒细胞减少	同 I 和 II，及腹膜炎症状，明显的腹胀、腹壁紧张	同 II B，及明确的腹水	禁食，抗生素治疗14天，补液，机械通气，腹腔穿刺术
	III B（严重病变，肠道穿孔）	同 III A	同 III A	同 II B，及气腹	同 II A，及手术

知识点7：新生儿坏死性小肠结肠炎的治疗　　　副高：熟练掌握　正高：熟练掌握

（1）禁食：对有可能发生NEC的患儿可先禁食1~2天，观察病情的发展，计划下一步治疗。对确诊的患儿，症状轻者禁食5~7天，重者禁食7~10天。禁食期间须常规胃肠减压。待临床情况好转，粪便潜血转阴，X线片异常征象消失后可逐渐恢复经口喂养。以新鲜母乳为宜。从少量开始（每次3~5ml），逐渐缓慢加量，如胃中有积乳则不加量或降至前一次量。加奶后如症状复发，需再次开始禁食。

（2）抗感染：一般可选氨苄西林、哌拉西林，或第3代头孢菌素，如血培养阳性，参考其药物敏感试验结果选择抗生素。如为厌氧菌首选甲硝唑，肠球菌考虑选用万古霉素。抗生素疗程视病情轻重而异，一般需7~10天，重症14天或更长。

（3）支持疗法：①禁食期间营养和液体主要从肠外营养液补充，可以从周围静脉滴注。肠外营养，保证每日378~462kJ（90~110kcal/kg）的能量供给。②维持水、电解质平衡，每日供给液体量120~150ml/kg，根据胃肠道丢失再做增减。③维持呼吸功能，必要时机械通气。④有凝血机制障碍时可输新鲜冷冻血浆，严重血小板减少，可输注血小板。⑤出现休克时，给予抗休克治疗。

（4）外科治疗：20%~40%的患儿需要外科手术治疗。肠穿孔是NEC手术治疗的绝对指征，但通过内科积极的保守治疗，临床表现持续恶化，出现腹壁红斑、酸中毒、低血压等也意味着需要手术治疗。手术治疗方法包括：腹腔引流、剖腹探查术、坏死或穿孔部分肠切除肠吻合术及肠造瘘术。

知识点8：新生儿坏死性小肠结肠炎的预后　　　副高：熟练掌握　正高：熟练掌握

Ⅰ期和Ⅱ期的NEC患儿远期预后良好；经手术治疗的患儿，约有25%留有胃肠道的远期后遗症，如短肠综合征、肠狭窄。另有部分患儿可发生吸收不良、胆汁淤积、慢性腹泻、电解质紊乱等远期并发症。

知识点9：新生儿坏死性小肠结肠炎的预防　　　副高：熟练掌握　正高：熟练掌握

NEC可能发生流行，应注意隔离，对直接或间接接触过的新生儿和早产儿需每天检查腹胀的出现和粪便性质的改变。一旦出现腹胀，应警惕NEC的发生。母乳喂养是预防本病的重要措施之一，故应作为早产儿的首选饮食方案，在亲母母乳不足时捐赠母乳喂养也是较好的选择。此外，虽然益生菌使用对降低早产儿NEC发生有一定益处，但有关益生菌种类的选择、剂量、使用起始时间及疗程，特别是超低出生体重儿的安全性等问题，均有待进一步研究。

第九节　新生儿低血糖症和高血糖症

一、新生儿低血糖症

知识点1：新生儿低血糖的概念　　　　　副高：熟练掌握　正高：熟练掌握

新生儿正常的血糖值因个体差异而不同，与出生体重、孕周、日龄、机体糖原储备情况、喂养方式、能量获得情况以及疾病状态有关，存在无症状性低血糖，血糖水平与神经系统远期预后的关系尚不完全清楚。目前尚无国际公认的新生儿低血糖诊断标准，我国新生儿低血糖的诊断标准是不论胎龄、出生体重及日龄，新生儿血糖低于2.2mmol/L即为低血糖症。各种高危新生儿易发生低血糖症，反复发生的或持续性的严重低血糖症，会导致严重的脑损伤，预后不良，因此，对高危新生儿务必密切监测血糖。

知识点2：新生儿低血糖的病因　　　　　副高：熟练掌握　正高：熟练掌握

（1）暂时性低血糖症：指低血糖持续时间较短，一般不超过新生儿期。主要病因：①糖摄入不足：早产儿、患病新生儿因喂养困难，糖摄入减少。②糖消耗过多：患病的新生儿糖消耗增加，如新生儿窒息、感染、酸中毒、新生儿寒冷损伤综合征等时常出现低血糖症。③糖原储存不足：早产儿、小于胎龄儿糖原储存不足，并且糖原异生功能差，喂养困难，易发生低血糖症，极低出生体重儿低血糖症发生率可达30%～50%。④暂时性高胰岛素血症：出生后葡萄糖来源中断，而胰岛素水平较高，易发生低血糖症。多见于糖尿病母亲婴儿、大于胎龄儿和新生儿溶血病（红细胞破坏致谷胱甘肽释放，刺激胰岛素分泌增加）。

（2）持续性低血糖：指低血糖持续至婴儿或儿童期。主要病因有：①高胰岛素血症：Beckwith综合征（表现为巨大儿、巨舌、脐疝和低血糖）、胰岛细胞瘤、胰岛细胞增生症等患儿因胰岛素水平较高，低血糖症持续时间较长。②先天性代谢疾病：主要与基因缺陷有关。包括糖代谢障碍，如糖原贮积症、半乳糖血症等糖原分解减少；氨基酸代谢障碍，如枫糖尿病等；脂肪代谢紊乱，如肉毒碱代谢病等。③内分泌缺陷：先天性垂体功能低下、先天性肾上腺皮质增生症、高血糖素及生长激素缺乏等。④遗传代谢性疾病：碳水化合物疾病，如糖原贮积症Ⅰ型、Ⅲ型、半乳糖血症等；脂肪酸代谢性疾病，如中链酰基辅酶A脱氢酶缺乏；氨基酸代谢缺陷，如支链氨基酸代谢障碍、亮氨酸代谢缺陷等。

知识点3：新生儿低血糖的临床表现　　　　副高：熟练掌握　正高：熟练掌握

（1）无症状性：低血糖时可无任何临床症状。据统计，无症状性是症状性低血糖的10～20倍。诊断主要依靠血糖监测。

（2）症状性：低血糖患儿可出现嗜睡、食欲缺乏、喂养困难、发绀、呼吸暂停、面色苍白、低体温甚至昏迷。也可能出现烦躁、激惹、震颤、反射亢进、高调哭声甚至抽搐。

知识点4：新生儿低血糖的辅助检查　　　　　　副高：熟练掌握　　正高：熟练掌握

（1）血糖测定：纸片法筛查，结果异常者采用静脉血标本以确诊，应常规监测生后3、6、12、24小时血糖，直至血糖稳定。床旁试纸条血糖分析仪：床旁快速测定通常从足后跟采取血标本。已经证实，试纸条检测结果与实际血糖浓度之间有很好的相关性，偏差不超过10%～15%，这种偏差在血糖浓度低于2.2mmol/L时较为明显。试纸法一般用来动态监测血糖，确诊则需要通过实验室测定标准的血糖浓度。但治疗应在试纸法发现低血糖后即开始。

（2）对反复发作或持续性低血糖者应测血胰岛素、高血糖素、T_3、T_4、促甲状腺激素（TSH）、生长激素和皮质醇。必要时测血、尿氨基酸及有机酸。

（3）高胰岛素血症时可行胰腺B超或CT检查，探查有无胰岛细胞增生或胰岛腺瘤；疑有糖原贮积症时可行肝活检测定肝糖原和酶活力。

知识点5：新生儿低血糖的治疗　　　　　　　　副高：熟练掌握　　正高：熟练掌握

由于目前尚不能确定引起脑损伤的低血糖阈值，因此不管有无症状，低血糖者均应及时治疗。

（1）无症状性低血糖：先给进食，如血糖值不升高改为静脉输注葡萄糖6～8mg/（kg·min），4～6小时后根据血糖浓度调节输注速率，稳定24小时后停用。

（2）有症状性低血糖：立即一次性给予10%葡萄糖2ml/kg，速率为1ml/min；以后改为6～8mg/（kg·min）。治疗期间每小时监测微量血糖，每2～4小时检测静脉血糖，如症状消失，血糖正常12～24小时，逐渐减少至停止输注葡萄糖，并及时喂奶。出生24～48小时后应给生理需要量氯化钠和氯化钾。

（3）持续或反复低血糖症：葡萄糖输注速率可提高到12～16mg/（kg·min），急症情况下可用胰高糖素每次0.03mg/kg肌内注射，4～6小时后可重复1次；亦可用氢化可的松5mg/kg静脉注射或泼尼松1～2mg/kg口服，共3～5日。胰岛细胞增生症则须作胰腺次全切除。先天性代谢缺陷儿应给特殊饮食疗法。

知识点6：新生儿低血糖的预防　　　　　　　　副高：熟练掌握　　正高：熟练掌握

（1）避免可导致低血糖的高危因素（如寒冷损伤等），高危儿定期监测血糖。

（2）生后能进食者宜早期喂养。

（3）不能经胃肠道喂养者可给10%葡萄糖静脉滴注，足月适于胎龄儿按3～5mg/（kg·min）、早产适于胎龄儿以4～6mg/（kg·min）、小于胎龄儿以6～8mg/（kg·min）速率输注，可达到近似内源性肝糖原的产生率。

二、新生儿高血糖症

知识点7：新生儿高血糖症的概念　　　　　　　副高：熟练掌握　　正高：熟练掌握

全血血糖＞7.0mmol/L（125mg/dl），或血清葡萄糖水平＞8.40mmol/L（150mg/dl）为新

生儿高血糖的诊断标准。高血糖症可增加颅内出血的发生率和极低体重儿的伤残率。

知识点8：新生儿高血糖症的病因及发病机制　　　副高：熟练掌握　　正高：熟练掌握

（1）血糖调节功能不成熟：是新生儿，尤其是极低出生体重儿高血糖的最常见原因。

新生儿对葡萄糖的耐受个体差异很大，胎龄越小、体重越轻，对糖的耐受越差。极低出生体重儿即使输糖速率在 $4 \sim 6mg/(kg \cdot min)$ 亦易发生高血糖。同时新生儿本身胰岛B细胞功能不完善，对高血糖反应迟钝，胰岛素对葡萄糖负荷反应低下，以及存在相对性胰岛素抵抗，引起肝脏产生葡萄糖和胰岛素浓度及输出之间失衡，是新生儿高血糖的内在因素，尤其是极低出生体重儿。

（2）应激性：在窒息、寒冷损伤、严重感染、创伤等危重状态下，血中儿茶酚胺、皮质醇、高血糖素水平显著升高，糖异生作用增强而引起高血糖。

（3）医源性：输注高浓度葡萄糖或脂肪乳，尤其输注速率过快时，易引起高血糖。应用某些药物，如肾上腺素、糖皮质激素也可导致高血糖；氨茶碱可抑制磷酸二酯酶，使cAMP浓度升高，后者激活肝葡萄糖输出，使血糖增高；其他的药物还有咖啡因、皮质激素、苯妥英钠等。

（4）新生儿糖尿病：可以是：①暂时性（又称假性糖尿病）：约1/3的患儿有糖尿病家族史，多见于小于胎龄儿；②真性糖尿病：新生儿较少见，目前认为与遗传因素有关。

知识点9：新生儿高血糖症的临床表现　　　副高：熟练掌握　　正高：熟练掌握

轻症者无临床症状。血糖增高显著或持续时间长的病儿可发生高渗血症、高渗性利尿，出现脱水、烦渴、多尿甚至发生颅内出血等。新生儿糖尿病可出现尿糖阳性、尿酮体阴性或阳性。

知识点10：新生儿高血糖症的实验室检查　　　副高：熟练掌握　　正高：熟练掌握

血糖增高，尿糖+～+++，血浆渗透压增高。

知识点11：新生儿高血糖症的治疗　　　副高：熟练掌握　　正高：熟练掌握

（1）去除病因：治疗原发病，如停用激素、纠正缺氧、恢复体温、控制感染或抗休克等。

（2）医源性高血糖症：应根据病情停用或减少葡萄糖入量，严格控制输液速度，正常葡萄糖输注速率每日不超过 $5 \sim 6mg/(kg \cdot min)$。静脉高营养者，应加大氨基酸溶液及脂肪乳的输注，以减少葡萄糖的用量。

（3）重症高血糖症伴有明显脱水者，应迅速纠正脱水及血浆电解质紊乱。尿酮阳性者，宜作血气监测，纠正酮症酸中毒。

（4）当葡萄糖输注速度已降低至4mg/（kg·min），空腹血糖浓度仍＞14mmol/L，尿糖阳性或高血糖持续不见好转者，可试用胰岛素0.1U/（kg·h），密切监测血糖和尿糖改变，调整浓度及速率，以防止低血糖产生。

第十节　新生儿寒冷损伤综合征

知识点1：新生儿寒冷损伤综合征的概念　　　　副高：熟练掌握　　正高：熟练掌握

新生儿寒冷损伤综合征，简称新生儿冷伤，主要是在受寒的情况下引起的低体温和多器官功能的损伤。

知识点2：新生儿寒冷损伤综合征的病因　　　　副高：熟练掌握　　正高：熟练掌握

（1）内在因素：新生儿生理特殊性：①新生儿体温调节中枢发育不成熟，体表面积大，易于散热。产热主要依靠棕色脂肪的氧化代谢，新生儿棕色脂肪较少，能量贮备少，产热不足，新生儿还缺乏寒战的物理产热。②新生儿皮下脂肪中缺少饱和脂肪酸转变为不饱和脂肪酸的酶，饱和脂肪酸含量比不饱和脂肪多，熔点比较高，当皮下脂肪温度降低到一定程度时，易发生硬化和"凝固"。③新生儿红细胞相对较多，血液黏滞易引起微循环障碍。

（2）外在因素：①寒冷：本症常发生在寒冷季节和地区。寒冷刺激对新生儿的影响取决于多种因素，出生体重越低、胎龄越小、环境温度越低、暴露寒冷时间越长，越易发生本症。②感染：重症肺炎、败血症、腹泻等严重感染。③其他：新生儿缺氧、低血糖会抑制棕色脂肪产热，易发生此征。

知识点3：新生儿寒冷损伤综合征的发病机制　　　　副高：熟练掌握　　正高：熟练掌握

（1）能量代谢障碍：寒冷应激使热量丧失，葡萄糖代谢率下降，能源耗竭。丧失产热能力，即使保温，体温仍将继续下降。

（2）循环障碍：寒冷使交感神经兴奋，儿茶酚胺增加，外周小血管收缩，皮肤血流量减少，皮肤温度降低，出现肢冷，微循环障碍。严重者引起毛细血管通透性增加，血浆蛋白渗出，组织水肿，导致有效循环血量不足，同时寒冷使窦房结抑制，心率缓慢，心排血量下降，进入休克状态。

（3）凝血机制障碍：寒冷导致毛细血管壁受损，释放组织凝血活酶，血液浓缩，红细胞表面电荷减低导致红细胞聚集，血管内容易淤滞。同时AT-Ⅲ因子、Ⅶ因子、血小板的减少，易发生出血倾向和DIC。

（4）多脏器损害：低体温及皮肤硬肿可使局部血液循环淤滞，引起缺氧和代谢性酸中毒，导致皮肤毛细血管壁通透性增加，出现水肿。如低体温持续存在和/或硬肿面积扩大，缺氧和代谢性酸中毒进一步加重，可引起多器官功能损害。

知识点4：新生儿寒冷损伤综合征的临床表现　　　副高：熟练掌握　正高：熟练掌握

多发生在生后1周内，特别是早产儿，寒冷季节和地区易发生。硬肿也可发生在夏季及南方，多与感染因素有关。主要表现为不吃、不哭、低体温、皮肤硬肿、多脏器受累。

（1）低体温：全身及肢端冰凉，体温常<35℃，严重者<30℃；可用肛温-腋温差、肛温-肢端温差判断产热情况及休克状况。产热衰竭时腋温低于肛温，如肛温-肢温差大于6℃提示发生休克。

（2）硬肿：全身皮下脂肪积聚部位发硬、水肿。感染或窒息引起者皮肤硬而不肿犹如皮革状。严重时可致面部表情呆滞、关节活动受限、呼吸困难。硬肿发生顺序：小腿→股外侧→整个下肢→臀部→面颊→上肢→全身。

（3）多器官功能受损：本症开始常不吃、不哭、反应低下，随体温降低，硬肿加剧，常伴循环功能障碍、心功能不全、心肌损害、DIC、肺出血、急性肾衰竭、酸中毒等多脏器功能不全表现。①循环障碍：心音低钝、脉细弱、心力衰竭、休克。②肾衰竭：少尿或无尿等。③肺出血：肺出血是硬化症的重要死亡原因，患儿突然呼吸困难青紫加重，继而发生肺出血。④DIC、代谢紊乱等并发症。

知识点5：新生儿寒冷损伤综合征的诊断　　　副高：熟练掌握　正高：熟练掌握

根据病史和临床特点，诊断并不困难。在寒冷季节，环境温度低和保温不足，或患有可诱发本病的疾病；同时有体温降低、皮肤硬肿，即可诊断。但要仔细分析原因，不同原因导致的新生儿寒冷损伤综合征，临床表现、严重程度有所不同，感染、窒息导致的新生儿寒冷损伤综合征，低体温常不明显。要根据硬肿面积、脏器功能损害情况，评估硬肿症的严重程度。

新生儿寒冷损伤综合征病情分度

分度	肛温（℃）	腋-肛温差	硬肿范围	脏器功能改变
轻度	≥35	负值	<20%	无明显改变
中度	<35	0或负值	20%~50%	反应差、不吃不哭
重度	<35或30	负值	>50%	常发生休克、DIC、肺出血等

知识点6：新生儿寒冷损伤综合征的治疗　　　副高：熟练掌握　正高：熟练掌握

（1）复温：是治疗新生儿低体温的关键。轻中度（肛温>30℃）患儿可立即置入30℃的暖箱内，调节箱温于30~34℃，力争使患儿6~12小时内体温恢复正常。重度患儿（<30℃）则先以高于患儿体温1~2℃的暖箱温度开始复温，每小时提高箱温1℃（不>34℃），使患儿体温在12~24小时恢复正常，并保持暖箱在适中温度。

（2）控制感染：根据血培养和药物敏感试验结果应用抗生素。

（3）改善循环功能：患儿常发生微循环障碍或休克，在维持心功能前提下及时扩容、纠酸，使用血管活性药物，选用多巴胺每分钟3～5μg/kg或多巴酚丁胺每分钟5～10μg/kg，严重病例需使用山莨菪碱（654-2）每次0.5～1mg/kg，30分钟重复1次。

（4）防治DIC：此类症患儿易发生DIC，在早期高凝状态即可使用肝素，每次20～30U/kg，每8小时用1次，皮下注射，病情好转后逐步延长时间到停用。

（5）热量和液体补充：供给充足热量是复温及维持正常体温的关键。开始每天热量按50cal/（kg·d），迅速增至100～120kcal/（kg·d），液体量按60～80ml/kg给予，经口或部分（或完全）静脉营养。重症合并心肾功能损害者应严格限制输液量和速度。

（6）防治脏器功能损害：急性肾衰竭、尿少或无尿者在保证循环量的前提下给呋塞米1mg/kg。发生肺出血即给予气管插管，进行正压呼吸，同时给予巴曲酶，或凝血酶原复合物及纤维蛋白原。

知识点7：新生儿寒冷损伤综合征的预防　　　　副高：熟练掌握　正高：熟练掌握

新生儿出生后应注意保暖，产房温度不宜低于26℃，生后应立即擦干皮肤，用预热的被毯包裹。有条件者放置暖箱中数小时，待体温稳定后再放入婴儿床中，若室温低于26℃，应增加包被。小早产儿生后应一直在暖箱中保温，箱温为中等温度，待体重＞1800g或室温下体温稳定时，移置于婴儿床中。宫内和产时存在感染高危因素时，应给予抗感染预防。

第十一节　新生儿持续肺动脉高压

知识点1：新生儿持续肺动脉高压的概念　　　　副高：熟练掌握　正高：熟练掌握

新生儿持续肺动脉高压（PPHN）是指生后肺血管阻力持续性增高，肺动脉压超过体循环动脉压，使由胎儿型循环过渡至正常"成年人"型循环发生障碍，引起心房和/或动脉导管水平血液的右向左分流，临床出现严重低氧血症等症状。PPHN多见于足月儿、近足月或过期产儿，但是早产儿亦可出现肺血管阻力的异常增高，是新生儿期危重症之一。

知识点2：新生儿生后循环转换的生理　　　　副高：熟练掌握　正高：熟练掌握

新生儿生后循环转换是指生后数分钟至数小时的循环调整，也是生后生理变化最明显的时期。当肺血管阻力（PVR）由胎儿时期的高水平降至生后的低水平时，肺血流可增加8～10倍，以利于肺气体交换。相关促进生后肺阻力降低的事件包括：①肺的通气扩张。②氧的作用：生后血氧分压的增加可进一步降低肺血管阻力。③脐带的结扎：脐带结扎使新生儿脱离了低血管阻力的胎盘，使体循环阻力增加。

知识点3：新生儿持续肺动脉高压的病因　　　　副高：熟练掌握　正高：熟练掌握

（1）宫内慢性缺氧或围生期窒息：是最常见的相关发病因素；慢性缺氧可致肺小动脉的

重塑和异常机化；生后急性缺氧可致缩血管介质的释放以对抗生后肺血管的扩张。

（2）肺实质性疾病：常见有呼吸窘迫综合征（RDS）、胎粪吸入综合征（MAS）和肺炎等，它们可因低氧而出现肺血管收缩、肺动脉高压。

（3）肺发育不良：包括肺实质及肺血管发育不良，如肺泡毛细血管发育不良、肺实质发育低下和先天性膈疝。

（4）心功能不全：病因包括围生期窒息、代谢紊乱、宫内动脉导管关闭等；母亲在产前接受非类固醇类抗感染药物如布洛芬、吲哚美辛和阿司匹林等，使宫内动脉导管过早关闭，致外周肺动脉的结构重塑、肺动脉肌化、肺血管阻力增高。

（5）肺炎或败血症：由于细菌或病毒、内毒素等引起的心脏收缩功能抑制、内源性NO的抑制、血栓素和白细胞三烯的释放、肺微血管血栓，血液黏滞度增高，肺血管痉挛等。

（6）其他：遗传因素、母亲在孕期使用选择性5-羟色胺再摄取抑制药、孕妇甲状腺功能亢进等。

知识点4：新生儿持续肺动脉高压的病理　　　　副高：熟练掌握　　正高：熟练掌握

（1）肺血管适应不良：指肺血管阻力在生后不能迅速下降，而其肺小动脉数量及肌层的解剖结构正常。肺血管阻力的异常增加是由于肺实质性疾病，如MAS、RDS、围生期应激（如酸中毒、低温、低氧、高碳酸血症等）引起；这些患者占PPHN的大多数，其改变是可逆的，对药物治疗常有反应。

（2）肺血管发育不良：慢性宫内缺氧可引起肺血管重塑和中层肌肥厚；宫内胎儿动脉导管早期关闭（如母亲应用阿司匹林、吲哚美辛等）可继发肺血管增生；对于这些患者，治疗效果较差。

（3）肺血管发育不全：指呼吸道、肺泡及相关的动脉数减少，血管面积减小，使肺血管阻力增加。该型PPHN的病理改变可见于先天性膈疝、肺发育不良等，其治疗效果最差。

知识点5：新生儿持续肺动脉高压的临床表现　　　　副高：熟练掌握　　正高：熟练掌握

（1）病史：多见于足月儿或过期产儿，可有羊水被胎粪污染、围生期窒息、胎粪吸入等病史。

（2）症状及体征：出生后12小时内出现明显发绀，一般吸氧不能缓解。心脏听诊可在左或右下胸骨缘闻及三尖瓣反流所致的收缩期杂音。因肺动脉压力增高而出现第二心音增强。

当临床出现低氧血症的程度与患儿肺部病变不平行，且排除先天性心脏畸形时，应考虑PPHN的可能。

知识点6：新生儿持续肺动脉高压的诊断试验　　　　副高：熟练掌握　　正高：熟练掌握

（1）高氧试验：以头匣或面罩吸入100%氧5～10分钟，如缺氧无改善提示存在PPHN

或发绀型心脏病所致的右向左分流。PaO_2大于150mmHg可排除大多数发绀型先天性心脏病。

（2）高氧高通气试验：对高氧试验后仍发绀者在气管插管或面罩下行皮囊通气，频率为$100\sim150$次/分，持续$5\sim10$分钟，使$PaCO_2$下降至"临界点"（$30\sim20$mmHg），如为PPHN，血氧分压可显著上升（可大于100mmHg），而发绀型心脏病增加不明显。

知识点7：新生儿持续肺动脉高压的辅助检查　　　副高：熟练掌握　正高：熟练掌握

（1）动脉导管开口前后血氧分压差：PPHN患者的右向左分流可出现在心房卵圆孔水平或动脉导管水平，或两者均有。当存在动脉导管水平的右向左分流，动脉导管开口前的血氧分压高于开口后的血氧分压。可同时检查动脉导管开口前（常取右桡动脉）及动脉导管开口后的动脉（常为左桡动脉、脐动脉或下肢动脉）血氧分压，当两者差值超过$15\sim20$mmHg范围或两处的经皮血氧饱和度差超过$5\%\sim10\%$范围，又同时能排除先天性心脏病时，提示存在动脉导管水平的右向左分流。当只存在心房水平的右向左分流时，上述试验的血氧差别可不出现，但此时也不能排除PPHN可能。

（2）胸部X线片：常为正常或肺部原发疾病的表现，心脏有不同程度的扩大。

（3）心电图：无特异性，显示与年龄相符的特征，如右室略大、电轴右偏等。

（4）超声多普勒检查：该项检查已作为PPHN诊断和评估的主要手段。①证实心房或动脉导管水平右向左分流。②提供肺动脉高压程度的定性和定量证据。③可排除各种发绀型先天性心脏病。

知识点8：肺动脉压的计算　　　副高：熟练掌握　正高：熟练掌握

常利用肺动脉高压患者的三尖瓣反流，以连续多普勒测定反流速度，以简化柏努利（Bernoulli）方程，计算肺动脉压：肺动脉收缩压$=4\times$反流血流速度$^2+$CVP（假设CVP为5mmHg）。肺动脉收缩压$\geqslant75\%$体循环收缩压，可诊断为肺动脉高压。

知识点9：新生儿持续肺动脉高压的鉴别诊断　　　副高：熟练掌握　正高：熟练掌握

应与青紫型先天性心脏病、肺实质性疾病鉴别。

（1）肺实质性疾病：X线胸片可有肺部原发病表现，吸入100%氧或机械通气后，青紫及低氧血症明显改善。

（2）青紫型先天性心脏病：动脉导管前、后分流试验示两者血氧分压差<5mmHg；高氧或机械通气氧分压不上升。

知识点10：新生儿持续肺动脉高压的治疗　　　副高：熟练掌握　正高：熟练掌握

近年来PPHN的治疗手段有很大进展，但基本的治疗是高通气、维持体循环、降低肺动脉压等。

（1）机械通气：①需要较高吸气压和较快呼吸频率，也可用高频通气，保持pH呈偏碱状态，达到扩张肺动脉的目的。将PaO_2维持在>80mmHg，$PaCO_2$ 30~35mmHg。治疗12~48小时趋于稳定后，可将氧饱和度维持在>90%，此时可允许$PaCO_2$稍升高。②如患者无明显肺实质性疾病，呼吸频率可设置于60~80次/分，吸气峰压25cmH$_2$O左右，呼气末正压2~4cmH$_2$O，吸气时间0.2~0.4秒。当有肺实质性疾病，可用较低的呼吸机频率，较长的吸气时间，呼气末正压可设置为4~6cmH$_2$O。病情稳定12~24小时才能缓慢降低呼吸机参数，一般应用4~5日。

（2）纠正酸中毒及碱化血液：可通过高通气、改善外周血液循环及使用碳酸氢钠的方法，使血pH增至7.35~7.45。

（3）维持体循环压力：若容量丢失或因血管扩张药应用后血压降低，可输注5%清蛋白、血浆或全血及使用正性肌力药物，如多巴胺2~10μg/（kg·min）或多巴酚丁胺2~10μg/（kg·min）等。

（4）扩血管药物降低肺动脉压：①一氧化氮吸入（iNO）：患儿在上述治疗措施后低氧血症仍明显，或需很高的呼吸机参数才能维持，可采用iNO治疗。常用治疗PPHN的iNO剂量开始用20ppm浓度，可在4小时后降为5~6ppm维持，对于早产儿发生的PPHN，考虑到有引起出血等潜在的不良反应，也可将开始的吸入浓度即设为5ppm或更低的1~2ppm。iNO一般持续24小时，也可以用数天或更长。②磷酸二酯酶抑制剂（PDE）：PDE抑制剂与iNO联合应用具有协同效应，可减低停用iNO后肺动脉压的反跳。西地那非或称万艾可被用于新生儿PPHN，口服剂量为每次0.3~1mg/kg，每6~12小时一次。③其他扩张血管药物：如硫酸镁、妥拉唑林（妥拉苏林）、前列环素（PGI$_2$）等，也可用于新生儿。

（5）镇静和镇痛：因儿茶酚胺释放能激活α肾上腺素能受体，使肺血管阻力增加，临床上对PPHN常使用镇静剂以减少应激反应。

（6）体外膜式氧合（ECMO）：是新生儿低氧性呼吸衰竭和PPHN治疗的最后选择。

第十二节　早产儿视网膜病

知识点1：早产儿视网膜病的概念	副高：熟练掌握　　正高：熟练掌握

早产儿视网膜病（ROP）是指早产儿视网膜发育不成熟，生后血管异常增生，并伴有纤维化，最终导致的小儿视力障碍，也称为晶体后纤维增生症。

知识点2：早产儿视网膜病的病因	副高：熟练掌握　　正高：熟练掌握

（1）早产儿的器官成熟度低：机体和视网膜发育不成熟是该病发病的重要原因。一般胎龄越小，出生体重越低，视网膜病变的发生率越高，病情也越严重。人体视网膜血管的发育大约始于孕16周，经过宫内漫长的发育过程，在40周出生时，仍处于继续发育状态，直至42周左右才发育完善。早产儿视网膜血管发育还需在生后进行，容易受疾病、环境干扰的

影响，也容易导致视网膜血管异常增生。

（2）高浓度氧：在早产儿的救治过程中，氧疗对患儿起到了挽救生命的关键性治疗作用，但暴露于高浓度氧会使视网膜血管出现反射性收缩，并致视网膜缺血性损伤。目前认为，视网膜病变的发生与吸入氧的浓度、用氧持续时间、用氧方式等均有密切关系。如氧浓度小于0.6，应用呼吸机及持续正压通气，持续用氧超过15天，发生视网膜病变的概率均较高，尤其是持续头罩用氧大于15天，就可能发病。

（3）缺氧影响：早产儿视网膜病变可以由其他多种疾病发生，如窒息、原发性RDS、呼吸骤停、感染性疾病、贫血、高胆红素血症、母亲孕期先兆子痫、胎儿慢性功能缺氧等。

（4）先天性异常：有些早产儿患有先天性视网膜发育异常，如家族性渗出性玻璃体视网膜病变、视网膜母细胞瘤等，这些病常发生在新生儿期，也不一定是早产儿，但有明确的家族史，应与其他视网膜疾病相鉴别。另一些是由于遗传代谢病或宫内感染性疾病，视网膜作为全身疾病的一部分也不可避免，这种病变均有其特征性，诊治原则与早产儿视网膜病变是截然不同的。

（5）其他有害因素：有些因素也可造成视网膜血管的局部病变，如在早产儿患有一些感染性疾病时，会出现小血管内膜炎症，血中胆红素水平过高等，这可能会对处于最末端的视网膜血管产生生化反应及刺激作用。

知识点3：早产儿视网膜病的发病机制　　　　　副高：熟练掌握　　正高：熟练掌握

早产儿视网膜血管发育未成熟，在血管进一步成熟过程中，代谢需求增加导致局部视网膜缺氧，在各种高危因素作用下，发育未成熟的视网膜血管收缩、阻塞，使视网膜血管发育停止，导致视网膜缺氧。视网膜缺氧可继发血管生长因子大量产生，从而刺激新生血管形成，最终导致ROP。因此，ROP的发生可分为两个阶段：第一阶段，视网膜血管阻塞或发育受阻、停止；第二阶段，视网膜缺氧继发新生血管形成，新生血管都伴有纤维组织增殖，纤维血管膜沿玻璃体前面生长，在晶状体后方形成晶体后纤维膜，膜的收缩将周边部视网膜拉向眼球中心，引起牵引性视网膜脱离，使视网膜结构遭到破坏，最后导致眼球萎缩、失明。

参与视网膜新生血管生成的因子：其中促进血管增生的因子有，血管内皮生长因子（VEGF）、胰岛素样生长因子-1（IGF-1）、碱性成纤维细胞生长因子（bFGF）、肝细胞生长因子（HGF）、表皮生长因子、血小板衍生的血管内皮生长因子（PDGF）、β-转化生长因子、血管促白细胞生长素等。抑制血管增生的因子有，色素上皮衍生因子（PEDF）及一氧化氮（NO）等。

知识点4：早产儿视网膜病的临床分期　　　　　副高：熟练掌握　　正高：熟练掌握

按视网膜病变严重程度分为Ⅰ～Ⅴ期。

（1）Ⅰ期：视网膜后极部有血管区与周边无血管区之间出现一条白色平坦的细分界线。

（2）Ⅱ期：白色分界线进一步变宽且增高，形成高于视网膜表面的嵴形隆起。

（3）Ⅲ期：嵴形隆起愈加显著，呈粉红色，此期伴纤维增殖，进入玻璃体。

（4）Ⅳ期：部分视网膜脱离，根据是否累及黄斑可分为a、b两级。Ⅳa为周边视网膜脱离未累及黄斑，Ⅳb为视网膜脱离累及黄斑。

（5）Ⅴ期：视网膜全脱离，常呈漏斗形，可分为宽漏斗、窄漏斗、前宽后窄、前窄后宽四种。此期有广泛结缔组织增生和机化膜形成，导致晶体后纤维膜。

知识点5：早产儿视网膜病的病变　　　　副高：熟练掌握　正高：熟练掌握

（1）附加病变：附加病变是ROP活动期指征，后极部视网膜血管怒张、扭曲，或前部虹膜血管高度扩张。一旦出现常意味预后不良。存在加号（+）时在病变分期的期数旁写"+"，如Ⅲ期+。

（2）阈值病变：此期是早期治疗的关键时期，是指Ⅲ期ROP，位于Ⅰ区或Ⅱ区，新生血管连续占据5个时钟范围。或病变虽不连续，但累计达8个时钟范围，同时伴plus。此时是早期治疗的关键时期。

（3）阈值前病变：包括两种情况：若病变局限于Ⅰ区，ROP可为Ⅰ、Ⅱ、Ⅲ期。若病变位于Ⅱ区，则有3种可能：①Ⅱ期ROP伴（+）。②Ⅲ期ROP不伴（+）。③Ⅲ期ROP伴（+），但新生血管占据不到连续5个时钟范围或不连续累计8个时钟范围。

（4）Rush病变：是指ROP局限于Ⅰ区，新生血管行径平直。Rush病变发展迅速，一旦发现应提高警惕。

（5）退行期：大多数患儿随年龄增长ROP自然停止，进入退行期。此期特征是嵴上血管往前面无血管区继续生长为正常视网膜毛细血管，嵴逐渐消退，周边视网膜逐渐透明。

知识点6：早产儿视网膜病的筛查对象和指征　　　副高：熟练掌握　正高：熟练掌握

（1）国际标准：一般将出生体重小于1500g或胎龄小于32周的所有早产儿，不管是否吸过氧都被列为筛查对象，对出生体重在1500～2000g或胎龄在32～34周的早产儿，如吸过氧或有严重并发症者，也列为筛查对象。

（2）我国标准：①胎龄＜34周或出生体重＜2000g的早产儿。②出生体重＞2000g的新生儿，但病情危重曾经接受机械通气或CPAP辅助通气，吸氧时间较长者。

知识点7：早产儿视网膜病的筛查时间　　　　副高：熟练掌握　正高：熟练掌握

初次筛查的时间最好同时考虑生后日龄（CA）和矫正胎龄（PA），尤其是PA与严重ROP出现的时间更相关，急性ROP绝大部分出现于纠正胎龄（PA）35～41周（高峰期为38.6周），90%患者均在PA 44周以前出现。目前，大多数国家将首次筛查时间定在生后第4周或纠正胎龄32周。我国首次筛查时间定为出生后4～6周。

知识点8：早产儿视网膜病的检查方法　　　　副高：熟练掌握　　正高：熟练掌握

一般用间接检眼镜或眼底数码相机检查眼底。间接检眼镜检查有一定的主观性，可能存在漏诊，需要检查者有较高的技术。近年国际上越来越多的NICU中心采用先进的眼底数码相机进行检查，检查结果较客观，不同的眼科医生对结果判断的准确性、一致性和可靠性大大增加，检查结果可保存，有利于病情随访。

知识点9：早产儿视网膜病的随访方法　　　　副高：熟练掌握　　正高：熟练掌握

根据第1次检查结果而定，随访频度应根据上一次检查的结果，由眼科医生决定，直至矫正胎龄足月，视网膜完全血管化。具体如下表所示。

早产儿ROP眼底随访

眼底检查发现	应采取的处理措施
无ROP病变	隔周随访1次，直至矫正胎龄44周
Ⅰ期病变位于Ⅱ～Ⅲ区	隔周随访1次，直至病变退行消失
Ⅱ期病变	每周随访1次，直至病变退行消失
急性（Rush）病变	每周随访1次，直至病变退行消失
阈值前病变	每周随访1次，考虑激光或冷凝治疗
Ⅲ期阈值病变	应在72小时内行激光或冷凝治疗
Ⅳ期病变	玻璃体切割术，巩膜环扎术
Ⅴ期病变	玻璃体切割术

知识点10：早产儿视网膜病的预防　　　　副高：熟练掌握　　正高：熟练掌握

ROP的致病因素众多，发病机制非常复杂，目前还没有单一的预防手段，应采取综合性的预防措施，尽可能使病情保持稳定。同时对高危病例进行规范的筛查，早期发现ROP病变，及时进行激光或手术治疗。

（1）加强对早产儿各种并发症的防治：早产儿并发症越多、病情越严重，如重症感染、呼吸衰竭、休克等，ROP的发生率越高，加强对早产儿各种并发症的治疗，使早产儿尽可能平稳度过危险期，减少吸氧机会，可以降低ROP的发生率。

（2）规范吸氧：早产儿由于呼吸系统发育不成熟，通气和换气功能障碍，生后常依靠吸氧才能维持生命，在吸氧时要注意以下问题。①尽可能降低吸氧浓度。②缩短吸氧时间。③减少动脉血氧分压的波动。

（3）其他：积极防治呼吸骤停，积极治疗代谢性酸中毒，积极预防贫血及减少输血，防治感染，防治$PaCO_2$过低。

知识点 11：早产儿视网膜病的治疗　　　　副高：熟练掌握　正高：熟练掌握

在筛查过程中，一旦发现Ⅲ期病变，应及时开始治疗，目前国际上主要采用以下治疗方法。

（1）激光光凝治疗：与冷凝治疗相比，光凝对Ⅰ区ROP疗效更好，对Ⅱ区病变疗效相似，且操作更精确，可减少玻璃体积血、术后球结膜水肿和眼内炎症。目前认为，对阈值ROP首选光凝治疗。

（2）冷凝治疗：对阈值ROP进行视网膜周边无血管区的连续冷凝治疗，短期疗效已得到肯定，但远期疗效还有待进一步确定。

（3）巩膜环扎术：巩膜环扎术治疗ROP是为了解除视网膜牵引，促进视网膜下液吸收及视网膜复位，阻止病变进展至Ⅴ期。

（4）玻璃体切割手术：巩膜环扎术失败及Ⅴ期患者，只有做复杂的玻璃体切割手术。但术后视网膜得到部分或完全解剖复位，患儿最终视功能的恢复极其有限，很少能恢复有用视力。

（5）内科治疗：目前正在研究的有血管内皮生长因子抗体、PEDF重组蛋白、胰岛素样生长因子替代治疗等方法，但还没有用于临床。

第十三节　新生儿败血症

知识点 1：新生儿败血症的概念　　　　副高：熟练掌握　正高：熟练掌握

新生儿败血症是指病原菌侵入新生儿血液循环并在其中生长、繁殖、产生毒素而造成的全身性严重炎症反应。其发病率和病死率均较高，尤其是早产儿。常见的病原体为细菌，也可为真菌或病毒等。

知识点 2：新生儿败血症的病因及发病机制　　　　副高：熟练掌握　正高：熟练掌握

新生儿较易患败血症，主要与免疫功能不完善及围生期环境特点有关。

（1）新生儿免疫功能不完善：①屏障功能差：如皮肤角化层和真皮层薄嫩，易损伤，通透性高，呼吸道、消化道的黏膜通透性高，分泌型IgA缺乏。②多形核粒细胞功能差：趋化性差，黏附、趋化能力弱，杀伤力。重症感染时易致中性粒细胞计数减少。③补体含量低：经典补体途径及替代补体途径部分成分含量低，使新生儿对细菌抗原的调理作用弱。④免疫球蛋白水平低：IgG主要在孕最后3个月自母体经胎盘入胎儿，早产儿IgG水平较低，并且IgG半衰期短，生后水平迅速下降。IgM、IgA不能通过胎盘屏障。⑤T细胞免疫功能较差：其介导的细胞因子产生水平、对B细胞的辅助功能均较低下，对特异性抗原反应较成年人差。NK细胞较少，且干扰素对其激活后作用较弱。

（2）围生期的环境：病原菌进入胎儿或新生儿的方式有4种：①血流：某些细菌（如李

斯特菌）可经母血流，通过胎盘入侵胎儿。②宫颈或阴道：细菌在临分娩前通过羊膜（不论是否破膜），引起羊膜炎或胎儿肺炎，早发型B族溶血性链球菌感染可经此方式感染。③娩出时：经产道娩出时细菌定植于口腔、咽部、消化道等。大部分大肠埃希菌感染、晚发型B族溶血性链球菌感染与此有关。④出生后环境：医院或家中若有衣着用具、医疗器械或护理人员等污染病原菌，可经皮肤黏膜、脐部、呼吸道及消化道引起发病。

（3）病原菌：在我国大部分地区大肠埃希菌和葡萄球菌为主要致病菌，但肺炎克雷伯杆菌、铜绿假单胞菌、不动杆菌、变形杆菌亦占重要地位。B族溶血性链球菌，是西方国家新生儿的重要病原菌。李斯特菌败血症在某些国家发病率较高。厌氧菌、真菌亦能致新生儿败血症。

| 知识点3：新生儿败血症的临床表现 | 副高：熟练掌握　正高：熟练掌握 |

（1）根据发病时间分早发型和晚发型

1）早发型：①生后7天内发病；②感染通常发生在出生前或出生时，常由母亲垂直传播引起，病原菌以大肠埃希菌等革兰阴性杆菌为主；③常伴有肺炎，容易出现暴发性起病、多器官受累，死亡率高达5%～20%，是导致新生儿死亡的主要原因之一。对于有感染危险的母亲在分娩过程中，预防性应用抗生素可以使新生儿死亡率下降。

2）晚发型：①出生7天后起病；②感染通常发生在出生后，由水平传播如环境因素等引起，病原菌以葡萄球菌、机会致病菌为主；③常有脐炎或肺炎等局灶性感染，死亡率较早发型低。

（2）早期症状、体征常不典型，无特异性，尤其是早产儿。一般表现为反应差、嗜睡、少吃、少哭、少动，甚至不吃、不哭、不动，发热或体温不升，体重不增或增长缓慢等症状。出现以下表现时应高度怀疑败血症：①黄疸：有时是败血症的唯一表现，表现为黄疸迅速加重，或退而复现，严重时可发展为胆红素脑病。②肝脾大：出现较晚，一般为轻至中度肿大。③出血倾向：皮肤黏膜淤点、淤斑，消化道出血、肺出血等。④休克：皮肤呈大理石样花纹，毛细血管再充盈时间延长，血压下降，尿少或无尿。⑤其他：呕吐、腹胀、中毒性肠麻痹、呼吸窘迫或暂停、青紫。⑥可合并肺炎、脑膜炎，坏死性小肠结肠炎、化脓性关节炎、肝脓肿和骨髓炎等。

| 知识点4：新生儿败血症的实验室检查 | 副高：熟练掌握　正高：熟练掌握 |

（1）血培养：是明确诊断的"金标准"，但阴性结果不能除外诊断。应在使用抗生素之前检查，抽血时必须严格消毒，机会致病菌阳性必须是不同部位，2份标本均为同一血清型；同时作支原体和厌氧菌培养可提高阳性率。

（2）脑脊液、尿培养：脑脊液除培养外，还应涂片找细菌；尿培养最好从耻骨上膀胱穿刺取尿液，以免污染，尿培养阳性有助于诊断。

（3）病原菌抗原及DNA检测：采用对流免疫电泳（CIE）、酶联免疫吸附试验（ELISA）、乳胶颗粒凝集（LA）等方法，用已知抗体测血、脑脊液和尿中未知致病菌抗原；

采用16SrRNA基因的PCR分型、DNA探针等分子生物学技术协助诊断。

（4）外周血象：白细胞总数$<5\times10^9$/L或$>20\times10^9$/L，中性粒细胞中杆状核细胞所占比例$\geqslant16\%$，粒细胞内出现中毒颗粒或空泡，血小板计数$<100\times10^9$/L有诊断价值。

（5）C反应蛋白（CRP）：是急相蛋白中较为普遍开展且比较灵敏的参数，在急性感染6～8小时后即上升，8～60小时达高峰，感染控制后可迅速下降；$\geqslant8\mu$g/ml（末梢血方法）为异常。

（6）血清降钙素原（PCT）：细菌感染后PCT出现较CRP早，有效抗生素治疗后PCT水平迅速降低，因此具有更高的特异性和敏感性。一般2.0μg/L为临界值。

（7）白细胞介素6（IL-6）：敏感性为90%，阴性预测值$>95\%$，炎症发生后反应较CRP早，炎症控制后24小时内恢复至正常。

知识点5：新生儿败血症的诊断　　　　副高：熟练掌握　正高：熟练掌握

（1）确诊败血症具有临床表现并符合下列任意一条：①血培养或无菌体腔液培养出致病菌。②如果血培养培养出机会致病菌，则必须于另次（份）血，或无菌体腔内，或导管尖端培养出同种细菌。

（2）临床诊断败血症具有临床表现且具备以下任意一条：①非特异性检查结果异常的项目$\geqslant2$条。②血标本病原菌抗原或DNA检测阳性。

知识点6：新生儿败血症的治疗　　　　副高：熟练掌握　正高：熟练掌握

新生儿败血症的治疗措施视病情而异，应强调综合措施。基本治疗包括：

（1）抗菌疗法：用药原则：①早用药：对于临床上怀疑败血症的新生儿，不必等待血培养结果再使用抗生素。②静脉、联合给药：病原菌未明确前，可结合当地菌种流行病学特点和耐药菌株情况选择针对革兰阳性菌和革兰阴性菌的两种抗生素联合使用；病原菌明确后可根据药物敏感试验结果选择用药；药物敏感试验不敏感但临床有效者可暂不换药。③疗程要足：血培养阴性，但经抗生素治疗后病情好转时应继续治疗5～7天；血培养阳性，疗程至少需10～14日；有并发症者应治疗3周以上。④注意药物不良反应：氨基糖苷类抗生素因可能产生耳毒性，目前已禁止在新生儿期使用。

（2）严重并发症治疗：①休克时输注新鲜血浆或浓缩红细胞，每次10ml/kg；静脉滴注多巴胺或多巴酚丁胺5～15μg/（kg·min）。②清除感染灶。③纠正酸中毒。④纠正低氧血症。⑤减轻脑水肿。

（3）支持疗法：注意保温，供给足够热量和液体，维持血糖和血电解质在正常水平。

（4）免疫疗法：①静脉注射免疫球蛋白，300～500mg/（kg·d），连用3～5天。②重症患儿可行换血疗法，换血量100～150ml/kg。③中性粒细胞明显减少者可输注粒细胞1×10^9/kg。④血小板减低者可输注血小板。

（5）清除感染灶。

新生儿抗菌药物选择和使用方法

抗菌药物	每次剂量（mg/kg）	每日次数		主要病原菌
		<7天	>7天	
青霉素	5万～10万U	2	3	肺炎链球菌、链球菌、对青霉素敏感的葡萄球菌、革兰阴性球菌
氨苄西林	50	2	3	流感嗜血杆菌、革兰阴性杆菌、革兰阳性球菌
苯唑西林	25～50	2	3～4	耐青霉素葡萄球菌
羧苄西林	100	2	3～4	铜绿假单胞菌、变形杆菌、多数大肠埃希菌、沙门菌
哌拉西林	50	2	3	铜绿假单胞菌、变形杆菌、大肠埃希菌、肺炎链球菌
头孢拉定	50～100	2	3	金黄色葡萄球菌、链球菌、大肠埃希菌
头孢呋辛酯	50	2	3	革兰阴性杆菌、革兰阳性球菌
头孢噻肟	50	2	3	革兰阴性菌、革兰阳性菌、需氧菌、厌氧菌
头孢曲松	50～100	1	1	革兰阴性菌、耐青霉素葡萄球菌
头孢他啶	50	2	3	铜绿假单胞菌、脑膜炎双球菌、革兰阴性杆菌、革兰阳性厌氧球菌
红霉素	10～15	2	3	革兰阳性菌、衣原体、支原体、螺旋体、立克次体
万古霉素	10～15	2	3	金黄色葡萄球菌、链球菌
美罗培南	20	2	2～3	对绝大多数革兰阴性、革兰阳性需氧和厌氧菌有强大的杀菌作用
甲硝唑	7.5	2	2～3	厌氧菌

第十四节　新生儿化脓性脑膜炎

知识点1：新生儿化脓性脑膜炎的概念　　　　副高：熟练掌握　　正高：熟练掌握

　　新生儿化脓性脑膜炎是各种化脓性细菌引起的脑膜炎症，常继发于败血症或为败血症的一部分。其病原菌在新生儿不同于其他年龄。临床表现不典型，颅内压增高表现出现较晚，缺乏脑膜刺激征，早期诊断较难，常并发脑室膜炎。

知识点2：新生儿化脓性脑膜炎的病因　　　　副高：熟练掌握　　正高：熟练掌握

　　病原菌一般认为与败血症一致，有些新生儿脑膜炎可无败血症，病原菌直接侵入脑膜或短暂的菌血症后即引起脑膜炎。常见细菌有大肠埃希菌、B族溶血性链球菌（国内少见）、葡萄球菌（金黄色葡萄球菌、表皮葡萄球菌）、克雷伯菌属、李斯特菌属；此外，有变形杆菌属、枸橼酸杆菌属、铜绿假单胞菌、沙门菌属、D族链球菌、流感嗜血杆菌、肺炎链球菌、脑膜炎奈瑟菌等。

知识点3：新生儿化脓性脑膜炎的感染途径　　　　副高：熟练掌握　　正高：熟练掌握

　　新生儿化脓性脑膜炎的感染途径有：①产前感染，极罕见。②产时感染，常有胎膜早破、产程延长、难产等生产史。③产后感染，病原菌可由脐部、受损皮肤与黏膜、结合膜、呼吸道、消化道等侵入血循环再到达脑膜。有中耳炎、感染性头颅血肿、颅骨裂、脊柱裂、脑脊膜膨出、皮肤窦道（少数与蛛网膜下腔接通）的新生儿，病原菌可由此直接侵入脑膜引起脑膜炎。

知识点4：新生儿化脓性脑膜炎的临床表现　　　副高：熟练掌握　正高：熟练掌握

新生儿化脓性脑膜炎缺乏特异性表现。

（1）一般表现：精神食欲欠佳、哭声减弱、面色不好、体温异常等，与败血症相似，但常常更重，发展更快。

（2）特殊表现：①神志异常：精神萎靡、嗜睡、易激惹、惊跳，可突然尖叫、感觉过敏。②眼部异常：两眼无神，可双目发呆凝视远方，眼球可上翻或向下呈落日状。可有眼球震颤或斜视，瞳孔对光反应迟钝或大小不等。③颅内压增高征：前囟紧张、饱满、隆起，骨缝逐渐增宽已是晚期表现。④惊厥：可仅眼睑抽动或面肌小抽如吸吮状；亦可阵发性面色改变、呼吸骤停。

（3）其他表现：黄疸、肝脾大、淤点、腹胀、休克等。李斯特菌脑膜炎患儿皮肤可出现典型的红色粟粒样小丘疹，主要分布在躯干，皮疹内可发现李斯特菌。

知识点5：新生儿化脓性脑膜炎的脑脊液检查　　　副高：熟练掌握　正高：熟练掌握

（1）压力为30～80mmHg。

（2）外观不清或浑浊，早期可清晰透明，培养或涂片可发现细菌。

（3）白细胞常>20×10^9/L，多核白细胞>60%。

（4）潘氏试验为++～+++，蛋白质>1.5g/L，若>6.0g/L预后较差，脑积水发生率高。

（5）葡萄糖为1.1～2.2mmol/L（20～40mg/dl）或低于当时血糖的50%。

（6）乳酸脱氢酶常>1000U/L，其同工酶Ⅳ或Ⅴ均升高。

（7）涂片及培养，用过抗生素患儿培养可阴性，但有时涂片可发现已死的细菌。

（8）用已知抗体可做脑积液中相应抗原检测、乳胶凝集试验、对流免疫电泳、免疫荧光技术、鲎溶解物试验。

知识点6：新生儿化脓性脑膜炎的血培养　　　副高：熟练掌握　正高：熟练掌握

早发型败血症及患病早期未用过抗生素者，其阳性率很高。

知识点7：新生儿化脓性脑膜炎的头颅透照试验　　　副高：熟练掌握　正高：熟练掌握

有硬脑膜下积液时手电外围光圈较对侧扩大，积脓时效对侧缩小。

知识点8：新生儿化脓性脑膜炎的影像学检查　　　副高：熟练掌握　　正高：熟练掌握

B超及CT对确定有无脑室膜炎、硬脑膜下积液、脑囊肿、脑积水等均很有帮助。B超不能肯定时再做CT。放射性核素脑扫描对复发性脑脓肿有价值。MRI对多房性和多发性小脓肿有价值较大。

知识点9：新生儿化脓性脑膜炎的抗感染治疗　　　副高：熟练掌握　　正高：熟练掌握

（1）治疗方案：选用易透过血-脑屏障的药物，疗程视不同病原菌而异。①病原菌不明的脑膜炎：首选头孢噻肟，铜绿假单胞菌（如使用过呼吸机的患儿）不能除外时，选用头孢他啶。三代头孢菌素对葡萄球菌仅轻至中度敏感，故应加用对葡萄球菌敏感的药物，如耐酶青霉素、万古霉素或阿米卡星。不太严重者可用对革兰阴性杆菌、葡萄球菌均较敏感且易进入脑脊液的头孢呋辛。②病原菌明确的脑膜炎：如果病原菌为肠球菌或李斯特菌，可用氨苄青霉素。革兰阴性杆菌首选头孢噻肟；铜绿假单胞杆菌首选头孢他啶（复达欣），其次选头孢哌酮（先锋必）。GBS首选青霉素或氨苄青霉素，葡萄球菌可用耐酶青霉素或万古霉素，可加头孢呋辛（西力欣）或阿米卡星。厌氧菌如脆弱类杆菌首选甲硝唑，支原体脑膜炎首选红霉素或阿奇霉素。对其他抗生素不敏感且只对氯霉素敏感的细菌可用氯霉素，但需监测血浓度以免导致中毒。常规剂量（25～50mg/kg）不会引起中毒但有时需加大剂量才能达到有效血浓度。

（2）停药指征：临床症状消失、体温恢复正常并已持续2～5天，脑脊液无细菌，细胞及生化检查均正常。革兰阴性肠杆菌及铜绿假单胞菌脑膜炎治疗时间需延长至4周或更长。

知识点10：新生儿化脓性脑膜炎的一般治疗　　　副高：熟练掌握　　正高：熟练掌握

（1）支持治疗：输新鲜血、血浆或静脉丙种球蛋白。

（2）液体疗法：早期应严格限制液量；一般用维持量60～70ml/（kg·d）。

（3）肾上腺皮质激素：对有高热、脑水肿、休克及重度中毒症状的患者可适当给予地塞米松。

（4）脱水剂：静注甘露醇0.5g/kg（每6小时1次），也可用地塞米松1mg静注，每6小时1次。严重颅内高压者可给予20%甘露醇3ml/kg，每日3～4次，并与呋塞米（1～2mg/kg，每日3～4次）交替静注。

（5）镇静剂：首选苯巴比妥20mg/kg（最大30mg/kg）静注或肌注，维持剂量5mg/（kg·d）。

知识点11：脑室膜炎的治疗　　　副高：熟练掌握　　正高：熟练掌握

如用药正确，但疗效不佳或脑脊液培养阴性，仍有不明原因发热时，常并发脑室膜炎所致。脑室内给药可提高治愈率，减少后遗症。每次可用庆大霉素或阿米卡星1～5mg、氨苄青霉素50mg、头孢噻啶50mg。病情较重，细菌敏感者可加用地塞米松1mg。但脑室内用药有时可造成脑穿透性囊肿。

第十五节 新生儿破伤风

知识点1：新生儿破伤风的概念　　　　副高：熟练掌握　正高：熟练掌握

新生儿破伤风是指破伤风杆菌由脐部侵入引起的急性感染性疾病，其毒素经神经纤维间隙或经淋巴吸收，通过血液到达中枢神经系统，干扰抑制性神经递质释放，引起肌肉痉挛而出现一系列症状。一般在生后7天左右发病，俗称"七日风"。随着我国城乡新法接生技术的应用和推广，本病发生率已明显降低。

知识点2：新生儿破伤风的病因　　　　副高：熟练掌握　正高：熟练掌握

破伤风杆菌为革兰阳性厌氧菌，其芽胞抵抗力极强，普通消毒剂无效。分布在泥土、粪便中，抵抗力强。接生时用未消毒的剪刀断脐，接生者的手和接生包未严格消毒，破伤风杆菌即可侵入脐部，包扎引起的缺氧环境更有利于破伤风杆菌的繁殖。破伤风杆菌产生痉挛毒素，分布到中枢神经系统，引起全身肌肉强烈收缩和交感神经兴奋，表现为心动过速、血压升高、多汗等。

知识点3：新生儿破伤风的临床表现　　　　副高：熟练掌握　正高：熟练掌握

潜伏期一般4～7天，潜伏期越短，病情越重，死亡率也越高。早期表现为哭闹、口张不大、喂奶困难，用压舌板检查口腔时，越用力张口越困难，称为"压舌板试验"阳性，有助于早期诊断。逐渐出现面肌紧张，"苦笑"面容，牙关紧闭，口角上牵，伴有阵发性双拳紧握，上肢过度屈曲，下肢伸直，呈角弓反张状。呼吸肌和喉肌痉挛可引起青紫、窒息。痉挛发作时患儿神志清楚为本病的特点，任何轻微刺激即可诱发痉挛发作。经合理治疗1～4周后痉挛逐渐减轻，发作间隔时间延长，能吮乳，完全恢复需2～3个月。病程中常并发肺炎和败血症。

知识点4：新生儿破伤风的辅助检查　　　　副高：熟练掌握　正高：熟练掌握

脐部分泌物涂片成培养，阳性可确诊。但阴性也不能排除诊断，主要根据临床表现诊断。

知识点5：新生儿破伤风的治疗　　　　副高：熟练掌握　正高：熟练掌握

（1）一般治疗：将患儿置于安静避光环境，尽量减少刺激以减少痉挛发作，避免肌内注射。密切监护生命体征。用3%过氧化氢或1:4000高锰酸钾清洗脐部，用碘伏涂抹。精制破伤风抗毒素（TAT）1万～2万U静脉注射。

（2）止痉：控制痉挛是治疗成功的关键。①首选地西泮（安定），初始剂量每次0.3～0.5mg/kg，缓慢静脉注射，5分钟内即可达有效浓度，但半衰期短，不适合维持治疗，每4～6小时1次。如不能理想止痉，逐渐加量，地西泮剂量要个体化，根据病情严重程度摸索最适当剂量。②也可使用苯巴比妥，首次负荷量15～20mg/kg，缓慢静脉注射，维持量每天5mg/kg，每4～8小时1次。可与地西泮交替使用。③10%水合氯醛：每次0.5ml/kg，胃管注入或灌肠，常作为发作时临时用药。

（3）抗感染：由于反复惊厥及止痉药物的使用，破伤风患儿常继发肺部感染和败血症，需加强抗感染治疗。①常规使用甲硝唑，首剂15mg/kg，以后7.5mg/kg，每12小时1次，静脉滴注，疗程7～10天。②青霉素每日10万～20万U/kg，每日2次。

（4）营养支持：痉挛期应暂禁食，禁食期间可通过静脉供给营养，症状减轻后试用胃管喂养。

| 知识点6：新生儿破伤风的预防 | 副高：熟练掌握　正高：熟练掌握 |

严格执行新法接生完全可预防本病。如接生时消毒不严格，须在24小时内将患儿脐带远端剪去一段，并重新结扎、消毒脐带，同时肌内注射TAT 1500～3000U，或注射TIG75～250U。

第十六节　新生儿宫内感染

一、新生儿巨细胞病毒感染

| 知识点1：巨细胞病毒感染的概念 | 副高：熟练掌握　正高：熟练掌握 |

巨细胞病毒（CMV）是人类先天性病毒感染中最常见的病原体，属于疱疹病毒，因病毒在受染细胞内复制时产生典型的巨细胞包涵体而得名。巨细胞病毒感染是人类巨细胞病毒（HCMV）引起。CMV可通过垂直传播、母乳、输血或血制品传播，新生儿CMV感染多为宫内感染所致。

| 知识点2：巨细胞病毒感染的病因与发病机制 | 副高：熟练掌握　正高：熟练掌握 |

（1）病因：巨细胞病毒（CMV）属疱疹病毒科，球形，心为双链线形DNA。CMV有严格种属特异性，仅在人二倍体成纤维细胞中缓慢生成和传代，复制周期为48～72小时，感染细胞病变需6～7天。因受感染细胞变圆增大，胞质与核内可见包涵体，而命名为巨细胞病毒。

（2）发病机制：CMV携带者是最广泛传播源。人感染后，CMV与细胞膜融合后或经吞饮作用进入宿主细胞，受感染细胞体积增大，细胞质内首先出现嗜碱性包涵体，继之在细胞核内出现嗜酸性包涵体，周围有一透亮晕与核膜分开，酷似猫头鹰眼，具特征性。CMV在体内通常呈潜隐状态，在免疫缺损情况下可活化，引起间质炎症或灶性坏死等病变，脑内可有坏死性肉芽肿及广泛钙化。

新生儿CMV感染可发生在整个孕期和围生期任何时候。CMV可通过垂直传播、唾液、尿液、母乳、输血或血制品传播。美国每年1%活产新生儿有先天性CMV感染，是导致神经性耳聋和发育迟缓的主要原因。孕妇原发性CMV感染者其胎儿宫内感染率为30%～40%。

知识点3：巨细胞病毒感染的临床表现　　　　副高：熟练掌握　正高：熟练掌握

（1）先天性感染（宫内感染）：①母为原发感染时，30%～50%的胎儿被感染，可引起流产、死胎、死产、早产、宫内发育迟缓、小于胎龄，其中10%～15%的新生儿出生时出现多器官、多系统受损的症状和体征，20%～30%于新生儿期死亡；10%以上死于生后第1年；60%～90%留有后遗症，其中神经系统后遗症高达50%～90%。85%～90%出生时无症状的亚临床感染者中，10%～15%以后出现后遗症。②母为再发感染时，仅0.5%～3%的胎儿被感染，其中85%～90%的新生儿出生时无临床症状，但亚临床感染病例中，10%～15%有后遗症，且多限于听力受损。如听力障碍早期进行干预，则智力发育不受影响。③常见的临床症状有黄疸、肝脾肿大、肝功能损害、呼吸窘迫、间质性肺炎、心肌炎、皮肤淤斑、血小板减少、贫血、脑膜脑炎、小头畸形、脑室周围钙化、脑室扩大、胚胎生发层基质囊肿、视网膜脉络膜炎、脐疝等。④常见的后遗症有感觉性神经性耳聋，智力、运动发育障碍，甚至大脑性瘫痪、癫痫、视力障碍、牙釉质钙化不全、慢性肺疾病等。其中感觉性神经性耳聋是最常见的后遗症，多在1岁左右出现，常为双侧性，并呈进行性加重。⑤新生儿出生后2～3周内病毒学检查呈阳性。

（2）出生时或出生后感染：潜伏期为4～12周，多数表现为亚临床感染。新生儿期主要表现为肝炎和间质性肺炎，足月儿常呈自限性经过，预后一般良好。早产儿还可表现为单核细胞增多症、血液系统损害、心肌炎等，死亡率高达20%。输血传播可引起致命性后果。

知识点4：巨细胞病毒感染的实验室检查　　　　副高：熟练掌握　正高：熟练掌握

（1）病毒分离：取羊水、尿、唾液、咽拭子、脑脊液或组织，在人成纤维细胞培养基中生长，分离出CMV，需时间较长，如有典型细胞病变具特征性，有诊断价值。尿中CMV浓度较高，如存在CMV病毒，24～72小时即可检测出。

（2）CMV标志物检测：在各种组织或脱落细胞中可检测出典型的包涵体、病毒抗原、颗粒或基因等CMV标志物，其中特异性高、敏感的方法是采用DNA杂交试验检测患儿样本中的CMV；或采用PCR技术体外扩增特异性CMV基因片段检出微量病毒。取新鲜晨尿或脑脊液沉渣涂片，在光镜下找典型病变细胞或核内包涵体。此法特异性高，但阳性率低，有时需多次采样才能获得阳性结果。

（3）血清CMV-IgG、IgM、IgA抗体检测：IgM、IgA抗体不能通过胎盘，因此，脐血或新生儿生后2周内血清中检出IgM、IgA抗体是先天性感染的标志。但其水平低，故阳性率也低。IgG可通过胎盘，从母体获得的IgG在生后逐渐下降，6~8周降至最低点，若血清IgG效价升高持续6个月以上，提示宫内感染。

| 知识点5：巨细胞病毒感染的治疗 | 副高：熟练掌握 正高：熟练掌握 |

（1）更昔洛韦（GCV）：是治疗症状性先天性CMV感染的首选药物。剂量为每日12mg/kg，分2次给药，静脉滴注，疗程6周。但鉴于CMV感染的普遍性及病毒致病的复杂性，且该药仅能抑制病毒的复制，不能杀灭病毒，长期应用可引起耐药性及远期不良反应，主要有粒细胞和血小板减少，肝、肾功能损害、胃肠道及神经系统并发症等。因此，应严格掌握更昔洛韦的应用指征：①有中枢神经系统累及的先天性CMV感染；②有明显活动期症状的CMV感染，如肺炎、肝炎或脑炎等。无症状性CMV感染，或轻症，尤其是生后感染，可暂不用该药。

（2）膦甲酸（PFA）：对GCV无效者可选用PFA，每天180mg/kg，每8小时1次，静脉滴注（维持1小时），2~3周后改为维持用药，每天80~100mg/kg，每天1次，但PFA不良反应较多，有肾毒性。干扰素对CMV感染疗效不好。

（3）并发症治疗：有听力障碍者应早期干预，必要时可应用人工耳蜗。

二、先天性梅毒

| 知识点6：先天性梅毒的概念 | 副高：熟练掌握 正高：熟练掌握 |

先天性梅毒又称胎传梅毒，是指梅毒螺旋体由母体经胎盘进入胎儿血液循环所致的感染。近年来，我国先天性梅毒发病率已有明显上升趋势。

| 知识点7：先天性梅毒的病因及发病机制 | 副高：熟练掌握 正高：熟练掌握 |

梅毒螺旋体经胎盘传播多发生在妊娠4个月后。孕早期由于绒毛膜朗格汉斯细胞层阻断，螺旋体不能进入胎儿。妊娠4个月后，朗格汉斯细胞层退化萎缩，螺旋体容易通过胎盘和脐静脉进入胎儿循环，胎儿易被感染。

胎儿感染与母亲梅毒的病程及妊娠期是否治疗有关。孕母早期感染且未经治疗时，无论是原发或继发感染，其胎儿几乎均会受累，其中50%的胎儿发生流产、早产、死胎或在新生儿期死亡。存活者在出生后不同的年龄出现临床症状，其中2岁以内的患儿为早期梅毒，主要是感染和炎症的直接结果；2岁后为晚期梅毒，主要为早期感染遗留的畸形或慢性损害。

| 知识点8：先天性梅毒的临床表现 | 副高：熟练掌握 正高：熟练掌握 |

早期胎传梅毒在2岁内发病，通常于生后2~8周出现症状，严重者生后即出现症状，而晚期胎传梅毒症状则发生在2岁后。临床表现如下表所示。胎传梅毒可表现为先天性隐性梅

毒，无临床症状而血清反应阳性，亦分早期与晚期。

新生儿先天性梅毒的临床表现

	早期先天性梅毒		晚期先天性梅毒
皮肤黏膜	斑疹、疱疹、掌（跖）大疱、脱皮、皮肤湿疣、淤斑、鼻炎	皮肤	口周、肛门处皲裂、树胶肿、腭部穿孔
肝脾	肝脾大，黄疸	骨骼	上颌短、腭弓高、马鞍鼻、军刀腿、舟状肩胛、Clutton关节炎
骨骼	骨软骨炎、骨膜炎、假性瘫痪	眼	间质性角膜炎、葡萄膜炎、青光眼
血液	贫血、血小板减少或DIC	牙	桑葚样牙、哈钦森（Hutchinson）齿、牙釉质不良
胃肠道	肠炎	神经系统	神经性耳聋、智力障碍、瘫痪、抽搐
肾	肾病或肾炎，水肿、腹水	—	—
眼	葡萄膜炎、脉络膜视网膜炎、青光眼	—	—
肺	肺炎	—	—
中枢神经系统	无菌性脑膜炎	—	—
小于胎龄儿、早产儿	—	—	—

知识点9：先天性梅毒的辅助检查　　　副高：熟练掌握　正高：熟练掌握

（1）显微镜检查：取胎盘、羊水、皮损等易感部位标本，在暗视野显微镜下找梅毒螺旋体，但阳性率低。

（2）性病研究实验室试验（VDRL）：简便、快速，敏感性极高，但有假阳性，可作为筛查试验。

（3）快速血浆反应素（RPR）试验：广泛用于梅毒的筛查、诊断及判断疗效，该法简便、快速，敏感性极高，梅毒感染4周内即可出现阳性反应，但也可出现假阴性，需做特异性试验进一步证实。

（4）荧光螺旋体抗体吸附（FTA-ABS）试验：特异性强、敏感性高，常用于确诊。

（5）梅毒螺旋体颗粒凝集试验（TPPA）：特异性强，可用于确诊，但不会转阴，不能作为评估疗效的指标。

知识点10：先天性梅毒的治疗　　　副高：熟练掌握　正高：熟练掌握

青霉素是治疗梅毒的首选药物，每次5万U/kg，每12小时1次，静脉滴注，7天后改为每8小时1次，共10～14天。或用普鲁卡因青霉素，每日5万U/kg，肌内注射，共10～14天。青霉素过敏者可用红霉素，每日15mg/kg，连用12～15天，口服或注射。疗程结束后，应在2个月、4个月、6个月、9个月、12个月时追踪监测VDRL试验，直至其效价持续下降或呈阴性。

知识点11：先天性梅毒的预防　　　　　　副高：熟练掌握　正高：熟练掌握

对先天性梅毒应强调预防，对孕妇进行筛查，一旦发现，应在妊娠早期3个月内给予正规治疗，早期发现患梅毒的孕妇并给予治疗，能预防或治愈胎儿梅毒。

三、先天性风疹综合征

知识点12：先天性风疹综合征的概念　　　　　副高：熟练掌握　正高：熟练掌握

风疹是由风疹病毒（RV）引起的一种轻微的呼吸道传染病。孕妇在妊娠早期患风疹，风疹病毒可通过胎盘感染胎儿，造成死胎、流产、早产；出生的新生儿可发生多种畸形，如先天性心脏病、白内障、耳聋、小头畸形、发育障碍等，称为先天性风疹或先天性风疹综合征。由Gregg首先报告，故又称Gregg综合征。

知识点13：先天性风疹综合征的病因及发病机制　　副高：熟练掌握　正高：熟练掌握

（1）病因：风疹病毒（RV）为单链RNA病毒，只有一个血清型，只对人和猴有致病力，能在人胚组织中缓慢长期增殖。主要通过空气飞沫传播，可经胎盘感染胎儿。病后或隐性感染后可获持久免疫，偶见再感染。

（2）发病机制：妊娠时体内肾上腺皮质激素增加，细胞免疫功能减低，病毒易感且容易在体内扩散，从而使孕妇风疹病毒的感染率比非妊娠妇女高，还可能发生风疹再感染。母婴间垂直感染有3条途径：宫内感染、产道感染和母乳感染。病原微生物造成胎儿异常经历3个阶段：感染母体，感染胎儿，胎儿发病。

（3）易感时间：感染风疹的孕妇出疹前1周已有病毒血症，但母体风疹感染是否传递给胎儿，与母体发生感染时间迟早有关。据报道妊娠第4~8周感染风疹，其小儿先天性畸形发病率最高可达100%，第2个月以后约40%，第3个月以后约10%，6个月以后仍可有4%，故胎龄越大，畸形发生越少。一般认为孕早期感染风疹胎儿易发生心脏畸形及眼、耳疾病，孕后期感染胎儿易发生听力及中枢神经系统病变。

知识点14：先天性风疹综合征的临床表现　　　　副高：熟练掌握　正高：熟练掌握

出后的婴儿可表现为正常、隐匿型感染或全身感染，常见的症状为低体重，肝、脾肿大，黄疸，紫癜，贫血，前囟饱满，脑脊液细胞增多，间质性肺炎等。常见的畸形：①先天性心脏畸形，以动脉导管未闭最多见，此外有肺动脉狭窄、房间隔缺损、主动脉弓异常及其他复杂畸形。②白内障为特征性眼部改变，多为双侧，常同时并发小眼球。亦可致青光眼、视网膜黑色素斑等，后者也可能是眼损害的唯一表现。③感觉神经性耳聋，多为双侧，检出率随年龄增大而增多，程度可轻可重。④中枢神经系统异常，表现为头小畸形、脑膜脑炎改变等。⑤其他表现，如软骨毛细血管不生长、血小板减少等。

新生儿先天性风疹综合征临床表现

受累器官	临床表现
眼	双侧，白内障最多见，色素沉着、视网膜病变、小眼睛、青光眼、眼角膜浑浊、黄斑变性、虹膜发育不良、斜视
耳	双侧感觉神经性耳聋或伴传导性障碍
心血管	动脉导管未闭、房（室）间隔缺损，肺动脉瓣狭窄
神经系统	神经发育迟缓，小头畸形、脑膜脑炎、神经运动性障碍
肝脾	肝脾大、肝炎、黄疸
血液系统	血小板减少性紫癜、溶血性贫血
肺	间质性肺炎
免疫系统	慢性风疹皮疹、胸腺发育不全、丙种球蛋白异常血症、免疫复合物病
骨骼	干骺端失矿物质

知识点15：先天性风疹综合征病毒分离 副高：熟练掌握 正高：熟练掌握

先天性风疹综合征病毒分离方法：①胎儿宫内感染：可早期采集羊水或绒毛膜作病毒分离；或采用Western印迹法（Western blot）检测绒毛膜中的病毒抗原，核酸杂交法或PCR技术检测胎盘绒毛、羊水或胎儿血中的病毒RNA。②从咽部分泌物、尿、脑脊液或其他病理组织行风疹病毒分离。

知识点16：先天性风疹综合征血清学抗体检查 副高：熟练掌握 正高：熟练掌握

先天性风疹综合征血清学抗体检查：①出生后3个月风疹病毒IgG（＋）为胎传抗体；出生后5个月风疹病毒IgG仍（＋），拟诊先天性风疹感染。②孕妇风疹病毒IgM（＋），提示孕妇有原发性感染；新生儿血或脐血风疹病毒IgM（＋），可诊断为先天性风疹感染。

知识点17：先天性风疹综合征的治疗 副高：熟练掌握 正高：熟练掌握

无特殊治疗方法，主要是对症处理。关键在于预防孕妇妊娠期内尤其是孕早期发生风疹病毒感染。

（1）孕妇，尤其是孕早期有风疹接触史、风疹病毒IgM（＋）者，应考虑人工流产；不能进行人工流产者，可肌注胎盘球蛋白或成人血清，有可能防止胎儿发生先天性风疹。

（2）减毒活疫苗接种：①年龄15个月至12岁儿童，接受注射减毒活疫苗1次可获终生免疫。②育龄妇女风疹病毒IgG阴性，又未接受过疫苗接种者应补种。③接种疫苗后3个月内避免妊娠。④妊娠期不能接种该疫苗，以免胎儿发生感染。

四、单纯疱疹病毒感染

知识点18：单纯疱疹病毒感染的概念　　　　副高：熟练掌握　正高：熟练掌握

新生儿单纯疱疹病毒感染多见于早产儿，也可以发生在足月儿。病变常累及全身多个器官。单纯疱疹病毒（HSV）为双股DNA病毒，可分为两型，Ⅰ型主要引起唇、口周、牙龈及咽部皮肤黏膜疱疹；Ⅱ型引起生殖器疱疹。新生HSV感染多由Ⅱ型，可发生在产前、产时或生后，偶由Ⅰ型所致。HSV具有能长期潜伏、反复发作及嗜神经组织的特点。

知识点19：单纯疱疹病毒感染的发病机制　　　副高：熟练掌握　正高：熟练掌握

人是单纯疱疹病毒唯一自然宿主，有70%～90%成年人皆曾感染过。病毒经过口腔、呼吸道、生殖器及皮肤破损处侵入体内，潜居人体黏膜、血液、涎液、神经组织及多数器官内。HSV感染新生儿可通过以下3个途径：①宫内感染，通过血行或阴道上行感染胎儿。②产道感染，分娩时胎儿通过产道时吸入被病毒污染分泌物。③出生后感染，护理人员在护理中密切接触患儿使婴儿感染，主要感染源为产母。母妊娠20周内患原发性生殖道疱疹可上行性感染累及胎儿，HSV通过胎盘感染，影响胚胎细胞有丝分裂，易发生流产，造成胎儿畸形、智力低下等疾病。

知识点20：单纯疱疹病毒感染的临床表现　　　副高：熟练掌握　正高：熟练掌握

（1）全身感染症状：发病多在出生后1周左右，也可早在出生后3天内发病。症状常无特异性，包括发热、反应差、嗜睡、易激惹、喂养困难、呼吸窘迫、黄疸、发绀、呼吸困难、肝脏肿大等，未经治疗者死亡率高达90%。

（2）中枢神经系统：表现为脑膜炎症状和体征，病死率约50%。存活者近1/2有后遗症，如小头畸形、脑钙化、脑积水、精神运动发育迟缓等。

（3）皮肤黏膜：见于1/3～1/2病例。最常见表现为皮肤疱疹，可发生于皮肤任何部位。但最常见于头皮及面部，成串出现，亦可分散存在。皮肤损害常在数日内消失。

（4）眼：常表现为角膜炎，亦可为结膜炎、视网膜炎等，重者可失明。

（5）口腔黏膜：口腔黏膜、舌、咽部黏膜反复出现疱疹、溃疡，可单独出现或伴随其他损害出现。

知识点21：单纯疱疹病毒感染的病毒学检查　　　副高：熟练掌握　正高：熟练掌握

（1）病毒分离：此法最可靠。可从疱疹液、脑脊液、咽拭子或病理组织标本分离疱疹病毒。

（2）HSV-DNA检测：采用酶联免疫法或聚合酶链反应（PCR）技术检测标本中的HSV-DNA。

（3）HSV抗原检测：采用荧光抗体染色法快速检出受感染的细胞或组织切片中的抗原。

知识点22：单纯疱疹病毒感染的病理学检测　　　副高：熟练掌握　　正高：熟练掌握

疱疹液、皮损处涂片或组织切片染色后可发现典型的多核巨细胞与核内嗜酸性包涵体，但应与疱疹病毒属内其他病毒感染鉴别。

知识点23：血清中HSV抗体检测　　　副高：熟练掌握　　正高：熟练掌握

恢复期血清中IgG抗体效价高于急性期4倍以上有诊断价值。IgM（＋）反映新生儿HSV感染情况。

知识点24：单纯疱疹病毒感染的抗病毒治疗　　　副高：熟练掌握　　正高：熟练掌握

（1）碘苷、阿糖胞苷、阿糖腺苷等治疗疱疹性角膜炎有效，与干扰素合用可提高效力。国内用HSV gC gD单克隆抗体制成滴眼液，用于治疗疱疹性角膜炎，取得显著疗效。阿糖腺苷早期使用疗效好，剂量为10～25mg/（kg·d），静脉滴注，每天1次，疗程为5～15天。

（2）对于病毒分离阳性、有疱疹、神经系统改变并能排除细菌感染者，药物可首先选择阿昔洛韦（ACV），剂量为每天15～20mg/kg，分5次口服，疗程5～7天。对中枢神经或全身多脏器受累者可静脉给药，每天10～30mg/kg，每8小时1次，疗程10～20天，最大剂量可达每天60mg/kg。

（3）也可考虑应用更昔洛韦（GCV）治疗，每天5～15mg/kg，分2～3次静脉滴注，14～21天，注意血象和肝功能检测。

（4）免疫治疗：大剂量免疫球蛋白，400mg/（kg·d），1个疗程5天，与抗病毒药物联合可明显提高疗效。

五、先天性弓形虫病

知识点25：弓形虫病的概念　　　副高：熟练掌握　　正高：熟练掌握

弓形虫病是由刚地弓形虫引起的人畜共患原虫病。该原虫广泛存在于自然界。绝大多数有哺乳动物和某些鸟类都是中间宿主，猫科动物是其唯一的终宿主。经胎盘传播引起胎儿先天性弓形虫感染者，其孕母几乎均为原发性感染，母亲慢性感染引起的先天性感染罕见。弓形虫病经胎盘传播率约为40%，且传播率随胎龄增大而增加，但胎儿感染严重程度随胎龄增大而减轻。弓形虫病是引起小儿中枢神经系统先天性畸形及精神发育障碍的重要病因之一。

知识点26：弓形虫病的临床表现　　　副高：熟练掌握　　正高：熟练掌握

中枢神经系统受损和眼症状最为突出。脉络膜视网膜炎、脑积水、脑钙化灶是先天性弓形虫病常见的三联征。先天性弓形虫感染中2/3的患儿出生时无明显症状，但其中1/3已有亚临床改变。未治疗者于生后数周或数月，甚至数年逐渐出现症状。症状的轻重与宫内感染时母亲孕期有关。母妊娠早期感染症状较重，可引起流产、早产或死胎；妊娠中晚期感染，新生儿可为亚临床感染，或出生后逐渐出现临床症状。主要表现为：①全身症状：早产、宫内生长迟缓、黄疸、肝脾肿大、皮肤紫癜、皮疹、发热或体温不稳、肺炎、心肌炎、肾炎、淋巴结肿大等。②中枢神经系统：可出现脑膜脑炎的症状和体征，如前囟隆起、抽搐、角弓反张、昏迷等。脑积水有时是先天性弓形虫感染的唯一表现，可在出生时发生，或出生后逐渐发生。③眼部病变：脉络膜视网膜炎最常见，一侧或双侧眼球受累，还可见小眼球、无眼球等。仅有10%的病例出生时上述症状明显，其中10%左右的患儿死亡，幸存者大部分遗留中枢神经系统后遗症，如智力发育迟缓、惊厥、脑性瘫痪、视力障碍等。④早产、宫内生长迟缓。出生时有症状者中30%～70%可发现脑钙化，如不治疗，病灶可增大增多；若经治疗，其中75%的钙化灶可在1岁时减小或消失。

知识点27：弓形虫病的诊断　　　　　　　副高：熟练掌握　　正高：熟练掌握

应结合孕母感染史、临床表现，但确诊必须依靠病原学检查或抗体检测。①病原检查：取血、体液或淋巴结，直接涂片或接种、组织细胞培养找病原体。但该方法操作复杂，敏感度低。②抗体检测：ELISA检测血清弓形虫IgG、IgM，该方法敏感性高，特异性强；PCR检测血或胎儿羊水弓形虫DNA，后者阳性提示胎儿宫内感染。

知识点28：弓形虫病的治疗　　　　　　　副高：熟练掌握　　正高：熟练掌握

（1）磺胺嘧啶：每日100mg/kg，分4次口服，疗程4～6周。

（2）乙胺嘧啶：每日1mg/kg，每12小时1次，2～4天后减半；每个疗程4～6周，用3～4疗程，每疗程间隔1个月。多数专家推荐两药联合应用至1岁，但可引起骨髓抑制和叶酸缺乏，因此用药期间应定期观察血象并服用叶酸5mg，每日3次。

（3）螺旋霉素：在胎盘组织中浓度高，且不影响胎儿，适用于弓形虫感染的孕妇及先天性弓形虫病患者。成人每日2～4g，儿童每日100mg/kg，分2～4次服用。

（4）皮质激素：适用于脉络膜视网膜炎及脑脊液蛋白水平≥10g/L者，可选用泼尼松0.5mg/kg，每日2次。孕妇应进行血清学检查，妊娠初期感染弓形虫者应终止妊娠，中后期感染者应予治疗。

知识点29：弓形虫病的预后　　　　　　　副高：熟练掌握　　正高：熟练掌握

母亲孕早、中期获得弓形虫感染导致胎儿出生时或围生期死亡率分别为35%或7%。出生时有先天性弓形虫感染的婴儿，死亡率高达12%。先天性感染者高度易感眼部病变、神经发育障碍和听力障碍，其中智力发育障碍发生率为87%，惊厥为82%，痉挛和脑性瘫痪为71%，耳聋为15%。长期随访资料显示，亚临床型感染的新生儿至成年期，眼部或神经系统病变高达80%～90%。母孕20周前感染者应终止妊娠。

六、获得性免疫缺陷综合征

知识点30：获得性免疫缺陷综合征的概念　　　副高：熟练掌握　正高：熟练掌握

获得性免疫缺陷综合征（HIDS）又称后天免疫缺乏综合征，即艾滋病，是一种由人类免疫缺陷病毒（HIV）所引起的一种传播迅速、病死率极高的感染性疾病。因免疫系统受到破坏，逐渐成为许多伺机性疾病的攻击目标，促成多种临床症状，统称为综合征，而非单纯的一种疾病。

知识点31：获得性免疫缺陷综合征的病因　　　副高：熟练掌握　正高：熟练掌握

HIV属RNA反转录病毒，直径100～200nm，目前已知HIV有两个型，即HIV-I和HIV-II。两者均能引起AIDS，但HIV-II致病性较HIV-I弱。HIV-I共有A、B、C、D、E、F、G、H、O 9种亚型，以B型最常见。本病毒为圆形或椭圆形，外层为类脂包膜，表面有锯齿样突起，内有圆柱状核心，含Mg^{2+}依赖性反转录酶。病毒包括结构蛋白P19、核心蛋白P24和P15、反转录酶蛋白P66和P51、外膜蛋白gp120和跨膜蛋白gp41等。病毒对热敏感，56℃ 30分钟能灭活，50%浓度的酒精、0.3%的过氧化氢、0.2%次氯酸钠及10%漂白粉，经10分钟能灭活病毒，但对甲醛溶液、紫外线和γ射线不敏感。

知识点32：获得性免疫缺陷综合征的流行病学　　　副高：熟练掌握　正高：熟练掌握

小儿患病自成人传播而来。1982年报道了首例儿童HIV感染，估计全球每天有1000例HIV感染的新生儿出生。2001年联合国艾滋病联合规划署宣布，在过去的20年，累计的HIV感染者有5600万，其中2200万人已经死于艾滋病及相关疾病，包括430万儿童。截至2008年底，全球有210万15岁以下儿童感染HIV。母婴传播的阻断策略是目前最为有效的控制婴幼儿感染的方式，通过成功干预，母婴传播风险可以降至2%以内，但是这样的干预在多数资源有限的国家仍未普及。尽管在过去的十年中，婴幼儿及儿童HIV感染的诊断和治疗方面取得了巨大的进展，但是全球每天仍有1100多例15岁以下的新感染者发生，其中90%是在发展中国家。1995年我国首次发现经母婴途径传播的HIV感染者。

HIV感染的新生儿通常在感染后第1年即出现临床症状，到1岁时估计有1/3的感染患儿死亡，到2岁时如果没有有效治疗，近一半的患者将面临死亡。

（1）传染源：患者和无症状病毒携带者是本病的传染源，特别是后者。病毒主要存在于血液、精子、子宫和阴道分泌物中。其他体液如涎液、眼泪和乳汁亦含有病毒，均具有传染性。

（2）儿童HIV感染的传播方式：①母婴传播：是儿童感染的主要途径。感染本病的孕妇可以通过胎盘、产程中及产后血性分泌物或喂奶等方式传播给婴儿。②血源传播：如输血、注射、器官移植等。③其他途径：如性接触传播、人工授精等，主要发生在成年人。

目前尚未证实空气、昆虫、水及食物或与AIDS患者的一般接触，如握手、公共游泳、被褥等会造成感染，亦未见到偶然接触发病的报道。

知识点33：获得性免疫缺陷综合征的发病机制　　副高：熟练掌握　正高：熟练掌握

HIV产生的反向转录酶能以病毒RNA为模板，反转录产生cDNA，然后整合入宿主细胞DNA链中，随着宿主细胞DNA的复制而得以繁殖。病毒感染靶细胞后1～2周内芽生脱落而离开原细胞侵入新的靶细胞，使得人体CD4$^+$T淋巴细胞遭受破坏。近年研究发现HIV侵入CD4$^+$T淋巴细胞时，必须借助融合素（fusin），可使CD4$^+$T淋巴细胞融合在一起，使未受HIV侵犯的CD4$^+$T淋巴细胞与受害的CD4$^+$T淋巴细胞融合而直接遭受破坏。由于CD4$^+$T淋巴细胞被大量破坏，丧失辅助B淋巴细胞分化的能力，使体液免疫功能亦出现异常，表现为高免疫球蛋白血症、出现自身抗体和对新抗原反应性降低。抗体反应缺陷，使患儿易患严重化脓性病变；细胞免疫功能低或衰竭，引起各种机会性感染，如结核菌、肺孢子菌、李斯特菌、巨细胞病毒等感染，常是致死的原因。

知识点34：获得性免疫缺陷综合征的病理　　副高：熟练掌握　正高：熟练掌握

HIV感染后可见淋巴结和胸腺等免疫器官病变。淋巴结呈反应性病变和肿瘤性病变两种。早期表现是淋巴组织反应性增生，随后可出现类血管免疫母细胞淋巴结病，继之淋巴结内淋巴细胞稀少，生发中心空虚。脾脏小动脉周围T细胞区和脾小结淋巴细胞稀少，无生发中心或完全丧失淋巴成分。胸腺上皮严重萎缩，缺少胸腺小体。艾滋病患儿往往发生严重的机会性感染，其病理改变因病原体不同而异。

HIV常侵犯中枢神经系统，病变包括胶质细胞增生，灶性坏死，血管周围炎性浸润，多核巨细胞形成和脱髓现象。

知识点35：获得性免疫缺陷综合征的临床表现分型

副高：熟练掌握　正高：熟练掌握

患儿症状和体征的发生与发展和免疫系统受损程度及患儿机体器官功能状态相关。1994年美国疾病控制中心根据临床表现和免疫状态将HIV感染进行分类，根据临床表现分为：无临床表现（N）、轻度临床表现（A）、中度临床表现（B）和严重临床表现（C）。结合免疫学状况又可分为：无免疫学抑制（N1、A1、B1和C1）、中度免疫学抑制（N2、A2、B2和C2）和严重免疫学抑制（N3、A3、B3和C3）。

知识点36：获得性免疫缺陷综合征的无临床表现（N）

副高：熟练掌握　正高：熟练掌握

无临床表现（N）：儿童无任何感染的症状和体征，或仅有轻微临床表现中的一个情况。

知识点37：获得性免疫缺陷综合征的轻微临床表现（A）

副高：熟练掌握　正高：熟练掌握

轻微临床表现（A）：儿童具有下列2个或更多的表现，但无中度和严重临床表现期的情况：淋巴结病（>0.5cm，发生在2个部位以上，双侧对称分布）；肝大；脾大；皮炎；腮腺炎；反复或持续性上呼吸道感染、鼻窦炎或中耳炎。

知识点38：获得性免疫缺陷综合征的中度临床表现（B）

副高：熟练掌握　正高：熟练掌握

中度临床表现（B）：除A类的表现外，尚有以下表现：①贫血（Hb<80g/L），中性粒细胞减少（<1×10⁹/L），或血小板减少（<100×10⁹/L），持续30天。②细菌性脑膜炎、肺炎或败血症（纯培养）。③6个月婴儿持续2个月以上的口腔念珠菌病。④心肌病。⑤发生于出生后1个月内的巨细胞病毒感染，反复和慢性腹泻，肝炎。⑥单纯疱疹病毒性口腔炎，1年内发作2次以上；单纯疱疹病毒性毛细支气管炎、肺炎或食管炎发生于出生1个月内。⑦带状疱疹至少发作2次或不同皮损部位。⑧平滑肌肉瘤伴有EB病毒感染。淋巴样间质性肺炎或肺淋巴样增生综合征。⑨肾病。⑩诺卡菌属感染，持续发热1个月以上。⑪弓形虫感染发生于出生1个月内。⑫播散性水痘。

知识点39：获得性免疫缺陷综合征的严重临床表现（C）

副高：熟练掌握　正高：熟练掌握

（1）严重反复和多发性细菌感染，如脓毒血症、肺炎、脑膜炎、骨关节感染和深部脓肿，不包括中耳炎、皮肤黏膜脓肿和导管插入引起的感染。

（2）念珠菌感染累及食管、气管、支气管和肺；深部真菌感染，呈播散性（肺、肺门和颈淋巴结以外的区域）。

（3）隐球菌感染伴持续腹泻1个月以上。

（4）巨细胞病毒感染发生于出生1个月内，累及肝、脾和淋巴结以外的区域。

（5）脑病：以下表现之一，至少持续2个月，找不到其他原因者：①发育滞后或倒退，智能倒退；②脑发育受损；头围测定证实为后天性小头畸形或CT/MRI证实为脑萎缩；③后天性系统性运动功能障碍：瘫痪、病理性反射征、共济失调和敏捷运动失调，具有其中2项者。

（6）单纯疱疹病毒性黏膜溃疡持续1个月以上，或单纯疱疹病毒性支气管炎、肺炎或食管炎发生于出生1个月以后。

（7）组织胞质菌病累及肺、肺门和颈淋巴结以外的区域。

（8）卡波西肉瘤；淋巴瘤（伯基特淋巴瘤或免疫母细胞性、B细胞性、大细胞性或免疫学表型不明性）。

（9）结核病，肺外播散型。

（10）卡氏肺孢子虫性肺炎。

（11）进行性多发性白质性脑病。

（12）沙门菌属（非伤寒）脓毒血症，反复发作。

（13）脑弓形虫感染发生于出生1个月以后。

（14）消耗综合征

1）体重持续丧失基线的10%。

2）大于1岁者的体重–年龄曲线下降25个百分位。

3）出生1个月后体重–身高曲线下降5个百分位；同时伴有：①慢性腹泻（每天至少2次稀便持续1个月以上；②发热1个月以上（持续性或间歇性）。

知识点40：获得性免疫缺陷综合征的实验室检查——病原学诊断

副高：熟练掌握　正高：熟练掌握

（1）病毒抗体检测：是初筛试验的主要手段，包括：①初筛试验：血清或尿的酶联免疫吸附试验，血快速试验。②确认试验：蛋白印迹法或免疫荧光检测试验。病毒抗体检查对小于18个月龄小儿的诊断存在局限性。

（2）病毒分离：目前常采用的方法是将受检者周围血单个核细胞（PBMCs）与经植物血凝素（PHA）激活3天的正常人PBMCs共同培养（加入IL-2 10U/ml）。3周后观察细胞病变，检测反转录酶或P24抗原或病毒核酸（PCR），确定有无HIV。目前一般只用于实验研究，不作为诊断指标。

（3）抗原检测：主要是检测病毒核心抗原P24，一般在感染后1～2周内即可检出。

（4）病毒核酸检测：利用PCR或连接酶链反应（LCR）技术，可检出微量病毒核酸。

知识点41：获得性免疫缺陷综合征的实验室检查——免疫缺陷的实验诊断

副高：熟练掌握　正高：熟练掌握

（1）血淋巴细胞亚群分析：CD4$^+$/CD8$^+$倒置，自然杀伤细胞活性降低，皮肤迟发性变态反应减退或消失，抗淋巴细胞抗体和抗精子抗体、抗核抗体阳性。β$_2$微球蛋白增高，尿中新蝶呤升高。

（2）各种机会性感染病原的检诊：应尽早进行，以便及时明确感染病原，实施针对性治疗。

知识点42：获得性免疫缺陷综合征的诊断策略　　副高：熟练掌握　正高：熟练掌握

我国目前对婴幼儿早期诊断的策略是：婴儿出生后6周采集第一份血样本，若第一份血样本检测呈阳性反应，尽快再次采集第二份血样本进行检测。若两份血样本检测均呈阳性反应，报告"婴儿HIV感染早期诊断检测结果阳性"，诊断儿童HIV感染。

2002年中华医学会儿科学会感染学组与免疫学组共同制定了小儿HIV感染和AIDS的诊断标准。

知识点43：获得性免疫缺陷综合征小儿无症状HIV感染的诊断标准
副高：熟练掌握　正高：熟练掌握

（1）流行病史：①HIV感染母亲所生的婴儿；②输入未经HIV抗体检测的血液或血液制品史。

（2）临床表现：无任何症状、体征。

（3）实验室检查：≥18个月儿童，HIV抗体阳性，经确认试验证实者；患儿血浆中HIV RNA阳性。

（4）确诊标准：①≥18个月小儿，具有相关流行病学史，实验室检查中任何一项阳性可确诊；②<18个月小儿，具备相关流行病学史，2次不同时间的血浆样本HIV RNA阳性可确诊。

知识点44：获得性免疫缺陷综合征小儿的诊断标准
副高：熟练掌握　正高：熟练掌握

（1）流行病学史：同无症状HIV感染。

（2）临床表现：不明原因的持续性全身淋巴结肿大（直径>1cm）、肝脾大、腮腺炎；不明原因的持续发热超过1个月；慢性反复发作性腹泻；生长发育迟缓；体重下降明显（3个月下降>基线10%）；迁延难愈的间质性肺炎和口腔真菌感染；常发生各种机会感染等。与成人AIDS相比，小儿AIDS的特点：①HIV感染后，潜伏期短，起病较急，进展快；②偏离正常生长曲线的生长停滞是小儿HIV感染的一种特殊表现；③易发生反复的细菌感染，特别是对多糖荚膜细菌更易感染；④慢性腮腺炎和淋巴细胞性间质性肺炎常见；⑤婴幼儿易发生脑病综合征，且发病早、进展快、预后差。

（3）实验室检查：HIV抗体阳性并经确认试验证实，患儿血浆中HIV RNA阳性；外周血 $CD4^+T$ 淋巴细胞总数减少，$CD4^+T$ 细胞占淋巴细胞数百分比减少。

（4）确诊标准：患儿具有一项或多项临床表现，≥18个月患儿HIV抗体阳性（经确认试验证实）或HIV RNA阳性者；<18个月患儿2次不同时间的样本HIV RNA阳性者均可确诊。有条件者应做 $CD4^+T$ 细胞计数和百分比以评估免疫状况。

AIDS患儿 $CD4^+$ 细胞计数和 $CD4^+T$ 细胞百分率与免疫状况分类

免疫学分类	<1岁（%）	1~5岁（%）	6~12岁（%）
无抑制	≥1500/mm³（≥25）	≥1000/mm³（≥25）	≥500/mm³（≥25）
中度抑制	750~1499/mm³（15~24）	500~999/mm³（15~24）	200~499/mm³（15~24）
重度抑制	<750/mm³（<15）	<500/mm³（<15）	<200/mm³（<15）

知识点45：获得性免疫缺陷综合征小儿AIDS的治疗

副高：熟练掌握　正高：熟练掌握

（1）抗反转录病毒治疗的指征：最近对HIV感染发病机制的了解和新的抗反转录病毒药物的出现，使HIV感染治疗已发生很大变化。所有抗反转录病毒药物均可用于儿童病例，目前使用抗病毒药物的指征：HIV感染的临床症状，包括临床表现A、B或C；$CD4^+T$细胞绝对数或百分率下降，达到中度或严重免疫抑制；年龄在1岁以内的患儿，无论其临床、免疫学或病毒负荷状况；年龄大于1岁的患儿，无临床症状者，除非能明确其临床疾病进展的危险性极低或存在其他需延期治疗的因素，也主张早期治疗。应严密监测未开始治疗的病例的临床、免疫学和病毒负荷状态。

一旦发现以下情况即开始治疗：HIV RNA复制物数量极高或进行性增高；$CD4^+T$细胞绝对数或百分率很快下降，达到中度免疫学抑制；出现临床症状。

（2）抗病毒治疗：①核苷类反转录酶抑制剂：如齐多夫定（zidowdine，AZT）、二脱氧肌苷（DDI）、拉米夫定（lamivudine，STC）和司坦夫定（stavudine，d4T），此类药物能选择性地与HIV反转录酶结合，并渗入正在延长的DNA链中，使DNA链终止，从而抑制HIV的复制和转录。②非核苷类反转录酶抑制剂：如奈韦拉平（nevirapine，NVP）、地拉韦定（delavirdine，DLR），其主要作用于HIV反转录酶的某个位点，使其失去活性，从而抑制HIV复制。③蛋白酶抑制剂：如沙奎那韦（saquinavir）、茚地那韦（indinavir，IDV）、奈非那韦（nelfinavir）和利托那韦（ritonavir），其机制通过抑制蛋白酶即阻断HIV复制和成熟过程中所必需的蛋白质合成，从而抑制HIV的复制。

单用一种药物治疗效果差，目前提倡2种以上药物联合治疗，但药物最佳搭配并无定论。已确诊的AIDS患儿应转入指定医院接受治疗。

（3）免疫学治疗：基因重组IL-2与抗病毒药物同时应用对改善免疫功能是有益的，IL-12是另一个有治疗价值的细胞因子，体外实验表明IL-12能增强免疫细胞杀伤被HIV感染细胞的能力。

（4）支持及对症治疗：包括输血及营养支持疗法，补充维生素特别是维生素B_{12}和叶酸。

（5）抗感染和抗肿瘤治疗：发生感染或肿瘤时，应给予相应的治疗。

知识点46：获得性免疫缺陷综合征的预防　　　　副高：熟练掌握　正高：熟练掌握

儿童AIDS的预防应特别注意：①普及AIDS知识，减少育龄期女性感染HIV；②HIV感染者避免妊娠，HIV感染或AIDS孕妇应规劝其终止妊娠或尽量进行剖宫产；③严格禁止高危人群献血，在供血员中必须除外HIV抗体阳性者；④HIV抗体阳性母亲及其新生儿应服用AZT，以降低母婴传播；⑤严格控制血液及各种血制品的质量；⑥疫苗预防：美国VaxGen公司研制的AIDS VAX疫苗是用基因重组技术，针对HIV-1的糖蛋白gp120为靶位点，目前正在美国和泰国等地进行三期临床试验。

第三章 营养性疾病

第一节 蛋白质－热能营养不良

蛋白质-热能营养不良

知识点1：蛋白质－热能营养不良的概念　　　副高：掌握　正高：掌握

蛋白质－热能营养不良（PEM）简称营养不良，是长期缺乏能量和/或蛋白质所致的一种营养缺乏症，主要见于3岁以下婴幼儿，临床特点为体重明显减轻、渐进性消瘦或水肿、皮下脂肪减少或消失，常伴有各器官不同程度的功能紊乱和性格、行为、心理等改变。PEM常伴多种微量营养素缺乏，可能导致儿童生长障碍、抵抗力下降、智力发育迟缓、学习能力下降等后果，对其成年后的健康和发展也可产生长远的不利影响，是发展中国家首要的营养缺乏病。

知识点2：蛋白质－热能营养不良的临床分型　　　副高：掌握　正高：掌握

临床常见三种类型：能量供应不足为主的消瘦型；以蛋白质供应不足为主的水肿型以及介于两者之间的消瘦－水肿型。临床表现形式取决于非蛋白质来源和蛋白质来源的能量之间的平衡。每一种形式又可分为轻度、中度和重度三级。

知识点3：蛋白质－热能营养不良的病因分类　　　副高：掌握　正高：掌握

可分原发性和继发性两种。

（1）原发性：因食物中蛋白质和能量摄入量长期不能满足机体生理需要和生长发育所致。随着我国经济水平的不断提升，食物贫乏、供给不足引起的营养不良已很少见；喂养不当成为原发性营养不良的最主要原因，如母乳不足而未及时添加其他富含蛋白质的牛奶；奶粉配制过稀；突然停奶而未及时添加辅食；长期以淀粉类食品（粥、米粉等）喂养等。较大儿童的营养不良多为婴儿期营养不良的继续，或因不良的饮食习惯，如偏食、挑食、吃零食过多、神经性厌食等引起。

（2）继发性：由于某些疾病因素，如消化系统解剖或功能上异常引起消化吸收障碍；长期发热、各种急、慢性传染病以及慢性消耗性疾病等均可致分解代谢增加、食物摄入减少及代谢障碍。早产、多胎、宫内营养不良等先天不足也可引起生后营养不良。

知识点4：蛋白质-热能营养不良的流行病学 　　　　　副高：掌握　正高：掌握

目前儿童营养不良在全球范围内仍是威胁儿童生长健康的一个重要疾病，在许多发展中的国家营养不良仍是儿童死亡的主要原因，约占儿童死亡起因的1/3。流行病学调查显示，目前中国严重营养不良已经很少见，多继发于某些慢性疾病。但因为喂养不当和/或小儿饮食习惯不良，如偏食、挑食等，造成轻至中度的营养不良发病率仍较高，且轻症及早期营养不良的症状和体征不典型，易漏诊，必须通过详细询问病史、细致的体格检查以及结合实验室检查进行诊断。一旦出现营养不良，如果不能及时纠正，尤其在小婴儿，可严重影响患儿的生长、智力发育及免疫功能，易患各种感染性疾病，应引起足够重视。

知识点5：蛋白质-热能营养不良的病因 　　　　　　　副高：掌握　正高：掌握

（1）摄入不足：小儿处于生长发育的阶段，对营养素尤其是蛋白质的需要相对较多。喂养不当是导致营养不良的重要原因，如母乳不足而未及时添加其他富含蛋白质的牛奶；奶粉配制过稀；突然停奶而未及时添加辅食；长期以淀粉类食品（粥、米粉等）喂养等。较大儿童的营养不良多为婴儿期营养不良的继续，或因不良的饮食习惯，如偏食、挑食、吃零食过多等引起。

（2）消化吸收障碍：如消化系统解剖或功能上的异常（包括唇裂、腭裂、幽门梗阻等）、迁延性腹泻、过敏性肠炎、肠吸收不良综合征等均可影响食物的消化和吸收。

（3）需要量增加：急、慢性传染病（如麻疹、伤寒、肝炎、结核）的恢复期，生长发育快速阶段等均可因需要量增多而造成营养相对缺乏；先天不足和生理功能减退，如早产、双胎，因追赶生长而需要量增加，也可引起营养不良。

（4）糖尿病、大量蛋白尿、急性发热性疾病、甲状腺功能亢进、恶性肿瘤等均可使营养素的消耗量增多。

上述因素的单独作用或共同组合均可引起蛋白质-热能营养不良。

知识点6：蛋白质-热能营养不良的病理生理 　　　　　副高：掌握　正高：掌握

（1）新陈代谢异常：①蛋白质：由于蛋白质摄入不足或蛋白质丢失过多，使体内蛋白质代谢处于负平衡，以维持基础代谢。当血清总蛋白浓度<40g/L、清蛋白<20g/L可发生低蛋白性水肿。②脂肪：能量摄入不足时，体内脂肪大量消耗以维持生命活动的需要，故血清胆固醇浓度下降。肝脏是脂肪代谢的主要器官，当体内脂肪消耗过多，超过肝脏的代谢能力可造成肝脏脂肪浸润及变性。③糖类：由于摄入不足和消耗增多，故糖原不足和血糖偏低，轻度时症状并不明显，重者可引起低血糖昏迷甚至猝死。④水、电解质代谢：由于脂肪大量消耗，低蛋白血症可进一步加剧而呈现水肿；PEM时ATP合成减少可影响细胞膜上钠-钾-ATP酶的运转，钠在细胞内潴留，细胞外液一般为低渗状态，易出现低渗性脱水、酸中毒、低钾血症、低钠血症、低钙血症和低镁血症。⑤体温调节能力下降：营养不良儿体温偏低，

可能与热能摄入不足；皮下脂肪菲薄，散热快；血糖降低；氧耗量低、脉率和周围血液循环量减少等有关。

（2）各系统功能低下：①消化系统：由于消化液和酶的分泌减少、酶活力降低，肠蠕动减弱，菌群失调，消化功能低下，易发生腹泻。②循环系统：心脏收缩力减弱，心排出量减少，血压偏低，脉细弱。③泌尿系统：肾小管重吸收功能减低，尿量增多而尿比重下降。④神经系统：精神抑郁，但时有烦躁不安、表情淡漠、反应迟钝、记忆力减退、条件反射不易建立。⑤免疫功能：非特异性（如皮肤黏膜屏障功能、白细胞吞噬功能、补体功能）和特异性免疫功能均明显降低。患儿结核菌素等迟发性皮肤反应可呈阴性；常伴IgG亚类缺陷和T细胞亚群比例失调等。由于免疫功能全面低下，患儿极易并发各种感染。

知识点7：蛋白质-热能营养不良的临床表现	副高：掌握　正高：掌握

体重不增是最先出现的症状，继之体重下降、皮下脂肪逐渐减少或消失，随着病情加重，骨骼生长减慢，身高也低于正常。皮下脂肪逐渐减少或消失，首先为腹部，其次为躯干、臀部、四肢，最后为面颊部。腹部皮下脂肪层厚度是判断营养不良程度的重要指标之一。随营养不良程度加重，逐渐出现全身症状及生化代谢改变。常伴活动减少，易疲乏，食欲减退，烦躁不安，头发干枯等表现。重度营养不良时皮下脂肪消失殆尽、皮包骨样、额部出现皱纹如老人状，反应差、呆滞，肌肉萎缩、肌张力低下，低体温、脉搏缓慢，呼吸浅表等。

知识点8：蛋白质-热能营养不良的并发症	副高：掌握　正高：掌握

PEM常见并发症有营养性贫血，以小细胞低色素性贫血最常见。还可有多种维生素缺乏，以维生素A缺乏常见。营养不良时维生素D缺乏症状不明显，恢复期生长发育加快时可伴有维生素D缺乏。大部分患儿伴有锌缺乏。由于免疫功能低下，易患各种感染，加重营养不良，从而形成恶性循环。还可并发自发性低血糖，可突然表现为面色灰白、神志不清、脉搏减慢、呼吸骤停、体温不升但无抽搐，若诊治不及时，可危及生命。

知识点9：蛋白质-热能营养不良的实验室检查	副高：掌握　正高：掌握

（1）血清蛋白：血清清蛋白浓度降低是重要的改变，但半衰期较长（19～21天）不够灵敏。视黄醇结合蛋白、前清蛋白、甲状腺结合前清蛋白和转铁蛋白浓度下降有早期诊断价值。胰岛素样生长因子Ⅰ（IGF-Ⅰ）是诊断蛋白质营养不良的较好指标。

（2）血清氨基酸：牛磺酸和必需氨基酸浓度降低，非必需氨基酸变化不大。

（3）其他：血清淀粉酶、脂肪酶、胆碱酯酶、转氨酶、碱性磷酸酶、胰酶和黄嘌呤氧化酶等活力下降，治疗后可迅速恢复正常。胆固醇、各种电解质及微量元素浓度均可下降。生长激素水平升高。

蛋白质-热能营养不良的常见实验室检查指标

血生化指标	意　义
血红蛋白，红细胞计数；平均红细胞体积，平均红细胞血红蛋白，平均红细胞血红蛋白浓度（MCV、MCH、MCHC）	脱水和贫血程度；贫血类型（铁缺乏、叶酸和维生素B_{12}缺乏、溶血、疟疾）
血糖	低血糖症
电解质和酸碱平衡	
钠	低钠血症、脱水类型
钾	低钾血症
氯，pH，碳酸氢盐	代谢性碱中毒或代谢性酸中毒
总蛋白，转铁蛋白，（前）清蛋白	蛋白缺乏程度
肌酐	肾功能
C反应蛋白（CRP），淋巴细胞计数，血清学，厚/薄血涂片	细菌、病毒感染或疟疾
粪便检查	寄生虫

知识点10：5岁以下儿童营养不良的分型和分度　　　　副高：掌握　正高：掌握

（1）体重低下：体重低于同年龄、同性别参照人群值的均值减2SD以下为体重低下。如低于同年龄、同性别参照人群值的均值减2SD～3SD为中度；低于均值减3SD为重度。该指标主要反应慢性或急性营养不良。

（2）生长迟缓：身长低于同年龄、同性别参照人群值的均值减2SD为生长迟缓。如低于同年龄、同性别参照人群值的均值减2SD～3SD为中度；低于均值减3SD为重度。该指标主要反应慢性营养不良。

（3）消瘦：体重低于同性别、同身高参照人群值的均值减2SD为消瘦。如低于同性别、同身高参照人群值的均值减2SD～3SD为中度；低于均值减3SD为重度。该指标主要反映近期急性营养不良。

临床常综合应用以上指标判断患儿营养不良的类型和严重程度。以上三项判断营养不良的指标可以同时存在，也可仅符合其中一项。符合一项即可诊断营养不良。

知识点11：蛋白质-热能营养不良的治疗　　　　副高：掌握　正高：掌握

要及早发现轻症，防止其发展为重症，其治疗原则是祛除病因、调整饮食、促进消化和治疗并发症。

（1）去除病因：积极治疗原发病，如纠正消化道畸形、控制感染性疾病、根治各种消耗性疾病及改进喂养方法等。

（2）调整饮食：应根据营养不良的程度、消化能力和对食物耐受情况逐渐调整饮食，尤其对于中、重度患儿，热能和营养物质供给应由低到高逐渐增加。饮食选择时应选择小儿易消化吸收又含有高热能与高蛋白质的食物。除乳类外，可用蛋、鱼、肝、瘦肉等，热能不足时可在食物中加少许植物油，此外应同时补充多种维生素、微量元素等。①轻度营养不良：热能从80～100kcal/（kg·d）、蛋白质3g/（kg·d）开始，逐渐增至热能150～170kcal/（kg·d）、蛋白质3.5～4.5g/（kg·d），待体重接近正常后，再恢复至热能100～120kcal/（kg·d）、蛋白质3.0g/（kg·d）。②中度营养不良：热能自60～80kcal/（kg·d），蛋白质2g/（kg·d），脂肪1g/（kg·d）开始，逐渐增加。约1周后增至热能120kcal/（kg·d），蛋白质3g/（kg·d），脂肪1.8g/（kg·d），以后按轻度营养不良同样步骤调整。③重度营养不良：热能从40～60kcal/（kg·d）、蛋白质1.5～2g/（kg·d）、脂肪1g/（kg·d）开始。首先满足患儿基础代谢需要，以后逐渐增加，按中度营养不良同样步骤调整。

（3）药物治疗：给予各种消化酶（胃蛋白酶、胰酶等）以助消化。补充缺乏的维生素和微量元素（如维生素A、维生素B、维生素C，锌、铁等），血锌降低者口服1%硫酸锌糖浆，从0.5ml/（kg·d）开始，逐渐增至2ml/（kg·d），补充锌剂摄入可促进食欲、改善代谢。必要时可肌内注射蛋白质同化类固醇制剂，如苯丙酸诺龙，每次10～25mg，每周1～2次，连续2～3周，以促进机体对蛋白质的合成、增进食欲。对进食极少或拒绝进食者可试用胰岛素葡萄糖疗法，皮下注射胰岛素每次2～3U，每日1～2次，在注射前需先服20～30g葡萄糖或静脉注射25%葡萄糖40～60ml以防发生低血糖，每1～2周为一疗程。

（4）积极处理各种危及生命的并发症：如腹泻时的严重脱水和电解质紊乱、酸中毒、休克、肾衰竭、自发性低血糖、继发感染及维生素A缺乏所致的眼部损害等。

（5）其他治疗

1）针灸、推拿、捏脊等疗法可起一定促进食欲的作用。健脾补气等中药可以帮助消化，促进吸收。

2）病情严重者，可给予要素饮食或进行胃肠道外全营养。酌情选用葡萄糖、氨基酸、脂肪乳剂、清蛋白静脉滴注。

3）进行对症治疗：脱水、酸中毒、电解质紊乱、休克、肾衰竭和自发性低血糖常为患儿致死原因，如出现应予紧急抢救。贫血严重者可少量多次输血，或输注血浆；有低蛋白血症者可静脉滴注清蛋白；处理其他并发症，如维生素A缺乏所引起的眼部损害和感染等。

4）加强护理：①向家长宣教对患儿的辅食添加应由少到多、逐步增加量和品种，勿操之过急，以免引起消化不良。食后清洁口腔，预防口腔炎、鹅口疮。②患儿皮下脂肪薄，易出现压伤，因此褥垫要软，经常为患儿翻身，骨突出部位每日多次按摩，细心保护皮肤、避免皮肤感染。③注意保暖、预防呼吸道感染。待病情好转后适当户外活动，促进智力、体力的恢复。④食物、食具注意清洁卫生，以免引起感染性腹泻，加重营养不良。

知识点12：蛋白质－热能营养不良的预后　　　　　　副高：掌握　正高：掌握

预后取决于营养不良的发生年龄、持续时间及其程度，其中以发病年龄最为重要，年龄愈小，其远期影响愈大，尤其是认知能力和抽象思维能力易发生缺陷。如果患儿生长发育广泛受损，智力及体格发育迟缓可能是永久性的。

| 知识点13：蛋白质–热能营养不良的预防 | 副高：掌握　正高：掌握 |

（1）合理喂养：大力提倡母乳喂养，对母乳不足或不宜母乳喂养者应及时给予指导，采用混合喂养或人工喂养并及时添加辅助食品；纠正偏食、挑食、吃零食的不良习惯，小学生早餐要吃饱，午餐应保证供给足够的能量和蛋白质。

（2）推广应用生长发育监测图：定期测量体重，并将体重值标在生长发育监测图上，如发现体重增长缓慢或不增，应尽快查明原因，及时予以纠正。

第二节　维生素D缺乏性佝偻病

| 知识点1：维生素D缺乏性佝偻病的概念 | 副高：掌握　正高：掌握 |

维生素D缺乏性佝偻病是儿童体内维生素D不足使钙、磷代谢紊乱产生的一种以骨骼病变为特征的全身慢性营养性疾病，主要见于2岁以下婴幼儿，我国北方佝偻病患病率高于南方。典型的表现是生长着的长骨干骺端和骨组织矿化不全。维生素D不足使成熟骨矿化不全，表现为骨质软化症。

| 知识点2：维生素D的来源 | 副高：掌握　正高：掌握 |

维生素D是一组具有生物活性的脂溶性类固醇衍生物，包括维生素D_2和维生素D_3。前者存在于植物中，后者系由人体或动物皮肤中的7-脱氢胆固醇经日光中紫外线的光化学作用转变而成，是体内维生素的主要来源。

婴幼儿体内维生素D来源有三个途径：

（1）母体–胎儿的转运：胎儿可通过胎盘从母体获得维生素D，胎儿体内25-（OH）D_3的贮存可满足生后一段时间的生长需要。早期新生儿体内维生素D的量与母体维生素D的营养状况及胎龄有关。

（2）食物中的维生素D：天然食物含维生素D很少，母乳含维生素D少，谷物、蔬菜、水果不含维生素D，肉和白鱼含量很少。但配方奶粉和米粉摄入足够量，婴幼儿可从这些强化维生素D的食物中获得充足的维生素D。

（3）皮肤的光照合成：是人类维生素D的主要来源。人类皮肤中的7-脱氢胆骨化醇（7-DHC），是维生素D生物合成的前体，经日光中紫外线（290～320nm波长）照射，变为胆骨化醇，即内源性维生素D_3。皮肤产生维生素D_3的量与日照时间、波长、暴露皮肤的面积有关。皮肤的光照合成是儿童和青少年维生素D的主要来源。

| 知识点3：维生素D的转运 | 副高：掌握　正高：掌握 |

食物中的维生素D_2在胆汁的作用下，在小肠刷状缘经淋巴管吸收。皮肤合成的维生素D_3直接吸收入血。维生素D_2和D_3在人体内都没有生物活性，它们被摄入血液循环后

与血浆中的维生素D结合蛋白（DBP）相结合后转运到肝脏。维生素D在体内必须经过两次羟化作用后才能发挥生物效应。首先经肝细胞发生第一次羟化，生成25-羟维生素D_3［25-$(OH)D_3$］，25-$(OH)D_3$是循环中维生素D的主要形式。循环中的25-$(OH)D_3$与α-球蛋白结合被运载到肾脏，在近端肾小管上皮细胞线粒体中的1-α羟化酶的作用下再次羟化，生成有很强生物活性的1,25-二羟维生素D，即1,25-$(OH)_2D_3$。1,25-$(OH)_2D_3$被认为是一种类固醇激素，通过其核受体发挥调节基因表达的作用。

知识点4：维生素D的主要生理功能　　　　　　副高：掌握　正高：掌握

（1）1,25-$(OH)_2D_3$是维持钙、磷代谢平衡的主要激素之一。其被维生素D结合蛋白转运，与小肠、骨、肾远端曲管细胞及一些其他器官与组织（皮肤、胰岛、脑、乳腺上皮等细胞与造血组织等）的受体结合而发挥作用。

（2）促进钙、磷自小肠黏膜吸收。

（3）促进肾小管对钙、磷的重吸收。

（4）促进成骨细胞和破骨细胞的成熟，直接作用于骨的矿物质代谢（沉积与重吸收）。

知识点5：维生素D的调节作用　　　　　　副高：掌握　正高：掌握

（1）自身反馈作用：正常情况下，维生素D的合成与分泌是依据机体需要受血中25-$(OH)D_3$的浓度自行调节，即生成的1,25-$(OH)_2D_3$的量达到一定水平时，可抑制25-$(OH)D_3$在肝内羟化、1,25-$(OH)_2D_3$在肾内羟化的过程。

（2）血钙、磷浓度与甲状旁腺、降钙素调节：肾脏生成1,25-$(OH)_2D_3$间接受血钙浓度调节。当血钙过低时，甲状旁腺激素（PTH）分泌增加，PTH刺激肾脏1,25-$(OH)_2D_3$合成增多；PTH与1,25-$(OH)_2D_3$共同作用于骨组织，使破骨细胞活性增加，降低成骨细胞活性，骨重吸收增加，骨钙释放入血，使血钙升高，以维持正常的生理功能。血钙过高时，降钙素（CT）分泌，抑制肾小管羟化生成1,25-$(OH)_2D_3$。血磷降低可直接促进1,25-$(OH)_2D_3$的增加，高血磷则抑制其合成。

知识点6：维生素D缺乏性佝偻病的病因　　　　　　副高：掌握　正高：掌握

（1）围生期维生素D不足：母亲妊娠期，特别是妊娠后期维生素D营养不足，以及早产、双胎均可使得婴儿体内维生素D贮存不足。

（2）日照不足：因紫外线不能通过玻璃窗，婴幼儿被长期过多的留在室内活动，使内源性维生素D生成不足。大城市高大建筑可阻挡日光照射，大气污染，如烟雾、尘埃可吸收部分紫外线。气候的影响：如冬季日照短，紫外线较弱，亦可影响部分内源性维生素D的生成。

（3）生长速度快需要增加：如早产及双胎婴儿生后生长发育快，需要维生素D多，且体内贮存的维生素D不足。婴儿早期生长速度较快，也易发生佝偻病。重度营养不良婴儿生长迟缓，发生佝偻病者不多。

（4）食物中补充维生素D不足：因天然食物中含维生素D少，即使纯母乳喂养，婴儿若户外活动少亦易患佝偻病。

（5）疾病影响：胃肠道或肝胆疾病影响维生素D吸收，如婴儿肝炎综合征、慢性腹泻等；肝、肾严重损害可致维生素D羟化障碍，$1,25\text{-}(OH)_2D_3$生成不足而引起佝偻病。长期服用抗惊厥药物可使体内维生素D不足，如苯妥英钠、苯巴比妥，可刺激肝细胞微粒体的氧化酶系统活性增加，使维生素D和$25\text{-}(OH)D_3$加速分解为无活性的代谢产物。糖皮质激素有对抗维生素D对钙的转运作用。

知识点7：维生素D缺乏性佝偻病的发病机制　　　　副高：掌握　正高：掌握

维生素D缺乏性佝偻病是机体为维持血钙水平而对骨骼造成的损害。长期严重维生素D缺乏造成肠道吸收钙、磷减少和低血钙症，以致甲状旁腺功能代偿性亢进，PTH分泌增加以动员骨钙释出使血清钙浓度维持在正常或接近正常的水平；但PTH同时也抑制肾小管重吸收磷，继发机体严重钙、磷代谢失调，特别是严重低血磷的结果。

知识点8：维生素D缺乏性佝偻病的病理变化　　　　副高：掌握　正高：掌握

骨的正常生长有软骨成骨和膜性成骨。软骨成骨使长骨增长；膜性成骨使骨增厚、增粗。维生素D缺乏时，钙、磷代谢紊乱，排列成行的软骨细胞增殖过度，凋亡减少，钙化管排列不规则、稀少或消失，所以钙化线模糊或消失。成骨细胞代偿性增殖过度，分泌的骨基质也增多，但却不能矿化，因此造成骨样组织的堆积。如果骨样组织堆积在长骨干骺端，受重力压迫则向两侧膨出，形成临床上的手足镯、肋串珠；在扁骨如颅骨则形成方颅。同样，膜性成骨也受影响，在骨干造成骨质疏松，在扁骨如颅骨则形成颅骨软化。

知识点9：维生素D缺乏性佝偻病的临床分期　　　　副高：掌握　正高：掌握

本病多见于3个月至2岁的小儿，主要表现为生长最快部位的骨骼改变，并可影响肌肉发育和神经兴奋性的改变。佝偻病临床上分为初期、活动期、恢复期和后遗症期。

营养性维生素D缺乏性佝偻病临床四期的特点

	初 期	激 期	恢复期	后遗症期
发病年龄	3个月左右	>3个月		多>2岁
症状	非特异性神经精神症状	骨骼改变和运动功能发育迟缓	症状减轻或接近消失	症状消失
体征	枕秃	生长发育最快部位骨骼改变，肌肉松弛	一般无	一般无

续 表

	初 期	激 期	恢复期	后遗症期
血钙	正常或稍低	稍降低	数天内恢复正常	正常
血磷	降低	明显降低	同上	正常
碱性磷酸酶（AKP）	升高或正常	明显升高	1～2个月后逐渐正常	正常
25-（OH）D₃	下降	<12ng/ml（30nmol/L），可诊断	数天内恢复正常	正常
骨X线	多正常	骨骺端钙化带消失，呈杯口状、毛刷状改变，骨骺软骨带增宽（>2mm），骨质疏松，骨皮质变薄	长骨干骺端临时钙化带重现、增宽、密度增加，骨骺软骨盘增宽<2mm	干骺端病变消失

知识点10：初期（早期）佝偻病的临床表现 　　　　副高：掌握　正高：掌握

多见于6个月以内，特别是3个月以内小婴儿。多为神经兴奋性增高的表现，如易激惹、烦闹、汗多刺激头皮而摇头等。但这些并非佝偻病的特异症状，仅作为临床早期诊断的参考依据。血清25-（OH）D₃下降，PTH升高，一过性血钙下降，血磷降低，碱性磷酸酶（AKP）正常或稍高。此期常无骨骼病变，骨骼X线可正常，或钙化带稍模糊。

知识点11：活动期（激期）佝偻病的临床表现 　　　　副高：掌握　正高：掌握

除初期症状外，主要表现为骨骼改变和运动功能发育迟缓。骨骼改变往往在生长最快的部位最明显，故不同年龄有不同的骨骼表现。

（1）头部：额骨和顶骨中心部分常常逐渐增厚，变成"方盒样"头型即方颅（从上向下看），头围也较正常增大。

（2）胸部：胸廓畸形多见于1岁左右小儿，如佝偻病肋骨串珠、肋膈沟（郝氏沟）、鸡胸、漏斗胸。

（3）脊柱：重症可有脊柱后凸或侧弯。

（4）骨盆：脊柱弯曲可伴有骨盆畸形，入口变小，前后径缩短，女童长大可致难产。

（5）四肢：①腕踝畸形：多见于6个月以上小儿。腕和踝部骨骺处膨大，状似手镯或脚镯。②下肢畸形：见于1岁后站立、行走后小儿，由于骨质软化和肌肉关节松弛，在立、走的重力影响下可出现O形腿或X形腿。1岁内小儿可有生理性弯曲，故仅对1岁以上小儿，才做下肢畸形检查。

（6）其他：全身肌肉松弛，患儿肌张力低下，头项软弱无力，坐、立、行等运动功能发育落后，腹肌张力低下致腹部膨隆如蛙腹。条件反射形成慢，表情淡漠，语言发育迟缓，免疫力低下，常伴感染、贫血等。

营养性维生素D缺乏性佝偻病活动期骨骼畸形与好发年龄

部位	名 称	好发年龄
头部	颅骨软化	3～6个月
	方颅	8～9个月
	前囟增大及闭合延迟	迟于1.5岁
	出牙迟	满13月龄尚未萌芽，2.5岁仍未出齐
胸部	肋骨串珠	1岁左右
	肋膈沟	
	鸡胸、漏斗胸	
四肢	手镯、足镯	>6个月
	O形腿或X形腿	>1岁
脊柱	后弯侧弯	学坐后
骨盆	扁平	

知识点12：恢复期佝偻病的临床表现　　　　　副高：掌握　正高：掌握

以上任何期经日光照射或治疗后，临床症状和体征逐渐减轻或消失。血生化改变：25-（OH）D₃、血钙、血磷、PTH逐渐恢复正常，碱性磷酸酶需1～2个月降至正常水平。骨骼X线：治疗2～3周后出现不规则的钙化线。

知识点13：后遗症期佝偻病的临床表现　　　　　副高：掌握　正高：掌握

多见于2岁以后的儿童。因婴幼儿期严重佝偻病，残留不同程度的骨骼畸形。无任何临床症状，血生化正常，X线检查骨骼干骺端病变消失。

知识点14：维生素D缺乏性佝偻病的诊断　　　　　副高：掌握　正高：掌握

首先应详询是否有缺乏日照与摄入维生素D不足的历史，新生儿及数月的小婴儿还应询问母孕期日照及维生素D与钙的摄入史，以及是否有缺钙的临床症状。确诊的"金标准"是血生化及骨骼X线检查，其中25-（OH）D₃最可靠，出现变化最早。根据病史和血清25-（OH）D₃降低等指标可诊断维生素D缺乏，但大部分医院仅能检测到钙、磷、碱性磷酸酶，少数医院可常规检测血清25-（OH）D₃水平，因此诊断佝偻病必须有临床资料与X线的骨改变。

知识点15：维生素D缺乏性佝偻病与其他抗维生素D佝偻病的鉴别诊断
　　　　　副高：掌握　正高：掌握

（1）低血磷性抗维生素D佝偻病（家族性低磷血症）：为肾小管再吸收磷及肠道吸收磷

的原发性缺陷所致，佝偻病的症状多发生于1岁以后，且2～3岁后仍有活动性佝偻病表现，血钙多正常，血磷低，尿磷增加。对用一般治疗剂量维生素D治疗佝偻病无效时应与本病鉴别。

（2）远端肾小管酸中毒：为远曲小管泌氢障碍，从尿中丢失大量钠、钾、钙，继发甲状旁腺功能亢进，骨质脱钙，出现佝偻病症状。骨骼畸形严重，身材矮小，除低血钙、低血磷之外，有代谢性酸中毒及低钾、高氯血症，尿呈碱性（pH＞6）。

（3）维生素D依赖性佝偻病：为常染色体隐性遗传，分为两型：Ⅰ型为肾脏1-羟化酶缺陷，使25-（OH）D₃，转变为1,25-（OH）₂D₃发生障碍；Ⅱ型为靶器官1,25-（OH）₂D₃受体缺陷。两型均有严重的佝偻病症状，低血钙、低血磷、碱性磷酸酶明显增高。Ⅰ型可有高氨基酸尿症，Ⅱ型的一个重要特征为脱发。

（4）肾性佝偻病：由于先天或后天原因所致的慢性肾功能障碍，导致钙磷代谢紊乱，血钙低，血磷高，碱性磷酸酶正常。佝偻病症状多于幼儿后期逐渐明显，身材矮小。

（5）肝性佝偻病：肝功能不良可使25-（OH）D₃生成障碍，伴有胆道阻塞时肠道吸收维生素D及钙也降低，出现低血钙、抽搐和佝偻病的表现。

各型佝偻病（活动期）的实验室检查

病名	血 清							其他
	钙	磷	碱性磷酸酶	25-（OH）D₃	1,25-（OH）₂D₃	甲状旁腺素	氨基酸尿	
维生素D缺乏性佝偻病	正常（↓）	↓	↑	↓	↓	↑	（－）	尿磷↑
家族性低磷血症	正常	↓	↑	正常（↑）	正常（↓）	正常	（－）	尿磷↑
远端肾小管性酸中毒	正常（↓）	↓	↑	正常（↑）	正常（↓）	正常（↑）	（－）	碱性尿、高血氯低血钾
维生素D依赖性佝偻病								
Ⅰ型	↓	↓	↑	↑	↓	↑	（＋）	
Ⅱ型	↓	↓	↑	正常	↑	↑	（＋）	
肾性佝偻病	↓	↑	正常	正常	↓	↑	（－）	等渗尿、氮质血症酸中毒

知识点16：与维生素D缺乏性佝偻病体征的鉴别诊断 副高：掌握 正高：掌握

（1）黏多糖病：黏多糖代谢异常时，常多器官受累，可出现多发性骨发育不全，如头大、头型异常、脊柱畸形、胸廓扁平等体征。此病除临床表现外，主要依据骨骼的X线变化及尿中黏多糖的测定作出诊断。

（2）软骨营养不良：是一遗传性软骨发育障碍，出生时即可见四肢短、头大、前额突出、腰椎前凸、臀部后凸。根据特殊的体态（短肢型矮小）及骨骼X线作出诊断。

（3）脑积水：生后数月起病者，头围与前囟进行性增大。因颅内压增高，可见前囟饱满紧张，骨缝分离，颅骨叩诊有破壶声，严重时两眼向下呈落日状。头颅B超、CT检查可作出诊断。

知识点17：维生素D缺乏性佝偻病的治疗　　　　副高：掌握　　正高：掌握

治疗目的在于控制活动期，防止骨骼畸形。

（1）一般疗法：加强护理，合理饮食，坚持经常晒太阳（6个月以下避免直晒）。

（2）药物疗法不主张采用大剂量维生素D治疗，治疗的原则应以口服为主，一般剂量为每日50～100μg（2000～4000U），连服1个月后，改为400～800U/d。口服困难或腹泻等影响吸收时，采用大剂量突击疗法，维生素D 15万～30万U（3.75～7.5mg）/次，肌注，1个月后再以400～800U/d维持。用药期间强调定期随访的重要性，建议初始治疗满1个月时复查血清钙、磷、碱性磷酸酶水平；满3个月时复查血清钙、磷、镁、碱性磷酸酶、PTH、25-（OH）D_3水平以及尿液钙/肌酐比值，并复查骨骼X线；满1年及此后每年监测血清25-（OH）D_3。

（3）其他治疗：①钙剂补充：维生素D缺乏性佝偻病在补充维生素D的同时，给予适量钙剂，将帮助改善症状、促进骨骼发育。同时调整膳食结构，增加膳食来源的钙摄入。②微量营养素补充：维生素D缺乏性佝偻病多伴有锌、铁降低，及时适量地补充微量元素，将有利于骨骼成长。③矫形治疗：严重的骨骼畸形可采取外科手术矫正畸形。

知识点18：维生素D缺乏性佝偻病的预防　　　　副高：掌握　　正高：掌握

维生素D缺乏及维生素D缺乏性佝偻病的预防应从围生期开始，以婴幼儿为重点对象并持续到青春期。

（1）胎儿期的预防：①孕妇应经常到户外活动，多晒太阳。②饮食应含有丰富的维生素D、钙、磷和蛋白质等营养物质。③防治妊娠并发症，对患有低钙血症或骨软化症的孕妇应积极治疗。④可于妊娠后3个月补充维生素D 800～1000U/d，同时服用钙剂。

（2）0～18岁健康儿童的预防：①户外活动：多晒太阳是预防维生素D缺乏及维生素D缺乏性佝偻病简便而有效的措施，保证儿童的体育运动特别是户外活动时间。平均户外活动应在1～2小时/天。婴儿皮肤娇嫩，过早暴露日光照射可能会对其皮肤造成损伤，户外晒太阳注意循序渐进，逐步增加接受阳光的皮肤面积，如面部、手臂、腿、臀部等，并逐步延长晒太阳的时间；此外，由于阳光中的高能蓝光对婴儿视觉的不利影响，应避免阳光直晒，特别是6个月以内小婴儿。②维生素D补充：母乳喂养或部分母乳喂养婴儿，应从出生数天即开始补充维生素D 400U/d，除非断奶并且配方奶或者强化牛奶的摄入量≥1L/d；人工喂养婴儿，当配方奶摄入量<1L/d，应注意通过其他途径保证400U/d维生素D的摄入量，如维生素D制剂的补充；大年龄及青春期儿童，应维生素D强化饮食（维生素D强化牛奶、谷物等）

和维生素D制剂补充相结合，400U/d维生素D制剂补充仍作为推荐。夏季阳光充足，可暂停或减量服用维生素D。一般可不加服钙剂，但乳及乳制品摄入不足和营养欠佳时可适当补充微量营养素和钙剂。

（3）早产儿的预防：对于早产儿，尤其是出生体重1800～2000g的小早产儿，母乳强化剂或者早产儿专用配方奶的使用对维持骨骼正常矿化、预防佝偻病的发生十分重要；注意碱性磷酸酶活性及血磷浓度的定期监测，出院后仍需定期进行随访；当患儿体重＞1500g并且能够耐受全肠道喂养，经口补充维生素D 400U/d，最大量1000U/d，3个月后改为维生素D 400～800U/d。

第三节　维生素D缺乏性手足搐搦症

知识点1：维生素D缺乏性手足抽搐症的概念	副高：掌握　正高：掌握

维生素D缺乏性手足搐搦症是维生素D缺乏性佝偻病的伴随症状之一，因维生素D缺乏致血清钙离子浓度降低，神经肌肉兴奋性增高引起，表现为全身惊厥、手足肌肉抽搐或喉痉挛等。多见于6个月以内的小婴儿。目前因预防维生素D缺乏工作的普遍开展，维生素D缺乏性手足搐搦症已较少发生。

知识点2：维生素D缺乏性手足抽搐症的病因及发病机制	副高：掌握　正高：掌握

维生素D缺乏时，血钙下降而甲状旁腺不能代偿性分泌增加；血钙继续降低，当总血钙低于1.75～1.88mmol/L范围，或离子钙低于1.0mmol/L时可引起神经肌肉兴奋性增高，出现抽搐。维生素D缺乏时机体出现甲状旁腺功能低下的原因尚不清楚，推测当婴儿体内钙营养状况较差时，维生素D缺乏的早期甲状旁腺急剧代偿分泌增加，以维持血钙正常；当维生素D继续缺乏，甲状旁腺功能因反应过度而疲惫，以致出现血钙降低。因此维生素D缺乏性手足搐搦症的患儿，同时存在甲状旁腺功能亢进所致佝偻病的临床表现和甲状旁腺功能低下所致低血钙的临床表现。

知识点3：维生素D缺乏性手足抽搐症的典型发作	副高：掌握　正高：掌握

血清钙低于1.75mmol/L时可出现惊厥、喉痉挛和手足搐搦，其中以无热惊厥最为常见。

（1）惊厥：是婴儿期最常见的症状。其特点是患儿没有发热，也无其他原因，而突然发生四肢抽动、双眼球上翻、面肌颤动、意识丧失，持续时间为数秒钟到数分钟，数日1次或者1日数次甚至数十次不等。不发作时，患儿神情几乎正常。

（2）手足抽搐：多见于6个月以上的婴幼儿，突发手足痉挛呈弓状，双手呈腕部屈曲状，手指伸直，拇指紧贴掌心，强直痉挛；足部踝关节伸直，足趾同时向下弯曲。

（3）喉痉挛：婴儿多见，由于声门及喉部肌肉痉挛而引起吸气困难，吸气时发生喉鸣，严重时可发生窒息，甚至死亡。

知识点4：维生素D缺乏性手足抽搐症的隐匿型　　　　副高：掌握　正高：掌握

没有典型发作时可通过刺激神经肌肉而引出下列神经肌肉兴奋的体征。

（1）面神经征：以指尖或叩诊锤轻叩颧弓与口角间的面颊部，出现眼睑及口角抽动为阳性。新生儿可呈假阳性。

（2）腓反射：以叩诊锤轻叩膝下外侧腓骨小头处的腓神经，引起足向外侧收缩者为阳性。

（3）特鲁索（Troussea）征：以血压计袖带包裹上臂，使血压维持在收缩压与舒张压之间，5分钟内该手出现痉挛为阳性。

知识点5：维生素D缺乏性手足抽搐症的诊断　　　　副高：掌握　正高：掌握

突发无热惊厥，可反复发作，发作后神志清醒而无神经系统体征，同时有佝偻病存在，总血钙低于（1.75~1.88）mmol/L范围，离子钙低于1.0mmol/L，可作出诊断。

知识点6：维生素D缺乏性手足抽搐症与其他无热惊厥性疾病的鉴别诊断

副高：掌握　正高：掌握

（1）低血糖症：常发生于清晨空腹时，有进食不足或腹泻史，重症病例惊厥后转入昏迷，一般口服或静脉注射葡萄糖后立即恢复，血糖常低于2.2mmol/L。

（2）低镁血症：常见于新生儿或年幼婴儿，常有触觉、听觉过敏，引起肌肉颤动，甚至惊厥、手足搐搦，血镁常低于0.58mmol/L（1.4mg/dl）。

（3）婴儿痉挛症：为癫痫的一种表现。起病于1岁以内，呈突然发作，头及躯干、上肢均屈曲，手握拳，下肢弯曲至腹部，呈点头哈腰状搐搦和意识障碍，发作数秒至数十秒自停，伴智力异常，脑电图有特征性的高幅异常节律波出现。

（4）原发性甲状旁腺功能减退：表现为间歇性惊厥或手足搐搦，间隔几天或数周发作1次，血磷升高＞3.2mmol/L（10mg/d），血钙降至1.75mmol/L（7mg/dl）以下，碱性磷酸酶正常或稍低，颅骨X线可见基底核钙化灶。

知识点7：维生素D缺乏性手足抽搐症与中枢神经系统感染的鉴别诊断

副高：掌握　正高：掌握

脑膜炎、脑炎、脑脓肿等大多伴有发热和感染中毒症状，精神萎靡，食欲差等。体弱年幼儿反应差，有时可不发热。有颅内压增高体征及脑脊液改变。

知识点8：维生素D缺乏性手足抽搐症与急性喉炎的鉴别诊断

副高：掌握　正高：掌握

急性喉炎大多伴有上呼吸道感染症状，也可突然发作，声音嘶哑伴犬吠样咳嗽及吸气困难，无低钙症状，钙剂治疗无效。

知识点9：维生素D缺乏性手足抽搐症的治疗　　　　副高：掌握　正高：掌握

（1）急救处理：①氧气吸入：惊厥期应立即吸氧，喉痉挛者须立即将舌头拉出口外，并进行口对口呼吸或加压给氧，必要时做气管插管以保证呼吸道通畅。②迅速控制惊厥或喉痉挛：可用10%水合氯醛，每次（40～50）mg/kg，保留灌肠；或地西泮每次（0.1～0.3）mg/kg肌内或缓慢静脉注射。

（2）钙剂治疗：尽快给予10%葡萄糖酸钙5～10ml加入10%葡萄糖液5～20ml中，缓慢静脉注射或滴注，迅速提高血钙浓度，惊厥停止后口服钙剂，不可皮下或肌内注射钙剂以免造成局部坏死。

（3）维生素D治疗：急诊情况控制后，按维生素D缺乏性佝偻病给予维生素D治疗。

第四节　小儿肥胖症

知识点1：肥胖的概念　　　　副高：掌握　正高：熟练掌握

肥胖是机体能量摄入超过消耗，多余的能量以脂肪的形式储存于组织，造成体内脂肪过多堆积、体重超常的疾病。

知识点2：单纯性肥胖的概念　　　　副高：掌握　正高：熟练掌握

单纯性肥胖是指排除某些先天遗传性疾病、代谢性疾病及神经内分泌疾病等病理因素而单纯由生活行为、环境因素所造成的肥胖。儿童肥胖症95%属于单纯性肥胖。

知识点3：儿童单纯性肥胖的病理生理　　　　副高：掌握　正高：熟练掌握

（1）体温调节与能量代谢：肥胖儿对外界体温的变化反应较不敏感，用于产热的能量消耗较正常儿少，使肥胖儿有低体温倾向。

（2）脂类代谢：肥胖儿常伴有血浆三酰甘油、胆固醇、极低密度脂蛋白（VLDL）及游离脂肪酸增加，但高密度脂蛋白（HDL）减少。故以后易并发动脉硬化、冠心病、高血压、胆石症等疾病。

（3）蛋白质代谢：肥胖者嘌呤代谢异常，血尿酸水平增高，易发生痛风症。

（4）内分泌变化：内分泌变化在肥胖小儿较常见。①甲状腺功能的变化：总T_4、游离T_4、总T_3、游离T_3、反T_3、蛋白结合碘、吸^{131}碘率等均正常，下丘脑-垂体-甲状腺轴也正常，但发现T_3受体减少，被认为是产热减少的原因。②甲状旁腺激素及维生素D代谢：肥胖儿血清PTH水平升高，25-（OH）D_3及24,25-（OH）$_2D_3$水平也增高，可能与肥胖的骨质病变有关。③生长激素水平的变化：肥胖儿血浆生长激素减少；睡眠时生长激素分泌高峰消失；在低血糖或精氨酸刺激下，生长激素分泌反应迟钝。但肥胖儿IGF-1分泌正常，胰岛素分泌增加，对生长激素的减少起到了代偿作用，故患儿无明显生长发育障碍。④性激素的变化：女性肥胖患者雌激素水平增高，可有月经不调和不孕；男性患者因体内脂肪将雄激素芳香化转变为雌激素，雌激素水平增高，可有轻度性功能低下、阳痿，但不影响睾丸发育和精子形成。⑤糖皮质激素：肥胖患儿尿17-羟类固醇、17-酮类固醇及皮质醇均可增加，但血浆皮质醇正常或轻度增加，昼夜规律存在。⑥胰岛素与糖代谢的变化：肥胖者有高胰岛素血症的同时又存在胰岛素抵抗，导致糖代谢异常，可出现糖耐量减低或糖尿病。

知识点4：小儿肥胖症的原因	副高：掌握　正高：熟练掌握

近十余年来我国儿童及青少年中单纯性肥胖的检出率有逐年上升的趋势，尤其在城市。遗传及环境因素是引起单纯性肥胖的主要病因，其中环境因素（不良生活习惯）起主导作用。

（1）遗传因素：大多认定为"多因子遗传"，父母的体质遗传给子女时，并不是由一个遗传因子，而是由多数的遗传因子来决定子女的体质，所以称为多因子遗传。父母中有一人肥胖，则子女肥胖的概率为40%，如果父母双方皆肥胖，子女肥胖的概率升高至70%~80%，父母皆瘦，子女发生肥胖的概率约为14%。

（2）饮食因素：摄入过度是肥胖的物质基础。摄入过度使过剩的能量以脂肪形式在人体皮下和脏器周围过多堆积，造成肥胖。另外，不良的饮食习惯，如偏爱荤食、油腻、甜食等可导致肥胖。

（3）与运动有关的因素：运动有助于消耗脂肪，在日常生活之中，随着交通工具的发达，工作的机械化，家务量减轻等，使得人体消耗热量的机会更少，而摄取的能量并未减少，于是造成肥胖。

知识点5：肥胖的分类	副高：掌握　正高：熟练掌握

（1）按照病理改变分类：分为增生性肥胖和肥大性肥胖。①增生性肥胖不仅脂肪细胞体积变大，而且数目也有所增多。②肥大性肥胖则仅有脂肪细胞体积变大，而数目变化不大。

（2）按照发病年龄分类：分为幼年起病型肥胖、青春期起病型肥胖和成年起病型肥胖。①幼年起病型肥胖都是增生性肥胖，患儿脂肪细胞的数量一生都难以减少。②青春期起病的青少年多为增生肥大性肥胖，他们的脂肪细胞数量多，体积大。③成年起病型肥胖则以肥大性肥胖为主，也有一少部分是增生性肥胖。

（3）按照脂肪在身体不同部位的分布分类：分为腹部型肥胖和臀部型肥胖。①腹部型肥胖又称向心性肥胖、男性型肥胖、内脏型肥胖、苹果形肥胖，脂肪主要沉积在腹部皮下以及腹腔内，四肢则相对较细。②臀部型肥胖又称非向心性肥胖、女性型肥胖或梨形肥胖，脂肪主要沉积在臀部和腿部。

知识点6：小儿肥胖症的临床表现	副高：掌握　正高：熟练掌握

患儿食欲常极佳，运动时易引起气喘，较易疲劳。除体重高于同龄儿，身高、骨龄发育

也高于同龄儿外，仍保持与年龄相当的年幼面容。皮下脂肪增厚明显，胸部脂肪堆积过多犹如乳房，需与真乳房鉴别，腹部皮下脂肪下垂，腹壁、股部皮肤可因过渡伸拉引起白或紫色线纹；男孩阴茎常埋入耻骨部脂肪中，外观似较小，但实际与正常平均大小无差异。四肢肥胖以上臂和股更明显，手相对较小，手指越靠指端越细，常见膝外翻。患儿青春发育期常提前，最终身高要比同龄儿矮。女孩月经初潮不延迟，可提前。

知识点7：小儿肥胖症的不良影响和并发症　　　副高：掌握　正高：熟练掌握

（1）高血压和血脂增高：血胰岛素常增高，糖耐量试验值降低，易在以后发展为非胰岛素依赖性糖尿病。

（2）可发展为成人肥胖：肥胖程度越重，开始肥胖年龄离成年期越近，家族中肥胖人数越多，越易发展为成人肥胖。

（3）重度肥胖的儿童可能因肥胖行动不便，易被同伴取笑，出现自卑、孤独、胆怯等心理障碍。

（4）肥胖儿肌肉有氧代谢能力弱、效率低，无氧代谢提前供能，酸性产物过早堆积，使肌肉易于疲劳，运动能力降低。病儿活动后易发生心跳、气短，久之可养成不爱活动的习惯。

（5）患儿皮肤可发生擦烂，易并发疖肿等化脓性感染和棘皮症。骨骼负重过度，可致胫骨近端内侧干骺端过度生长，即布朗特（Blount）病和股骨头骨骺脱位。

（6）约7%肥胖儿可并发睡眠呼吸暂停。严重肥胖患儿可引起肥胖通气综合征，又称肥胖性心、肺综合征或匹克威克（Pickwickian）综合征。

知识点8：小儿肥胖症的判断方法和判断标准　　　副高：掌握　正高：熟练掌握

（1）身高体重法：按同身高的标准体重（以50百分位体重）计算，是WHO推荐的方法，可用肥胖度来计算。

$$肥胖度＝（实测体重-同身高的标准体重）/同身高的标准体重×100\%$$

肥胖度10%～20%为超重，20%～30%为轻度肥胖，30%～50%为中度肥胖，50%～100%为重度肥胖，大于100%为极度肥胖。

（2）体重指数（BMI）法：按身高和体重计算，是目前美国常用的方法。BMI＝体重（kg）/（身高^2）（m^2），适用于学龄前儿童至18岁前的青少年，BMI≥同龄、同性别BMI 85～95百分位时为超重。BMI 20～22为超重，23～26为轻度肥胖，27～30为中度肥胖，大于30为重度肥胖。

知识点9：小儿肥胖症与皮质醇增多症的鉴别诊断　　　副高：掌握　正高：熟练掌握

皮质醇增多症又称库欣综合征，分促肾上腺皮质激素依赖性和非依赖性两大类。临床表现为向心性肥胖，常伴高血压、皮肤紫纹。女童可能会因肾上腺皮质产生过多雄激素（如某些分泌雄激素的肾上腺皮质肿瘤）出现多毛、痤疮和不同程度男性化体征。查体注意腹部有无包块（如肾上腺皮质肿瘤），皮肤有无色素加深（如垂体分泌ACTH增多，ACTH含促黑素细胞活性的肽段），有无视野缺损（垂体肿瘤压迫视交叉）。如患者肥胖伴多毛、痤疮等体征，应高度怀疑此病。实验室检查血皮质醇水平升高，昼夜节律消失，或虽有变化但基础值较高支持此皮质醇增多症，或者测定24小时尿皮质醇含量，这是诊断皮质醇增多症最直接和可靠的指标，腹部和垂体CT和MRI可帮助诊断。

知识点10：小儿肥胖症与肥胖生殖无能综合征的鉴别诊断　　副高：掌握　正高：熟练掌握

幼儿及学龄期男童多见，临床以肥胖伴性发育障碍为主要表现，可能伴颅内高压表现、尿崩症。肥胖常在短期内迅速出现，脂肪分布以乳房、下腹部和阴阜明显，面部和四肢相对较瘦，第二性征推迟或不发育，睾丸小或不下降，身高增长迟缓，骨龄延迟。男童患者，出现肥胖伴性发育障碍者尤其有颅内高压者高度怀疑此病。实验室检查黄体生成素（LH）和卵泡刺激素（FSH）和雄性激素（睾酮）水平降低支持此病，头颅CT和MRI有助于诊断。

知识点11：小儿肥胖症与劳-伦斯-比德尔（Laurence Biedl）综合征的鉴别诊断　　副高：掌握　正高：熟练掌握

又称性幼稚色素性视网膜炎多指畸形综合征，为罕见的先天性家族性疾病。临床特征为肥胖、智能低下、性器官发育不全、视网膜色素变性、多指（趾）或并指（趾）畸形，还可伴有其他先天性异常。实验室检查血浆LH、FSH和性激素水平下降支持诊断，少数患者有糖尿病、胰岛素抵抗和肾小球功能受损。

知识点12：小儿肥胖症与普威综合征的鉴别诊断　　副高：掌握　正高：熟练掌握

普威综合征是一种涉及基因组印迹的显性遗传性疾病，是一个复杂的多系统异常的疾病。临床主要特征为新生儿期和婴儿期严重肌张力低下及喂养困难；儿童期食欲过盛而明显肥胖、不同程度的智能障碍、行为异常；常伴身材矮小、手足异常（手足小）、特殊外貌（如颅盖高、眼小）及性腺发育落后。对临床肥胖患者有这种病情进展特征者，高度怀疑此综合征，可以应用甲基化特异性PCR（MSPCR）及荧光原位杂交（FISH）技术进行基因分析。

知识点13：小儿肥胖症的治疗原则　　副高：掌握　正高：熟练掌握

肥胖症的治疗原则是减少产热能性食物的摄入和增加机体对热能的消耗，使体脂减少并接近其理想状态，同时又不影响儿童身体健康及生长发育。饮食疗法和运动疗法是两项最主要的措施，因肥胖造成器官损害的儿童可用药物或手术治疗，但必须在专业医生指导下进行。

知识点14：小儿肥胖症的治疗方法　　　　　　　　　副高：掌握　正高：掌握

（1）饮食疗法：鉴于小儿正处于生长发育阶段以及肥胖治疗的长期性，故多推荐低脂肪、低糖类和高蛋白、高微量营养素、适量纤维素食谱。低脂饮食可迫使机体消耗自身的脂肪储备，但也会使蛋白质分解，故需同时供应优质蛋白质。糖类分解成葡萄糖后会强烈刺激胰岛素分泌，从而促进脂肪合成，故必须适量限制。适量纤维素食物的体积在一定程度上会使患儿产生饱腹感，新鲜水果和蔬菜富含多种维生素和纤维素，且热能低，故应鼓励其多吃体积大而热能低的蔬菜类食品，其纤维还可减少糖类的吸收和胰岛素的分泌，并能阻止胆盐的肠肝循环，促进胆固醇排泄，且有一定的通便作用。萝卜、胡萝卜、青菜、黄瓜、番茄、莴苣、苹果、柑橘、竹笋等均可选择。

良好的饮食习惯对减肥具有重要作用，如避免不吃早餐或晚餐过饱，不吃夜宵，不吃零食，减慢进食速度、细嚼慢咽等。不要经常用食物对儿童进行奖励；父母、兄弟姐妹及同伴建立平衡膳食、健康饮食习惯，多尝试新食物。

（2）运动疗法：适当的运动能促使脂肪分解，减少胰岛素分泌，使脂肪合成减少，蛋白质合成增加，促进肌肉发育。肥胖小儿常因动作笨拙和活动后易累而不愿锻炼，可鼓励和选择患儿喜欢和有效易于坚持的运动，如晨间跑步、散步、做操等，每天坚持至少运动30分钟，活动量以运动后轻松愉快、不感到疲劳为原则；尤其注意饭后不要立刻坐下来看电视，提倡饭后参加家务和散步，运动要循序渐进，不要求之过急。如果运动后疲惫不堪、心慌、气促以及食欲大增均提示活动过度。

（3）心理治疗：鼓励儿童坚持控制饮食及加强运动锻炼，增强减肥的信心。心理行为障碍使肥胖儿童失去社交机会，两者恶性循环使儿童社会适应能力降低。应经常鼓励小儿多参加集体活动，改变其孤僻、自卑的心理，帮助小儿建立健康的生活方式，学会自我管理的能力。

（4）药物治疗：一般不主张用药，必要时可选用苯丙胺类和马吲哚类等食欲抑制剂。

知识点15：小儿肥胖症的预防　　　　　　　　　　　副高：掌握　正高：熟练掌握

（1）加强健康教育，保持平衡膳食，增加运动。对于有肥胖家族遗传史的儿童，此点尤其重要。

（2）儿童肥胖预防从孕期开始，世界卫生组织建议，预防儿童肥胖应从胎儿期开始，肥胖的预防是全社会的责任。

儿童肥胖预防建议

妊娠期	1. 孕前体质指数在正常范围
	2. 不吸烟
	3. 保持可耐受的适度运动
	4. 妊娠糖尿病时，进行精确的血糖控制
产后及婴儿期	1. 至少母乳喂养3个月
	2. 推迟引入固体食物和甜食（液体）

续表

家庭	1. 固定家庭吃饭的地点和时间
	2. 不要忽略进餐，尤其是早餐
	3. 吃饭时不看电视
	4. 使用小盘子，并使餐具远离餐桌
	5. 避免不必要的甜或油腻的食物和饮料
	6. 搬走儿童卧室中电视机，限制看电视和玩游戏的时间
学校	1. 排除糖果和饼干销售的募捐活动
	2. 检查自动售货机的物品，并替换成健康的物品
	3. 安装饮水机
	4. 对老师进行基础营养与体力活动益处的教育
	5. 儿童从幼儿园到高中均进行适宜的饮食与生活方式教育
	6. 制订体育教育的最低标准，包括每周2~3次30~45分钟强度的运动
	7. 鼓励"走学儿童"，1个成人带领几组儿童走路上学
社区	1. 为各年龄段儿童增加家庭活动和游乐设施
	2. 不鼓励使用电梯和自动人行道
	3. 提供如何购物及准备更健康的因文化不同食物不同的信息
卫生保健人员	1. 解释生物因素和遗传因素对肥胖的影响
	2. 给予儿童年龄的体重预期值
	3. 把肥胖列为一种疾病，促进对肥胖的认识，医疗报销，并乐意及有能力提供治疗
企业	1. 针对儿童，提供适合儿童年龄的食物营养标签（比如：淡红/绿清淡食物，分量）
	2. 鼓励儿童参加运动的乐趣，提供必须运动的交互式视屏游戏产品
	3. 用名人对儿童的健康食品打广告，促进早餐及规律进食
政府和监督机构	1. 定义肥胖为疾病
	2. 寻找新的途径来资助健康生活方式项目（如食品/饮料税收的收入）
	3. 政府补贴计划，促进新鲜水果和蔬菜的消费
	4. 提供财政激励措施，鼓励企业生产更多的健康产品，并对消费者进行产品内容教育
	5. 提供财政激励措施，鼓励学校发起体育创新活动及建立营养项目
	6. 允许税前扣除减重和锻炼计划的成本
	7. 为城市规划员提供建立自行车、慢跑和步行道路的基金
	8. 禁止针对学龄前期儿童的快餐食品的广告，并限制针对学龄儿童的广告

第五节　维生素A缺乏症

知识点1：维生素A缺乏症的概念　　　　　　　　　　　副高：掌握　正高：掌握

　　维生素A缺乏症（VAD）是指机体所有形式和任何程度的维生素A不足的表现，包括临床型维生素A缺乏、亚临床型维生素A缺乏及可疑亚临床型维生素A缺乏（或边缘型维生素A缺乏）。临床型维生素A缺乏表现为经典的皮肤角化过度和干眼症；可疑和亚临床维生素A缺乏无特异表现，主要与反复呼吸道感染、腹泻和贫血等广泛影响有关，增加婴幼儿发病率和死亡率。

知识点2：维生素A的代谢　　　　　　　　　　　　　　　　副高：掌握　正高：掌握

（1）维生素A的来源：维生素A是指具有全反式视黄醇生物活性的一组类视黄醇物质，包括视黄醇、视黄醛、视黄酯及视黄酸，视黄酸是维生素A在体内发生多种生理作用的重要活性形式。维生素A主要有两大来源，一类是动物性食物的视黄醇，如在乳类、蛋类和动物内脏中含量丰富；另一类是植物类食物，如能成为维生素A原的类胡萝卜素，其中β胡萝卜素具有的维生素A活性最高，在深色蔬菜和水果中含量丰富，其在肠道转化为维生素A比例是6∶1（近期研究转化率可能在12∶1～20∶1）。维生素A和β胡萝卜素皆为脂溶性，其消化吸收的机制与脂类相同。

（2）维生素A的转运：维生素A在小肠细胞吸收与乳糜微粒结合通过淋巴系统入血转运到肝脏，再酯化为棕榈酸酯储存在星状细胞。当周围靶组织需要时，肝脏中的维生素A酯经酯酶水解为视黄醇，与肝脏合成的视黄醇结合蛋白（RBP）结合，再与血浆中的转甲状腺素蛋白（ITR）结合形成复合体运送到靶细胞，以减少视黄醇从肾小球滤过。

（3）维生素A的核受体：上述复合体与靶细胞上的RBP受体相结合，将视黄醇释放入靶细胞转变为视黄酸，视黄酸与其细胞核膜的特异性受体视黄酸核受体（RAR）和类视黄醇核受体（RXR）相结合上调或抑制几百种基因表达，视黄酸作为核激素发挥作用。

知识点3：维生素A的生理功能　　　　　　　　　　　　　　副高：掌握　正高：掌握

（1）构成视觉细胞内的感光物质：眼部对维生素A缺乏特别敏感，位于视网膜上视杆细胞的11-顺式视黄醛与视蛋白结合，形成与感受暗光有关的视紫红质；当光线照射到视网膜时，发生一系列复杂的生物化学反应，导致神经冲动。在此过程中，除了消耗能量和酶外，还有部分视黄醛变成视黄醇被排泄，所以必须不断补充维生素A，才能维持正常视觉过程。

（2）影响上皮稳定性、完整性：维生素A缺乏导致上皮组织内的黏液分泌细胞被角蛋白生成细胞替代，这种改变导致皮肤、眼结膜和角膜干燥。维生素A能调节糖蛋白和黏多糖等化合物有关的酶表达，最后导致严重的眼干燥症和角膜溃疡。缺乏的初期病理改变是上皮组织的干燥，继而形成过度角化变性和腺体分泌减少。这种变化累及全身上皮组织，尤其是呼吸道、消化道和泌尿道。

（3）促进生长发育和维护生殖功能：维生素A通过细胞内RNA、DNA的合成及生长激素的分泌而影响生长发育，还可影响正常精子发生和胎盘发育。

（4）维持和促进免疫功能：维生素A以其特定的途径参与维持机体的免疫活性，帮助机体维护淋巴细胞库，参与维护T细胞介导的免疫反应，促进免疫细胞产生抗体的能力，促进T淋巴细胞产生某些细胞因子。维生素A缺乏通过影响免疫细胞内视黄酸受体的表达相应下降而影响机体的免疫功能。

（5）影响造血：维生素A缺乏可能主要影响铁的转运和贮存，影响红系造血，从而引起贫血。

知识点4：维生素A缺乏症的病因　　　　　　　　　　副高：掌握　正高：掌握

（1）摄入不足：主要是因为动物性食物摄入过少；新生儿更易发生维生素A缺乏，维生素A和胡萝卜素都很难通过胎盘进入胎儿体内，因此新生儿肝中含维生素A很少，同时新生儿的血浆视黄醇结合蛋白只有成年人的一半左右，以致血浆中维生素A含量相对较少。

（2）吸收不良：慢性痢疾、慢性肝炎、肠炎等慢性胃肠道疾病，或膳食脂肪过低影响维生素A及β胡萝卜素的吸收。

（3）消耗过多：如慢性感染性疾病、泌尿道疾病、癌症等。

（4）蛋白质及锌缺乏：携带维生素A的蛋白质–视黄醇结合蛋白和前清蛋白缺乏及转运障碍，以致血浆维生素A减少。

（5）维生素A原转换障碍：肝病、糖尿病、甲状腺功能减退、先天性维生素A原转换酶缺乏等病皆可使维生素A原转换为维生素A的机制发生障碍。

知识点5：维生素A缺乏症的临床表现　　　　　　　　　副高：掌握　正高：掌握

维生素A缺乏症的临床表现与其缺乏的阶段和程度有密切关系，在边缘型维生素A缺乏和亚临床缺乏阶段主要表现为非特异的临床表现，如感染增加和贫血等，在重度缺乏阶段才表现为维生素A缺乏的经典表现——干眼症。

（1）眼部表现：眼部的症状和体征是维生素A缺乏症经典的或最早被认识到的表现。夜盲或暗光中视物模糊最早出现，持续数周后，开始出现干眼症的表现，外观眼结膜、角膜干燥，失去光泽，自觉痒感，泪减少，眼部检查可见结膜近角膜边缘处干燥起皱褶，角化上皮堆积形成泡沫状白斑，称结膜干燥斑或毕脱斑（Bitot spots）。继而角膜发生干燥、浑浊、软化，自觉畏光、眼痛，常用手揉搓眼部导致感染。严重时可发生角膜溃疡、坏死引起穿孔，虹膜、晶状体脱出，导致失明。

（2）皮肤表现：开始时仅感皮肤干燥、易脱屑，有痒感，渐至上皮角化增生，汗液减少，角化物充塞毛囊形成毛囊丘疹。检查触摸皮肤时有粗砂样感觉，以四肢伸面、肩部为多，可发展至颈背部甚至面部。毛囊角化引起毛发干燥，失去光泽，易脱落，指（趾）甲变脆易折、多纹等。

（3）生长发育障碍：严重缺乏时表现为身高落后，牙齿釉质易剥落，失去光泽，易发生龋齿。

（4）感染易感性增高：在维生素A缺乏亚临床或可疑亚临床缺乏阶段，免疫功能低下就已存在，主要表现为反复呼吸道和消化道感染性，且易迁延不愈，增加疾病发病率和死亡率，尤其是6个月以上和2岁以下儿童。这是当前重视对亚临床或可疑亚临床缺乏干预的重要原因。

（5）贫血：维生素A缺乏时会出现贮存铁增加、外周血血清铁降低、类似缺铁性贫血的小细胞低色素贫血。

知识点6：维生素A缺乏症的临床诊断   副高：掌握   正高：掌握

长期动物性食物摄入不足，有各种消化道疾病或慢性消耗性疾病史，急性传染病史等情况下应高度警惕维生素A缺乏症。如出现夜盲或眼干燥症等眼部特异性表现以及皮肤的症状和体征，即可临床诊断。

知识点7：维生素A缺乏症的辅助检查   副高：掌握   正高：掌握

（1）相对剂量反应试验（RDR test）：其方法是在空腹时采集静脉血（A0），然后口服视黄醇制剂450μg，5小时后再次采集静脉血（A5），测定两次血浆中维生素A的水平并按公式［RDR（%）=（A5−A0）/A5×100%］计算RDR值，如RDR值大于20%为阳性，表示存在亚临床型维生素A缺乏。

（2）血清（浆）视黄醇浓度：儿童正常值为>1.05μmol/L（30μg/dl），如果<0.7μmol/L（20μg/dl）为缺乏，介于两者之间为边缘缺乏。

（3）血浆视黄醇结合蛋白测定：也可用于维生素A营养状况评价，学龄前儿童正常值为1.19~1.60μmol/L（25~35mg/L），维生素A缺乏时会下降。

（4）暗适应检查：用暗适应计和视网膜电流变化检查，如发现暗光视觉异常有助于诊断。

（5）眼结合膜印迹细胞学方法：用于检查学龄前儿童和中、小学生维生素A的营养状况，较简便适用。经采样、固定、染色，显微镜下区分细胞种类、大小、形态，以判定维生素A营养状况，结果与血清维生素A浓度呈正相关。

（6）尿液脱落细胞检查：加1%甲紫于新鲜中段尿中，摇匀计数尿中上皮细胞，如无尿路感染，超过3个/μl为异常，有助于维生素A缺乏的诊断，找到角化上皮细胞具有诊断意义。

知识点8：维生素A缺乏症的治疗   副高：掌握   正高：掌握

无论临床症状严重与否，甚或是无明显症状的亚临床维生素A缺乏，都应该尽早补充维生素A的，因为多数病理改变经治疗后都可能逆转而恢复。

（1）一般治疗：去除病因，调整饮食，给予维生素A丰富的食物；在治疗继发感染时，同时治疗并存的营养缺乏症。

（2）维生素A治疗：①轻症：口服维生素A每日总量3000μg（1万U），如吸收正常，症状很快消失。②重症：口服维生素A每日1.5万~2.5万μg（5万~8万U），分3次口服，症状减轻后减少用量。如有腹泻或肝脏疾病影响吸收者，可肌内注射，症状减轻改口服，痊愈后改预防量。在维生素A治疗时，同时给予维生素E可提高疗效。

（3）眼部治疗：早期使用0.25%氯霉素眼药水或0.5%红霉素或金霉素眼膏以防止继发感染和角膜溃疡穿孔；有溃疡者，用消毒鱼肝油及抗生素眼药水（0.1%利福平或0.5%卡那霉素）滴眼，每1~1.5小时交替滴眼1次，每天不少于20次，并用1%阿托品扩瞳，以防虹膜粘连。

知识点9：维生素A缺乏症的预防 副高：掌握 正高：掌握

（1）健康教育：平时注意膳食的营养平衡，经常食用富含维生素A的动物性食物和深色蔬菜和水果，一般不会发生维生素A缺乏。小年龄儿童是预防维生素A缺乏的主要对象，孕妇和乳母应多食上述食物，以保证新生儿和乳儿有充足的维生素A摄入。母乳喂养优于人工喂养，人工喂养婴儿应尽量选择维生素A强化的配方乳。

（2）预防性干预

常规与年龄相适宜的预防与治疗性维生素A大剂量补充建议

年　龄	治疗性[1]	预防性	频　率
<6月龄	50000U	50000U	在10、14和16周龄接种及脊髓灰质炎疫苗接种时
6~11月龄	100000U	100000U	每4~6个月一次
>1岁	200000U	200000U	每4~6个月一次
妇女	200000U[2]	400000U	产后6周内

注：[1]同年龄段人群，干眼病确诊后立即给予单剂量，24小时后再给一次，2周后再给一次；确诊为麻疹的立即给予单剂量，24小时后再给一次；蛋白质热能营养不良确诊时给予单剂量，此后每日补充维持需要量的补充量

[2]育龄期妇女（13~49岁）确诊为活动性的角膜损害的立即补充维生素A 200000U，24小时后再给一次，2周后再给一次；轻度眼部体征［夜盲症和/或毕脱斑］的育龄期妇女补充维生素A 10000U/d或25000U/周，至少3个月

第六节　晚发性维生素K缺乏性出血病

知识点1：晚发性维生素K缺乏性出血病的概念 副高：掌握 正高：掌握

晚发性维生素K缺乏性出血病是指婴儿晚期（出生1个月）到乳儿期因体内缺乏维生素K，某些维生素K依赖凝血因子活力低下，导致凝血机制障碍而引起的出血性疾病。近年报道日趋增多，是临床最常见的婴儿期出血性疾病。

知识点2：晚发性维生素K缺乏性出血病的病因 副高：掌握 正高：掌握

（1）肝脏储存量低：孕母的维生素K只有10%可通过胎盘达到胎儿，胎儿维生素K储存量少。母亲在孕期长期应用抑制维生素K代谢的药物。

（2）维生素K摄入不足：母乳中维生素K的含量（15μg/L）为牛奶的1/4，若母亲饮食中缺乏维生素K，如绿叶蔬菜、豆类、肝及蛋类等，其婴儿易患本病，另外长期禁食或静脉营养时未补充维生素K的患儿也易患本病，多发生在农村。

（3）维生素K合成不足：维生素K可由肠道正常菌群合成，长期使用广谱抗生素抑制或杀灭肠道正常菌群，会使维生素K合成减少。

（4）维生素K吸收减少：慢性腹泻、营养不良、阻塞性黄疸等先天性肝胆疾病可影响维

生素K吸收，肝脏本身疾病导致维生素K利用障碍易诱发本病。

知识点3：晚发性维生素K缺乏性出血病的发病机制　　副高：掌握　正高：掌握

维生素K缺乏引起人体肝脏内合成的维生素K依赖因子（Ⅱ、Ⅶ、Ⅸ、Ⅹ）的γ-谷氨酸残基羧基化障碍，导致这些因子无生物活性的前体堆积，引起内源性和外源性凝血系统的障碍，临床上出现出血倾向。

知识点4：晚发性维生素K缺乏性出血病的临床表现　　副高：掌握　正高：掌握

根据发病时间分为以下三型：

（1）新生儿早发型：生后24小时内发病，与母亲在产前使用某些药物有关，如抗凝药、抗惊厥药、抗结核药等。表现为皮肤出血、脐带残端渗血、消化道出血、颅内出血等。

（2）新生儿经典型：生后2~5天发病。早产儿可迟至生后2周。常见出血部位为皮肤出血（穿刺处）、脐带残端渗血、消化道出血、颅内出血等。出血一般少到中等量，多为自限性。

（3）晚发性：生后1~3个月，发生率为（4~10）/万活产儿。①轻症：皮肤注射及采血部位出血、鼻出血或少量胃肠道出血。②重症：呈急性或亚急性颅内出血，出血部位以蛛网膜下腔、硬膜下或硬膜外多见，脑实质及脑室出血少见。表现为精神萎靡或烦躁不安、脑性尖叫、阵发性发绀、双眼凝视；出血量多时有颅内高压征，如前囟紧张隆起、抽搐、昏迷及瞳孔改变。另外，可见贫血表现和低热、黄疸、肝脾大。

知识点5：晚发性维生素K缺乏性出血病的实验室检查　　副高：掌握　正高：掌握

（1）凝血酶原时间延长为临床首要诊断依据，部分凝血活酶时间延长，凝血时间正常或轻度延长，血小板正常。有条件者可测定凝血因子，Ⅱ、Ⅶ、Ⅸ、Ⅹ因子水平下降和前体蛋白PIV-KA增高。

（2）脑脊液呈血性，有皱缩红细胞。

（3）头部CT或MRI检查可明确诊断并确定出血部位及范围大小。

知识点6：晚发性维生素K缺乏性出血病的诊断　　副高：掌握　正高：掌握

健康婴儿发生自然出血现象，血小板和出血时间正常，结合相关危险因素，可考虑本病；若凝血酶原时间延长，则可确诊本病。临床经维生素K或新鲜血浆等治疗有效可辅助诊断。

知识点7：晚发性维生素K缺乏性出血病的鉴别诊断　　副高：掌握　正高：掌握

（1）弥散性血管内凝血：多见于早产儿、合并低氧血症、酸中毒、败血症及休克等的危重病儿并发的一种病理过程，常发生弥漫性出血，实验室检查示多种凝血异常，本病则多见于健康新生儿。

（2）遗传性凝血因子缺乏：除Ⅷ因子（血友病A）及Ⅸ因子（血友病B）外，其他各种遗传性凝血因子缺乏均罕见，通常不引起明显出血，在新生儿期有出血症状者仅占3%～35%。维生素K治疗无效，凝血酶原时间正常，部分凝血活酶时间延长。

知识点8：晚发性维生素K缺乏性出血病的治疗	副高：掌握 正高：掌握

（1）保持安静，避免搬动。消化道出血时应禁食，给予静脉营养。

（2）新生儿采用维生素K_1治疗，每次1～5mg缓慢静脉注射（1mg/min），过快可引起面色潮红、支气管痉挛、心动过速及血压下降等变态反应，静脉注射奏效最快，一般在注射后4小时内凝血酶原时间即可趋于正常。可采用皮下注射，因药物能被较快吸收，注射后可采用压迫止血。消化道出血需暂时禁食，从肠道外补充营养。

（3）遇出血较多的患儿，应根据出血量每次输新鲜血10～30ml/kg。轻者可输库存血浆以补充凝血因子，也可输入凝血酶原复合物，加速止血及纠正贫血。早产儿肝功能不成熟，肝脏不能合成凝血因子，经维生素K_1治疗常不能迅速奏效，最好同时输新鲜血治疗。

（4）对症治疗：①降低颅内压：静脉注射地塞米松每次0.5～1mg/kg，每日2次；在应用维生素K或输入新鲜血后，可酌情使用小剂量甘露醇，0.25～0.5g/（kg·d），每天2～4次。②控制惊厥。③有硬脑膜下血肿者，可进行穿刺，穿刺无效者可考虑手术。

知识点9：晚发性维生素K缺乏性出血病的预后	副高：掌握 正高：掌握

预后与出血部位、程度及治疗是否及时有关。出血量大者，如治疗延误可致命，颅内出血的患儿病情严重，可有生命危险，尤其是脑干部位出血。存活者常留有神经系统后遗症。

知识点10：晚发性维生素K缺乏性出血病的预防	副高：掌握 正高：掌握

（1）母孕期服用干扰维生素K代谢的药物者，应在妊娠最后3个月内及分娩前各肌内注射1次维生素K_1 10mg。纯母乳喂养者，母亲应每次口服维生素K_1 20mg，每周2次。

（2）新生儿每日维生素K需要量为1～5μg/kg，出生后常规1次肌内注射维生素K_1 1mg（早产儿连用3天），可有效防止本病发生。

（3）早产儿、肝胆疾病、慢性腹泻、长期全静脉营养等高危儿应每周静脉注射1次维生素K_1 0.5～1mg。

第七节　锌缺乏病

知识点1：锌缺乏病的概念	副高：掌握 正高：掌握

锌是人体必需的微量元素之一，在体内的含量仅次于铁。锌与胎儿发育、儿童智力、生

长发育、新陈代谢、组织修复均密切相关。锌缺乏病是体内锌含量不足导致体内多种酶的活性降低，从而影响人体的各种生理功能。临床表现为食欲减退、厌食，生长发育障碍，创伤愈合迁延，免疫功能低下，反复感染，青春期缺锌还可表现为性成熟障碍。

知识点2：锌的生理功能   副高：掌握   正高：掌握

人体内含锌2~2.5g，主要存在予肌肉、骨骼和皮肤。锌在体内有广泛的生理功能。首先，锌可以促进生长和发育，通过调节机体代谢、DNA复制、转录等过程所需酶的活性而调节蛋白和核酸的合成，因此也就影响到细胞生长和分化等基本生命过程。大量研究证明，充足的锌对胚胎和胎儿的生长发育及儿童性器官的发育和性功能的成熟都是必需的。锌可以促进食欲和增进味觉，这与锌参与构成一种含锌的涎液蛋白即味觉素有关。锌对免疫系统的功能也有促进作用，参与维护、保持免疫反应细胞的复制。锌还可以参与组织的再生和上皮的生长，增加胶原的合成和交联，促进角质的生成，从而维护肌肤的健康和完整性。锌对儿童的智力和行为的发育也是很关键的，还可影响视力的发育和胃肠系统的功能。

知识点3：锌缺乏病的病因   副高：掌握   正高：掌握

（1）摄入不足：婴儿自母体获得的锌储备很少，出生后几乎依赖食物中的锌维持需要。肉、鱼、蛋等动物性食物不仅含锌丰富，而且易于吸收，谷类等植物性食物含锌量较动物性食物少，故辅食添加不当、素食者容易缺锌。全胃肠道外营养如未加锌或加锌不足也可致严重缺锌。

（2）吸收障碍：各种原因所致的腹泻皆可妨碍锌的吸收。谷类食物含大量植酸和粗纤维，这些均可与锌结合而妨碍其吸收。牛乳含锌量与母乳相似，45.9~53.5μmol/L（300~350μg/dl），但牛乳锌的吸收率（39%）远低于母乳锌（65%），因此长期的纯牛乳喂养也可致缺锌。肠病性肢端皮炎是一种常染色体隐性遗传病，因小肠缺乏吸收锌的载体，故可表现为严重缺锌。

（3）需要量增加：在生长发育迅速阶段的婴儿，或组织修复过程中，或营养不良恢复期等状态下，机体对锌的需要量增多，如未及时补充，可发生锌缺乏。

（4）丢失过多：如反复出血、溶血、大面积烧伤、慢性肾脏疾病、长期透析、蛋白尿以及应用金属螯合剂（如青霉胺）等均可因锌丢失过多而导致锌缺乏。

（5）遗传缺陷：肠病性肢端皮炎是一种常染色体隐性遗传性疾病，因小肠缺乏吸收锌的载体，故可表现为严重缺锌。

（6）其他：铅中毒，被动吸烟所致的镉污染严重等都会影响锌的吸收，加重锌的缺乏。

知识点4：锌缺乏病的病理   副高：掌握   正高：掌握

锌缺乏会影响蛋白质和核酸的合成，以及细胞的分化和增殖，并妨碍生长激素轴功能以及性腺轴的成熟，从而引起生长发育障碍、性发育延迟。同时还会影响味蕾细胞的更新和许多消化酶的合成，造成消化能力下降，食欲下降。缺锌还可引起免疫活性细胞数量减少，某些淋巴因子活性降低，淋巴细胞表面受体发生改变等变化，导致免疫能力下降。

知识点5：锌缺乏病的临床表现	副高：掌握 正高：掌握

（1）消化功能减退：缺锌影响味蕾细胞更新和涎液磷酸酶的活性，使舌黏膜增生、角化不全，以致味觉敏感度下降，发生食欲缺乏、厌食和异嗜癖。

（2）生长发育落后：缺锌可妨碍生长激素轴功能以及性腺轴的成熟，表现为线性生长下降、生长迟缓、体格矮小、性发育延迟。

（3）免疫功能降低：缺锌可导致T淋巴细胞功能损伤而容易发生感染。

（4）智能发育延迟：缺锌可使脑DNA和蛋白质合成障碍，脑内谷氨酸浓度降低，从而引起智能发育迟缓。

（5）其他：如脱发、皮肤粗糙、皮炎、地图舌、反复口腔溃疡、伤口愈合延迟、视黄醛结合蛋白减少而出现夜盲、贫血等。

知识点6：锌缺乏病的实验室检查	副高：掌握 正高：掌握

（1）空腹血清锌浓度：正常最低值为11.47μmol/L（75μg/dl）。

（2）餐后血清锌浓度反应试验（PICR）：测空腹血清锌浓度（A0）作为基础水平，然后给予标准饮食（按全天总热量的20%计算，其中蛋白质为10%～15%，脂肪为30%～35%，糖类为50%～60%），2小时后复查血清锌（A2），按公式PICR＝（A0-A2）/A0×100%计算，PICR＞15%提示缺锌。因临床操作繁琐，故很少用于临床诊断。

（3）发锌测定：受头发生长速度、环境、洗涤方法等影响，与血清锌无密切相关，所以发锌不能作为确诊指标。

知识点7：锌缺乏病的诊断	副高：掌握 正高：掌握

根据缺锌的病史，喂养史（如饮食中含锌量如何），是否有慢性腹泻等，结合生长发育情况及临床表现、体征，血清锌＜11.47μmol/L，锌剂治疗有效做出诊断。

知识点8：锌缺乏病的治疗	副高：掌握 正高：掌握

（1）针对病因：治疗原发病。

（2）饮食治疗：鼓励多进食富含锌的动物性食物，如肉类、全谷、甲壳类动物、豆类等。初乳含锌丰富。

（3）补充锌剂：常用葡萄糖酸锌，每天剂量为元素锌0.5～1.0mg/kg，相当于葡萄糖酸锌3.5～7mg/kg，疗程一般为2～3个月。长期静脉输入高能量者，每天锌用量为：早产儿0.3mg/kg，足月儿～5岁0.1mg/kg，＞5岁2.5～4mg/d。

锌剂的毒性较小，但剂量过大也可引起胃部不适、恶心、呕吐、腹泻等消化道刺激症状，甚至脱水和电解质紊乱。锌中毒可干扰铜代谢，引起低铜血症、贫血、中性粒细胞减少、肝细胞中细胞色素氧化酶活力降低等中毒表现。

知识点9：锌缺乏病的预防	副高：掌握 正高：掌握

锌的每日供给量应达到0~6个月3mg，7~12个月5mg，1~10岁10mg，>10岁15mg。鼓励母乳喂养。对早产儿、人工喂养、营养不良、长期腹泻、术后恢复、生长发育过快儿均要适当补充锌。合理膳食，补充含锌丰富的食物，如瘦肉、蛋黄、鱼类、牡蛎、奶酪等。纠正不良的饮食习惯。

第八节 碘缺乏病

知识点1：碘缺乏病的概念	副高：掌握 正高：掌握

碘缺乏病（IDD）是指由于自然环境碘缺乏而造成胚胎发育到成人期由于摄入碘不足所引起的相关联疾病的总称。它包括地方性甲状腺肿、地方性克汀病、地方性亚临床克汀病、单纯性聋哑、流产、早产、死胎、先天性畸形等。缺碘的危害在快速生长发育的时期影响最大，主要影响大脑发育，因此，胎儿、新生儿、婴幼儿缺碘的影响最大。

知识点2：碘缺乏病的病因	副高：掌握 正高：掌握

食物和饮水中缺碘是本病的根本原因。人体的碘主要来自食物，少量来自水和空气，虽然人体从饮食用水中摄入碘仅占总摄入量的10%~20%，但水中碘可反映环境碘的含量，故在无外来碘食物条件下，常以水碘含量来衡量当地居民的摄入量。当饮水中碘含量低于5~10μg/L或每日摄入量低于40μg常发生本病。

知识点3：碘缺乏病的发病程度	副高：掌握 正高：掌握

缺碘使甲状腺激素合成障碍，影响体格生长和脑发育。发病的程度与人体所处的发育阶段，以及碘缺乏程度和持续时间等因素有关。①胚胎期与出生后早期缺碘可引起克汀病、单纯性聋哑病。②生后长期缺碘，引起甲状腺肿大，甲状腺功能减退，生殖衰退、性发育落后等。

知识点4：碘缺乏病的发病机制	副高：掌握 正高：掌握

碘是人体必需的微量元素之一，甲状腺利用碘和酪氨酸合成甲状腺激素，因此碘的生理作用是通过甲状腺激素完成的。成人每日需碘量为100~150μg，WHO推荐为140μg。当

碘缺乏时，甲状腺激素合成障碍，影响机体糖、脂肪、蛋白质、水、盐、维生素及能量的代谢，从而引起生长发育障碍。

知识点5：碘缺乏病的临床表现　　　　　　　　　　　　　副高：掌握　　正高：掌握

临床表现取决于缺碘的程度、持续时间以及患病的年龄。

（1）胎儿期缺碘可致死胎、早产、先天畸形及流产。

（2）新生儿期则表现为甲状腺功能减退。

（3）儿童和青春期则引起地方性甲状腺肿、地方性甲状腺功能减退症。

1）地方性甲状腺肿：早期除甲状腺腺体肿大外，一般无自觉症状，或自觉颈部胀满感，甲状腺呈均匀弥漫性肿大，质软，无压痛，极少数明显肿大可压迫气管引起憋气、喘鸣、吞咽困难或压迫喉返神经引起声音嘶哑。约5%并发地方性克汀病，可影响智力、生长发育迟缓，并出现甲状腺功能减退。

2）地方性甲状腺功能减退症：即地方性克汀病，是胚胎时期和出生后早期碘缺乏与甲状腺功能低下所造成的大脑与中枢神经系统发育分化障碍结果。分三型：①神经型：身高低于正常，15.3%有甲状腺肿（多数为轻度肿大），80.6%中重度智力减退，表情淡漠，聋哑，有精神缺陷、痉挛性瘫痪，眼多斜视，膝关节屈曲，膝反射亢进，可出现病理反射，临床没有明显的甲状腺功能减退表现。②黏液性水肿型：有严重的甲状腺功能减退表现，可有典型的克汀病面容，便秘及黏液性水肿较突出，轻度智力减低，有的能说话，侏儒状态明显，生长迟缓，28%伴有甲状腺肿大，性发育显著迟滞。③混合型：有前两型临床表现。

3）儿童长期轻度缺碘：可出现亚临床型甲状腺功能减退症，常伴有体格生长落后。

知识点6：碘缺乏病的实验室检查　　　　　　　　　　　　副高：掌握　　正高：掌握

有些指标可用于个体和群体的碘营养状态的评估，如甲状腺肿率、尿碘、血浆TSH等。

（1）甲状腺肿率：甲状腺肿的诊断可用触诊法和B超法判定，当两者诊断结果不一致时，以B超法的诊断结果为准。

（2）尿碘浓度：是评估人群碘营养状态的很好的指标，<20μg/L为重度碘缺乏；20～49μg/L为中度碘缺乏；50～99μg/L为轻度碘缺乏；100～199μg/L为正常；200～299μg/L为大于正常值；≥300μg/L为碘过量。

（3）全血TSH：TSH可作为评价碘营养状态的间接指标，并被用于筛查新生儿甲状腺功能减退症，全血TSH正常值范围为0.17～2.90μU/ml。

知识点7：碘缺乏病的诊断　　　　　　　　　　　　　　　副高：掌握　　正高：掌握

根据地方性克汀病或地方性亚临床克汀病的诊断标准（1999年，原卫生部发布）。

（1）必备条件：①流行病和个人史：出生、居住在碘缺乏病病区。②临床表现：有不同程度的精神发育迟滞，主要表现为不同程度的智力障碍（智力低下），地方性克汀病的IQ为

54或54以下，地方性亚临床克汀病的智商为55～69。

（2）辅助条件

1）神经系统障碍：①运动神经障碍：包括不同程度的痉挛性瘫痪、步态和姿势的异常。亚临床克汀病患者不存在这些典型的临床体征，可有轻度神经系统损伤，表现为精神运动障碍和/或运动技能障碍。②听力障碍：亚临床克汀病患者可有极轻度的听力障碍。③言语障碍（哑或说话障碍）：亚临床克汀病患者呈极轻度言语障碍或正常。

2）甲状腺功能障碍：①体格发育障碍：表现为非匀称性的矮小，亚临床克汀病患者可无或有轻度体格发育障碍。②克汀病形象（精神发育迟滞外貌）：如傻相、傻笑、眼距宽、鼻背塌、耳软、腹膨隆、脐疝等，亚临床克汀病患者几乎无上述表现，但可出现程度不同的骨龄发育落后以及骨骺愈合不良。③甲状腺功能减退表现：如黏液性水肿、皮肤干燥、毛发干粗；血清T_3正常、代偿性增高或下降，T_4、FT_4低于正常，TSH高于正常，亚临床克汀病患者一般无临床甲低表现，但可出现激素性甲低，即血清T_3正常；T_4、FT_4在正常下限值或降低，TSH可增高或在正常上限值。

凡具备上述必备条件，再具有辅助条件中的任何一项或一项以上者，再排除由碘缺乏以外原因所造成的疾病如分娩损伤、脑炎、脑膜炎及药物中毒等，可诊断为地方性克汀病或地方性亚临床克汀病。

知识点8：碘缺乏病的治疗　　　　　　　　　副高：掌握　正高：掌握

（1）碘剂：主要用于缺碘所致的弥漫性重度甲状腺肿大且病程短者。复方碘溶液每天1～2滴（约含碘3.5mg），或碘化钾（钠）每天10～15mg，连服2周为1疗程，2疗程之间停药3个月，反复治疗1年。长期大量服用碘剂应注意甲状腺功能亢进的发生。

（2）甲状腺素制剂：主要用于先天性甲状腺功能减退症者。一旦诊断确立，应终生服用，不能中断。L-甲状腺素钠，每片100μg或50μg，每日服1次，起始剂量为8～9μg/kg，大剂量为每天10～15μg/kg。

知识点9：碘缺乏病的预防　　　　　　　　　副高：掌握　正高：掌握

碘缺乏病的预防：①食盐加碘是全世界防治碘缺乏简单易行且行之有效的措施。②平时应鼓励多吃海带、紫菜、淡菜等富含碘的食物。③育龄期妇女、孕妇补碘可防止胚胎期碘缺乏。

第四章 消化系统疾病

第一节 小儿消化系统的解剖和生理特点

| 知识点1：消化系统的组成 | 副高：掌握 正高：掌握 |

消化系统由消化管和消化腺组成：

（1）消化管：为肌性管道，包括口腔、咽、食管、胃、小肠和大肠等。

（2）消化腺：可分为大、小两种类型。①大型消化腺：是单独存在的腺器官，在管壁之外，如涎腺（腮腺、颌下腺、舌下腺）、肝脏和胰腺等。②小消化腺：位于消化管壁内，如食管腺、贲门腺、胃底腺、幽门腺、小的肠腺、十二指肠腺和大肠腺等，管壁上皮内还有单细胞腺和杯状细胞。此外，消化器官系统中还散布着大量内分泌细胞。

| 知识点2：口腔的解剖 | 副高：掌握 正高：掌握 |

口腔是消化道的起端，包括牙、舌、唇、颊、颌骨和涎腺等。口腔黏膜为复层鳞状上皮，黏膜下为骨骼肌。以牙弓（牙槽突、牙龈和牙列）为界，将口腔分为前庭和固有口腔。

| 知识点3：小儿口腔的生理特点 | 副高：掌握 正高：掌握 |

口腔具有吸吮、吞咽、咀嚼、消化、味觉、感觉和语言等功能。小儿在出生以后，舌和咀嚼肌已发育较好，颊部还有脂肪垫协助唇部密唾，故出生后便具有较好的吸吮和吞咽功能。小儿口腔处在发育阶段，相对较狭小。婴幼儿口腔黏膜薄嫩，血管丰富，涎腺不够发达，比较干燥、容易受损伤和发生局部感染。3～4个月时，涎分泌开始增加。婴幼儿腭弓和口底部比较浅，尚不能及时吞咽所分泌的全部涎液，常发生生理性流涎。

| 知识点4：小儿咽的解剖和生理特点 | 副高：掌握 正高：掌握 |

咽分为3个部分：软腭以上为鼻咽部；软腭至会厌中下部水平为口咽部，约相当于第2和第3颈椎上部；再向下至环状软骨水平为喉咽部，相当于第4～6颈椎水平。口咽部和喉咽部是进食的必经之路，也是气管与食管的分叉处，使食物和液体进入食管。早产婴吸吮和吞咽不协调，30周以下的早产婴不能直接经口喂养。

知识点5：食管的解剖　　　　　　　　　　　　　　　副高：掌握　正高：掌握

新生儿食管入口在第3、4颈椎椎间盘水平，下端相当于第9胸椎处；2岁时位于4～5颈椎；12岁在6～7颈椎。抬头时，食管上界提高半个椎体。食管的长度随年龄而增长，幼儿期食管长度与身长的比例比较稳定，约为1∶5，中切牙到贲门的距离（cm）＝0.2×身长（cm）＋6.3。食管口径随年龄而增大，新生儿管腔直径为5mm，6个月小儿8～10mm，1岁时为12mm，3～6岁时为13～15mm，15岁时为18～19mm。

知识点6：小儿食管的生理特点　　　　　　　　　　副高：掌握　正高：掌握

食管的主要功能是推进食物和液体由口咽入胃，防止胃内容物反流。婴儿的食管呈漏斗状，黏膜薄嫩、腺体缺乏、弹性组织及肌层尚不发达，食管下段括约肌发育不成熟，控制能力差，常发生胃食管反流。如吸奶时吞咽过多空气，易发生溢乳。

知识点7：小儿胃的解剖和生理特点　　　　　　　　副高：掌握　正高：掌握

胃是消化管中最膨大的部分，其形态、大小和位置因年龄、性别、体形、胃内容物的多少及体位的不同而异。婴儿胃略呈水平位，当开始行走时其位置变为垂直。胃容量在新生儿为30～60ml，1～3个月时为90～150ml，1岁时为250～300ml，5岁时为700～850ml，成人约为2000ml。哺乳开始后，幽门即开放，胃内容物陆续进入十二指肠，故实际胃容量不受上述容量限制。1岁以内喂养量的计算公式：V＝30ml＋30ml×n（V为食物容量，n为出生后月数）。早产儿胃容量小，可以根据体重推断胃容量，以便指导喂奶量。

胃壁组织分为4层：黏膜、黏膜下层、肌层和浆膜层。婴儿胃平滑肌发育未完善，充满液体食物后易使胃扩张。由于贲门和胃底部肌张力低，而幽门括约肌发育较好，故易发生幽门痉挛而出现呕吐。胃的排空时间随食物种类不同而异，其中水1.5～2小时、母乳2～3小时、牛乳3～4小时；早产儿胃排空更慢，易发生胃潴留。

知识点8：肠的解剖　　　　　　　　　　　　　　　　副高：掌握　正高：掌握

肠管是消化管中最长的部分，上端起自幽门，下至肛门，全长6.5～9.0m。小儿肠管的长度随年龄增长而增长，其长度相对较成年人长，这有利于消化和吸收。成人肠管长度约为身长的5.4倍，新生儿为8.3倍，1岁为7.6倍，16岁为6.6倍。小肠肠腔呈圆柱状，生后7日内容积平均为85ml（40～144ml），成人为$3.3×10^3$ml。肠黏膜向肠腔凸出形成环形皱褶，使黏膜的面积增加到3倍；光学显微镜可见肠黏膜形成的许多向肠腔的突起，即肠绒毛，其将肠的内表面积增加到10倍；电镜下可见每一个肠绒毛的柱状上皮的腔面细胞膜上，有1700余根细长、密集的微绒毛，小肠的吸收面积因而增加到14～20倍。小肠又分为十二指肠、空肠和回肠3部分。

婴儿期小肠系膜较长，活动度大，容易发生肠扭转、疝和肠套叠等。新生儿勉强可见结肠带，而结肠袋和肠脂垂暂缺，到6个月以后方可出现，4岁以后接近于成年人。小儿乙状结肠和直肠相对较长，乙状结肠1岁时为20～28cm，5岁时为28～30cm，10岁时为30～38cm。这是小儿容易发生习惯性便秘的原因之一。直肠下端和肛管周围有肌肉环绕，控制肛门的关闭，称为肛门括约肌。内括约肌为环肌，受自主神经支配，对肛门无自主收缩、舒张作用，协助排便。

知识点9：小儿肠的生理特点　　　　　　　　　　　　　　　　副高：掌握　正高：掌握

小肠的主要功能包括运动（蠕动、摆动、分节运动）、消化、吸收及免疫。大肠的主要功能是贮存食物残渣，进一步吸收水分以及形成粪便。婴幼儿肠黏膜肌层发育差，肠系膜柔软而长，结肠无明显结肠带与脂肪垂，升结肠与后壁固定差，易发生肠扭转和肠套叠。肠壁薄，故通透性高，屏障功能差，肠内毒素、消化不全产物等变应原可经肠黏膜进入体内，加之口服耐受机制尚不完善，容易引起全身感染和变态反应性疾病。由于婴儿大脑皮质功能发育不完善，进食时常引起胃-结肠反射，产生便意，所以排便次数多于成人。

知识点10：小儿肝的解剖和生理特点　　　　　　　　　　　　　副高：掌握　正高：掌握

年龄越小，肝相对越大。婴儿肝结缔组织发育不完善，易受各种不利因素的影响，如缺氧、感染、药物等均可使肝细胞发生肿胀、脂肪浸润、变性、坏死、纤维增生而肿大，影响其正常功能。而肝细胞的再生能力强，出生时肝重120～130g，占体重的4%～5%，出生后肝的重量增长较体重增长慢。婴儿时期胆汁分泌较少，故对脂肪的消化、吸收功能较差。

知识点11：胰腺的解剖和生理特点　　　　　　　　　　　　　　副高：掌握　正高：掌握

胰腺位于腹膜后第2～3腰椎水平，出生时重2～3.5g，长4～5cm，厚约1.2cm，1岁时重约10g，10～12岁时重约30g，成年人重65～100g；出生后3～4个月时胰腺发育较快，胰液分泌量也随之增多，出生后1年，胰腺外分泌部分生长迅速，为出生时的3倍。胰液分泌量随年龄生长而增加。酶类出现的顺序：胰蛋白酶最先，而后是糜蛋白酶、羧基肽酶、脂肪酶，最后是淀粉酶。新生儿胰液所含脂肪酶活性不高，直到2～3岁时才接近成人水平。婴幼儿时期胰腺液及消化酶分泌易受炎热气候的影响，常引起消化不良。胰岛分泌的胰岛素，可调控血糖。

知识点12：肠道正常菌群　　　　　　　　　　　　　　　　　　副高：掌握　正高：掌握

胎儿和新生儿肠道是无菌的，出生后数小时，细菌即从口、鼻、肛门上下两端侵入，其种类和数量迅速增加，至出生后第3天已接近高峰，以后变化不大，主要分布在结肠和直肠。肠道菌群受食物成分影响，单纯用母乳喂养者，双歧杆菌占优势，人工喂养者，大肠埃希菌占优势。正常肠道菌群对侵入肠道的致病菌有一定的拮抗作用，具有参与免疫调节、促进黏膜生理发育以及肠道营养代谢作用等。婴幼儿肠道正常菌群脆弱，易受许多内外界因素影响而致菌群失调，导致消化功能紊乱。

知识点13：粪便 副高：掌握 正高：掌握

食物进入消化道至粪便排出时间因年龄而异：母乳喂养的婴儿平均为13小时，人工喂养者平均为15小时，成人平均为18～24小时。新生儿、婴儿口服钡剂到排出时间平均为8小时，成人平均约为24小时。

（1）胎便新生儿最初3日内排出的粪便，形状黏稠，呈橄榄绿色，无臭味。它由脱落的肠上皮细胞、浓缩的消化液、咽下的羊水所构成，2～3日内转变为普通的婴儿粪便。

（2）人乳喂养儿粪便为黄色或金黄色，多为均匀膏状或带少许黄色粪便颗粒，或较稀薄、绿色、不臭，呈酸性反应（pH 4.7～5.1）。平均每日排便2～4次，一般在添加辅食后次数减少。

（3）人工喂养儿粪便为淡黄色或灰黄色，较干稠，呈中性或碱性反应（pH 6～8）。因牛乳及其配方奶粉含酪蛋白较多，粪便有明显的蛋白质分解产物的臭味，有时可混有白色酪蛋白凝块。排便每日1～2次，易发生便秘。

（4）混合喂养儿粪便与喂牛乳者相似，但较软、黄，添加淀粉类食物可使粪便增多，稠度稍减，稍呈暗褐色，臭味加重。便次每日1～3次不等。添加各类蔬菜、水果等辅食时粪便外观与成人粪便相似，初加菜泥时，常有小量绿色便排出。

第二节 小儿腹泻

知识点1：小儿腹泻的概念 副高：熟练掌握 正高：熟练掌握

小儿腹泻，或称腹泻病，是多病原、多因素引起的以排便次数增多、粪便性状改变为特点的一组疾病。多为婴幼儿发病。若病因未明，通称"腹泻病"，若病因明确，改称其他病名，如轮状病毒性肠炎等。6个月至2岁婴幼儿发病率高，1岁以内约占半数，是造成儿童营养不良、生长发育障碍甚至死亡的主要原因之一。

知识点2：小儿腹泻的易感因素 副高：熟练掌握 正高：熟练掌握

婴幼儿容易患腹泻病，主要与下列易感因素有关。

（1）消化系统发育尚未成熟，胃酸和消化酶分泌少，酶活力偏低，不能适应食物质和量的较大变化。婴幼儿水代谢旺盛，婴儿每日水的交换量为细胞外液量的1/2，而成人仅为1/7，对缺水的耐受力差，一旦失水容易发生体液紊乱。婴儿时期神经调节、内分泌、循环、肝功能、肾功能发育不成熟，容易发生消化功能紊乱。

（2）生长发育快，所需营养物质相对较多，且婴儿食物以液体为主，入量较多，胃肠道负担重。

（3）机体及肠黏膜免疫功能不完善：①婴儿胃酸偏少，胃排空较快，对进入胃内的细菌杀灭能力较弱。②血清免疫球蛋白（尤其是IgM、IgA）和胃肠道分泌型IgA（SIgA）均较低。肠黏膜屏障的免疫防御反应及口服耐受机制均不完善，既容易罹患肠道感染，又容易发生食物过敏相关的腹泻。

（4）肠道菌群失调：正常肠道菌群对入侵的致病微生物有拮抗作用，新生儿生后尚未建立正常肠道菌群、改变饮食使肠道内环境改变，或滥用广谱抗生素，均可使肠道正常菌群平衡失调而患肠道感染。维生素K的合成有赖于肠道正常菌群的参与，故小婴儿肠道菌群失调时除易患腹泻外，还可有呕吐或大便中带血。

（5）人工喂养：母乳中含有大量体液因子（SIgA、乳铁蛋白）、巨噬细胞和粒细胞、溶菌酶、溶酶体等，有很强的抗肠道感染作用。动物乳中虽有某些上述成分，但在加热过程中被破坏，而且人工喂养的食物和食具易受污染，故人工喂养儿肠道感染发生率明显高于母乳喂养儿。

知识点3：小儿腹泻的病因——感染因素　　　　　　副高：熟练掌握　正高：熟练掌握

肠道内感染可由病毒、细菌、真菌、寄生虫引起，以前两者多见，尤其是病毒。

（1）病毒感染：寒冷季节的婴幼儿腹泻80%由病毒感染引起。病毒性肠炎主要病原为轮状病毒（RV），属于呼肠病毒科RV属；杯状病毒科的诺如病毒属和诺如病毒属；星状病毒；肠道腺病毒等。其他肠道病毒包括柯萨奇病毒、埃可病毒；冠状病毒科的环曲病毒等。

（2）细菌感染（不包括法定传染病）

1）致腹泻大肠埃希菌：根据引起腹泻的大肠埃希菌不同致病毒性和发病机制，已知菌株可分为5大组：①致病性大肠埃希菌（EPEC）：为最早发现的致腹泻大肠埃希菌。EPEC侵入肠道后，黏附在肠黏膜上皮细胞，引起肠黏膜微绒毛破坏，皱襞萎缩、变平，黏膜充血、水肿而致腹泻，可累及全肠道。②产毒性大肠埃希菌（ETEC）：可黏附在小肠上皮刷状缘，在细胞外繁殖，产生不耐热肠毒素（LT）和耐热肠毒素（ST）而引起腹泻。③侵袭性大肠埃希菌（EIEC）：可直接侵入肠黏膜引起炎症反应，也可黏附和侵入结肠黏膜，导致肠上皮细胞炎症和坏死，引起痢疾样腹泻。该菌与志贺菌相似，两者O抗原有交叉反应。④出血性大肠埃希菌（EGEC）：黏附于结肠产生与志贺杆菌相似的肠毒素（vero毒素），引起肠黏膜坏死和肠液分泌，致出血性肠炎。⑤黏附-集聚性大肠埃希菌（EAEC）：以集聚方式黏附于下段小肠和结肠黏膜致病，不产生肠毒素，亦不引起组织损伤。

2）空肠弯曲菌：与肠炎有关的弯曲菌有空肠型、结肠型和胎儿亚型3种，95%～99%的弯曲菌肠炎是由胎儿弯曲菌空肠亚种（简称空肠弯曲菌）所致。致病菌直接侵入空肠、回肠和结肠黏膜，引起侵袭性腹泻。某些菌株亦能产生肠毒素。

3）耶尔森菌：除侵袭小肠、结肠黏膜外，还可产生肠毒素，引起侵袭性和分泌性腹泻。

4）其他：沙门菌（主要为鼠伤寒和其他非伤寒、副伤寒沙门菌）、嗜水气单胞菌、难辨梭状芽孢杆菌、金黄色葡萄球菌、铜绿假单胞菌、变形杆菌等均可引起腹泻。

（3）真菌：致腹泻的真菌有念珠菌、曲菌、毛霉，婴儿以白色念珠菌性肠炎多见。

（4）寄生虫：常见为蓝氏贾第鞭毛虫、阿米巴原虫和隐孢子虫等。

（5）肠道外感染：有时亦可产生腹泻症状，如患中耳炎、上呼吸道感染、肺炎、泌尿系感染、皮肤感染或急性传染病时，可由于发热、感染源释放的毒素；抗生素治疗；直肠局部激惹（如膀胱炎、阑尾周围脓肿等）作用而并发腹泻。有时病原体（主要是病毒）可同时感染肠道。

（6）使用抗生素引起的腹泻：除了一些抗生素可降低碳水化合物的转运和乳糖酶水平之外，肠道外感染时长期、大量地使用广谱抗生素可引起肠道菌群紊乱，肠道正常菌群减少，耐药性金黄色葡萄球菌、变形杆菌、铜绿假单胞菌、难辨梭状芽孢杆菌或白色念珠菌等可大量繁殖，引起药物较难控制的肠炎，排除其他（如病程中伴发的肠道病毒或细菌感染等）诱发因素，称为抗生素相关性腹泻（AAD）。

| 知识点4：小儿腹泻的病因——非感染因素 | 副高：熟练掌握 正高：熟练掌握 |

（1）饮食因素：①喂养不当可引起腹泻，多为人工喂养儿，原因为喂养不定时，饮食量不当，突然改变食物品种，过早喂给大量淀粉类或脂肪类食品；母乳喂养过早添加辅食；果汁，特别是含高果糖或山梨醇的果汁，可产生高渗性腹泻；肠道刺激物（调料、富含纤维素的食物）也可引起腹泻。②过敏性腹泻，如食物过敏相关性肠病、小肠结肠炎、直肠结肠炎等。③原发性或继发性双糖酶（主要为乳糖酶）缺乏或活性降低，肠道对糖的消化吸收不良而引起腹泻。

（2）气候因素：气候突然变化、腹部受凉，使肠蠕动增加；天气过热，消化液分泌减少或由于口渴饮奶过多等都可能诱发消化功能紊乱致腹泻。

| 知识点5：小儿腹泻的发病机制 | 副高：熟练掌握 正高：熟练掌握 |

导致腹泻的机制：①肠腔内存在大量不能吸收的具有渗透活性的物质——"渗透性"腹泻。②肠腔内电解质分泌过多——"分泌性"腹泻。③炎症所致的液体大量渗出——"渗出性"腹泻。④肠道蠕动功能异常——"肠道功能异常性"腹泻等。但在临床上很多腹泻并非由某种单一机制引起，而是在多种机制共同作用下发生的。

（1）感染性腹泻：病原微生物多随污染的食物或饮水进入消化道，亦可通过污染的日用品、手、玩具或带菌者传播。病原微生物能否引起肠道感染取决于宿主防御功能的强弱、感染病原微生物的量及毒力大小。

1）病毒性肠炎：各种病毒侵入肠道后，在小肠绒毛顶端的柱状上皮细胞上复制，使细胞发生空泡变性和坏死，其微绒毛肿胀、排列紊乱和变短，受累的肠黏膜上皮细胞脱落，致使小肠黏膜重吸收水分和电解质的能力受损，肠液在肠腔内大量积聚而引起腹泻。同时，发生病变的肠黏膜细胞分泌双糖酶不足且活性降低，使食物中糖类消化不全而积滞在肠腔内，并被细菌分解成小分子的短链有机酸，使肠液的渗透压增高。微绒毛破坏亦造成载体减少，上皮细胞钠转运功能障碍，水和电解质进一步丧失。新近的研究表明，轮状病毒的非结构蛋白4（NSP4）亦与发病机制关系密切。NSP4是具有多种功能的液体分泌诱导剂，可以通过以下方式发挥作用：作用于固有层细胞，激活 Cl 分泌和水的外流；改变上皮细胞的完整性，从而影响细胞膜的通透性；本身可能形成一个通道或是激活一种潜在的 Ca^{2+} 激活通道，导致分泌增加；通过旁分泌效应作用于未感染的细胞，扩大了被感染的黏膜上皮细胞的感染效应；直接作用于肠道神经系统（ENS），产生类似于霍乱毒素引起的腹泻。

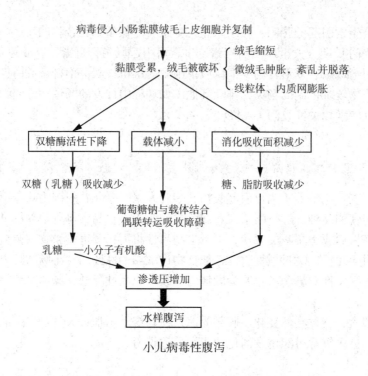

小儿病毒性腹泻

2）细菌性肠炎：肠道感染的病原菌不同，发病机制亦不同。

①肠毒素性肠炎：各种产生肠毒素的细菌可引起分泌性腹泻，如霍乱弧菌、产肠毒素性大肠埃希菌等。病原体侵入肠道后，一般仅在肠腔内繁殖，黏附在肠上皮细胞刷状缘，不侵入肠黏膜。细菌在肠腔释放2种肠毒素，即不耐热肠毒素（LT）和耐热肠毒素（ST），LT与小肠上皮细胞膜上的受体结合后激活腺苷酸环化酶，致使三磷酸腺苷（ATP）转变为环磷酸腺苷（cAMP），cAMP增多后即抑制小肠绒毛上皮细胞吸收Na^+、Cl^-和水，并促进肠腺分泌Cl^-；ST则通过激活鸟苷酸环化酶，使三磷酸鸟苷（GTP）转变为环磷酸鸟苷（cGMP），cGMP增多后亦使肠上皮细胞减少Na^+和水的吸收，促进Cl^-分泌。两者均使小肠液总量增多，超过结肠的吸收限度而发生腹泻，排出大量水样便，导致患儿脱水和电解质紊乱。

②侵袭性肠炎：各种侵袭性细菌感染可引起渗出性腹泻，如志贺菌属、沙门菌属、侵袭性大肠埃希菌、空肠弯曲菌、耶尔森菌和金黄色葡萄球菌等均可直接侵袭小肠或结肠肠壁，使黏膜充血、水肿，炎症细胞浸润，引起渗出和溃疡等病变。此时可排出含有大量白细胞和红细胞的菌痢样粪便，并出现全身中毒症状。结肠由于炎症病变而不能充分吸收来自小肠的液体，并且某些致病菌还会产生肠毒素，亦可发生水样腹泻。

（2）非感染性腹泻：主要是由饮食不当引起。当进食过量或食物成分不恰当时，食物不能被充分消化和吸收而积滞在小肠上部，使肠腔内酸度降低，有利于肠道下部的细菌上移和繁殖；食物发酵和腐败，分解产生的短链有机酸使肠腔内渗透压增高，腐败性毒性产物刺激肠壁，使肠蠕动增加，导致腹泻，进而发生脱水和电解质紊乱。

知识点6：小儿腹泻的病理 　　　　副高：熟练掌握　正高：熟练掌握

病理改变较轻，主要是肠管胀气、小肠黏膜充血。少数病例在回肠下段和盲肠黏膜下层出现肠壁囊样积气，个别病例在回肠下段可见1或2个帽针头大小的浅溃疡，有时肠腔内有血样便，但多不能找到出血部位。镜下除充血、白细胞浸润和偶见小溃疡外，无其他特殊所见。迁延性腹泻患儿易发生营养不良，多见肝脂肪浸润，偶有脑静脉窦血栓形成；合并症有支气管肺炎和中耳、肾盂等处的化脓灶。

知识点7：小儿腹泻的临床分型 　　　　副高：熟练掌握　正高：熟练掌握

（1）病程分类：①急性腹泻病：病程在2周以内。②迁延性腹泻病：病程在2周至2个月。③慢性腹泻病：病程在2个月以上。

（2）病情分类：①轻型：无脱水，无电解质平衡紊乱和酸碱失衡症状。②中型：轻至中度脱水或有轻度电解质平衡紊乱或酸碱失衡症状。③重型：重度脱水或有明显酸碱失衡症状。

（3）病因分类：①感染性腹泻：病毒、细菌、真菌和寄生虫感染所致。②非感染性腹泻：食饵性（饮食性）腹泻、症状性腹泻、过敏性腹泻、其他腹泻。

知识点8：小儿急性腹泻的临床表现 　　　　副高：熟练掌握　正高：熟练掌握

（1）轻型：常由饮食因素及肠道外感染引起。起病可急可缓，以胃肠道症状为主，表现为食欲缺乏，偶有溢乳或呕吐，排便次数增多。但每次排便量不多，稀薄或带水，呈黄色或黄绿色，有酸味，常见白色或黄白色奶瓣和泡沫。无脱水及全身中毒症状，多在数日内痊愈。

（2）重型：多由肠道内感染引起。常急性起病，也可由轻型逐渐加重、转变而来，除有较重的胃肠道症状外，还有较明显的脱水、电解质紊乱和全身感染中毒症状，如发热或体温不升、精神烦躁或萎靡、嗜睡、面色苍白、意识模糊，甚至昏迷、休克。

胃肠道症状包括食欲低下，常有呕吐，严重者可吐咖啡色液体；腹泻频繁，排便每日十余次至数十次，多为黄色水样或蛋花样便，含有少量黏液，少数患儿也可有少量血便。

水、电解质及酸碱平衡紊乱：由于吐泻丢失体液和摄入量不足，使体液总量，尤其是细胞外液量减少，导致不同程度（轻、中、重）的脱水。由于腹泻患儿丧失的水和电解质的比例不尽相同，可造成等渗、低渗或高渗性脱水，以前两者多见。出现眼窝、囟门凹陷，尿少、泪少，皮肤黏膜干燥、弹性下降，甚至血容量不足引起的末梢循环改变。

重型腹泻病时常出现代谢性酸中毒、低钾血症等离子紊乱。腹泻伴代谢性酸中毒的发生原因有：①腹泻丢失大量碱性物质。②进食少，肠吸收不良，热能不足，使机体得不到正常能量供应，导致脂肪分解增加，产生大量酮体。③脱水时血容量减少，血液浓缩，使血流缓慢，组织缺氧导致无氧酵解增多而使乳酸堆积。④脱水使肾血流量亦不足，其排酸、保钠功能低下，使酸性代谢产物滞留在体内。患儿可出现精神不振、唇红、呼吸深大、呼出气凉而有丙酮味等症状，但小婴儿症状可不典型。在腹泻脱水合并代谢性酸中毒时，虽然体内钾含量降低，由于血液浓缩，酸中毒时钾由细胞内向细胞外转移，尿少而致钾排出量减少等原因可使体内钾总量减少，但血清钾多数正常。随着脱水、酸中毒被纠正、排尿后钾排出增加、粪便继续失钾以及输入葡萄糖合成糖原时使钾从细胞外进入细胞内等，血钾迅速下降，出现不同程度的缺钾症状，如精神不振、无力、腹胀、心律失常、碱中毒等。

　　腹泻病时还可合并低钙血症和低镁血症：腹泻患儿进食少，吸收不良，从粪便丢失钙、镁，可使体内钙、镁减少，此症在活动性佝偻病和营养不良患儿更多见。但是脱水、酸中毒时由于血液浓缩、钙离子增多等原因，不出现低钙的症状，待脱水、酸中毒纠正后则出现低钙症状（手足搐搦和惊厥）。极少数久泻和营养不良患儿输液后出现震颤、抽搐。用钙治疗无效时应考虑有低镁血症的可能。

| 知识点9：小儿迁延性和慢性腹泻 | 副高：熟练掌握　正高：熟练掌握 |

　　病因复杂，感染、食物过敏、酶缺陷、免疫缺陷、药物因素、先天性畸形等均可引起。以急性腹泻未彻底治疗或治疗不当、迁延不愈最为常见。营养不良的婴幼儿患病率高，其原因：①重症营养不良时胃黏膜萎缩，胃液酸度降低，使胃杀菌屏障作用明显减弱，有利于胃液和十二指肠液中的细菌和酵母菌大量繁殖。②营养不良时十二指肠、空肠黏膜变薄，肠绒毛萎缩、变性，细胞脱落增加，双糖酶，尤其是乳糖酶活性以及刷状缘肽酶活性降低，小肠有效吸收面积减少，引起各种营养物质的消化吸收不良。③重症营养不良患儿腹泻时小肠上段细菌显著增多，十二指肠内厌氧菌和酵母菌过度繁殖，由于大量细菌对胆酸的降解作用，使游离胆酸浓度增高，损害小肠细胞，同时阻碍脂肪微粒形成。④营养不良患儿常有肠动力的改变。⑤长期滥用抗生素引起肠道菌群失调。⑥重症营养不良儿免疫功能缺陷，抗革兰阴性杆菌有效的IgM抗体、起黏膜保护作用的分泌型IgA抗体、吞噬细胞功能和补体水平均降低，因而增加了对病原的易感性，同时降低了对食物蛋白抗原的口服免疫耐受。故营养不良患儿腹泻时易迁延不愈，持续腹泻又加重了营养不良，两者互为因果，形成恶性循环，最终导致多脏器功能异常。

　　对于迁延性、慢性腹泻的病因诊断，必须详细询问病史，进行全面的体格检查，正确选用有效的辅助检查。①粪便常规、肠道菌群分析、粪便酸度、还原糖和细菌培养。②小肠黏膜活检，了解慢性腹泻的病理生理变化。③食物过敏方面的检查，如食物回避-激发试验等。必要时还可做消化道造影或CT等影像学检查、结肠镜等综合分析判断。

| 知识点10：小儿腹泻的实验室检查 | 副高：熟练掌握　正高：熟练掌握 |

　　（1）粪便常规检查：镜检可见少量黏液、脂肪滴或红、白细胞。

　　（2）粪便培养：对确定腹泻病原有重要意义，一次粪便培养阳性率较低，需多次培养。

　　（3）粪便乳胶凝集试验：对某些病毒性肠炎有诊断价值，如轮状病毒、肠道腺病毒等，有较好敏感性和特异性，对空肠弯曲菌肠炎的诊断有帮助。

（4）酶联免疫吸附试验：敏感性和特异性均较高，可诊断轮状病毒肠炎和其他病毒性肠炎。

（5）粪便还原糖检查：还原糖检查可用改良班氏试剂或尿糖试剂片（Clinitest）比色。

（6）粪便电镜检查：对某些病毒性肠炎有诊断价值，如轮状病毒性肠炎、诺沃克病毒性肠炎等。

（7）血白细胞计数和分类：病毒性肠炎白细胞总数一般不增多，细菌性肠炎白细胞总数可增高或不增高，50%以上的患儿有杆状核增高，杆状核>10%，有助于细菌感染的诊断。

（8）血培养：对细菌性痢疾、大肠埃希菌和沙门菌等细菌性肠炎有诊断意义，血液细菌培养阳性者有助于诊断。

（9）血生化检查：对腹泻较重的患儿，应及时检查血pH、二氧化碳结合力、碳酸氢根、血钠、血钾、血氯、血渗透压。这对诊断及治疗均有重要意义。

知识点11：小儿腹泻的影像学诊断　　　　副高：熟练掌握　　正高：熟练掌握

（1）X线检查：X线钡餐、钡灌肠检查和腹部平片可显示胃肠道病变、运动功能状态、胆石、胰腺或淋巴结钙化。选择性血管造影和CT对诊断消化系统肿瘤尤有价值。

（2）B型超声扫描：为无创性和无放射性检查方法，应优先采用。

（3）内镜检查：结肠镜检查和活检可诊断全结肠和末端回肠的病变。小肠镜可观察十二指肠和空肠近段病变并做活检，但操作较复杂。怀疑胆道和胰腺病变时，内镜逆行胆囊胰腺造影（ERCP）有重要价值。

知识点12：常见类型肠炎临床特点　　　　副高：熟练掌握　　正高：熟练掌握

（1）轮状病毒肠炎：是婴儿腹泻最常见的病原。呈散发或小流行，经粪–口传播，也可通过气溶胶形式经呼吸道感染而致病。潜伏期1~3天，多发生在6~24个月的婴幼儿。起病急，常伴发热和上呼吸道感染症状，多数无明显感染中毒症状。病初1~2天常发生呕吐，随后出现腹泻。排便次数及水分多，呈黄色水样或蛋花样便带少量黏液，无腥臭味。常并发脱水、酸中毒及电解质紊乱。轮状病毒感染亦可侵犯多个脏器，导致全身，包括神经、呼吸、心脏、肝胆、血液等多系统病变，如出现无热惊厥、心肌损害、肺部炎症、肝胆损害等。本病为自限性疾病，数日后呕吐渐停，腹泻减轻，自然病程3~8天，少数较长。粪便显微镜检查偶有少量白细胞，感染后1~3天即有大量病毒自粪便中排出，最长可达6天。血清抗体一般在感染后3周上升。病毒较难分离，有条件者可直接用电镜检测病毒，或PCR及核酸探针技术检测病毒抗原。临床常用ELISA法或胶体金法检测粪便中病毒抗原。

（2）诺如病毒肠炎：全年散发，暴发高峰多见于寒冷季节（11月至次年2月）。在轮状病毒疫苗高普及的国家，诺如病毒甚至超过轮状病毒成为儿童急性胃肠炎的首要元凶。该病毒是集体机构急性暴发性胃肠炎的首要致病原。发生诺如病毒感染最常见的场所是餐馆、托幼机构、医院、学校、军营、游船、养老院等地点，因为常呈暴发性，从而造成突发公共卫生问题。感染后潜伏期多为12~36小时，急性起病。首发症状多为阵发性腹痛、恶心、呕吐和腹泻，全身症状有畏寒、发热、头痛、乏力和肌痛等。可有呼吸道症状。吐泻频繁者可发生脱水及酸中毒、低钾。本病为自限性疾病，症状持续12～72小时。粪便及周围血象检查一般无特殊发现。

（3）产毒性细菌引起的肠炎：多发生在夏季。潜伏期1～2天，起病较急。轻症仅排便次数稍增，性状轻微改变。重症腹泻频繁，量多，呈水样或蛋花样混有黏液，显微镜检查无白细胞。伴呕吐，常发生脱水、电解质和酸碱平衡紊乱。本病为自限性疾病，自然病程一般为3～7天，亦可较长。

（4）侵袭性细菌（包括侵袭性大肠埃希菌、空肠弯曲菌、耶尔森菌、鼠伤寒杆菌等）引起的肠炎：全年均可发病，多见于夏季。潜伏期长短不等。常引起志贺杆菌性痢疾样病变。根据病原菌侵袭的肠段部位不同，临床特点各异。一般表现为急性起病，高热，甚至可以发生热惊厥。腹泻频繁，粪便呈黏液状，带脓血，有腥臭味。常伴恶心、呕吐、腹痛和里急后重，可出现严重的中毒症状，如高热、意识改变，甚至感染性休克。粪便镜检有大量白细胞及数量不等的红细胞。粪便细菌培养可找到相应的致病菌。其中空肠弯曲菌常侵犯空肠和回肠，有脓血便，腹痛甚剧烈，易误诊为阑尾炎，亦可并发严重的小肠结肠炎、败血症、肺炎、脑膜炎、心内膜炎和心包炎等。研究发现吉兰-巴雷综合征与空肠弯曲菌感染有关。耶尔森菌小肠结肠炎多发生在冬季和早春，可引起淋巴结肿大，亦可产生肠系膜淋巴结炎，症状可与阑尾炎相似，也可引起咽痛和颈淋巴结炎。鼠伤寒沙门菌小肠结肠炎有胃肠炎型和败血症型，新生儿和<1岁婴儿尤易感染，新生儿多为败血症型，常引起暴发流行。可排深绿色黏液脓便或白色胶冻样便。

（5）出血性大肠埃希菌肠炎：排便次数增多，开始为黄色水样便，后转为血水便，有特殊臭味。大便镜检有大量红细胞，常无白细胞。伴腹痛，个别病例可伴发溶血尿毒综合征和血小板减少性紫癜。

（6）抗生素相关性腹泻：①金黄色葡萄球菌肠炎：多继发于使用大量抗生素后，病程和症状常与菌群失调的程度有关，有时继发于慢性疾病的基础上。表现为发热、呕吐、腹泻、不同程度的中毒症状、脱水和电解质紊乱，甚至发生休克。典型粪便为暗绿色，量多带黏液，少数为血便。粪便镜检有大量脓细胞和成簇的革兰阳性球菌，培养有葡萄球菌生长，凝固酶阳性。②假膜性小肠结肠炎：由难辨梭状芽孢杆菌引起。除万古霉素和胃肠道外用的氨基糖苷类抗生素外，几乎各种抗生素均可诱发本病。可在用药1周内或迟至停药后4～6周发病。亦见于外科手术后，或患有肠梗阻、肠套叠、巨结肠等病的体弱患者。此菌大量繁殖，产生毒素A（肠毒素）和毒素B（细胞毒素）致病，表现为腹泻，轻症排便每日数次，停用抗生素后很快痊愈。重症频泻，黄绿色水样便，可有假膜排出，为坏死毒素致肠黏膜坏死所形成的假膜。黏膜下出血可引起粪便带血，可出现脱水、电解质紊乱和酸中毒。伴有腹痛、腹胀和全身中毒症状，甚至发生休克。对可疑病例可行结肠镜检查。粪便厌氧菌培养、免疫荧光及细胞毒素中和试验等方法检测细胞毒素可协助确诊。③真菌性肠炎：多为白色念珠菌所致，2岁以下婴儿多见。常并发于其他感染，或肠道菌群失调时。病程迁延，常伴鹅口疮。大便次数增多，黄色稀便，泡沫较多，带黏液，有时可见豆腐渣样细块（菌落）。大便镜检有真菌孢子和菌丝，如芽孢数量不多，应进一步做真菌培养确诊。

知识点13：小儿腹泻的诊断　　　　　副高：熟练掌握　　正高：熟练掌握

可根据腹泻病程、粪便性状、粪便的肉眼和显微镜检查所见、发病季节、发病年龄及流行情况，作出最可能的诊断。如急性水样便腹泻，多为病毒或产毒素细菌感染，2岁以内婴幼儿，腹泻发生在秋冬季，以轮状病毒肠炎可能性大；发生在夏季以产毒性大肠埃希菌肠炎可能性大；水样便或米汤样便，腹泻不止伴呕吐，迅速出现严重脱水，结合疫情要考虑霍乱。

患者粪便为黏液脓便或脓血便要考虑细菌性痢疾；如血多脓少，呈果酱样，多为阿米巴痢疾。此外，要考虑其他侵袭性细菌感染，如侵袭性大肠埃希菌肠炎，空肠弯曲菌肠炎或沙门菌肠炎等。不同病原所致腹泻临床表现不同。

知识点14：小儿腹泻的鉴别诊断　　　　　副高：熟练掌握　　正高：熟练掌握

（1）细菌性痢疾：常有流行病学史，起病急，全身症状重。排便次数多，量少，排脓血便伴里急后重，粪便镜检有较多脓细胞、红细胞和吞噬细胞，粪便细菌培养有志贺痢疾杆菌生长可确诊。

（2）坏死性肠炎：中毒症状较严重，腹痛、腹胀、频繁呕吐、高热，粪便呈暗红色糊状，渐出现典型的赤豆汤样血便，常伴休克。腹部X线片呈小肠局限性充气扩张，肠间隙增宽，肠壁积气等。

（3）食物蛋白过敏相关性直肠结肠炎：发病年龄较小（2月龄左右），母乳喂养或混合喂养婴儿，轻度腹泻粪便带血（多为血丝），无全身其他器官受累，患儿一般状态好，粪便常规检查可见红细胞增多，潜血阳性，可见白细胞。

知识点15：小儿腹泻的治疗原则　　　　　副高：熟练掌握　　正高：熟练掌握

调整饮食，预防和纠正脱水，合理用药，加强护理，预防并发症。不同时期的腹泻病治疗重点各有侧重，急性腹泻多注意维持水、电解质平衡；迁延性及慢性腹泻则应注意肠道菌群失调及饮食疗法。

知识点16：小儿急性腹泻的治疗　　　　　副高：熟练掌握　　正高：熟练掌握

（1）饮食疗法：腹泻时进食和吸收减少，而肠黏膜损伤的恢复、发热时代谢旺盛、侵袭性肠炎丢失蛋白等因素使营养需要量增加，如限制饮食过严或禁食过久常造成营养不良，并发酸中毒，以致病情迁延不愈影响生长发育。故应强调继续饮食，满足生理需要，补充疾病消耗，以缩短腹泻后的康复时间，应根据疾病的特殊病理生理状况、个体消化吸收功能和平时的饮食习惯进行合理调整。尽快恢复母乳及原来已经熟悉的饮食，由少到多，由稀到稠，喂食与患儿年龄相适应的易消化饮食。病毒性肠炎可能有继发性双糖酶（主要是乳糖酶）缺乏，对疑似病例可以改喂淀粉类食品，或去乳糖配方粉以减轻腹泻，缩短病程。腹泻停止后逐渐恢复营养丰富的饮食，并每日加餐1次，共2周。

（2）纠正水、电解质紊乱及酸碱失衡。

（3）补钙、补镁治疗：①补钙：补液过程中如出现惊厥、手足搐搦，可用10%葡萄糖酸钙每次1~2ml/kg，最大≤10ml/kg，用等量5%~10%葡萄糖液稀释后缓慢静脉推注。②补镁：在补钙后手足搐搦不见好转反而加重时要考虑低镁血症，可测定血镁浓度。同时用25%硫酸镁，每次0.1~0.2ml/kg，深部肌内注射，每日2~3次，症状消失后停用。

（4）药物治疗

1）控制感染：①水样便腹泻患者（约占70%）多为病毒及非侵袭性细菌所致，一般不用抗生素。如伴有明显中毒症状不能用脱水解释者，尤其是对重症患儿、新生儿、小婴儿和衰弱患儿（免疫功能低下）应选用抗生素治疗。②黏液脓血便患者（约占30%）多为侵袭性细菌感染，应根据临床特点，针对病原经验性选用抗菌药物，再根据粪便细菌培养和药物敏感试验结果进行调整。大肠埃希菌、空肠弯曲菌、耶尔森菌、鼠伤寒沙门菌所致感染常选用抗革兰阴性杆菌的以及大环内酯类抗生素。金黄色葡萄球菌肠炎、假膜性肠炎、真菌性肠炎应立即停用原来使用的抗生素，根据症状可选用苯唑西林钠、万古霉素、利福昔明、甲硝唑或抗真菌药物治疗。

2）肠道微生态疗法：有助于恢复肠道正常菌群的生态平衡，抑制病原菌定植和侵袭，控制腹泻。常用双歧杆菌、嗜酸乳杆菌、酪酸梭状芽孢杆菌、布拉酵母菌、粪链球菌、地衣芽孢杆菌、枯草芽孢杆菌、蜡样芽孢杆菌、鼠李糖乳杆菌等制剂。

3）肠黏膜保护剂：能吸附病原体和毒素，维持肠细胞的吸收和分泌功能，与肠道黏液糖蛋白相互作用，可增强其屏障功能，阻止病原微生物的攻击，如蒙脱石粉。

4）抗分泌治疗：脑啡肽酶抑制剂消旋卡多曲可以通过加强内源性脑啡肽来抑制肠道水、电解质的分泌，可以用于治疗分泌性腹泻。

5）避免用止泻剂，如洛哌丁胺，因为它抑制胃肠动力的作用，增加细菌繁殖和毒素的吸收，对于感染性腹泻有时是很危险的。

6）补锌治疗：对于急性腹泻患儿，应每日给予元素锌20mg（>6个月），6个月以下婴儿每日10mg，疗程10~14天。

知识点17：小儿迁延性和慢性腹泻的治疗　　　　副高：熟练掌握　　正高：熟练掌握

因迁延性和慢性腹泻常伴有营养不良和其他并发症，病情较为复杂，必须采取综合治疗措施。积极寻找引起病程迁延的原因，针对病因进行治疗，切忌滥用抗生素，避免顽固的肠道菌群失调。预防和治疗脱水，纠正电解质及酸碱平衡紊乱。此类患儿多有营养障碍，营养支持疗法对促进肠黏膜损伤的修复、胰腺功能的恢复、微绒毛上皮细胞双糖酶的产生等进而恢复健康是必要的治疗措施。

（1）调整饮食：应继续母乳喂养。人工喂养儿应调整饮食，保证足够热量。

（2）双糖不耐受患儿摄入含双糖（包括乳糖、蔗糖、麦芽糖）的饮食可使腹泻加重，其中以乳糖不耐受最多见，治疗中应注意减少饮食中的双糖负荷，如采用不含乳糖代乳品或去乳糖配方奶粉等。

（3）过敏性腹泻的治疗：如果在应用无双糖饮食后腹泻仍不改善，应考虑食物过敏（如对牛奶过敏）的可能性，应回避过敏食物，也可以采用游离氨基酸或深度水解蛋白配方饮食。

（4）要素饮食：是肠黏膜受损伤患儿最理想的食物，系由氨基酸、葡萄糖、中链三酰甘油、多种维生素和微量元素组合而成。应用时的浓度和量视患儿临床状态而定。

（5）静脉营养：少数不能耐受口服营养物质的患儿可采用静脉高营养。推荐方案：脂肪乳剂每日 $2 \sim 3g/kg$，复方氨基酸每日 $2 \sim 2.5g/kg$，葡萄糖每日 $12 \sim 15g/kg$，电解质及多种微量元素适量，液体每日 $120 \sim 150ml/kg$，热量每日 $50 \sim 90cal/kg$，好转后改为口服。

（6）药物治疗：抗生素仅用于分离出特异病原的感染患儿，并根据药物敏感试验选用。补充微量元素和维生素：如锌、铁、烟酸、维生素 A、维生素 B_{12}、维生素 B_1、维生素 C 和叶酸等，有助于肠黏膜的修复。应用微生态调节剂和肠黏膜保护剂。

（7）中医辨证论治有良好的疗效，并可配合中药、推拿、捏脊等。

知识点18：小儿腹泻的预防　　　副高：熟练掌握　　正高：熟练掌握

（1）合理喂养，提倡母乳喂养，添加辅助食品时每次限一种，逐步增加，适时断奶。人工喂养者应根据具体情况选择合适的代乳品。

（2）对于生理性腹泻的婴儿应避免不适当的药物治疗，或者由于婴儿便次多而怀疑其消化能力，进而不按时添加辅食。

（3）养成良好的卫生习惯，注意乳品的保存和奶具、食具、便器、玩具等的定期消毒。

（4）感染性腹泻患儿，尤其是大肠埃希菌、鼠伤寒沙门菌、诺如病毒肠炎等的传染性强，集体机构如有流行，应积极治疗，做好消毒隔离工作，防止交叉感染。

（5）避免长期滥用广谱抗生素，对于即使没有消化道症状的婴幼儿，在因败血症、肺炎等肠道外感染必须使用抗生素，特别是广谱抗生素时，亦应加用微生态制剂，防止由于肠道菌群失调所致的难治性腹泻。

第三节　小儿胃炎和幽门螺杆菌感染

小儿胃炎

知识点1：胃炎的概念　　　　　　副高：熟练掌握　　正高：熟练掌握

胃炎是指由各种物理性、化学性或生物性有害因素引起的胃黏膜或胃壁炎性病变。根据病程分为急性和慢性胃炎，是儿童时期常见的消化道疾病之一，后者发病率高。

知识点2：小儿胃炎的病因和发病机制　　　副高：熟练掌握　　正高：熟练掌握

（1）急性胃炎：多为继发性，是严重感染、休克、颅内损伤、严重烧伤、呼吸衰竭和其他危重疾病所致应激反应。误服毒性物质和腐蚀剂、摄入细菌及其毒素污染的食物、服用对胃黏膜有损害的药物（如阿司匹林等非甾类抗炎药）、食物过敏、胃内异物、情绪波动、精神紧张和各种因素所致的变态反应等均能引起胃黏膜的急性炎症。

（2）慢性胃炎：是有害因子长期反复作用于胃黏膜引起损伤的结果，儿童慢性胃炎中以非萎缩性（以往称浅表性）胃炎最常见，占90%～95%，萎缩性胃炎和特殊类型胃炎少见。病因迄今尚未完全明确，可能与下列因素有关：①感染：已证实幽门螺杆菌（H.pylori，Hp）所致的胃内感染是胃炎的主要病因，在活动性、重度胃炎中幽门螺杆菌检出率较高。慢性胃炎的家族聚集倾向也表明了幽门螺杆菌在家族成员间的传播。②胆汁反流：各种原因引起的胃肠动力异常，胃窦内容物滞留或十二指肠胃反流，反流的胆汁盐刺激降低了胃黏膜对离子通透的屏障功能，使胃液中氢离子得以反弥散进入胃黏膜引起炎症。③长期食刺激性食物或服用药物：如粗糙、过硬、过冷、过热、过辣的食品，经常暴饮、暴食、饮浓茶、咖啡等，服用阿司匹林等非甾类抗炎药物及类固醇激素类药物等均会损伤胃黏膜。④精神神经因素：持续精神紧张、压力过大，可使消化道激素分泌异常损伤胃黏膜。⑤全身慢性疾病：如慢性肾炎、尿毒症、重症糖尿病、肝胆系统疾病、类风湿关节炎、系统性红斑狼疮等均导致胃黏膜损伤。⑥其他因素：如环境、遗传、免疫、营养等因素均与发病有关。

知识点3：小儿胃炎的临床表现　　　　　　副高：熟练掌握　　正高：熟练掌握

（1）急性胃炎：发病急骤，轻者仅食欲减退、腹痛、恶心、呕吐，严重者可出现呕血、黑便、脱水、电解质及酸碱平衡紊乱。有感染者常伴有发热等全身中毒症状。

（2）慢性胃炎：常见症状为反复发作、无规律性的腹痛，疼痛经常出现于进食过程中或餐后，多数位于上腹部、脐周，部分患儿部位不固定，轻者为间歇性隐痛或钝痛，严重者为剧烈绞痛。常伴有食欲不振、恶心、呕吐、腹胀，继而影响营养状况及生长发育。胃黏膜糜烂出血者伴呕血、黑便。

知识点4：小儿胃炎的辅助检查　　　　　　副高：熟练掌握　　正高：熟练掌握

（1）胃镜检查：最可靠的诊断手段。可直接观察胃黏膜病变及其程度，可见黏膜广泛充血、水肿、糜烂、出血，有时可见黏膜表面的黏液斑或反流的胆汁。Hp感染时，还可见到胃黏膜微小结节形成（又称胃窦小结节或淋巴细胞样小结节增生）。同时可取病变部位组织进行Hp和病理学检查。①急性胃炎光镜下观察到上皮细胞变性、坏死，固有层大量中性粒细胞浸润，无或极少淋巴细胞、浆细胞，腺体细胞呈不同程度变性坏死。②慢性胃炎中浅表性胃炎见上皮细胞变性，小凹上皮细胞增生，固有层炎症细胞主要为淋巴细胞、浆细胞浸润；萎缩性胃炎主要为固有腺体萎缩、肠腺化生及炎症细胞浸润。

（2）幽门螺杆菌检测：目前诊断幽门螺杆菌感染的方法包括侵入性和非侵入性。侵入性指通过胃镜获取胃黏膜，可行胃黏膜Hp细菌培养、组织染色镜检、快速尿素酶试验；非侵入性方法有尿素呼气试验、粪便Hp抗原检测和血清Hp抗体检测。

1）细菌培养：细菌培养作为诊断Hp感染的金标准，敏感性70%～90%，特异性100%。可进行药物敏感试验，提供敏感性药物指导临床治疗。Hp培养阳性率除受培养气体、温度、湿度、环境、培养基选择等影响因素外，标本取样前用药、标本转运、处理方式均可直接影响培养的结果。

2）组织学检查：组织染色检查Hp的敏感性＞95%，特异性100%。其可靠性则依赖活检部位、标本大小、数量及病理改变，甚至染色方法、染色处理及细菌观察技术均直接影响阳性率。新方法Genta染色和EI-Zimaity染色能同时观察细菌、胃炎的组织学特征及肠化等病理改变，有助于提高Hp诊断的准确性。

3）尿素酶试验：①快速尿素酶试验：敏感性93%~97%，特异性95%。由于尿素酶分解尿素使周围组织中pH升高，通过pH指示剂变色显示结果，是一种快速、较为准确的方法，临床上常用。②^{13}C呼吸试验：敏感性95%~100%，特异性91%~98%。利用Hp中尿素酶分解尿素产生CO_2和氨，通过摄入一定量的^{13}C标记尿素入胃内，然后用质谱仪检测生成$^{13}CO_2$，由此判断Hp感染状况，是Hp感染检测一种准确、安全、敏感的方法，是Hp治疗后观察疗效最理想的指标，但其极易受检查前用药影响，如抗生素、胃酸抑制药、铋剂等，均可造成假阴性结果。^{14}C具有放射性，不在儿童中使用。

4）血清学检测：敏感性85%，特异性79%。用酶联免疫吸附试验检测血中Hp-IgG、IgA抗体，是一种间接方法，不能单纯作为Hp感染的最初诊断标准，最好与其他方法联合应用，多用于流行病学调查以及对治疗结果的评价。

5）Hp核酸检测：PCR是检测Hp感染的一种敏感特异的方法，可以检测胃黏膜、涎液、牙斑、胃液、粪便中的Hp-DNA，如果消毒操作不严，易导致DNA污染，出现假阳性，目前多作为研究使用。原位杂交检测Hp-DNA，操作复杂，仅作为研究使用。

6）粪便Hp抗原检测：其敏感性和特异性与^{13}C尿素呼气试验相仿，粪便Hp抗原检测易受各种因素尤其是药物的影响。

知识点5：小儿胃炎的诊断及鉴别诊断　　　　副高：熟练掌握　正高：熟练掌握

根据病史、体格检查、临床表现、胃镜和病理学检查可以确诊。儿童腹痛的病因很多，急性发作的腹痛必须注意与外科急腹症，肝、胆、胰、脾、肠等腹内脏器的器质性疾病以及腹型过敏性紫癜相鉴别。慢性反复发作的腹痛应与肠道寄生虫感染、肠痉挛等疾病相鉴别。

（1）肠蛔虫病：常有不固定的腹痛、偏食、异食癖、恶心、呕吐等消化功能紊乱症状，有时出现全身过敏症状，驱虫治疗有效等可协助诊断。有吐或排虫史，粪便查找虫卵可以确诊。

（2）肠痉挛：婴儿多见，可出现反复发作的阵发性腹痛，腹部无异常体征，排气、排便可以缓解。

（3）功能性腹痛：是一种常见的儿童期身心疾病，与情绪改变、生活紧张、家庭成员过度焦虑等有关。表现为发作性腹痛，持续数十分钟或数小时而自行缓解，可伴恶心呕吐等症状。临床与辅助检查没有阳性发现。

知识点6：幽门螺杆菌感染的临床诊断标准　　　副高：熟练掌握　正高：熟练掌握

幽门螺杆菌感染的临床诊断标准：①细菌培养阳性。②组织切片染色见大量细菌。③组织切片染色（未见大量细菌）、尿素酶、呼气试验、血清学、PCR任何两项阳性。符合以上一项即可临床诊断为幽门螺杆菌感染。

知识点7：急性胃炎的治疗 　　　　　副高：熟练掌握　　正高：熟练掌握

去除病因，积极治疗原发病，避免服用一切刺激性食物和药物，及时纠正水、电解质紊乱。有上消化道出血者应卧床休息，保持安静，监测生命体征及呕吐与黑便情况。静脉滴注 H_2 受体阻滞剂，PPI 等抑制胃酸药物，口服胃黏膜保护剂，可用局部黏膜止血的方法。细菌感染者应用有效抗生素。

知识点8：慢性胃炎的治疗 　　　　　副高：熟练掌握　　正高：熟练掌握

（1）饮食治疗：养成良好的饮食习惯和生活规律。饮食定时定量，避免食用刺激性食品和对胃黏膜有损害的药物。

（2）药物治疗：①黏膜保护剂：如碱式碳酸铋、硫糖铝、蒙脱石粉剂等。②抑制胃酸药物：常用西咪替丁、雷尼替丁、法莫替丁等。③胃肠动力药：腹胀、呕吐或胆汁反流者加用多潘立酮、西沙必利、莫沙必利等。④有幽门螺杆菌感染者应进行规范的抗 Hp 治疗。

消化性溃疡

第四节　消化性溃疡

知识点1：消化性溃疡的概念 　　　　　副高：熟练掌握　　正高：熟练掌握

消化性溃疡是指病变侵犯胃及十二指肠黏膜及其深层组织所导致的局部缺损，分别称为胃溃疡（GU）或十二指肠溃疡（DU）。也可发生于与酸性胃液相接触的其他胃肠道部位，如食管下段、胃空肠吻合口附近及麦克尔（Meckel）憩室等。各年龄儿童均可发病，以学龄儿童多见。婴幼儿多为急性、继发性溃疡，常有明确的原发疾病，GU 和 DU 发病率相近。年长儿多为慢性、原发性溃疡，以 DU 多见，男孩多于女孩，可有明显的家族史。

知识点2：消化性溃疡的病因及发病机制 　　　　　副高：熟练掌握　　正高：熟练掌握

原发性消化性溃疡的病因与诸多因素有关，确切发病机制至今尚未完全阐明。目前认为，溃疡的形成是对胃和十二指肠黏膜有损害作用的侵袭因子（酸、胃蛋白酶、胆盐、药物、微生物及其他有害物质）与黏膜自身的防御因素（黏膜屏障、黏液－重碳酸盐屏障、黏膜血流量、细胞更新、前列腺素等）之间失去平衡的结果。一般认为，与酸增加有关的因素对十二指肠溃疡的意义较大，而组织防御减弱对胃溃疡有更重要的意义。

（1）胃酸和胃蛋白酶的侵袭力：酸和胃蛋白酶是对胃和十二指肠黏膜有侵袭作用的主要因素。新生儿生后 1～2 日胃酸分泌高，与成人相同，4～5 时下降，以后又逐渐增高，故生后 2～3 日亦可发生原发性消化性溃疡。因胃酸分泌随年龄而增加，因此年长儿消化性溃疡的发病率较婴幼儿为高。

（2）胃和十二指肠黏膜的防御功能：决定胃黏膜抵抗损伤能力的因素包括黏膜血流、上皮细胞的再生、黏液分泌和黏膜屏障的完整性。在各种攻击因子的作用下，黏膜血液循环及上皮细胞的分泌与更新受到影响，屏障功能受损，发生黏膜缺血、坏死，形成溃疡。

（3）幽门螺杆菌感染：有调查表明大部分原发性溃疡患者存在Hp感染，Hp被根除后溃疡的复发率即下降，说明Hp在溃疡病发病机制中起重要作用。

（4）遗传因素：消化性溃疡的发生具有遗传因素的证据，部分患儿可以有家族史，GU和DU同胞患病比一般人群分别高1.8倍和2.6倍，单卵双胎发生溃疡的一致性也较高。但其家族史也与Hp感染的家族聚集倾向有关。

（5）其他：精神创伤、中枢神经系统病变、外伤、手术后、饮食习惯不当，如暴饮暴食、过冷、油炸食品、气候因素、对胃黏膜有刺激性的药物，如非甾类抗炎药、类固醇激素等，均可降低胃黏膜的防御能力，引起胃黏膜损伤。

继发性溃疡是由于全身疾病引起的胃、十二指肠黏膜局部损害。见于各种危重疾病所致的应激反应。

知识点3：消化性溃疡的病理　　　　副高：熟练掌握　正高：熟练掌握

DU好发于球部，偶尔位于球后以下的部位，称球后溃疡。多为单发，也可多发。GU多发生在胃窦、胃角，少数可发生在胃体、幽门管内。溃疡大小不等，深浅不一，胃镜下观察呈圆形、不规则圆形或线形，底部有灰白苔，周围黏膜充血、水肿。溃疡浅者累及黏膜肌层，深者达肌层甚至浆膜层，溃破血管时引起出血，穿破浆膜层时引起穿孔。十二指肠球部因黏膜充血、水肿，或因多次复发后纤维组织增生和收缩而导致球部变形，有时出现假憩室。胃和十二指肠同时有溃疡时称复合溃疡。

知识点4：消化性溃疡的临床表现　　　　副高：熟练掌握　正高：熟练掌握

由于溃疡在各年龄阶段的好发部位、类型和演变过程不同，临床症状和体征也有所不同，年龄越小，症状越不典型，不同年龄患者的临床表现有各自的特点。

（1）新生儿期：继发性溃疡多见，常见原发病有早产、出生窒息等缺血缺氧、败血症、低血糖、呼吸窘迫综合征和中枢神经系统疾病等。常表现急性起病，呕血、黑便。生后2~3日亦可发生原发性溃疡。

（2）婴儿期：继发性溃疡多见，发病急，首发症状可为消化道出血和穿孔。原发性以GU多见，表现为食欲差、呕吐、进食后啼哭、腹胀、生长发育迟缓，也可表现为呕血、黑便。

（3）幼儿期：GU和DU发病率相等，常见进食后呕吐，间歇发作脐周及上腹部疼痛，烧灼感少见，夜间及清晨痛醒，可发生呕血、黑便甚至穿孔。

（4）学龄前及学龄期：以原发性DU多见，主要表现为反复发作脐周及上腹部胀痛、烧灼感，饥饿时或夜间多发。严重者可出现呕血、便血、贫血。并发穿孔时疼痛剧烈并放射至背部或左右上腹部。也有仅表现为贫血，少数患儿表现为无痛性黑便、晕厥，甚至休克。

知识点5：消化性溃疡的并发症　　　　副高：熟练掌握　　正高：熟练掌握

主要为出血、穿孔和幽门梗阻，常可伴发缺铁性贫血。消化道出血常常是小儿消化性溃疡的首发症状，重症可出现失血性休克。如溃疡穿孔至腹腔或邻近器官，可出现腹膜炎、胰腺炎等。如炎症和水肿较广泛，可出现急慢性梗阻。

知识点6：消化性溃疡的实验室检查　　　副高：熟练掌握　　正高：熟练掌握

（1）粪便潜血试验：素食3日后检查，阳性者提示溃疡有活动性。

（2）胃液分析：用五肽胃泌素法观察基础酸排量和酸的最大分泌量，十二指肠溃疡患儿明显增高，有家族史和反复发作者也增高。十二指肠溃疡患儿在标准蛋白饮食后1～2小时测血清促胃液素，均较胃溃疡患儿高。

（3）胃肠钡剂造影：可显示胃、十二指肠有无龛影以及变形和激惹现象。

（4）内镜检查：是诊断消化性溃疡的首选方法。根据病变分三期：①活动期：为溃疡基底部有白色或灰白色厚苔，边缘整齐，周围黏膜充血、水肿、有时易出血；水肿消退，黏膜向溃疡集中。十二指肠溃疡有时表现为片状充血，黏膜上散在小白苔，即"霜斑样溃疡"。②愈合期：溃疡变浅，周围黏膜充血水肿消退，基底出现薄苔。③瘢痕期：溃疡基底部白苔消失，遗下红色瘢痕。

知识点7：消化性溃疡的诊断　　　　　副高：熟练掌握　　正高：熟练掌握

儿童消化性溃疡的症状和体征不如成人典型，故对出现剑突下有烧灼感或饥饿痛；反复发作、进食后缓解的上腹痛，夜间及清晨症状明显；与饮食有关的呕吐；反复胃肠不适，且有溃疡病，尤其是DU家族史；原因不明的呕血、便血；粪便潜血试验阳性的贫血患儿等，均应警惕消化性溃疡的可能，及时进行内镜检查，尽早明确诊断。

知识点8：消化性溃疡的鉴别诊断　　　副高：熟练掌握　　正高：熟练掌握

（1）腹痛：应与肠痉挛、蛔虫症、腹腔内脏器感染、结石等鉴别。

（2）呕血：新生儿与小婴儿呕血可见于新生儿自然出血症、食管裂孔疝、败血症等；年长儿需与肝硬化所致食管静脉曲张破裂及全身出血性疾病鉴别。

（3）便血：消化性溃疡出血多为柏油样便；鲜血便仅见于大量出血者；均应与肠套叠、憩室、息肉、腹型过敏性紫癜及血液病所致的出血鉴别。

知识点9：消化性溃疡的治疗　　　　　副高：熟练掌握　　正高：熟练掌握

目的是缓解和消除症状，促进溃疡愈合，防止复发，并预防并发症。

（1）一般治疗：培养良好的生活习惯，饮食定时定量，避免过度疲劳及精神紧张，消除有害因素如避免食用刺激性食物和药物。如有出血时，应积极监护治疗，以防失血性休克。应监测生命体征，如血压、心率及末梢循环。禁食，同时注意补充足够血容量。如失血严重时应及时输血。必要时可行消化道局部止血（如喷药、胃镜下硬化、电凝治疗）及全身止血。

（2）药物治疗：原则为抑制胃酸分泌和中和胃酸，强化黏膜防御能力，抗幽门螺杆菌治疗。

1）抑制胃酸治疗：是消除侵袭因素的主要途径：①H_2受体阻滞剂（H_2RI）：可直接抑制组胺、阻滞乙酰胆碱分泌，达到抑酸和加速溃疡愈合的目的。可用西咪替丁，每日10~15mg/kg，分4次于饭前10~30分钟口服，或每日分1~2次静脉滴注；雷尼替丁，每日3~5mg/kg，每12小时1次，或每晚1次口服，或每日分2~3次静脉滴注，疗程均为4~8周。法莫替丁0.9mg/kg，睡前1次口服，或每日1次（严重者每12小时1次）静脉滴注，疗程2~4周。②质子泵抑制剂（PPI）：作用于胃黏膜壁细胞，降低壁细胞中的H^+-K^+-ATP酶活性，阻止H^+从细胞质内转移到胃腔而抑制胃酸分泌。常用奥美拉唑，剂量为每日0.6~0.8mg/kg，清晨顿服。疗程2~4周，还有兰索拉唑、埃索美拉唑等，可根据年龄特点选用。③中和胃酸的抗酸剂：起缓解症状和促进溃疡愈合的作用。

2）胃黏膜保护剂：①硫糖铝：常用剂量为每日10~25mg/kg，分4次口服，疗程4~8周。②胶态次枸橼酸铋剂：剂量为每日6~8mg/kg，分2次口服，疗程4~6周。本药有导致神经系统不可逆损害和急性肾衰竭等不良反应，长期大剂量应用时应谨慎，最好有血铋监测。

3）抗幽门螺杆菌治疗：有Hp感染的消化性溃疡，需要Hp感染根除治疗。常用的药物有：①抗生素：阿莫西林50mg/（kg·d）分2次；克拉霉素15~20mg/（kg·d）分2次；甲硝唑20mg/（kg·d）分2次；替硝唑20mg/（kg·d）分2次。②铋剂：胶态次枸橼酸铋剂（>6岁）。③抗酸分泌药：如奥美拉唑。

目前多主张联合用药，以下方案可供参考：①一线方案：PPI＋克拉霉素＋阿莫西林，疗程10日或14日，若青霉素过敏则换用替硝唑。克拉霉素耐药率较高的地区，含铋剂的三联疗法（阿莫西林＋甲硝唑＋胶态次枸橼酸铋剂）以及序贯疗法（PPI＋阿莫西林5日，PPI＋克拉霉素＋甲硝唑5日）可作为一线疗法。②二线方案：用于一线方案失败者，PPI＋阿莫西林＋甲硝唑（或替硝唑）＋胶态次枸橼酸铋剂或伴同疗法（PPI＋克拉霉素＋阿莫西林＋甲硝唑），疗程10日或14日。

（3）消化性溃疡一般不需手术治疗：但如有以下情况，应根据个体情况考虑手术治疗：①溃疡合并穿孔。②难以控制的出血，失血量大，48小时内失血量超过血容量的30%。③瘢痕性幽门梗阻，经胃肠减压等保守治疗72小时仍无改善。④慢性难治性疼痛。

知识点10：消化性溃疡的预后　　　　　　　　副高：熟练掌握　　正高：熟练掌握

儿童修复能力强，消化性溃疡的一般经过比成年人轻，多数患者内科治疗即能很快治愈，预后较好。小婴儿急性溃疡合并出血及穿孔，年龄越小越严重，尤以新生儿期最危险。

第五节 胃食管反流

知识点1：胃食管反流的概念　　　　副高：熟练掌握　正高：熟练掌握

胃食管反流（GER）是指全身或局部原因引起下端食管括约肌功能不全，导致胃内容物包括从十二指肠流入胃的胆盐和胰酶，反流入食管。

知识点2：胃食管反流的分类　　　　副高：熟练掌握　正高：熟练掌握

胃食管反流可分为生理性和病理性：①生理性反流：可发生在正常的儿童，多见6个月以下婴儿，生后1~4个月为好发年龄，表现主要为溢乳，常发生在日间餐时和餐后，空腹及睡眠时基本不发生，生长发育不受影响，症状随年龄增长逐渐减轻，至12~18个月时会自行好转，常不需治疗。②病理性反流：是指反流频繁或持续发作，引起一系列症状及并发症，如食管炎、吸入性肺炎、窒息等，称为胃食管反流病（GERD）。

知识点3：胃食管反流的流行病学　　　　副高：熟练掌握　正高：熟练掌握

GER是儿科常见的临床问题，各个年龄段的儿童均可发生，但以新生儿和婴幼儿发病最多，约占50%；GERD的发生≤3岁者约占75%，≤1岁者约占62.5%；无性别差异。

知识点4：胃食管反流的病因　　　　副高：熟练掌握　正高：熟练掌握

儿童GERD的原因较多，目前多认为是抗反流机制下降和反流物对食管黏膜攻击等多种因素共同作用的结果：①解剖结构的异常：包括食管腹腔段过短、食管裂孔疝、胃食管角（His角）过钝、贲门部黏膜皱褶的抗反流作用减低等；食管腹腔段的长度随着年龄的增长而增长，3岁以后发生GER减少。②食管下段括约肌压力降低和一过性松弛：食管下段括约肌（LES）位于膈肌食管裂孔处，连接了食管和胃，由内、外环的平滑肌组成，形成静息高压带，使食管下端关闭，构成抗反流屏障。目前认为，一过性的LES松弛（TLESR）是导致儿童GER更为重要的病因之一。TLESR受迷走神经反射调节，胃扩张（如餐后、胃排空异常、空气吞入等）是引发TLESR的主要刺激因素。③食管黏膜的屏障功能破坏：正常的食管黏膜屏障可阻挡胃蛋白酶的消化作用，中和反流物中的胃酸，上皮细胞间的紧密连接使反流物难以通过，但当食管黏膜屏障防御机制受损时，黏膜抵抗力减弱，胃酸和胃蛋白酶及十二指肠反流物，如胆酸、胰酶等刺激食管，损伤黏膜，引起反流性食管炎等。④食管廓清能力降低：正常情况时，大部分反流物由于其自身重力和食管有效地蠕动而被迅速清除，当食管蠕动振幅减弱或消失或出现病理性蠕动时，食管的廓清能力下降。睡眠时身体往往处于平卧位，重力对食管内物质的移动作用几乎消失，再加上涎液分泌减少和食管蠕动减弱，食管的廓清能力下降易发生反流。⑤胃排空延迟：胃排空延迟使胃容量和压力增加，当胃内压增高超过LES压力时，LES开放导致GER的发生。

知识点5：胃食管反流的临床表现　　　　　副高：熟练掌握　正高：熟练掌握

轻重不一，与反流的强度、持续的时间、有无并发症以及患者年龄有关。

（1）呕吐：新生儿和婴幼儿以呕吐为主要表现。多数患儿于生后第1周即出现呕吐，另有部分患儿于生后6周内出现症状。多发生在进食后，有时在夜间或空腹时，严重者呈喷射状。呕吐物为胃内容物，有时含少量胆汁，也有表现为溢乳、反刍或吐泡沫。年长儿以反胃、反酸、嗳气等症状多见。

（2）反流性食管炎常见症状：①胃灼热：见于有表达能力的年长儿，位于胸骨下段，饮用酸性饮料可使症状加重；②咽下疼痛：婴幼儿表现为喂奶困难、烦躁、拒食，年长儿诉吞咽时疼痛，如并发食管狭窄则出现严重呕吐和持续性吞咽困难；③呕血和便血：食管炎严重者可发生糜烂或溃疡，出现呕血或黑便症状。严重的反流性食管炎可发生缺铁性贫血。

（3）巴雷特（Barrette）食管：由于慢性GER，食管下端的鳞状上皮被增生的柱状上皮替代，抗酸能力增强，但更易发生食管溃疡、狭窄和腺癌。溃疡较深者可发生气管-食管瘘。

（4）食管外症状

1）与GERD相关的呼吸系统疾病：①呼吸道感染：反流物直接或间接引发反复呼吸道感染、吸入性肺炎。②哮喘：反流物刺激食管黏膜感受器反射性地引起支气管痉挛而出现哮喘。部分发病早、抗哮喘治疗无效、无过敏性疾病家族史的哮喘患儿更可能是GERD引起。③窒息和呼吸暂停：多见于早产儿和小婴儿。原因为反流所致喉痉挛引起呼吸道梗阻，表现为发绀或苍白、心动过缓，甚至发生婴儿猝死综合征。

2）营养不良：因呕吐及食管炎引起喂食困难而营养摄取不足所致。主要表现为体重不增和生长发育迟缓、贫血。

3）其他：如声音嘶哑、中耳炎、鼻窦炎、反复口腔溃疡、龋齿等。部分患儿可出现精神、神经症状：①桑迪弗（Sandifer）综合征：是指病理性GER患儿于进食后呈现类似斜颈样的一种特殊"公鸡头样"的怪异姿势，此为一种保护性机制，以期保持气道通畅或减轻酸反流所致的疼痛，可以同时伴有杵状指、蛋白丢失性肠病及贫血；②婴儿哭吵综合征：表现为易激惹、夜惊、进食时哭闹等。

知识点6：胃食管反流的辅助检查　　　　　副高：熟练掌握　正高：熟练掌握

（1）食管pH动态测定：将微电极放置于食管括约肌的上方，24小时连续监测食管下端pH，若pH<4并持续15秒以上示胃酸胃食管反流。

（2）食管胆汁反流动态监测：应用便携式24小时胆红素监测仪，将监测探头经鼻孔插入，放置在食管括约肌上方，监测24小时，记录平卧、直立、进餐时症状发生的时间，数据以专用软件处理，可提示胆汁反流至食管的十二指肠胃食管反流（DGER）。

（3）食管阻抗测定：与pH同步监测能提高反流检出率，区分反流成分，判断酸或非酸反流，监测食管的蠕动情况，并可辅助了解反流与症状相关性。

（4）胃食管放射性核素扫描：能观察食管功能、测出食管反流量和肺内有无放射性物质。

（5）食管内镜检查及黏膜活检：能发现有无食管炎、食管狭窄及巴雷特（Barrette）食管。

（6）食管压力测定：下端食管括约肌压力＜10mmHg。

（7）食管钡剂造影：从食管注入钡剂后，连续观察5分钟。若钡剂从胃反流到食管3次以上可明确诊断。此外，还能观察有无食管炎、溃疡及狭窄。

（8）超声学检查：可见食管下端充盈、胃与食管间有液体来回流动。

知识点7：胃食管反流的诊断标准　　　　副高：熟练掌握　正高：熟练掌握

GER临床表现复杂且缺乏特异性，诊断的关键是区分是生理性还是病理性，前者无需特殊处理，后者则要根据病情进行治疗；临床上仅凭临床症状和体征难以区分生理性或病理性GER，根据辅助检查综合判断，诊断依据如下：

（1）有反流症状。

（2）24小时食管pH监测：博伊克斯－奥乔亚（Boix-Ochoa）综合评分≥11.99。

（3）胃食管放射性核素闪烁扫描：①阅片法发现食管部位有放射性积聚。②胃食管反流指数（RI）≥3.5%。

（4）食管内镜：黏膜充血、糜烂、溃疡，活检组织病理检查有嗜酸性粒细胞浸润。

（5）食管钡剂造影：5分钟内有3次以上反流。

（6）食管动力功能检查，LES压力低下、长度短缩，短暂性食管下端括约肌松弛。

（7）超声检查：腹段食管长度缩短、黏膜纹理紊乱。

（8）伴食管炎症状、食管外症状或全身症状。

知识点8：胃食管反流的鉴别诊断　　　　副高：熟练掌握　正高：熟练掌握

（1）贲门失弛症：又称贲门痉挛，是指食管下括约肌松弛障碍导致的食管功能性梗阻。婴幼儿表现为喂养困难、呕吐，重症可伴有营养不良、生长发育迟缓。年长儿诉胸痛和胃灼热感、反胃。通过X线钡剂造影、内镜和食管测压等可确诊。

（2）以呕吐为主要表现的新生儿、小婴儿应排除消化道器质性病变，如先天性幽门肥厚性狭窄、胃扭转、肠旋转不良等梗阻性疾病。

（3）对反流性食管炎伴并发症的患儿，必须排除由于物理性、化学性、生物性等致病因素所引起组织损伤而出现的类似症状。

知识点9：胃食管反流的治疗　　　　副高：熟练掌握　正高：熟练掌握

凡诊断为GER的患儿，特别是有合并症或影响生长发育者必须及时进行治疗。

（1）体位治疗：将床头抬高30°，小婴儿的最佳体位为前倾俯卧位，但为防止婴儿猝死综合征的发生，睡眠时应采取左侧卧位。儿童在清醒状态下最佳体位为直立位和坐位，睡眠时保持左侧卧位及上体抬高，减少反流频率及反流物误吸。

（2）饮食疗法：以稠厚饮食为主，少量多餐，婴儿增加喂奶次数，人工喂养儿可在奶中加入淀粉类食物或进食谷类食品。年长儿亦应少量多餐，以高蛋白低脂肪饮食为主，睡前2小时不予进食，保持胃处于非充盈状态，避免食用降低LES张力和增加胃酸分泌的食物，如酸性饮料、高脂饮食、巧克力和辛辣食品。此外，应控制肥胖，不吸烟及避免被动吸烟。

（3）药物治疗：主要基于降低胃内容物酸度和促进上消化道动力，包括促胃肠动力药、抗酸或抑酸药、黏膜保护剂等，但使用时应注意药物的适用年龄及不良反应。

1）促胃肠动力药：疗程4周。能提高LES张力，增加食管和胃蠕动，提高食管廓清能力，促进胃排空，从而减少反流和反流物在食管内的停留。如多巴胺受体阻滞剂：多潘立酮（吗叮啉），常用剂量为每次0.2~0.3mg/kg，每日3次，饭前半小时及睡前口服。

2）抗酸和抑酸药：疗程8~12周。主要作用为抑制酸分泌、中和胃酸以减少反流物对食管黏膜的损伤，提高LES张力：①抑酸药：H_2受体阻滞剂，如西咪替丁、雷尼替丁、法莫替丁、尼扎替丁；质子泵抑制剂（PPI），如奥美拉唑、兰索拉唑、埃索美拉唑等，可根据年龄特点选择使用。②中和胃酸药：如氢氧化铝凝胶，多用于年长儿。

3）黏膜保护剂：疗程4~8周。可选用硫糖铝、硅酸铝盐、磷酸铝等。

（4）外科治疗：及时采用体位、饮食、药物等治疗方法后，大多数患儿症状能明显改善或痊愈。具有下列指征可考虑外科手术：①内科治疗6~8周无效，有严重并发症（消化道出血、营养不良、生长发育迟缓）；②因先天食管裂孔疝导致反流或有严重食管炎伴出血、溃疡、狭窄等；③有严重的呼吸道并发症，如呼吸道梗阻，反复发作吸入性肺炎或窒息、伴支气管肺发育不良者；④合并严重神经系统疾病。

第六节　先天性肥厚性幽门狭窄

知识点1：先天性肥厚性幽门狭窄的概念　　　副高：熟练掌握　　正高：熟练掌握

先天性肥厚性幽门狭窄是新生儿幽门环肌肥厚增生，幽门管狭窄导致的机械性梗阻。为新生儿期常见的消化道疾病，居消化道畸形的第3位。其特点为无胆汁性喷射性呕吐、胃蠕动波及右上腹肿块。本病第一胎多见，男性多见，男女发病率之比约为5：1，患儿多为足月儿，未成熟儿较少见。

知识点2：先天性肥厚性幽门狭窄的病因和发病机制
　　　　　　　　　　　　　　　　　　　　　副高：熟练掌握　　正高：熟练掌握

本病确切的病因尚不清楚，一般认为与下列因素有关。

（1）遗传因素：本病为多基因遗传性疾病，父亲或母亲有本病史者，其子代患病率可高达7%左右；母亲有本病史的子代发病机会比父亲有本病史者为高。

（2）胃肠激素及其他生物活性物质紊乱：研究注意到，患儿幽门环肌中的脑啡肽、P物质和血管活性肠肽有不同程度的减少；患儿血清促胃液素、前列腺素水平增高；使用外源性前列腺素 E 维持动脉导管开放时容易发生幽门狭窄；患儿幽门组织一氧化氮合酶减少等。

（3）先天性幽门肌层发育异常：在胚胎4～6周幽门发育过程中，肌肉发育过度，致使幽门肌，尤其是环肌肥厚而致梗阻。

知识点3：先天性肥厚性幽门狭窄的病理   副高：熟练掌握   正高：熟练掌握

病理改变是以环肌为主的幽门肌层肥厚、增生。幽门明显增大，呈橄榄形，颜色苍白，表面光滑，质地如硬橡皮。肿块随日龄而逐渐增大。肥厚的肌层渐向胃壁移行，胃窦部界限不明显，十二指肠端则界限分明，肥厚组织突然终止于十二指肠始端，因胃强烈蠕动，使幽门管部分被推入十二指肠，使十二指肠黏膜反折呈子宫颈样。幽门管腔狭窄造成食物潴留致使胃扩大、胃壁增厚，黏膜充血、水肿，可有炎症和溃疡。

知识点4：先天性肥厚性幽门狭窄的临床表现   副高：熟练掌握   正高：熟练掌握

典型症状和体征为无胆汁的喷射性呕吐、胃蠕动波和右上腹肿块。

（1）呕吐：为本病的主要症状，一般在出生后2～4周，少数于生后1周发病，也有迟至生后2～3个月发病。开始为溢乳，逐日加重呈喷射性呕吐，几乎每次喂奶后均吐，多于喂奶后不到半小时即吐，自口鼻涌出。吐出物为带凝块的奶汁，不含胆汁，少数患儿因呕吐频繁，使胃黏膜毛细血管破裂出血，吐出物可含咖啡样物或血。患儿呕吐后即饥饿欲食。呕吐严重时，大部分食物被吐出，致使大便次数减少和少尿。因反复呕吐，营养物质及水摄入不足，并有 H^+ 和 Cl^- 的大量丢失，患儿体重不增或下降，逐渐出现营养不良、脱水、低氯性碱中毒等，晚期脱水加重，组织缺氧，产生乳酸血症、低钾血症；肾功能损害时，可合并代谢性酸中毒。

（2）黄疸：2%～8%的患儿伴有黄疸，非结合胆红素增高，手术后数日即消失。原因不明，可能与饥饿和肝功能不成熟，葡萄糖醛酸基转移酶活性不足，以及粪便排出少，胆红素肝-肠循环增加有关。

（3）腹部体征：上腹膨隆，下腹平坦柔软。常见胃蠕动波，蠕动波从左肋下向右上腹移动后消失。在喂奶时或呕吐前容易见到，轻拍上腹部常可引出。右上腹肿块为本病特有体征：在右上腹肋缘下腹直肌外缘处轻轻向深部按扪，可触到橄榄形、质较硬的肿块，可以移动。

知识点5：先天性肥厚性幽门狭窄的辅助检查   副高：熟练掌握   正高：熟练掌握

（1）X线钡剂检查：腹部平片立位时可见胃扩张，钡剂通过幽门障碍，幽门管细长狭窄，胃排空延迟。仔细观察可见幽门管延长，向头侧弯曲，幽门胃窦呈鸟嘴状改变，管腔狭窄如线状，十二指肠球部压迹呈"蕈征""双肩征"等为诊断本病特有的X线征象。

（2）超声波检查：为首选的无创检查，可发现幽门肥厚肌层为一环形低回声区，相应的黏膜层为高密度回声，并可测量肥厚肌层的厚度、幽门直径和幽门管长度，如果幽门环肌肥厚≥4mm，幽门管长≥17mm，幽门直径≥13mm，即可诊断为本病。

（3）内镜检查：可见幽门管呈菜花样狭窄，内镜不能通过幽门管，有胃潴留，确诊率97%。

| 知识点6：先天性肥厚性幽门狭窄的鉴别诊断 | 副高：熟练掌握 | 正高：熟练掌握 |

（1）幽门痉挛：是最易与本病相混淆的疾病，出生后出现呕吐，呈间歇性，呕吐量较少，无右上腹肿块，全身情况良好，应用解痉剂有效，X线和超声检查正常。

（2）幽门前瓣膜：为极少见畸形，瓣膜可为完全性或孔状不完全性。前者出生后即出现完全梗阻症状，后者多在新生儿期出现症状，临床上与肥厚性幽门狭窄酷似，但无腹部肿块及特征性X线表现。可通过幽门部触诊和X线钡剂鉴别。

（3）幽门闭锁：多见于早产儿，出生后即有频繁呕吐，不含胆汁，上腹部饱满，常见胃蠕动波，但右上腹无橄榄样肿。钡剂检查见胃腔扩大，有大的液平面，而肠腔内无气体。

（4）胃扭转：发病较早，于生后数周内出现呕吐，在喂奶后或在体位变动时发生，非喷射状。生长发育一般良好，腹部无阳性体征。钡剂X线检查显示：食管与胃黏膜有交叉现象；胃大弯位于小弯上；幽门窦的位置高于十二指肠球部；双胃泡、双液平面；食管腹段延长，且开口于胃下方。

（5）喂养不当：喂奶过多、过急，或人工喂养时将奶瓶内气体吸入胃内，或喂奶后体位放置不当等，均为新生儿呕吐的常见原因。调整喂养方法，食后抱起婴儿，轻拍后背使积存在胃内的气体排出，呕吐即可停止。

（6）其他先天性消化道畸形：如环状胰腺、肠旋转不良及肠梗阻型胎粪性腹膜炎等。根据畸形所造成的消化道梗阻部位和程度的不同，症状出现早晚不一，呕吐物的性状亦不同。一般于生后不久出现呕吐，同时排便减少或消失。环状胰腺、肠旋转不良及肠梗阻型胎粪性腹膜炎三种疾病呕吐含胆汁样物，甚至粪样物，腹部X线平片显示胃及十二指肠不同程度扩张，表现为"双气泡"或"三气泡"等十二指肠梗阻的影像，环状胰腺时十二指肠降段呈现内陷、线形狭窄或节段性缩窄。肠旋转不良时钡剂灌肠可显示出结肠框及回盲部充满钡剂，位于右上腹部或上腹中部。肠梗阻型胎粪性腹膜炎可见腹腔钙化斑。

| 知识点7：先天性肥厚性幽门狭窄的治疗 | 副高：熟练掌握 | 正高：熟练掌握 |

由于肥厚性幽门狭窄患者入院时一般都有不同程度的脱水和营养不良，予纠正水、电解质失衡及贫血，改善全身状况，进行充分的术前准备。

（1）一般治疗：对呕吐严重者应及早补液，防止水与电解质紊乱。注意营养，防治感染，加强护理。使用稠厚乳液或试用鼻十二指肠管喂养。抗痉治疗，1∶1000阿托品溶液，在喂奶前30分钟口服，每剂自1滴递加至2~6滴，直至皮肤发红为止，应注意不良反应发生。药物治疗不能完全代替手术治疗，可作为手术禁忌证患者的治疗方法之一。

（2）内镜治疗：采用胃镜下幽门环肌切开术治疗先天性肥厚性幽门狭窄，具有近期有效率高、操作相对简单、并发症轻微、费用低，避免了外科手术，患者家长易于接受的优点，但其安全性、远期疗效有待大样本的进一步评估。

（3）手术治疗：一经确诊应及早手术，疗效较佳。小儿外科至今仍采用剖腹幽门环肌切开术为标准术式。随着微创外科的发展，腹腔镜手术治疗先天性肥厚性幽门狭窄在国内外已有较多病例报道，具有创伤小、痛苦少、恢复快等优点。但近期一项有关腹腔镜幽门环肌切开术和剖腹手术比较的前瞻性随机研究，显示两种手术方式有着相近的治疗效果及手术并发症。因此，腹腔镜手术的微创优势在此项手术中未见明显显现，但对于治疗先天性肥厚性幽门狭窄的临床效果仍然优良，外科医生可依据本单位条件及手术经验选择腹腔镜幽门环肌切开术或剖腹的幽门环肌切开术。

知识点8：先天性肥厚性幽门狭窄的预后　　副高：熟练掌握　正高：熟练掌握

若能早期诊断、早期治疗，先天性肥厚性幽门狭窄在欧美国家病死率已降至0.4%以下，在中国为1%左右。但延误治疗，死亡率则较高。

第七节　克罗恩病和溃疡性结肠炎

知识点1：克罗恩病与溃疡性结肠炎的概念　　副高：熟练掌握　正高：熟练掌握

克罗恩病（CD）是一种肠道慢性透壁性炎症性疾病，又称局限性肠炎、节段性肠炎，也有称为肉芽肿性结肠炎。溃疡性结肠炎（UC）是结肠黏膜的慢性炎症和溃疡性病变。鉴于CD和UC有许多相同或相似的表现特征，故统称为炎症性肠病（IBD）。

知识点2：炎症性肠病的病因　　副高：熟练掌握　正高：熟练掌握

UC与CD的病因几乎完全相同，目前大多数研究认为，炎症性肠病与种族、遗传、肠道免疫紊乱以及生活环境、饮食嗜好、精神、情绪等诸多因素有相关性。欧美地区、犹太人、青壮年以及有IBD家族史和患IBD单卵双胎比二卵双胎更容易发生IBD，这说明IBD的发生与种族、遗传有相关性；喜饮可乐饮料、嗜好巧克力食品、吸烟、牛奶过敏，经常使用口服避孕药，经济贫困以及高度焦虑、情绪紧张者相对容易发生IBD或加重其IBD病情，这些因素与IBD发生也有相关性。

知识点3：炎症性肠病的发病机制　　副高：熟练掌握　正高：熟练掌握

目前绝大多数研究者的共识是众多外界和内在因素（特别是肠道各种感染、肠黏膜上皮细胞损伤、肠道微生态紊乱、食物以及代谢影响等）共同作用和相互影响，导致肠壁炎症介质、细胞因子、氧自由基不断释放与堆积，从而导致肠道免疫功能紊乱（包括细胞免疫、体液免疫以及一些非特异免疫）。免疫紊乱与细胞因子、炎症介质等相互作用，互为因果，由此，在有患IBD易感背景以及许多相关因素共同参与下的促成作用，最终导致IBD发生和发展。各种原因导致的肠壁损伤、炎症介质、细胞因子释放和免疫紊乱在IBD的发病机制中起到至关重要作用。近年研究发现在IBD病灶中有肠道菌群易位和肠道微生态紊乱存在，因此，认为肠道微生态紊乱在IBD发病机制中也起到不容忽视的作用。

| 知识点4: 溃疡性结肠炎的临床表现 | 副高：熟练掌握 | 正高：熟练掌握 |

（1）消化道：特征性表现有腹泻、黏液脓血便（占90%以上）及排便时腹下区痉挛性疼痛（50%~70%为左下腹和脐周），少数有肛裂、直肠脱垂和肛旁脓肿。腹泻次数和粪便性状取决于病变程度和范围，病重者可并脱水、电解质和酸碱失衡。全结肠受累时有需结肠切除的危险性，儿童较成年人更高。

（2）全身症状：发热、乏力、厌食、贫血、低蛋白血症、体重不增或减轻、生长发育迟缓、青春期延迟，肠外表现较少见，可有关节痛、关节炎、结节性红斑、慢性活动性肝炎等。

| 知识点5: 克罗恩病的临床表现 | 副高：熟练掌握 | 正高：熟练掌握 |

（1）消化道症状：早期症状常不明显，腹痛为最常见症状，占79%~97%。早期陈述包括饱满感、恶心、咽下困难、呕吐和腹上区痛。症状常提示病变部位，上消化道病变症状与胃炎和溃疡病相似，下消化道病变为肠痉挛痛。58%~78%患儿有腹泻及排便规律改变。少数可表现为急腹症，突发呕血、便血、腹胀、肠穿孔、肠梗阻、失血性休克等。

（2）全身和肠外表现：体重降低（占51%~88%），生长发育停滞（占40%）如骨龄落后、青春期延迟等。常伴发热、食欲缺乏、腹部不适、肛门皮赘、肛裂、肛瘘和脓肿，口腔可出现口唇肿胀、牙龈增生和阿弗他溃疡。部分患儿有肠外表现，如关节炎、结节性红斑、坏疽性脓皮病、虹膜炎和胆管炎。一般认为CD的肠外表现多于UC。

| 知识点6: 炎症性肠病的实验室检查 | 副高：熟练掌握 | 正高：熟练掌握 |

血液检查包括全血细胞计数、血沉、C反应蛋白、血清肌酐和尿素氮、血清清蛋白、免疫电泳、肝功能。①若血红蛋白减少、炎症指标升高（血沉增快、C反应蛋白水平增高）、血小板计数增加、血清清蛋白减少，则提示IBD。但是某些UC患儿，血沉、血红蛋白和血小板计数也可正常。②如血小板计数升高基本上可排除以血便为主要表现的感染性腹泻。③血清标志物如抗酿酒酵母抗体（ASCA）或抗中性粒细胞胞质抗体（pANCA）阳性有助于CD或UC的诊断。④通过粪便培养（沙门菌、志贺菌、耶尔森菌、空肠弯曲菌、难辨梭状芽胞杆菌）、粪便检测（难辨梭状芽胞杆菌毒素A和B、蓝氏贾第鞭毛虫）等，可排除引起肠炎或结肠炎的感染因素。⑤对一些严重的血便患者，如到过阿米巴痢疾疫区者要检查溶组织阿米巴（包括包囊、虫卵和滋养体）。⑥儿童易感染结核，此病需与结核病进行鉴别诊断。

知识点7：炎症性肠病的内镜和组织学检查 副高：熟练掌握 正高：熟练掌握

（1）儿童内镜检查最好在全麻或深度镇静状态下进行。在行结肠镜检查时尽量插入回肠末端，并进行回肠末端黏膜的活检。无论有无上消化道症状，胃镜检查值得在所有疑诊患儿中进行。不仅能诊断胃和十二指肠病变，如溃疡，还可进行活检。

（2）若组织学显示急、慢性炎症，伴有局限于结肠的结构变化，不提示淋巴细胞性或过敏性结肠炎，也不提示CD，小肠造影或气钡双重造影正常，组织学上难以区分CD或UC者均可考虑回肠结肠炎（IC）。在排除小肠部位的狭窄后，胶囊内镜检查可用于鉴别小肠病变，但不能代替内镜，因为组织学检查是诊断IBD必需的。

炎症性肠病的内镜和组织学表现

	UC	CD
内镜（胃镜/肠镜）	溃疡	溃疡（阿弗他、线形、裂隙状）
	红斑	鹅卵石样改变
	血管纹理模糊	狭窄
	质脆	瘘管
	自发性出血	口腔或肛周病变
	假性息肉	跳跃性病变
	连续性病变（从直肠到近端结肠）	节段性分布
	黏膜层累及	
组织学	隐窝扭曲、变形	黏膜下层累及（活标本）
	隐窝脓肿	或全层累及（手术切除标本）
	杯状细胞减少	隐窝扭曲、变形
	黏液性肉芽肿（罕见）	隐窝脓肿
	连续性分布	溃疡
		肉芽肿（非干酪性、非黏液性）
		局部病变、灶性分布（活检标本）

知识点8：炎症性肠病的放射学检查 副高：熟练掌握 正高：熟练掌握

放射学征象可提示CD处于活动期，如黏膜呈鹅卵石样改变、溃疡、小肠襻分离，病变呈跳跃性节段性分布。由于狭窄，结肠镜则无法检查全部结肠，钡剂灌肠是有用的检查方法。

知识点9：溃疡性结肠炎的诊断 副高：熟练掌握 正高：熟练掌握

（1）病史和体征：①腹痛以左下腹和全腹隐痛为主。②粪便呈黏液或脓血，伴里急后重。③腹泻后腹痛可暂时缓解。

（2）钡剂X线：①结肠黏膜粗糙紊乱或成细颗粒样改变。②病灶处可能出现小龛影或大小不等充盈缺损。③结肠袋消失或肠管僵硬。

（3）内镜：①乙状结肠，甚至直肠和全结肠黏膜充血水肿，血管模糊。②病变肠段黏膜脆，碰之即出血。③病变肠壁有浅表性溃疡或假性肉芽肿形成。

（4）组织病理特征：①广泛炎症改变，黏膜层充血、水肿、糜烂、溃疡。②隐窝处有炎症细胞浸润和小脓肿形成。③肠壁杯状细胞明显减少。

知识点10：溃疡性结肠炎的临床分型　　　　　　副高：熟练掌握　　正高：熟练掌握

（1）按临床经过分型：初发型、慢性暴发型、慢性复发型、慢性持续型。①初发型：指无既往史的首次发作。②急性暴发型：症状严重伴全身中毒性症状，可伴中毒性结肠扩张、肠穿孔、败血症等并发症。③其他：除暴发型外，各型均有不同程度分级及相互转化。

（2）按病情程度分型：轻度、中度、重度。①轻度：患者腹泻每日不超过4次，便血轻或无，无发热、脉搏加快、贫血，血沉正常。②中度：介于轻度与重度之间。③重度：腹泻每日6次以上，明显黏液血便，体温在37.5℃以上，脉搏加快，血红蛋白<100g/L，血沉>30mm/h。

（3）按病变活动程度分型：活动期、缓解期。①活动期：患者有临床表现，结肠镜下黏膜成炎症性改变，病理学检查显示黏膜呈炎症性反应，隐窝变形，淋巴细胞、多核细胞、浆细胞浸润到固有膜，杯状细胞减少，隐窝脓肿形成，脓肿破溃形成溃疡。②缓解期：临床表现缓解，结肠黏膜肠上皮增生，腺上皮萎缩。

知识点11：克罗恩病的诊断　　　　　　　　　　副高：熟练掌握　　正高：熟练掌握

（1）病史和体格检查：①排便次数不一定很多，粪便性质多为黏液或似豆腐渣样。②腹痛以阵发性锐痛为主，且多位于右下腹。③特别注意有无口腔黏膜糜烂以及肛周病变。

（2）CD钡剂X线检查特征：①病损肠壁呈节段性分布。②病变部位有结节状增生呈鹅卵石样表现（卵石征）。③受损肠壁可能出现裂隙状溃疡，甚至管壁有瘘管形成或脓肿形成。

（3）CD内镜特征：①受损肠壁呈跳跃式（节段性）分布。②受损肠壁可见卵石征或有纵行溃疡，且溃疡周围黏膜显示正常。③肠壁有脓肿或瘘管形成。

（4）CD组织病理特征：①呈节段分布的全层性炎症，可见结节状真性肉芽肿。②病变处有大量淋巴细胞聚集和淋巴组织增生。

知识点12：克罗恩病的临床分型　　　　　　　　副高：熟练掌握　　正高：熟练掌握

（1）根据病变范围分型：小肠型、回结肠型、结肠型。病变范围参考影像学和内镜检查结果确定。

（2）根据病变性质分型：炎症型、狭窄型、瘘管型。

（3）根据临床严重程度分型：轻、中、重度，但分度不似UC那么明确。①轻度：无全身症状、腹部压痛、包块，梗阻。②重度：明显的全身症状，如高热、消瘦伴严重的腹痛、压痛、吐泻、痛性包块或肠梗阻。③中度：介于两者之间。

知识点13：溃疡性结肠炎与感染性肠炎的鉴别诊断
　　　　　　　　　　　　　　　　副高：熟练掌握　　正高：熟练掌握

（1）UC与多数细菌性肠炎的主要区别在于症状持续时间。UC所致血便、黏液脓血便常常持续数周至数月不等，而细菌性肠炎的血性腹泻则持续较短。由沙门菌、志贺菌、弯曲菌感染引起的肠炎虽然症状类似于UC，但血便一般在3～5天后即可得到缓解。耶尔森菌感染性肠炎症状持续14～17天。细菌性肠炎粪便培养可阳性。

（2）UC与感染性肠炎另一个重要的区别在于病理改变，UC常有隐窝结构的改变，呈不规则扭曲和分叉状，数量减少，黏液分泌缺失及隐窝扩张。难辨梭状芽孢杆菌性肠炎，亦称假膜性肠炎，腹泻可持续数周至数月，但该病患儿在发病前多有服用抗生素史，水样便多见，血便少见，粪便中可有大小不等的假膜，结肠镜下可见肠壁上附有典型的圆形或椭圆形黄色假膜，有助于与UC相鉴别。必要时，做难辨梭状芽孢杆菌毒素测定。溶组织阿米巴肠炎，症状持续数周至数月，粪便呈暗红色果酱样，重者可为全血便，结肠镜下表现为灶性、出血性溃疡，中央开口下陷，呈烧瓶样，病灶之间黏膜正常。而UC呈弥漫性改变。有条件者应做阿米巴血清学试验。

知识点14：溃疡性结肠炎与缺血性结肠炎的鉴别诊断
　　　　　　　　　　　　　　　　副高：熟练掌握　　正高：熟练掌握

发病年龄大，多为老年人，结肠镜下主要表现为水肿、红斑和溃疡形成，病变以结肠脾曲、降结肠和乙状结肠为主，直肠很少受累。

知识点15：溃疡性结肠炎与放射性结肠炎的鉴别诊断
　　　　　　　　　　　　　　　　副高：熟练掌握　　正高：熟练掌握

放射性结肠炎是盆腔或腹部放射治疗后发生的并发症，以累及直肠、乙状结肠多见。放射线对肠管的损伤作用，主要是抑制上皮细胞有丝分裂和引起黏膜下小动脉闭塞性炎症和静脉内膜炎导致肠壁缺血性改变。临床放疗后出现腹泻，多为黏液血便。结肠镜下可见受累肠段呈弥漫性充血水肿，并有红斑及颗粒样改变，易脆，糜烂、溃疡；晚期黏膜苍白，黏膜下血管异常扩张，肠管狭窄，肠壁增厚。结肠病理改变为炎症细胞浸润和黏膜下小血管炎或毛细血管扩张。

知识点16：克罗恩病与阑尾炎的鉴别诊断
　　　　　　　　　　　　　　　　副高：熟练掌握　　正高：熟练掌握

回盲部的CD易与急性阑尾炎混淆。阑尾炎常急性起病，腹痛严重伴肌紧张，而CD在发病前常有一段时间的腹泻史。影像学表现可帮助鉴别。

知识点17：克罗恩病与肠结核的鉴别诊断　　副高：熟练掌握　正高：熟练掌握

肠结核与CD在临床表现和病理学方面酷似，因为肠结核最常见的部位是回盲部。如果患儿同时有肺结核，则肠结核的诊断不难。但肠结核可在无肺结核的情况下发生。如有生殖系结核或伴其他器官结核，腺苷酸脱氨酶血症、肠穿孔等并发症或病变切除后复发等，应多考虑CD。CD病理活检可见结节病样肉芽肿、裂隙状溃疡、淋巴细胞聚集，但无干酪样坏死。重要的是勿将肠结核误诊为CD，因为激素的应用会使肠结核恶化。鉴别有困难者建议先行抗结核治疗。有手术适应证者宜行手术探查，除做切除的病变肠段的病理检查外，还要取多个肠系膜淋巴结做病理检查。

知识点18：克罗恩病与小肠淋巴瘤的鉴别诊断　　副高：熟练掌握　正高：熟练掌握

小肠淋巴瘤部分症状与CD也颇为相似，如发热、体重下降、腹泻、腹痛等。影像学检查有助于鉴别诊断。小肠淋巴瘤多为肠壁弥漫性受累伴肠壁块影，而CD的病变往往局限于回肠，表现为肠壁的溃疡形成和肠腔狭窄。

知识点19：溃疡性结肠炎和克罗恩病的鉴别诊断　　副高：熟练掌握　正高：熟练掌握

（1）UC与CD的临床表现有所不同。UC以血便为主，而CD患儿少见血便，以慢性腹痛为主，有时在回盲部可及一触痛、质软的炎性肿块。CD常合并肠瘘。

（2）两者的另一主要区别在于病变的分布。UC常由直肠开始，向近段延伸，累及结肠某一部位后停止，病变呈连续性、弥漫性，往往仅累及结肠。而CD则可以累及全胃肠道的任何部位，其最常见的病变部位为回肠末段和近段结肠，病变呈节段性、局限性，病灶之间黏膜正常。

（3）内镜下表现和病理组织学检查，两者各有特点。根据CD和UD各自的临床特点，结合钡剂X线检查、内镜检查与活组织检查，绝大多数情况下可进行鉴别，个别病例鉴别比较困难。鉴别诊断困难的病例，经治疗和较长期的随访观察以及影像学、病理等复查，终有结论。

知识点20：炎症性肠病的治疗目标　　副高：熟练掌握　正高：熟练掌握

IBD治疗目标包括控制胃肠道症状，保持最佳营养状态，缓解肠外症状及减低疾病影响。

知识点21：炎症性肠病的营养疗法　　副高：熟练掌握　正高：熟练掌握

由于儿童处于生长发育阶段，营养和热量的保障具有重要意义。营养疗法包括经肠成分营养、经肠半营养态物营养及中心静脉营养。它能使肠道休息、补充能量、避免食物抗原作用。推荐热能量按千克体质量基础值高于正常儿童［292.88～418.40kJ/（kg·d）］，因患者体质量常偏低。推荐蛋白摄入量与正常儿童相同。其长期应用可产生负面影响包括患者生活质量降低、微量元素缺乏、肠道生理功能退化。

知识点22：炎症性肠病的药物疗法	副高：熟练掌握　正高：熟练掌握

（1）皮质激素和硫氮磺胺吡啶（SASP）：轻度活动性UC儿童一般口服SASP或5-氨基水杨酸（5-ASA），可单用或合并每夜激素或美沙拉嗪灌肠。为减少不良反应最初SASP剂量是25～40mg/（kg·d），可增至50～75mg/（kg·d）（最大4g/d）。SASP无效或过敏者，5-ASA可能有效。中、重度患儿（显著腹部痉挛痛、频繁血便、贫血和低清蛋白血症）可口服皮质激素，也可用甲泼尼龙和氢化可的松静脉内冲击治疗。皮质醇类每天给药至痛性痉挛和便血减轻后减量，还可用隔日清晨一次给药法。

（2）硫唑嘌呤（AZA）、6-硫基嘌呤（6-MP）和甲氨蝶呤（MTX）：AZA或6-MP能抑制70%激素依赖和病情顽固患儿疾病的活动性，从而减少或停用激素。推荐剂量6-MP 1.0～1.5mg/（kg·d）及AZA 1.5～2.0mg/（kg·d）。

（3）英夫利西（infliximab）：近年来infliximab（TNF单克隆抗体）在儿科CD患者中的应用在国外已有较多报道，剂量为5～10mg/（kg·d）。

（4）手术治疗：对于IBD患儿，适时的外科手术可减少合并症。主要手术指征是病情顽固、难治性生长受阻、中毒性巨结肠、可疑肠穿孔、脓肿、肠梗阻、出血和癌症预防。

知识点23：炎症性肠病的并发症	副高：熟练掌握　正高：熟练掌握

UC和CD都可能发生相同或相似并发症，包括：①肠狭窄、肠梗阻、肠穿孔、肠出血。②肠壁脓肿、肠瘘，甚至并发腹腔脓肿。③肠吸收不良综合征、贫血、营养不良。④肠壁癌变、息肉。⑤关节炎、强直性脊柱炎、胆管炎、肝损害、眼葡萄膜炎、口炎或口腔黏膜溃烂等。⑥严重者可出现血栓性栓塞、中毒性巨结肠。

知识点24：炎症性肠病的随访	副高：熟练掌握　正高：熟练掌握

（1）儿童克罗恩病活动指数（PCDAI）：是监测疾病活动度的有效指标，以计分的方式客观地反映疾病的活动度以及对治疗的反应。

（2）应注意青春期发育情况和营养评估。对使用皮质激素的患儿，应每年进行人体测量。对长期使用皮质激素的患儿，除了膳食补充维生素D和钙剂以预防骨质减少和骨质疏松症外，使用双能X-线吸收仪（DEXA）进行常规的骨密度检测是必需的。

第八节 肠 套 叠

知识点1：肠套叠的概念　　　　　　　　　副高：熟练掌握　正高：熟练掌握

肠套叠是指部分肠管及其肠系膜套入邻近肠腔所致的一种肠梗阻，是婴幼儿时期常见的急腹症之一，是3个月至6岁期间引起肠梗阻的最常见原因。常伴发于胃肠炎和上呼吸道感染。本病60%的患儿年龄在1岁以内，但新生儿罕见。80%的患儿年龄在2岁以内，男童发病率高于女童，为3：1～2：1。健康肥胖儿多见，发病季节与胃肠道病毒感染流行相一致，以春季多见。

知识点2：肠套叠的病因　　　　　　　　　副高：熟练掌握　正高：熟练掌握

肠套叠分为原发性和继发性两种。原发性占95%，多见于婴幼儿，婴儿回盲部系膜尚未完全固定，活动度较大，这是容易发生肠套叠的结构因素。5%继发性病例多为年长儿，发生肠套叠的肠管多有明显的器质性原因，如麦克尔憩室翻入回肠腔内，成为肠套叠的起点。肠息肉、肠肿瘤、肠重复畸形、腹型紫癜致肠壁肿胀增厚等均可牵引肠壁发生肠套叠。

知识点3：肠套叠的发病机制　　　　　　　副高：熟练掌握　正高：熟练掌握

有些促发因素可导致肠蠕动的节律发生紊乱，从而诱发肠套叠，如饮食改变、病毒感染及腹泻等。有研究表明病毒感染可引起末段回肠集合淋巴结增生，局部肠壁增厚，甚至凸入肠腔，构成套叠起点，加之肠道受病毒感染后蠕动增强而导致肠套叠。

知识点4：肠套叠的病理分型　　　　　　　副高：熟练掌握　正高：熟练掌握

肠套叠一般是顺行的，即多为近端肠管套入远端肠腔内，极少数是逆行的。依据其套入部位不同，分为：

（1）回盲型：回盲瓣是肠套叠头部，带领回肠末端进入升结肠，盲肠、阑尾也随着翻入结肠内。此型最常见，占总数的50%～60%。

（2）回结型：回肠从距回盲瓣几厘米处起套入回肠最末端，穿过回盲瓣进入结肠，占30%。

（3）回回结型：回肠先套入远端回肠内，然后整个再套入结肠内，约占10%。

（4）小肠型：小肠套入小肠，少见。

（5）结肠型：结肠套入结肠，少见。

（6）多发型：回结肠套叠和小肠套叠合并存在。

知识点5：肠套叠的病理变化　　　　副高：熟练掌握　　正高：熟练掌握

肠套叠一旦形成，仅有很少部分的小肠套叠可以自行复位（暂时性小肠套叠），而对于套入结肠的或复套的一般不能自行复位，由于鞘层肠管持续痉挛，致使套入部肠管发生循环障碍，初期静脉回流受阻，组织充血、水肿、静脉曲张。黏膜细胞分泌大量黏液，进入肠腔内，与血液及粪质混合成果酱样胶冻状排出。肠壁水肿、静脉回流障碍加重，使动脉受累，供血不足，导致肠壁坏死并出现全身中毒症状，严重者可并发肠穿孔和腹膜炎。

知识点6：急性肠套叠的临床表现　　　　副高：熟练掌握　　正高：熟练掌握

（1）腹痛：腹痛为阵发性、规律性发作，表现为突然发作剧烈的阵发性绞痛，患儿哭闹不安、屈膝缩腹、面色苍白，持续数分钟或更长时间后腹痛缓解，安静或入睡，间歇10～20分钟后伴随肠蠕动出现又反复发作。阵发性腹痛系由于肠系膜受牵拉和套叠鞘部强烈收缩所致。

（2）呕吐：为早期症状，初为反射性，含乳块和食物残渣，后可含胆汁，晚期可吐粪便样液体，说明有肠管梗阻。

（3）血便：为重要症状，出现症状的最初几小时排便可正常，以后排便少或无便。约85%的病例在发病后6～12小时排出果酱样黏液血便，或直肠指检时发现血便。

（4）腹部包块：多数病例在右上腹季肋下可触及有轻微触痛的套叠肿块，呈腊肠样，光滑不太软，稍可移动。晚期病例发生肠坏死或腹膜炎时，出现腹胀、腹水、腹肌紧张和压痛，不易扪及肿块，有时腹部扪诊和直肠指检双合检查可触及肿块。

（5）全身情况：患儿在早期一般情况尚好，体温正常，无全身中毒症状。随着病程延长，病情加重，若并发肠坏死或腹膜炎，会发生全身情况恶化，常有严重脱水、高热、嗜睡、昏迷及休克等中毒症状。

知识点7：慢性肠套叠的临床表现　　　　副高：熟练掌握　　正高：熟练掌握

年龄越大，发病过程越缓慢。主要表现为阵发性腹痛，腹痛时上腹或脐周可触及肿块，不痛时腹部平坦、柔软、无包块，病程有时长达十余日。由于年长儿肠腔较宽阔，可无梗阻现象，肠管亦不易坏死。呕吐少见，便血发生也较晚。

知识点8：肠套叠的辅助检查　　　　副高：熟练掌握　　正高：熟练掌握

（1）腹部B超检查：在套叠部位横断扫描可见"同心圆"或"靶环状"肿块图像，纵断扫描可见"套筒征"。

（2）B超监视下水压灌肠：经肛门插入Foley管并将气囊充气20～40ml。将T形管一端接Foley管，侧管接血压计监测注水压力，另一端为注水口，注入37～40℃等渗盐水匀速推入肠内，可见靶环状块影退至回盲部，"半岛征"由大到小，最后消失，B超下可见"同心圆"或"套筒征"消失，回盲瓣呈"蟹爪样"运动，小肠进水，呈"蜂窝状"扩张，诊断治疗同时完成。

（3）空气灌肠：由肛门注入气体，在X线透视下可见杯口阴影，能清楚看见套叠头的块影，并可同时进行复位治疗。

（4）钡剂灌肠：可见套叠部位充盈缺损和钡剂前端的杯口影，以及钡剂进入鞘部与套入部之间呈现的线条状或弹簧状阴影。只用于慢性肠套叠疑难病例。

知识点9：肠套叠的诊断	副高：熟练掌握 正高：熟练掌握

凡健康婴幼儿突然发生阵发性腹痛或阵发性规律性哭闹、呕吐、便血，并在腹部扪及腊肠样肿块，即可确诊。肠套叠早期在未排出血便前应做直肠指检。

知识点10：肠套叠的鉴别诊断	副高：熟练掌握 正高：熟练掌握

（1）细菌性痢疾：夏季发病多。排便次数多，含黏液、脓血，里急后重，多伴有高热等感染中毒症状。粪便检查可见成堆脓细胞，细菌培养阳性。但必须注意菌痢偶尔亦可引起肠套叠，两种疾病可同时存在，或肠套叠继发于菌痢后。

（2）梅克尔憩室出血：大量血便，常为无痛性，亦可并发肠套叠。

（3）过敏性紫癜：有阵发性腹痛、呕吐、便血，由于肠管有水肿、出血、增厚，有时左右下腹可触及肿块，但绝大多数患儿有出血性皮疹、关节肿痛，部分病例有蛋白尿或血尿。该病由于肠功能紊乱和肠壁肿胀，也可并发肠套叠。

知识点11：肠套叠的灌肠疗法	副高：熟练掌握 正高：熟练掌握

急性肠套叠是一种危及生命的急症，其复位是紧急的治疗措施，一旦确诊需立即进行。

（1）适应证：肠套叠在48小时内，全身情况良好，腹部不胀，无明显脱水及电解质紊乱。

（2）禁忌证：①病程已超过48小时，全身情况差，如有脱水、精神萎靡、高热、休克等症状者，对3个月以下婴儿尤应注意。②高度腹胀、腹膜刺激征，X线腹部平片可见多数液平面者。③套叠头部已达脾曲，肿物硬而且张力大者。④多次复发，疑有器质性病变者。⑤小肠型肠套叠。

（3）治疗方法：①B超监视下水压灌肠。②空气灌肠。③钡剂灌肠复位。

（4）灌肠复位成功的表现：①拔出肛管后，排出大量带臭味的黏液血便和黄色粪水。②患儿很快入睡，不再哭闹及呕吐。③腹部平软，触不到原有的包块。④灌肠复位后给予0.5～1g活性炭口服，6～8小时后应有炭末排出，表示复位成功。

知识点12：肠套叠的手术疗法　　　　　　　　　　　　副高：熟练掌握　正高：熟练掌握

肠套叠超过48～72小时范围，或虽时间不长但病情严重疑有肠坏死或穿孔者，以及小肠型肠套叠均需手术治疗。根据患儿全身情况及套叠肠管的病理变化选择进行肠套叠复位、肠切除吻合术或肠造瘘术等。5%～8%的患儿可有肠套叠复发。灌肠复位比手术复位的复发率高。

第五章 呼吸系统疾病

第一节 小儿呼吸系统解剖和生理特点

知识点1：上呼吸道解剖　　　　　　　　　　副高：熟练掌握　正高：熟练掌握

（1）鼻：婴幼儿无鼻毛，鼻腔狭窄，黏膜柔嫩，血管丰富，易于感染，而且炎症时黏膜肿胀，容易堵塞，造成呼吸与吸吮困难。

（2）鼻窦：儿童各鼻窦发育先后不同，新生儿上颌窦和筛窦极小，2岁以后迅速增大，至12岁才充分发育。额窦2~3岁开始出现，12~13岁发育完全，蝶窦3岁开始出现并与鼻腔相通，6岁时很快增大。因此，婴幼儿较少发生鼻窦炎。由于后鼻腔黏膜与鼻窦黏膜连续，且鼻窦口相对较大，故急性鼻炎时常累及鼻窦，学龄前期儿童鼻窦炎并不少见。

（3）鼻泪管和咽鼓管：婴幼儿鼻泪管短，开口接近于内眦部，且瓣膜发育不全，故鼻腔感染常易侵入结膜引起炎症。婴儿咽鼓管较宽、直、短、呈水平位，因而鼻咽部炎症易波及中耳，引起中耳炎。

（4）咽部：咽部较狭窄且垂直。扁桃体包括腭扁桃体和咽扁桃体，咽扁桃体从1岁末起逐渐增大，4~10岁达发育高峰，14~15岁时逐渐退化，故婴儿少见扁桃体炎。咽扁桃体又称腺样体，6个月已发育，位于鼻咽顶部与后壁交界处，严重的腺样体肥大是造成小儿阻塞性睡眠呼吸暂停综合征的重要原因。

（5）喉：以环状软骨下缘为标志。喉部呈漏斗状，喉腔狭窄，声门狭小，软骨柔软，黏膜下组织疏松且富含血管及淋巴管，发生炎症时易引起声音嘶哑和呼吸困难。

知识点2：下呼吸道解剖　　　　　　　　　　副高：熟练掌握　正高：熟练掌握

（1）气管、支气管：①婴幼儿的气管、支气管较成年人狭窄。②软骨柔软，因缺乏弹力组织而支撑作用差。③黏膜柔嫩，血管丰富。④因黏液腺分泌不足易致气道干燥，因纤毛运动较差，清除能力差，故婴幼儿容易发生呼吸道感染，一旦感染则易发生充血、水肿，导致呼吸道不畅。⑤左支气管细长，由气管侧方伸出，而右支气管短粗，为气管直接延伸，故异物较易进入右支气管。⑥毛细支气管平滑肌在生后5个月以前薄而少，3岁以后才明显发育，故小婴儿呼吸道梗阻主要是由黏膜肿胀和分泌物堵塞引起。

（2）肺：①肺泡数量较少，足月新生儿肺泡数目约2500万个，8岁接近成年人水平，约3亿个。②弹性纤维发育较差，血管丰富，间质发育旺盛，致肺含血量多而含气量少，易于感染。感染时易致黏液阻塞，引起间质炎症、肺气肿和肺不张等。③2岁后才出现肺泡间的

Kohn孔，故新生儿及婴儿无侧支通气。

知识点3：胸廓解剖　　　　　　　　　　**副高：熟练掌握**　　**正高：熟练掌握**

婴幼儿胸廓较短，前后径相对较长，呈桶状；肋骨水平位，肋间肌欠发达，主要靠膈肌呼吸；而膈肌位置较高，心脏略呈横位，在胸腔中所占的比例相对较大，因此，不能在深吸气时增加胸廓的扩展。婴幼儿胸腔小，肺相对较大，呼吸肌发育差，因此呼吸时肺不能充分扩张，影响通气和换气。婴幼儿膈肌中耐疲劳的肌纤维数量少，呼吸肌易于疲劳。小儿纵隔体积相对较大，周围组织疏松，胸腔积液或气胸时易出现纵隔移位。

知识点4：呼吸频率和节律　　　　　　　　**副高：熟练掌握**　　**正高：熟练掌握**

小儿年龄越小，呼吸频率越快。新生儿40～44次/分，～1岁30次/分，～3岁24次/分，3～7岁22次/分，14岁20次/分，～18岁16～18次/分。婴儿期呼吸中枢发育不完善，调节能力差，易出现呼吸节律不齐，甚至呼吸骤停，尤以早产儿、新生儿明显。

知识点5：呼吸类型　　　　　　　　　　　**副高：熟练掌握**　　**正高：熟练掌握**

婴幼儿胸廓活动范围小，呼吸肌发育不全，肌纤维较细，间质较多且肌肉组织中耐疲劳的肌纤维所占的比例少，故小儿呼吸肌肌力弱，容易疲劳，易发生呼吸衰竭。小儿膈肌较肋间肌相对发达，且肋骨呈水平位，肋间隙小，故婴幼儿为腹式呼吸，随着年龄增长，横膈下降，肋骨由水平位变为斜位，胸廓的体积增大，逐渐转化为胸腹式呼吸。7岁以后逐渐接近成人。

知识点6：呼吸功能特点　　　　　　　　　**副高：熟练掌握**　　**正高：熟练掌握**

婴幼儿的呼吸功能呈现"二小一大"的特点：肺活量小，为50～70ml/kg，按体表面积计算，成年人的肺活量是小儿的3倍，说明婴幼儿呼吸储备量较小，易发生呼吸衰竭；潮气量小，为6～10ml/kg，年龄越小，潮气量越小。不仅绝对值小，而且按体表面积计算亦小于成年人；由于气道管径细小，呼吸道阻力大于成年人，因此小儿发生喘息的机会较多。随年龄增大，气道管径逐渐增大，从而阻力递减。

知识点7：小儿呼吸道免疫特点　　　　　　**副高：熟练掌握**　　**正高：熟练掌握**

小儿呼吸道的非特异性和特异性免疫功能均较差。新生儿、婴幼儿咳嗽反射及纤毛运动功能差，难以有效清除吸入的尘埃和异物颗粒；肺泡巨噬细胞功能不足，婴幼儿辅助性T细胞功能暂时性低下；婴幼儿的SIgA、IgA、IgM、IgG和IgG亚类含量均低，乳铁蛋白、溶菌酶、干扰素、补体等的量和活性不足，故易患呼吸道感染。

知识点8：呼吸系统体格检查时的重要体征　　　副高：熟练掌握　正高：熟练掌握

（1）呼吸频率改变：呼吸困难的第一征象为呼吸频率增快，年龄越小越明显。WHO儿童急性呼吸道感染防治规划特别强调呼吸增快是儿童肺炎的主要表现。呼吸急促是指：婴幼儿<2月龄，呼吸≥60次/分；2～12月龄，呼吸≥50次/分；1～5岁，呼吸≥40次/分。呼吸频率减慢或节律不规则也是危险征象。

（2）发绀：是血氧下降的重要表现，末梢性发绀指血流缓慢、动静脉氧差较大部位（如肢端）的发绀；中心性发绀指血流较快、动静脉氧差较小部位（如舌、黏膜）的发绀。中心性发绀较末梢性发绀发生晚，但更有意义。

（3）吸气时胸廓凹陷：上呼吸道梗阻或严重肺病变时，胸骨上、下，锁骨上窝及肋间隙软组织凹陷，称为"吸气性凹陷"。

（4）特殊的呼吸形式：①吸气喘鸣：正常儿童吸呼时间比（I：E）为1：1.5～1：2.0，如果吸气时出现喘鸣音，同时伴吸气延长，是上呼吸道梗阻的表现。②呼气呻吟：是小婴儿下呼吸道梗阻和肺扩张不良的表现，特别见于新生儿呼吸窘迫综合征。

（5）异常呼吸音：哮鸣音常于呼气相明显，提示细小支气管梗阻。不固定的中、粗湿啰音常来自支气管的分泌物。于吸气相，特别是深吸气末，听到固定不变的细湿啰音提示肺泡内存在分泌物，常见于各种肺炎。小婴儿因呼吸浅快，啰音可不明显，刺激其啼哭方可在吸气末闻及。

（6）杵状指（趾）：支气管扩张、慢性肺炎等患儿可见杵状指（趾）。

知识点9：血气分析　　　副高：熟练掌握　正高：熟练掌握

血气分析反映气体交换和血液的酸碱平衡状态，为诊断和治疗提供依据。

小儿血气分析正常值

项　目	新生儿	2岁以内	2岁以后
pH	7.35～7.45	7.35～7.45	7.35～7.45
PaO_2（kPa）	8～12	10.6～13.3	10.6～13.3
$PaCO_2$（kPa）	4.00～4.67	4.00～4.67	4.67～6.00
HCO_3^-（mmol/L）	20～22	20～22	22～24
BE（mmol/L）	-6～+2	-6～+2	-4～+2
SaO_2（%）	90～97	95～97	96～98

注：1kPa = 7.501mmHg

当动脉血氧分压（PaO_2）<60mmHg（8.0kPa），动脉二氧化碳分压（$PaCO_2$）>50mmHg（6.67kPa），动脉血氧饱和度（SaO_2）<85%时为呼吸衰竭

知识点10：胸部影像学　　　副高：熟练掌握　正高：熟练掌握

胸部X线片仍为呼吸系统疾病影像学诊断的基础。CT，特别是高分辨CT和磁共振成像技术的发展使小儿呼吸系统疾病的诊断率大为提高。数字化胸部X线照射技术可迅速获得、传送并阅读放射片。

（1）高分辨率CT（HRCT）：对许多肺脏疾病具有诊断价值，可发现诊断间质性肺疾病的一些特征性的表现，如磨玻璃样影、网状影、实变影，可显示肺小叶间隔的增厚。三维重建可清楚显示气管、支气管的内外结构。

（2）磁共振成像术（MRI）：在显示肿块与肺门、纵隔血管关系方面优于CT。MRI适合于肺门及纵隔肿块或转移淋巴结的检查，利用三维成像技术可以发现亚段肺叶中血管内的血栓。

知识点11：儿童支气管镜检查　　　副高：熟练掌握　正高：熟练掌握

利用纤维支气管镜和电子支气管镜不仅能直视气管和支气管内的各种病变，还能利用黏膜刷检技术、活体组织检查技术和肺泡灌洗技术提高对儿童呼吸系统疾病的诊断率。近年来球囊扩张、冷冻、电凝等支气管镜下介入治疗也已应用于儿科临床。

知识点12：肺功能检查　　　副高：熟练掌握　正高：熟练掌握

5岁以上儿童可进行较全面的肺功能检查。脉冲震荡（IOS）需要患儿配合较少，可对3岁以上的患儿进行检查。应用人体体积描记法和潮气-流速容量曲线（TFV）技术使婴幼儿肺功能检查成为可能。

急性上呼
吸道感染

第二节　急性上呼吸道感染

知识点1：急性上呼吸道感染的概念　　　副高：熟练掌握　正高：熟练掌握

急性上呼吸道感染（AURI）系各种病原引起的上呼吸道急性感染，简称"上感"，俗称"感冒"，是小儿最常见的疾病，主要侵犯鼻、鼻咽部和咽部。根据主要感染部位可诊断为急性咽炎、急性扁桃体炎等。是小儿最常见的急性呼吸道感染性疾病。

知识点2：急性上呼吸道感染的病因　　　副高：熟练掌握　正高：熟练掌握

各种病毒和细菌均可引起上感，以病毒感染最为多见，占原发感染的90%以上，主要有鼻病毒、呼吸道合胞病毒、流感病毒、副流感病毒、腺病毒、肠道病毒等。少数为细菌感染所致，常见的有溶血性链球菌，其次为肺炎球菌、流感嗜血杆菌等，近年来肺炎支原体亦不少见。

婴幼儿由于上呼吸道的解剖和免疫特点易患本病。若患有营养性疾病，如维生素D缺乏性佝偻病、营养不良、维生素A缺乏、锌缺乏症或护理不当、气候变化等因素，则易反复发生上呼吸道感染。

知识点3：一般类型上感的临床表现　　副高：熟练掌握　正高：熟练掌握

本病轻重程度可相差甚大，年长儿症状常较轻，婴幼儿多较重。

（1）局部症状：有鼻塞、流涕、打喷嚏、干咳、发热有或无，亦可有咽部不适或咽痛等，多于3～4天内自然痊愈。

（2）全身症状：发热、烦躁不安、头痛、全身不适、乏力等。部分患儿有食欲缺乏、呕吐、腹泻、腹痛等消化道症状。腹痛多为脐周阵发性疼痛，无压痛，可能为肠痉挛所致；如腹痛持续存在，多为并发急性肠系膜淋巴结炎。

婴幼儿起病急，以全身症状为主，常有消化道症状，局部症状较轻。多有发热，体温可高达39～40℃，热程在2～3天至1周，起病1～2天内可因发热引起惊厥。

（3）体征：体格检查可见咽部充血、扁桃体肿大。有时可见下颌和颈淋巴结肿大。肺部听诊一般正常。肠道病毒感染者可见不同形态的皮疹。

知识点4：两种特殊类型上感的临床表现　　副高：熟练掌握　正高：熟练掌握

（1）疱疹性咽峡炎：病原体为柯萨奇A组病毒，好发于夏秋季，可有局部流行。急性起病，突发超高热，伴有咽痛、流涎、厌食、呕吐等。查体除咽部充血外，突出表现在腭咽弓、腭垂、软腭或扁桃体上可见2～4mm大小的疱疹，周围有红晕，疱疹破溃后形成小溃疡。病程1周左右。

（2）咽、结合膜炎：病原体为腺病毒3、7型，常发生于春夏季节，可在集体儿童机构中流行。这是一种以发热、咽炎、结合膜炎为特征的急性传染病。多呈高热、咽痛、眼部刺痛、一侧或两侧滤泡性眼结合膜炎。颈部、耳后淋巴结肿大，有时有胃肠道症状。病程1～2周。

知识点5：两种特殊类型上感的临床表现　　副高：熟练掌握　正高：熟练掌握

以婴幼儿多见，病变若向邻近器官组织蔓延可引起中耳炎、鼻窦炎、咽后壁脓肿、扁桃体周围脓肿、颈淋巴结炎、喉炎、支气管炎及肺炎等。年长儿若患A组B溶血性链球菌咽峡炎，以后可引起急性肾小球肾炎和风湿热，其他病原体也可引起类风湿病等结缔组织病。

知识点6：急性上呼吸道感染的实验室检查　　副高：熟练掌握　正高：熟练掌握

病毒感染者外周血白细胞计数正常或偏低，中性粒细胞减少，淋巴细胞计数相对增高。

病毒分离和血清学检查可明确病原。近年来免疫荧光、免疫酶及分子生物学技术可对病原作出早期诊断。

细菌感染者外周血白细胞可增多，中性粒细胞数增高，在使用抗菌药物前行咽拭子培养可发现致病菌。C反应蛋白（CRP）和前降钙素原（PCT）有助于鉴别细菌感染。

知识点7：急性上呼吸道感染的诊断及鉴别诊断　　　　副高：熟练掌握　正高：熟练掌握

（1）急性传染病早期：上感常为各种传染病的前驱症状，如麻疹、幼儿急疹、百日咳、猩红热或流行性脑脊髓膜炎等。应结合流行病史、预防接种史、临床表现、病情演变及实验室资料，加以鉴别。

（2）流行性感冒：由流感病毒引起，根据病毒内部的核苷酸和基质蛋白抗原性的不同分为A（甲）、B（乙）、C（丙）3型。患者和隐性感染者是流感的主要传染源，潜伏期为1~4天。流感有明显的流行病史，局部症状较轻，全身症状较重。主要症状为发热，体温可达39~40℃，多伴头痛、四肢肌肉酸痛，乏力，少部分出现恶心、呕吐、腹泻，儿童消化道症状多于成人。婴幼儿流感的临床症状往往不典型。新生儿流感少见，但如患流感易合并肺炎。大多数无并发症的流感患儿症状在3~7天缓解，但咳嗽和体力恢复常需1~2周。流感口服磷酸奥司他韦治疗，最佳给药时间是症状出现48小时内。

（3）急性阑尾炎：伴腹痛者应注意与急性阑尾炎鉴别。本病腹痛常先于发热，腹痛部位以右下腹为主，呈持续性，有固定压痛点、反跳痛及腹肌紧张、腰大肌试验阳性等体征，白细胞及中性粒细胞增多。

（4）变应性鼻炎：某些学龄前或学龄儿童"感冒"症状，如流涕、打喷嚏持续超过2周或反复发作，而全身症状较轻，则应考虑变应性鼻炎的可能，鼻拭子涂片嗜酸性粒细胞增多有助于诊断。

知识点8：急性上呼吸道感染的治疗　　　　副高：熟练掌握　正高：熟练掌握

（1）一般治疗：注意休息，居室通风，多饮水，清淡饮食。加强护理，注意呼吸道隔离，预防交叉感染及并发症。

（2）对症治疗：①高热可予对乙酰氨基酚或布洛芬，亦可采用物理降温，如冷敷或温水浴。②发生热性惊厥者，可予镇静、止惊等处理。③鼻塞者，可酌情给予减充血剂，咽痛可予咽喉含片。

（3）抗感染治疗：对病毒感染多采用中药治疗，细菌感染则用抗菌药物。①抗病毒药物：急性上呼吸道感染以病毒感染多见，单纯的病毒性上呼吸道感染属于自限性疾病。普通感冒目前尚无特异性抗病毒药物，部分中药制剂有一定的抗病毒疗效。若为流感病毒感染，可用磷酸奥司他韦口服，每次2mg/kg，2次/日。②抗菌药物：细菌性上呼吸道感染或病毒性上呼吸道感染继发细菌感染者可选用抗生素治疗，常选用青霉素类、头孢菌素类或大环内酯类抗生素。

主要靠加强体格锻炼以增强抵抗力；提倡母乳喂养；避免被动吸烟；防治佝偻病及营养不良；避免去人多拥挤、通风不畅的公共场所。

第三节　毛细支气管炎

毛细支气管炎是2岁以下婴幼儿特有的呼吸道感染性疾病，以喘憋、呼吸急促、三凹征为主要临床表现，国内又称为喘息性肺炎。

病原体主要为呼吸道合胞病毒（RSV），腺病毒（3、7、11型）、副流感病毒（1、2、3型）、肠道病毒、鼻病毒、肺炎支原体或肺炎衣原体等也可引起。冬春季多见，常为散发，有时可流行。

除病毒对气道的直接损伤外，研究较多的是免疫学机制。以RSV为例，几个事实表明在RSV引起的毛细支气管炎中存在免疫损害：①恢复期的毛细支气管炎婴儿的分泌物中发现有抗RSV IgE抗体；②近来对感染RSV的婴儿与动物模型的研究表明，在RSV感染时有大量的可溶性因子的释放（包括白介素、白细胞三烯、趋化因子）导致炎症与组织破坏；③经胃肠道外获得高抗原性、非活化的RSV疫苗的儿童，在接触野毒株RSV时比对照组更容易发生严重的毛细支气管炎。近年研究发现宿主的基因多态性与RSV毛细支气管炎的发生、发展密切相关。

目前认为具有特应质者发生RSV或其他病毒感染时，更易于引起毛细支气管炎。部分毛细支气管炎患儿日后可发生反复喘息发作，甚至发展为哮喘，机制尚不完全清楚。

病变主要侵犯直径75～300μm的毛细支气管，表现为上皮细胞坏死和周围淋巴细胞浸润，黏膜下充血、水肿和腺体增生、黏液分泌增多。病变会造成毛细支气管管腔狭窄，甚至堵塞，导致肺气肿和肺不张。炎症还可波及肺泡、肺泡壁及肺间质，出现通气和换气功能障碍。

知识点5：毛细支气管炎的临床表现　　　副高：熟练掌握　正高：熟练掌握

本病常发生于2岁以下小儿，多数在6个月以内，常为首次发作。喘息和肺部哮鸣音为其突出表现。主要表现为下呼吸道梗阻症状，出现呼气性呼吸困难、呼气相延长伴喘息。呼吸困难可呈阵发性，间歇期喘息消失。严重发作者，可见面色苍白、烦躁不安，口周和口唇发绀。全身中毒症状较轻，少见高热。体格检查发现呼吸浅而快，60～80次/分，甚至100次/分，伴鼻翼扇动和三凹征；心率加快，可达150～200次/分。肺部体征主要为呼气相哮鸣音，亦可闻及中细湿啰音，叩诊可呈过清音。肝脾可由于肺过度充气而推向肋缘下，因此可触及肝和脾。重度喘憋者可有PaO_2降低，$PaCO_2$升高。本病高峰期在呼吸困难发生后的48～72小时，病程一般为1～2周。

知识点6：肺部影像学检查　　　副高：熟练掌握　正高：熟练掌握

X线胸片显示全肺有不同程度的梗阻性肺气肿，肺纹理增粗，可有支气管周围炎，少数有肺段或肺叶不张。肺泡受累者亦可有播散性、实质性炎症。小气道堵塞可致闭塞性细支气管炎，肺部CT呈马赛克征。

知识点7：毛细支气管炎的实验室检查　　　副高：熟练掌握　正高：熟练掌握

白细胞总数和分类多在正常范围。血气分析可了解患儿低氧血症、CO_2潴留及酸碱失衡。用免疫荧光技术、酶标抗体染色法或ELISA等方法可进行病毒快速诊断，以明确病原。

知识点8：毛细支气管炎的诊断　　　副高：熟练掌握　正高：熟练掌握

患者年龄偏小，病初即呈明显的发作性喘憋，与其他急性肺炎较易区别。体检及X线检查，在初期即有明显肺气肿，一般诊断不难。

知识点9：毛细支气管炎的鉴别诊断　　　副高：熟练掌握　正高：熟练掌握

（1）婴幼儿哮喘：婴儿首次哮喘发作多似毛细支气管炎，如反复发作多次，患儿为特应质，亲属有变态反应史，用1:10000的肾上腺素0.1ml/kg做皮下注射，若迅速起效，则考虑婴幼儿哮喘的可能。

（2）粟粒型肺结核：有时呈发作性喘憋，但一般听不到啰音。结合结核病症状、结核菌素试验阳性及X线的结核征象以助鉴别。

（3）其他疾病：异物吸入、百日咳、心内膜弹性纤维增生症、充血性心力衰竭等均可发生喘憋，应注意鉴别。

毛细支气管炎的治疗主要为氧疗、控制喘息、病原治疗等。

（1）氧疗：海平面、呼吸空气条件下，睡眠时血氧饱和度持续低于88%，或清醒时血氧饱和度低于90%者吸氧。可采用不同方式吸氧，如鼻前庭导管、面罩或氧帐等。

（2）控制喘息：①支气管舒张剂：可雾化吸入β_2受体激动剂或联合应用M受体阻滞剂。②糖皮质激素：可以选用雾化吸入糖皮质激素（如布地奈德悬液等）。不推荐常规使用全身糖皮质激素治疗，对于严重喘憋者，应用甲泼尼龙1～2mg/（kg·d）。

（3）抗感染治疗：利巴韦林为广谱的抗病毒药物，毛细支气管炎多为RSV感染所致，但并不推荐常规应用利巴韦林，包括雾化吸入途径给药，偶用于严重的RSV感染或有高危因素的RSV感染患儿。支原体感染者可应用大环内酯类抗生素。继发细菌感染者应用抗菌药物。病毒病因诊断明确者不推荐使用抗生素。但若缺乏RSV或其他病毒感染证据时，小婴儿或病情较重者可使用抗生素。

（4）其他：保持呼吸道通畅，保证液体摄入量、纠正酸中毒，并及时发现和处理呼吸衰竭及其他生命体征危象。

病程5～15天，平均10天，预后良好。少数患儿易于病后数年间反复发生喘鸣渐演变成哮喘。

（1）加强家长对疾病认识的宣教，提倡母乳喂养，避免被动吸烟，增强婴幼儿体质。洗手是预防RSV院内传播最重要的措施。

（2）抗RSV单克隆抗体对高危婴儿（早产儿、支气管肺发育不良、先天性心脏病、免疫缺陷病）和毛细支气管炎后反复喘息发作者的预防效果确切，能减少RSV感染的发病率和住院率。

第四节　小儿肺炎

肺炎是指不同病原体或其他因素（如吸入羊水、油类或变态反应等）所引起的肺部炎症。主要临床表现为发热、咳嗽、气促、呼吸困难和肺部固定性中、细湿啰音。重症患者可累及循环、神经及消化等系统而出现相应的临床症状，如心力衰竭、缺氧中毒性脑病及缺氧中毒性肠麻痹等。

肺炎为婴儿时期重要的常见病，是我国住院小儿死亡的第一位原因，严重威胁小儿健康，被卫健委列为小儿四病防治之一，故加强对本病的防治十分重要。

无统一分类，目前常用的有以下几种分类法。

（1）病理分类：大叶性肺炎、支气管肺炎和间质性肺炎。

（2）病因分类：①病毒性肺炎：呼吸道合胞病毒（RSV）占首位，其次为腺病毒（ADV）3、7型，流感病毒，副流感病毒1、2、3型，鼻病毒、巨细胞病毒和肠道病毒等。②细菌性肺炎：肺炎链球菌、金黄色葡萄球菌、肺炎克雷伯菌、流感嗜血杆菌、大肠埃希菌、军团菌等。③支原体肺炎：由肺炎支原体所致。④衣原体肺炎：由沙眼衣原体（CT）、肺炎衣原体（CP）和鹦鹉热衣原体引起，以CT和CP多见。⑤原虫性肺炎：包括肺棘球蚴病、肺弓形虫病、肺血吸虫病、肺线虫病等。⑥真菌性肺炎：由白色念珠菌、曲菌、组织胞质菌、隐球菌、肺孢子菌等引起的肺炎，多见于免疫缺陷病及长期使用免疫抑制剂或抗菌药物者。⑦非感染病因引起的肺炎：如吸入性肺炎、坠积性肺炎、嗜酸性粒细胞性肺炎（过敏性肺炎）等。

（3）病程分类：①急性肺炎：病程＜1个月；②迁延性肺炎：病程1～3个月；③慢性肺炎：病程＞3个月。

（4）病情分类：①轻症：除呼吸系统外，其他系统仅轻微受累，无全身中毒症状；②重症：除呼吸系统出现呼吸衰竭外，其他系统亦严重受累，可有酸碱平衡失调，水、电解质紊乱，全身中毒症状明显，甚至危及生命。

（5）临床表现典型与否分类：①典型肺炎：肺炎链球菌、金黄色葡萄球菌、肺炎克雷伯菌、流感嗜血杆菌、大肠埃希菌等引起的肺炎；②非典型肺炎：肺炎支原体、衣原体、嗜肺军团菌、某些病毒（如汉坦病毒）等引起的肺炎。2002年冬季和2003年春季在我国发生的一种传染性非典型肺炎，世界卫生组织（WHO）将其命名为严重急性呼吸综合征（SARS），为新型冠状病毒（CoV）引起，以肺间质病变为主，传染性强，病死率较高；儿童患者临床表现较成人轻，病死率亦较低，传染性亦较弱。还有近年来发生的禽流感病毒所致的肺炎。

（6）肺炎发生的地点分类：①社区获得性肺炎（CAP）指原本健康的儿童在医院外获得的感染性肺炎，包括感染了具有明确潜伏期的病原体而在入院后潜伏期内发病的肺炎；②医院获得性肺炎（HAP），又称医院内肺炎（NP），指患儿入院时不存在、也不处于潜伏期而在入院≥48小时发生的感染性肺炎，包括在医院感染而于出院48小时内发生的肺炎。

临床上如果病原体明确，则按病因分类，有助于指导治疗，否则按病理或其他方法分类。

年龄是儿童CAP病原诊断最好的提示，不同年龄组CAP病原情况参见下表。

不同年龄组CAP病员情况

年龄	常见病原
3周至3月龄	沙眼衣原体；呼吸道合胞病毒、副流感病毒3型；肺炎链球菌、百日咳杆菌、金黄色葡萄球菌
4月龄至5岁	呼吸道合胞病毒、副流感病毒、流感病毒、腺病毒和鼻病毒；肺炎链球菌、B型流感嗜血杆菌；肺炎支原体；结核分枝杆菌
5岁至青少年	肺炎链球菌；肺炎支原体；肺炎衣原体；结核分枝杆菌

注：病原按照发生频率依次递减的顺序粗略排列

一、支气管肺炎

知识点3：支气管肺炎的概念　　　　　副高：熟练掌握　　正高：熟练掌握

支气管肺炎是累及支气管壁和肺泡的炎症，为儿童时期最常见的肺炎，2岁以内儿童多发。一年四季均可发病，北方多发生于冬春寒冷季节及气候骤变时。室内居住拥挤、通风不良、空气污浊，致病微生物增多，易发生肺炎。此外有营养不良、维生素D缺乏性佝偻病、先天性心脏病等合并症及低出生体重儿、免疫缺陷者均易发生本病。

知识点4：支气管肺炎的病因　　　　　副高：熟练掌握　　正高：熟练掌握

最常见为细菌和病毒感染，也可由病毒和细菌混合感染。发达国家儿童肺炎病原体以病毒为主，主要有RSV、ADV、流感病毒、副流感病毒及鼻病毒等。发展中国家则以细菌为主，细菌感染仍以肺炎链球菌多见，近年来支原体、衣原体和流感嗜血杆菌感染有增加趋势。病原体常由呼吸道入侵，少数经血行入肺。

知识点5：支气管肺炎的病理　　　　　副高：熟练掌握　　正高：熟练掌握

病理变化以肺组织充血、水肿、炎症细胞浸润为主。肺泡内充满渗出物，经肺泡壁通道（Kohn孔）向周围组织蔓延，呈点片状炎症病灶。若病变融合成片，可累及多个肺小叶或更为广泛。当小支气管、毛细支气管发生炎症时，可导致管腔部分或完全阻塞而引起肺气肿或肺不张。

不同病原体造成肺炎的病理改变亦不同：细菌性肺炎以肺实质受累为主；而病毒性肺炎则以间质受累为主，亦可累及肺泡。临床上支气管肺炎与间质性肺炎常同时并存。

知识点6：支气管肺炎的病理生理　　　　副高：熟练掌握　　正高：熟练掌握

主要变化是由于支气管、肺泡炎症引起通气和换气障碍，导致缺氧和二氧化碳潴留，从而产生一系列病理生理改变。

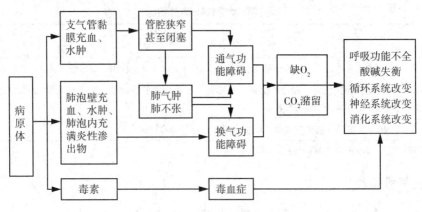

小儿支气管肺炎的病理生理

（1）呼吸功能不全：由于通气和换气障碍，氧进入肺泡以及氧自肺泡弥散至血液和二氧化碳排出均发生障碍，血液含氧量下降，动脉血氧分压（PaO_2）和动脉血氧饱和度（SaO_2）均降低，致低氧血症；血CO_2浓度升高。当$SaO_2 < 85\%$，还原型血红蛋白$> 50g/L$时，则出现发绀。肺炎的早期可仅有缺氧，无明显CO_2潴留。为代偿缺氧，呼吸和心率增快以增加每分通气量和改善通气血流比。随着病情的进展，通气和换气功能严重障碍，在缺氧的基础上出现CO_2潴留，此时PaO_2和SaO_2下降，$PaCO_2$升高，当$PaO_2 < 60mmHg$和/或$PaCO_2 > 50mmHg$时即为呼吸衰竭。为增加呼吸深度以吸进更多的氧，辅助呼吸肌也参与活动，因而出现鼻翼扇动和吸气性凹陷。

（2）酸碱平衡失调及电解质紊乱：严重缺氧时，体内需氧代谢发生障碍，无氧酵解增强，酸性代谢产物增加，加上高热、进食少、脂肪分解等因素，常引起代谢性酸中毒；同时由于二氧化碳排出受阻，可产生呼吸性酸中毒；因此，严重者存在不同程度的混合性酸中毒。6个月以上的儿童，因呼吸代偿功能稍强，通过加深加快呼吸，加快排出二氧化碳，可致呼吸性碱中毒，血pH变化不大，影响较小；而6个月以下的儿童，代偿能力较差，二氧化碳潴留往往明显，甚至发生呼吸衰竭。缺氧和二氧化碳潴留导致肾小动脉痉挛而引起水钠潴留，且重症肺炎缺氧时常有抗利尿激素（ADH）分泌增加，加上缺氧使细胞膜通透性改变、钠泵功能失调，使Na^+进入细胞内，造成低钠血症。

（3）心血管系统：病原体和毒素侵袭心肌，引起心肌炎；缺氧使肺小动脉反射性收缩，肺循环压力增高，使右心负荷增加。肺动脉高压和中毒性心肌炎是诱发心力衰竭的主要原因。重症患儿常出现微循环障碍、休克，甚至弥散性血管内凝血（DIC）。

（4）神经系统：严重缺氧和CO_2潴留使血与脑脊液pH降低，高碳酸血症使脑血管扩张、血流减慢、血管通透性增加，致使颅内压增加。严重缺氧使脑细胞无氧代谢增加，造成乳酸堆积、ATP生成减少和Na^+-K^+离子泵转运功能障碍，引起脑细胞内钠水潴留，形成脑水肿。病原体的毒素作用亦可引起脑水肿。

（5）胃肠道功能紊乱：低氧血症和病原体毒素可使胃肠黏膜糜烂、出血，上皮细胞坏死脱落，导致黏膜屏障功能破坏，使胃肠功能紊乱，出现腹泻、呕吐，甚至发生缺氧中毒性肠麻痹。毛细血管通透性增高，可致消化道出血。

知识点7：支气管肺炎的临床表现　　　　　　　　副高：熟练掌握　　正高：熟练掌握

2岁以下的婴幼儿多见，起病多数较急，发病前数日多先有上呼吸道感染，主要临床表现为发热、咳嗽、气促、肺部固定中细湿啰音。

（1）主要症状：①发热：热型不定，多为不规则热，亦可为弛张热或稽留热。值得注意的是，新生儿、重度营养不良患儿体温可不升或低于正常；②咳嗽：较频繁，早期为刺激性干咳，极期咳嗽反而减轻，恢复期咳嗽有痰；③气促：多在发热、咳嗽后出现；④全身症状：精神不振、食欲减退、烦躁不安，轻度腹泻或呕吐。

（2）体征：①呼吸增快：40～80次/分，并可见鼻翼扇动和吸气性凹陷。②发绀：口周、鼻唇沟和指（趾）端发绀，轻症患儿可无发绀。③肺部啰音：早期不明显，可有呼吸音粗糙、减低，以后可闻及固定的中细湿啰音，以背部两侧下方及脊柱两旁较多，于深吸气末更为明显。肺部叩诊多正常，病灶融合时可出现实变体征。

（3）重症肺炎的表现：重症肺炎由于严重的缺氧及毒血症，除有呼吸衰竭外，可发生心血管、神经和消化等系统严重功能障碍。

1）心血管系统：可发生心肌炎、心包炎等，有先天性心脏病者易发生心力衰竭。肺炎合并心力衰竭时可有以下表现：①安静状态下呼吸突然加快>60次/分。②安静状态下心率突然增快>180次/分。③突然极度烦躁不安，明显发绀，面色苍白或发灰，指（趾）甲微血管再充盈时间延长，以上3项不能用发热、肺炎本身和其他合并症解释。④心音低钝、奔马律，颈静脉怒张。⑤肝脏迅速增大。⑥少尿或无尿，眼睑或双下肢水肿，亦有学者认为上述症状为肺炎本身的表现。

2）神经系统：在确诊肺炎后出现下列症状与体征，可考虑为缺氧中毒性脑病：①烦躁、嗜睡，眼球上窜、凝视。②球结膜水肿，前囟隆起。③昏睡、昏迷、惊厥。④瞳孔改变：对光反射迟钝或消失。⑤呼吸节律不整，呼吸心搏解离（有心搏，无呼吸）。⑥有脑膜刺激征，脑脊液检查除压力增高外，其他均正常。在肺炎的基础上，除外热性惊厥、低血糖、低血钙及中枢神经系统感染（脑炎、脑膜炎），如有①②项则提示脑水肿，伴其他一项以上者可确诊。

3）消化系统：严重者发生缺氧中毒性肠麻痹时，表现为频繁呕吐、严重腹胀、呼吸困难加重，听诊肠鸣音消失。重症患儿还可呕吐咖啡样物，大便潜血阳性或柏油样便。

4）抗利尿激素异常分泌综合征（SI-ADH）：①血钠≤130mmol/L，血渗透压<275mmol/L。②肾脏排钠增加，尿钠≥20mmol/L。③临床上无血容量不足，皮肤弹性正常。④尿渗透摩尔浓度高于血渗透摩尔浓度。⑤肾功能正常。⑥肾上腺皮质功能正常。⑦ADH升高。若ADH不升高，则可能为稀释性低钠血症。SIADH与缺氧中毒性脑病有时表现类似，但治疗却完全不同，应注意检查血钠以资鉴别。

5）DIC：可表现为血压下降、四肢凉、脉速而弱，皮肤、黏膜及胃肠道出血。

知识点8：支气管肺炎的严重度评估　　　　　　　副高：熟练掌握　　正高：熟练掌握

WHO推荐2月龄～5岁儿童出现胸壁吸气性凹陷或鼻翼扇动或呻吟之一表现者，提示有低氧血症，为重度肺炎；如果出现中心性发绀、严重呼吸窘迫、拒食或脱水征、意识障碍（嗜睡、昏迷、惊厥）之一表现者为极重度肺炎。这是重度肺炎的简易判断标准，适用于发展中国家及基层地区。对于住院患儿或条件较好的地区，CAP严重度评估还应依据肺部病变范围、有无低氧血症以及有无肺内外并发症表现等判断。

肺炎患儿严重度评估

临床特征	轻度CAP	重度CAP
一般情况	好	差
拒食或脱水征	无	有
意识障碍	无	有
呼吸频率	正常或略增快	明显增快※
发绀	无	有
呼吸困难（呻吟、鼻翼扇动、三凹征）	无	有
肺浸润范围	≤1/3的肺	多肺叶受累或≥2/3的肺
胸腔积液	无	有
脉搏血氧饱和度	>0.96	≤0.92
肺外并发症	无	有
判断标准	出现上述所有表现	存在以上任何一项

注：※：呼吸明显增快：婴儿呼吸频率>70次/分，年长儿呼吸频率>50次/分

知识点9：支气管肺炎的并发症　　　　　副高：熟练掌握　　正高：熟练掌握

本病早期合理治疗并发症少见。若延误诊断或病原体致病力强可引起并发症。在治疗过程中，中毒症状或呼吸困难突然加重，体温持续不退或退而复升，均应考虑有并发症可能。

（1）脓胸：临床表现有高热不退、呼吸困难加重；患侧呼吸运动受限；语颤减弱；叩诊呈浊音；听诊呼吸音减弱，其上方有时可听到管状呼吸音。当积脓较多时，患侧肋间隙饱满，纵隔和气管向健侧移位。胸部X线（立位）示患侧肋膈角变钝，或呈反抛物线状阴影。胸腔穿刺可抽出脓液。

（2）脓气胸：肺脏边缘的脓肿破裂并与肺泡或小支气管相通，即造成脓气胸。表现为突然呼吸困难加剧、剧烈咳嗽、烦躁不安、面色发绀。胸部叩诊积液上方呈鼓音，听诊呼吸音减弱或消失。若支气管破裂处形成活瓣，气体只进不出，形成张力性气胸，可危及生命，必须积极抢救。立位X线检查可见液气面。

（3）肺大疱：由于细支气管形成活瓣性部分阻塞，气体进得多、出得少或只进不出，肺泡扩大、破裂而形成肺大疱，可一个亦可多个。体积小者无症状，体积大者可引起呼吸困难。X线可见薄壁空洞。

（4）肺脓肿：由于化脓性感染造成肺实质的空洞性损害，并形成脓腔。常见的病原为需氧化脓菌，如金黄色葡萄球菌、克雷伯菌。脓肿可侵及胸膜或破溃至胸膜腔引发脓胸。起

病通常隐匿，有发热、不适、食欲缺乏和体重下降等。极期可有细菌性肺炎的临床表现：咳嗽，常伴有咯血，未经治疗的患儿可在病程10日左右咳恶臭味脓痰；呼吸困难、高热、胸痛；白细胞显著增多；X线片可见圆形阴影，如与支气管相通则脓腔内有液平面，周围有炎性浸润影。脓肿可单发或多发，治疗后可留有少许纤维索条影。

以上4种并发症多见于金黄色葡萄球菌肺炎、耐药肺炎链球菌肺炎和某些革兰阴性杆菌肺炎（GNBP）。

（5）支气管扩张：肺炎部位支气管阻塞，腔内淤滞的分泌物造成对支气管壁的压力，日久造成远端扩张。同时扩张的支气管，由于分泌物堆积，容易反复感染。感染和支气管阻塞是支气管扩张的两个基本致病因素，而且呈恶性循环。临床表现为反复咳嗽、咳痰，部分可有咯血，大多数可在肺底闻及湿啰音，部分患儿可有干啰音，病史长的患儿可出现生长发育落后、营养不良，杵状指（趾）的出现早晚不一，且并非必然出现。X线片上，轻度时肺纹理粗重，病变严重时可见卷发影或呈蜂窝状，常伴肺不张及炎症浸润影。X线片由于分辨率不高，易遗漏部分支气管扩张病变，而肺部CT，尤其高分辨CT（HRCT）能细致地显示病变，不易漏诊。在肺CT上支气管扩张的特点主要为支气管宽度是伴行的血管宽度的1.5倍以上。近年来，HRCT已代替支气管造影，对临床高度疑似支气管扩张症患儿，首选HRCT检查协助诊断。

知识点10：支气管肺炎的外周血检查　　　　副高：熟练掌握　　正高：熟练掌握

（1）白细胞检查：细菌性肺炎白细胞计数升高，中性粒细胞增多，并有核左移现象，胞质可有中毒颗粒。病毒性肺炎的白细胞计数大多正常或偏低，亦有少数升高者，时有淋巴细胞增高或出现异型淋巴细胞。

（2）C反应蛋白（CRP）：细菌感染时血清CRP水平多上升，非细菌感染时则上升不明显。

（3）前降钙素（PCT）：细菌感染时可升高，抗菌药物治疗有效时，可迅速下降。

知识点11：支气管肺炎的外周血检查　　　　副高：熟练掌握　　正高：熟练掌握

（1）细菌学检查：①细菌培养和涂片：采集气管吸取物、肺泡灌洗液、胸腔积液、脓液和血标本做细菌培养和鉴定，同时进行药物敏感试验对明确细菌性病原和指导治疗有意义。亦可做涂片染色镜检进行初筛试验。②其他检查：血清学检测肺炎链球菌荚膜多糖抗体水平；荧光多重PCR检测细菌特异基因，如肺炎链球菌编码溶血素基因。

（2）病毒学检查：①病毒分离：感染肺组织、支气管肺泡灌洗液、鼻咽分泌物病毒培养、分离是病毒病原诊断的可靠方法。②病毒抗体检测：经典的方法有免疫荧光试验（IFA）、酶联免疫吸附试验（ELISA）等。特异性抗病毒IgM升高可早期诊断。血清特异性IgG抗体效价进行性升高，急性期和恢复期（间隔2~4周）IgG抗体升高≥4倍为阳性，但由于费时太长，往往只作为回顾性诊断，限制了其临床实际应用。③病毒抗原检测：采取咽拭子、鼻咽分泌物、气管吸取物或肺泡灌洗液涂片，或快速培养后细胞涂片，使用病毒特异性抗体（包括单克隆抗体）免疫荧光技术、免疫酶法或放射免疫法可发现特异性病毒抗原。④病毒特异性基因检测：采用核酸分子杂交技术或聚合酶链反应（PCR）、反转录PCR等技术检测呼吸道分泌物中病毒基因片段。

（3）其他病原学检查

1）肺炎支原体（MP）：①冷凝集试验：≥1∶32为阳性标准，该试验为非特异性，可作为过筛试验。②特异性诊断：包括MP分离培养或特异性IgM和IgG抗体测定。临床上常用明胶颗粒凝集试验检测MP的IgM和IgG混合抗体，单次MP抗体效价≥1∶160可作为诊断MP近期或急性感染的参考。恢复期和急性期MP抗体效价呈4倍或4倍以上升高或降低时，可确诊为MP感染；基因探针及PCR技术检测MP的特异性强、敏感性高，但应避免发生污染。

2）衣原体：能引起肺炎的衣原体为沙眼衣原体（CT）、肺炎衣原体（CP）和鹦鹉热衣原体。细胞培养用于诊断CT和CP。直接免疫荧光或吉姆萨染色法可检测CT。其他方法有酶联免疫吸附试验、放射免疫电泳法检测双份血清特异性抗原或抗体，核酸探针及PCR技术检测基因片段。

3）嗜肺军团菌（LP）：血清特异性抗体测定是目前临床诊断LP感染最常用的实验室证据。

知识点12：支气管肺炎的胸部X线检查　　　副高：熟练掌握　　正高：熟练掌握

早期肺纹理增强，透光度减低；以后两肺下野、中内带出现大小不等的点状或小斑片状影，或融合成大片状阴影，甚至波及节段。可有肺气肿、肺不张。伴发脓胸时，早期患侧肋膈角变钝；积液较多时，可呈反抛物线状阴影，纵隔、心脏向健侧移位。并发脓气胸时，患侧胸腔可见液平面。肺大疱时则见完整薄壁、无液平面的大疱。肺脓肿时可见圆形阴影，脓腔的边缘较厚，其周围的肺组织有炎性浸润。支气管扩张时中下肺可见环状透光阴影，呈卷发状或蜂窝状，常伴肺段或肺叶不张及炎症浸润影。间质性肺疾病时，主要显示弥漫性网点状的阴影，或磨玻璃样影。对于一般状况良好且可以在门诊治疗的疑似肺炎患儿，无需常规行胸片检查。胸部X线检查未能显示肺炎征象而临床又高度怀疑肺炎、难以明确炎症部位、需同时了解有无纵隔内病变等，可行胸部CT检查。但需注意，胸部CT扫描和胸部侧位片不宜列为常规。对于临床上肺炎已康复，一般状况良好的患儿，无需反复胸部X线检查。

知识点13：支气管肺炎的诊断　　　副高：熟练掌握　　正高：熟练掌握

支气管肺炎的诊断比较简单，典型支气管炎一般有发热、咳嗽、呼吸急促的症状，肺部听诊闻及中、细湿啰音和/或胸部影像学有肺炎的改变均可诊断为支气管肺炎。

确诊支气管肺炎后应进一步了解引起肺炎的可能病原体和病情的轻重。若为反复发作者，还应尽可能明确导致反复感染的原发疾病或诱因，如原发性或继发性免疫缺陷病、呼吸道局部畸形或结构异常、支气管异物、先天性心脏病、营养不良和环境因素等。此外，还要注意是否有并发症。

知识点14：支气管肺炎的鉴别诊断   副高：熟练掌握   正高：熟练掌握

（1）急性支气管炎：一般无发热或仅有低热全身状况好，以咳嗽为主要症状，肺部听诊呼吸音粗糙或有易变性的干啰音和/或中湿啰音。胸部X线检查示肺纹理增多、排列紊乱。重症支气管炎有时与早期肺炎不易区分，应按肺炎处理。

（2）肺结核：一般有结核接触史，婴幼儿活动性肺结核的症状及X线胸片改变与支气管肺炎有相似之处，但肺部啰音常不明显。应根据结核接触史、结核菌素试验和抗生素治疗后的反应等加以鉴别。

（3）支气管异物：吸入异物可致支气管部分或完全阻塞而致肺气肿或肺不张，且易继发感染引起肺部炎症。但多有异物吸入，突然出现呛咳病史，胸部X线检查，特别是透视可助鉴别，必要时行支气管镜检查。

（4）支气管哮喘：儿童哮喘可无明显喘息发作，主要表现为持续性咳嗽，胸部X线检查示肺纹理增多、排列紊乱和肺气肿，易与本病混淆。患儿具有过敏体质，肺功能检查及支气管激发和支气管舒张试验有助于鉴别。

知识点15：支气管肺炎的治疗原则   副高：熟练掌握   正高：熟练掌握

采用综合治疗，原则为改善通气、控制炎症、对症治疗、防止和治疗并发症。

知识点16：支气管肺炎的一般治疗及护理   副高：熟练掌握   正高：熟练掌握

室内空气要流通，以温度18～20℃、湿度60%为宜。给予营养丰富的饮食，重症患儿进食困难，可给予肠道外营养。经常变换体位，以减少肺部淤血，促进炎症吸收。注意隔离，以防交叉感染。

注意水、电解质的补充，纠正酸中毒和电解质紊乱，适当的液体补充还有助于气道的湿化。但要注意输液速度，过快可加重心脏负担。

知识点17：支气管肺炎的抗感染治疗   副高：熟练掌握   正高：熟练掌握

（1）抗菌药物治疗：明确为细菌感染或病毒感染继发细菌感染者应使用抗菌药物。

1）原则：①有效和安全是选择抗菌药物的首要原则。②在使用抗菌药物前应采集合适的呼吸道分泌物或血标本进行细菌培养和药物敏感试验，以指导治疗；在未获培养结果前，可根据经验选择敏感药物。③选用的药物在肺组织中应有较高的浓度。④轻症患者口服抗菌药物有效且安全，对重症肺炎或因呕吐等致口服难以吸收者，可考虑胃肠道外抗菌药物治疗。⑤适宜剂量、合适疗程。⑥重症患儿宜静脉联合用药。

2）根据不同病原选择抗菌药物：①肺炎链球菌：青霉素敏感者首选青霉素或阿莫西林；青霉素中介者，首选大剂量青霉素或阿莫西林；耐药者首选头孢曲松、头孢噻肟、万古霉素；青霉素过敏者选用大环内酯类抗生素，如红霉素等。②金黄色葡萄球菌：甲氧西林敏感者首选苯唑西林钠或氯唑西林，耐药者选用万古霉素或联用利福平。③流感嗜血杆菌：首选阿莫西林/克拉维酸、氨苄西林/舒巴坦。④大肠埃希菌和肺炎克雷伯菌：不产超广谱B内酰胺酶（ESBLs）菌首选头孢他啶、头孢哌酮；产ESBLs菌首选亚胺培南、美罗培南。⑤铜绿假单胞菌（绿脓杆菌）首选替卡西林/克拉维酸。⑥卡他莫拉菌：首选阿莫西林/克拉维酸。⑦肺炎支原体和衣原体：首选大环内酯类抗生素，如阿奇霉素、红霉素及罗红霉素。

3）用药时间：一般用至热退且平稳、全身症状明显改善、呼吸道症状部分改善后3～5天。病原微生物不同、病情轻重不等、存在菌血症与否等因素均影响肺炎疗程。一般肺炎链球菌肺炎疗程7～10天，MP肺炎、CP肺炎疗程平均10～14天，个别严重者可适当延长。葡萄球菌肺炎在体温正常后2～3周可停药，一般总疗程≥6周。

（2）抗病毒治疗：目前有肯定疗效的抗病毒药物很少，加之不良反应大，使得抗病毒治疗受到很大制约：①利巴韦林（病毒唑）：对RSV有体外活性，但吸入利巴韦林治疗RSV所致CAP的有效性仍存在争议，考虑到药物疗效与安全性问题，不推荐用于RSV肺炎治疗。②α-干扰素（IFN-α）：临床上应用少，5～7天为1个疗程，亦可雾化吸入，但疗效存在争议。若为流感病毒感染，可用磷酸奥司他韦口服。部分中药制剂有一定抗病毒疗效。

知识点18：支气管肺炎的对症治疗　　　　副高：熟练掌握　　正高：熟练掌握

（1）氧疗：有缺氧表现，如烦躁、发绀或动脉血氧分压＜60mmHg时需吸氧，多用鼻前庭导管给氧，经湿化的氧气的流量为0.5～1L/min，氧浓度不超过40%，新生儿或婴幼儿可用面罩、氧帐、鼻塞给氧，面罩给氧流量为2～4L/min，氧浓度为50%～60%。

（2）气道管理：及时清除鼻痂、鼻腔分泌物和吸痰，以保持呼吸道通畅，改善通气功能。气道的湿化非常重要，有利于痰液的排出。雾化吸入有助于解除支气管痉挛和水肿。分泌物堆积于下呼吸道，经湿化和雾化仍不能排除，使呼吸衰竭加重时，应行气管插管以利于清除痰液。严重病例宜短期使用机械通气（人工呼吸机），接受机械通气者尤应注意气道湿化、变换体位和拍背，保持气道湿度和通畅。

（3）腹胀的治疗：低钾血症者，应补充钾盐。缺氧中毒性肠麻痹时，应禁食和胃肠减压，亦可使用酚妥拉明，每次0.3～0.5mg/kg，加5%葡萄糖20ml静脉滴注，每次最大量≤10mg。

（4）治疗心力衰竭：除镇静、给氧外，要增强心肌收缩力，减慢心率，增加心排血量；减轻体内水钠潴留，减轻心脏负荷。

（5）感染性休克、脑水肿、呼吸衰竭的治疗。

（6）纠正水、电解质与酸碱平衡。

（7）其他：高热者给予药物降温，如口服对乙酰氨基酚或布洛芬；虽然在对乙酰氨基酚退热基础上联合温水擦浴短时间内退热效果更好些，但会明显增加患儿不适感，不推荐使用温水擦浴退热，更不推荐冰水或酒精擦浴方法退热。若伴烦躁不安，可给予水合氯醛或苯巴比妥每次5mg/kg肌内注射。

知识点19：支气管肺炎的糖皮质激素治疗　　副高：熟练掌握　　正高：熟练掌握

可减少炎症渗出，解除支气管痉挛，改善血管通透性和微循环，降低颅内压。使用指征为：①严重喘憋或呼吸衰竭。②全身中毒症状明显。③合并感染中毒性休克。④出现脑水肿。⑤胸腔短期有较大量渗出。上述情况可短期应用激素，可用甲泼尼龙1～2mg/（kg·d）、琥珀酸氢化可的松5～10mg/（kg·d）或用地塞米松0.1～0.3mg/（kg·d）加入瓶中静脉点滴，疗程3～5天。

知识点20：支气管肺炎并发症及并存症的治疗　　副高：熟练掌握　　正高：熟练掌握

（1）肺炎合并心力衰竭的治疗：吸氧、镇静、利尿、强心、应用血管活性药物：①利尿：可用呋塞米、依他尼酸，剂量为每次1mg/kg，稀释成2mg/ml，静注或加滴壶中静点；亦可口服呋塞米、依他尼酸或氢氯噻嗪等。②强心药：可使用地高辛或毛花苷丙静脉注射。③血管活性药物：常用酚妥拉明每次0.5～1.0mg/kg，最大剂量不超过每次10mg，肌注或静注，必要时间隔1～4小时重复使用；亦可用卡托普利和硝普钠。

（2）肺炎合并缺氧中毒性脑病的治疗：脱水疗法、改善通气、扩血管、止痉、糖皮质激素、促进脑细胞恢复：①脱水疗法：主要使用甘露醇，根据病情每次0.25～1.0g/kg，每6小时1次。②改善通气：必要时应予人工辅助通气、间歇正压通气，疗效明显且稳定后应及时改为正常通气。③扩血管药物：可缓解脑血管痉挛、改善脑微循环，从而减轻脑水肿，常用酚妥拉明、山莨菪碱。酚妥拉明每次0.5～1.0mg/kg，新生儿每次≤3mg，婴幼儿每次≤10mg，静脉快速滴注，每2～6小时1次；山莨菪碱每次1～2mg/kg，视病情需要，可以10～15分钟1次，或2～4小时1次，也可静脉滴注维持。④止痉：一般选用地西泮，每次0.2～0.3mg/kg，静脉注射，1～2小时可重复1次；也可采用人工冬眠疗法。⑤糖皮质激素的使用：可非特异性抗炎、减少血管与血－脑屏障的通透性，故可用于治疗脑水肿。常用地塞米松，每次0.25mg/kg，静脉滴注，每6小时1次，2～3天后逐渐减量或停药。⑥促进脑细胞恢复的药物：常用的有三磷酸腺苷（ATP）、胞磷胆碱、维生素B_1和维生素B_6等。

（3）SIADH的治疗：与肺炎合并稀释性低钠血症治疗是相同的。原则为限制水入量，补充高渗盐水。当血钠为120～130mmol/L，无明显症状时，主要措施是限制水的摄入量，以缓解低渗状态。如血钠<120mmol/L，有明显低钠血症症状时，按3%氯化钠12ml/kg可提高血钠10mmol/L计算，先给予1/2量，在2～4小时内静脉点滴，必要时4小时后可重复1次。

（4）脓胸和脓气胸者应及时进行穿刺引流，若脓液黏稠，经反复穿刺抽脓不畅或发生张力性气胸时，宜行胸腔闭式引流。

（5）对并存佝偻病、贫血、营养不良者，应给予相应治疗。

知识点21：支气管肺炎的生物制剂治疗　　副高：熟练掌握　　正高：熟练掌握

重症患儿可酌情给予血浆和静脉注射用免疫球蛋白（IVIG），含有特异性抗体，如RSV-IgG抗体，可用于重症患儿，IVIG 400mg/（kg·d），3～5天为1个疗程。

| 知识点22：支气管肺炎的预防 | 副高：熟练掌握 正高：熟练掌握 |

（1）增强体质，减少被动吸烟，室内通风，积极防治营养不良、贫血及佝偻病等，注意手卫生，避免交叉感染。

（2）针对某些常见细菌和病毒病原，疫苗预防接种可有效降低儿童肺炎患病率。目前已有的疫苗包括肺炎链球菌疫苗、B型流感嗜血杆菌结合疫苗、流感病毒疫苗等。

二、肺炎链球菌肺炎

| 知识点23：肺炎链球菌肺炎的概念 | 副高：熟练掌握 正高：熟练掌握 |

肺炎链球菌肺炎是肺炎链球菌引起的急性肺部感染，是社区获得性细菌性肺炎中最常见的一种，是5岁以下儿童最常见的细菌性肺炎。通常以上呼吸道急性感染起病，表现为发热、畏寒、咳嗽和咳痰等症。

| 知识点24：肺炎链球菌肺炎的病因病理 | 副高：熟练掌握 正高：熟练掌握 |

肺炎链球菌是人体上呼吸道寄居的正常菌群，可通过空气飞沫传播，也可在呼吸道自体转移。机体抵抗力降低或大量细菌侵入，可进入组织或穿越黏膜屏障进入血流引起感染。支气管肺炎是儿童肺炎链球菌肺炎最常见的病理类型。儿童也可表现为大叶性肺炎，多见于年长儿。病变主要表现以纤维素渗出和肺泡炎为主，典型病变可分为充血水肿期、红色肝样变期、灰色肝样变期、溶解消散期。

| 知识点25：肺炎链球菌肺炎的临床表现 | 副高：熟练掌握 正高：熟练掌握 |

（1）症状：临床起病多急骤，可有寒战，高热可达40℃，呼吸急促、呼气呻吟、鼻翼扇动、发绀，可有胸痛，最初数日多咳嗽不重，无痰或痰呈铁锈色。轻症者神志清醒，重症者可有烦躁、嗜睡、惊厥、谵妄，甚至昏迷等缺氧中毒性脑病表现。亦可伴发休克、急性呼吸窘迫综合征等。

（2）体征：胸部体征早期只有轻度叩诊浊音或呼吸音减弱，肺实变后可有典型叩诊浊音、语颤增强及管状呼吸音等。消散期可闻及湿啰音。

| 知识点26：肺炎链球菌肺炎的检查 | 副高：熟练掌握 正高：熟练掌握 |

（1）白细胞计数：明显增高，中性粒细胞增多，伴核左移，胞质内可见中毒颗粒。

（2）细菌学检查：痰涂片革兰染色可见成对或呈短链排列的阳性球菌。痰培养可获得肺炎链球菌。用药前做血培养，约25%呈阳性。

（3）肺炎链球菌多糖黏膜抗原测定：以对流免疫电泳法对痰、血、胸液或脑脊液进行该种抗原检测，有助于诊断。

（4）血气分析：病变范围广泛者，可表现 PaO_2 和 $PaCO_2$ 下降。

（5）胸部X线检查：早期可见肺纹理增强或局限于一个节段的浅薄阴影，以后有大片阴影均匀致密，占全肺叶或一个节段，经治疗后逐渐消散。少数患者出现肺大疱或胸腔积液。支气管肺炎则呈斑片状阴影。

知识点27：肺炎链球菌肺炎的治疗	副高：熟练掌握　正高：熟练掌握

（1）抗菌药物治疗：一经诊断应立即开始抗生素治疗，首选青霉素。可用240万～480万U/d静脉滴注。重者并发脑膜炎者，可用1000万～3000万U/d静脉滴注。对青霉素过敏者，可静脉滴注红霉素1.2～1.5g/d或林可霉素1.8～2.4g/d，有并发症，可用头孢噻肟2～4g/d静脉滴注，头孢曲松钠2g/d，每日一次，静脉滴注。需要注意的是有8%～15%患儿对头孢菌素与青霉素有交叉过敏反应。也可用喹诺酮类，左氧氟沙星0.4g/d，静脉滴注。抗菌药物一般疗程5～7天或热退后3天停药或改为口服，维持数日。

（2）加强护理和支持治疗：应卧床休息，供给足够维生素、热量和水分；严密观察体温、脉搏、呼吸、血压及尿量，注意早期发现和治疗休克、呼吸衰竭等并发症；高热给予物理降温，不宜用发汗退热剂；气急伴缺氧者及时吸氧；注意保持水电解质和酸碱平衡，防止脱水。

三、金黄色葡萄球菌肺炎

知识点28：金黄色葡萄球菌肺炎的概念	副高：熟练掌握　正高：熟练掌握

金黄色葡萄球菌肺炎是金黄色葡萄球菌引起的严重细菌性肺炎，年龄越小发病机会越多，免疫功能低下（营养不良、应用免疫抑制剂）、感染某些疾病（如麻疹、流感、腺病毒肺炎等）时易发生，冬春季发病较多。此病可原发于肺，亦可继发于败血症，后者除肺脓肿外，皮下组织、骨髓、心、肾、肾上腺及脑等其他器官均可发生脓肿。

知识点29：金黄色葡萄球菌肺炎的临床表现	副高：熟练掌握　正高：熟练掌握

（1）症状：上呼吸道感染1～2天或皮肤小脓肿数日至一周后，突起高热，呈弛张热，新生儿则可低热或无热。肺炎发展迅速，表现为呼吸急促、发绀、呻吟、咳嗽及消化道症状，如呕吐、腹泻、腹胀等。患儿时而烦躁时而嗜睡，重者可惊厥，中毒症状明显，甚至休克。年长儿除以上症状外，可表现为大汗、胸痛、肌肉和关节酸痛、咳痰、咯血。

（2）体征：肺部体征出现早，早期呼吸音减低，有散在湿啰音，发展成肺脓肿、脓胸时，叩诊浊音、语颤及呼吸音减弱或消失。有时可有猩红热样皮疹。

知识点30：金黄色葡萄球菌肺炎的辅助检查	副高：熟练掌握　正高：熟练掌握

（1）实验室检查：①一般性感染指标：周围血白细胞总数明显增高，可达

$(15\sim30)\times10^9$/L，中性粒细胞增高，白细胞内出现中毒颗粒；白细胞总数减少至<1.0×10^9/L，提示预后严重。红细胞沉降率（ESR）增快，C反应蛋白（CRP）水平升高，前降钙素（PCT）增加。②血液及痰、气管及胸腔穿刺液进行细菌培养阳性可确诊。

（2）X线检查：早期胸片仅表现一般支气管肺炎的改变，纹理粗、一侧或双侧出现大小不等的片状阴影；病情迅速发展可在数小时内小片炎症发展成肺脓肿、肺大疱、脓气胸，重者可并发纵隔积气、皮下气肿、支气管胸膜瘘。

知识点31：金黄色葡萄球菌肺炎的治疗　　副高：熟练掌握　正高：熟练掌握

（1）一般治疗：加强护理，给予足够的营养。供氧、祛痰、镇静等对症治疗。

（2）抗生素治疗：金黄色葡萄球菌对抗生素易产生耐药性，因此应早期、足量、长疗程、联合用药。对青霉素G的耐药率高达90%以上，目前多主张用苯唑西林每日100mg/kg，静脉滴注，无并发症者疗程2～3周，并发肺脓肿或脓胸者疗程4～6周，继发心内膜炎者疗程6周以上。对耐甲氧西林金黄色葡萄球菌（MRSA）肺炎，首选糖肽类抗生素，如万古霉素或去甲万古霉素，前者10mg/kg，6小时静脉滴注1次；或20mg/kg，每12小时1次。后者剂量为16～32mg/kg，分2次静脉滴注。体温正常7天、肺部体征消失后方可停用抗生素。

（3）其他治疗：发展成脓胸、脓气胸时，如脓液少量，可采用反复胸腔穿刺抽脓治疗，脓液增长快、黏稠、量多，宜施行闭式引流术。

四、革兰阴性杆菌肺炎（GNBP）

知识点32：革兰阴性杆菌肺炎的概述　　副高：熟练掌握　正高：熟练掌握

目前有增多趋势，病原菌以流感嗜血杆菌和肺炎克雷伯菌为多，伴有免疫缺陷者常发生铜绿假单胞菌肺炎，新生儿时期易患大肠埃希菌肺炎。革兰阴性杆菌肺炎的病情较重，治疗困难，预后较差。病理改变以肺内浸润、实变、出血性坏死为主。

知识点33：革兰阴性杆菌肺炎的临床特点　　副高：熟练掌握　正高：熟练掌握

①<4岁小儿多见，亚急性起病，全身中毒症状重。②易并发脓胸、脑膜炎、败血症、休克、心包炎等。③X线胸片表现多样，可为支气管肺炎、大叶性肺炎或肺段实变，常伴胸腔积液征。④外周血白细胞增多。

五、呼吸道合胞病毒肺炎

知识点34：呼吸道合胞病毒肺炎的概述　　副高：熟练掌握　正高：熟练掌握

简称合胞病毒（RSV）肺炎，是最常见的病毒性肺炎。RSV只有一个血清型，但有A、B两个亚型，我国以A亚型为主。本病多见于婴幼儿，尤多见于1岁以内儿童。一般认为其发病机制是RSV对肺的直接侵害，引起间质性炎症，而非变态反应所致，与RSV毛细支气管炎不同。临床上轻症患者发热、呼吸困难等症状不重；中、重症者有较明显的呼吸困难、喘憋、口唇发绀、鼻翼扇动及三凹征，发热可为低、中度热和高热。肺部听诊多有中、细湿啰音。胸部X线检查表现为两肺可见小点片状、斑片状阴影，部分患儿有不同程度的肺气肿。外周血白细胞总数大多正常。

六、流感病毒肺炎

知识点35：流感病毒肺炎的概述	副高：熟练掌握 正高：熟练掌握

自20世纪以来，人类发生过几次世界性流感病毒感染大流行，每次流感的流行与流感病毒变异有关。人群对流感病毒普遍易感，在儿童，小于2岁的婴幼儿尤其易感。在流感流行时，流感病毒肺炎的发生率较高。流感病毒属于正黏病毒科，单链RNA病毒。根据病毒颗粒中核蛋白（NP）和膜蛋白（MP）的不同特性，将流感病毒分为甲（A）、乙（B）、丙（C）三型。A型流感病毒根据其表面抗原血凝素（H）和神经氨酸酶（N）的不同来划分亚型，现已知的H亚型有15个，N亚型有9个。本病冬春季多发，最常见的表现为发热、咳嗽、流涕，肺部听诊可有呼吸音降低、细小湿啰音或哮鸣音。婴幼儿尤其2岁以下患儿呼吸道症状显著，喘息明显，重症患儿可出现呼吸衰竭、心力衰竭表现。本病合并或继发细菌感染非常常见，病原菌以肺炎链球菌、流感嗜血杆菌及金黄色葡萄球菌多见。学龄期儿童易合并支原体感染。胸部X线检查表现为点片影或大片影，呈支气管肺炎或大叶性肺炎表现；少数可为肺间质病变，如线网状、磨玻璃样间质性阴影。血常规白细胞计数正常或轻度升高，但重症或病情进展的患儿可出现白细胞降低，中性粒细胞明显减少。少数患儿出现轻中度贫血，血小板一般正常。CRP正常或轻度升高，合并细菌感染时，CRP可明显升高。

七、腺病毒肺炎

知识点36：腺病毒肺炎的概念	副高：熟练掌握 正高：熟练掌握

腺病毒肺炎为腺病毒（ADV）感染所致，ADV共有42个血清型，引起儿童肺炎最常见的为3、7型。本病多见于6个月至2岁儿童，冬春季节多发，可引起局部地区流行，是小儿病毒性肺炎中较常见的一种。病变以坏死性支气管炎及局灶性坏死性肺炎为特征，常伴肺局部实变。

知识点37：腺病毒肺炎的临床表现	副高：熟练掌握 正高：熟练掌握

（1）症状：①发热：可达39℃以上，呈稽留热或弛张热，热程长，可持续2～3周。②中毒症状重：面色苍白或发灰，精神不振，嗜睡与烦躁交替。③呼吸道症状：咳嗽频繁，呈阵发性喘憋，轻重不等的呼吸困难和发绀。④消化系统症状：腹泻、呕吐和消化道出血。⑤可因脑水肿而致嗜睡、昏迷或惊厥发作。

（2）体征：①肺部啰音出现较迟，多于高热3～7天后才出现，肺部病变融合时可出现实变体征。②肝脾增大，是单核-吞噬细胞系统反应较强所致。③麻疹样皮疹。④出现心率加速、心音低钝等心肌炎、心力衰竭表现。⑤亦可有脑膜刺激征等中枢神经系统体征。

知识点38：腺病毒肺炎的辅助检查　　　副高：熟练掌握　　正高：熟练掌握

（1）血常规：白细胞总数及中性粒细胞多正常，继发细菌感染时可增高。

（2）病原学检查：鼻咽部分泌物病毒分离及双份血清检查抗体效价4倍升高，有诊断意义。免疫荧光抗体检查和酶标免疫技术有助于快速诊断。

（3）胸部X线检查：①肺部X线改变较肺部啰音出现早，故强调早期摄片。②大小不等的片状阴影或融合成大病灶，甚至一个大叶。③病灶吸收较慢，需数周或数月。

知识点39：腺病毒肺炎的治疗　　　副高：熟练掌握　　正高：熟练掌握

（1）病因治疗：可用利巴韦林（三氮唑核苷），每日10～20mg/kg，口服、肌注或静滴，亦可滴鼻或超声雾化吸入。早期应用有一定效果。发现有继发感染后，即应积极治疗，选择敏感抗生素。

（2）对症治疗：发热可用物理降温或口服退热药，烦躁不安可用地西泮、苯巴比妥镇静或用氯丙嗪、异丙嗪肌内注射；咳嗽用镇咳药；中毒症状重，喘憋明显，可短期应用地塞米松或氢化可的松；对重症患儿可输血或血浆，或输注丙种球蛋白。

八、肺炎支原体肺炎

知识点40：肺炎支原体肺炎的概念　　　副高：熟练掌握　　正高：熟练掌握

肺炎支原体肺炎为肺炎支原体经呼吸道感染所致。多见于儿童和青少年，近年来婴幼儿感染率增高。常年均可发病，流行周期4～6年。肺炎支原体（MP）是一种介于细菌和病毒之间的微生物，无细胞壁结构。

知识点41：肺炎支原体肺炎的临床表现　　　副高：熟练掌握　　正高：熟练掌握

（1）症状：起病多缓慢，但亦有起病急骤者。多数有发热，热型不定，热程1～3周。刺激性咳嗽为本病突出症状，一般于病后2～3天开始，初为干咳，后转为顽固性剧咳，常有黏稠痰液，偶带血丝，少数病例酷似百日咳样咳嗽，咳嗽时间可长达1～4周。年长儿自感胸闷、胸痛。婴幼儿则发病急，病程长，病情较重，以呼吸困难、喘憋较突出。少数患儿可出现腹泻、呕吐、腹痛等消化道症状和嗜睡、昏迷甚至抽搐等中枢神经系统症状。部分患儿可出现肺外并发症，临床表现多样，如溶血性贫血、心肌炎、脑膜炎、吉兰-巴雷综合征（急性炎症性脱髓性多发性神经炎）、肝炎、各型皮疹、肾炎等。肺外疾病可伴有呼吸道症状，也可直接以肺外表现起病。

（2）体征：肺部体征多不明显，少数可闻及干、湿啰音，但迅速消失。婴幼儿湿啰音比年长儿多，肺部啰音少与咳嗽症状重，两者表现不一致是本病的特点之一。

知识点42：肺炎支原体肺炎的实验室检查 副高：熟练掌握 正高：熟练掌握

（1）外周血白细胞计数大多正常或稍增高，血沉增快。

（2）咽拭子肺炎支原体培养能提高诊断率，血清学检查阴性。

（3）冷凝集试验：半数以上为阳性（凝集价＞1：32），病后1～2周即上升，持续数月转阴。

（4）血清特异性抗体测定：取发病早期血清，检查血清中IgM抗体，常用方法有补体结合试验、间接血凝试验、酶联免疫吸附试验等。

（5）抗原测定：基因探针及PCR检测呼吸道分泌物中肺炎支原体抗原及DNA，特异而敏感。

知识点43：肺炎支原体肺炎的影像学检查 副高：熟练掌握 正高：熟练掌握

大部分表现分4种：①肺门阴影增浓：单侧多见，或以肺门为中心沿支气管行定的云雾状阴影。②支气管肺炎改变：常为单侧，以右肺中、下肺野为多见。③间质性肺炎改变：两肺呈弥漫性网状结节样阴影。④大叶性肺炎改变：呈均匀实质性炎症阴影。重症支原体肺炎可发生坏死性肺炎，肺部CT强化扫描后可显示坏死性肺炎，常合并中等量胸腔积液。

知识点44：肺炎支原体肺炎的治疗 副高：熟练掌握 正高：熟练掌握

（1）注意休息，补充足够液体、营养。

（2）对症治疗。

（3）抗生素治疗：红霉素是治疗肺炎支原体肺炎感染的主要药物，常用量每日50mg/kg，轻症分次口服，重症可考虑静脉给药，疗程2～3周。近年来使用最多的是阿奇霉素，剂量是每日10mg/kg，口服或静脉滴注，首次可连用5～7日。

（4）糖皮质激素：在退热，促进肺部实质病变吸收，减少后遗症方面有一定作用，可根据病情选用。

（5）支气管镜治疗：支原体肺炎病程中呼吸道分泌物黏稠，常合并肺不张，有条件者，可及时行支气管镜灌洗。

（6）肺外并发症治疗：并发症的发生与免疫机制有关，可根据病情使用激素，针对不同并发症采用不同的对症处理。

知识点45：难治性肺炎支原体肺炎的概述 副高：熟练掌握 正高：熟练掌握

临床上，经大环内酯类抗菌药物正规治疗7天及以上，临床征象加重、仍持续发热、肺部影像学加重者，可考虑为难治性支原体肺炎（RMPP）。RMPP年长儿多见，病情较重，发热时间及住院时间长，常表现为持续发热、剧烈咳嗽、呼吸困难等，胸部影像学进行性加重，表现为肺部病灶范围扩大、密度增高，胸腔积液，甚至有坏死性肺炎和肺脓肿。RMPP容易累及其他系统，甚至引起多器官功能障碍。

九、衣原体肺炎

| 知识点46：衣原体肺炎的概述 | 副高：熟练掌握　正高：熟练掌握 |

是由衣原体引起的肺炎，包括沙眼衣原体（CT）、肺炎衣原体（CP）、鹦鹉热衣原体和家畜衣原体。与人类关系密切的为CT和CP，偶见鹦鹉热衣原体肺炎。

| 知识点47：沙眼衣原体肺炎 | 副高：熟练掌握　正高：熟练掌握 |

CT肺炎主要通过母婴垂直传播而感染：①主要见于婴儿，多为1~3个月婴儿。②起病缓慢，多不发热或仅有低热，一般状态良好。③开始可有鼻塞、流涕等上呼吸道感染症状，1/2的患儿有结膜炎。④呼吸系统主要表现为呼吸增快和具有特征性的阵发性不连贯咳嗽，一阵急促咳嗽后继以一短促的吸气，但无百日咳样回声，阵咳可引起发绀和呕吐，亦可有呼吸暂停。⑤肺部偶闻及干、湿啰音，甚至捻发音和哮鸣音。⑥胸部X线检查可显示双侧间质性或小片状浸润，双肺过度充气。CT肺炎也可急性发病，迅速加重，造成死亡。

| 知识点48：肺炎衣原体肺炎 | 副高：熟练掌握　正高：熟练掌握 |

①多见于学龄儿童。②大部分为轻症，发病常隐匿。③无特异性临床表现，早期多为上呼吸道感染的症状，咽痛、声音嘶哑、发热。④呼吸系统最多见的症状是咳嗽，1~2周后上呼吸道感染症状逐渐消退而咳嗽逐渐加重，并出现下呼吸道感染征象，如未经有效治疗，则咳嗽可持续1~2个月或更长。⑤肺部偶闻及干、湿性啰音或哮鸣音。⑥胸部X线检查可见到肺炎病灶，多为单侧下叶浸润，也可为广泛单侧或双侧性病灶。

第五节 胸 膜 炎

一、干性胸膜炎

| 知识点1：胸膜炎的概念 | 副高：熟练掌握　正高：熟练掌握 |

胸膜是介于胸壁和胸内脏器之间的浆膜组织。胸膜炎是致病因素刺激胸膜所导致的胸膜炎症。胸腔内可有液体积聚（渗出性胸膜炎）或无液体积聚（干性胸膜炎）。以胸痛、气促、咳嗽、呼吸困难、胸膜摩擦音和或胸腔积液为共同临床表现，感染性胸膜炎可伴有畏寒、发热。胸膜炎的病因相当复杂，如感染、风湿性疾病、恶性肿瘤、理化因素等，感染是儿童胸膜炎最常见的病因。多数胸膜炎症消退后，胸膜可恢复正常，未及时诊断治疗者可发生气胸、胸膜肥厚粘连。

知识点2：胸膜炎的病因　　　　副高：熟练掌握　正高：熟练掌握

（1）感染：为小儿胸膜炎最常见病因。因病原菌感染肺部、胸膜所致，如结核杆菌所致结核性胸膜炎，金黄色葡萄球菌、肺炎链球菌、革兰阴性杆菌所致化脓性胸膜炎，肺炎支原体、病毒、立克次体、放线菌及白色念珠菌等真菌、阿米巴病、丝虫病和肺吸虫等寄生虫所致胸膜炎等。

（2）风湿性疾病：如风湿性胸膜炎、幼年特发性关节炎、系统性红斑狼疮胸膜炎、结节性多动脉炎等。

（3）恶性肿瘤：如原发性胸膜间皮瘤、恶性淋巴瘤、白血病、胸膜肿瘤及胸膜转移瘤等。

（4）反应性胸膜炎：如膈下脓肿、病毒性肺炎、急性胰腺炎等。

（5）胆固醇性胸膜炎：见于结核病、糖尿病、肺吸虫病等。

（6）血管栓塞：如肺梗死。

（7）外伤性胸膜炎：见于胸壁各种损伤、开放性肋骨骨折、爆炸伤；新生儿产伤、新生儿窒息和呼吸暂停进行人工呼吸及体外心脏按压，胸导管破裂；心胸手术引起的医源性损伤等。

（8）乳糜胸：为胸液中含淋巴乳糜，多因肿瘤、淋巴结结核、丝虫病肉芽肿压迫或损伤胸导管和乳糜池所致。

知识点3：胸膜炎的病理分型　　　　副高：熟练掌握　正高：熟练掌握

胸膜炎症通常分为三型：干性（或成形性胸膜炎）、浆液纤维素性（或浆液渗出性胸膜炎）和化脓性胸膜炎（或脓胸）。

知识点4：干性胸膜炎的概念　　　　副高：熟练掌握　正高：熟练掌握

干性胸膜炎又称纤维素性胸膜炎，大多由肺部感染侵及胸膜所致，细菌性肺炎或肺结核均可并发此症。病变多局限于脏层，胸膜面粗糙而无光泽，一般无渗出液或很少渗出液，迅速吸收后，留存纤维素层，形成粘连，可能逐渐吸收。

知识点5：干性胸膜炎的临床表现　　　　副高：熟练掌握　正高：熟练掌握

主要症状为胸痛，可牵涉腹部、肩部和背部。深呼吸和咳嗽时疼痛加剧。患儿喜患侧卧，胸部体征为呼吸运动受限制，呼吸音减弱及胸膜摩擦音，后者可在全部呼吸期间闻及，以此可与啰音鉴别。但如同时有肺炎，则摩擦音可能被大量啰音所掩盖。缺乏摩擦音时，要考虑柯萨奇等病毒感染所致流行性胸痛及带状疱疹前驱期胸痛。腹痛明显时，尚须排除急性肠系膜淋巴结炎、阑尾炎和肋骨骨折。最后应分析胸膜炎的原发病是否结核病或非特异性感染，以便及早给予适当治疗。

知识点6：干性胸膜炎的辅助检查	副高：熟练掌握 正高：熟练掌握

X线透视和胸片可见患侧膈呼吸运动减弱，肋膈角变钝，同时要注意肺部有无肺炎或结核病的病变。结核菌素试验可协助鉴别。

知识点7：干性胸膜炎的治疗	副高：熟练掌握 正高：熟练掌握

治疗原发病。可给镇痛剂。如非肺炎病例，宜用宽大胶布条紧缠患部以减少其呼吸运动或给镇咳剂抑制咳嗽。

二、浆液性胸膜炎

知识点8：浆液性胸膜炎的概念	副高：熟练掌握 正高：熟练掌握

浆液性胸膜炎，又称渗出性或浆液纤维素性胸膜炎。大多为结核性，亦可发生于病毒性肺炎（如腺病毒肺炎）、真菌性肺炎和支原体肺炎的过程中，少数与肿瘤、风湿病、结缔组织病、血管栓塞等有关。有时为多发性浆膜炎的一部分。渗出液或清亮或浑浊，视所含纤维素和白细胞的多少而异。恶性肿瘤和肺梗死时，积液多血性。一般限于单侧，可迅速大量产生，也可逐渐吸收；吸收缓慢时，常致胸膜肥厚，叩诊浊音长期存在。

知识点9：浆液性胸膜炎的症状	副高：熟练掌握 正高：熟练掌握

初发病时，症状与干性胸膜炎相似，数天后即出现胸腔积液。如积液量较大，咳嗽和胸痛减轻，呼吸困难加重，甚至发生青紫和端坐呼吸。如积液聚集较慢，起病时可无明显症状，可致诊断延迟。

知识点10：浆液性胸膜炎的体征	副高：熟练掌握 正高：熟练掌握

阳性体征为：①患侧肋间隙饱满，呼吸运动减弱。②气管、纵隔及心脏向对侧移位。③语音震颤减弱或消失。④叩诊可呈实音（积液较多时）或浊音（积液较少时）。⑤听诊呼吸音减弱或消失。⑥积液如在右侧，可使肝脏向下方移动。但积液不多或位于两肺叶间隙时，体征多不明显。渗出液特点为外观淡黄、黄绿或粉红色，略浑浊，较黏稠，易凝固，比重多>1.016，细胞数多$>0.5×10^9/L$，蛋白定量常高于$25～30g/L$（$2.5～3g/dl$），胸腔积液蛋白与血清蛋白之比多大于0.5，胸腔积液黏蛋白定性试验阳性。渗出液中溶菌酶增高（$>20μg/ml$）。

知识点11：浆液性胸膜炎的辅助检查	副高：熟练掌握 正高：熟练掌握

（1）X线检查：可见密度均匀的阴影，在正位片上中等量积液表现为外高内低的弧形阴

影，空气进入胸腔后出现气液接触的水平面，大量积液时可见一侧肺呈致密暗影，患侧肋间隙增大，气管、心脏向健侧移位及膈肌下降。局限性胸腔积液或包裹性积液表现为自胸壁向肺野突出的半圆形或梭形致密影，密度均匀，边缘光滑锐利，叶间积液在后前位可见水平裂增宽，略呈棱状影，边缘模糊，侧位可见典型三棱状阴影。

（2）超声检查：可发现透声良好的液性暗区，可提示穿刺的范围、部位、深度。

（3）胸腔穿刺检查：渗出液特点为外观淡黄、黄绿或粉红色，略浑浊，较黏稠，易凝固，比重多>1.016，细胞数多>0.5×10^9/L，蛋白定量常>25g/L，胸腔积液蛋白与血清蛋白之比多>0.5，糖定量常低于血糖，乳酸脱氢酶（LDH）多>200U，胸腔积液LDH∶血清LDH>0.6，胸腔积液黏蛋白定性试验阳性。结核性胸膜炎腺苷脱氨酶（ADA）增高。

知识点12：浆液性胸膜炎的诊断与鉴别诊断　　副高：熟练掌握　正高：熟练掌握

根据病史、体检，结合影像学检查结果较易作出胸腔积液的诊断。关键是确定积液的性质，一般胸腔穿刺抽液检查才能确定。如为浆液性，首先应考虑结核性，可结合病史、结核菌素试验、X线肺门阴影、胸腔积液ADA增高及其他所见，与风湿性疾病鉴别，如能从积液中找到结核菌，则可确诊为结核。胸腔积液查癌胚抗原、肿瘤细胞有助于恶性肿瘤的诊断。

在鉴别胸腔积液的性质时，还要考虑其他情况。①漏出液：外观色淡黄，清。稀薄，不凝，比重多<1.016，白细胞数少<0.1×10^9/L，蛋白质定量<30g/L，胸腔积液蛋白与血清蛋白之比多<0.5，糖定量约与血糖相等，LDH<200U，胸腔积液LDH与血清LDH之比<0.6，胸腔积液黏蛋白定性试验阴性。多见于心力衰竭、心包炎、肾病、肝硬化、营养不良、低蛋白血症，同时常见于全身性水肿，胸腔积液常于双侧出现。②血性胸腔积液：可见于结核病或脓胸，由于血管破溃所致。肺和胸膜恶性肿瘤多见，又可见于风湿性疾病。③乳糜性胸腔积液：小儿时期少见，一般限于一侧，与胸导管的先天性畸形及胸部淋巴结或肿瘤压迫胸导管有关。

知识点13：浆液性胸膜炎的治疗　　副高：熟练掌握　正高：熟练掌握

治疗决定于原发病的诊断。在抗菌治疗的基础上，可加用皮质激素和穿刺抽液，预后较好。

三、化脓性胸膜炎

知识点14：化脓性胸膜炎的概念　　副高：熟练掌握　正高：熟练掌握

化脓性胸膜炎是肺内感染灶的病原菌侵袭胸膜，或经淋巴管感染引起胸膜腔感染而积脓，故又称脓胸。在婴幼儿最多见。一般胸腔穿刺液在试管内静置24小时后，1/10～1/2应为固体成分，<1/10则称为胸腔积液。

知识点15：化脓性胸膜炎的病因　　　　　副高：熟练掌握　正高：熟练掌握

半数脓胸继发于肺炎，其次是术后脓胸，最常见的手术是肺切除术。脓胸最常见的病原菌是金黄色葡萄球菌，其次是肺炎链球菌和革兰阴性菌，如大肠埃希菌和绿脓假单胞菌。

病原菌侵入胸膜的途径：①最主要的途径是由于肺内感染灶中的病原菌直接侵袭胸膜或淋巴组织而引起。由肺炎发展而来的占最多数。②纵隔炎、膈下脓肿、胸部创伤、手术或穿刺等操作直接污染。

知识点16：化脓性胸膜炎的病理　　　　　副高：熟练掌握　正高：熟练掌握

金黄色葡萄球菌的凝固酶促使纤维蛋白从渗出液中释出，凝结并沉积，脓液的黏稠度因此增加，再加上坏死组织则将末梢小气管堵塞，呼吸时能进气而出气不畅。可造成肺大疱、纵隔气肿、脓气胸等。

发生脓胸后，胸膜也很易产生粘连，往往较早形成包裹性或多房性脓胸。无肺内病灶的原发性化脓性胸膜炎非常罕见。

知识点17：化脓性胸膜炎的症状　　　　　副高：熟练掌握　正高：熟练掌握

病程在3个月以内者为急性脓胸，3个月以上者为慢性脓胸，小儿以急性多见。①急性脓胸：大多高热不退，婴儿只表现中度呼吸困难；较大患儿则表现出较重的中毒症状和重度呼吸困难、咳嗽、胸痛。发生张力性脓气胸时，突然出现呼吸急促，鼻翼扇动，发绀，烦躁，持续性咳嗽，甚至休克。②慢性脓胸：患儿多有低热，咳嗽及呼吸困难可渐好转，呈慢性消耗病容、消瘦、多汗、贫血。

知识点18：化脓性胸膜炎的体征　　　　　副高：熟练掌握　正高：熟练掌握

急性期患侧胸廓饱满，肋间隙增宽而饱满，呼吸运动减弱，叩诊液面以下部位为浊音，听诊呼吸音减低。慢性脓胸由于胸腔纤维组织增厚机化，胸廓出现塌陷。婴幼儿出现胸廓塌陷较早。新生儿脓胸的临床表现缺少特征性，有呼吸困难、口周青紫时，都应仔细检查胸部或做X线检查。

知识点19：化脓性胸膜炎的辅助检查　　　　　副高：熟练掌握　正高：熟练掌握

（1）实验室检查　①血常规：白细胞计数明显增高 $[(15\sim40)\times10^9/L]$，中性粒细胞增多，有中毒颗粒。

②从胸膜腔抽出脓液可确诊。须将胸腔积液送细菌和真菌培养，涂片找细菌或真菌丝、孢子。革兰染色、抗酸染色。pH、细胞计数、分类计数、糖、蛋白及乳酸脱氢酶检查，如果怀疑恶性变应做细胞学检查。

（2）影像学检查：胸部X线征象是大片均匀阴暗影，肺纹理被遮没，纵隔被推向健侧。肺CT或B超对诊断包裹性脓胸有一定帮助。

知识点20：化脓性胸膜炎的诊断　　　　　　　副高：熟练掌握　　正高：熟练掌握

根据严重的中毒症状，呼吸困难，气管和心浊音界向对侧移位，病侧叩诊大片浊音，伴呼吸音明显降低，可拟诊脓胸。结合胸部影像学检查，确定有无胸腔积液。脓胸的确诊必须根据胸腔穿刺抽得脓液。从脓液的外观，可初步推测病原菌的类别。黄色脓液多为葡萄球菌，黄绿色脓液多为肺炎球菌，淡黄色稀薄脓液为链球菌，绿色伴有臭味脓液常为厌氧菌。脓液应做培养并做药物敏感试验，为选用抗生素提供依据。

知识点21：化脓性胸膜炎的鉴别诊断　　　　　副高：熟练掌握　　正高：熟练掌握

（1）大范围肺萎陷：脓胸时肋间隙增宽，气管向健侧偏移，而肺萎陷时肋间隙变窄，气管向患侧偏移，穿刺无脓液。

（2）巨大肺大疱并肺脓肿：特别是新生儿一侧肺全压缩较难鉴别，有压迫症状时行穿刺减压后，根据肺组织张开分布情况予以区别。脓胸时，肺组织集中压缩在肺门，而肺大疱则外围有肺组织张开，并出现呼吸音。

（3）膈疝：在肺炎或上感合并膈疝时，X线胸片可见多发气液阴影（小肠疝入）或大液面（胃疝入），可误为脓气胸。穿刺液为浑浊或粪汁可明确诊断。

（4）巨大膈下脓肿：此病胸腔也可产生反应性积液，但很少有肺组织病变。穿刺放脓后无负压，或负压进气后X线胸片可见脓肿在膈下。

（5）肺包虫或肝包虫穿入胸腔：可形成特殊性质的的胸膜炎或液气胸。根据包虫流行病史及特异性检查可以鉴别。

（6）结缔组织病合并胸膜炎：有的病例很像脓毒症伴脓胸，胸腔穿刺液外观似渗出液或稀薄脓液，用肾上腺皮质激素治疗后很快吸收。

（7）风湿性疾病合并胸膜炎：临床表现类似败血症并发脓胸。但胸腔积液外观似渗出液或稀薄脓液，白细胞主要为中性粒细胞，胸腔积液涂片及培养无病原菌，多数用肾上腺皮质激素治疗后很快吸收。

知识点22：化脓性胸膜炎的治疗　　　　　　　副高：熟练掌握　　正高：熟练掌握

采取综合治疗，原则是排除脓液解除胸腔压迫，控制感染，改善全身情况。

（1）一般治疗：卧床休息；给予高热量、富含蛋白质、维生素的饮食；高热、剧咳、缺氧等对症处理。

（2）胸腔穿刺疗法：病初为确定胸腔积液性质，应做诊断性穿刺抽脓送检；若胸腔积液量多、有呼吸困难等压迫症状，应做穿刺放液减压；脓液稀薄者，3天内可每日用粗针穿刺抽脓使肺复张；任何时间脓液增多或有张力时，均应先穿刺再考虑引流；若效果不明显，可闭式胸腔引流。必要时胸腔内注射、抗感染药物；若治疗不顺利诊断可疑，应重复胸穿送化验检查。

（3）引流疗法：①插管引流：3天内反复穿刺，分泌物增加快、多、稠，宜在3~7天插管行闭式胸腔引流。引流1~2周一般肺可张开，2周不愈者，引流口将漏气，可考虑拔管。②胸腔镜引流：插管引流3天后肺不能张开，宜早行胸腔镜探查并清除纤维蛋白沉积，松解粘连，并给予正压使肺膨胀，再继续引流。③胸腔切开探查式引流：慢性脓胸、长期脓液不减少，高热不退疑有异物、坏死组织、脓块粘连成分者，宜切开胸腔清除病变，分离粘连，置管引流。④开放引流：脓腔缩小而固定，但脓液量仍大，支气管胸膜瘘形成。

（4）抗感染：应选用对病原微生物敏感的抗菌药物，静脉给药。根据药敏试验选用抗生素，未获得培养结果之前，根据经验选择敏感的药物。金黄色葡萄球菌选用苯唑西林，甲氧西林耐药者选用万古霉素或联用利福平；肺炎链球菌和链球菌性脓胸用大剂量青霉素；革兰阴性菌选用氨苄西林，第三代头孢抗生素，如头孢曲松。葡萄球菌一般需持续给药3~4周。为防止脓胸复发，在体温正常后应再给药2~3周。

（5）手术治疗：支气管胸膜瘘行开放引流一般情况好转后可行胸膜肺切除术。胸廓畸形不能自愈者行胸膜剥脱手术。

知识点23：化脓性胸膜炎的预后　　　　副高：熟练掌握　正高：熟练掌握

早期得到适当治疗者预后较好。由金黄色葡萄球菌或混合性感染引起者预后较差。如同时有严重肺炎、佝偻病或营养不良及其他严重并发症时，预后也较差。

第六节　气　胸

知识点1：气胸的概念　　　　副高：熟练掌握　正高：熟练掌握

气胸是指肺泡破裂或胸廓外伤使气体进入胸膜腔所致的疾病。大量肺外气体进入胸腔可导致肺不张和通气不良，并影响静脉回流，以致心排血量和血压降低。多见于合并产伤、正压通气或应用气道连续加压通气的新生儿。胸廓创伤、限制性或梗阻性肺部疾患如哮喘、肺炎时肺泡破裂亦可引起。局限性气胸预后较好，张力性气胸影响心肺功能，治疗不当会威胁生命。

知识点2：气胸的症状　　　　副高：熟练掌握　正高：熟练掌握

临床表现为突然发病，患侧胸痛、气急、烦躁及刺激性咳嗽。张力性气胸者呼吸困难明显，出现发绀。重者可出现呼吸衰竭。轻度气胸（积气100~200ml）者可无任何症状。

知识点3：气胸的体征　　　　副高：熟练掌握　正高：熟练掌握

患侧胸廓饱满、肋间隙增宽，呼吸运动减弱，叩诊呈鼓音、语颤及呼吸音减弱或消失，气管及心尖搏动可向健侧移位。右侧气胸时肝浊音界下降。有皮下气肿时，在锁骨上窝、胸骨上窝，腋下或胸背可触及握雪感。

| 知识点4：气胸的辅助检查 | 副高：熟练掌握 | 正高：熟练掌握 |

（1）血常规：白细胞和中性粒细胞可增多。

（2）X线检查：可显示患侧充全透亮、肺纹理消失的积气区。肺组织向肺门处萎缩，边缘呈外凸弧形的线影，纵隔和心脏可向健侧移位。应注意肺压缩的程度，有无胸腔积液、纵隔气肿等情况。

| 知识点5：气胸的治疗 | 副高：熟练掌握 | 正高：熟练掌握 |

（1）一般治疗：取半卧位、坐位，或侧向患侧，避免压迫健侧肺组织。保持安静，避免翻动。烦躁和咳嗽剧烈者可用镇静剂和镇咳药。有呼吸急促和发绀时应吸氧。

（2）胸腔穿刺排气：少量气胸可自行吸收，气体量大或张力高时，需紧急行穿刺排气。①注射器抽气：以橡皮管三通连接注射器与胸腔穿刺针头，于患侧胸前壁2～3肋间锁骨中线外侧穿刺，针头宜在第3肋间隙上缘刺入，反复抽气，速度要慢、适用于紧急情况。②水封瓶闭式引流：适用于张力或开放式气胸。穿刺后拔出针头，留置塑料管连接闭式引流瓶，瓶内置蒸馏水，高出引流管口1～2cm，进行持续引流排气，待气体不再逸出，临床情况稳定，可夹紧胸腔引流管，观察24～36小时，复查胸透后拔管。

（3）控制感染：对感染所致者，可选择敏感抗生素控制感染。

（4）外科治疗：张力性或开放性气胸经闭式引流1周以后，仍有多量气泡逸出，考虑有支气管胸膜瘘或活瓣时，应考虑外科手术修补。

第七节　支气管扩张

| 知识点1：支气管扩张的概念 | 副高：熟练掌握 | 正高：熟练掌握 |

支气管扩张症系支气管因反复感染和分泌物阻塞，造成管壁破坏、变形和扩张的一种慢性化脓性疾病，病变进展慢、不可逆。多起病于儿童时麻疹、百日咳后的支气管炎、迁延不愈的支气管肺炎等。随着人民生活的改善，麻疹、百日咳疫苗的预防接种，抗生素的及时应用诱发因素的消除等预防措施，本病的发病率已大为减少。

| 知识点2：支气管扩张的病因和发病机制 | 副高：熟练掌握 | 正高：熟练掌握 |

本病多继发于呼吸道感染和支气管阻塞，如婴幼儿流感、百日咳、麻疹等。严重支气管感染损伤各层组织，尤其是平滑肌和弹性纤维破坏，削弱了管壁的支撑作用，在咳嗽时管内压力增高及胸腔负压的牵引下逐渐形成支气管扩张，支气管阻塞可导致和加重感染。此外，

也可能是支气管先天性发育缺损和遗传因素可致，但比较少见。

支气管扩张好发于左侧，以左肺下叶和左肺舌叶为多见，与局部支气管细长、引流不畅有关。而结核性支气管扩张则多见于上叶后段。

支气管壁炎性细胞浸润，管壁各层组织不同程度破坏：肌层、弹性纤维、软骨的破坏，管腔扩张，可见毛细血管扩张或支气管动脉和肺动脉扩张与吻合形成的血管瘤，易破裂出血。

知识点3：支气管扩张的病理生理　　　副高：熟练掌握　正高：熟练掌握

支气管扩张的早期病变轻而且局限，呼吸功能测定可在正常范围。病变范围较大时，肺功能测定表现为轻度阻塞性通气障碍。若病变严重而广泛，且累及胸膜及心包，则表现为以阻塞性为主的混合性通气功能障碍，吸入气体分布不均匀，支气管扩张区肺组织肺泡通气量减少，而血流很少受限，使通气/血流比值降低，形成肺内动-静脉样分流，以及肺泡弥散功能障碍导致低氧血症。若病变进一步发展，肺泡毛细血管广泛破坏、肺循环阻力增加，以及低氧血症引起肺小动脉痉挛，出现肺动脉高压，右心负荷进一步加重，右心功能衰竭，并发肺源性心脏病。

知识点4：支气管扩张的临床表现　　　副高：熟练掌握　正高：熟练掌握

（1）症状：主要症状为咳嗽，多由变换体位时引起，急性感染时伴大量黏液脓痰。发热少见。易患反复下呼吸道感染，尤其在同一部位反复发生肺炎，甚至肺脓肿。病程久者多有不同程度咯血、贫血、营养不良等。肺部检查可在肺底部闻及水泡音或哮鸣音。如病变广泛，常因肺不张或纤维性病变致纵隔移向患侧。杵状指（趾）的出现提示病程常在1年以上。

（2）体征：轻症患儿X线胸片仅见肺纹理增粗，病变明显时可见中下肺大小不等的环状透光阴影，呈卷发状或蜂窝状，常伴肺段、肺叶不张影及周围炎性浸润影。支气管造影显示支气管呈柱状、梭状或囊状扩张。

知识点5：支气管扩张的辅助检查　　　副高：熟练掌握　正高：熟练掌握

（1）X线胸片：轻症患儿胸部平片可见患侧肺纹理增粗、紊乱，后期有不规则环状透光阴影或呈蜂窝状阴影，甚至有液平面，有时可见肺段或肺叶不张。

（2）体层摄片：可见不张肺叶气管扩张和变形。

（3）支气管碘油造影：是诊断支气管扩张的最重要手段。可确定病变范围、部位、性质，可见病变部位支气管呈柱状、囊状、梭状扩张。

（4）纤维支气管镜检查：可见扩张的支气管黏膜充血、水肿、肉芽组织及脓性分泌物。

（5）痰细菌培养：可明确细菌种类，为选择抗生素提供依据。

| 知识点6：支气管扩张的诊断 | 副高：熟练掌握 正高：熟练掌握 |

（1）以儿童和青年期发病为多。

（2）常有长期咳嗽、大量脓痰、反复咯血和肺部感染等病史。

（3）肺下部常有持续存在的湿啰音和杵状指（趾）等体征。

（4）胸部X线平片可显示正常或下肺野纹理紊乱增粗，呈卷发样改变，片状阴影或呈肺不张阴影。

（5）支气管碘油造影可确定扩张是否存在扩张形态（囊状、柱状和混合性），并可确定病变部位、程度和范围。

| 知识点7：支气管扩张的鉴别诊断 | 副高：熟练掌握 正高：熟练掌握 |

（1）慢性支气管炎：与早期支气管扩张症的鉴别，有赖于在病程中反复检查，肺部啰音是否经常固定于同一部位，必要时进行支气管碘油造影做鉴别。

（2）肺脓肿：起病急、高热、咳嗽、咳大量脓性痰；X线检查可见浓密炎症阴影，其中有空洞伴液平面；有效抗菌药物治疗后炎症可全消退。

（3）先天性肺囊肿：X线检查可见多个边缘清晰的圆形或椭圆形阴影、壁较薄，周围肺组织无浸润，支气管造影有助于诊断。

| 知识点8：支气管扩张的内科治疗 | 副高：熟练掌握 正高：熟练掌握 |

控制感染，减轻症状，疏通气道，以利于进一步检查或手术前准备。

（1）体位引流：为治疗支气管扩张症的重要措施，但对较大儿童能取得合作者，效果较好。每日3次，每次15~20分钟。按病变部位采取不同体位进行引流。

（2）控制感染：多属混合感染，故可采用广谱抗生素或根据药物敏感试验选择有效抗生素。疗程宜长，最少1~3周，并注意其副作用。

（3）祛痰剂：痰液黏稠时，尤在体位引流前，宜加用支气管扩张剂（如β_2受体激动剂或黄嘌呤制剂）、祛痰剂或中药。

（4）并发大量咯血时，应防止窒息。采取侧卧位，加用止血、镇静药，如卡巴克洛、凝血酶，重症用垂体后叶素10~20U加于葡萄糖液250ml中静脉滴注。

| 知识点9：支气管扩张的外科治疗 | 副高：熟练掌握 正高：熟练掌握 |

症状明显，病变局限为手术治疗的指征。病变广泛时，则难给予手术。对具体病例，应权衡利弊。临床多主张早期手术。手术的指征是：①内科治疗1年以上无效。②病变部位已有肺不张，长期不愈者。③病变限于一侧肺或一肺叶。④反复咯血，不易控制者。⑤反复感染，不易控制者。

第八节 气管、支气管异物

知识点1：气管、支气管异物的病因　　　　副高：熟练掌握　正高：熟练掌握

气管、支气管异物的发生主要原因：①小儿磨牙未萌出，咀嚼功能差。②喉头保护性反射功能不良。③进食时爱哭笑打闹。④学龄前儿童喜欢将一些小玩具、笔帽、珠子等含于口中玩耍，当受到惊吓、哭闹或深吸气时极易将异物吸入呼吸道。⑤重症或昏迷的患儿，由于吞咽反射减弱或消失，会将呕吐物、食物或牙齿呛入气道。⑥临床也有昏迷患儿消化道蛔虫上行进入呼吸道者。

知识点2：气管、支气管异物的病理　　　　副高：熟练掌握　正高：熟练掌握

异物进入呼吸道后，首先刺激产生反射性咳嗽，如果异物未被咳出而进入深部支气管，将嵌入与其大小相匹配管径的支气管中，造成局部支气管黏膜肿胀、糜烂，肉芽组织增生包裹。管腔部分阻塞时形成远端限局性肺气肿，若管腔完全阻塞，导致远端肺含气不良，继发感染、支气管扩张等。

知识点3：气管、支气管异物的临床分期　　　　副高：熟练掌握　正高：熟练掌握

气道异物根据病程临床可分为吸入期、安静期、症状期及并发症期。

（1）吸入期：异物误吸通过声门进入气管时，因黏膜受到刺激产生剧烈的刺激性呛咳合并憋气，部分病例异物被咳出。如异物嵌于声门区可发生严重呼吸困难，甚至窒息死亡。

（2）安静期：异物被吸入支气管后，可滞留于与异物大小及形状相应的气管或支气管内，此时可不出现症状。

（3）症状期及并发症期：异物吸入气管或支气管后，会引起局部刺激及继发炎症，部分或全部阻塞支气管而引起相应部位病变，临床上可出现反复发热、咳嗽、脓痰、呼吸困难、胸痛、咯血及身体消瘦等。由于部分气管内的异物会随呼吸运动和体位变化而移动，引起剧烈的阵发性咳嗽，睡眠时咳嗽和呼吸困难均减轻。呼吸困难多为吸气性的，但如果异物较大而嵌在气管隆突之上，则表现为混合性呼吸困难，并伴有呼气相喘鸣音，极似支气管哮喘，应注意鉴别。

知识点4：气管、支气管异物的典型特征　　　　副高：熟练掌握　正高：熟练掌握

一般气管异物有以下3个典型特征：①气喘哮鸣：因空气经过异物阻塞的狭窄处而产生，于张口呼吸时更清楚。②气管拍击音：异物随呼出气流拍击声门下而产生，以咳嗽时更明显，异物固定后无此音。③气管撞击感：触诊气管可有撞击感。

知识点5：气管、支气管异物的并发症　　　副高：熟练掌握　正高：熟练掌握

气管、支气管异物的并发症有喉梗阻、气胸、纵隔气肿、呼吸衰竭、肺炎、肺脓肿、支气管扩张。

知识点6：气管、支气管异物的诊断　　　副高：熟练掌握　正高：熟练掌握

对急性期典型病例，根据病史、症状、体征即可诊断。支气管异物慢性病例往往误诊为肺炎，必要时可做胸部X线透视或CT及支气管镜检查。

（1）误吸异物的病史：病史为诊断呼吸道异物的重要依据，一般家长多能详述。少数家长事后遗忘或未目睹，需反复询问。

（2）胸部体征：因病例不同，视梗阻的部位和性质而定。活动于气管的异物，除咳嗽时可闻及拍击音之外，两肺有不同程度的呼吸音降低及痰鸣。若异物梗阻一侧支气管，可表现一侧或某叶肺不张或肺气肿的体征，患侧胸部叩诊或浊音或鼓音，视肺部病变而异，但呼吸音均减低，如有继发感染则可闻痰鸣或喘鸣音。由脂酸性异物所致的支气管炎，取出异物后，可闻及中小水泡音，这是因潴留的分泌物排出所致。一般术前多不易听到。

（3）影像学检查：对不透X线的异物，如金属，胸片即可确定其部位、大小及形状。对于透光的异物胸部透视可见气管异物表现为随呼吸心影反常大小，支气管异物可见纵隔摆动。螺旋CT和三维重建的仿真支气管镜可见异物所在的部位及大小。

（4）支气管镜检查：是确诊气管、支气管异物最直接准确的方法。

知识点7：气管、支气管异物的鉴别诊断　　　副高：熟练掌握　正高：熟练掌握

（1）支气管哮喘：常有喘息发作史。有喘鸣性呼气性呼吸困难，重者端坐呼吸。经氨茶碱或激素治疗后，症状大都在短时期内即可缓解。此类药物对呼吸道异物所致的呼吸困难则无效。

（2）支气管炎及肺炎：支气管异物并发感染极易误诊为单纯肺炎，但肺炎常有上呼吸道感染史，无异物吸入史。小儿相同部位反复肺炎则应注意异物的可能。

（3）支气管内膜结核：气管、支气管淋巴结结核感染后，由于压迫、浸润和腐蚀可引起穿孔。穿孔较大者，有大块干酪样组织或肉芽突入气管或支气管阻塞气道。通过患者有结核接触史、结核菌素实验阳性、结核中毒症状、胸部X线表现、痰液和支气管灌洗液的结核菌培养等诊断，支气管镜检查是确诊的关键。

知识点8：急性期气管、支气管异物的治疗　　　副高：熟练掌握　正高：熟练掌握

（1）气管和支气管镜治疗：气管、支气管镜检查是非常有效的即刻诊断，又有治疗意义的方法。手术可以采用全身麻醉、局部表面麻醉或无麻。对于体积较大，位置在气管和左或右主支气管的异物，像笔帽、骨片、铁钉等特殊类型的气管、支气管异物应在全身麻醉下进

行，并尽量选择大号的硬式气管镜取出，以较好地保护异物顺利出声门。

（2）气管切开：对于像图钉、大块橡皮等异物从声门取出时容易被声带刮脱引起窒息，应考虑做气管切开，从气管切开口处取出。

（3）开胸切开气管、支气管：像玻璃球和某些大的光滑的玩具在气管镜下难以钳出，可以开胸切开气管、支气管取出。

知识点9：迁延性或慢性支气管异物的治疗	副高：熟练掌握 正高：熟练掌握

（1）支气管镜：对化脓性局部进行冲洗、抗炎，清理管壁及炎性肉芽以暴露及确定异物的形态及确切位置；根据异物的性质确定取异物的方法，并将异物取出；异物取出后要继续治疗异物远端支气管、肺的化脓性感染、闭塞或不张。

（2）手术治疗：对于异物位置深，嵌塞时间长，局部肉芽增生包裹明显，周围局部支气管压迫严重的情况，采用气管镜取异物难度大，容易造成支气管撕裂、大出血等危险，此时应采取胸科手术治疗。

知识点10：气管、支气管异物的预后	副高：熟练掌握 正高：熟练掌握

气管、支气管异物非常危险，当异物嵌顿于声门或气管而致完全性梗阻时，可突然死亡。及时顺利取出预后良好，若诊断不及时，拖延了治疗时间，可致支气管肺严重并发症。

第九节 特发性肺含铁血黄素沉着症

知识点1：特发性肺含铁血黄素沉着症的概念	副高：熟练掌握 正高：熟练掌握

特发性肺含铁血黄素沉着症（IPH）是原发性肺泡毛细血管出血引起含铁血黄素在肺尤其是肺泡巨噬细胞内沉积而导致的一种疾病。本病主要发生在婴幼儿和儿童，常反复发作，以肺泡毛细血管出血为主要病理特征，甚至可能危及生命。

知识点2：特发性肺含铁血黄素沉着症的病因	副高：熟练掌握 正高：熟练掌握

本病的病因还不十分清楚，可能与以下因素有关：①抗原-抗体复合物介导的肺泡自身免疫性损伤，导致肺泡毛细血管通透性增加，引起肺泡出血。②牛奶过敏引起的肺泡出血海纳（Heiner）综合征，也可能是免疫复合物沉积在肺内所致。③遗传因素。

知识点3：特发性肺含铁血黄素沉着症的病理变化	
	副高：熟练掌握 正高：熟练掌握

肺泡毛细血管的出血进入到肺组织，红细胞中的血红蛋白即转化为含铁血黄素。含铁血

黄素被巨噬细胞吞噬而成为含铁血黄素细胞。这些巨噬细胞还会产生前炎症分子，出血反复发生则导致肺部慢性炎症和纤维化。肺部失血和铁的沉积导致患儿出现缺铁性贫血。

知识点4：特发性肺含铁血黄素沉着症的病理分期

副高：熟练掌握　正高：熟练掌握

IPH的病理变化按临床病程可分为急性期、慢性反复发作期和后遗症期。

（1）急性期：病理学改变为肺泡和细支气管腔内的出血，肺泡上皮细胞肿胀、变性、脱落，肺泡腔内可见红细胞和含铁血黄素巨噬细胞，肺泡毛细血管扩张、扭曲，肺泡壁可见弹性纤维变性，毛细血管增生，基底膜增厚。电子显微镜下可见弥漫性毛细血管损害、内皮细胞肿胀、Ⅱ型肺泡上皮局部增生、基底膜失去正常结构呈灶性断裂，蛋白沉积于基底膜上。

（2）慢性反复发作期：肺泡间质大量含铁血黄素沉着，肺泡间质纤维组织增生，肺泡壁与小叶间隔增厚。肺内纤维化可形成肺高压而继发左心或右心肥大，甚至肺心病。部分患儿并发肝、脾、周围淋巴结内出血及肿大。

（3）后遗症期：病理上为肺间质纤维化，电镜显示肺泡毛细血管失去正常结构，呈灶性破裂，并有胶原纤维沉积。

知识点5：特发性肺含铁血黄素沉着症的症状

副高：熟练掌握　正高：熟练掌握

因病期、程度不同症状各异：①急性出血期：突然发病，轻咳，咳少量新鲜血丝或小血块，偶可大量咯血。低热、呼吸急促、发绀、胸痛、心悸、面色苍白。②慢性反复发作期：上述症状反复发生，若继发肺部感染可有高热、咳嗽加剧、咳黄痰的症状。病程后期可并发肺动脉高压、肺心病和呼吸衰竭。

知识点6：特发性肺含铁血黄素沉着症的体征

副高：熟练掌握　正高：熟练掌握

因病期、程度不同体征各异：①急性出血期：体重下降、心率增快。肺部检查可正常，但重者呼吸音减低，可闻及哮鸣音，或大小不等的湿啰音。②慢性反复发作期：贫血貌，肺间质纤维化明显时肺部可闻及爆裂音，与细小湿啰音相似，但音调高、表浅，双侧下肺为多，吸气末较明显。病程后期部分患儿有杵状指，少数患儿有肝脾大。

知识点7：特发性肺含铁血黄素沉着症的实验室检查

副高：熟练掌握　正高：熟练掌握

（1）血象：急性期有不同程度小细胞低色素性贫血，网织红细胞增加，部分患者嗜酸性粒细胞增多，可达10%～25%。血小板数正常。骨髓象同慢性缺铁性贫血。

（2）含铁血黄素细胞检查：在痰内或婴幼儿胃液内找到含铁血黄素细胞（巨噬细胞内充满含铁血黄素颗粒），具有重要的诊断价值，如高度怀疑本病而无明显咯血者，应反复多次查找。

（3）纤维支气管镜检查：支气管内可见血液，灌洗液中找到含铁血黄素细胞是本病的特征性表现。

（4）其他检查：急性发作期血清胆红素可增多，直接Coombs试验、冷凝集试验、噬异凝集试验可呈阳性。血清铁减少，总铁结合力升高。血沉多增快。粪便潜血可阳性。

知识点8：特发性肺含铁血黄素沉着症的X线检查
副高：熟练掌握　正高：熟练掌握

（1）急性出血期：胸部X线常表现为双侧对称、倾斜向上直至两侧胸壁的浸润阴影，又称"蝴蝶征"或"蝙蝠翼征"；也可表现为两肺透亮度普遍减低，呈磨玻璃样改变。浸润性阴影可从边缘模糊的斑点状、结节状阴影逐渐融合成大片云絮状阴影，以肺门、中下肺野较多见，两侧对称分布。此期亦可见支气管充气征、纵隔缘及心膈面模糊。胸部CT检查显示的磨玻璃样变比常规X线片敏感，可更早期发现常规X线片难以发现的肺部弥漫性小结节状阴影。高分辨CT可表现为两肺内弥漫分布网状结节影。急性期的肺部表现多在2～4天吸收消散，此点可与肺部感染所致感染片影鉴别。

（2）慢性反复发作期：可见双肺纹理增重增粗，肺内可见边界不清的细网状影。

（3）后遗症期：可见肺野呈粗网状改变、弥漫结节状阴影或粗条索影及小囊状透亮区，也可表现为弥漫性肺间质纤维化时、肺气肿、肺动脉高压、间质性肺水肿和肺心病等相应表现。

知识点9：特发性肺含铁血黄素沉着症的鉴别诊断
副高：熟练掌握　正高：熟练掌握

（1）肺炎：大叶性肺炎或支气管肺炎可出现不同程度的咯血或痰中带血，而IPH急性期肺部可闻及湿啰音，X线胸片可呈浸润样改变，应予鉴别。但肺炎有明确感染征象，发热、咳嗽、咳痰明显，无贫血表现，可资鉴别。

（2）支气管扩张：有反复咯血，但伴有慢性咳嗽，大量脓痰，体检肺部可闻及固定性湿啰音，胸部X线、CT尤其是胸部高分辨CT可见扩张的支气管，据此可进行鉴别。

（3）血行播散性肺结核：本病X线胸片也有弥漫性结节，阴影以两上肺野多。有结核中毒症状，很少咯血，也无贫血。痰含铁血黄素细胞阴性，抗结核治疗有效。

（4）继发性肺含铁血黄素沉着症：常见于心脏病，尤其是二尖瓣狭窄和各种原因引起的慢性左心衰竭。由于肺淤血，肺内毛细血管压长期增高，血液外渗及出血，患儿可反复咯血，含铁血黄素沉积于肺内，巨噬细胞吞噬，可见含铁血黄素的吞噬细胞（又称心力衰竭细胞）。根据心脏病史，心脏体征和超声心动图检查，一般不难诊断。

（5）抗肾小球基底膜抗体病（肺出血-肾炎综合征）：临床特点是肺出血、反复咯血、胸部X线片显示肺浸润性阴影、贫血和急进性肾小球肾炎。本综合征和IPH的关系至今不明。临床最主要的区别在于本病有肾小球肾炎的改变，常为急进性或亚急性；血清中抗基底膜抗体阳性。

（6）其他原因所致的肺泡出血性疾病：如系统性红斑狼疮、韦格纳肉芽肿、结节性多动脉炎、过敏性紫癜、特发性冷球蛋白血症等，均可致肺泡出血。但这些疾病均有其原发病的特征，除肺泡出血外，还有其他系统损害和临床症状，组织病理学也有所不同，不难作出正确诊断。

知识点10：特发性肺含铁血黄素沉着症的治疗　　副高：熟练掌握　　正高：熟练掌握

目前尚无特效治疗方法。

（1）仔细寻找病因或除去诱因，如对牛奶过敏，某些食物或化学物质过敏。由其他疾病继发者，首先治疗原发病。

（2）对症治疗：急性发作期应卧床休息，间歇正压给氧。咯血、贫血严重者给予镇静、止血、补铁剂，必要时少量多次输血。

（3）糖皮质激素治疗：急性期应用糖皮质激素控制症状。常用氢化可的松每日5～10mg/kg静脉滴注，危重期过后，可用泼尼松每日1～2mg/kg，分次口服，症状完全缓解（2～3周）后逐渐减量至维持量，并维持1～2年。同时吸入激素（布地纳德400μg×2次/日）可能对缓解病情有效，并可避免口服糖皮质激素的全身副作用。

（4）免疫抑制剂治疗：糖皮质激素治疗无效者可加用免疫抑制剂。硫唑嘌呤，从每日1.2～2.0mg/kg增到每日3～5mg/kg，用至临床及实验室检查大致正常后，适量维持1年。还可试用环磷酰胺、胸腺肽及活血化瘀的中药。

（5）其他治疗：慢性静止期除用小剂量激素作维持治疗外，还可采用铁络合剂去铁疗法。但铁络合剂本身毒性较大，国内外文献对此类药物评价不一。血浆置换适用于其他治疗无效的患儿，本法能去除血液中免疫复合物，从而终止肺部的免疫学损伤而使患儿的病情缓解。

知识点11：特发性肺含铁血黄素沉着症的预后　　副高：熟练掌握　　正高：熟练掌握

本病的预后取决于肺出血的程度及持续时间，早期诊断、及时的免疫抑制剂治疗能够显著改善IPH的预后，少数病例可自行缓解。

第十节　反复呼吸道感染

一、反复呼吸道感染的概述

知识点1：反复呼吸道感染的特点　　副高：熟练掌握　　正高：熟练掌握

小儿反复呼吸道感染（RRTI）多见于婴幼儿，是儿科常见病。临床特点为常年反复发作的上、下呼吸道感染，每次发病症状较重，病程较长，迁延不愈，严重影响小儿的身心健康和生长发育。

近年来随着儿科医学的不断发展以及病原学、免疫学、影像学及内腔镜技术等诊断技术的不断提高，部分RRTI患儿已能明确地作出最终的疾病诊断，但仍有部分RRTI患儿不能作出明确的定位和定性诊断。因此，根据众多儿科医师和多学科专家的共识，保留"反复呼吸道感染"这一名称来认识儿科临床的常见现象，将反复呼吸道感染的病名诊断理解为临床概念，将反复呼吸道感染诊断参考标准修改为反复呼吸道感染判断条件，以逐步提高诊治水平，促进儿童的健康成长。

| 知识点2：反复呼吸道感染的定义 | 副高：熟练掌握　正高：熟练掌握 |

反复呼吸道感染指1年以内发生上、下呼吸道感染的次数频繁，超出正常范围。

| 知识点3：反复呼吸道感染的判断条件 | 副高：熟练掌握　正高：熟练掌握 |

根据年龄、潜在的原因及部位不同，将反复呼吸道感染分为反复上呼吸道感染和反复下呼吸道感染，后者又可分为反复气管、支气管炎和反复肺炎。感染部位的具体化有利于分析病因并采取相应的治疗措施，而强调反复上、下呼吸道感染，特别是反复气管、支气管炎、反复肺炎是要将感染性炎症与变应性炎症区分开来。

反复呼吸道感染判断条件

年龄（岁）	反复上呼吸道感染（次/年）	反复下呼吸道感染（次/年）	
		反复气管、支气管	反复肺炎
0~2岁	7	3	
~5岁	6	2	2
~14岁	5	2	2

注：①2次感染间隔时间至少7天。②若上呼吸道感染次数不够，可以将上、下呼吸道感染次数相加，反之则不能。但若反复感染是以下呼吸道为主，则应定义为反复下呼吸道感染。③确定次数需连续随访1年。④反复肺炎指1年内反复患肺炎≥2次，肺炎须由肺部体征和影像学证实，2次肺炎诊断期间肺炎体征和影像学改变应完全消失

二、反复上呼吸道感染

| 知识点4：反复上呼吸道感染的病因 | 副高：熟练掌握　正高：熟练掌握 |

以反复上呼吸道感染为主的婴幼儿和学龄前儿童，其反复感染多与护理不当、入托幼机构起始阶段、缺乏锻炼、迁移住地、被动吸入烟雾、环境污染、微量元素缺乏等因素有关；部分与鼻咽部慢性病灶有关，如鼻炎、鼻窦炎、扁桃体肥大、慢性扁桃体炎等。

| 知识点5：反复上呼吸道感染的处理原则 | 副高：熟练掌握　正高：熟练掌握 |

（1）寻找致病因素并给予相应处理。对鼻咽部慢性病灶，必要时请耳鼻喉科协助诊断。

由于大部分上呼吸道感染系病毒感染，故不应滥用抗菌药物。

（2）注意营养，指导饮食习惯，增强体质。

（3）护理恰当。

（4）养成良好的卫生习惯、预防交叉感染。

（5）必要时，给予针对性的免疫调节剂。

三、反复下呼吸道感染

知识点6：反复下呼吸道感染的病因　　　　　副高：熟练掌握　正高：熟练掌握

多由于反复上呼吸道感染治疗不当，使病情向下蔓延所致。大多也是致病微生物引起，少数与原发免疫功能缺陷及气道畸形有关。

知识点7：反复下呼吸道感染的处理原则　　　　副高：熟练掌握　正高：熟练掌握

（1）寻找致病因素并给予相应处理。

（2）注意与支气管哮喘等鉴别。

（3）抗感染药物治疗。需根据病原学结果和机体的免疫状态而定，合理应用抗生素。

（4）对症治疗，同反复肺炎。

四、反复肺炎

知识点8：反复肺炎的病因　　　　　　　　　副高：熟练掌握　正高：熟练掌握

对于反复肺炎，除必须考虑何种致病微生物外，更重要的是认真寻找导致反复肺炎的基础疾病：①原发性免疫缺陷病：如免疫系统器官（胸腺）、免疫活性细胞（淋巴和吞噬细胞）以及免疫活性分子（免疫球蛋白等）发生缺陷所致的疾病。②先天性肺实质、肺血管发育异常：先天性肺实质发育异常的患儿，如肺隔离症、肺囊肿等，易发生反复肺炎或慢性肺炎。肺血管发育异常导致肺淤血或缺血，易合并感染，引起反复肺炎。③先天性气道发育异常：如气管–支气管软化、气管–支气管狭窄、气管–支气管桥，这些畸形常引起气道分泌物阻塞，反复发生肺炎。④先天性心脏畸形。⑤原发性纤毛运动障碍。⑥囊性纤维性变。⑦气道内阻塞或管外压迫：最常见疾病为支气管异物，其次是结核性肉芽肿和干酪样物质阻塞，偶见气管和支气管原发肿瘤。气道管外压迫的原因多为纵隔、气管支气管淋巴结结核、肿瘤、血管畸形。⑧支气管扩张。⑨反复吸入：吞咽功能障碍患儿，由于反复吸入，导致反复肺炎。

知识点9：反复肺炎的鉴别诊断　　　　　　　副高：熟练掌握　正高：熟练掌握

反复肺炎需要与肺结核、特发性肺含铁血黄素沉着症、哮喘、闭塞性细支气管炎并机化性肺炎（BOOP）、嗜酸细胞性肺炎、过敏性肺泡炎、特发性间质性肺炎等疾病鉴别。

知识点10：反复肺炎的辅助检查　　　　　　副高：熟练掌握　正高：熟练掌握

（1）耳鼻喉科检查：可发现某些先天性发育异常和急慢性感染灶。

（2）病原微生物检测：应进行多病原体联合检测，以了解致病微生物。

（3）肺部CT和气道、血管重建显影：可提示支气管扩张、气道狭窄（腔内阻塞和管外压迫）、气道发育畸形、肺发育异常、血管压迫等。

（4）免疫功能测定：有助于发现原发、继发免疫缺陷病。包括体液免疫、细胞免疫、补体、吞噬功能等检查，也应注意有无顽固湿疹、血小板减少、共济失调、毛细血管扩张等异常。

（5）支气管镜检查：可诊断异物、支气管扩张、气道腔内阻塞和管外压迫、气道发育畸形等。

（6）肺功能测定：通气功能测定和必要时进行的支气管激发试验、支气管舒张试验，有助于鉴别变态反应性下呼吸道疾病；换气功能和弥散功能测定可利于鉴别某些间质性肺疾病。

（7）特殊检查：怀疑患有原发性纤毛运动障碍时，可行呼吸道（鼻、支气管）黏膜活检观察纤毛结构、功能；疑有囊性纤维性变时，可进行汗液氯化钠测定和CFRT基因检查；疑有反复吸入时，可进行环咽肌功能检查或24小时pH测定。

知识点11：反复肺炎的处理原则　　　　　　副高：熟练掌握　正高：熟练掌握

（1）寻找病因、针对基础病处理：如清除异物、手术切除气管、支气管肺畸形等。

（2）抗感染治疗：主张基于循证基础上的经验性选择抗感染药物和针对病原体检查和药敏试验结果的目标性用药。强调高度疑似病毒感染者不滥用抗生素。

（3）对症处理：根据不同年龄和病情，正确地选择应用祛痰药物，平喘、镇咳药物，雾化治疗，肺部体位引流和肺部物理治疗等。

知识点12：反复肺炎的病情严重提示　　　　副高：熟练掌握　正高：熟练掌握

（1）持续或反复发热。

（2）生长发育受阻、体重不增或消瘦。

（3）持续或反复咳脓痰、反复咯血或大咯血。

（4）持续呼吸增快或喘憋、活动不耐受。

（5）持续或反复肺浸润、持续或反复肺部啰音。

（6）持续肺不张或肺气肿。

（7）低氧血症和/或高碳酸血症。

（8）杵状指（趾）。

（9）持续肺功能异常。

（10）家族中遗传肺疾病者。

第十一节 上气道梗阻

一、喉梗阻

| 知识点1：喉梗阻的概念 | 副高：掌握 正高：掌握 |

喉梗阻是指因喉部急性阻塞而出现吸气性呼吸困难。

| 知识点2：喉梗阻的病因 | 副高：掌握 正高：掌握 |

（1）喉部炎症性疾病：如急性喉炎、急性会厌炎。
（2）喉部外伤。
（3）喉部水肿：可分感染性及非感染性两类。感染性如喉炎、扁桃体周围脓肿、急性化脓性淋巴结炎；非感染性如对各种药物或食物的变态反应。
（4）喉部异物。
（5）先天性喉部畸形。

| 知识点3：喉梗阻的临床表现 | 副高：掌握 正高：掌握 |

吸气性呼吸困难及喉鸣为喉梗阻的主要表现，部分患儿可有声音嘶哑。吸气性呼吸困难可出现"三凹"征。

| 知识点4：喉梗阻的诊断及鉴别诊断 | 副高：掌握 正高：掌握 |

根据上述典型临床表现，喉梗阻较易作出诊断，但应与下呼吸道的阻塞及肺部疾病相鉴别。支气管哮喘和毛细支气管炎的呼吸困难是以呼气性为主，肺炎可出现混合性呼吸困难。

二、急性感染性喉炎

| 知识点5：急性感染性喉炎的病因 | 副高：掌握 正高：掌握 |

大都为急性上呼吸道感染的一部分，有时在麻疹、流感、肺炎等病程中并发。常见病毒为副流感病毒、流感病毒和腺病毒。病原菌为金黄色葡萄球菌、肺炎球菌和链球菌等。
小儿喉腔狭小，软骨软弱，黏膜内血管及淋巴管丰富，黏膜下组织松弛，易引起喉水肿；且咳嗽功能不强，致分泌物不易排出。

| 知识点6：急性感染性喉炎的临床表现 | 副高：掌握 正高：掌握 |

多继发于上呼吸道感染，也可为急性传染病的前驱症状或并发症。可有不同程度的发

热，突发声嘶、犬吠样咳嗽和吸气性喉鸣；有明显的吸气性呼吸困难。患儿面色发灰，有不同程度的烦躁不安，咳出分泌物后可稍见缓解；白天症状较轻，夜间加剧（因入睡后喉部肌肉松弛，分泌物滞留阻塞喉部，刺激喉部发生喉痉挛）。

知识点7：急性感染性喉炎的临床分度　　　　　副高：掌握　正高：掌握

按吸气性呼吸困难的严重程度将喉梗阻分为4度：

（1）一度喉梗阻：患儿在静息时如常人，只在活动后才出现吸气性喉鸣和呼吸困难。

（2）二度喉梗阻：患儿在静息时也出现喉鸣及吸气性呼吸困难。胸部听诊可闻喉鸣音或管状呼吸音。支气管远端呼吸音降低听不清啰音。心音无改变，心率较快，每分钟120～140次。

（3）三度喉梗阻：除二度喉梗阻的症状外，患儿因缺氧而出现口唇及指、趾发绀，口周发青或苍白，阵发性烦躁不安，常爬上爬下打人或咬人、恐惧、多汗。胸部听诊呼吸音明显降低或听不见，也无啰音。心音较钝，心率140～160次/分。

（4）四度喉梗阻：经过呼吸困难挣扎后，渐呈衰竭，处于半昏睡或昏睡状态，由于无深大呼吸，表现暂时安静，"三凹"征也不明显，但面色苍白或发灰。此时呼吸音几乎全消失，仅有气管传导音。心音微弱极钝，心率或快或慢，不规律。延误诊断可致死亡。

知识点8：急性感染性喉炎的诊断及鉴别诊断　　　副高：掌握　正高：掌握

（1）诊断：起病急。有声嘶、喉鸣、犬吠样咳嗽、吸气性呼吸困难等特殊症状。

（2）鉴别诊断：应与急性喉气管支气管炎、喉水肿、喉痉挛、急性会厌炎、喉或气管异物相鉴别。

知识点9：急性感染性喉炎的治疗　　　　　　　副高：掌握　正高：掌握

小儿急性喉炎病情发展快，易并发喉梗阻，治疗应及时。使用抗生素及肾上腺皮质激素治疗，疗效迅速良好。

三、喉软骨软化病（先天性喉鸣）

知识点10：喉软骨软化病的病因　　　　　　　副高：掌握　正高：掌握

因喉软骨软化和喉部狭小，吸气时，会厌软骨两侧向后向内蜷曲，与喉头接触。将杓会厌皱襞及杓状软骨均吸入喉部，阻塞喉部入口，发生呼吸困难。喉鸣由杓会厌皱襞震动而发生。

知识点11：喉软骨软化病的临床表现　　　　　副高：掌握　正高：掌握

吸气性喉鸣为此病的主要症状。大多数患儿生后无症状，在感冒或腹泻后出现症状。轻者喘鸣为间歇性，哭闹时症状明显，静息或入睡后症状缓解或消失。重者喘鸣为持续性，并有吸气性呼吸困难。继发呼吸道感染，呼吸困难加重。患者哭声及咳嗽声音如常，并不嘶哑，这与大多数喉梗阻病表现不同。

| 知识点12：喉软骨软化病的诊断 | 副高：掌握 | 正高：掌握 |

根据病史及症状可作出诊断。可作直接喉镜或纤维喉镜检查，以确定喉部畸形的位置及性质。有时需要测定血清钙，以排除低钙所致的喉痉挛。

| 知识点13：喉软骨软化病的鉴别诊断 | 副高：掌握 | 正高：掌握 |

（1）气管异常：先天性气管蹼、气管狭窄等都可引起喘鸣。气管软骨软化、畸形等均可发生喉喘鸣。此外，本病可继发于气管或支气管长期受压而引起喉鸣或呼吸困难。颈部肿瘤、肿大的淋巴结及胸腺肥大，均可压迫气管及支气管导致继发性软化。X线胸片、支气管碘油造影、支气管镜检查有助于诊断。

（2）小下颌：其特点为下颌小，舌厚短或相对较大，吸气有鼾鸣音，并有明显吸气性呼吸困难。吸气时患者下颌向后，舌根后坠，软腭上提，使鼻咽腔堵塞，造成严重呼吸困难。

（3）喉部其他疾病：先天性喉囊肿偶可发生在声门上区或会厌附近，在新生儿期表现为喉喘鸣及吸气性呼吸困难，当侧卧或头后仰时，症状可有不同程度的缓解。一般无声嘶。直接喉镜或纤维喉镜检查即可确诊。

| 知识点14：喉软骨软化病的治疗 | 副高：掌握 | 正高：掌握 |

精心护理和加强喂养。宜早给患儿及其母亲足量的钙及维生素D，并晒太阳。尤需注意防治呼吸道感染及咽喉炎症。因严重的呼吸困难而需行气管切开术者极少，大多在2岁左右症状逐渐消失。

四、增殖体肥大

| 知识点15：增殖体肥大的病因 | 副高：掌握 | 正高：掌握 |

鼻咽部淋巴组织位于鼻咽部后壁及顶部，多次感染发炎而肥大称为增殖体肥大。

| 知识点16：增殖体肥大的临床表现 | 副高：掌握 | 正高：掌握 |

呼吸粗而有声，睡眠时打鼾、鼻塞为本病的主要症状。患儿常张口呼吸，极易感冒。

| 知识点17：增殖体肥大的诊断 | 副高：掌握 | 正高：掌握 |

鼻后镜或鼻咽镜检查可见肥大的增殖体。鼻咽侧位X线片可观察到增殖体增大及鼻咽部

气道变窄。

必要时，可手术治疗。

第六章 循环系统疾病

第一节 概 述

一、心脏的发育与胎儿循环

知识点1：心脏的胚胎发育　　　　　　　　　　　　副高：掌握 正高：掌握

人类胚胎第2周末，位于其腹面咽喉下部两侧的心脏原基形成了左、右两个纵形的管状结构，至胚胎22天，两个内皮管逐渐向正中移动融合为原始心管。至胎龄22~24天，原始心管由头侧至尾侧，逐渐发育形成了动脉干、心球、心室、心房与静脉窦等结构。同时，心管发生扭曲旋转，心室的扩展和伸张较快，向腹面突出，动脉干跟随位于心脏前端，而心房和静脉窦则移至心室的背上方。四组瓣膜环连在一起，组成纤维支架。心脏的流入及流出孔道并列在同一水平。

至胚胎29天左右，心脏外形基本形成，但此时心脏仍为单一的管道。心房和心室的最早划分为房室交界的背面和腹面长出心内膜垫，背侧内膜垫与腹侧内膜垫相互融合成为中间的分隔结构，将房室分隔开。心房的左右之分起始于胚胎第3周末，在心房腔的顶部长出一镰状隔，为第一房间隔，其下缘向心内膜垫生长，暂时未长合时所留孔道名原发孔。该孔闭合前，第一房间隔的上部形成另一孔，名继发孔，这样使左右心房仍保持相通。至胚胎第5~6周，于第一房间隔右侧又长出一镰状隔，名第二房间隔，此隔在向心内膜垫延伸过程中，其游离缘留下一孔道，名卵圆孔，此孔与第一房间隔的继发孔上下相对，第二房间隔完全掩盖继发孔，而第一房间隔呈幕帘状紧贴着卵圆孔，血流可由右侧推开幕帘流向左侧，反向时幕帘遮盖卵圆孔而阻止血液自左心房流向右心房。在心房内分隔的同时，心室底部也突出室间隔基胚并向上生长，使心室分成左右两半，至胚胎第7周时室间隔上缘的结缔组织、漏斗部及心内膜垫融合成膜部室间隔，使室间孔完全闭合。心室间隔的形成有3个来源：①肌隔，由原始心室底壁向上生长，部分地将左右两室分开。②心内膜垫向下生长与肌隔相合，完成室间隔。③小部分为动脉总干及心球分化成主动脉与肺动脉时的中隔向下延伸的部分。二尖瓣、三尖瓣分别由房室交界的左右侧及腹背侧心内膜垫发育形成。

原始的心脏出口包括由心球发育形成的近端的圆锥部和远端的动脉总干，该部位也称为圆锥动脉干，是复杂性心血管畸形的好发部位。心球内部分隔为左和右两部分，分别发育成为左和右心室流出道。同时，动脉总干的内层对侧各长出一纵嵴，两者在中央轴相连，将总干分为主动脉与肺动脉。由于该纵隔自总干分支处呈螺旋形向心室生长，使肺动脉向前、向右旋转与右心室连接，主动脉向左、向后旋转与左心室连接。

原始心脏约于第4周起有循环作用，至第8周内部分隔基本完成，成为四腔心脏。先天性心血管畸形的形成主要就是在这一时期。

知识点2：正常胎儿循环　　　　　　　　　　　　　副高：掌握　　正高：掌握

胎儿时期的营养代谢和气体交换是通过脐血管连接胎盘与母体之间以弥散方式完成的。由胎盘来的动脉血经脐静脉进入胎儿体内，至肝脏下缘，约50%的血流入肝与门静脉血流汇合，另一部分经静脉导管入下腔静脉，与来自下半身的静脉血混合，流入右心房。由于下腔静脉瓣的阻隔，使来自下腔静脉的混合血（以动脉血为主）流入右心房后，约1/3经卵圆孔流入左心房，再经左心室流入升主动脉，主要供应心脏、脑及上肢；其余的流入右心室。从上腔静脉回流的来自上半身的静脉血，流入右心房后绝大部分流入右心室，与来自下腔静脉的血一起进入肺动脉。由于胎儿肺脏处于压缩状态，故肺动脉的血只有少量流入肺脏，经肺静脉回到左心房，而约80%的血液经动脉导管与来自升主动脉的血汇合后进入降主动脉（以静脉血为主），供应腹腔器官及下肢，同时经过脐动脉流回胎盘，换取营养及氧气。故胎儿期供应脑、心、肝及上肢的血氧量远远较下半身为高。右心室在胎儿期不仅要克服体循环的阻力，同时承担着远较左心室多的容量负荷。

知识点3：出生后血液循环的改变　　　　　　　　　副高：掌握　　正高：掌握

出生后脐血管被阻断，呼吸建立，肺泡扩张，肺小动脉管壁肌层逐渐退化，管壁变薄并扩张，肺循环压力下降。从右心经肺动脉流入肺脏的血液增多，使肺静脉回流至左心房的血量也增多，左心房压力因而增高。当左心房压力超过右心房时，卵圆孔瓣膜先在功能上关闭，到出生后5~7个月，解剖上大多闭合。自主呼吸使血氧增高，动脉导管壁平滑肌受到刺激后收缩，同时，低阻力的胎盘循环由于脐带结扎而终止，体循环阻力增高，动脉导管处逆转为左向右分流，高的动脉氧分压加上出生后体内前列腺素的减少，使导管逐渐收缩、闭塞，最后血流停止，成为动脉韧带。足月儿约80%，在生后10~15小时形成功能性关闭。约80%的婴儿于生后3个月，95%的婴儿于生后1年内形成解剖性关闭。若动脉导管持续未闭，可认为有畸形存在。脐血管则在血流停止后6~8周完全闭锁，形成韧带。

二、儿童时期心血管解剖及生理特点

知识点4：心脏位置与形态　　　　　　　　　　　　副高：掌握　　正高：掌握

小儿心脏的位置随年龄增长而发生变化。2岁以下幼儿心脏多呈横位，2岁以后心脏由横位逐渐转为斜位。婴幼儿期心脏形状为球形、圆锥形或椭圆形；6岁以后心脏形状接近成年人，为长椭圆形。

知识点5: 心脏重量	副高: 掌握　正高: 掌握

新生儿心脏重量20~25g，占体重的0.8%，而成年人只占0.5%。1~2岁达60g，相当于新生儿的2倍，5岁时为4倍，9岁时为6倍，青春后期增至12~14倍，达到成年人水平。除青春期早期外，各年龄男孩的心脏均比女孩重。

知识点6: 心腔的大小和容积	副高: 掌握　正高: 掌握

小儿心脏的长径、横径和前后径在不同年龄期有不同的增长率，生后第1年增长最快。自出生至成人4个心腔容积发展的速度是不均衡的。出生时心腔容积为20~22ml，7岁时增加5倍，为100~120ml，青春期为140ml，18~20岁达240~250ml。

知识点7: 房室增长速度	副高: 掌握　正高: 掌握

出生后第1年心房增长速度比心室快，10岁之后心室生长超过心房。左、右心室增长也不相同。胎儿期右心室负荷大，左心室负荷小而右心占优势。新生儿期左、右心室壁厚度为1:1，约为0.5cm。随着年龄的增长，体循环量日趋增大，左心室负荷明显增加，左心室壁厚度增长较快。6岁时，左心室壁厚度达1cm，右心室则为0.6cm，即1.6:1（成年人为2.6:1）。15岁时左心室壁厚度增长到出生时的2.5倍，但右心室仅增长1/3。

知识点8: 血管	副高: 掌握　正高: 掌握

小儿的动脉相对较粗，如新生儿的动、静脉内径之比为1:1，而成年人为1:2；冠状动脉也相对较粗，以充分保证心肌供血。大血管方面，10~12岁肺动脉比主动脉粗，之后则相反。此外，婴儿期肺、肾、肠及皮肤的微血管也相对较粗，故对这些器官的血液供应较好。

知识点9: 血压	副高: 掌握　正高: 掌握

出生时收缩期血压（收缩压）为60~70mmHg，2岁以内为70~80mmHg，2岁以后可按以下公式来计算：收缩压（mmHg）＝年龄×2＋80。舒张期血压（又称舒张压）约为收缩压的2/3。下肢血压比上肢血压高20mmHg左右。

知识点10: 心率	副高: 掌握　正高: 掌握

儿童的心率随年龄增长而减慢。新生儿心率为120~140次/分，1岁以内为110~130次/分，2~3岁为100~120次/分，4~7岁为80~100次/分，8~14岁为70~90次/分。

第二节 儿童心血管疾病检查方法

一、病史和体格检查

知识点1：病史询问	副高：掌握 正高：掌握

小儿时期，尤其是3岁以内婴幼儿的心血管疾患以先天性心脏病最常见。心脏杂音、发绀及心功能不全是先天性心脏病患者最常见的就诊原因。其出现时间及演变对疾病的诊断、治疗决策、预后判断有重要意义。反复的肺炎、心功能不全、生长发育迟缓是大量左向右分流的证据；左心房或肺动脉扩张压迫喉返神经可引起声音嘶哑。婴幼儿的心功能不全的表现以呼吸浅促、喂养困难、易出汗更突出。有发绀者应注意排除呼吸系统疾病，还要询问有无蹲踞、缺氧发作。一些后天获得性心血管疾病，如川崎病，主要见于3岁以下小儿，皮肤、黏膜、淋巴结等的临床表现独特。风湿性心脏病多见于年长儿，注意有无咽痛、游走性关节痛、舞蹈病等病史。对胸闷、心悸、心前区疼痛者应注意心律失常、心肌疾病。病史询问中还要注意母孕早期有无病毒感染、放射线接触、有害药物应用史及家族遗传性疾病史。许多先天性心脏病与遗传性疾病有关，肥厚型心肌病常有阳性家族史。

知识点2：全身检查	副高：掌握 正高：掌握

评价生长发育，注意特殊面容及全身合并畸形、精神状态、体位和呼吸频率。检查口唇、鼻尖、指（趾）端等毛细血管丰富部位有无发绀，发绀6个月至1年后可出现杵状指（趾）。皮肤黏膜淤点是感染性心内膜炎血管栓塞的表现；皮下小结、环形红斑是风湿热的主要表现之一。注意颈动脉搏动，肝颈静脉回流征，肝脾大小、质地及有无触痛，下肢有无水肿。

知识点3：心脏检查	副高：掌握 正高：掌握

（1）视诊：心前区有无隆起，心尖搏动的位置、强弱及范围。心前区隆起者多提示心脏扩大，应注意与佝偻病引起的鸡胸相鉴别。2岁以下的正常小儿，心尖搏动见于左第4肋间，其左侧最远点可达锁骨中线外1cm；5~6岁时在左第5肋间，左侧最远点在锁骨中线上。正常的心尖搏动范围不超过2~3cm。若心尖搏动强烈、范围扩大，提示心室肥大。左心室肥大时，心尖搏动最强点向左下偏移；右心室肥大时，心尖搏动弥散，有时扩散至剑突下。心尖搏动减弱见于心包积液和心肌收缩力减弱。右位心的心尖搏动则见于右侧。消瘦者心尖搏动易见，而肥胖者相反。

（2）触诊：进一步确定心尖搏动的位置、强弱及范围，心前区有无抬举感及震颤。左第5~4肋间锁骨中线外的抬举感为左心室肥大的佐证，胸骨左缘第3~4肋间和剑突下的抬举感提示右心室肥大。确定震颤的位置有助于判断杂音的来源。

（3）叩诊：可粗略估计心脏的位置及大小。

（4）听诊：注意心率的快慢、节律是否整齐，第一、第二心音的强弱，是亢进、减弱还是消失，有无分裂，特别是肺动脉瓣区第二心音（P_2）意义更大。P_2亢进提示肺动脉高压，而减弱则支持肺动脉狭窄的诊断；正常儿童在吸气时可有生理性P_2分裂，P_2固定性分裂是房间隔缺损的特有体征。杂音对鉴别先天性心脏病的类型有重要意义，需注意其位置、性质、响度、时相及传导方向。

知识点4：周围血管征　　　　　　　　　　　　　　　　　　副高：掌握　正高：掌握

比较四肢脉搏和血压，股动脉搏动减弱或消失，下肢血压低于上肢，提示主动脉缩窄。脉压增宽，伴有毛细血管搏动和股动脉枪击音，提示动脉导管未闭或主动脉瓣关闭不全等。

二、辅助检查

知识点5：经皮脉搏血氧饱和度测定　　　　　　　　　　　　副高：掌握　正高：掌握

许多复杂性先天性心脏病存在低氧血症，特别是危重先天性心脏病在新生儿期即可出现低氧血症，严重的低氧血症（如动脉血氧饱和度<80%）可表现出明显的发绀；但当动脉血氧饱和度维持80%～95%时，往往肉眼看不出发绀，所以临床上一般采用血氧饱和度测定来判别是否存在低氧血症。经皮血氧饱和度测定（POX）由于无创、准确而在临床上备受青睐。POX检查十分简便，儿童可以采用指套式或钳夹式电极分别置于指尖或耳垂部位检测；新生儿则需采用专用捆绑式电极，分别绕右手掌和任何一只足掌一圈进行氧饱和度测量，当经皮血氧饱和度仪显示的心率与新生儿的实际心率相符，且血氧饱和度数值和仪器的信号波形稳定至少10秒以上，即可记录数据。经皮氧饱和度<95%或上下肢差异>3%为异常。国内外有单独应用POX或联合应用POX结合心脏杂音听诊来早期发现重症先天性心脏病患儿。当然，POX检查结果有时也会受到某些因素的影响，如周围血管充盈状态、皮肤色素、肢体运动以及探头与肢体的接触不良等。

知识点6：普通X线检查　　　　　　　　　　　　　　　　　副高：掌握　正高：掌握

X线平片是适用小儿先天性心脏病（CHD）诊断的常用手段，包括胸部透视和摄片。透视可动态观察心脏和大血管的搏动、位置、形态以及肺血管的粗细、分布，但不能观察细微病变。摄片可弥补这一缺点，并留下永久记录，常规拍摄正、侧位片，必要时辅以心脏斜位片。分析心脏病X线片时，应注意以下几点：

（1）摄片质量要求：理想的胸片应在吸气相拍摄，肺纹显示理清晰，对比良好，心影轮廓清晰，并可见心影后的胸椎和椎间隙。

（2）测量心胸比值：年长儿应<50%，婴幼儿<55%，呼气相和卧位时心胸比值增大。

（3）观察肺血管阴影，判断是充血还是缺血，有无侧支血管形成。

（4）心脏的形态、位置及各房室有无增大，血管有无异位，肺动脉段是突出还是凹陷，主动脉结是增大还是缩小。

（5）确定心脏位置、有无内脏异位症：注意肝、胃泡及膈肌的位置，必要时可摄增高电压（100～140kV）的高千伏胸片，观察支气管的形态。

知识点7：心电图　　　　　　　　　　　　　　副高：掌握　正高：掌握

心电图对心脏病的诊断有一定的帮助，对各种心律失常具有特异性，对房室肥大、传导阻滞、电解质紊乱及药物中毒等有提示意义，对心脏位置及心肌病变也有重要的参考价值，24小时动态心电图及各种负荷心电图可提供更多的信息。

在分析小儿心电图时，应注意年龄的影响：①年龄越小，心率越快，各间期及各波时限较短，有些指标的正常值与成人有差别。②QRS波以右心室占优势，尤其在新生儿及婴幼儿，随着年龄增长逐渐转为左心室占优势。③右胸前导联的T波在不同年龄有一定改变，如生后第1天，V_1导联T波直立，4～5天后T波转为倒置或双相。

知识点8：超声心动图　　　　　　　　　　　　副高：掌握　正高：掌握

超声心动图是一种无创检查技术，不仅可以提供详细的心脏解剖结构信息，还能提供心脏功能及部分血流动力学信息，能对绝大多数先天性心脏病作出准确的诊断，在很大程度上取代了创伤性的心导管检查及造影术。通常采用经胸部检查的方法，近30年来经食管超声心动图也得到广泛应用，即将超声探头放置在食管或胃底部进行检查，大多用于心脏手术和介入性导管术中，进行监护及评估手术效果。目前常用的超声心动图技术有以下几种：

（1）M型超声心动图：通过超声波回声形成的活动曲线能显示心脏各层结构，特别是瓣膜的活动，常用于测量心腔、血管内径，结合同步记录的心电图和心音图可计算左室射血分数、左室短轴缩短速率等多种心功能指标。

（2）二维超声心动图：是目前各种超声心动图的基础，可实时显示心脏和大血管各解剖结构的活动情况，以及它们的空间毗邻关系。经食管超声使解剖结构显示更清晰，已用于心脏手术和介入性导管术的术中监护及术后效果评估中。

（3）多普勒超声：有脉冲波多普勒、连续波多普勒及彩色多普勒血流显像三种，可以检测血流的方向及速度，并换算成压差，可用于评估瓣膜、血管的狭窄程度，估算分流量及肺动脉压力，评价心功能等。

（4）三维超声心动图：成像直观、立体感强、易于识别，还可对图像进行任意切割，充分显示感兴趣区，为外科医师模拟手术进程与切口途径选择提供了丰富的信息。

知识点9：心导管检查　　　　　　　　　　　　副高：掌握　正高：掌握

心导管检查是先天性心脏病进一步明确诊断和决定手术前的重要检查方法之一，根据检查部位不同分为右心导管检查、左心导管检查两种。右心导管检查系经皮穿刺股静脉，插入不透X线的导管，经下腔静脉、右心房、右心室至肺动脉；左心导管检查时，导管经股动脉、降主动脉逆行至左心室。检查时可探查异常通道，测定心腔和大血管不同部位的血氧饱和度和血压,进一步计算心排血量、分流量及血管阻力。通过肺小动脉楔压测定可以评价肺高压患者的肺血管床状态,对评估左心房入口及出口病变、左心室功能等有一定意义。连续压力测定可评价瓣膜或血管等狭窄的部位、类型、程度。此外经心导管检查还可进行心内膜活体组织检查、电生理测定。

知识点10:心血管造影　　　　　　　　　　　　　　副高:掌握　正高:掌握

心导管检查时,根据诊断需要将导管顶端送到选择的心腔或大血管,并可根据病损部位采用轴向(成角)造影,同时进行快速摄片或电影摄影,以明确心血管的解剖畸形。对于复杂性先天性心脏病和血管畸形,心血管造影仍是重要的检查手段。数字减影造影技术(DSA)的发展及新一代造影剂的出现降低了心血管造影对人体的伤害,并使诊断变得更精确。

知识点11:放射性核素心血管显像　　　　　　　　　副高:掌握　正高:掌握

小儿心血管疾病的放射性核素示踪技术主要用于心功能的测定、左向右分流定量分析和了解心肌缺血状况。常用的放射性核素为^{99m}Tc,静脉注射后,应用γ闪烁照相机将放射性核素释放的γ射线最终转换为点脉冲,所有数据均由计算机记录、存储,并进行图像重组及分析。

知识点12:磁共振成像　　　　　　　　　　　　　　副高:掌握　正高:掌握

MRI具有无电离辐射损伤、多剖面成像能力等特点,有多种技术选择,包括自旋回波技术(SE)、电影MRI、磁共振血管造影(MRA)及磁共振三维成像技术等。常用于主动脉弓等流出道畸形的诊断,并已经成为复杂畸形诊断的重要补充手段。

知识点13:计算机断层扫描　　　　　　　　　　　　副高:掌握　正高:掌握

电子束计算机断层扫描(EBCT)和螺旋型CT已应用于心血管领域。对下列心血管疾病有较高的诊断价值:心外大血管异常及其分支的病变;心脏瓣膜、心包和血管壁钙化,心腔肿块、心包缩窄、心肌病等,此外,还可以很好地显示血管环压迫所造成的气道狭窄。

第三节　先天性心脏病

知识点1:先天性心脏病的概念　　　　　　　　　　副高:掌握　正高:掌握

先天性心脏病(CHD)是胚胎期心脏及大血管发育异常所致的先天性畸形,是儿童最常见的心脏病,发病率在活产新生儿中为6‰~10‰,如未经治疗,约1/3的患儿在生后1年内可因严重缺氧、心力衰竭、肺炎等严重并发症而死亡。近年来,先天性心脏病的微创介入治疗，如动脉导管未闭、房间隔缺损和室间隔缺损封堵术，瓣膜狭窄和血管狭窄球囊扩张术、支架植入术等，已广泛应用于先天性心脏病的治疗。心脏外科手术方面，体外循环、深低温麻醉下心脏直视手术的发展以及带瓣管道的使用使手术成功率不断提高，先天性心脏病的预后已大为改观。

知识点2：先天性心脏病的病因　　　　　　　　　　副高：掌握　正高：掌握

先天性心脏病发病与遗传、母体和环境因素有关。

遗传因素既有单基因的遗传缺陷，如Holt-Oram综合征与TBX5基因突变相关，Williams综合征与Elastin基因缺陷相关，马方综合征与Fibrillin基因缺陷相关。遗传因素也可表现为染色体畸变，如唐氏综合征（Down综合征）、18-三体综合征（Edward综合征）。但是大多数先天性心脏病是多基因的遗传缺陷。

母体因素主要为母体的感染、接触有害物质和疾病，特别是妊娠早期患病毒感染，如风疹、流行性感冒、流行性腮腺炎和柯萨奇病毒感染等，或母体罹患代谢性疾病，如糖尿病、高钙血症、苯丙酮尿症等；其他如孕母接触放射线、有机化学物质、服用药物（抗肿瘤药、抗癫痫药等）、缺乏叶酸、宫内缺氧等，均可能与发病有关。

大多数先天性心脏病患者的病因尚不清楚，目前认为85%以上可能是胎儿遗传因素与周围环境因素相互作用的结果。因此，加强孕妇的保健，特别是在妊娠早期积极预防风疹、流感等病毒性疾病，以及避免与发病有关的因素接触，保持健康的生活方式等都对预防先天性心脏病具有积极的意义。

知识点3：先天性心脏病的分类　　　　　　　　　　副高：掌握　正高：掌握

先天性心脏病有多种分类方法。可根据左、右两侧及大血管之间有无分流进行分类。

（1）左向右分流型（潜伏青紫型）：如房间隔缺损、室间隔缺损和动脉导管未闭等，由于体循环压力高于肺循环，故血液从左向右分流而不出现青紫。当剧哭、屏气或任何病理情况下致使右侧压力增高并超过左侧时，则可使血液自右向左分流而出现暂时性青紫。但当病情发展到梗阻性肺动脉高压时，则可发生"艾森门格（Eisenmenger）综合征"，此时右向左分流导致的青紫持续存在，是疾病晚期的表现。

（2）右向左分流型（青紫型）：如法洛四联症、大动脉换位和三尖瓣闭锁等，由于右侧前向血流梗阻或大血管连接异常，右心大量静脉血流入体循环，出现持续性青紫。

（3）无分流型（无青紫型）：如肺动脉狭窄、主动脉瓣狭窄和主动脉缩窄等，即左、右两侧或动、静脉之间无异常通路或分流。

一、房间隔缺损

知识点4：房间隔缺损的概念　　　　　　　　　　　副高：掌握　正高：掌握

房间隔缺损（ASD）是由于原始心房间隔发育、融合、吸收等异常所致。是常见的先天性心脏病之一，活产婴儿中该病的发病率约为1/1500，占先天性心脏病发病总数的5%～10%。

知识点5：房间隔缺损的病理解剖　　　　　　　　　　　　副高：掌握　正高：掌握

根据胚胎发生，房间隔缺损可分为以下4个类型：

（1）原发孔型房间隔缺损：又称为Ⅰ孔型房间隔缺损，约占15%，缺损位于心内膜垫与房间隔交界处。常合并二尖瓣或三尖瓣裂缺，此时又称为部分型房室间隔缺损。

（2）继发孔型房间隔缺损：最为常见，约占75%。缺损位于房间隔中心卵圆窝部位，又称为中央型房间隔缺损。

（3）静脉窦型房间隔缺损：约占5%，分上腔型和下腔型。上腔静脉窦型的缺损位于上腔静脉入口处，右上肺静脉常经此缺损异位引流入右心房。下腔静脉型缺损位于下腔静脉入口处，常合并右下肺静脉异位引流入右心房，多见于弯刀综合征。

（4）冠状静脉窦型房间隔缺损：约占2%，缺损位于冠状静脉窦上端与左心房间，造成左心房血流经冠状静脉窦缺口分流入右心房。此型缺损常合并左侧上腔静脉残存、左右侧房室瓣狭窄或闭锁、完全性房室间隔缺损、无脾综合征、多脾综合征等。

知识点6：房间隔缺损的病理生理　　　　　　　　　　　　副高：掌握　正高：掌握

左心房压在婴儿出生后逐渐高于右心房，房间隔缺损时，则出现左向右分流，分流量取决于缺损的大小、两侧心室的相对顺应性和体、肺循环的相对阻力。新生儿及婴儿初期，左右心室壁厚度相似，顺应性也相近，故分流量不多。随着体循环压力的增高，肺阻力和右心室压力降低，心房水平自左向右的分流增加。由于右心血流量增加，舒张期负荷加重，导致右心房、右心室增大。肺循环血量增加，压力增高，晚期可导致肺小动脉肌层及内膜增厚，管腔狭窄，引起肺动脉高压。

知识点7：房间隔缺损的临床表现　　　　　　　　　　　　副高：掌握　正高：掌握

症状出现的早晚和轻重取决于缺损的大小。缺损小的可无症状，仅在体格检查时发现胸骨左缘第2～3肋间有收缩期杂音。缺损较大时分流量也大，导致肺充血，由于肺循环血流增多而易反复发生呼吸道感染，严重者早期发生心力衰竭；另一方面，体循环血流量不足，表现为体形瘦长、面色苍白、乏力、多汗、活动后气促和生长发育迟缓。

多数患儿在婴幼儿期无明显体征，以后心脏增大，前胸饱满，搏动活跃，少数大缺损分流量大者可触及震颤。听诊有以下4个特点：①第一心音亢进，肺动脉第二心音增强。②由于右心室容量增加，收缩时喷射血流时间延长，肺动脉瓣关闭落后于主动脉瓣，且不受呼吸影响，因而第二心音呈固定分裂。③由于右心室增大，大量血流通过正常肺动脉瓣时形成相对狭窄，故在左侧第2肋间近胸骨旁可闻及2～3级喷射性收缩期杂音。④当肺循环血流量超过体循环达1倍以上时，则在三尖瓣听诊区可出现三尖瓣相对狭窄的短促与低频的舒张早中期杂音。随着肺动脉高压的进展，左向右分流可逐渐减少，第二心音增强，固定性分裂消失，收缩期杂音缩短，舒张期杂音消失，但可出现肺动脉瓣及三尖瓣关闭不全的杂音。

知识点8：房间隔缺损的辅助检查　　　　　　　　副高：掌握　正高：掌握

（1）心电图：一般为窦性心律，年龄较大者可出现交界性心律或室上性心律失常。大多数有右心室增大伴不完全性右束支传导阻滞的图形。电轴右偏，右心房和右心室肥大。PR间期延长，V_1 及 V_{3R} 导联 QRS 波呈 rSr′型或 rsR′型等。分流量较大者 R 波可出现切迹。原发孔型房间隔缺损常见电轴左偏及左心室肥大。

（2）X线检查：对分流较大的房间隔缺损具有诊断价值。心脏外形轻至中度增大，以右心房及右心室为主，心胸比大于0.5。肺动脉段突出，肺野充血明显，主动脉影缩小。透视下可见肺动脉总干及分支随心脏搏动而一明一暗的"肺门舞蹈"征，心影略呈梨形。原发孔型房间隔缺损伴二尖瓣裂缺者，左心房及左心室增大。

（3）超声心动图：M型超声心动图可以显示右心房、右心室增大及室间隔的矛盾运动。二维超声可以显示房间隔缺损的位置及大小，结合彩色多普勒超声可以提高诊断的可靠性并能判断分流的方向，应用多普勒超声可以估测分流量的大小，估测右心室收缩压及肺动脉压力。年龄较大的肥胖患者经胸超声透声较差，可选用经食管超声心动图进行诊断。实时三维超声心动图可以从左心房侧或右心房侧直接观察到缺损的整体形态，观察缺损与毗邻结构的立体关系及其随心动周期的动态变化，有助于提高诊断的正确率。

（4）心导管检查：一般不需要做心导管检查，当合并肺动脉高压、肺动脉瓣狭窄或肺静脉异位引流时可行右心导管检查。右心导管检查时导管易通过缺损由右心房进入左心房，右心房血氧含量高于腔静脉血氧含量，右心室和肺动脉压力正常或轻度增高，并按所得数据可计算出肺动脉阻力和分流量大小。合并肺静脉异位引流者应探查异位引流的肺静脉。必要时结合心血管造影，将造影剂注入右上肺静脉，可见其通过房间隔缺损迅速由左心房进入右心房。

知识点9：房间隔缺损的治疗原则　　　　　　　　副高：掌握　正高：掌握

婴儿期间发生的心力衰竭，应用洋地黄、利尿药、扩血管药物等内科治疗。任何年龄的大型缺损内科治疗无效。学龄期很少出现气急、心悸、乏力等症状。至成人期可出现肺动脉高压、心律失常和充血性心力衰竭，手术危险性较儿童期大。故凡有临床症状，且肺循环量与体循环量之比 > 1.5：1的患儿均应手术治疗或介入治疗（放置堵闭器）。手术年龄为学龄前期。介入治疗目前主要应用 Amplatzer 封堵器经导管封堵，技术成功率达100%。与手术治疗比较，有创伤小、并发症少，无需全身麻醉和输血、住院时间短等优点。部分患者也可采用介入与手术联合治疗。

知识点10：房间隔缺损的预后和并发症　　　　　　副高：掌握　正高：掌握

室间隔缺损于出生后第1年可能逐渐变小或自然愈合，小型继发孔型房间隔缺损在4岁内有15%的自然闭合率。小型室间隔缺损、膜周部、肌部缺损容易自然愈合。大型室间隔缺损者，在出生后2~3周内即可因急性左心衰竭、肺水肿而死亡。部分存活者因肺血管阻力严重升高，出现艾森门格综合征而失去手术机会。心内膜炎、充血性心力衰竭和继发性肺动脉漏斗部狭窄是常见的并发症。

二、室间隔缺损

知识点11：室间隔缺损的概念　　　　　　副高：掌握　　正高：掌握

室间隔缺损（VSD）由胚胎期室间隔（流入道、小梁部和流出道）发育不全所致，是先天性心脏病中最常见的类型，约占我国先天性心脏病的50%。大多单独存在，但40%可合并其他先天性心血管畸形。

知识点12：室间隔缺损的病理解剖　　　　　副高：掌握　　正高：掌握

室间隔缺损种类很多，通常根据缺损在室间隔的部位及其与房室瓣、主动脉瓣的关系分类。

（1）膜周型：最常见，占60%~70%，位于室上嵴下室间隔膜部，向与之接触的流入道、流出道或小梁肌部延伸。

（2）肌部型：占10%~20%，缺损边缘均为肌部，而膜部完整，可位于肌小梁部、流入道肌部或流出道肌部。

（3）双动脉下型：较少见，东方人发病多于西方人，缺损位于流出道部，上缘为主动脉瓣环和肺动脉瓣环连接部。

知识点13：室间隔缺损的病理生理　　　　　副高：掌握　　正高：掌握

取决于缺损大小及肺血管阻力。左心房血液进入左心室后，一部分从左心室到主动脉至体循环，为有效循环，另一部分则自左心室经室间隔缺损分流入右心室到肺循环，为无效循环。此时两个循环量不再相等，肺循环血流量大于体循环血流量，可分为3种情况。

（1）小型室间隔缺损（Roger病）：缺损直径<5mm或缺损面积<0.5cm^2/m^{2}体表面积，左向右分流量少，血流动力学变化不大，可无症状。

（2）中型室间隔缺损：缺损直径5~10mm或缺损面积0.5~1.0cm^2/m^{2}体表面积，分流量较多，肺循环血流量可达体循环的1.5~30倍以上，但因肺血管床有很丰富的后备容受量，肺动脉收缩压和肺血管阻力可在较长时期不增高。

（3）大型室间隔缺损：缺损直径>10mm或缺损面积>1.0cm^2/m^{2}体表面积，大量左向右分流量使肺循环血流量增加，当超过肺血管床的容量限度时，出现容量性肺动脉高压，肺小动脉持续出现反应性痉挛，之后肺小动脉中层和内膜层渐增厚，管腔变小、梗阻。随着肺血管病变进行性发展则渐变为不可逆的阻力性肺动脉高压。当右心室收缩压超过左心室收缩压时，左向右分流逆转为双向分流或右向左分流，出现发绀，即艾森门格综合征。

知识点14：室间隔缺损的症状   副高：掌握 正高：掌握

小型缺损可无明显症状，生长发育一般不受影响。中到大型缺损患儿在婴儿期即可出现哺乳时气急或哺乳困难，消瘦、乏力、气短、多汗，易出现肺部感染和心力衰竭，进而影响生长发育。大型缺损伴明显肺动脉高压时，可出现发绀，活动可受限，并最终发展为右心衰竭。

知识点15：室间隔缺损的体征   副高：掌握 正高：掌握

（1）小型缺损：于胸骨左缘第3、4肋间听到粗糙响亮的3/6~4/6级全收缩期杂音，可伴震颤，P_2正常或稍增强。

（2）大型缺损：于胸骨左缘第3、4肋间闻及粗糙响亮的3/6~4/6级全收缩期杂音，广泛传导，明显震颤，P_2亢进。心尖区可闻及舒张中期杂音。

（3）伴有肺动脉高压时，心脏杂音较轻而P_2音显著亢进，或有收缩期喷射音（喀喇音），可出现青紫。

知识点16：室间隔缺损的辅助检查   副高：掌握 正高：掌握

（1）X线检查：小型缺损心肺X线检查无明显改变，或肺动脉段延长或轻微突出，肺野轻度充血。中型缺损心影轻度到中度增大，左、右心室增大，以左心室增大为主，主动脉弓影较小，肺动脉段扩张，肺野充血。大型缺损心影中度以上增大，左、右心室增大，多以右心室增大为主，肺动脉段明显突出，肺野明显充血。当肺动脉高压转为双向或右向左分流时，出现艾森门格综合征，主要特点为肺动脉主支增粗，而肺外周血管影很少，宛如枯萎的秃枝，此时心影可基本正常或轻度增大。

（2）心电图：小型缺损心电图可正常或表现为轻度左心室肥大；中型缺损主要为左心室舒张期负荷增加表现，V_5、V_6导联R波升高伴深Q波，T波直立高尖对称，以左心室肥大为主；大型缺损为双心室肥大或右心室肥厚，可伴有心肌劳损。

（3）超声心动图：二维超声可从多个切面显示缺损的部位、数目与大小等。彩色多普勒超声可显示分流束的起源、部位、数目、大小及方向。频谱多普勒超声可测量分流速度，计算跨隔压差和右心室收缩压，估测肺动脉压。还可通过测定肺动脉瓣口和二尖瓣口血流量计算肺循环血流量；测定主动脉瓣口和三尖瓣口血流量，计算体循环血流量，借此可计算左向右分流量大小。

（4）心导管及造影：心导管检查和造影大多在需要获取更多信息对病情进行全面评估时才采用，可进一步证实诊断及进行血流动力学检查，准确评价肺动脉高压的程度、计算肺血管阻力及分流量等，造影还可示心腔形态、大小及心室水平分流束情况，除外其他并发畸形等。

知识点 17：室间隔缺损的治疗　　　　　　副高：掌握　正高：掌握

室间隔缺损的自然闭合率可达30%左右，多属小缺损，闭合多发生在7岁以内，以1岁内婴儿多见，在3个月、6个月、12个月内自然闭合率分别为60%、50%和25%。中小型缺损者可先在门诊随访至学龄前期，当有反复呼吸道感染和充血性心力衰竭等临床症状时，进行抗感染、强心、利尿、扩血管等内科处理。大中型缺损和有难以控制的充血性心力衰竭者，若出现肺动脉压力持续升高超过体循环压的1/2，肺循环/体循环量之比大于2：1，或年长的儿童合并主动脉瓣脱垂或反流等情况，应及时手术处理。

三、动脉导管未闭

知识点 18：动脉导管未闭的概念　　　　　　副高：掌握　正高：掌握

动脉导管未闭（PDA）为小儿先天性心脏病的常见类型之一，占先天性心脏病发病总数的10%。小儿出生后随着呼吸的建立，血氧分压提高，动脉导管多在生后10～15小时内在功能上关闭，2～3个月解剖上关闭。若3个月后仍持续开放，并产生病理生理改变，即为动脉导管未闭。但在某些先天性心脏病中，未闭的动脉导管可作为患儿生存必需的血流通道，自然关闭和手术堵闭可致死亡。

未成熟儿动脉导管平滑肌发育不良，更由于其平滑肌对氧分压的反应低于成熟儿，故早产儿动脉导管未闭发生率高，占早产儿的20%，且常伴呼吸窘迫综合征。

知识点 19：动脉导管未闭的病理分型　　　　　副高：掌握　正高：掌握

根据未闭的动脉导管的大小、长短和形态，一般将PDA分为三型：①管型：导管连接主动脉和肺动脉两端，粗细一致。②漏斗型：近主动脉端粗大，向肺动脉端逐渐变窄，临床多见。③窗型：导管很短，但直径往往较大。

知识点 20：动脉导管未闭的病理生理　　　　　副高：掌握　正高：掌握

动脉导管未闭引起的病理生理学改变主要是通过导管引起的分流，分流量的大小与导管的直径以及主、肺动脉的压差有关。由于主动脉在收缩期和舒张期的压力均超过肺动脉，因而通过未闭的动脉导管左向右分流的血液连续不断，使肺循环及左心房、左心室、升主动脉的血流量明显增加，左心负荷加重，其排血量达正常时的2～4倍。长期大量血流向肺循环的冲击，肺小动脉可有反应性痉挛，形成动力性肺动脉高压；继之管壁增厚、硬化，导致梗阻性肺动脉高压，此时右心室收缩期负荷过重，右心室肥厚甚至衰竭。当肺动脉压超过主动脉压时，左向右分流明显减少或停止，产生肺动脉血流逆向分流入降主动脉，患儿呈现差异性发绀，下半身青紫，左上肢可有轻度青紫，而右上肢正常。

动脉导管未闭大都单独存在，但有10%的病例合并其他心脏畸形，如主动脉缩窄、室间隔缺损、肺动脉狭窄。

知识点21：动脉导管未闭的临床表现　　　　　　　　　副高：掌握　正高：掌握

（1）症状：动脉导管内径细小，临床上可无症状。导管粗大者在婴幼儿期即可有咳嗽、气急、喂养困难、体重不增、生长发育落后等，分流量大者可有心前区突出、鸡胸等现象。

（2）体征：胸骨左缘上方闻及连续性"机器"样杂音，占整个收缩期与舒张期，常伴有震颤，杂音向左锁骨下、颈部和背部传导，当肺血管阻力增高时，杂音的舒张期成分可能减弱或消失。分流量大者因相对性二尖瓣狭窄而在心尖部可闻及较短的舒张期杂音。肺动脉瓣区第二心音增强，新生儿期因肺动脉压力较高，主、肺动脉压差在舒张期不显著，因而往往仅听到收缩期杂音，当合并肺动脉高压或心力衰竭时，多仅有收缩期杂音。由于舒张压降低，脉压增宽，可出现周围血管征，如水冲脉、枪击音、指甲床毛细血管搏动等。

早产儿动脉导管未闭时，出现周围动脉搏动宏大，锁骨下或肩胛间区闻及收缩期杂音（偶闻及连续性杂音），心前区搏动明显，肝脏增大，气促，并易发生呼吸衰竭而依赖机械辅助通气。

知识点22：动脉导管未闭的辅助检查　　　　　　　　　副高：掌握　正高：掌握

（1）X线检查：动脉导管细者心影可正常。大分流量者心胸比率增大，左心室增大，心尖向下延伸，左心房亦轻度增大。肺血增多，肺动脉段突出，肺门血管影增粗。当婴儿有心力衰竭时，可见肺淤血表现，透视下左心室和主动脉搏动增强。肺动脉高压时，肺门处肺动脉总干及其分支扩大，而远端肺野肺小动脉狭小，左心室有扩大肥厚征象。主动脉结正常或突出。

（2）心电图：分流量大者可有不同程度的左心室肥大，电轴左偏，偶有左心房肥大，肺动脉压力显著增高者，左、右心室肥厚，严重者甚至仅见右心室肥厚。

（3）超声心动图：二维超声心动图可以直接探查到未闭合的动脉导管。脉冲多普勒在动脉导管开口处可探测到典型的收缩期与舒张期连续性湍流频谱。叠加彩色多普勒可见红色血流信号出自降主动脉，通过未闭导管沿肺动脉外侧壁流动；在重度肺动脉高压时，当肺动脉压超过主动脉时，可见蓝色血流信号自肺动脉经未闭导管进入降主动脉。

（4）心导管及造影：当肺血管阻力增加或怀疑有其他合并畸形时有必要施行心导管检查，可发现肺动脉血氧含量较右心室为高。有时心导管可以从肺动脉通过未闭导管插入降主动脉。逆行主动脉造影对复杂病例的诊断有重要价值，在主动脉根部注入造影剂可见主动脉与肺动脉同时显影，同时也能显示未闭的动脉导管情况。

知识点23：动脉导管未闭的治疗　　　　　　　　　　　副高：掌握　正高：掌握

（1）为防止心内膜炎，有效治疗和控制心功能不全和肺动脉高压，不同年龄、不同大小的动脉导管均应及时手术或经介入方法予以关闭。

（2）早产儿动脉导管未闭的处理视分流大小、呼吸窘迫综合征情况而定。症状明显者，需抗心力衰竭治疗，生后1周内使用吲哚美辛治疗，但仍有10%的患者需手术治疗。

（3）选择性手术年龄为1~6岁。目前介入治疗主要用Amplatzer封堵器和可控弹簧栓子封堵治疗，技术成功率达98%以上，适应证：单独存在不合并需外科手术的PDA，PDA最窄直径≥2.0mm，年龄通常≥6个月，体重≥4kg；≤2.0mm可用可控弹簧栓子法。禁忌证：①PDA依赖性先天性心脏病。②重度肺动脉高压并已致右向左分流。③败血症，术前一个月内患有重症感染。④窗型PDA禁用弹簧圈法。

（4）但在有些病例中，如完全性大血管转位、肺动脉闭锁、三尖瓣闭锁、严重的肺动脉狭窄等，动脉导管维持患婴的生命至关重要，此时应该应用前列腺素E_2以维持动脉导管开放。

四、法洛四联症

知识点24：法洛四联症的概念	副高：掌握 正高：掌握

法洛四联症（TOF）是婴儿期后最常见的青紫型先天性心脏病。约占所有先天性心脏病的12%。1888年，法国医师Etienne Fallot详细描述了该病的病理改变和临床表现，故而得名。25%为右位主动脉弓；还可合并其他心血管畸形，如左上腔静脉残留、冠状动脉异常、房间隔缺损、动脉导管未闭、肺动脉瓣缺如等。

知识点25：法洛四联症的病理解剖	副高：掌握 正高：掌握

法洛四联症由4种畸形组成：①右心室流出道梗阻：狭窄范围可自右心室漏斗部入口至左、右肺动脉分支。可为漏斗部狭窄、动脉瓣狭窄或两者同时存在。常有肺动脉瓣环、肺动脉总干的发育不良和肺动脉分支的非对称性狭窄。狭窄的严重程度差异较大。②室间隔缺损：缺损为膜部周围型缺损并向流出道延伸，多位于主动脉下，有时可向肺动脉下方延伸，称对位不良型室间隔缺损。③主动脉骑跨：主动脉根部粗大且顺钟向旋转右移并骑跨在室间隔缺损上，骑跨范围在15%~95%。④右心室肥厚：属继发性病变。

知识点26：法洛四联症的病理生理	副高：掌握 正高：掌握

由于室间隔缺损为非限制性，左、右心室压力基本相等。因右心室流出道狭窄程度不同，心室水平可出现左向右、双向，甚至右向左分流。肺动脉狭窄较轻者，可由左向右分流，此时患者可无明显青紫；肺动脉狭窄严重时，出现明显的右向左分流，临床出现明显的青紫。杂音由右心室流出道梗阻所致而非室间隔缺损所致。右心室流出道梗阻使右心室后负荷加重，引起右心室的代偿性肥厚。

由于主动脉骑跨于两心室之上，主动脉除接受左心室的血液外，还直接接受一部分来自右心室的静脉血，输送到全身各部，因而出现青紫；同时因肺动脉狭窄，肺循环进行气体交换的血流减少，更加重了青紫的程度。此外，由于进入肺动脉的血流减少，增粗的支气管动脉与肺血管之间形成侧支循环。

　　在动脉导管关闭前，肺循环血流量减少程度较轻，青紫可不明显，随着动脉导管的关闭和漏斗部狭窄的逐渐加重，青紫日益明显，并出现杵状指（趾）。由于缺氧，刺激骨髓代偿性产生过多的红细胞，血液黏稠度高，血流缓慢，可引起脑血栓，若为细菌性血栓，则易形成脑脓肿。

知识点27：法洛四联症的症状　　　　　副高：掌握　正高：掌握

　　（1）青紫：多见于毛细血管丰富的浅表部位，如唇、指（趾）甲床、球结膜等。因血氧含量下降，活动耐力差，啼哭、情绪激动、体力劳动、寒冷即可出现气急和发绀加重。多在生后半年至一年出现，并随生长发育逐渐加重。

　　（2）蹲踞症状：患儿活动耐力差，有蹲踞现象。每于行走、游戏时，常主动下蹲片刻。不会行走的小婴儿常喜欢大人抱起，双下肢屈曲状。

　　（3）杵状指（趾）：患儿长期处于缺氧环境中，可使指（趾）端毛细血管扩张增生，局部软组织和骨组织也增生肥大，表现为指（趾）端膨大如鼓槌状。

　　（4）阵发性缺氧发作：婴儿有时在吃奶或哭闹后出现阵发性呼吸困难，严重者可出现突然意识丧失和抽搐，持续数分钟或更长时间后自然恢复。年长儿常诉痛、头昏，与脑缺氧有关。

知识点28：法洛四联症的体征　　　　　副高：掌握　正高：掌握

　　（1）生长发育迟缓，智能发育亦可能稍落后于正常同龄儿。

　　（2）心前区略隆起，胸骨左缘第2～4肋间可闻及粗糙的2/6、3/6级收缩期喷射性杂音。

　　（3）P_2减弱，或闻及响亮、单一的第二音。

　　（4）狭窄极严重者或在阵发性呼吸困难发作时可听不到杂音。有时可听到侧支循环的连续性杂音。

　　（5）发绀持续6个月以上，出现杵状指（趾）。

知识点29：法洛四联症的辅助检查　　　　　副高：掌握　正高：掌握

　　（1）血液检查：周围血红细胞计数和血红蛋白浓度明显增高，红细胞可达（5.0～8.0）×10^{12}/L，血红蛋白170～200g/L，血细胞比容也增高，为（53～80）vol%。血小板减少，凝血酶原时间延长。

　　（2）X线检查：心脏大小一般正常或稍增大，典型者前后位心影呈"靴形"，即心尖圆钝上翘，肺动脉段凹陷，上纵隔较宽，肺门血管影缩小，两侧肺纹理减少，透亮度增加，年长儿可因侧支循环形成，肺野呈网状纹理，25%的患儿可见到右位主动脉弓。

　　（3）心电图：电轴右偏，右心室肥大，狭窄严重者往往出现心肌劳损，可见右心房肥大。

　　（4）超声心动图：二维超声可见到主动脉内径增宽，骑跨于室间隔之上，室间隔中断，并可判断主动脉骑跨的程度、右心室流出道及肺动脉狭窄。此外，右心室、右心房内径增大，左心室内径缩小。彩色多普勒血流显像可见右心室直接将血液注入骑跨的主动脉内。

（5）心导管检查：对外周肺动脉分支发育不良及体肺侧支存在的患者应做心导管检查和造影，选择性左心室及主动脉造影可进一步了解左心室发育的情况及冠状动脉的走向。

| 知识点30：法洛四联症的内科治疗 | 副高：掌握　正高：掌握 |

（1）一般护理：平时应经常饮水，预防感染，及时补液，防治脱水和并发症。婴幼儿则需特别注意护理，以免引起阵发性缺氧发作。

（2）缺氧发作的治疗：发作轻者使其取胸膝位即可缓解，重者应立即吸氧，给予去氧肾上腺素每次0.05mg/kg静脉注射，或普萘洛尔每次0.1mg/kg。必要时也可皮下注射吗啡每次0.1～0.2mg/kg。纠正酸中毒，给予5%碳酸氢钠1.5～5.0ml/kg静脉注射。以往有缺氧发作者，可口服普萘洛尔1～3mg/（kg·d）。平时应去除引起缺氧发作的诱因，如贫血、感染，尽量保持患儿安静，经上述处理后仍不能有效控制发作者，应考虑急症外科手术修补。

| 知识点31：法洛四联症的外科治疗 | 副高：掌握　正高：掌握 |

近年来随着外科手术水平的不断提高，本病根治术的死亡率不断下降。轻症患者可考虑于学龄前行一期根治手术，但临床症状明显者应在生后6个月内行根治术。对重症患儿也可先行姑息手术，待一般情况改善，肺血管发育好转后，再行根治术。目前常用的姑息手术有锁骨下动脉-肺动脉分流术（改良Blalock-Taussig手术）。

| 知识点32：法洛四联症的预后 | 副高：掌握　正高：掌握 |

法洛四联症患者易发生以下几种并发症。由红细胞增多引起的栓塞，其中尤以脑栓塞多见，2岁以上者可发生脑脓肿。细菌性心内膜炎多发生在右心室漏斗部、肺动脉瓣或主动脉瓣。法洛四联症未治疗者预后差，40%于3岁以内、70%于10岁以内死亡；合并肺动脉闭锁或无肺动脉瓣者有50%死于1岁以内。

五、肺动脉狭窄

| 知识点33：肺动脉狭窄的概念 | 副高：掌握　正高：掌握 |

肺动脉狭窄（PS）是一种常见的先天性心脏病，约有20%的先天性心脏病合并肺动脉瓣狭窄。按狭窄部位不同，可分为肺动脉瓣狭窄、漏斗部狭窄和肺动脉瓣上狭窄及肺动脉分支狭窄，其中以肺动脉瓣狭窄最常见，约占本病的90%。由于肺动脉瓣狭窄，右心室排血受阻，右心室收缩压增高，肺动脉压力正常或降低。右心室因负荷增加而肥厚，最后发生右心衰竭。

知识点34：肺动脉狭窄的病理解剖   副高：掌握   正高：掌握

广义的肺动脉狭窄包括漏斗部、瓣膜、肺动脉干及肺动脉分支狭窄。肺动脉瓣狭窄可分为两种类型：

（1）典型肺动脉瓣狭窄：肺动脉瓣三个瓣叶交界处互相融合，使瓣膜开放受限，瓣口狭窄；只有两个瓣叶的交界处融合为肺动脉瓣二瓣化畸形；瓣叶无交界处，仅中心部留一小孔，为单瓣化畸形。瓣环正常，肺动脉干呈狭窄后扩张，有时可延伸到左肺动脉。

（2）发育不良型肺动脉瓣狭窄：肺动脉瓣叶形态不规则且明显增厚或呈结节状，瓣叶间无粘连，瓣叶启闭不灵活，瓣环发育不良，肺动脉干不扩张或发育不良。此病常有家族史，努南（Noonan）综合征大多合并此病变。

知识点35：肺动脉狭窄的病理生理   副高：掌握   正高：掌握

右心室向肺动脉射血遇到瓣口狭窄的困阻，右心室的血流进入肺脏虽有困难，但全身所有静脉血仍必须完全进入肺循环，因此右心室必须提高收缩压方能向肺动脉泵血，其收缩压提高的程度与狭窄的严重性成正比。因室间隔无缺损，所以严重狭窄时右心室的压力可以超过左心室。如狭窄严重，右心室壁极度增厚，使心肌供血不足，可导致右心衰竭。

在宫内，肺动脉瓣狭窄使胎儿右心室的心肌肥厚，右心室排血量仍可维持正常，对胎儿循环无多大影响；如果狭窄很重，右心室排血量大减，腔静脉血回右心房后大多通过卵圆孔或房间隔缺损流入左心房、左心室，则右心室发育偏小。

知识点36：肺动脉狭窄的症状   副高：掌握   正高：掌握

轻度狭窄者可完全无症状；中度狭窄者在2～3岁内无症状，但年长后劳力时即感易疲乏及气促；严重狭窄者于中度体力劳动时亦可出现呼吸困难和乏力，突有晕厥甚至猝死。亦有患者活动时感胸痛或上腹痛，可能由心排血量不能相应提高，心肌供血不足或心律失常所致，提示预后不良。

生长发育多正常，半数患儿面容硕圆，大多无发绀，面颊和指端可能暗红；狭窄严重者可有发绀，大多由卵圆孔的右向左分流所致，如伴有大型房间隔缺损，可有严重发绀，并有杵状指（趾）及红细胞增多，但有蹲踞者很少见。

知识点37：肺动脉狭窄的体征   副高：掌握   正高：掌握

（1）心前区膨隆，有抬举感。

（2）肺动脉瓣区有响亮粗糙的喷射性收缩期杂音，向颈部传导。同时肺动脉瓣区可扪及震颤。轻、中度瓣膜型狭窄可听到收缩早期喷射音（喀喇音）。重度患者可有三尖瓣相对关闭不全的收缩期杂音。

（3）P_2减弱或消失。

（4）可有颈静脉怒张、肝大、下肢水肿等右心衰竭表现。

知识点38：肺动脉狭窄的辅助检查　　　　副高：掌握　正高：掌握

（1）X线检查：轻型病例心影和肺血管影可正常。中至重度狭窄者的特征表现为肺纹减少，肺野清晰，可有肺动脉段狭窄肝扩张，使肺动脉总干膨出，常有心脏扩大，以右心室为著，但在婴儿期扩张多不明显。

（2）心电图：心电图将显示右心房扩大、P波高耸。心电图还可显示右心室肥大、电轴右偏，其程度依赖于狭窄的严重程度。右胸前导联将显示R波高耸，狭窄严重时出现T波倒置、ST段压低。

（3）超声心动图：二维超声主动脉短轴切面可见肺动脉瓣增厚，活动受限，瓣环小。肺动脉及左肺动脉内径增粗，心尖四腔切面可见右心室和右心房内径增宽。脉冲多普勒在主肺动脉内可探及收缩期湍流频谱。

（4）心导管检查：右心导管测右心室及肺动脉压力并记录肺动脉右心室连续压力曲线。两者间压差＞15mmHg，则提示狭窄存在。主肺动脉－右室收缩压差≥20mmHg即可诊断肺动脉狭窄，20mmHg≤压差≤50mmHg，为轻度狭窄；50mmHg≤压差≤100mmHg为中度狭窄；压差≥100mmHg为重度狭窄。压差≥50mmHg时，需要治疗。

（5）心血管造影：右心室造影可见明显的"射流征"，同时可显示肺动脉瓣叶增厚和/或发育不良及肺动脉总干的狭窄后扩张。

知识点39：肺动脉狭窄的治疗　　　　副高：掌握　正高：掌握

凡右心室与肺动脉间收缩压差＞50mmHg或右心室收缩压＞100mmHg，首选经皮球囊肺动脉瓣扩张术治疗，将带球囊的导管插入股静脉，将球囊送至肺动脉瓣膜口水平，充盈扩张球囊，扩大瓣膜口。技术成功率可达100%，可获得与外科手术相同疗效，且术后并发症要明显较低。但此法对漏斗部有狭窄者，扩张效果欠佳。对合并漏斗部狭窄的中重度肺动脉瓣狭窄患儿，宜在体外循环下施行矫正术。

六、完全性大动脉换位

知识点40：完全性大动脉换位的概念　　　　副高：掌握　正高：掌握

完全性大动脉换位（TGA）是新生儿期及婴儿期最常见并严重的青紫型先天性心脏病，占先天性心脏病总数的5%~7%，男女患病之比为4:1~2:1。

知识点41：完全性大动脉换位的病理解剖　　　　副高：掌握　正高：掌握

正常情况下，肺动脉瓣下圆锥发育，肺动脉位于左前上方与右心室连接；主动脉瓣下圆锥萎缩，主动脉位于右后下方与左心室连接。大动脉换位时，主动脉瓣下圆锥发达，未被吸收，主动脉位于右前上方与右心室连接；肺动脉瓣下圆锥萎缩，肺动脉位于左后下方与左心室连接。主动脉瓣下因有圆锥存在，与三尖瓣间呈肌性连接；肺动脉瓣下无圆锥结构存在，与二尖瓣呈纤维连接。常见的合并畸形有房间隔缺损或卵圆孔未闭、室间隔缺损、动脉导管未闭、肺动脉狭窄、冠状动脉畸形等。

知识点42：完全性大动脉换位的病理生理　　　　　　副高：掌握　正高：掌握

完全性大动脉换位若不伴其他畸形，则形成两个并行循环。上、下腔静脉回流的静脉血通过右心射至转位的主动脉供应全身，而肺静脉回流的氧合血则通过左心射入转位的肺动脉到达肺部。患者必须依靠心内交通（卵圆孔未闭、房间隔缺损、室间隔缺损）或心外交通（动脉导管未闭、侧支血管）进行血流混合。本病血流动力学改变取决于是否伴随其他畸形，通常包括以下3种情况。

（1）完全性大动脉换位伴室间隔完整：右心室负荷增加而扩大肥厚，随正常的肺血管阻力下降，左心室压力降低，室间隔常偏向左心室。两者仅靠未闭的卵圆孔及动脉导管沟通混合，故青紫、缺氧严重。

（2）完全性大动脉换位伴室间隔缺损：可使左右心血液沟通混合较多，使青紫减轻，但肺血流量增加可导致心力衰竭。

（3）完全性大动脉换位合并室间隔缺损及肺动脉狭窄：血流动力学改变类似法洛四联症。

动脉血氧饱和度主要取决于两个循环间存在的分流量大小。不论体、肺循环间的交通何处有分流，血液的积聚总偏于一侧。例如，向左分流的血仍回到左心，向右分流者仍回到右心，使该侧心腔容量增大，压力增高；而当压力增高后，血液分流方向即发生改变，血又逐渐积聚于另一侧。这样周而复始使，临床上发生左、右心室周期性扩大和缩小现象，引起两心室的扩张和肥厚，终因缺氧和心力衰竭而死亡。

知识点43：完全性大动脉换位的临床表现　　　　　　副高：掌握　正高：掌握

（1）发绀：出现早，半数出生时即存在，绝大多数始于1个月内。随着年龄增长及活动量增加，发绀逐渐加重。发绀为全身性，若同时合并动脉导管未闭，则出现差异性发绀，上肢发绀较下肢重。

（2）充血性心力衰竭：生后3～4周婴儿出现喂养困难、多汗、气促、肝大和肺部细湿啰音等进行性充血性心力衰竭等症状。

（3）体格检查：患儿常发育不良。生后心脏可无明显杂音，但有单一、响亮的第二心音，是出自靠近胸壁的主动脉瓣关闭音。若伴有大的室间隔缺损或大的动脉导管或肺动脉狭窄等，则可听到相应畸形所产生的杂音。如合并动脉导管未闭，可在胸骨左缘第2肋间听到连续性杂音。合并室间隔缺损，可在胸骨左缘第3、4肋间听到全收缩期杂音。合并肺动脉狭窄，可在胸骨左缘上方听到收缩期喷射性杂音。杂音较响时，常伴有震颤。一般伴有大型室间隔缺损者早期出现心力衰竭伴肺动脉高压；但伴有肺动脉狭窄者则发绀明显，而心力衰竭少见。

知识点44：完全性大动脉换位的辅助检查　　　　　副高：掌握　正高：掌握

（1）X线检查：①由于主、肺动脉干常呈前后位排列，因此正位片见大动脉阴影狭小，肺动脉略凹陷，心蒂小而心影呈"蛋形"。②心影进行性增大。③大多数患者肺纹理增多，若合并肺动脉狭窄者肺纹理减少。

（2）心电图：新生儿期可无特殊改变。婴儿期示电轴右偏，右心室肥大，有时尚有右心房肥大。肺血流量明显增加时则可出现电轴正常或左偏，左、右心室肥大等。

（3）超声心动图：二维超声显示房室连接正常，心室大动脉连接不一致，主动脉常位于右前，发自右心室；肺动脉位于左后，发自左心室。彩色及频谱多普勒超声检查有助于心内分流方向、大小的判定及合并畸形的检出。

（4）心导管检查：导管可从右心室直接插入主动脉，右心室压力与主动脉相等。也有可能通过卵圆孔或房间隔缺损到左心腔再入肺动脉，肺动脉血氧饱和度高于主动脉。选择性右心室造影时可见主动脉发自右心室，左心室造影可见肺动脉发自左心室。选择性升主动脉造影可显示大动脉的位置关系，判断是否合并冠状动脉畸形。

知识点45：完全性大动脉换位的治疗　　　　　　　副高：掌握　正高：掌握

完全性大动脉换位若不治疗，约90%的患者在1岁内死亡。诊断明确后首先纠正低氧血症和代谢性酸中毒等，如无适当大小的房间隔缺损，可保持动脉导管开放直到手术。

（1）姑息性治疗方法：①球囊房间隔造口术：缺氧严重而又不能进行根治手术时可行球囊房间隔造口或房间隔缺损扩大术，使血液在心房水平大量混合，提高动脉血氧饱和度，使患儿存活至适合根治手术。②肺动脉环缩术：伴大型室间隔缺损者，可在6个月内行肺动脉环缩术，预防充血性心力衰竭及肺动脉高压引起的肺血管病变。

（2）根治性手术：①解剖纠正手术（Jetene手术）：室间隔完整者可在生后2周内进行，即主动脉与肺动脉互换及冠状动脉再植，达到解剖关系上的纠正。手术条件为：左/右心室压力比＞0.85，左心室射血分数＞45%，左心室舒张末期容量＞正常的90%，左心室后壁厚度＞4mm，室壁张力＜12000dyn/cm。伴室间隔缺损者可在6个月内实施根治手术。②生理纠治术（Senning或Mustard手术）：可在生后1～12个月内进行，即用心包膜及心房壁在心房内建成板障，将体循环的静脉血导向二尖瓣口而入左心室，并将肺静脉的回流血导向三尖瓣口而入右心室，形成房室连接不一致及心室大血管连接不一致，以达到生理上的纠治。

第四节　心律失常

知识点1：心律失常的概念　　　　　　　　　　　副高：掌握　正高：掌握

正常心脏冲动起源于窦房结，以一定的频率发出冲动，并按顺序激动心房、房室交界区、房室结、房室束、房室束分支、浦肯野纤维，最后到达心室肌使心室除极。心律失常是指心脏激动的起源、频率、节律、传导速度和传导顺序的异常。儿童时期如果心脏心肌细胞兴奋性、传导性和自律性等电生理发生改变，都可导致心律失常。小儿心律失常可以是先天性的，也可以是获得性的，如风湿热、心肌炎，毒物、毒素，药物或心脏手术后。心律失常的主要危险是由此产生的严重心动过缓或心动过速，导致心排血量的降低，从而引起晕厥或猝死。大多数心律失常常无症状，如单纯房性、室性期前收缩可在正常儿童中持续多年，远期预后良好。并非所有的心律失常均衡要治疗，只有影响血流动力学或者患者预后的心律失常需及时积极治疗。

知识点2：心律失常的病因和诱因　　　　　　　　　副高：掌握　正高：掌握

（1）生理情况：健康人的一生都会发生心律失常，如发热时出现窦性心动过速等。不会导致明显血流动力学改变。

（2）器质性心脏病：是最常见病因。包括先天性心脏病、心肌炎、心肌病、风湿性心脏瓣膜病、心力衰竭等.近年遗传性心律失常（原发性心脏离子通道病）日益被人们认识，如长QT综合征、Brugada综合征等。

（3）非心源性疾病：如慢性阻塞性肺部疾病、脑血管病等。其原因为致病微生物及其毒素对心肌细胞的损害，心肌细胞的缺血、缺氧和心脏自主神经功能异常等。

（4）电解质紊乱和酸碱平衡失调：心肌细胞的膜电位发生改变，以致自律性、兴奋性和传导性发生异常而引发心律失常。

（5）物理和化学因素的作用与中毒：中毒、放射线、毒物、药物（如洋地黄、肾上腺素等）均可引起心律失常。

知识点3：心律失常的发病机制　　　　　　　　　　副高：掌握　正高：掌握

（1）心脏冲动形成异常：①窦性冲动异常：窦房结的自律性异常增高、减低或者不规则时，分别产生窦性心动过速、窦性心动过缓和窦性心律不齐。②异位冲动异常：心房肌细胞和心室肌细胞等具有自律性的心肌细胞，在病理状态下异常自律性超过了窦房结，发出异位冲动，产生期前收缩、异位性心动过速或者逸搏、逸搏心律等心律失常。③触发性冲动异常：是由一次正常的动作电位所触发的后除极。若后除极的振幅增高并达阈值，便可引起发放激动，产生心律失常。见于局部出现儿茶酚胺浓度增高、低血钾、高血钙及洋地黄中毒时。

（2）心脏冲动传导异常

1）折返激动：当冲动从某处循一条径路传出后，又从另一条径路返回原处，使该处再次发生激动的现象称为折返激动。折返是所有快速心律失常最常见的发生机制。折返最常发生的部位是房室结和房室旁路共同参与的房室折返，其次是房室结折返。心房内折返和窦房折返在小儿较少见。

形成折返的3个必备条件是：①解剖上或功能上存在至少2条连接近端和远端而形成传导环路的潜在通路；②上述通路之一存在单向阻滞；③无阻滞的通路传导缓慢，允许阻滞的通路有足够的时间恢复应激，当2个通道的传导延缓和不应期适当时，一个持续向前循环电激动便产生了，导致心动过速。

2）传导阻滞：冲动传导到某处心肌细胞，如适逢生理性不应期，可形成生理性传导阻滞或者干扰现象。如传导阻滞发生于病理性延长的不应期时，可形成病理性传导阻滞，如窦房、房室、室内传导阻滞。

（3）基因突变：现已证实，很多心律失常发生与基因突变所致离子通道蛋白的功能或结构改变有关。大多数原发性心电疾病均是由于编码各主要离子通道亚基的基因突变引起，如长QT综合征至少已发现了KCNQ1、KCNH2、KCNE1等10余种基因突变。这些基因突变造成调控K^+外流和Na^+内流的离子通道发生功能变化，使K^+外流减少或Na^+内流增多，导致心肌细胞复极过程延长因而心电图表现为QT间期延长。

知识点4：心律失常按发生机制和发生部位分类	副高：掌握　正高：掌握

（1）心脏冲动形成异常

窦性心律失常：窦性心动过速、窦性心动过缓、窦性心律不齐、窦性停搏。

房性心律失常：房性期前收缩、房性心动过速、心房颤动、心房扑动、房性逸搏和逸搏心律。

房室交界性心律失常：交界性期前收缩、交界性心动过速（阵发性和非阵发性）、交界性逸搏和逸搏心律。

室性心律失常：室性期前收缩、室性心动过速、室性逸搏和逸搏心律、心室扑动、心室颤动。

（2）心脏冲动传导异常

折返：预激综合征与房室折返性心动过速，房室结双径路与房室结折返性心动过速。

心脏传导阻滞：窦房传导阻滞，房内传导阻滞，房室传导阻滞（一度、二度、三度），室内传导阻滞（左、右束支及分支阻滞）。

（3）心脏冲动形成异常与传导异常

并行心律：房性并行心律，房室交界性并行心律，室性并行心律。

异位节律伴外出阻滞。

知识点5：心律失常按心率快慢分类	副高：掌握　正高：掌握

（1）快速心律失常：期前收缩：房性，房室交界性，室性；心动过速：窦性，室上性，室性；扑动：心房扑动，心室扑动；颤动：心房颤动，心室颤动。

（2）缓慢心律失常：窦房结功能障碍；房室传导阻滞。

知识点6：心律失常的诊断方法	副高：掌握　正高：掌握

（1）病史：常见症状包括心悸、乏力、头晕、气短等。轻者可无任何症状。重者可发生晕厥、心力衰竭、心源性休克，甚至猝死。病史中还可提供既往心脏病史、病因及诱因、家族史等信息。

（2）体格检查：能发现心律失常相关病因的体征。脉搏和心脏听诊可了解心率快慢、心律是否规整以及心音的改变（如第一心音强弱不等）。

（3）辅助检查：①常规心电图：是诊断心律失常最简便、有效的检查方法。由于多数心律失常都是发作性的，发作间期心电图常常正常，因此，对于发作不频繁、持续时间较短的心律失常的诊断价值有限。②动态心电图：也称Holter心电图，记录器由患者随身携带，能连续记录24小时以上，有更多机会记录到心律失常发作。③心电图运动试验：常采用活动平板和踏车试验。运动试验可激发或改变某些心律失常，协助心律失常的诊断及药物效果的判断。④电生理检查：包括心内电生理和经食管调搏电生理检查。通过按一定程序进行的电刺激和心电图记录可疑诱发患者发生心律失常，了解心脏传导系统的电生理特性，明确心律失常的起源部位和发生机制，确定心律失常的治疗方案，预测抗心律失常药物的疗效并判断患者预后。

知识点7：心律失常的病因治疗和去除诱因　　　　　　副高：掌握　　正高：掌握

这是治疗心律失常的关键。即使对于不能完全根治的病因，有效地对因治疗对心律失常的控制也大有帮助。

知识点8：心律失常的药物治疗　　　　　　　　　　　副高：掌握　　正高：掌握

（1）抗快速心律失常的药物：通过影响心肌除极或复极而起到控制心律失常的作用。目前临床应用改良的Vaughan Williams分类法，将药物分为以下几类。

Ⅰ类：钠通道阻滞药。根据钠通道阻滞强度分为以下3类。①Ⅰa类：中等程度钠通道阻滞药物，代表药物奎尼丁、普鲁卡因胺、丙吡胺。能延长心房、心室肌以及房室旁路的传导时间和有效不应期，长期口服可治疗快速室上性和室性心动过速。②Ⅰb类：钠通道阻滞作用最弱，代表药物利多卡因、美西律。对窦房结和房室结作用微弱，因此，对室上性心律失常无效，主要用于快速室性心律失常。③Ⅰc类：钠通道阻滞作用最强，代表药物普罗帕酮、氟卡尼。对室上性和室性心律失常都有效。

Ⅱ类：β受体阻滞药，代表药物美托洛尔、普萘洛尔、艾司洛尔等。能减慢窦性心率和房室传导，因此，可用于控制房颤、房扑的心率，但不能使其转为窦性心律。由于能减慢房室结传导，可能会加速预激综合征的旁路前传，因此，预激综合征伴房颤、房扑时禁用。静脉用药可终止折返性室上速。

Ⅲ类：钾通道阻滞药，延长动作电位时限。代表药物为胺碘酮和索他洛尔。胺碘酮是Ⅲ类抗心律失常药物，也同时具有Ⅰ、Ⅱ和Ⅳ类抗心律失常药物的性质，可广泛用于快速室上性和室性心律失常。优点为不影响心功能，而且致心律失常发生率低，目前是器质性心脏病或心功能不全伴潜在恶性或恶性快速心律失常的首选药物。

Ⅳ类：钙通道阻滞药。代表药物为维拉帕米和地尔硫䓬。由于其负性肌力作用，在儿童应用受限，1岁以下儿童禁用。

其他：腺苷可减慢窦性心律和房室传导，静脉快速给药可以终止房室结参与折返的室上速。地高辛通过增加迷走神经张力的作用减慢窦性心律和房室传导，临床上用于控制房颤的心室率，也可治疗房室结参与折返的室上速，但是预激综合征伴房颤、房扑时禁用。

（2）抗缓慢心律失常的药物

阿托品：为副交感神经阻滞药，可加速窦房结或心房节律，加快心房传导，适用于严重窦性心动过缓、窦性停搏、窦房阻滞和房室传导阻滞等。静脉剂量为0.02mg/kg，最小剂量0.1mg，最大剂量儿童0.5mg，青少年1mg。5分钟后可重复使用1次。

异丙肾上腺素：是β受体兴奋药，能增加心率、房室传导、心肌收缩力和心肌耗氧量，还可引起外周血管扩张周围血管阻力下降。主要用于传导阻滞引起的血流动力学明显改变的心动过缓。静脉持续输注速率一般为0.1~1μg/（kg·min），从小剂量开始，根据心率反应调整剂量。

肾上腺素：具有α和β受体兴奋作用，可增加心肌收缩力和加快心率。是心肺复苏时救治心脏骤停、电机械分离和无脉室颤的主要药物。静脉内用药0.01mg/kg（1:10000溶液，0.1ml/kg），无效3~5分钟可重复。气管内给药剂量为0.1mg/kg（1:1000溶液，0.1ml/kg）。静脉持续输注速率0.1~1μg/（kg·min），最大剂量5μg/（kg·min）。

知识点9：心律失常的非药物治疗　　　　副高：掌握　正高：掌握

（1）刺激迷走神经的方法：用于终止阵发性折返性室上性心动过速。

（2）电复律：心脏电复律是利用较强的脉冲电流在瞬间通过心肌，使各部分心肌细胞同时除极以终止异位快速心律，促使窦性心律恢复的一种方法，具有简便、快速、疗效高、相对安全等特点。任何引起血流动力学异常的快速心律失常或药物难治性快速心律失常均可通过电复律的方式恢复窦性心律。终止室颤和无脉室速不需与QRS波同步，称为除颤。终止室上速、房扑、室速需与QRS波同步电击，称为同步电复律。埋藏式心脏转复除颤器（ICD）是一种能有效终止恶性心律失常的多功能、多程控参数的电子装置，置入体内后可以在患者发生恶性室性心律失常时自动放电而拯救患者的生命，已成为治疗恶性室性心律失常及防治心脏性猝死最有效的方法。

（3）经导管射频消融：是经导管应用射频电流使产生心律失常的关键部位心肌发生凝固性坏死，从而根治快速心律失常的一种治疗方法。目前，对房室折返性心动过速和房室结折返性心动过速的根治率已>95%。也可用于房速、房扑、房颤、室性期前收缩和室性心动过速的治疗，成功率低于前者。

（4）人工心脏起搏：是通过用心脏起搏器发放电脉冲刺激心脏，使心脏激动和收缩，主要用于治疗严重的缓慢性心律失常。包括临时起搏器和永久起搏器，临时起搏用于治疗可复性原因导致的心动过缓，永久起搏治疗不可复性原因导致的心动过缓。

一、窦性心动过速

知识点10：窦性心动过速的概念　　　　副高：掌握　正高：掌握

窦性心动过速是指窦房结发出的激动的频率超过儿童相应年龄组的正常高限。

知识点11：窦性心动过速的病因及发病机制　　　　副高：掌握　正高：掌握

窦性心动过速常见于精神紧张、哭闹、吃奶、进食、运动、疼痛、发热、低血容量、贫血、心力衰竭、心肌炎、甲亢以及应用肾上腺素、阿托品等药物后；其发生机制主要与交感神经兴奋性增高或迷走神经张力降低有关。

知识点12：窦性心动过速的诊断　　　　副高：掌握　正高：掌握

（1）P波为窦性P波：$V_{5\sim6}$导联P波直立，aVR导联P波倒置。

（2）心率快：1岁以下婴儿心率超过140次/分；1～6岁超过120次/分：6岁以上超过100次/分。

（3）PR间期≥0.10秒。

（4）PP间期或RR间期非绝对匀齐，每个窦性P波后均有QRS波。

（5）按压颈动脉窦时心率逐渐减慢，停止按压后逐渐加快。

（6）窦性心动过速时可伴有J点下移（即ST段呈上斜型轻度压低）和T波振幅偏低。

各年龄小儿正常心率

年龄（岁）	心率（次/分）	年龄（岁）	心率（次/分）
新生儿	70～190	4～6	80～115
<1	80～160	7～12	70～110
1～3	80～120		

知识点13：窦性心动过速的治疗　　　　副高：掌握　正高：掌握

（1）心动过速伴有心排血量降低时，应除外休克和快速性室性或室上性心律失常。

（2）治疗主要针对退热、补液、输血等病因。

（3）必要时可服用普萘洛尔（心得安）每次0.5～1mg/kg，2～3次/日。

二、窦性心动过缓

知识点14：窦性心动过缓的概念　　　　副高：掌握　正高：掌握

窦性心动过缓是指窦房结发出的激动的频率低于正常低限。新生儿低于80次/分，年长儿低于60次/分时具有意义。

知识点15：窦性心动过缓的病因　　　　副高：掌握　正高：掌握

窦性心动过缓可见于正常人、运动员，多见于缺氧、低温、中枢神经系统损害、颅内压增高、酸中毒、梗阻型黄疸、脑垂体或甲状腺功能低下，以及应用洋地黄、β受体阻滞剂等药物后。

知识点16：窦性心动过缓的诊断　　　副高：掌握　正高：掌握

（1）一般无特殊自觉症状，显著窦性心动过缓可有胸闷、气短、头昏、乏力，甚至晕厥。

（2）其他症状取决于发生的病因。

（3）心电图特点：①窦性P波的频率低于正常低限。心率减慢：<1岁心率<100次/分；1~6岁<80次/分；>6岁<60次/分。②PR间期≥0.10秒。③常伴有窦性心律不齐，亦可出现逸搏或逸搏性心律。

知识点17：窦性心动过缓的治疗　　　副高：掌握　正高：掌握

（1）一般不需特殊治疗。

（2）主要针对病因如纠正缺氧、酸中毒，降低颅内压等措施。

（3）必要时可用阿托品每次0.01~0.03mg/kg口服或异丙肾上腺素0.05μg/（kg·min）静脉滴注治疗。

（4）如为窦房结本身病变，应考虑置入永久性起搏器，其指征同完全性房室传导阻滞。

三、期前收缩

知识点18：期前收缩的概念　　　副高：掌握　正高：掌握

期前收缩又称过早搏动，是小儿时期最常见的心律失常，由心脏异位兴奋灶发放的冲动所致，是异位起搏点自律性增高的一种表现。异位起搏点可位于心房、房室交界或心室组织，分别引起房性、交界性及室性期前收缩，其中以室性期前收缩为多见。可见于有器质性心脏病的患儿，正常小儿偶可发生。

知识点19：期前收缩的病因　　　副高：掌握　正高：掌握

常见于无明显器质性心脏病的小儿，可由疲劳、精神紧张、自主神经功能不稳定等引起，但也可发生于心肌炎、先天性心脏病、心肌病或风湿性心脏病等器质性心脏病。另外，拟交感胺类、洋地黄、奎尼丁等药物中毒以及缺氧、酸碱平衡失调、电解质紊乱，或者心导管检查、心脏手术等均可引起期前收缩。健康学龄儿童中1%~2%有期前收缩。

知识点20：期前收缩的临床表现　　　副高：掌握　正高：掌握

小儿症状较成年人为轻，多数期前收缩无明显症状。年长儿频发期前收缩者诉心前区不适、胸闷、心悸等。心脏听诊有心律不齐，在提前的心搏后常有一定时间的代偿间歇，心音强弱不一。期前收缩次数因人而异，同一患儿在不同时间期前收缩次数也可有较大出入。观察运动前后期前收缩次数的变化非常重要，若运动后期前收缩消失或不变，提示非器质性；若运动后心率增快时期前收缩增多，则有病理意义，提示合并器质性心脏病的可能。

知识点21：期前收缩的心电图检查　　　　　　　　　　　　　副高：掌握　　正高：掌握

根据心电图有无P波的存在、P波的形态、PR间期的长短以及QRS波的形态来判断期前收缩属于何种类型。

（1）房性期前收缩的心电图特征：①P波提前，可与前一心动的T波重叠。②PR间期在正常范围或者延长。③期前收缩后代偿间歇不完全。④QRS波形态与窦性QRS波相同。如异位P波过早发生，其后无QRS波，为房性期前收缩未下传。如房性期前收缩后伴有变形的QRS波则为室内差异性传导所致。

（2）交界性期前收缩的心电图特征：①QRS波提前，形态、时限与正常窦性基本相同。②期前收缩所产生的QRS波前或后有逆行P波，PR间期＜0.10秒。有时P波可与QRS波重叠而辨认不清。③代偿间歇往往不完全。

（3）室性期前收缩的心电图特征：①QRS波提前出现，其前无相关P波。②QRS波形态异常，宽大、畸形（婴儿＞0.08秒，儿童＞0.10秒），T波与主波方向相反。③期前收缩后多伴有完全代偿间歇。

知识点22：期前收缩的治疗　　　　　　　　　　　　　　　　副高：掌握　　正高：掌握

（1）室上性期前收缩的治疗：室上性期前收缩多数无需治疗，除非诱发了室上性心动过速或有下传阻滞引起严重心动过缓，尤其在婴幼儿。治疗时首先要去除引起期前收缩的原发病和诱因。当出现不能耐受的症状或者室上性心动过速时，可选择口服普罗帕酮、地高辛或β_1受体阻滞药。

（2）室性期前收缩的治疗：应包括去除病因或诱因及抗心律失常治疗两方面。①无器质性心脏病的室性心律失常大多预后良好，通常无需抗心律失常药物治疗。对部分期前收缩频发、自觉症状严重的患儿，首先要去除诱发或加重期前收缩的因素，同时应消除患儿及家长的紧张焦虑情绪。若症状仍明显，可短期应用β_1受体阻滞药、普罗帕酮或抗焦虑药物。此时用药目的是缓解症状，而非减少期前收缩。②伴器质性心脏病的室性心律失常必须引起足够的重视。首先应尽快找出期前收缩的病因及诱因，给予相应治疗。如期前收缩仅为偶发，可暂时观察。若频繁发作，成联律、连发等应积极控制。血流动力学稳定者可选择口服药物，首选β受体阻滞药。心功能正常者也可口服普罗帕酮。普罗帕酮不能用于心力衰竭患儿，因该药有明显的负性肌力作用。假如患儿合并较严重的心力衰竭，应选用胺碘酮。血流动力学不稳定者应紧急静脉给以利多卡因或胺碘酮等。

四、阵发性室上性心动过速

| 知识点23：阵发性室上性心动过速的概念 | 副高：掌握　正高：掌握 |

阵发性室上性心动过速（PSVT）简称室上速（SVT），是小儿最常见的异位快速心律失常，是指异位激动在希氏束以上的心动过速，可分异位性和折返性两类。主要由折返机制所致，少数为自律性增高或平行心律。本病是对药物反应良好的儿科急症之一。若不及时治疗，易致心力衰竭。房室旁路介导的房室折返性心动过速（AVRT）最易发生在婴儿期，1岁之内60%～90%心动过速自然消失。然而，婴儿期消失的心动过速约1/3会复发，且多在4～6岁。房室折返性心动过速（AVRT）的发病率随着年龄的增长而增加。

| 知识点24：阵发性室上性心动过速的病因 | 副高：掌握　正高：掌握 |

可在先天性心脏病（Ebstein畸形、矫正性大动脉转位）、预激综合征、心肌炎、心内膜弹性纤维增生症等疾病基础上发生。但多数患儿无器质性心脏疾病，AVRT是房室结区和房室旁路组成的环路中发生连续的折返激动所致。房室结折返性心动过速（AVNRT）由房室交界区传导速度快慢不同的双径路形成连续的折返激动所致。感染为常见诱因，但也可因疲劳、精神紧张、过度换气、心脏手术、心导管检查等诱发。

| 知识点25：阵发性室上性心动过速的临床表现 | 副高：掌握　正高：掌握 |

（1）症状：①突然烦躁不安、面色苍白、皮肤冷汗、呼吸急促、干咳、呕吐，年长儿可诉心悸、心前区不适和头晕。②发作时心率突然增快，通常超过180次/分（婴幼儿230次/分，儿童180次/分），偶尔可达300次/分。发作停止时心率突然减慢，恢复正常，一次发作持续数秒钟至数日，容易反复发作。③发作持续超过24小时者，可发生心力衰竭，小婴儿更容易发生心力衰竭。

（2）体征：听诊时第一心音强度完全一致，发作时心率较固定而规则等为本病的特征。

| 知识点26：异位性房性心动过速的心电图检查 | 副高：掌握　正高：掌握 |

（1）心室率150～250次/分。
（2）QRS波窄，其前有P波，PR间期≤1/2 RR间期。
（3）有温醒现象。
（4）可有房室传导阻滞。

| 知识点27：异位性交界性心动过速的心电图检查 | 副高：掌握　正高：掌握 |

（1）心室率150～250次/分。

（2）QRS波窄，常有房室分离，偶见心房夺获。

知识点28：房室折返性心动过速的心电图检查　　　　副高：掌握　正高：掌握

（1）心率180～300次/分（婴幼儿230次/分，儿童180次/分），节律规则。

（2）QRS波形态与时限正常时，为顺传型房室折返性心动过速。QRS波宽大畸形和有Δ波时，为逆传型房室折返性心动过速。

（3）可见逆行P波，RP间期一般>110ms。

（4）心动过速中止后体表心电图可有显性预激曲线表现，即短PR间期、Δ波和QRS波增宽。如果中止后无显性预激表现，则说明房室旁路无前传功能，为隐匿旁道。

知识点29：房室结折返性心动过速的心电图检查　　　　副高：掌握　正高：掌握

（1）心率180～300次/分（婴幼儿230次/分，儿童150次/分），节律规则。

（2）QRS波形态与时限正常，但如发生室内差异性传导或者原有束支阻滞时，QRS波可宽大畸形。

（3）可见逆行P波，常重叠于QRS波内或者位于其终末部分，P波与QRS波保持固定关系，RP间期一般<70ms。

（4）起始突然，通常由一个房性期前收缩触发，其下传的PR间期显著延长，随之引起心动过速发作。

知识点30：持续性交界性反复性心动过速的心电图检查　　　　副高：掌握　正高：掌握

（1）心室率150～250次/分。

（2）QRS波窄，其前有P波，PR间期<0.10秒。

（3）常持续发作。

知识点31：兴奋迷走神经终止发作　　　　副高：掌握　正高：掌握

对无器质性心脏病，在PSVT发作开始时立即进行，部分有效，有血流动力学紊乱时禁用。

（1）冰毛巾敷面法：适用于6个月以下婴儿，用冰水毛巾敷面部，每次10～15秒；较大儿童可将面部浸入冰水盆中，每次5秒左右，冬天可用冷水代替。

（2）刺激咽部：以压舌板或手指刺激患儿咽部使之产生恶心、呕吐。

（3）按摩颈动脉窦法：患儿仰卧位，侧颈，用拇指在甲状软骨水平，下颌角处扪得颈动脉搏动后，向颈椎方向按压，先右后左，每次5～10秒，切忌双侧同时按压。该法适用于较大儿童。

（4）Valsalva动作：深呼吸后屏气，再用力做呼气动作，适用于较大儿童。

知识点32：阵发性室上性心动过速的药物治疗　　　副高：掌握　正高：掌握

物理方法无效或当即有效但很快复发时，可考虑药物治疗。

（1）洋地黄类药物：适用于病情较重，发作持续24小时以上，有心力衰竭表现者。常用地高辛快速饱和法，缺点是起效缓慢。室性心动过速或洋地黄中毒引起的室上性心动过速禁用此药。低血钾、心肌炎、阵发性室上性心动过速伴房室传导阻滞或肾功能减退者慎用。

（2）β受体阻滞药：可试用普萘洛尔静脉注射。重度房室传导阻滞，伴有哮喘及心力衰竭者禁用。

（3）腺苷或三磷腺苷：首选药物。剂量为0.2～0.4mg/kg，从小剂量开始。不稀释原液从近心静脉处快速"弹丸式"推注，作用迅速。

（4）普罗帕酮：1～1.5mg/kg，以等倍葡萄糖溶液稀释后静脉推注，无效20分钟后可重复。禁用于心功能低下的患者。

（5）维拉帕米（异搏定）：可能会减少心排血量引起低血压和心脏停搏，1岁以内婴儿禁用。诊断明确的年长患儿可选用。

（6）胺碘酮：对于左室功能不全或有心力衰竭征象或者持续发作其他药物无效者可考虑静脉应用胺碘酮终止发作。

对于逆传型房室折返性心动过速，应避免使用刺激迷走神经的方法和洋地黄、维拉帕米等药物，因它们可使房室结不应期延长和旁路不应期缩短，当发展成心房扑动、心房颤动时易诱发致命性室性心律失常。可选用普罗帕酮、胺碘酮等药物。

知识点33：电学治疗　　　副高：掌握　正高：掌握

当患儿出现血流动力学不稳定表现时，同步直流电转复是唯一的治疗选择，若心动过速终止后反复发作，需要药物维持。对个别药物疗效不佳者，除洋地黄中毒外也可考虑用直流电同步电击复律。有条件者，可使用经食管心房调搏或经静脉右心房内调搏，终止室上性心动过速。

知识点34：射频消融术　　　副高：掌握　正高：掌握

药物治疗无效或长期服药不能耐受、发作频繁、逆传型、房室折返型可考虑使用此方法。自1991年开始在国内外广泛应用，因其成功率高（可达95%以上）、创伤性小、安全可靠、并发症少、复发率低等特点，目前已成为儿童室上性心动过速主要的根治手段。射频消融需丰富的经验和良好的设备，在儿科尤其要严格掌握适应证。

知识点35：阵发性室上性心动过速的预防　　　副高：掌握　正高：掌握

心动过速频繁发作但尚不能行射频消融的患儿，需长期口服用药防止心动过速的发作。

可用地高辛和普萘洛尔预防发作。也可长期口服普罗帕酮。口服维持量6~12个月。

五、阵发性室性心动过速

知识点36：阵发性室性心动过速的概念	副高：掌握　正高：掌握

室性心动过速（室速）是由连续3个或3个以上源自心室的搏动构成的快速性心律失常，冲动起源于希氏束以下。多见于有器质性心脏病患儿，少数儿童可无器质性心脏病变。

知识点37：阵发性室性心动过速的病因	副高：掌握　正高：掌握

室速可由先天性心脏病、严重心肌炎、心肌病、心力衰竭、心脏手术或心导管检查、缺氧、电解质紊乱、药物中毒等原因引起。先天性长QT综合征、Brugada综合征、短QT综合征、儿茶酚胺敏感性室速等均由编码心肌细胞各主要离子通道亚单位的基因突变引起，易发生多形性室速、尖端扭转型室速、室扑、室颤，甚至猝死。此外，低钾血症、高钾血症、低镁血症及酸中毒常常为室速的诱因。洋地黄毒性反应、拟交感神经药物过量以及抗心律失常药物、抗生素和三环类抗抑郁药导致的继发性QT间期延长均可诱发室速。低温麻醉、心肺手术或心导管的机械性刺激也可引起室速发作。

部分室速不合并器质性心脏病并且未发现明确病因，称特发性室速。

知识点38：阵发性室性心动过速的临床表现	副高：掌握　正高：掌握

室速的临床表现：①婴幼儿多表现为充血性心力衰竭，突有烦躁不安，苍白，呼吸困难，年长儿多诉心悸，头昏，气短，咽喉部梗塞感，可有晕厥、心脏骤停。部分患儿症状较轻。②心率增快>150次/分，律齐，心音强弱不等。③可有低血压、休克。④或伴有继发性代谢性酸中毒。

知识点39：阵发性室性心动过速的心电图特征	副高：掌握　正高：掌握

（1）心室率150~300次/分，QRS波宽大畸形，QRS时限≥0.10秒，RR间期不匀齐。

（2）有房室分离、心室夺获、室性融合波。

（3）T波与QRS波主波方向相反，P波与QRS波之间无固定关系。

（4）如QRS波呈右束支传导阻滞时，电轴左偏，V_1导联呈qR或R型，呈兔耳征（R′<R，前峰>后峰），V_5导联S>R。

（5）如QRS波呈左束支传导阻滞时，RV_1时限≥40毫秒，V_1导联从R波起始点至S波最深点的距离≥70毫秒。

（6）电轴西北向。

知识点 40：常见室速的类型　　　　　　　　　　副高：掌握　正高：掌握

（1）持续性室速：发作超过 30 秒不能自行中止者，称持续性室速，发作时间＜30 秒为非持续性；如室性期前收缩连续 3～6 个，称短阵室速。

（2）多形性室速：QRS 形态多变，有两种或两种以上者为多形性室速；如形态一致为单形性室速。多形性室速复律后，QT 间期正常。

（3）尖端扭转型室速：QRS 波电轴每 5～20 次心搏转变一次，似绕等电位线扭转，室率＞200 次/分。尖端扭转型室速复律后，QT 间期延长。

（4）双向性室速：肢体导联 QRS 波主波呈交替性向上及向下。

（5）分支型室速：特点是心电图呈右支支传导阻滞（RBBB）＋LAD，亦可呈 RBBB＋RAD，QRS 时限常≤0.10 秒，但有时可达 0.12 秒；可看到房室分离或看不到 P 波，偶可见心房夺获 1∶1 逆传，程控刺激心房或心室可诱发和中止心动过速。

知识点 41：阵发性室性心动过速的鉴别诊断　　　　副高：掌握　正高：掌握

室性心动过速有时与室上性心动过速伴室内差异传导、室上性心动过速伴束支传导阻滞、逆传型房室折返性心动过速等的鉴别比较困难，必须结合临床病史、体检、心电图特点、对治疗措施的反应等仔细加以区别。①如果存在室房分离或者窦性夺获，可肯定为室速。心前区导联 QRS 波方向成同向性也支持室速诊断。②如果患者曾有窄 QRS 心动过速的病史和心电图记录，宽 QRS 心动过速的频率快于窄 QRS，则室上速伴差异性传导的可能性大。③如果窦性心律有预激综合征，心动过速时 QRS 波形态与预激综合征的形态一致，则逆传型房室折返性室上性心动过速可能性大。

知识点 42：阵发性室性心动过速的治疗　　　　　　副高：掌握　正高：掌握

（1）迅速纠正、治疗电解质紊乱、酸中毒、药物中毒等引起室速的诱因。

（2）有血流动力学紊乱时（即伴有低血压、休克及心力衰竭、晕厥等）首选电复律（直流电同步电击复律：每次 0.5～2J/kg），继以利多卡因 [10～50μg/（kg·min）] 静脉滴注。

（3）无血流动力学紊乱时应用利多卡因每次 1mg/kg＋0.9% 氯化钠 5ml 静脉缓慢注射（5 分钟），10～30 分钟后可重复使用，转复后 10～50μg/（kg·min）维持，总量不可超过5mg/kg。亦可静脉注射用普鲁卡因酰胺、苯妥英钠、普萘洛尔、胺碘酮等。

（4）控制发作后，应用 Ⅰa、慢心律、Ⅰc、Ⅲ类等药物预防复发，有时需两种或多种药物联用。

（5）特殊类型室速，做针对治疗，如分支型室速，首选维拉帕米静脉注射，普罗帕酮也有效；双向性室速多为洋地黄中毒，首选苯妥英钠 1～2mg/kg＋0.9% 氯化钠 10ml 静脉缓静脉注射。尖端扭转型室速首选静脉注射硫酸镁，剂量 25～50mg/kg，稀释为 1% 静脉滴注。心动过缓所致的尖端扭转型室速可选用异丙肾上腺素静脉滴注 0.02～0.5μg/（kg·min）。

（6）对反复发作而药物治疗无效的患者，尤其对于遗传性室性心律失常、有心脏骤停或晕厥等病史的患儿，可置入ICD，预防猝死。对特发性室速可行射频消融术。

六、房室传导阻滞

| 知识点43：房室传导阻滞的概念 | 副高：掌握 正高：掌握 |

房室传导阻滞（AVB）是指由于房室传导系统某部位的不应期异常延长，激动心房向心室传播，过程中传导延缓或部分甚至全部不能下传的现象，临床上将房室传导阻滞分为三度。在一度房室传导阻滞，所有激动均可下传但传导缓慢。二度房室传导阻滞，部分激动下传而部分激动被阻滞不能下传。三度房室传导阻滞则心房的激动完全被阻滞不能下传到心室。

| 知识点44：房室传导阻滞的病因 | 副高：掌握 正高：掌握 |

（1）一度房室传导阻滞：可见于健康儿童，也可由风湿性心脏炎、病毒性心肌炎、发热、肾炎、先天性心脏病引起。在应用洋地黄时也能延长PR间期。

（2）二度房室传导阻滞：产生的原因有风湿性心脏病、各种原因引起的心肌炎、严重缺氧、心脏手术后及先天性心脏病（尤其是大动脉错位）等。

（3）三度房室传导阻滞：又称完全性房室传导阻滞，小儿较少见。病因可分为先天性与获得性两种。前者中约50%的患儿的心脏并无形态学改变，部分患儿合并先天性心脏病或心内膜弹性纤维增生症等。后者以心脏手术引起者最为常见，其次为病毒性心肌炎，新生儿低血钙与酸中毒也可引起暂时性三度房室传导阻滞。

| 知识点45：房室传导阻滞的临床表现 | 副高：掌握 正高：掌握 |

（1）一度房室传导阻滞：本身对血流动力学并无不良影响。临床听诊，除第一心音较低钝外，并无其他特殊体征。诊断主要通过心电图检查。

（2）二度房室传导阻滞：临床表现取决于基本心脏病变以及由传导阻滞引起的血流动力学改变。心室率过缓可引起胸闷、心悸，甚至产生眩晕和晕厥。听诊时除原有心脏疾患所产生的听诊改变外，尚可发现心律不齐、脱漏搏动。莫氏Ⅰ型比Ⅱ型常见，但Ⅱ型的预后较差，容易发展为完全性房室传导阻滞，导致阿-斯综合征。

（3）三度房室传导阻滞：临床上部分小儿并无主诉，重者因心排血量减少而感觉乏力、眩晕、活动时气短。最严重的表现为阿-斯综合征发作，知觉丧失，甚至死亡。某些小儿则表现为心力衰竭以及对应激状态的耐受能力降低。体格检查时脉率缓慢而规则，第一心音强弱不一，有时可闻及第三或第四心音。绝大多数患儿心底部可闻及Ⅰ~Ⅱ级喷射性杂音，为心脏每次搏出量增加引起的半月瓣相对狭窄所致。由于经过房室瓣的血量也增加，所以可闻及舒张中期杂音。X线检查发现的不伴有其他心脏疾患的三度房室传导阻滞中，60%亦有心脏增大。

| 知识点46：房室传导阻滞的心电图特征 | 副高：掌握 正高：掌握 |

（1）一度房室传导阻滞：PR间期超过正常范围，但每个心房激动都能下传到心室。

（2）二度房室传导阻滞通常分为Ⅰ型和Ⅱ型两型。

1）Ⅰ型：又称为文氏现象，表现为：①PR间期进行性延长，直至1个P波不能下传心室，P波后不出现QRS波。②在PR间期延长的同时，RR间期进行性缩短，直至1个P波不能下传心室。③脱落前后2个R波的距离小于最短的RR间期的2倍。

2）Ⅱ型：PR间期固定不变，心房搏动部分不能下传到心室。房室间可呈固定或不固定的2∶1或3∶2等下传。

（3）三度房室传导阻滞：心电图表现为：①PP间期与RR间期各自相等，P波与QRS波无关。②心室率慢于心房率。③QRS波形态和心室率视阻滞部位的不同而有所差异。阻滞部位较高，逸搏点在希氏束分叉部位以上，则心室率较快且QRS波形态和时限正常；阻滞部位较低，则心室率较慢，而且QRS波形态宽大畸形。

知识点47：房室传导阻滞的治疗 　　　　　　　副高：掌握　正高：掌握

（1）一度房室传导阻滞：积极寻找病因并对其进行治疗，基本上不需特殊治疗，预后较好。

（2）二度房室传导阻滞：治疗应针对原发疾病。当心室率过缓、心排血量减少时可用阿托品、异丙肾上腺素治疗。预后与心脏的基本病变有关。

（3）三度房室传导阻滞：有心功能不全症状或阿-斯综合征表现者需积极治疗。纠正缺氧与酸中毒可改善心脏传导功能。由心肌炎或手术暂时性损伤引起者，肾上腺皮质激素可消除局部水肿。可口服阿托品、麻黄碱，或异丙肾上腺素舌下含服，重症者应用阿托品皮下或静脉注射，或异丙肾上腺素1mg溶于5%～10%葡萄糖溶液250ml中，持续静脉滴注，速度为0.05～2μg（kg·min），然后根据心率调整速度。

置入起搏器的指征为反复发生阿-斯综合征，药物治疗无效或伴心力衰竭者。一般先置入临时起搏器，经临床治疗可望恢复正常，若观察4周左右仍未恢复，应考虑置入永久起搏器。

七、长QT综合征

知识点48：长QT综合征的概念 　　　　　　　副高：掌握　正高：掌握

长QT综合征又称心脏耳聋综合征，是指心电图上QT间期延长、室律不整、晕厥和猝死的一组综合征，可伴有先天性耳聋，称为J-L-N综合征，为常染色体隐性遗传。无耳聋者称为R-W综合征，为常染色体显性遗传。

知识点49：长QT综合征的临床表现 　　　　　　副高：掌握　正高：掌握

有反复晕厥的病史，特别是在体力活动或情绪激动时易发生，可伴有先天性耳聋。家族中常有同类患儿或猝死者。死亡病例半数小于5岁。

知识点50：长QT综合征的心电图检查 　　　　　　副高：掌握　正高：掌握

心电图特点：①QT间期延长，T波宽大、切迹、高尖、双向或倒置，常伴有扩张期震荡波（DOws）。②可见频发室性期前收缩，常有 R on T 而致室性心动过速、心室颤动。③运动心电图 QT 间期延长明显。

知识点51：长QT综合征的诊断标准　　　　　　副高：掌握　正高：掌握

（1）主要条件：①QT（Qc）间期 > 0.44 秒。②精神或体力创伤引起晕厥。③家庭成员有原发性长 QT 综合征。

（2）次要条件：①先天性耳聋。②发作性 T 波变化。③心率慢（儿童）。④异常心室复极化。如果有两个主要条件或一个主要条件加两个次要条件，即可诊断。

知识点52：长QT综合征的鉴别诊断　　　　　　副高：掌握　正高：掌握

临床上需与癫痫鉴别，往往误诊为癫痫而长期治疗，若仔细询问发作情况，检查心电图则不难区别。心电图的鉴别应排除继发性 QT 间期延长，如高度房室传导阻滞、严重窦性心动过缓及低钾血症、低钙血症、低镁血症、药物影响（奎尼丁、酚噻嗪、丙米嗪及胺碘酮等）、脑血管病变、心肌病、二尖瓣脱垂综合征等所致 QT 间期延长，但继发性者晕厥与情绪、体力活动无关。家族性心室颤动晕厥发作时也呈心室颤动，但 QT 间期不长。

知识点53：长QT综合征的治疗　　　　　　　　副高：掌握　正高：掌握

（1）对于先天性 QT 间期延长而无临床症状者可以不治疗，但要注意避免剧烈活动、情绪激动等。如果出现复杂室性心律失常，甚至发生过猝死或晕厥者，应给予大剂量的 β_2 受体阻滞剂治疗如普萘洛尔，剂量宜偏大，小剂量无效，一般每日口服 1 ~ 4mg/kg，分 3 次服用，有效阻滞的标志是晕厥发作终止，心律时常消失，而 QT 间期可缩短或无改变，在治疗显效后勿中断服药。否则有发生猝死的可能。如果效果不好。可以与苯妥英钠、苯巴比妥合用。使用上述 3 种药物仍发生晕厥者，可以切除左侧颈胸交感神经节。如果仍无效，可以安装自动转复除颤器。

（2）对于后天性长 QT 延长综合征，主要是针对病因治疗，去除诱因，如补钾、镁，停止使用延长 QT 间期的药物等。发生尖端扭转型室性心动过速（TDP）时，治疗的关键在于缩短 QT 间期，可以静脉滴注异丙肾上腺素，使心率加快、QT 间期缩短而终止 TDP。也可使用心房或心室起搏达到同样的目的。补充镁盐常有效。必要时可以用 I b 类抗心律失常药物。禁用 I a 类、I c 类与 III 类抗心律失常药物，否则可导致 QT 间期延长，使病情恶化。

八、预激综合征

知识点54：预激综合征的概念　　　　　　　　副高：掌握　正高：掌握

预激综合征又称 WPW 综合征，是指房室间的异常附加肌束或旁路引起的心电图异常。

预激综合征患儿大部分心脏正常，亦可见于先天性心脏病，如三尖瓣下移畸形、纠正性大动脉错位、三尖瓣闭锁和心肌病等。

知识点55：预激综合征的发病机制	副高：掌握　正高：掌握

由于附加肌束传导速度明显高于房室结，由窦房结发出的激动一部分先通过旁路引起心室肌激动，一部分仍由房室结、束支、浦肯野纤维正常传导，于是预激综合征的心电图特征为PR间期缩短、δ波（预激波）、QRS波增宽，继发性ST-T异常。

知识点56：预激综合征的常见旁路	副高：掌握　正高：掌握

（1）房室副束：Kent束，最多见，连接心房和心室的附加肌束，心电图表现为典型预激综合征。

（2）房束副束和结束副束：James束，连接心房和希氏束或房室结和希氏束的附加肌束。心电图表现为PR间期缩短。

（3）结室副束和束室副束：Mahaim纤维，连接房室结和心室，或连续希氏束和心室的附加肌束。RR电图表现为PR间期正常但有δ波、QRS波增宽和继发性ST-T异常。

知识点57：预激综合征的诊断	副高：掌握　正高：掌握

（1）一般无特殊症状，可有合并疾病的表现，伴房室折返性心动过速或心房颤动时有相应症状。

（2）预激综合征的分型：最早在1945年由Rosembaum分为A型和B型。①A型预激综合征：V_1主波向上，$V_5 \sim V_6$主波向上，一般多位于左后间隔。②B型预激综合征：V_1主波向下，$V_5 \sim V_6$主波向上，一般多位于右侧。

（3）预激综合征的体表心电图定位目前应用广泛，常用的有根据QRS波定位，根据δ波向量、QRS电轴以及胸导联R＞S转移部位定位如下。

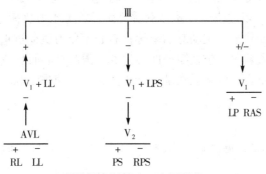

预激综合征体表心电图定位

Lindsay标准（1987年）

旁道部位	负向δ波所在导联	QRS电轴	R＞S转移部位
左侧壁	I 和/或 AVL	＋60°～＋120°	$V_1 \sim V_4$
左后壁	III，aVF	0°～－90°	V_1
后间隔	III，aVF	0°～－60°	$V_1 \sim V_4$
右侧壁	aVR	－30°～－60°	$V_3 \sim V_5$
前间隔	V_1，V_2	0°～＋60°	$V_3 \sim V_5$

知识点58：预激综合征的治疗　　　　　副高：掌握　正高：掌握

（1）预激综合征本身是心电图异常，如无症状，不需处理。

（2）预激综合征提供折返途径，可引起房室折返性心动过速或心房颤动；婴儿预激综合征引起的房室折返性心动过速经药物控制（预激综合征合并室上速或房颤、房扑时，禁止使用洋地黄），随年龄增长，大部分可获缓解；年长儿反复发作或药物不能控制时，可行射频消融术，疗效确切。

第五节　心力衰竭

知识点1：心力衰竭的概念　　　　　　　副高：掌握　正高：掌握

心力衰竭简称心衰，是指心脏工作能力（心肌收缩或舒张功能）下降使心排血量绝对或相对不足，不能满足全身组织代谢的需要，出现肺循环和/或体循环淤血的病理生理状态。心力衰竭是儿童时期的危重症之一，特别是急性心衰，起病急、进展快，如不早期诊断及处理，则严重威胁小儿的生命。

知识点2：心力衰竭的病因　　　　　　　副高：掌握　正高：掌握

引起小儿心衰的病因：①心肌收缩功能障碍（心肌衰竭），包括各种原因所致的心肌炎、扩张型心肌病等。②心室前负荷过重（容量负荷过重），包括左向右分流型先天性心脏病、瓣膜反流性疾病、输液过多过快等。③心室后负荷过重（压力负荷过重），左室压力负荷过重见于高血压、主动脉瓣狭窄、主动脉缩窄等；右心室压力负荷过重见于肺动脉高压、肺动脉瓣狭窄等。④心室充盈障碍，包括缩窄性心包炎、限制型心肌病或肥厚型心肌病等。

另外，贫血、营养不良、电解质紊乱、严重感染、心律失常和心脏负荷过重等都是儿童心力衰竭发生的诱因。

知识点3：心力衰竭的发病机制　　　　　副高：掌握　正高：掌握

心力衰竭的发病机制多为心肌收缩和心肌舒张功能障碍。心力衰竭时，由于心排血量下降，组织氧供不足，机体动用各种储备力量进行代偿。这些代偿机制初始对机体是有益的，使心功能维持在正常水平，但是长期维持最终发生失代偿，并且代偿机制也有负性效应，最终发生心力衰竭。心力衰竭的发生不仅是血流动力学的异常，同时还有神经体液因素的参与，心肌重构也发挥着重要作用。

（1）血流动力学机制：心排血量主要根据以下因素进行控制和调节：前负荷；后负荷；心肌收缩力；心率。①前负荷：按照Frank-Starling定律，心脏前负荷的增加使回心血量增加，心室舒张末期容积增加，心肌纤维拉长，从而增加心肌收缩力和心排血量。若容量过度增加，心肌牵张超过一定的长度，心排血量反而下降。②后负荷：心脏后负荷的增加常以心肌肥厚作为主要的代偿机制，使心排血量在相当长时间内维持正常。随着疾病发展，心肌细胞结构和功能进一步破坏，使心功能下降，心力衰竭随之发生。

（2）神经内分泌体液机制：心力衰竭时，体内出现一系列的神经内分泌和体液因子的变化进行代偿。神经内分泌的长期慢性激活促进心肌重构，加重心肌损伤和心功能恶化，又进一步激活神经内分泌系统和细胞因子等形成恶性循环。

1）交感肾上腺素能系统：心力衰竭时，交感神经兴奋性增高，大量去甲肾上腺素和肾上腺素释放入血，血中儿茶酚胺水平增高，借以增强心肌收缩力、加快心率、收缩外周血管和维持血压起代偿作用。但这种交感神经兴奋增高及儿茶酚胺持续增高对机体是有害的。①直接心肌毒性作用。②心肌细胞β肾上腺素能受体密度下调（重度心衰可减少50%）和β肾上腺素能受体对β肾上腺素能受体激动药的反应性明显降低，降低心肌收缩力。③交感神经兴奋并刺激肾素-血管紧张素-醛固酮系统（RAAS），导致外周血管阻力增高，水钠潴留，心肌氧耗加大。④损害舒张功能。

2）肾素-血管紧张素-醛固酮系统：心力衰竭时RAAS激活，血中肾素，血管紧张素Ⅰ、Ⅱ及醛固酮水平均明显增高，导致外周血管阻力增加、水钠潴留及血容量增加，前后负荷增加，对心力衰竭起代偿作用。同时，血管紧张素Ⅱ及醛固酮的分泌增加，使心脏、血管平滑肌细胞和内皮细胞发生了一系列改变，结构发生重构，促进心衰恶化。近年来通过生物化学分子生物学技术的发展，发现在肾外组织尤其是脑和心血管系统，还存在局部组织的RAAS。心衰，心脏局部组织RAAS活性增高，通过细胞自分泌、旁分泌产生的血管紧张素Ⅱ也参与心肌收缩性及血管收缩性的调节，并有促生长作用引起心室肥厚及血管平滑肌生长（心室和血管重构）。

3）利钠肽类：对心力衰竭发病机制中神经内分泌变化，也注意到具有血管扩张、利尿和排钠作用的心脏保护因子，如利钠肽类、前列腺素、血管内皮舒张因子和肾上腺髓质素等。已证实有3种利钠肽，即心房利钠肽、脑利钠肽（BNP）和C-利钠肽。BNP具有利尿、排钠和扩张血管的作用，并且有抑制肾素、醛固酮和交感神经系统作用。心力衰竭时，由于心室扩张、容量负荷过重导致心室壁应力增加，刺激心室肌细胞合成和分泌BNP，其增高程度与心衰严重程度呈正相关。因此，血浆BNP水平可作为评定心衰进程和判断预后的指标。

4）其他：研究表明许多炎症细胞因子参与了心力衰竭的发生和发展，如肿瘤坏死因子、白细胞介素、单核细胞趋化蛋白等。此外，内皮素、血管加压素和生长激素等多种血管活性物质可能参与了心力衰竭的发生。

（3）心肌重构：心肌重构是由于一系列复杂的分子和细胞机制导致心肌结构、功能和表型的变化，包括心肌细胞肥大、凋亡，胚胎基因和蛋白的再表达，心肌细胞外基质的量和组成的变化等。在初始的心肌损伤以后，有各种不同的继发性介导因素直接或间接作用于心肌而促进心室重构，形成恶性循环，心力衰竭进行性恶化。

知识点4：心力衰竭的临床表现　　　　　　　　　　副高：掌握　　正高：掌握

（1）年长儿心力衰竭的症状与成人相似，主要表现为乏力、活动后气急、食欲减低、腹痛和咳嗽。安静时心率增快，呼吸浅表、增快，颈静脉怒张，肝肿大、有压痛，肝颈反流试验阳性。病情较重者尚有端坐呼吸、肺底部可闻及湿啰音，并出现水肿，尿量明显减少。心脏听诊除原有疾病产生的心脏杂音和异常心音外，常可听到心尖区第一心音减低和奔马律。

（2）婴幼儿心力衰竭的临床表现有一定特点。常见症状为呼吸急促、表浅、频率可达50～100次/分，喂养困难，体重增长缓慢，烦躁多汗，哭声低弱，肺部可闻及干啰音或哮鸣音。水肿首先见于颜面、眼睑等部位，严重时鼻唇三角区呈现发绀。

知识点5：心力衰竭的X线检查　　　　　　　　　　副高：掌握　　正高：掌握

心脏扩大，可见心搏动减弱（透视下），肺淤血（上叶肺静脉扩张，肺纹理增多、模糊，肺野透光度降低，肺门阴影增宽模糊）或肺水肿（以肺门为中心的对称性分布的大片状阴影）表现。

知识点6：心力衰竭的超声心动图检查　　　　　　　副高：掌握　　正高：掌握

可见心室和心房腔扩大，M型超声心动图显示心室收缩时间延长，射血分数降低。心脏舒张功能不全时，二维超声心动图对心力衰竭的诊断和病因判断有帮助。

（1）射血分数（EF）：为心脏每搏量与左心室舒张末期容积之比，即左心室舒张末期容积与左心室收缩末期容积之差，除以左心室舒张末期容积。是反映左心室泵血功能敏感的指标，是应用最广泛的左心室收缩功能指标之一。EF正常值为56%～78%。按照美国超声心动图学会制定的指南，以二维超声心动图检测的EF＜55%为不正常，中度及重度异常分别为＜44%及＜30%。

（2）短轴缩短率（FS）：为左心室收缩时缩短的百分率，即左室舒张末期内径与左室收缩末期内径之差，除以左室舒张末期内径。其意义与EF相同。左心室收缩不完全同步或对称、室壁增厚、运动差异、室隔平坦均可影响FS的检测。FS正常值为28%～38%，心衰时FS降低（＜25%）。

（3）心肌做功指数：亦称Tei指数，是用于评价心室整体功能（收缩功能和舒张功能）的指标。多采用脉冲多普勒检测血流的方法，亦可应用TDI技术测定Tei指数。测量方法简便、重复性强，且不受心率、心室几何形态和压力影响。根据脉冲多普勒二尖瓣口血流图和左心室流出道血流图计算Tei指数。按照下列公式计算，Tei指数＝（ICT＋IRT）/ET。其中ICT为等容积收缩时间，IRT（IVRT）为等容舒张时间，ET为射血时间。Tei指数从出生至

3岁之间有所下降，但3岁以后至成人阶段保持相对稳定，心力衰竭患者Tei指数明显延长。

（4）脉冲多普勒超声心动图：测定心室舒张功能，正常的二尖瓣、三尖瓣流速曲线呈正向双峰。第1峰较高，出现在心室快速充盈期，称E峰。第2峰较低，出现在心房收缩期，称A峰。E波的峰值流速，舒张功能异常者常有E峰减低。A波的峰值流速，舒张功能异常者A峰增高。E峰/A峰的血流速度的比值，是敏感反映心室舒张功能的指标，舒张功能异常者E/A减低。二尖瓣血流E波减速时间（DT）正常值为（193±23）毫秒。舒张功能异常DT延长，可用于评价快速充盈率。

（5）组织多普勒显像（TDI）：是采用特殊滤波装置将高频率和低振幅的血流信号删除而保留低频率和高振幅的室壁运动信号，并以色彩、频谱或曲线选择性地显示室壁运动的频率或振幅信息的显像技术。TDI可反映心肌局部收缩和舒张功能。

知识点7：有创性血流动力学测定   副高：掌握　正高：掌握

目前主要采用Swan-Ganz气囊漂浮导管和温度稀释法。气囊漂浮导管可测定心脏血管内压力（肺动脉压力、肺动脉楔压），结合热稀释法测每分钟心排血量，并计算出血流动力学参数。①每搏量和心指数：每搏量即心脏在单位时间内泵出的血量。因为每搏量受体表面积影响大，故以单位体表面积的每搏量即心指数来估价心排血功能更为正确。②外周血管阻力和肺血管阻力：可代表左、右心室后负荷，小儿患者常按体表面积计算，即外周血管阻力指数及肺血管阻力指数。③心室每搏做功指数：可反映心室的容积和压力做功。心肌收缩性能是决定心排血量的重要因素。左、右心室每搏做功指数是衡量心室收缩性能的指标。

一般来讲，肺小动脉楔压反映左心前负荷，肺动脉楔压增高（正常值为2～14mmHg），提示肺淤血或肺水肿。而中心静脉压反映右心前负荷。

知识点8：脑钠肽的测定   副高：掌握　正高：掌握

脑钠肽（BNP）是心肌分泌的重要肽类激素，心力衰竭时由于室壁应力增加，导致其分泌和释放增加。心力衰竭时，患者循环中BNP水平升高，并与心力衰竭的严重程度呈正相关，可作为辅助诊断心力衰竭的客观生化标志物。BNP水平有助于心衰病情轻重程度和心功能的判断以及心衰治疗的监测。BNP和NT-proBNP两者以1∶1比例存在，故均可作为诊断标记物。NT-proBNP具有更高的血浆浓度稳定性（半衰期为60～120分钟，生理活性相对稳定，冻存−70℃活性可保存数月；BNP半衰期为20分钟）。美国食品药品监督管理局（FDA）已批准检测血浆BNP作为辅助诊断心力衰竭的方法。欧洲心力衰竭指南（2001年）建议以血浆BNP的检测作为筛选诊断心衰的指标，以鉴别心源性和非心源性呼吸急促。

知识点9：心力衰竭的临床诊断依据   副高：掌握　正高：掌握

心力衰竭的临床诊断依据：①安静时心率增快，婴儿>180次/分，幼儿>160次/分，不能用发热或缺氧解释。②呼吸困难，发绀突然加重，安静时呼吸达60次/分以上。③肝肿大，达肋下3cm以上，或在密切观察下短时间内较前增大，而不能以横膈下移等原因解释。④心音明显低钝，或出现奔马律。⑤突然烦躁不安，面色苍白或发灰，不能用原有疾病解释。⑥尿少、下肢水肿，已除外营养不良、肾炎、维生素B₁缺乏等原因。

知识点10：心力衰竭类型的判定	副高：掌握　正高：掌握

（1）急性心力衰竭和慢性心力衰竭：依据心衰发生速度、发展过程及机体是否具有充分时间发挥其代偿机制，将心力衰竭分为急性和慢性。①急性心力衰竭：由于突然发生心脏结构或功能异常，导致短期内心排血量明显下降、器官灌注不良和静脉急性淤血。可表现为急性肺水肿或心源性休克。见于心脏手术后低心排血量综合征、暴发性心肌炎和川崎病合并心肌梗死。②慢性心力衰竭：逐渐发生的心脏结构和功能异常或急性心力衰竭渐变所致。心室重构是其特征。稳定的慢性心力衰竭患儿在多种因素作用下（如感染、心律失常、中断治疗等）可促发突然出现急性加重表现，又称慢性心力衰竭急性失代偿期（急性发作）。

（2）左侧心力衰竭、右侧心力衰竭和全心力衰竭：①左侧心力衰竭：指左心室代偿功能不全引起，临床表现上以肺循环淤血及心排血量降低为主。②右侧心力衰竭：指右心室代偿功能不全引起，临床表现上以体循环淤血为主。单纯右侧心力衰竭主要见于肺源性心脏病、肺动脉瓣狭窄及肺动脉高压等。③全心力衰竭：左、右心室同时受累，左侧与右侧心力衰竭同时出现；或者左侧心力衰竭后肺动脉压力增高，使右心负荷加重，经长期后，右心衰竭相继出现。

（3）收缩性心力衰竭和舒张性心力衰竭：①收缩性心力衰竭：由于心室收缩功能障碍导致心脏泵血功能低下并有静脉淤血的表现。临床特点为左心室扩大、左心室收缩末期容积增大和射血分数降低（LVEF≤40%）。②舒张性心力衰竭：由于心室舒张期松弛和充盈障碍导致心室接受血液能力受损，表现为左心室充盈压增高并有静脉淤血的表现。临床通常采用多普勒超声心动图记录的二尖瓣和肺静脉血流频谱估测左室舒张功能。

（4）低心排血量型心力衰竭和高心排血量型心力衰竭：①低心排血量型心力衰竭：指心排血量降低，有外周循环异常的临床表现，如外周血管收缩、发冷、苍白等。②高心排血量型心力衰竭：由于容量负荷过重导致的心力衰竭，心排血量正常或高于正常。主要见于左向右分流型先心病、急性肾小球肾炎的循环充血、甲状腺功能亢进、严重贫血、维生素B、缺乏病（脚气病）、体动-静脉瘘等。

知识点11：心力衰竭的临床状况评估	副高：掌握　正高：掌握

纽约心脏病学会（NYHA）提出一项小儿心脏病患者心功能分级方案来评价心力衰竭的程度，主要根据患者自觉的活动能力分为4级。Ⅰ级：体力活动不受限制。学龄期儿童能够参加体育课并且能和同龄儿童一样参加活动。Ⅱ级：体力活动轻度受限。休息时无任何不适，但一般活动可引起疲乏、心悸或呼吸困难。学龄期儿童能够参加体育课，但是能参加的活动量比同龄儿童小。可能存在继发性生长障碍。Ⅲ级：体力活动明显受限。少于平时一般活动即可引起症状，例如步行15分钟，就可感到疲乏、心悸或呼吸困难。学龄期儿童不

能参加体育，存在继发性生长障碍。Ⅳ级：不能从事任何体力活动，休息时亦有心力衰竭症状、并在活动后加重，存在继发性生长障碍。以上的心功能分级适用于儿童。

婴儿可按罗斯（Ross）等提出的心力衰竭分级。

婴儿心力衰竭罗斯（Ross）分级评分法

	评分		
	0	1	2
喂养情况			
奶量（毫升/次）	>100	60~100	<60
时间（毫升/次）	<40	>40	–
体格检查			
呼吸频率（次/分）	<50	50~60	>60
心率（次/分）	<160	160~170	>170
呼吸型	正常	异常	
外周灌注	正常	减少	–
S_3 或舒张期隆隆样杂音	无	存在	–
肝肋下缘（cm）	<2	2~3	>3

注：S_3：第三心音；舒张期隆隆样杂音示左向右分流型先心病婴儿提示分流量大，肺动脉血流量显著增加。0~2分心衰；3~6分轻度心衰；7~9分中度心衰；10~12分重度心衰

知识点12：心力衰竭的治疗原则　　　　　　　副高：掌握　正高：掌握

急性心衰的治疗以循环重建和挽救生命为目的。慢性心衰的治疗目标为缓解症状，改善运动耐量，提高生活质量，降低病死率。目前慢性心衰的治疗已从过去短期应用改善血流动力学药物（如利尿药、正性肌力药和血管扩张药）的治疗转为长期应用神经内分泌拮抗药（如血管紧张素转化酶抑制药和β受体阻滞药）进行修复性治疗，以改善衰竭心脏的功能。

知识点13：心力衰竭的病因治疗　　　　　　　副高：掌握　正高：掌握

应重视病因治疗，先天性心脏病患者的内科治疗往往是术前的准备，而且手术后亦需继续治疗一个时期；心肌病患者经内科治疗可获得症状的暂时缓解；如心力衰竭由甲状腺功能亢进、重度贫血或维生素 B_1 缺乏、病毒性或中毒性心肌炎等引起，则需及时治疗原发疾病。积极防治心衰的诱发因素，如控制感染和心律失常，纠正水、电解质酸碱平衡失调。

知识点14：心力衰竭的一般治疗　　　　　　　副高：掌握　正高：掌握

（1）休息和镇静：充分的休息和睡眠可减轻心脏负担，取平卧或半卧位，尽力避免患儿

烦躁、哭闹，必要时可适当应用镇静剂，苯巴比妥、吗啡（0.05mg/kg）皮下或肌内注射常能取得满意效果，但需警惕呼吸抑制。

（2）吸氧：对于呼吸急促和发绀的患儿及时给予吸氧。

（3）饮食：应给予容易消化及富有营养的食品，一般饮食中钠盐应减少，很少需要严格的极度低钠饮食。

（4）纠正水、电解质、酸碱平衡紊乱：心力衰竭易发生水钠潴留、酸中毒、低血糖和低血钙，新生儿时期更是如此，应予及时纠正。

| 知识点15：心力衰竭的药物治疗——洋地黄类正性肌力 | 副高：掌握 | 正高：掌握 |

迄今为止洋地黄仍是儿科临床上广泛使用的强心药物之一。洋地黄作用于心肌细胞上的Na^+-K^+ATP酶，抑制其活性，使细胞内Na^+浓度升高，通过Na^+-Ca^{2+}交换，使细胞内Ca^{2+}升高，从而加强心肌收缩力，使心室舒张终末期压力明显下降，静脉淤血症状减轻。洋地黄能直接抑制过度的神经内分泌活性（主要抑制交感神经活性作用），具有负性传导、负性心率等作用。洋地黄对左心瓣膜反流、心内膜弹性纤维增生症、扩张型心肌病和某些先天性心脏病等所致的充血性心力衰竭均有效。尤其是对合并心率增快、房扑、房颤者更有效。对贫血、心肌炎引起者疗效较差。

小儿时期常用的洋地黄制剂为地高辛，可口服和静脉注射，作用时间较快，排泄亦较迅速，因此剂量容易调节，药物中毒时处理也比较容易。地高辛酏剂口服吸收率更高。早产儿对洋地黄比足月儿敏感，后者又比婴儿敏感。婴儿的有效浓度为2～4ng/ml，大年龄儿童为1～2ng/ml。洋地黄治疗要个体化，常用剂量和用法见下表。

洋地黄类药物的临床应用

洋地黄制剂	给药法	洋地黄化总量（mg/kg）	每日平均维持量	效力开始时间	效力最大时间	中毒作用消失时间	效力完全消失时间
地高辛	口服	<2岁，0.05～0.06； >2岁，0.03～0.05 （总量不超过1.5mg）	1/5洋地黄化量，分2次	2小时	4～8小时	1～2天	4～7天
	静脉	口服量的1/2～1/3		10分钟	1～2小时		
毛花苷丙（西地兰）	静脉	<2岁，0.03～0.04； >2岁，0.02～0.03		15～30分钟	1～2小时	1天	2～4天

（1）洋地黄化：如病情较重或不能口服者，可选用毛花苷丙或地高辛静脉注射，首次给洋地黄化总量的1/2，余量分2次，每隔4～6小时给予，多数患儿可于8～12小时内达到洋地黄化。能口服的患者可口服地高辛，首次给洋地黄化总量的1/3或1/2，余量分2次，每隔6～8小时给予。慢性心力衰竭也可从口服地高辛维持量开始，5～7天后血浓度与使用负荷量后再用维持量的效果相似，而不易发生地高辛中毒。

（2）维持量：洋地黄化后12小时可开始给予维持量，每次给负荷量的1/10～1/8，每天两次，间隔12小时。维持量的疗程视病情而定，短期难以去除病因者，如心内膜弹性纤维增生症或风湿性心瓣膜病等，则应注意随患儿体重增长及时调整剂量，以维持小儿血清地高辛的有效浓度。

（3）使用洋地黄的注意事项：用药前应了解患儿在2～3周内的洋地黄使用情况，以防药物过量引起中毒。各种病因引起的心肌炎患儿对洋地黄耐受性差，一般按常规剂量减去1/3，且饱和时间不宜过快。未成熟儿和<2周的新生儿因肝肾功能尚不完善，易引起中毒，洋地黄化剂量应偏小，可按婴儿剂量减少1/3～1/2。钙剂对洋地黄有协同作用，故用洋地黄类药物时应避免用钙剂。此外，低血钾可促使洋地黄中毒，应予注意。

（4）洋地黄不良反应：心力衰竭越重、心功能越差者，其治疗量和中毒量越接近，故易发生中毒。肝肾功能障碍、电解质紊乱、低钾、高钙、心肌炎和大剂量利尿之后的患儿均易发生洋地黄中毒。小儿洋地黄中毒最常见的表现为心律失常，如房室传导阻滞、室性期前收缩和阵发性心动过速等；其次为恶心、呕吐等胃肠道症状；神经系统症状，如嗜睡、头晕、色视等较少见。

洋地黄中毒时应立即停用洋地黄和利尿剂，同时补充钾盐。小剂量钾盐能控制洋地黄引起的室性期前收缩和阵发性心动过速。轻者每日用氯化钾0.075～0.1g/kg，分次口服；严重者每小时0.03～0.04g/kg静脉滴注，总量不超过0.15g/kg，滴注时用10%葡萄糖稀释成0.3%浓度。肾功能不全和合并房室传导阻滞时忌静脉给钾。

知识点16：心力衰竭的药物治疗——非洋地黄类正性肌力 副高：掌握 正高：掌握

通过增加心肌细胞内环磷酸腺苷含量等机制，增加细胞Ca^{2+}浓度或通过增加心肌肌钙蛋白对Ca^{2+}的敏感性发挥正性肌力作用。常用药物包括以下两种。

（1）β受体激动药：主要药物有多巴胺和多巴酚丁胺，多用于紧急情况的急性心衰，危重难治性心衰和心源性休克患儿。联合应用常取得较好疗效。但是只能通过静脉滴注用药，并具有正性变速作用及致心律失常作用，且使心肌氧耗量增加，临床应用受到限制。

多巴胺的生物学效应与剂量大小有关：小剂量2～5μg/(kg·min)主要兴奋多巴胺受体，增加肾血流量，尿量增多；中等剂量5～15μg/(kg·min)主要兴奋β₁肾上腺素能受体，增加心肌收缩力及肾血流量；大剂量>15μg/(kg·min)主要兴奋α₁肾上腺素能受体，使肾血流量减少，可引起外周血管阻力和肺血管阻力增加及心率加快，从而更增加心肌氧耗量。中等剂量对小儿较为适宜。急性心衰伴有心源性休克或低血压以及少尿者宜选用多巴胺，但肺血管阻力升高者宜慎用。多巴胺的正性变速性作用及心肌氧耗量增加为其缺点，使用时避免漏出血管外（局部坏死），禁与碱性药伍用（失活）。

多巴酚丁胺主要作用于β₁肾上腺素能受体，亦作用于β₂肾上腺素能受体。本药适用于不伴有低血压的急性心衰，尤其是手术后低心排血量综合征宜选用。其血流动力学效应优于多巴胺，但增加心排血量的作用与剂量和年龄呈正相关，即新生儿及婴儿较儿童效果差。易产生耐药性，一般用药不超过24～72小时。

多巴胺和多巴酚丁胺联合应用，常取得较好疗效。对心源性休克患儿各7.5μg/(kg·min)，肺动脉楔压不升高，心排血量增高，血压上升。

（2）磷酸二酯酶抑制药：此类药物具有正性肌力及血管扩张作用，能明显改善心衰患儿的血流动力学，不影响心率，也不影响心肌氧耗量，适用于心脏手术后心衰或持续肺动脉高压者。长期治疗不良反应多，对长期生存率可能有不利影响，故多用于急性心衰或难治性心衰的短期治疗，治疗持续时间多不超过1周。常用药物包括氨力农和米力农。米力农静脉首次剂量50μg/kg（10～15分钟），维持量以0.25～0.5μg/（kg·min）静脉滴注维持。

| 知识点17：心力衰竭的药物治疗——利尿剂 | 副高：掌握　正高：掌握 |

水钠潴留为心力衰竭的一个重要病理生理改变，故合理应用利尿剂为治疗心力衰竭的一项重要措施。当使用洋地黄类药物而心力衰竭仍未完全控制，或伴有显著水肿者，宜加用利尿剂。对急性心力衰竭或肺水肿者可选用快速强效利尿剂，如呋塞米或依他尼酸，可排出较多的Na^+，而K^+的损失相对较少。慢性心力衰竭一般联合使用噻嗪类与保钾利尿剂，并采用间歇疗法维持治疗，防止电解质紊乱。

各种利尿剂的临床应用

药　名	剂量和方法	作用时间	并发症及注意事项	作用强弱
碱性利尿剂： 依他尼酸25mg/支、20mg/片	静注：每次1mg/kg，稀释成2mg/L，5～10分钟缓推，必要时8～12小时可重复 口服：2～3mg/（kg·d），分2～3次	静注后15分钟，口服30分钟开始起作用。1～2小时为利尿高峰	可引起脱水、低血钾、碱中毒。肾衰竭者用依他尼酸有耳聋危险，婴儿慎用	++++
噻嗪类： 氢氯噻嗪25mg/片	口服：1～5mg/（kg·d），分2～3次，维持治疗服4天停3天，<6个月者，0.5～0.75mg/（mg·d），分2～3次	1小时开始，4～6小时达高峰，持续12小时	常用可致低电解质紊乱（低血钾，低血氯）及心律失常，粒细胞减少	+++
保钾利尿利： 螺内酯20mg/粒	口服：1～2mg（kg·d），分2～3次	8～12小时开始，3～4小时达高峰，持续2～3天	有保血钾、保血氯作用，和噻嗪类使用，可增强疗效	+
氨苯蝶啶50mg/片	口服2～4mg/（kg·d），分2～3次	1小时开始，4～6小时达高峰，持续12小时		+

| 知识点18：心力衰竭的药物治疗——血管扩张 | 副高：掌握　正高：掌握 |

血管扩张药对心衰的血流动力学影响，可因患儿的临床情况而异，对左心室充盈压增高者，血管扩张药可使心排血量增加；反之，对左室充盈压降低或正常者，则可使心排血量减少。故应用血管扩张药时，应预先了解患者的左心室充盈压情况（常以肺动脉楔压为指标），

并在治疗中进行必要的监测。对于依赖升高的左心室充盈压来维持心排血量的阻塞性心瓣膜病（如二尖瓣狭窄、主动脉瓣狭窄及左心室流出道梗阻）的患儿不宜应用强效血管扩张药。

选用血管扩张药应按患儿血流动力学变化特征与药物作用及其效应而定。前负荷过度者，宜选用扩张静脉药；后负荷过度者，宜选用扩张小动脉药；前后负荷均过度者，宜选用均衡扩张小动脉和静脉药。但上述原则，必须结合具体病情而选用。常用药物包括以下几种。

（1）硝普钠：能释放一氧化氮，使环磷酸鸟苷升高而松弛血管平滑肌。直接扩张小动脉、静脉的血管平滑肌，具有作用强、起效快和持续时间短的特点。硝普钠对急性心衰（尤其是左心衰竭与肺水肿）伴有外周血管阻力明显增加者效果显著，在婴幼儿心脏手术出现的低心排血量综合征，常与多巴胺或多巴酚丁胺联合应用。本药需静脉滴注给药，应临时配制并且避光使用，开始量宜小，递增到有效剂量。静滴过程中应密切注意低血压或氰化物中毒（头痛、呕吐、呼吸急促、心动过速及意识改变），必要时测血硫氰酸盐（thiocyanate）水平（应＜5mg%）。

（2）硝酸甘油：有较强的直接扩张静脉血管平滑肌的作用。对心室充盈压增高及急性肺水肿者，可静脉滴注硝酸甘油。前负荷降低时不宜使用，以免使心排血量减少加重。本药治疗常可产生耐药性。为防止耐药性发生，可采用最小有效剂量，间歇用药，补充巯基供体（如N-乙酰半胱氨酸或蛋氨酸），加用卡托普利等方法。可从 $0.25 \sim 0.5\mu g/(kg \cdot min)$，每天6小时静脉滴注开始，每天递增 $0.25 \sim 0.5\mu g/(kg \cdot min)$，疗程多不超过7天。

（3）酚妥拉明：主要阻滞 α_1、α_2 肾上腺素能受体，扩张小动脉，降低后负荷。但因可增加去甲肾上腺素的释放，因而有增快心率的不良反应。目前临床应用逐渐减少。

（4）血管紧张素转换酶抑制药：治疗心衰疗效突出，已超越单独的血管扩张作用，目前已广泛用于临床。

血管紧张素转换酶抑制药（ACEI）不仅能缓解心力衰竭的症状，还可降低患儿的死亡率并改善长期预后。ACEI能够防止心室重构，包括无症状的心衰患者，被誉为慢性心力衰竭治疗的"基石"，成为能使顽固性充血性心衰患者延长寿命的少数药物之一。

ACEI作用机制主要包括以下几方面。①血流动力学效应：扩张小动脉和静脉，降低心脏前、后负荷，使心肌氧耗量减少及减少冠状血管阻力、增加冠状动脉血流、增加心肌供氧、保护心肌。②抑制RAAS：阻断循环或心脏组织血管紧张素Ⅱ的生物效应，防治心脏重构从而保护心肌。③抗自由基：含有巯基的ACEI具有清除氧自由基，防止脂质过氧化，保护心肌。④作用于缓激肽系统：使缓激肽的降解减少，加强内源性缓激肽作用，激活 β_2 受体，产生一氧化氮与前列腺素，发挥扩张小动脉和保护细胞的作用。

小儿先天性心脏病合并心力衰竭、心内膜弹性纤维增生症和扩张型心肌病常选用此药。目前主张只要没有应用禁忌，心衰患者应尽早开始并坚持长期ACEI治疗。儿科临床上应用最多的是卡托普利和依那普利。应从小剂量开始，如果耐受逐渐增加剂量，直到最大耐受剂量或靶剂量（目标剂量），而不按症状改善与否及程度来调节剂量。ACEI不宜用于严重肾功能不全、高钾血症、双侧肾动脉狭窄及明显主动脉瓣及二尖瓣狭窄等疾病。不良反应有低血压、肾功能恶化、高血钾、咳嗽和血管性水肿等。

血管紧张素受体阻断药（ARB）可同时阻断血管紧张素转换酶和非血管紧张素转换酶介导的血管紧张素Ⅱ生成效应，理论上其阻断血管紧张素Ⅱ的作用更完全。目前已有资料尚不足以证明ARB治疗心衰的疗效与ACEI相当或更佳，故仍以ACEI为治疗首选。ARB不影响缓激肽降解和前列腺素合成，无ACEI常见不良反应（咳嗽、血管神经性水肿），因此，常用于不能耐受ACEI不良反应患者的替代治疗。

知识点20：心力衰竭的药物治疗——β受体阻滞剂　　　　副高：掌握　正高：掌握

β受体阻滞剂主要通过阻断内源性神经激素，抑制交感神经系统而发挥作用。①保护心脏：阻止儿茶酚胺毒性对心肌的损害，减少去甲肾上腺素引起的心肌细胞内钙负荷过重，减少儿茶酚胺代谢过程中产生的氧自由基。②β受体上调：可使β受体数量及密度增加，恢复β受体正常的敏感性。③减慢过快心率，减少氧的消耗及增加心肌能量的贮备。④降低前、后负荷：通过抑制儿茶酚胺直接对血管的收缩作用；间接改变RAAS，扩张血管，减轻水钠潴留。⑤改善心肌舒张功能。

儿童β受体阻滞剂治疗经验有限。使用时应注意：①目前主要用于扩张型心肌病引起的心衰。对血流动力学稳定（未静脉应用血管活性药物）的左心室收缩功能不全的Ⅱ级和Ⅲ级心衰患儿，在ACEI、利尿药和洋地黄类药物应用的基础上可谨慎使用。②宜用选择性$β_1$受体阻滞剂（如美托洛尔和比索洛尔）和非选择性$β_1$、$β_2$和$α_1$受体阻滞剂（如卡维地洛）。③部分患者使用β受体阻滞剂后病情恶化或不能耐受而停止治疗，故剂量宜从小量开始，严密观察下缓慢增加剂量，美托洛尔初始剂量为0.5mg/（kg·d），分2次服，2~3周逐渐增加剂量可达2mg/（kg·d）。卡维地洛剂量初始为0.05~0.1mg/（kg·d），分2次口服，每1~2周递增1次，每次增加0.1mg/（kg·d），最大耐受量0.3~0.5mg（kg·d），在第1次用药和每次加剂量后需观察2小时，注意心动过缓或者低血压。④不适用于急性心衰，因其起效常需2~6个月。

知识点21：心力衰竭的药物治疗——心肌代谢赋活药　　　　副高：掌握　正高：掌握

能量代谢障碍可作为引起心力衰竭的原因，也可作为心力衰竭的继发后果。近年来多推荐应用辅酶Q10、1,6二磷酸果糖和磷酸肌酸等心肌代谢赋活药物。

知识点22：心力衰竭的病因治疗　　　　副高：掌握　正高：掌握

应重视病因治疗，手术治疗往往是解除先天性心脏病患者心力衰竭的根本措施。如心力衰竭由甲状腺功能亢进、重度贫血或维生素B_1缺乏、病毒性或中毒性心肌炎等引起，则需及时治疗原发疾病。

知识点23：舒张性心力衰竭的治疗 　　　　　　副高：掌握 　正高：掌握

目前关于舒张功能衰竭的治疗仍是经验性和对症的。首先，寻找和治疗基本病因，如通过介入或者外科手术治疗主动脉缩窄、主动脉瓣狭窄、左心室流出道梗阻，缩窄性心包炎行心包切除术，积极控制高血压等。其次，需改善心室的顺应性，增加心室的充盈，从而改善心室舒张功能。主要药物包括以下几种：①β受体阻滞剂：可减慢心率，降低心肌收缩力，延长心室充盈时间，从而改善心室舒张功能，肥厚型心肌病，尤其是梗阻性肥厚型心肌病，β受体阻滞剂常为首选药物。②钙通道阻滞药：可改善心室舒张功能，阻滞钙通道，使进入细胞内Ca^{2+}减少，改善心肌的去收缩活动；且具有一定的负性肌力作用，而改善心室的舒张、增加充盈率和充盈度。常选用维拉帕米、地尔硫草等药物。③ACEI：抑制血管紧张素Ⅱ的产生，从而抑制心室肥厚；改善舒张期的心肌伸展性和降低室壁应力。④利尿药或静脉扩张药：急性期或急剧恶化期，临床表现为肺淤血或水肿者应采用利尿药（襻利尿药）或静脉扩张药（硝酸酯类）。

知识点24：难治性心力衰竭的治疗 　　　　　　副高：掌握 　正高：掌握

心力衰竭的患者，经常规合理的最佳治疗方法，效果不满意，仍不能改善症状或症状持续恶化，称难治性心衰。难治性心衰的治疗需注意以下几方面。

（1）针对病因和诱因进行治疗：仔细分析造成难治性心力衰竭的病因和诱因并采取相应的治疗措施予以纠正。

（2）控制液体潴留：难治性心衰患者肾灌注减少常使肾对利尿药的反应减弱，常需要两种利尿药联用或大剂量静脉利尿药或与能够增加肾血流的药物，如多巴胺静脉滴注合用。经以上治疗水肿仍难以消退，也可考虑透析疗法（超滤或血滤）。

（3）合理使用神经体液阻滞剂：难治性心衰患者使用ACEI易出现低血压和肾功能不全，β受体阻滞剂易使心衰恶化。故这两类药物只能耐受小剂量或者不能耐受。对于低血压及周围低灌注者，不能使用这两类药物。有明显液体潴留者不能应用β受体阻滞剂。

（4）血管活性药物联合应用：联合使用血管扩张药（硝普钠或硝酸甘油）和正性肌力药物（多巴胺、多巴酚丁胺或米力农）常有相加作用，改善心功能、利尿，稳定临床状况。有条件者应采用球囊漂浮（Swan-Ganz）导管监测血流动力学指标以指导临床用药。

（5）机械辅助治疗：应用常规疗法强化治疗无效时可酌情选用以下机械辅助疗法。

1）主动脉内球囊反搏：将一根带气囊导管置于降主动脉近端，气囊导管（根据气囊充气量多少，有4～40ml不同容积，供不同体重儿童选用）连接在压力泵上，用心电图控制气泵的节律，在心室舒张时快速气囊充气，以提高主动脉内舒张压从而提高冠状动脉灌注压，心肌供血增加；心室收缩前，气囊快速排气，减少左室射血阻力，降低后负荷从而改善心功能。

2）左心机械辅助循环：是将左心室的血引入主动脉，以减轻左心室做功，同时保障体内重要脏器的供血。适应证为心脏移植患者的过度治疗；心源性休克（心脏手术后低心排综合征、暴发性心肌炎）经治疗无效者。

3）心脏再同步治疗（CRT）：指通过置入右心室及左心室电极，同时起搏左右心室，通过多部位起搏恢复心室同步收缩，临床研究证实，对于药物治疗无效并伴有左心室收缩不同步的重度心力衰竭患者，CRT可以改善心功能，并可减少进行性心力衰竭导致的死亡。

2006年中华医学会心电生理和起搏分会心脏再同步治疗慢性心力衰竭的建议中认为，凡是符合以下条件的慢性心力衰竭患者，除非有禁忌证，均应接受CRT：LVEF≤35%；窦性心律；左心室舒张末期内径≥55mm；使用优化药物治疗，仍为NYHA Ⅲ～Ⅳ级；心脏不同步（QRS时限≥120ms）。

（6）心脏移植：心肌病终末期心力衰竭和对于药物治疗和外科干预无效的复杂先天性心脏病晚期心力衰竭患者，心脏移植作为一种治疗手段被逐渐接受。发达国家心脏移植术后5年存活率为65%左右。除了供体心脏短缺外，心脏移植的主要问题是移植排异，也是术后死亡的主要原因。

知识点25：心衰治疗的新进展　　　　　　　副高：掌握　正高：掌握

（1）药物治疗：研究中有治疗前景的药物包括内皮素受体阻断药、肾上腺髓质素、生长激素、肿瘤坏死因子单克隆抗体等。

（2）心衰的细胞移植：近年来，采用自体骨髓源性干细胞移植修复心肌细胞的再生已成为研究热点。自体骨髓来源的干细胞具有取材方便、无免疫原性、具有多向分化潜能、合乎伦理学要求等特点。细胞移植主要采用经冠状动脉注入、开胸手术时注入心外膜下和经导管注入心内膜下3种途径。自体骨髓干细胞移植治疗心衰是很有前途的新方法，临床研究已开始进行，但要广泛应用于临床，许多问题尚有待解决，而且目前还没有促使干细胞对心肌组织特异性靶向趋化的有效方法，干细胞在损伤心肌中的生存条件还需要进一步阐明。

（3）基因治疗：是在分子水平上纠正致病基因的结构或表达缺陷。心衰的基因治疗，目前仍在实验阶段，尚未应用于临床。但近年由于分子生物学理论和技术的进展，分子心血管病学的研究亦取得了飞速的进展，对心衰的治疗展示了良好的发展前景。

第六节　病毒性心肌炎

知识点1：病毒性心肌炎的概念　　　　　　　副高：掌握　正高：掌握

病毒性心肌炎是病毒侵犯心脏，以心肌炎性病变为主要表现的疾病，有的可伴有心包或心内膜炎症改变。本病临床表现轻重不一，预后大多良好，但少数可发生心力衰竭、心源性休克，甚至猝死。儿童期的发病率尚不确切，国外资料显示本病非常见病。

知识点2：病毒性心肌炎的病因　　　　　　　副高：掌握　正高：掌握

引起儿童心肌炎的常见病毒有柯萨奇病毒（B组和A组）、埃可病毒、脊髓灰质炎病毒、腺病毒、传染性肝炎病毒、流感和副流感病毒、麻疹病毒、单纯疱疹病毒以及流行性腮腺炎病毒等。值得注意的是，新生儿期柯萨奇病毒B组感染可导致群体流行，其死亡率可高达50%以上。

知识点3：病毒性心肌炎的发病机制　　　　　副高：掌握　正高：掌握

病毒性心肌炎的发病机制尚不完全清楚。但随着分子病毒学和分子免疫学的发展，病毒性心肌炎的发病机制逐渐被揭示清楚，系病毒直接损害被感染的心肌细胞和病毒触发人体自身免疫反应而引起的心肌损害。在急性期，柯萨奇病毒和腺病毒等通过心肌细胞的相关受体侵入心肌细胞，在细胞内复制，并直接损害心肌细胞，导致变性、坏死和溶解。机体受病毒的刺激，激活细胞和体液免疫反应，产生抗心肌抗体、白介素-1α、TNF-α和γ-干扰素等，诱导产生细胞黏附因子，促使细胞毒性T细胞（CD8$^+$）选择地向损害心肌组织黏附、浸润和攻击。

知识点4：病毒性心肌炎的病理　　　　　副高：掌握　正高：掌握

心脏可显示不同程度的扩大，心肌苍白松弛。心肌纤维之间和血管周围的结缔组织中有单核细胞、淋巴细胞等炎性细胞浸润。心肌纤维不同程度变性、横纹消失、肌质溶解，呈小灶性、斑点性或大片状坏死。可伴浆液纤维素性心包炎和心内膜炎。慢性病例晚期除心肌纤维变性坏死外，可见纤维细胞增生、胶原纤维增多、瘢痕形成。

知识点5：病毒性心肌炎的临床表现　　　　　副高：掌握　正高：掌握

（1）症状：①多有轻重不等的全身症状，取决于年龄和感染的急性或慢性过程，如发热、乏力、全身不适、咳嗽、咽痛、肌痛、腹泻、皮疹等表现。②可有心悸、胸闷、心前区不适、气急、头晕，曾有晕厥或抽搐史。③新生儿和婴儿可突然起病，伴厌食、呕吐、昏睡、发绀等。

（2）体征：①心脏大小正常或增大。②心音低钝，可出现奔马律。③心率增快，偶有心动过缓，常有心律不齐。④心尖部可有轻度柔和收缩期杂音，有心包炎时，可有心包摩擦音。

知识点6：病毒性心肌炎的影像学检查　　　　　副高：掌握　正高：掌握

（1）X线检查：心影大小正常或增大，可有少量胸腔积液。

（2）心电图：包括各种期前收缩、室上性和室性心动过速、房颤和室颤、二度或三度房室传导阻滞。心肌受累明显时可见T波降低、ST-T段改变，但是心电图缺乏特异性，强调动态观察的重要性。

（3）超声心动图：可显示心房、心室的扩大，心室收缩功能受损程度，探查有无心包积液以及瓣膜功能。

（4）放射性核素心肌显像：①^{67}镓-心肌炎症显像：^{67}镓（^{67}Ga）心肌显像对心肌炎有较高的诊断价值，特异度高，但敏感度低。②^{111}铟-抗肌球蛋白抗体心肌坏死灶显像：^{111}铟（^{111}In）标记的单克隆抗肌球蛋白抗体可与重链特异性结合使心肌坏死灶显像。^{111}In-抗肌球蛋白显像对心肌炎的特异度较高，为86%，敏感度为66%。但需注射48小时后延迟显像，放射性核素暴露时间长。③^{99m}锝-MIBI（甲氧基异丁基异腈）心肌灌注显像：心肌炎时，由于炎性细胞浸润，间质纤维组织增生，退行性变等，致使心肌缺血，正常心肌细胞减少，故核素心肌显像呈正常与减淡相间的放射性分布（呈花斑样改变），借此可做出心肌炎倾向性诊断，但特异性差。

（5）心脏磁共振显像（CMRI）：CMR显示心肌炎的组织病理学特征主要有早期增强、晚期增强和水肿信号，三种表现相结合，可大大提高心肌炎诊断的敏感性、特异性和准确性，可清楚显示炎症的位置、范围及严重程度，并且可长期随访观察严重的活动变化情况。

知识点7：心肌损伤的血清生化指标　　　　副高：掌握　正高：掌握

（1）心肌酶谱：心肌受损时，血清中有十余种酶的活力可以增高，临床用于诊断病毒性心肌炎的酶主要为肌酸激酶（CK）及其同工酶CK-MB。现已知CK有4种同工酶，即CK-MM（骨骼肌型）、CK-MB（心肌型）、CK-BB（脑型）和线粒体同工酶Mt。CK-MB主要来源于心肌，对早期诊断心肌炎价值较大。由于血清总CK活力值、CK-MB活力值与小儿年龄相关，因此，一般以血清CK-MB活性与CK总活性之比≥6%作为心肌损伤的特异性指标（正常人血清中CK-MB占CK总活性的5%以下）。CK-MB的定量分析（CK-MB质量，单位ng/ml）较活力分析（单位为U/ml）更为精确，且小儿正常参考值不受年龄因素的影响，≥5ng/ml为阳性，提示心肌损伤。

（2）心肌肌钙蛋白（cTn）：是心肌收缩和舒张过程中的一种调节蛋白。cTn这种非酶类蛋白血清标志物对评价心肌损伤具有高度特异性和敏感性，并且出现早，持续时间长。

知识点8：抗心脏抗体　　　　副高：掌握　正高：掌握

以免疫荧光或者Western等方法检测外周血或者心肌活检标本中的心脏抗体，如抗肌球蛋白抗体、抗肌凝蛋白抗体、抗线粒体腺苷酸转移酶抗体、抗心肌G蛋白耦联受体抗体、抗β$_1$受体抗体、抗热休克蛋白抗体等，如阳性支持心肌炎的诊断。如心脏抗体持续效价升高，高度提示发展成扩张型心肌病（炎症性心肌病、慢性心肌炎）的可能。

知识点9：心内膜心肌活检　　　　副高：掌握　正高：掌握

心内膜心肌活检仍被认为是诊断病毒性心肌炎的金标准，但由于取样部位的局限性，且患者的依从性不高，在国内很难作为常规检查项目。

知识点10：病毒学检查　　　　　　　　　　　　　　　副高：掌握　正高：掌握

疾病早期可从咽拭子、咽冲洗液、粪便、血液中分离出病毒，但需结合血清抗体测定才更有意义。恢复期血清抗体效价比急性期增高4倍以上，病程早期血中特异性IgM抗体效价在1∶128以上。利用聚合酶链反应或病毒核酸探针原位杂交，自血液或心肌组织中查到病毒核酸可作为某一型病毒存在的依据。

知识点11：病毒性心肌炎的临床诊断　　　　　　　　　副高：掌握　正高：掌握

（1）心功能不全、心源性休克或心脑综合征。

（2）X线或超声心动图检查具有心脏扩大的表现。

（3）心电图改变：以R波为主的2个及以上主要导联（Ⅰ、Ⅱ、aVF、V_5导联）的ST-T改变持续4天以上伴动态变化，窦房、房室传导阻滞，完全性右或左束支传导阻滞，呈联律、多型、多源、成对或并行期前收缩，非房室结及房室折返引起的异位性心动过速、低电压（新生儿除外）及异常Q波。

（4）CK-MB升高或心肌肌钙蛋白（cTnI或cTnT）阳性。

知识点12：病毒性心肌炎的病原学诊断　　　　　　　　副高：掌握　正高：掌握

（1）确诊指标：自心内膜、心肌、心包（活体组织检查、病理）或心包穿刺液检查发现以下之一者可确诊：①分离到病毒。②用病毒核酸探针查到病毒核酸。③特异性病毒抗体阳性。

（2）参考依据：结合临床表现，有以下之一者可考虑心肌炎系由病毒引起：①自粪便、咽拭子或血液中分离到病毒，且恢复期血清同型抗体效价较第一份血清升高或降低4倍以上。②病程早期血中特异性IgM抗体阳性。③用病毒核酸探针自患儿血中查到病毒核酸。

（3）确诊依据：具备两项临床诊断依据可临床诊断。发病同时或发病前1~3周有病毒感染的证据支持诊断：①同时具备病原学确诊依据之一者，可确诊为病毒性心肌炎。②具备病原学参考依据之一者，可临床诊断为病毒性心肌炎。③凡不具备确诊依据，应给予必要的治疗或随诊，根据病情变化，确诊或除外心肌炎。应除外风湿性心肌炎、中毒性心肌炎、先天性心脏病、由风湿性疾病以及代谢性疾病（如甲状腺功能亢进症）引起的心肌损害、原发性心肌病、原发性心内膜弹性纤维增生症、先天性房室传导阻滞、心脏自主神经功能异常、β受体功能亢进及药物引起的心电图改变。

知识点13：病毒性心肌炎的鉴别诊断　　　　　　　　　副高：掌握　正高：掌握

（1）扩张型心肌病：多隐匿起病，临床上主要表现心脏扩大、心力衰竭和心律失常，超声心动图显示为左心扩大为主的全心扩大，心脏收缩功能下降。心脏扩大和心脏收缩功能下降的程度较病毒性心肌炎严重。心肌酶谱多正常。多预后不良，但应注意病毒性心肌炎如不能痊愈后期将表现扩张型心肌病，即炎症性心肌病。

扩张型心肌病与病毒性心肌炎的鉴别

	病毒性心肌炎	扩张型心肌炎
起病	急	缓慢或者隐匿
临床症状	相对重（相对于其心脏大小和心功能情况）	相对轻
心电图	多变，易变	比较稳定的改变，多表现窦性心动过速伴ST-T改变
X线胸片	心脏正常或者轻微增大	心脏明显增大
超声心电图	心功能正常或轻度下降	心功能多明显下降
心肌酶谱	多明显升高	多正常或者轻度升高
病程及预后	多在短时间内明显恢复	多不能恢复，进行性恶化

（2）风湿性心脏病：多有发热、关节炎等风湿热的病史，心脏表现以心脏瓣膜，尤其二尖瓣和主动脉瓣受累为主，心电图PR间期延长最常见，抗链球菌溶血素O（ASO）多升高。

（3）冠状动脉性心脏：患病儿童少见，在儿童多为川崎病合并冠状动脉损害，少数为遗传性高胆固醇血症导致的冠状动脉粥样硬化性心脏病和先天性冠状动脉发育异常。心电图上具有异常Q波的病毒性心肌炎尤其需注意鉴别诊断。通过超声心动图、冠状动脉CT，必要时冠状动脉造影可确诊。

（4）心包炎：心电图会显示肢导低电压，超声心动图发现中到大量心包积液。

（5）先天性心脏病：多出生后即发现器质性心脏杂音和/或发绀，超声心动图可发现心脏结构改变。

（6）功能性心血管疾病：包括β受体功能亢进和血管迷走性晕厥、直立性心动过速综合征等直立不耐受在内的一类疾病。这类疾病以学龄期儿童最常见，女孩多见，常常可以出现胸痛、胸闷、乏力、头晕、头痛等非特异症状，多有长时间直立、情绪激动、闷热环境等诱因。查体常常无阳性发现。心电图、超声心动图和生化心肌酶电解质等检查常常无阳性发现。部分β受体功能亢进症的儿童心电图可表现T波倒置，运动后或者给予普萘洛尔可使T波直立。直立试验或者直立倾斜试验有助于诊断，确诊前需除外器质性疾病。

知识点14：病毒性心肌炎的治疗　　　　　副高：掌握　　正高：掌握

（1）急性期应卧床休息，一般3～4周，有心脏扩大和心力衰竭时，休息3～6个月，随后逐渐恢复至正常活动。

（2）防治诱因，控制继发细菌感染。

（3）改善心肌代谢、增进心肌营养：①维生素C每次100～200mg/kg，稀释成10%～12.5%溶液，静脉注射，每日1次，疗程0.5～1个月。②辅酶Q_{10}剂量10～30mg/d，分次服用，疗程1～3个月。③1,6-磷酸果糖每次剂量100～250mg/kg，每日一次静脉缓慢注射，每10～15日为一疗程。④多种维生素等。

（4）肾上腺皮质激素：重症和暴发性心肌炎可用地塞米松静脉滴注、甲泼尼龙冲击（每次 10 ~ 30mg/kg）或泼尼松口服 1 ~ 1.5mg/（kg·d），分次口服，用 3 ~ 4 周，症状缓解后逐渐减量停药。

（5）丙种球蛋白：重症和暴发性心肌炎可用 IVIG 总量 2g/kg，2 ~ 3 日内使用。

（6）对症治疗：①控制心力衰竭：应用强心剂（洋地黄制剂、多巴胺或多巴酚丁胺）、利尿剂和血管扩张剂。对洋地黄制剂较敏感，剂量宜小，一般总量减少 1/3 ~ 1/2，首次剂量不超过总量 1/3。②纠正心律失常：根据心律失常种类选用不同的抗心律失常药物。③抢救心源性休克：用地塞米松每次 0.5 ~ 1.0mg/kg 静脉推注或滴注；大剂量维生素 C 每次 2 ~ 5g，静脉推注，每 2 ~ 6 小时一次，病情好转后改为每日 1 ~ 2 次；多巴胺和/或多巴酚丁胺静脉滴注，5 ~ 15μg/（kg·min），根据血压调节滴注速度，可并用硝普钠静脉滴注，0.5 ~ 5μg/（kg·min）。

（7）心脏临时起搏器：对于起病急、病情进展快的暴发性心肌炎，出现三度房室传导阻滞者，需置入临时起搏器。

知识点15：病毒性心肌炎的预后　　　　　　　　　　副高：掌握　　正高：掌握

绝大多数患者预后良好，经适当治疗后可痊愈。少数患儿可发展成扩张型心肌病。极少数暴发起病者由于心肌弥漫性炎症和坏死，发生心力衰竭、心源性休克或者严重心律失常，在早期死亡。暴发起病者如能存活，多数预后良好，很少会发展成扩张型心肌病。新生儿病毒性心肌炎往往病情重，死亡率可高达 75%。

第七节　心源性休克

知识点1：心源性休克的概念　　　　　　　　　　副高：掌握　　正高：掌握

心源性休克是指各种原因所致的心脏泵血功能障碍，导致心排血量减少，从而引起周围循环衰竭和组织器官灌注不足而出现的一种临床综合征。由于心脏排血能力急剧下降，或是心室充盈突然受阻，引起心排血量减少，血压下降，造成生命器官血液灌注不足，以迅速发展的休克为其临床特征。该病病情凶险，如不及时抢救，常危及生命。

知识点2：心源性休克的病因　　　　　　　　　　副高：掌握　　正高：掌握

根据机制的不同引起小儿心源性休克的主要病因可分为以下几类。

（1）心肌收缩功能障碍：急性暴发性心肌炎、冠状动脉起源异常、扩张型心肌病终末期、川崎病合并心肌梗死、先天性左心发育不良综合征、心脏手术后低心排综合征等均可引起心肌收缩功能障碍，心排血量减少，造成心源性休克。以暴发性心肌炎最常见。

（2）心室的压力负荷（后负荷）过重：严重心室流出道狭窄甚至梗阻（如肥厚型心肌病），主动脉瓣和肺动脉瓣狭窄，高血压和肺动脉高压等，使心室射血时阻力增高，急剧增加时会使心排血量急剧下降，引起心源性休克。

（3）心室的容量负荷（前负荷）过重：瓣膜关闭不全、急性主动脉瓣反流和二尖瓣反流，心脏外伤、穿孔，主动脉窦瘤破裂入心腔等。

（4）心脏舒张充盈障碍：大量心包积液，缩窄性心包炎，限制型心肌病，严重二、三尖瓣狭窄，急性肺栓塞，张力性气胸，心内肿瘤或球形血栓嵌顿在房室口等，可使心室充盈急剧下降进而心排血量急剧下降，导致心源性休克。

（5）严重心律失常：严重的心动过缓（三度房室传导阻滞和窦房结功能障碍）和心动过速（室上性/室性心动过速，心房/心室扑动，心房/心室颤动等）均可使心排血量严重降低，引起心源性休克。

（6）全身因素：缺氧、缺血、酸碱电解质代谢紊乱、药物中毒（洋地黄过量）等，可继发严重的心律失常和/或心肌收缩力下降，引起心排血量下降，发生心源性休克。

知识点3：心源性休克的病理生理机制	副高：掌握 正高：掌握

由心排血量急剧减少导致有效循环血量不足，微循环障碍和组织器官灌注不足，进而发生代谢障碍、酸碱平衡紊乱和细胞毒性物质生成堆积，最终发生弥散性血管内凝血和全身多器官衰竭。其发病机制复杂，涉及神经、体液、内分泌、免疫和凝血等多个系统。

休克早期，心排血量的减少导致组织血供减少，组织缺氧。交感神经兴奋、肾素-血管紧张素-醛固酮系统的激活和抗利尿激素分泌增多等一系列代偿机制发挥作用，以保证血压和组织血液灌注。血液在体内重新分配，以保证足够的血流供氧心、脑、肾等重要生命器官，有助于维持血容量和血压。休克晚期，代偿机制不足以维持主要组织器官的血流灌注，将出现心脏、肺、肾、脑、肝和胃肠道等各脏器衰竭。组织缺血、缺氧使无氧酵解增加，乳酸增多，酸性产物大量堆积，出现代谢性酸中毒，造成微动脉、毛细血管前括约肌松弛，毛细血管大量开放，此时微静脉、小静脉由于对缺氧和酸中毒的耐受性较高仍处于收缩状态，从而使毛细血管内血液淤滞，回心血量更加减少，全身组织器官严重灌注不良，出现各脏器衰竭。组织缺血、缺氧同时启动了多种炎症损伤介质的产生和释放，包括白介素、肿瘤坏死因子、干扰素、白三烯、组胺等，也参与了休克的病理生理过程。在休克的发展过程中，微循环的缺血、缺氧与组胺等的作用，使微血管通透性升高，血小板聚集，纤维蛋白在血管内沉积，形成微血栓，大量消耗血液中的凝血因子，并且大量纤维蛋白溶解产物释放入血，最终导致弥散性血管内凝血（DIC）的发生。

知识点4：心源性休克的临床表现	副高：掌握 正高：掌握

首先，心源性休克患者具有原发病的症状。室上性心动过速者，既往有反复心动过速的病史，并有典型的心电图改变；急性心脏压塞者，有心包炎的病史，并有颈静脉怒张、奇脉及心音遥远等体征。

心源性休克根据病理生理及临床过程可分为3期：

（1）休克早期（代偿期）：患儿神志清楚，但烦躁不安，焦虑或易激惹，面色苍白，四肢湿冷，恶心，呕吐。收缩压正常或偏低，脉压减低。心率加快，脉搏尚有力。尿量正常或者稍减少。

（2）休克中期（失代偿期）：患儿神志尚清楚，但反应迟钝。意识模糊，皮肤湿冷呈大理石样花纹，毛细血管再充盈时间延长（＞2秒）。脉细而速，心音低钝，血压低至正常水平的70%以下。浅表静脉萎陷，呼吸增快，心率更快，肠鸣音减弱，尿量减少或者无尿。

（3）休克晚期（不可逆期）：患儿昏迷，肢冷发绀。呼吸急促或缓慢，心率更加频数或转为缓慢，脉搏微弱或者不能触及，血压进一步下降甚至测不出。腹胀，肠麻痹。少尿或无尿。出现弥散性血管内凝血DIC和多脏器功能损伤；前者引起皮肤黏膜出血、便血、呕血及血尿。发生心力衰竭、呼吸衰竭、急性肾衰竭等，导致死亡。

知识点5：心源性休克的辅助检查　　　　　　　　副高：掌握　正高：掌握

（1）血常规：大多白细胞增多并且中性粒细胞增多。并发DIC时，血小板减少。

（2）尿常规：可出现蛋白尿，红、白细胞尿和管型。

（3）血生化检查：可有血糖、血钾、尿素氮和肌酐水平增高，心肌酶谱可升高，乳酸水平可升高。

（4）血气分析：早期为代谢性酸中毒和呼吸性碱中毒，中、晚期为代谢性酸中毒合并呼吸性酸中毒。氧分压及血氧饱和度降低。

（5）凝血功能：并发DIC时，可有凝血酶原时间延长，纤维蛋白原降低，凝血因子减少，FDP和D-二聚体升高。

（6）胸部X线检查：观察肺淤血的表现，同时提供胸腔积液及心包积液的证据。

（7）心电图：除原发病的改变外，还可出现ST-T、传导阻滞和心律失常等。

（8）超声心动图：对诊断原发疾病有益。

（9）微循环灌注情况检查：皮温低于肛温1℃以上表示休克严重。眼底检查可见小动脉痉挛和小静脉扩张、视网膜水肿。甲皱微血管的管袢数目显著减少，可有微血栓形成。

（10）血流动力学监测：包括有创动脉血压测定、中心静脉压、肺毛细血管楔压和心排血量等的测定。因其有创性，不常规应用，多用于心脏手术后或休克治疗不顺利者。

知识点6：心源性休克的诊断　　　　　　　　　　副高：掌握　正高：掌握

（1）休克的诊断：诊断依据包括①有急性发作或急性加重的心肌疾病。②动脉收缩压降至基础血压的70%以下。③意识异常。④四肢湿冷，皮肤花纹，黏膜苍白或发绀，毛细血管再充盈时间＞2秒。⑤心率快，脉搏细速或不可及。⑥少尿或无尿。

（2）病因的诊断：需结合病史、临床和实验室检查对心源性休克的病因做出诊断。

知识点7：心源性休克的鉴别诊断　　　　　　　　副高：掌握　正高：掌握

需与其他类型的休克进行鉴别。

（1）低血容量性休克：主要见于出血、外科手术、创伤等情况，会有贫血，血红蛋白急剧下降，病史对于诊断很有意义。

（2）感染性休克：由各种严重感染引起。在早期可表现为末梢循环温暖，即"暖休克"；直到休克的晚期方出现末梢不良，即"冷休克"。

知识点8：心源性休克的一般治疗　　　　　　　副高：掌握　正高：掌握

（1）保持正确体位：取仰卧位，头部放低，下肢抬高。如同时有心力衰竭不能平卧，可半卧位。注意保暖和安静，尽量不要搬动。

（2）吸氧和保持呼吸道通畅：一般用非创伤性鼻导管或者面罩给氧，维持动脉氧分压在70mmHg以上，血氧饱和度在90%以上。如不能维持，可采取持续性气道正压吸氧（CPAP）或气管插管人工呼吸机辅助呼吸。

（3）镇静：如患儿烦躁不安可给予镇静治疗。常用地西泮0.1～0.3mg/kg缓慢推注，或者水合氯醛灌肠，或者苯巴比妥钠肌内注射。必要时可用吗啡0.1mg/kg皮下注射。

（4）观察生命体征：观察神志、呼吸、心率、血压等的变化，观察尿量，建立静脉通道。

知识点9：心源性休克原发病的治疗　　　　　　副高：掌握　正高：掌握

做出病因诊断后，应给予及时治疗。对于重症暴发性心肌炎，可给予甲泼尼龙或者地塞米松静脉注射。①对于急性心脏压塞症所致休克，应立即进行心包穿刺，抽出积液。②患室上性阵发性心动过速时，由静脉注射快速洋地黄制剂或升压药［如去氧肾上腺素（新福林）或甲氧明（美速克新命）］纠正心律，休克即可缓解。③急性克山病用大剂量维生素C静脉注射。④心肌炎用氢化可的松。

知识点10：心源性休克的抗休克治疗　　　　　　副高：掌握　正高：掌握

治疗目的为增加心排血量，改善血液灌注，防止长期缺血造成生命器官损伤。

（1）增强心肌收缩力

1）儿茶酚胺类药：①常用的药物：肾上腺素，0.05～1.0μg/（kg·min），作用与剂量相关，大剂量可引起血管收缩。用于对多巴胺或多巴酚丁胺无效者，可提高心排血量及血压。异丙肾上腺素（激动β受体），0.05～0.5μg/（kg·min），增加心肌收缩力、心率加快，因降低外周血管阻力，使血压下降，并可增加心肌耗氧量，用于严重心动过缓者。多巴胺（激动α、β及δ受体），1.0～20μg/（kg·min），作用与剂量相关，小剂量2～5μg/（kg·min），兴奋多巴胺受体，使内脏与肾血管扩张，尿量增多，中等量5～10μg/（kg·min），兴奋β受体，心肌收缩力增强，心率加快，同时扩张肾血管，尿量增加，大剂量>15μg/（kg·min），兴奋α受体为主使外用血管收缩，血压升高。多巴酚丁胺（激动α、β受体），增加心肌收缩力，对心率及外用血管阻力作用甚微。②注意事项：药物作用与剂量相关，因血浆半衰期短，必需持续静脉滴注，保持均匀的速度及浓度，最好用输液泵。多巴胺在碱性液中活性减低，故不常与硫酸氢钠等碱性溶液混合应用。常用中等量多巴胺或多巴酚丁胺或小剂量多巴胺和多巴酚丁胺联合应用。若多巴酚丁胺效果差，可选用异丙肾上腺素。

2）洋地黄类药：一般不宜用于心源性休克患者。但心源性休克系阵发性室上性心动过速引起，则应采用静脉注射毛花苷丙或地高辛饱和量法治疗。

米力农（二联吡啶酮）是另一类增强心肌收缩力药。初始用量 $0.01 \sim 0.05 \mu g/kg$ 静脉注射，继以 $0.1 \sim 1.0 \mu g/(kg \cdot min)$ 静脉滴注维持。

（2）血管扩张剂：适用心源性休克患者伴有肺毛细血管楔压或中心静脉压升高而血压正常或接近正常者。①硝普钠：剂量 $0.05 \sim 8 \mu g/(kg \cdot min)$，扩张小动静脉，作用与剂量相关。从小量开始，可发生硫氰盐中毒时应避光，随配随用。②酚妥拉明：剂量 $1 \sim 20 \mu g/(kg \cdot min)$，主要扩张小动脉，可增强心肌收缩力并加快心率。③山莨菪碱（654-2）：剂量 $0.5 \sim 3 mg/(kg \cdot 次)$，每 $10 \sim 15$ 分钟静注1次，直至面色红润、呼吸循环好转，然后延长给药时间，每隔半小时至1小时给药1次。休克稳定后每隔 $2 \sim 4$ 小时给药1次，维持24小时。

血管扩张药与儿茶酚胺类正心肌力药联合应用，改善血流动力学效果较好。通常硝普钠与多巴胺联合应用，从小剂量开始，根据血流动力学改变调节用量。

（3）利尿剂：有明显肺循环或体循环充血加用强效利尿剂，呋塞米 $1 \sim 2 mg/kg$，静脉注射。

（4）肾上腺皮质激素：主张大剂量应用，地塞米松 $2 \sim 6 mg$ 或甲基泼尼松龙 $10 \sim 30 mg$ 静脉滴注，每 $4 \sim 6$ 小时可重复使用。

（5）改善心肌代谢：1,6-二磷酸果糖 $100 \sim 250 mg/kg$ 加入注射用水中，静脉滴注，每日1次。极化液、能量合剂也可酌情应用。

知识点11：心源性休克并发症的治疗　　　　　　　　　副高：掌握　正高：掌握

心源性休克并发症的治疗：①抽搐者给予止惊治疗，使用甘露醇降颅压。②肾衰竭者量出为入，纠正电解质紊乱，必要时透析治疗。③弥散性血管内凝血者输新鲜血、血小板，补充凝血因子，如无出血可用小剂量肝素。

第八节　心　肌　病

知识点1：心肌病的概念　　　　　　　　　　　　　　副高：掌握　正高：掌握

心肌病是一组由一系列病因（遗传因素多见）引起的、以心肌机械和/或心电异常为表现的心肌异质性疾病，可伴心肌不适当肥厚或心腔扩张，可局限于心脏，亦可为全身性疾病的一部分，常导致进行性心力衰竭或心血管死亡。

知识点2：心肌病的分类　　　　　　　　　　　　　　副高：掌握　正高：掌握

心肌病分为原发性心肌病（心肌病）和特异性心肌病两大类。原发性心肌病包括扩张型心肌病、肥厚型心肌病、限制型心肌病、致心律失常性右心室心肌病和未分类心肌病（心内膜弹性纤维增生症和心肌致密化不全等）5类。特异性心肌病是伴随特异心脏疾病或者全身系统疾病的心肌疾病，包括缺血性心肌病、瓣膜性心肌病、高血压性心肌病、炎症性心肌病、代谢性心肌病、内分泌性、结缔组织病、神经肌肉病变、肌营养不良、过敏、药物及中毒反应以及围生期心肌病等。这是目前临床应用最广泛的分类方法。

一、扩张型心肌病

知识点3：扩张型心肌病的概念	副高：掌握　正高：掌握

扩张型心肌病（DCM）是最常见的心肌病类型，主要特征是心肌收缩期泵功能障碍，产生充血性心力衰竭，常合并有心律失常，死亡率较高。须排除其他继发性心肌病和克山病。

知识点4：扩张型心肌病的病因	副高：掌握　正高：掌握

多数扩张型心肌病病因仍不清楚，为特发性。已明确的病因包括家族遗传、感染/免疫、中毒、神经肌肉病或代谢缺陷病伴发、内分泌病或结缔组织病伴发、营养障碍等。

（1）家族遗传因素：近10年以来，遗传因素在扩张型心肌病发病中的作用日益受到关注。国外最新的证据显示，家族性扩张型心肌病的比例高达20%～30%。家族性扩张型心肌病的遗传特点主要表现：①遗传异质性。不同基因的多种突变均可引起扩张型心肌病，至今已发现了20余种致病基因和4个染色体位点参与扩张型心肌病的发病，编码细胞骨架、收缩蛋白、Z盘相关蛋白、核膜相关蛋白、离子通道和钙循环蛋白。②基因突变不全外显。外显性多随年龄增长而增大，而且存在无症状的致病基因携带者。③遗传方式多样性。多数为常染色体显性遗传，少部分为常染色体隐性遗传、X连锁遗传和线粒体遗传。

由于扩张型心肌病的遗传异质性和缺乏常见扩张型心肌病基因突变的证据，常规对扩张型心肌病行遗传检查目前并不可行。

（2）感染/炎症性：多种病原体（如病毒、细菌、立克次体、真菌、寄生虫等）感染引起的心肌炎可通过感染直接损害和感染后免疫损伤机制转变为扩张型心肌病。可提供证据的有：成功的动物模型证据；扩张型心肌病患者心肌活检证实存在炎症浸润；患者心肌组织检测到病毒柯萨奇病毒、流感病毒、腺病毒、巨细胞病毒、人类免疫缺陷病毒等RNA的持续表达；随得到心肌炎自然进展到心肌病阶段等。

（3）中毒性：长时间暴露于有毒环境，如乙醇、化疗药物（以蒽环类药物最常见）、放射线等，均会发生扩张型心肌病。

（4）神经肌肉疾病：Duchenne型和Becker型肌营养不良等神经肌肉病均会在不同时期合并不同程度的扩张型心肌病。

（5）先天性代谢缺陷病：脂肪酸代谢异常、糖原贮积和线粒体病等先天性代谢缺陷病均可累及心脏，表现扩张型心肌病或者肥厚型心肌病。

（6）其他：自身免疫性疾病，如系统性红斑狼疮、胶原血管病等；内分泌疾病，如嗜铬细胞瘤、甲状腺疾病等；营养性疾病，如硒缺乏等均可累及心脏，表现扩张型心肌病。

知识点5：扩张型心肌病的病理　　　　　　　　　　副高：掌握　正高：掌握

心脏呈球形扩大，重量增加。各心腔均扩大，以左心室扩大尤为显著。心腔中可见附壁血栓形成。心内膜变薄，心肌苍白，可见局灶性硬化灶。

光镜下可见心肌细胞肥大、变性，心肌纤维稀少，间质纤维增生，可有少量淋巴细胞聚集。电镜下线粒体数量增多，肿胀，嵴断裂甚至消失，肌质网扩张，肌原纤维断裂、崩解、丧失等。

知识点6：扩张型心肌病的病理生理　　　　　　　　副高：掌握　正高：掌握

由于心肌病变和纤维组织增生，心脏收缩功能减低，心排血量减少，心室舒张期容量增加，肺循环和体循环回流受阻，导致体肺循环淤血。心排血量的下降将导致器官供血不足，造成终末器官损害。心室的扩张使房室瓣环扩大，造成二尖瓣和三尖瓣关闭不全。

心肌病变累及传导系统，重建和纤维化所致的心肌不稳定以及心腔持续扩张促进了心肌电生理的不稳定，会导致心律失常的发生。

知识点7：扩张型心肌病的临床表现　　　　　　　　副高：掌握　正高：掌握

各年龄儿童均可发病。多起病隐匿，早期多无明显症状，随病情进展临床主要表现为慢性充血性心力衰竭，但也有以急性心力衰竭或心律失常起病。小婴儿常常表现为喂养困难、体重不增、多汗，易激惹或者气促。年长患儿主要表现为乏力、食欲减退、胸闷、运动不耐受、水肿、少尿、呼吸困难，最初是劳累后呼吸困难，后来在安静休息时也出现呼吸困难，甚至端坐呼吸。少数患儿还可出现晕厥。猝死也会发生，认为与快速性室性心律失常或者严重的过缓性心律失常有关。如果出现栓塞将有相应临床表现，如脑栓塞（出现偏瘫、失语等），下肢栓塞（如足发凉、坏死等），肺栓塞（咯血等）。

患儿常常面色苍白，呼吸和心率增快，脉搏细弱，血压正常或者偏低，四肢末端易发凉。心前区膨隆，心尖冲动向左下移位，心界向左下扩大，第一心音减弱，常有奔马律，心尖部可闻及收缩期反流性杂音，为心脏扩大、二尖瓣关闭不全所致。体循环淤血可出现颈静脉怒张、肝大和下肢颜面水肿，肺循环淤血可出现肺底细湿啰音。

知识点8：扩张型心肌病的影像学检查　　　　　　　副高：掌握　正高：掌握

（1）X线检查：心影明显扩大，心胸比例在60%以上，肺野呈淤血改变。

（2）心电图：左心室肥大、ST-T段改变、低电压、传导阻滞、异位心律等。

（3）超声心动图：心室腔扩大，弥漫性室壁运动减弱，收缩功能明显降低，短轴缩短率FS≤0.27，射血分数EF≤50%，舒张功能受损一般不明显。

（4）磁共振：可显示心房、心室扩大，室壁变薄，心脏收缩功能降低，心肌纤维化。心肌水肿、早期增强和晚期强化提示炎症病因。

知识点9：心导管检查和心内膜心肌活检　　　　　副高：掌握　　正高：掌握

不常规进行心导管检查。心导管检查可监测血流动力学改变，测定肺动脉压力、肺毛细血管楔压，显示瓣膜反流情况。心内膜心肌活检显示不同程度心肌肥大、变性，间质纤维化，对扩张型心肌病诊断无特异性。如果对心内膜心肌活检标本行病毒核酸PCR和原位杂交，再结合免疫组织化学方法检测炎症指标，将有助于扩张型心肌病炎症性的病因诊断。

知识点10：扩张型心肌病的血液、代谢和分子遗传学检测　　　　副高：掌握　　正高：掌握

主要有助于病因的明确。血、尿有机酸和氨基酸分析有助于检出线粒体或者代谢疾病，如男性尿中3-甲基戊烯二酸尿症升高并且伴随粒细胞减少，应考虑Bartb综合征的可能。血浆肌酸激酶的显著升高应注意进行性肌营养不良，可进一步行肌活检或行dystrophin基因检测。分子遗传学检查有助于确定突变基因。

知识点11：扩张型心肌病的诊断和鉴别诊断　　　　　副高：掌握　　正高：掌握

临床上表现心脏扩大、心功能不全和心律失常的患者，超声心动图示左心扩大为主的全心扩大和左心室收缩功能障碍，应考虑扩张型心脏病的诊断。

进一步需确定病因。对于符合扩张型心肌病的诊断标准，并且家系中包括先证者在内有2个或2个以上扩张型心肌病患者，或在扩张型心肌病患者的一级亲属中有不明原因的35岁以下猝死者，应考虑家族遗传性扩张型心肌病的诊断。对于有心肌炎病史或心肌活检证实存在炎症浸润、检测到病毒RNA的持续表达，血清免疫标志物抗心肌抗体阳性的扩张型心肌病，应考虑感染/炎症性因素（炎症性心肌病）。

知识点12：扩张型心肌病的治疗　　　　　副高：掌握　　正高：掌握

治疗原则是针对充血性心力衰竭和各种心律失常。

（1）限制体力活动，低盐饮食。

（2）应用洋地黄和利尿剂以及应用钙通道阻断剂、血管紧张素转换酶抑制剂（ACEI）等血管扩张药物。

（3）使用β受体阻滞剂：常用美托洛尔；因其有负性肌力作用，故严重充血性心力衰竭患儿慎用。

（4）免疫抑制剂及改变心肌代谢药物：免疫抑制剂治疗扩张型心肌病一直存在争议，长期联合应用糖皮质激素和硫唑嘌呤可使心肌活检组织中HLA上调。

（5）干细胞移植、基因治疗和靶向治疗：近年来，采用自体骨髓源性干细胞移植、基因治疗和靶向治疗严重的扩张型心肌病已成为研究的热点，是治疗心衰很有前途的新方法，但要广泛应用于临床尚有许多问题待解决。

（6）心脏移植：目前心脏移植技术日益成熟，是扩张型心肌病晚期患者有效的治疗方法。

知识点13：扩张型心肌病的预后	副高：掌握　正高：掌握

扩张型心肌病总体预后不良。预后不良因素为发病年龄>5岁，有家族史，发病时射血分数低，治疗后射血分数恢复不明显。近年来，扩张型心肌病的预后已有好转，生存率的改善可能与ACEI和β受体阻滞药应用增加和抗心律失常药物应用减少有关。

二、肥厚型心肌病

知识点14：肥厚型心肌病的概念	副高：掌握　正高：掌握

肥厚型心肌病（RCM）主要特征是左心室和室间隔心肌对称性或非对称性肥厚、心室腔变小、左心室舒张期充盈受限、室壁顺应性下降。RCM是导致青少年猝死的常见原因。在我国甚少见，呈散发分布，小儿尤为罕见。肥厚型心肌病根据左心室流出道有无梗阻可分为非梗阻性与梗阻性。

知识点15：肥厚型心肌病的病因	副高：掌握　正高：掌握

目前认为遗传因素是主要病因。肥厚型心肌病是常染色体显性遗传病。此外，糖原贮积症Ⅱ型（Pompe病）、溶酶体病、脂肪酸代谢紊乱、线粒体病等代谢性疾病也可表现肥厚型心肌病。一些综合征，如努南综合征、豹皮综合征等常合并肥厚型心肌病。

知识点16：肥厚型心肌病的病理	副高：掌握　正高：掌握

心脏重量增加。左心室肥厚，多为不对称性肥厚，室间隔肥厚严重，致左心室流出道狭窄，少数患儿心室肥厚限于心室特定部位，如心尖、乳头肌。心室腔大小正常或狭窄变形。常伴二尖瓣叶增厚。

组织学上可见心肌纤维粗大、排列紊乱，心肌细胞肥大，间质纤维化。

知识点17：肥厚型心肌病的病理生理	副高：掌握　正高：掌握

肥厚型心肌病的病理生理改变包括舒张功能障碍、左心室流出道梗阻和心肌缺血。

（1）舒张功能障碍：肥厚的心肌顺应性下降，心室扩张受限，造成舒张功能障碍，使左心室舒张期充盈障碍，导致左心房血容量增多，肺静脉血回心受阻，出现呼吸困难和端坐呼吸等肺循环充血的临床表现。舒张期充盈障碍导致舒张期容量减少，使心排血量减少，体循环供血不足。

（2）左心室流出道梗阻：心肌肥厚使左心室流出道狭窄，在梗阻型更明显。此外，由于室间隔明显增厚和心肌细胞内高钙，使心肌对儿茶酚胺反应性增强，引起心室肌高动力性收缩，收缩早期射血速度加快，血流快速通过流出道，使该处产生负压效应（Venturi效应），吸引二尖瓣前叶明显前移靠近室间隔，引起左心室流出道狭窄与二尖瓣关闭不全，在收缩期左心室流出道与左心室之间形成压差。这种梗阻是动力学的，在静息状态梗阻很轻或者不存在梗阻，随着心室收缩力增加或者左心室扩张减轻梗阻更明显。如正性肌力药物、血容量减少、外周阻力降低可加重梗阻，而负性肌力药物、输血、外周阻力增加可减轻梗阻。左心室流出道梗阻可以使心排血量减少，导致低血压和晕厥等。

（3）心肌缺血：舒张功能障碍和左心室流出道梗阻都可影响冠状动脉血供，使心肌需氧超过了供氧，心肌缺血，临床可表现类似心绞痛的症状。

知识点18：肥厚型心肌病的临床表现　　　　　　　副高：掌握　正高：掌握

肥厚型心肌病可在各个年龄阶段发病，最常见是青少年和青年发病。临床表现变化很大，可无症状或表现心悸、胸痛、呼吸困难等，重者甚至晕厥和猝死。症状的严重程度与年龄和病情进展过程有关。1岁以内的婴儿大多起病早，病情严重，进展快，很快发生充血性心力衰竭，死亡率高。1岁以上的儿童起病常无明显临床症状，并且进展缓慢常因心脏杂音或家族史就诊，但可发生猝死。

典型症状包括：①呼吸困难，主要是劳力性呼吸困难。②胸痛，多在劳累后出现，似心绞痛，但不典型，静息时也可出现。是由于肥厚的心肌需氧增加而冠状动脉供血相对不足所致。③晕厥，20%患者曾有过晕厥，部分患者可有头晕或者黑矇。与左心室流出道梗阻、心排血量减少和严重心律失常等有关。④猝死，肥厚型心肌病是青少年和运动员猝死的主要原因之一。猝死的发生率在儿童4%～6%，在成年人是1%～4%。在12～35岁的年轻运动员中，肥厚型心肌病是最常见的猝死病因。

体格检查可见脉搏短促，心尖冲动呈抬举性，第二心音可呈反常分裂，是由于左心室流出道梗阻、主动脉瓣关闭延迟所致。胸骨左缘下段及心尖部可闻及收缩中、晚期喷射性杂音，凡增加心肌收缩力，增加心脏负荷的措施，如运动、站立、正性肌力药物，使杂音增强，而减弱心肌收缩力、减轻心脏负荷的措施，如下蹲或者应用β受体阻滞剂等，使杂音减弱。

知识点19：肥厚型心肌病的辅助检查　　　　　　　副高：掌握　正高：掌握

（1）心电图：ST-T改变、心房肥大、心室肥大及束支传导阻滞等心律失常。

（2）X线检查：心脏轻至中度扩大。如见心包无钙化而内膜有钙化有助于诊断。

（3）超声心动图：心室腔正常或缩小，心房明显增大，心内膜增厚，室壁运动减弱，收缩功能正常或轻度降低。舒张功能明显受损：二尖瓣血流频谱显示，e峰降低，a峰增高，e峰与a峰比例异常，左心室等容舒张时间延长。肺静脉回流速度收缩期小于舒张期，彩色多普勒显像示二尖瓣环运动速度降低。

（4）心血管造影：左心室造影可见心室腔缩小，心尖部钝角化，左心室舒张末压增高。

（5）心内膜心肌活检：心内膜增厚和心内膜下心肌纤维化。

（6）磁共振：可以准确显示心肌肥厚的部位和程度，计算心肌的质量，对于心尖等特殊部位心肌壁肥厚更有诊断价值。梗阻型心肌病还可以在左心室流入–流出层面观察到左心室流出道或中部的闭塞部血流喷射现象。除外形态显示和功能测量，肥厚型心肌病也可表现心肌的延迟强化，这种延迟强化出现在肥厚心肌的中央而非心内膜下。

（7）心导管：一般不需行心导管检查。心导管可测定血流动力学参数和压差，显示心室舒张末压增高，左心室流出道梗阻者在左心室流出道与左心室腔之间的收缩期压差增大。

（8）遗传学检查：进行家族史的调查。有条件者行遗传学检查，明确基因突变类型。

知识点20：肥厚型心肌病的诊断	副高：掌握　正高：掌握

典型的肥厚型心肌病患者有劳力性胸痛、呼吸困难和晕厥等症状，查体胸骨左缘下段心尖内侧闻及心脏杂音，再结合超声心动图显示左心室壁和 / 或室间隔肥厚、室间隔厚度 / 左心室后壁厚度 > 1.3，即可做出诊断。

病因方面，肥厚型心肌病多数为家族遗传性，进一步的基因检测有助于明确病因。家族性肥厚型心肌病的诊断依据为符合以下 3 条中的任何 1 条。①依据临床表现、超声诊断的肥厚型心肌病患者，除本人（先证者）以外，三代直系亲属中有 2 个或以上为确诊的肥厚型心肌病或因肥厚型心肌病致猝死患者。②肥厚型心肌病患者家族中，2 个或以上的成员发现同一基因、同一位点突变，室间隔或左心室壁超过 13mm，青少年成员 11～14mm。③肥厚型心肌病患者及三代亲属中与先证者具有相同的基因突变位点，伴或不伴心电图、超声心动图异常者。

知识点21：肥厚型心肌病的鉴别诊断	副高：掌握　正高：掌握

糖原贮积症、线粒体病等代谢性疾病以及努南综合征和 Leopard 综合征等临床也可表现肥厚型心肌病，需注意鉴别诊断。糖原贮积症 Ⅱ 型可有心室肥厚，表现为肥厚型心肌病，此外患儿舌大、肌力肌张力低下、肝大、肝功异常，心电图可有 PR 间期缩短和 QRS 波高电压，骨骼肌活检或行酶学检查可确诊。糖尿病患儿可有心肌肥厚，但多在生后数月自行缓解。

高血压、先天性主动脉缩窄及主动脉瓣狭窄可表现心肌肥厚，需注意鉴别诊断。

知识点22：肥厚型心肌病的治疗	副高：掌握　正高：掌握

治疗目的在于改善症状，预防并发症，减少猝死危险。肥厚型梗阻性心肌病的治疗原则为减轻左心室流出道梗阻，弛缓肥厚心肌，减慢心率，抗心律失常。

（1）一般治疗：注意休息，避免情绪激动和剧烈运动，禁忌参加竞赛性运动。

（2）药物治疗：主要的治疗药物包括β受体阻滞药、苯烷胺类钙通道阻滞药（维拉帕米）和丙吡胺。对于无症状的肥厚型心肌病是否需治疗目前观点不一，但有明确猝死家族史或严重心室肥厚的患者，多数主张药物治疗。

1）β受体阻滞剂：是一线治疗药物。通过减慢心率，降低心肌收缩力，增加心肌顺应性，减轻流出道梗阻，从而改善症状。在初始用药时有效率可达60%～80%，可明显改善心绞痛、呼吸困难和晕厥等症状。可预防应激状态下流出道梗阻的加重，但对静息状态下流出道压差影响不大。尚无证据表明β受体阻滞剂能够预防患者猝死，但有研究发现大剂量的β受体阻滞剂可降低肥厚型心肌病青少年患者的死亡危险度。

使用β受体阻滞剂通常以小剂量开始，再根据心室率、流出道压差水平逐渐调整到最大耐受剂量。常用普萘洛尔或美托洛尔。普萘洛尔开始剂量0.2～0.5mg/（kg·d），分2～3次口服，以后每3～5天增加1次剂量，可达剂量2～5mg/（kg·d）。有必要强调的是，使用β受体阻滞剂的目标心率一般应控制在成人60次/min左右，儿童80～100次/min，在无明显不良反应情况下应坚持长期甚至终身服药，须避免突然停药。

2）钙通道阻滞剂：是β受体阻滞剂的替代选择，若β受体阻滞剂治疗无效或不能耐受时，改用维拉帕米通常能够较好的缓解症状。作用机制：阻断心肌细胞钙离子通道，降低心肌收缩力，降低左心室流出道收缩压差和增加舒张充盈，改善心室舒张功能，甚至可减少心肌肥厚程度，以胸痛为主要症状的梗阻性肥厚型心肌病，建议使用维拉帕米，这可能与维拉帕米能够扩张冠状动脉有关。合并哮喘时首选维拉帕米。由于钙通道阻滞剂能够扩张血管，具有严重肺动脉高压或者重度左心室流出道梗阻的患者，在使用该药物初期可能会发生包括猝死在内的严重不良反应，如必须使用应在用药初期进行住院观察。维拉帕米（异搏定）剂量为4～6mg/（kg·d），分3次服。1岁以内要幼儿不宜应用。

3）丙吡胺：对于不能耐受β受体阻滞剂或维拉帕米的患者，可以使用丙吡胺。丙吡胺是一种具有较强负性肌力作用的Ⅰa类抗心律失常药物，其作用机制：减弱心肌收缩力，提高周围血管阻力，对于并发的心律失常亦有治疗作用。其不良反应：QT间期延长；口干、眼干、尿潴留等抗胆碱能副作用；降低心排血量，在合并心力衰竭时应慎用。

4）抗心律失常药物：用于控制快速室性心律失常和心房颤动，多用胺碘酮，通常不与丙吡胺合用。

5）其他：利尿药、ACEI和地高辛仅适用于晚期合并终末心力衰竭的患者。对于不伴心力衰竭的患者慎用或禁用以上3类药物，因为利尿药能够降低前负荷，ACEI则通过其降压作用使左心室充盈压减低，后负荷降低，洋地黄能增加心肌收缩力，进一步加重左心室流出道梗阻。

（3）非药物治疗：药物治疗后症状不能改善，并出现以下危险因素中1条，如心脏骤停、持续性室性心动过速、流出道压差超过30mmHg、心室壁厚超过30mm等，属于药物难治性患者。药物难治性肥厚型心肌病只占总数的5%左右，他们是肥厚型心肌病患者中高危人群，其中大部分发生心脏性猝死、心力衰竭及卒中等生命终点事件。对于这些患者需积极采取其他治疗措施。

1）临时或埋藏式双腔起搏：对于发生急性呼吸困难、胸痛、超声证实流出道压差＞30mmHg患者，双腔起搏能降低压差。但永久起搏，其缓解梗阻的效果与安慰组相同。

不鼓励置入双腔起搏器作为药物难治性肥厚型心肌病患者的首选方案。

2）外科手术：切除最肥厚部分心肌，解除机械梗阻，修复二尖瓣反流，能有效降低压差，明显解除或缓解心力衰竭，延长寿命，是有效的治疗方案。但由于手术难度大，死亡率高，需严格控制适应证。对于流出道压差＞50mmHg（青少年75～100mmHg）有明显心功能不全者入选，远期疗效有待研究。

3）乙醇消融：通过冠状动脉导管，进入间隔分支，在分支内注入100%乙醇1～3ml，造成该血供区间隔心肌坏死，达到减缓和解除流出道压差。其主要并发症为即刻发生三度房室传导阻滞和由瘢痕引起的室性心律失常。乙醇消融适应证与外科手术相同，下列患者不建议做消融治疗：40岁以下，室间隔厚度30mm以下，左心室流出道压差低于50mmHg，无心力衰竭的患者。儿童应用经验有限。

4）ICD置入：肥厚型心肌病猝死高危患者，尤其青少年和竞赛运动员，其恶性室性心律失常是主要猝死原因。置入ICD能有效终止致命性室性心律失常，恢复窦性心律，使25%肥厚型心肌病高危患者生存。并且能有效改善心功能，缓解流出道梗阻。但ICD十分昂贵，青少年ICD置入后的长期监护和随访是另一个新问题。

5）心脏移植：是其他治疗无效后最后的选择，受供体不足、经费过高、排异反应等制约，不能普遍不能普遍。

6）基因治疗：目前正在试验阶段。

知识点23：肥厚型心肌病的预后	副高：掌握　正高：掌握

肥厚型心肌病发病年龄和临床表现差异很大，预后也很不同。婴儿期表现为充血性心力衰竭或者发绀者，大多在1岁以内死亡。少数患者终身没有症状。多数患者病情可稳定多年，自然病程可以很长，出现症状后病情逐渐恶化。预后差的高危因素包括发病年龄小（尤其发病年龄＜1岁）、左心室壁肥厚严重、恶性家族史（家族中多个成员猝死）、室性心动过速，以往有晕厥或者心脏停搏史。

三、限制型心肌病

知识点24：限制型心肌病的概念	副高：掌握　正高：掌握

限制型心肌病（RCM）主要特征是心室的舒张充盈功能受阻。心内膜和/或心肌病变（如纤维化）导致心室充盈受限和心室舒张功能障碍，引起心室舒张末压增高和心房扩大，而心室大小、室壁厚度和心室收缩功能大致正常的一类心肌病。在我国甚少见，呈散发分布，小儿罕见。但是在所有类型心肌病中，其预后最差，50%患者在2年左右死亡。

知识点25：限制型心肌病的病因	副高：掌握　正高：掌握

本病病因未明。可继发于全身系统疾病，但在儿童大多为原发性（包括特发性和心内膜心肌纤维化）。

（1）遗传因素：特发性限制型心肌病部分与遗传因素有关。最常见的遗传方式是常染色体显性遗传，也可常染色体隐性遗传。

（2）心内膜心肌纤维化：在热带和亚热带常见，病毒或者寄生虫感染后继发的自身免疫反应，引起嗜酸细胞浸润，最终导致心内膜心肌纤维化。

（3）全身疾病合并心肌浸润性病变：心肌浸润性病变继发于全身疾病，如淀粉样变性、类肉瘤病、血色病、糖原贮积症、黏多糖贮积症、色素沉着症、硬皮病、类癌综合征、癌转移、放射性损伤等。

知识点 26：限制型心肌病的病理　　　　　　　　副高：掌握　　正高：掌握

心室大小基本正常或者缩小，心房明显扩大，心室僵硬。

心内膜心肌纤维化早期可见嗜酸细胞浸润，心内膜增厚，晚期主要表现为心内膜显著纤维化与增厚，房室瓣常常受累牵拉变形。可见附壁血栓。组织学检查可见心内膜为玻璃样变性的纤维组织和胶原纤维层，下面的心肌纤维化，其间可有钙化灶。病变主要累及心尖和流入道，心腔可以闭塞，流出道不受累反而扩张，可累及乳头肌、腱索和房室瓣。双室均可受累，但以右心室病变为著。

特发性限制型心肌病心内膜受累不显著，心肌细胞溶解、变性、肥厚和间质纤维化均为非特异性改变，炎症细胞浸润不明显。浸润性病变导致的限制型心肌病可见异常物质沉积。

知识点 27：限制型心肌病的病理生理　　　　　　副高：掌握　　正高：掌握

心内膜和/或心肌病变（纤维化）使心室顺应性下降，心室充盈和心室舒张功能发生障碍，心房血量增多导致心房明显扩大，静脉回流障碍导致体循环和肺循环淤血，心室舒张期血量减少使心排血量也减少。疾病晚期心肌收缩功能也会减退，并且合并肺动脉高压。房室瓣受累也可导致二、三尖瓣关闭不全。

知识点 28：限制型心肌病的临床表现　　　　　　副高：掌握　　正高：掌握

常起病隐匿，主要表现心力衰竭（静脉回流障碍）和心排血量减少的症状和体征。右心病变主要为水肿、少尿、颈静脉怒张、肝大、腹水等体循环回流障碍的表现。左心病变主要表现为呼吸困难、咳嗽、咯血和肺底细湿啰音等，还可有乏力、气促、活动耐力减退等表现，体格发育缓慢也常见。偶尔也会发生晕厥，甚至猝死，也可见栓塞表现。

查体心前区可膨隆，心尖冲动弱，心界轻度扩大，心率快，心音低钝，可有奔马律，多数无杂音，也可有收缩期房室瓣关闭不全的杂音。血压偏低，脉压小，脉搏细弱。

知识点 29：限制型心肌病的辅助检查　　　　　　副高：掌握　　正高：掌握

（1）心电图：ST-T 改变、心房肥大、心室肥大及束支传导阻滞等心律失常。

（2）X线检查：心脏轻至中度扩大。如见心包无钙化而内膜有钙化有助于诊断。

（3）超声心动图：心室腔正常或缩小，心房明显增大，心内膜增厚，室壁运动减弱，收缩功能正常或轻度降低。舒张功能明显受损：二尖瓣血流频谱显示，e峰降低，a峰增高，e峰与a峰比例异常，左心室等容舒张时间延长。肺静脉回流速度收缩期小于舒张期，彩色多普勒显像示二尖瓣环运动速度降低。

（4）心血管造影：左心室造影可见心室腔缩小，心尖部钝角化，左心室舒张末压增高。

（5）心内膜心肌活检：心内膜心肌纤维化早期心内膜心肌活检可见血管周围嗜酸细胞浸润、空泡样或脱颗粒改变，心肌细胞溶解、变性，心内膜上有血栓覆盖。晚期心内膜心肌纤维化或瘢痕形成，纤维化的内膜广泛增厚，房室瓣常常受累牵拉变形。特发性限制型心肌病的典型表现是斑片状心内膜和心肌间质纤维化，心肌细胞溶解、变性、肥厚，但无心肌纤维排列紊乱或其他浸润性心肌疾病的表现。浸润性病变导致的限制型心肌病在儿童少见，可见异常物质沉积。

| 知识点30：限制型心肌病的诊断 | 副高：掌握　正高：掌握 |

临床上主要表现心力衰竭，尤其右心为主，超声心动图可见心房明显扩大，心室大小正常或者缩小，收缩功能正常而舒张功能障碍时，应考虑限制型心肌病的可能。

| 知识点31：限制型心肌病的鉴别诊断 | 副高：掌握　正高：掌握 |

限制型心肌病主要与缩窄性心包炎进行鉴别。两者不但临床表现相似，而且血流动力学改变也相同。有急性心包炎病史，X线示心包钙化，CT或MRI示心包增厚，可支持缩窄性心包炎诊断。而房室和心室内传导阻滞、心房明显扩大、房室瓣关闭不全、二尖瓣血流不随呼吸运动而改变、二尖瓣环Ea显著降低、肺动脉压力升高、血清脑钠肽水平增高支持限制型心肌病的诊断。

限制型心肌病和缩窄性心包炎的鉴别诊断

	缩窄性心包炎	限制型心肌病
既往史	有急性心包炎、放疗等病史	无急性心包炎、放疗等病史
体征		
心尖搏动	常不明显	常扪及
奇脉	常有	无
二、三尖瓣关闭不全杂音	无	常有
心电图	P波增宽，房室和心室内传导阻滞少见	P波增宽并高大，常有房室和心室内传导阻滞
超声心动图		

续 表

	缩窄性心包炎	限制型心肌病
心房扩大	轻到中度扩大	心房明显扩大
室间隔切迹	舒张早期室间隔突然快速移动	少见
室间隔随呼吸摆动	吸气时移向左心室	摆动小
二、三尖瓣血流速率随呼吸变化情况	大多数>25%	多<15%
TDI：二尖瓣舒张早期峰值速度（Ea）	高（常≥8cm/s）	低（常<8cm/s）
Ea/E指数	高（常>0.11）	低（常<0.11）
其他	心包增厚，回声增强	心内膜增厚，回声强
心导管		
左、右心室舒张末压	相差<5mmHg	相差>5mmHg
右心室收缩压	<50mmHg	>50mmHg
X线胸片	可见心包钙化（20%~30%）	无心包钙化
CT或者MRI	可有心包增厚，>4mm	多心包正常
脑钠肽（BNP）	正常	升高
心内膜心肌活检	正常，或者非特异改变	异常
预后	可治，手术效果好	难治，需心脏移植

知识点32：限制型心肌病的内科治疗　　　　　　副高：掌握　正高：掌握

以控制心力衰竭对症治疗为主。

（1）利尿药：用于有腹水和水肿的患者，可减轻前负荷，缓解循环淤血。应避免循环血量过度减少，引起心室充盈压下降，从而出现心排血量减少和低血压。

（2）洋地黄类：因心脏收缩功能正常，一般不用，有房颤和心力衰竭时可考虑使用。

（3）扩血管药：应用时应注意不可使心室充盈压下降过多而影响心功能。卡托普利的治疗效果尚不肯定。急性血流动力学试验显示，卡托普利不能使心排血量增加，反而能够降低动脉血压，无有益作用。

（4）抗凝治疗：限制型心肌病部分患者会发生心房血栓，栓塞会增加患者的死亡率。可给予阿司匹林抗血小板聚积或者华法林抗凝治疗。

（5）抗心律失常治疗：有严重房室传导阻滞者，需置入永久起搏器。抗心律失常药物和ICD可以防止高危儿童发生心律失常性猝死。

知识点33：限制型心肌病的外科治疗　　　　　　副高：掌握　正高：掌握

内科治疗并不能明显改善限制型心肌病的总体预后，限制型心肌病的患者可考虑行心脏移植。与扩张型心肌病相比，儿童限制型心肌病病情进展更快，会在更短的时间内发生肺血管疾病，因此，需在更小的年龄进行心脏移植。需定期随诊，当发现肺血管阻力进行性增加，症状逐渐恶化时，尽早行心脏移植。

知识点34：限制型心肌病的预后　　　　　　　　副高：掌握　正高：掌握

限制型心肌病预后不良，平均存活率1年左右，两年存活率低于50%，预后不良因素包括：①心脏扩大，左心房严重扩大，左心室舒张末压重度增高。②年龄 < 5 岁。③血栓栓塞形成。④肺血管阻力增加或者进行性增加，肺动脉高压。⑤肺静脉淤血。⑥确诊时有晕厥或者胸痛。

四、心内膜弹性纤维增生症

知识点35：心内膜弹性纤维增生症的概念　　　　　　副高：掌握　正高：掌握

心内膜弹性纤维增生症（EFE），又称心内膜硬化症，其主要病理改变为心内膜下弹性纤维及胶原纤维增生，病变以左心室为主。病因尚未明确。临床上表现为心脏扩大、心室收缩和舒张功能下降。多数在1岁以内发病。

知识点36：心内膜弹性纤维增生症的病因　　　　　　副高：掌握　正高：掌握

病因尚不清楚，以下因素可能参与了其发病。

（1）病毒感染：病毒尤其是柯萨奇病毒与心内膜弹性纤维增生症发生相关。心肌组织检查也发现有柯萨奇病毒和间质性心肌炎症的存在。

（2）遗传因素：10%病例呈家族性发病，遗传方式可能为常染色体遗传，近年也有研究显示可能存在X性连锁遗传。

（3）血流动力学异常：心腔内血流紊乱，心脏扩大，室壁应力增加，刺激心内膜纤维增生。

知识点37：心内膜弹性纤维增生症的病理　　　　　　副高：掌握　正高：掌握

病理改变为心内膜明显增厚，心内膜和内膜下弹性纤维和胶原纤维增生，心内膜下心肌变性和空泡形成，其他部分心肌细胞肥大。主要累及左心室，其次为左心房。

知识点38：心内膜弹性纤维增生症的病理生理　　　　　副高：掌握　正高：掌握

心内膜的弥漫性增厚使心脏收缩功能减低，射血分数下降，心排血量减少，左心室增大。同时增厚的心内膜可使心室僵硬度增加，顺应性下降，舒张期血流由心房进入心室充盈受阻，左心房增大，肺静脉淤血，肺动脉压力增高。

知识点39：心内膜弹性纤维增生症的临床表现　　　　副高：掌握　正高：掌握

（1）症状：主要表现为早期（常在1岁内，尤其是6个月内）充血性心力衰竭，可有呼吸急促、苍白消瘦、持续干咳，烦躁不安、多汗、喂养困难。极少数起病急促，出现心源性休克或猝死。

（2）体征：可见心前区饱满，心脏向左扩大。心音正常，或有P₂亢进，有时可听到第三心音甚至奔马律，肝脏增大。多数患儿心脏无杂音，少数可有轻度二尖瓣关闭不全的收缩期杂音。并发肺炎则可闻及湿啰音及哮鸣音。

知识点40：心内膜弹性纤维增生症的临床分型　　　　副高：掌握　正高：掌握

根据发病年龄、起病急缓和临床过程分为3型。

（1）暴发型：常发生于6周以下婴儿，起病急骤，突然发生充血性心力衰竭或者心源性休克，重者在数小时内死亡。

（2）急性型：多在生后6周至6个月之间发病。起病较快，很快发展为严重充血性心力衰竭。呼吸困难在1～2周加重，如不治疗2～3周死亡。

（3）慢性型：发病年龄多在6个月以上。症状逐渐加重，迁延3个月至数年不等。也有开始以急性型起病，经过治疗演变为慢性型。

知识点41：心内膜弹性纤维增生症的辅助检查　　　　副高：掌握　正高：掌握

（1）X线检查：左心室增大明显，左心缘搏动多减弱，肺纹理增多。

（2）心电图：左心室增大，表现为V_5、V_6导联R波高耸，或伴有S_{V1}加深，ST和T波呈缺血性改变。

（3）超声心动图：二维超声和M型超声均可证实左心室呈球形增大，左心室收缩幅度和顺应性低下，左心室收缩功能明显降低。内膜弹性纤维增厚，以致多条增强回声。

（4）心导管检查：左心室舒张压增高，其波形具有诊断意义。选择性造影则可见左心室增大、室壁增厚及排空延迟。

知识点42：心内膜弹性纤维增生症的诊断　　　　副高：掌握　正高：掌握

1岁以内小儿突然出现充血性心力衰竭，心脏增大，听诊心脏无杂音，心电图示左心室肥厚，超声心动图示左心扩大、射血分数降低、心内膜回声增强，临床应考虑心内膜弹性纤维增生症。

知识点43：心内膜弹性纤维增生症的鉴别诊断　　　　副高：掌握　正高：掌握

（1）病毒性心肌炎：可发生于任何年龄，多有前驱感染病史，心电图表现以心律失常、低电压、ST-T改变为主，一般无显著心室肥厚。心肌酶谱增高。以心力衰竭起病者为暴发性心肌炎，病情重，进展迅速，一旦心力衰竭得到控制，增大的心脏迅速缩小。

（2）糖原贮积症：糖原贮积症Ⅱ型表现为肌张力低下、巨舌和心脏扩大，多在生后2~3个月出现充血性心力衰竭。心电图表现为PR间期缩短，显著左心室肥厚。超声心动图示显著心肌肥厚。通过肌肉或肝活检，检测α-1,4葡萄糖苷酶活性可证实此病。

（3）左冠状动脉起源于肺动脉：又称Bland white Garland综合征。一般在生后2~6个月出现充血性心力衰竭和间歇性发绀、呼吸增快、多汗、苍白等表现。心脏扩大以左心室为主。心电图上有类似前壁或前侧壁心肌梗死的图形（Ⅰ、aVL、V_5、V_5导联有异常Q波和ST段偏移，T波倒置）。超声心动图可检出左冠状动脉异常开口以及冠状动脉内双向血流及异常开口处的血流。必要时行超高速CT和冠状动脉造影确定诊断。

（4）扩张型心肌病：发病年龄多较大，但也有1岁左右发病者。临床表现心脏扩大和充血性心力衰竭。心电图示ST-T改变，心律失常。超声心动图表现以左心房、左心室扩大为主的全心扩大，心脏收缩功能减低，但一般无心内膜回声增强。

（5）心肌致密化不全：临床表现心力衰竭、心律失常和心内膜血栓伴栓塞。超声心动图在心室腔内可探及许多突出增大的肌小梁，小梁间有大小不等深陷的隐窝，隐窝内有血流和心腔相通，致密化不全内层/致密化外层的比值>2.0。

知识点44：心内膜弹性纤维增生症的治疗　　　　　副高：掌握　正高：掌握

（1）洋地黄制剂：地高辛8~10μg/（kg·d），分1~2次口服，可用6天停1天，长期服用，直到症状消失、X线、心电图恢复正常1~2年后方可停药。

（2）肾上腺皮质激素：一般采用泼尼松1.5mg/（kg·d），应用8~12周然后逐步减量，以维持量用至心电图、X线检查接近正常为止。

（3）血管扩张剂：卡托普利每次0.5mg/kg，必要时可逐渐加大剂量至每次1mg/kg，每日2次。

（4）改善心肌代谢药物：如二磷酸果糖、辅酶Q_{10}口服等。

（5）积极防治呼吸道感染。

知识点45：心内膜弹性纤维增生症的预后　　　　　副高：掌握　正高：掌握

一般认为心内膜弹性纤维增生症患儿，约1/3可完全恢复，1/3能够存活，但心力衰竭症状持续存在，1/3患儿病情恶化死于顽固性充血性心力衰竭。近年来早期应用洋地黄类等药物治疗，并长期坚持用药，病死率有所下降。

第九节　感染性心内膜炎

感染性心内膜炎

知识点1：感染性心内膜炎的概念　　　　　副高：掌握　正高：掌握

感染性心内膜炎（IE）是由病原微生物循血行途径引起的心内膜、心瓣膜或邻近大动脉内膜的感染并伴赘生物的形成。多发生于先天或后天心脏病患儿，但亦可发生在心脏正常者。

| 知识点2：感染性心内膜炎的病因 | 副高：掌握 正高：掌握 |

（1）病原微生物：①患有龋齿和牙周病或牙科手术的患儿发生感染性心内膜炎最常见的致病菌为草绿色链球菌。②进行过泌尿生殖系或胃肠道手术或操作的患儿发生感染性心内膜炎时最常见的致病菌为肠球菌。③手术后发生的感染性心内膜炎最常见的致病菌为葡萄球菌。④真菌感染性心内膜炎（预后很差）常见于新生儿、长时间应用抗生素患儿、应用糖皮质激素患儿或进行开胸手术患儿，尤以念珠菌和曲霉菌最常见。

（2）易感因素：大多数感染性心内膜炎发生于器质性心脏病的患儿，主要为先天性心脏病。心脏内置入人工瓣膜或人工材料的患儿是发生感染性心内膜炎高危因素。近年来，无器质性心脏病者发生感染性心内膜炎呈明显增加趋势，可能与各种内镜检查、持续性静脉导管留置等经血管的创伤性检查和治疗增多以及消毒者使用未经消毒的注射器等有关。此外，新生儿、免疫缺陷患者以及应用免疫抑制药者发生感染性心内膜炎常无器质性心脏疾病。

| 知识点3：感染性心内膜炎的发病机制 | 副高：掌握 正高：掌握 |

正常情况下，自不同途径进入血液循环的致病微生物可被机体的防御机制清除，而完整的心内膜不容易形成血凝块和细菌黏附。因此，在感染性心内膜炎发病过程中，心内膜损伤和菌血症这两个因素起到关键作用。

当器质性心脏病存在时，血液从高压腔分流至低压腔，形成明显的压差，并且血流由正常的层流变为湍流，使受血流冲击处的内膜损伤，内层胶原暴露，血小板在该处聚集，形成血小板微血栓和纤维蛋白沉着，成为结节性无菌性赘生物，为病原微生物的侵入创造了条件。赘生物常位于血流从高压腔经病变瓣口或先天缺损至低压腔创伤湍流的下游，即低压腔，可能与这些部位的侧压下降和内膜灌注减少，利于微生物沉积和生长有关。例如，动脉导管未闭发生感染性心内膜炎时赘生物存在于肺动脉内，二尖瓣关闭不全时赘生物存在于二尖瓣的心房侧。

任何局部的感染，如脓肿、骨髓炎或肾盂肾炎以及细菌寄居的皮肤黏膜损伤，均可导致暂时性菌血症，尤以口腔黏膜，特别是牙龈感染或创伤最常见。用患龋齿或牙龈病的牙齿咀嚼是最常见导致菌血症的原因。细菌在非细菌性血栓性内膜表面寄居后迅速繁殖，促进了血小板进一步聚集和纤维蛋白沉积，感染赘生物逐渐增大。并且赘生物成为细菌的庇护处，其内的细菌受到保护，不受宿主防御机制的作用。赘生物碎片脱落可导致远处栓塞或血源性种植。反复菌血症激活细胞和体液介导的免疫系统，引起脾大、关节炎、血管炎等。

| 知识点4：感染性心内膜炎的病理 | 副高：掌握 正高：掌握 |

感染性心内膜炎的特征性病理改变是赘生物形成，由纤维蛋白、血小板、红细胞、白细胞及细菌构成。赘生物外观呈绿色、黄色或粉红色，愈合后变为灰色，愈合时间长者可发生

钙化。赘生物可造成瓣膜破坏、穿孔，腱索断裂以及心肌脓肿。

赘生物受血流冲击，可发生栓子脱落，造成体循环和肺循环的栓塞。可导致组织缺血和坏死，栓塞附件组织形成局部脓肿，血管壁受损形成细菌性动脉瘤。

知识点5：感染性心内膜炎的临床表现　　　　　副高：掌握　正高：掌握

临床表现及其严重程度与相关的合并症及病原微生物也有密切关系：①发热：是最常见的症状，体温多数超过38℃，热型可不规则或低热。少数病例体温可正常。②心功能不全及心脏杂音：部分病例呈现心功能不全或原有心功能不全加重。体温正常的IE患儿多伴有心功能不全。瓣膜损伤反流可出现相应的心脏杂音，或使原有的杂音性质、响度发生改变，但有时较难察觉。③血管征象：淤斑（球结膜、口腔黏膜、躯干及四肢皮肤）及Janeway斑（手掌和足底红斑或无压痛的出血性淤点）较少见。主要血管（肺、脑、肾、肠系膜、脾动脉等）栓塞是IE的重要合并症，可出现相关部位的缺血、出血症状（如胸痛、偏瘫、血尿和腹痛等）。④免疫征象：指（趾）甲下出血（呈暗红、线状）、Osler小结［指（趾）掌面红色皮下结节］及Roth斑（眼底椭圆形出血斑，中央苍白）均不是IE特有的症状，临床较少见。免疫复合物性肾小球肾炎可见于部分IE病例，可表现为血尿、肾功能不全。

新生儿临床表现不典型，与脓毒症及其他原因引起的心功能不全难以区别，病死率高。

知识点6：感染性心内膜炎的实验室检查　　　　副高：掌握　正高：掌握

（1）血液学检查：进行性贫血和白细胞增高且以中性粒细胞为主，亦可有血小板减少，红细胞沉降率（血沉）增快，血清 α_2 球蛋白增高，C反应蛋白阳性，血清补体C3降低，部分病例呈类风湿因子阳性。常有血尿、蛋白尿及管型尿。

（2）血培养：血培养对诊断治疗至关重要。80%～85%可阳性。早期1～2天内多次血培养的阳性率较分散在数日内做培养为高。在血培养标本留置完成前，勿用抗生素。如患儿最近已用过抗生素，则需停药至少48～72小时，万不得已时应避开血药浓度高峰时期采血。

（3）超声心动图：应用二维超声可准确探测赘生物的部位、数量、形态、大小，心瓣膜损伤情况，心脏大小和心功能状况，有助于判断药物疗效和预后。

（4）CT：对怀疑有颅内病变者应及时进行CT检查，了解病变的部位和范围。

知识点7：感染性心内膜炎诊断的病理学指标　　　副高：掌握　正高：掌握

①赘生物（包括已形成栓塞的）或心脏感染组织经培养或镜检发现微生物。②赘生物或心脏感染组织经病理检查证实伴活动性心内膜炎。

知识点8：感染性心内膜炎诊断的临床指标　　　　副高：掌握　正高：掌握

（1）主要指标

1）血培养阳性：分别2次血培养有相同的感染性心内膜炎的常见微生物（草绿色链球菌、金黄色葡萄球菌、凝固酶阴性葡萄球菌、肠球菌等）。

2）心内膜受累证据（超声心动图征象）：①附着于瓣膜、瓣膜装置、心脏或大血管内膜、人工材料上的赘生物。②腱索断裂、瓣膜穿孔、人工瓣膜或缺损补片有新的部分裂开。③心腔内脓肿。

（2）次要指标

1）易感染条件：基础心脏疾病、心脏手术、心导管术、经导管介入治疗、中心静脉内置管等。

2）较长时间的发热，体温≥38℃，伴贫血。

3）原有的心脏杂音加重，出现新的心脏杂音，或心功能不全。

4）血管征象：重要动脉栓塞、感染性动脉瘤、淤斑、脾大、颅内出血、结膜出血、Janeway斑。

5）免疫学征象：肾小球肾炎、Osler结节、Roth斑、类风湿因子阳性。

6）微生物学证据：血培养阳性，但未符合主要标准中的要求。

知识点9：感染性心内膜炎的诊断依据　　　　　　副高：掌握　　正高：掌握

（1）具备以下①～⑤项任何之一者可诊断为IE：①临床主要指标2项。②临床主要指标1项和临床次要指标3项。③心内膜受累证据和临床次要指标2项。④临床次要指标5项。⑤病理学指标1项。

（2）有以下情况时可以排除感染性心内膜炎诊断：有明确的其他诊断解释心内膜炎表现；经抗生素治疗≤4天临床表现消除；抗生素治疗≤4天手术或尸解无感染性心内膜炎的病理证据。

（3）临床考虑感染性心内膜炎，但不具备确诊依据时仍应进行治疗，根据临床观察及进一步的检查结果确诊或排除感染性心内膜炎。

知识点10：感染性心内膜炎的治疗　　　　　　　　副高：掌握　　正高：掌握

总的原则是积极抗感染、加强支持疗法，但在应用抗生素之前必须先做几次血培养和药物敏感试验，以期对选用抗生素及剂量提供指导。

（1）一般治疗：包括细心护理，保证患者充足的热量供应，可少量多次输新鲜血或血浆，也可输注免疫球蛋白。

（2）抗生素治疗：应用原则是早期、联合、足量、足疗程、选择敏感的抗生素。在具体应用时，对不同的病原菌感染选用不同的抗生素。抗生素应连用4～8周，用至体温正常，栓塞现象消失，周围血象、红细胞沉降率（血沉）恢复正常，血培养阴性。停药8周后需复查血培养。

（3）手术治疗：近年早期外科治疗感染性心内膜炎取得了良好效果。手术指征：①瓣膜功能不全引起的中重度心力衰竭。②抗生素使用1周以上仍高热，赘生物增大。③反复发生栓塞。④真菌感染。⑤瓣膜穿孔破损。

知识点11：感染性心内膜炎并发症的治疗 副高：掌握 正高：掌握

（1）心力衰竭：可急性出现也可隐匿性出现。常见于主动脉瓣病变，可按心力衰竭的常规治疗。中到重度内科不能控制的心力衰竭需手术治疗，能明显提高生存率和保护心脏功能。

（2）栓塞：体循环栓塞出现在22%～50%的感染性心内膜炎患者，其中有65%的栓塞事件发生在中枢神经系统。栓塞最易发生于金黄色葡萄球菌、念珠菌、HACEK（"HACEK"细菌群由5个菌属组成，H代表嗜血杆菌属，A代表放线杆菌属，C代表心杆菌属，E代表艾肯菌属，K代表全氏菌属）等病原体感染主动脉瓣或二尖瓣时发生。发生体循环血栓后仍持续存在赘生物及最初2周的抗生素治疗期间发生≥1次的栓塞事件均为手术治疗指征。尽量停用或不用抗凝药物。如有肺栓塞等必须抗凝治疗时，需在充分监测下短期应用。

（3）肾衰竭：可考虑透析治疗，使患者度过抗生素应用和免疫机制所致的肾损害阶段。

（4）感染性动脉瘤：在感染性心内膜炎患者中不常见。最常见于颅内动脉，其次是腹部动脉及上下肢动脉。微小动脉瘤在有效抗生素治疗后可消失。在大多数情况下，发生动脉瘤即是手术治疗的指征。

知识点12：感染性心内膜炎的预后 副高：掌握 正高：掌握

在小儿感染性心内膜炎患者整体的治愈率为80%～85%。预后取决于下列因素：①治疗越早，治愈率越高。②致病菌的毒性和破坏性，不同病原体引起的心内膜炎病死率从高到低为链球菌＞肠球菌＞葡萄球菌＞革兰阴性杆菌＞真菌。③免疫功能低下者或经治疗后免疫复合物效价不下降者预后差。④抗生素治疗未能控制病情者预后差。

知识点13：感染性心内膜炎的预防 副高：掌握 正高：掌握

有先天性或风湿性心脏病的患儿应注意口腔卫生，防止牙龈炎、龋齿。预防皮肤感染及其他急性感染。发生败血症应及早彻底治疗。行心导管检查、静脉插管及心脏手术应注意无菌操作。若施行拔牙或扁桃体摘除术等，可于术前1～2小时及术后48小时内肌注青霉素每日80万U，或长效青霉素120万U 1剂。

第十节 心 包 炎

一、急性心包炎

知识点1：急性心包炎的概念 副高：掌握 正高：掌握

急性心包炎是指各种原因引起的心包脏层和壁层急性炎症。可单独存在，或是全身性疾病的一个组成部分，亦可由邻近组织蔓延而来。

知识点2：急性心包炎的病因　　　　　　　　　　　副高：掌握　正高：掌握

病因可分为感染性和非感染性两类。临床常见的急性心包炎为金黄色葡萄球菌等细菌引起的化脓性心包炎，结核杆菌引起的结核性心包炎以及风湿热和其他结缔组织病引起的渗出性心包炎。

知识点3：急性心包炎的病理生理　　　　　　　　　副高：掌握　正高：掌握

急性心包炎多数情况下可以出现心包腔内液体增多，心包积液的性质随病因的不同而不同，可呈浆液性、纤维蛋白性、脓性或血性。炎症常累及心包膜下的表层心肌，并可导致心包增厚及粘连，迁延不愈可引起心包缩窄。

急性心包炎对血流动力学的影响，主要取决于心包渗液的容量和速度，也取决于心肌功能状况和心包的顺应性。如心肌正常，心包渗液缓慢发生，即使心包积液达数百毫升，血流动力学改变也可不明显。反之，如心肌功能不好，即使渗液量不多，仅100~200ml，如果渗液发生迅速，心包膜不能相应扩张，也会引起严重的循环障碍。

当心包渗液快速发生或大量心包积液时，心包腔内压力会快速急剧上升，使心室在舒张期不能充分舒张，心室充盈不足，导致心排血量减少，收缩压下降，脉压变小。同时心包内压力增加，使静脉回流受阻，引起体循环和肺循环淤血的表现。如大量心包积液快速发生，继而发生急性心脏压塞，心排血量急剧减少，血压下降，继而发生心源性休克。如渗液积聚较慢，引起亚急性或慢性心脏压塞，主要表现为颈静脉怒张、肝大、水肿等体循环与肺循环淤血的表现及奇脉等。

知识点4：急性心包炎的症状　　　　　　　　　　　副高：掌握　正高：掌握

（1）心前区疼痛：是急性纤维蛋白性心包炎的首要症状。疼痛部位通常局限于心前区、胸骨或剑突下，并可向左肩、背部或上腹部放射。在深吸气、咳嗽及左侧卧位时加剧；婴儿无法诉说疼痛，可表现为烦躁不安；同时可伴有发热、气急及干咳等。

（2）心包积液的临床表现：主要是心脏及邻近脏器受积液挤压的结果。常有乏力、恶心、咳嗽、呼吸困难及上腹胀痛。

知识点5：急性心包炎的体征　　　　　　　　　　　副高：掌握　正高：掌握

（1）心包摩擦音：在心前区均可听到，尤以胸骨左缘下部及剑突附近明显，酷似手指捻发音，在收缩期和舒张期均可闻及。听诊器紧压胸壁听诊时可增强。摩擦音可持续数小时至数日，少数可延长数周或更久。当渗液较多而将两层心包完全分隔时，摩擦音即可消失。摩擦音多见于结核性、病毒性及风湿性心包炎。

（2）心脏压塞：心界向两侧扩大，相对浊音界消失，心音遥远且减弱。大量积液压迫肺及支气管时，可在左肩胛下出现浊音及支气管呼吸音。同时有动脉收缩压降低，脉压减少，并出现奇脉。可有肝脏明显肿大伴触痛、颈静脉怒张、腹水及肝颈静脉反流征阳性。迅速大量的心包积液时，可发生心脏压塞现象，此时由于心排血量不足，表现为代偿性心动过速和血压下降，严重者出现休克状态。

（1）X线检查：心影呈梨形或烧瓶状，心缘各弓消失。卧位时心底部增宽，透视下心搏减弱或消失。

（2）心电图：发病初期多数导联示ST抬高；约持续数小时至数日，ST段回到等电位线，继之出现T波低平、双向或倒置，可持续数周或更久。大量心包积液时常现低电压和T波变化。

（3）超声心动图：为确定心包积液最安全、可靠的方法。少量积液即可在左心室后壁心包脏、壁层间出现液性暗区，积液增多则右心室前壁前方亦出现液性暗区。二维超声对估测积液量和心包穿刺定位极有帮助。

（4）心脏CT和CMR：越来越多地被用于心包炎的诊断，对于检测弥漫或者局限的心包积液非常敏感，并且可以测定心包厚度。正常情况下心包<2mm，>4mm为异常。急性心包炎患者心包厚度增加，但是这对于心包炎的诊断并不具特异性。诊断心包炎最敏感的指标是CMR心包延迟增强。

（1）血常规和血生化检查：有助于病因确定，如化脓性心包炎、尿毒症、白血病等。

（2）心肌酶和肌钙蛋白：由于心外膜炎症或其邻近的心肌损伤，心包炎患者常见到CK或CK-MB升高，部分患者可有cTNI升高。

（3）脑钠肽（BNP）：有利于区分心包炎和心肌病，BNP水平升高提示心肌病可能性大。

（4）抗心肌抗体：如抗肌纤维膜抗体等有助于自身免疫性心包炎的诊断，在心包切开综合征也可以出现抗心肌抗体的升高。

（5）免疫学检查：自身免疫性疾病时血沉增快，C反应蛋白增高，ANA阳性。

可明确心包积液性质，心包积液常规、生化、病原学等方面的检查有助于心包炎的病因诊断。当发生心脏压塞时需行心包穿刺。对于化脓性心包炎，如脓液黏稠、引流不畅或者渗液反复出现，必要时可行心包闭式引流。为避免损伤心肌，心包穿刺可在超声心动图引导下进行。常用部位：①剑突下区：患儿取45°半坐位，在剑突与左肋缘相交的尖角处进针，使针与胸壁呈45°角斜面，针头向上，略向后，紧贴胸骨后推进，感到穿进一层坚硬的包膜时可试抽。②心尖区：在左侧第5肋间，心浊音界内侧1~2cm进针，针头向内向后，往脊柱方向推进，穿过坚硬的包膜。大量积液时，一次穿刺引流量不宜过多过快，穿刺后监护24小时，并行超声复查，警惕心脏压塞复发。

知识点9：急性心包炎的诊断 　　　　　副高：掌握　正高：掌握

根据典型症状、体征、心电图和超声心动图检查结果，急性心包炎的诊断并不难。以下4条中符合2条及以上可诊断急性心包炎：①典型的胸痛。②心包摩擦音。③特征性的心电图改变。④新出现的或者逐渐加重的心包积液。

知识点10：急性心包炎的鉴别诊断 　　　　副高：掌握　正高：掌握

临床上，急性心包炎和急性心肌炎的鉴别有时比较困难，如出现心包摩擦音及奇脉有利于急性心包炎的诊断。而心肌酶谱显著增高、左心室收缩功能降低、心律失常等则考虑急性心肌炎的诊断。但应注意，临床上两者常常共同存在，互相包含。

（1）化脓性心包炎：国内报道化脓性心包炎在小儿急性心包炎中最常见。常继发于身体其他部位的感染，如败血症、肺炎、脓胸等，通过邻近部位感染或血行播散。最常见的病原体是金黄色葡萄球菌，其次为肺炎链球菌、流感嗜血杆菌和脑膜炎双球菌。起病急，患者常常有高热、寒战、精神差等全身感染中毒症状，一般合并原发感染的症状及体征。外周血象可以有白细胞明显增高，核左移，部分细胞内可见中毒颗粒。心包积液呈黄色浑浊或脓性，有大量多核粒细胞和脓细胞，蛋白含量增高，糖水平降低，涂片和培养可明确病原菌。化脓性心包炎诊治如果不及时，常为暴发性合并急性心脏压塞可致死。

（2）结核性心包炎：在我国发病率仅次于化脓性心包炎。常源于气管、支气管周围或纵隔淋巴结逆性播散或原发感染血行播散所致。临床表现为结核中毒症状及相对缓慢进展的心包炎表现，心包积液呈草黄色浑浊或血性，蛋白含量高，腺苷脱氢酶活性增高。心包液或心包活检分离出抗酸结核杆菌或出现干酪样肉芽肿可以确诊。PPD强阳性，其他部位（如肺部）同时存在结核感染也支持诊断。结核性心包炎容易发展为缩窄性心包炎。

（3）病毒性心包炎：常与心肌炎同时存在，其发病与病毒直接作用和机体免疫反应有关。大部分病例轻微，可在数周内自限，少数病例很重，甚至出现心脏压塞。极少数患儿可以出现慢性反复，病程迁延数月到1～2年，但极少形成缩窄性心包炎。心包积液呈黄色，白细胞以淋巴细胞为主，但找不到病原菌。特异性病毒抗体的血清学检查有助于协助诊断，从心包积液及心包组织中以培养或者分子生物学的方法检测到病原菌可确诊。

（4）自身免疫性疾病相关心包炎：急性风湿热时心包炎可作为全心炎的一部分出现。心包炎是系统性红斑狼疮最常见的心脏损害，当系统性红斑狼疮患者出现胸痛、呼吸困难、心包摩擦音、心电图呈低电压和T波极异常时应怀疑心包炎。心包炎是儿童特发性关节炎的常见表现，多发生在疾病的活动期，偶尔也可以是唯一表现并先于关节炎出现前数月甚至数年发生，一般为良性和自限过程。自身免疫性疾病相关的心包炎会同时具有原发疾病的临床表现，并且很少出现心脏压塞和缩窄性心包炎。

（5）心包切开术后综合征：常在切开心包做心脏手术后1～2周或数周后出现，临床表现为发热以及胸痛、胸膜摩擦音、心包积液等心包炎的表现，但导致心脏压塞者不常见。本病可出现于10%～40%的术后患者，目前认为可能与心包及心外膜对损伤的非特异性高敏反应和自身免疫反应有关。有研究证实患者血清中出现高效价的抗心脏抗体（如抗肌纤维膜抗体、抗纤维抗体）。轻者自然吸收不需治疗，可反复复发，但发生缩窄性心包炎者少见。

知识点11：急性心包炎的治疗　　　　　　　　副高：掌握　正高：掌握

（1）一般治疗：卧床休息，限制活动，增加能量，全身支持治疗，物理治疗或者口服镇痛药物减轻胸痛。

（2）化脓性心包炎：治疗要点为有效的抗生素治疗和心包引流。应选择对病原菌敏感的抗生素，以静脉给药为宜。临床以金黄色葡萄球菌感染最常见。疗程视病情而异，一般4～6周。配合每1～2日心包穿刺排脓。目前多主张尽早施行开放成闭合引流手术，以减少心包缩窄发生。

（3）结核性心包炎：主要为抗结核治疗及解除心脏压塞。渗出液多时，可加用泼尼松1～2mg/（kg·d），疗程6～8周，可加速积液吸收及减少粘连。本症易出现心脏压塞，应及时做心包穿刺引流，如心脏压塞反复出现，考虑心包切除术。

（4）病毒性心包炎：对于非甾类抗炎药治疗1周疗效欠佳者，可考虑应用秋水仙碱治疗4～6周。糖皮质激素虽然能迅速控制症状，但早期应用可能增加复发的危险性，因此，一般不用糖皮质激素治疗。但对于严重持续胸痛、高热、超过7～10日，对其他药物耐药并已排除结核的心包炎患儿可以考虑应用皮质激素。足量一般至少2～4周，至疼痛、发热或大量积液缓解，然后逐渐减量，4～6周后停药。

（5）自身免疫性疾病并发的心包炎：针对原发疾病的治疗均能迅速缓解心包炎。

（6）风湿性心包炎：主要行抗风湿治疗，不需进行心包穿刺。

（7）手术疗法：用非手术方法不能解除心脏压塞，应及时做心包切开术或部分心包切除术。如已有心包增厚或已形成缩窄，则应急时做心包切除术。

二、慢性缩窄性心包炎

知识点12：慢性缩窄性心包炎的概念　　　　　副高：掌握　正高：掌握

慢性缩窄性心包炎多由急性心包炎发展而来。急性心包炎经过一个迁延过程后，最后发生心包黏连增厚，纤维组织增生，导致心包纤维化、钙化、瘢痕形成，形成缩窄性心包炎。心脏被坚厚、僵硬的心包所包围，以致在舒张期不能充分扩张，心室不能正常充盈，引起心排血量减低和中心静脉压升高，进而产生一系列临床症状。多见于年长儿，确诊后如能尽早手术，预后良好。

知识点13：慢性缩窄性心包炎的病因　　　　　副高：掌握　正高：掌握

在我国小儿时期缩窄性心包炎最常见的病因为结核性和化脓性。在发达国家，最常见的病因为特发性和心脏外科术后，其次为感染和纵隔放疗。其他导致缩窄性心包炎因还包括结缔组织病、肿瘤、外伤、药物、结节病、尿毒症等，但较为少见。

知识点14：慢性缩窄性心包炎的病理生理 副高：掌握 正高：掌握

缩窄性心包炎时，心包增厚而失去弹性，限制了心脏舒张和静脉回流，主要影响心脏舒张功能。心脏充盈受限，心室舒张期血量减少使心排血量也减少，外周循环灌注不足，患者出现易疲乏、运动能力下降的表现。静脉回流障碍导致体循环和肺循环淤血。心室充盈和心室舒张功能发生障碍，心房血量增多还可导致心房明显扩大。疾病晚期心脏收缩功能也会减退。与限制型心肌病不同，缩窄性心包炎的心肌顺应性良好。

知识点15：慢性缩窄性心包炎的症状 副高：掌握 正高：掌握

早期见劳累后气急或呼吸困难，晚期可出于大量胸腔积液及腹水使横膈抬高，在安静时亦可出现气急或呼吸困难，甚至端坐呼吸。可有乏力、心悸、咳嗽及上腹部疼痛。

知识点16：慢性缩窄性心包炎的体征 副高：掌握 正高：掌握

（1）肝脏肿大、腹水、颈静脉怒张等。

（2）动脉压正常，脉压缩小。

（3）心浊音界正常或稍缩小。心脏固定于横膈时，则在心搏动时可见左侧下部肋骨向内牵引；心脏固定于胸壁时，则可见肋间隙凹陷。心音遥远，无杂音。肺动脉第二音可增强，在胸骨左缘3～4肋间可闻及舒张早期额外音（心包叩击音）。

知识点17：慢性缩窄性心包炎的影像学检查 副高：掌握 正高：掌握

（1）X线检查：心搏动减弱或消失，其位置固定不变，心影大小近于正常或仅中度扩大，心缘毛糙不清、僵硬，心包钙化为本病特殊征象。计波描记术可见心脏搏动短钝而平坦。

（2）心电图：为非特异性改变。ST-T改变很常见，其他可表现QRS波低电压、窦性心动过速、心房肥大，晚期可出现房颤。

（3）超声心动图：①心包增厚，但是部分患者心包厚度正常。②室间隔运动异常，舒张期矛盾运动。③下腔静脉、肝静脉扩张，塌陷减弱。④二尖瓣、三尖瓣血流速度随呼吸变化，吸气时降低超过25%。⑤二尖瓣舒张早期峰值速度（Ea）增高。⑥心房增大而心室不大。

（4）CT和CMR：CT可显示心包增厚（>4mm）和心包钙化，下腔静脉扩张、心室变形、室间隔变直。心包增厚强烈提示缩窄性心包炎可能，然而正常心包厚度并不能除外缩窄性心包炎的诊断。CMR也可显示心包增厚和下腔静脉扩张。

知识点18：慢性缩窄性心包炎心导管检查　　　　　副高：掌握　正高：掌握

可以显示心房压增高，双侧心腔同时舒张期充盈压升高，心室舒张压在早期明显下降后很快上升到较高水平，压力曲线呈现先下陷后高原平台形的"平方根"压力图形。右心室收缩压增高，但很少超过50mmHg。若右心室收缩压增高超过50mmHg或者左右心室舒张末压相差超过5mmHg时，更支持限制型心肌病。

知识点19：慢性缩窄性心包炎的诊断　　　　　　副高：掌握　正高：掌握

急性心包炎后逐渐缓慢进展，部分起病隐匿，无明确既往心包炎病史，临床表现为水肿、颈静脉怒张、肝大、腹水、少尿等静脉回流障碍表现，以及乏力、气短、心悸、活动耐力减退等心排血量降低的表现，影像学检查显示心包增厚或心包钙化，则考虑缩窄性心包炎的诊断。

知识点20：慢性缩窄性心包炎的鉴别诊断　　　　副高：掌握　正高：掌握

（1）限制型心肌病：有急性心包炎病史，X线示心包钙化，CT或MRI示心包增厚，均支持缩窄性心包炎诊断。而房室和心室内传导阻滞、心房明显扩大、房室瓣关闭不全、二尖瓣血流不随呼吸运动而改变、二尖瓣环舒张早期运动速度峰值显著降低、肺动脉压力升高、血清脑钠肽水平增高支持限制型心肌病的诊断。

（2）肝硬化：也有腹水征，但无心脏病态和上腔静脉充血征，颈静脉及上肢静脉无充盈怒张，舒张压正常。

（3）结核性腹膜炎：有发热、腹痛及结核病一般症状。腹水的性质是炎性渗出液，细胞和蛋白都较高。必要时可用豚鼠接种来证实。无心脏异常、颈静脉怒张、奇脉等征象。

（4）慢性心力衰竭：由其他心脏病引起，须作鉴别。心脏增大，常有心脏杂音，慢性充血性心力衰竭腹水常不显著，而下肢水肿明显。

知识点21：慢性缩窄性心包炎的治疗　　　　　　副高：掌握　正高：掌握

诊断确立后应早期进行手术。

（1）一般处理：卧床休息，供应充分蛋白质及维生素，改善患者营养状况，限制食盐并间歇使用利尿剂控制腹水及水肿。可于术前、术后多次小量输血。

（2）手术治疗：缩窄性心包炎的有效治疗是施行心包剥离术并切除一部分增厚的心包，以解除心脏的压迫及束缚。

（3）病因治疗：对于化脓性病例，应追查身体各部的感染病灶，给以适当的治疗。对于活动性结核病，必须先给予抗结核治疗以控制其活动性。

第七章 血液系统疾病

第一节 小儿贫血

知识点1：胚胎期造血特点　　　　　　　　　　　　副高：掌握　正高：掌握

造血是血细胞形成的过程。根据造血组织发育和造血部位发生的先后，可将此期分为三个不同的阶段。

（1）中胚叶造血期：在胚胎第3周开始出现卵黄囊造血，之后在中胚叶组织中出现广泛的原始造血成分，其中主要是原始的有核红细胞。在胚胎第6周后，中胚叶造血开始减退。

（2）肝脾造血期：自胚胎第6~8周时开始，肝脏出现活动的造血组织，并成为胎儿中期的主要造血部位，4~5个月时达高峰，6个月后逐渐减退。胎肝造血主要产生有核红细胞，在此期间胎盘也是一个造血部位。

约于胚胎第8周脾脏开始造血，以生成红细胞占优势，稍后粒系造血也开始活跃，至12周时出现淋巴细胞和单核细胞。胎儿5个月之后，脾脏造红细胞和粒细胞的功能逐渐减退，至出生时成为终生造血淋巴器官。

胸腺是中枢淋巴器官，胚胎第6~7周已出现胸腺，并开始生成淋巴细胞。来源于卵黄囊、肝脏或骨髓的淋巴干细胞在胸腺中经包括胸腺素在内的微环境诱导分化为具有细胞免疫功能的前T细胞和成熟T淋巴细胞，并迁移至周围淋巴组织，在相应的微环境中分化为不同的亚群，这种功能维持终生。此外，胚胎期胸腺还有短暂的生成红细胞和粒细胞功能。

自胚胎第11周淋巴结开始生成淋巴细胞，从此，淋巴结成为终生造淋巴细胞和浆细胞的器官。胎儿期淋巴结亦有短暂的红系造血功能。

（3）骨髓造血期：胚胎第6周开始出现骨髓，但至胎儿4个月时才开始造血活动，并迅速成为主要的造血器官，直至出生2~5周后成为唯一的造血场所。

知识点2：生后造血特点　　　　　　　　　　　　副高：掌握　正高：掌握

（1）骨髓造血：出生后主要是骨髓造血。婴幼儿期所有骨髓均为红骨髓，全部参与造血，以满足生长发育的需要。5~7岁开始，脂肪组织（黄髓）逐渐代替长骨中的造血组织，因此年长儿和成人红骨髓仅限于肋骨、胸骨、脊椎、骨盆、颅骨、锁骨和肩胛骨，但黄髓仍有潜在的造血功能，当造血需要增加时，它可转变为红髓而恢复造血功能。小儿在出生后前几年缺少黄髓，故造血代偿潜力小，当造血需要增加时，就会出现髓外造血。

（2）骨髓外造血：在正常情况下，骨髓外造血极少。出生后，尤其在婴儿期，当发生感染性贫血或溶血性贫血等造血需要增加时，肝、脾和淋巴结可随时适应需要，恢复到胎儿时的造血状态，出现肝、脾、淋巴结肿大。同时外周血中可出现有核红细胞和/或幼稚中性粒细胞。这是小儿造血器官的一种特殊反应，称为"骨髓外造血"，感染及贫血等纠正后即恢复正常。

知识点3：血象特点	副高：掌握 正高：掌握

不同年龄儿童的血象有所不同。

（1）红细胞数和血红蛋白量：由于胎儿期处于相对缺氧状态，红细胞生成素合成增加，故红细胞数和血红蛋白量较高，出生时红细胞数 $5.0 \times 10^{12} \sim 7.0 \times 10^{12}$/L，血红蛋白量 $150 \sim 220$g/L。未成熟儿与足月儿基本相等，少数可稍低。生后 $6 \sim 12$ 小时因进食较少和不显性失水，其红细胞数和血红蛋白量往往比出生时高些。生后随着自主呼吸的建立，血氧含量增加，红细胞生成素减少，骨髓造血功能暂时性降低，网织红细胞减少；胎儿红细胞寿命较短，且破坏较多（生理性溶血）；婴儿生长发育迅速，循环血量迅速增加等因素，红细胞数和血红蛋白量逐渐降低，至 $2 \sim 3$ 个月时（早产儿较早）红细胞数降至 3.0×10^{12}/L 左右，血红蛋白量降至 100g/L 左右，出现轻度贫血，称为"生理性贫血"。"生理性贫血"呈自限性，3 个月以后，红细胞数和血红蛋白量又缓慢增加，于 12 岁时达成人水平。此外，初生时外周血中可见到少量有核红细胞，生后 1 周内消失。

网织红细胞数在初生 3 天内为 $0.04 \sim 0.06$，于生后第 7 天迅速下降至 0.02 以下，并维持在较低水平，约 0.003，以后随生理性贫血恢复而短暂上升，婴儿期以后约与成人相同。

（2）白细胞数与分类：初生时白细胞数为 $(15 \sim 20) \times 10^9$/L，生后 $6 \sim 12$ 小时达 $(21 \sim 28) \times 10^9$/L，然后逐渐下降，1 周时平均为 12×10^9/L，婴儿期白细胞数维持在 10×10^9/L 左右，8 岁以后接近成人水平。

白细胞分类主要是中性粒细胞与淋巴细胞比例的变化。出生时中性粒细胞约占 0.65，淋巴细胞约占 0.30。随着白细胞总数的下降，中性粒细胞比例逐渐下降，生后 $4 \sim 6$ 天时两者比例约相等；至 $1 \sim 2$ 岁时淋巴细胞约占 0.60，中性粒细胞约占 0.35，之后中性粒细胞比例逐渐上升，至 $4 \sim 6$ 岁时两者比例又相等；以后白细胞分类与成人相似。此外，初生儿外周血中也可出现少量幼稚中性粒细胞，但在数天内即消失。

（3）血小板数：血小板数为 $(100 \sim 300) \times 10^9$/L。

（4）血红蛋白种类：血红蛋白分子由两对多肽链组成，构成血红蛋白分子的多肽链共有 6 种，分别为 α、β、γ、δ、ε 和 ζ 链，不同的血红蛋白分子由不同的多肽链组成。正常情况下可有 6 种不同的血红蛋白分子：胚胎期的血红蛋白为 Gower1（$\zeta_2\varepsilon_2$）、Gower2（$\alpha_2\varepsilon_2$）和 Portland（$\zeta_2\gamma_2$）；胎儿期的胎儿血红蛋白（HbF，$\alpha_2\gamma_2$）；成人血红蛋白分为 HbA（$\alpha_2\beta_2$）和 HbA2（$\alpha_2\delta_2$）两种。

血红蛋白 Gower1、Gower2 和 Portland 在胚胎 12 周时消失，并为 HbF 所代替。胎儿 6 个月时 HbF 占 0.90，而 HbA 仅占 $0.05 \sim 0.10$；以后 HbA 合成逐渐增加，至出生时 HbF 约占 0.70，HbA 约占 0.30，HbA2 < 0.01。出生后 HbF 迅速为 HbA 所代替，1 岁时 HbF 不超过 0.05，2 岁时 HbF 不超过 0.02。成人的 HbA 约占 0.95，HbA_2 占 $0.02 \sim 0.03$，HbF 不超过 0.02。

（5）血容量：小儿血容量相对成人较多，新生儿血容量约占体重的10%，平均300ml；儿童占体重的8%～10%；成人血容量占体重的6%～8%。

知识点4：小儿贫血概念　　　　　　　　　　　　　　　　　副高：掌握　正高：掌握

贫血是指外周血中单位容积内的红细胞数或血红蛋白量低于正常。婴儿和儿童的红细胞数和血红蛋白量随年龄不同而有差异。根据世界卫生组织的资料，血红蛋白（Hb）的低限值：6～59个月者为110g/L，血细胞比容（HCT）为0.33；5～11岁Hb为115g/L，HCT为0.34；12～14岁Hb为120g/L，HCT为0.36，海拔每升高1000m，血红蛋白上升4%；低于此值为贫血。6个月以下的婴儿由于生理性贫血等因素，血红蛋白值变化较大，目前尚无统一标准。我国小儿血液会议（1989年）建议：血红蛋白在新生儿期<145g/L，1～4个月时<90g/L，4～6个月时<100g/L为贫血。

知识点5：贫血的按程度分类　　　　　　　　　　　　　　　副高：掌握　正高：掌握

根据外周血血红蛋白含量或红细胞数可分为4度：①血红蛋白从正常下限至90g/L者为轻度；②60～90g/L者为中度；③30～60g/L者为重度；④<30g/L者为极重度。新生儿Hb为144～120g/L者为轻度，90～120g/L者为中度，60～90g/L者为重度，<60g/L者为极重度。

知识点6：贫血的按病因分类　　　　　　　　　　　　　　　副高：掌握　正高：掌握

根据造成贫血的原因将其分为红细胞或血红蛋白生成不足、溶血性和失血性3类。

（1）红细胞和血红蛋白生成不足

1）造血物质缺乏：如铁缺乏（缺铁性贫血）、维生素B_{12}和叶酸缺乏（巨幼红细胞性贫血）、维生素A缺乏、维生素B_6缺乏、铜缺乏、维生素C缺乏、蛋白质缺乏等。

2）骨髓造血功能障碍：如再生障碍性贫血、单纯红细胞再生障碍性贫血。

3）感染性及炎症性贫血：如流感嗜血杆菌、金黄色葡萄球菌、链球菌等感染。

4）其他：慢性肾病所致贫血、铅中毒所致贫血、癌症性贫血等。

（2）溶血性贫血可由红细胞内在异常或红细胞外在因素引起。

1）红细胞内在异常：①红细胞膜结构缺陷：如遗传性球形红细胞增多症、遗传性椭圆形红细胞增多症、棘状红细胞增多、阵发性睡眠性血红蛋白尿等。②红细胞酶缺乏：如葡萄糖-6-磷酸脱氢酶（G-6-PD）缺乏、丙酮酸激酶（PK）缺乏等。③血红蛋白合成或结构异常：如地中海贫血、血红蛋白病等。

2）红细胞外在因素：①免疫因素：体内存在破坏红细胞的抗体，如新生儿溶血症、自身免疫性溶血性贫血、药物所致的免疫性溶血性贫血等。②非免疫因素：如感染、物理化学因素、毒素、脾功能亢进、弥散性血管内凝血等。

（3）失血性贫血：包括急性失血和慢性失血引起的贫血。

知识点7：贫血的按形态分类　　　　　　　　　　　　副高：掌握　正高：掌握

根据红细胞数、血红蛋白量和血细胞比容计算平均红细胞容积（MCV）、平均红细胞血红蛋白量（MCH）、平均红细胞血红蛋白浓度（MCHC），将贫血分为4类。

贫血的细胞形态分类

	MCV（fl）	MCH（pg）	MCHC（g/L）
正常值	80~94	28~32	320~380
大细胞性	>94	>32	320~380
正细胞性	80~94	28~32	320~380
单纯小细胞性	<80	<28	320~380

知识点8：小儿贫血的临床表现　　　　　　　　　　副高：掌握　正高：掌握

贫血的临床表现与其病因、程度轻重、发生急慢等因素有关。急性贫血，如急性失血或溶血，虽贫血程度轻，亦可引起严重症状甚至休克；慢性贫血，若机体各器官的代偿功能较好，可无症状或症状较轻，当代偿不全时才逐渐出现症状。红细胞的主要功能是携带氧气，故贫血时组织与器官出现缺氧的相关症状。

（1）一般表现：皮肤、黏膜苍白为突出表现。贫血时皮肤（面、耳轮、手掌等）、黏膜（睑结膜、口腔黏膜）及甲床呈苍白色；重度贫血时皮肤往往呈蜡黄色，易误诊为轻度黄疸；相反，伴有黄疸、发绀或其他皮肤色素改变时可掩盖贫血的表现。此外，病程较长的患者易疲倦、毛发干枯、营养低下、体格发育迟缓等。

（2）造血器官反应：婴幼儿期的骨髓几乎全是红髓，贫血时，骨髓不能进一步代偿而出现骨髓外造血，表现为肝脾和淋巴结肿大，外周血中可出现有核红细胞、幼稚粒细胞。

（3）各系统症状：①循环和呼吸系统：贫血时可出现呼吸加速、心率加快、脉搏加强、动脉压增高，有时可见毛细血管搏动。重度贫血失代偿时，则出现心脏扩大、心前区收缩期杂音，甚至发生充血性心力衰竭。②消化系统：胃肠蠕动及消化酶分泌功能均受影响，出现食欲减退、恶心、腹胀或便秘等。偶有舌炎、舌乳头萎缩等。③神经系统：常表现为精神不振、注意力不集中、情绪易激动等。年长儿童可有头痛、眩晕、眼前有黑点或耳鸣等。

知识点9：小儿贫血的诊断要点　　　　　　　　　　副高：掌握　正高：掌握

贫血是综合征，必须查清贫血的原因，才能进行合理和有效的治疗。因此，详细询问病史、全面的体格检查和必要的实验室检查是贫血病因诊断的重要依据。

（1）病史

1）发病年龄：可提供诊断线索。不同年龄发生贫血的病因不同。出生即有严重贫血者要考虑产前或产时失血；生后48小时内出现贫血伴有黄疸者，新生儿溶血症可能性大；婴儿期发病者多考虑营养缺乏性贫血、遗传性溶血性贫血；儿童期发病者多考虑慢性出血性贫血、再生障碍性贫血、其他造血系统疾病、全身性疾病引起的贫血。

2）病程经过和伴随症状：起病快、病程短者，提示急性溶血或急性失血；起病缓慢者，提示营养性贫血、慢性失血、慢性溶血等。如伴有黄疸和血红蛋白尿提示溶血；伴有呕血、便血、血尿、淤斑等提示出血性疾病；伴有神经和精神症状如嗜睡、震颤等，提示维生素B_{12}缺乏；伴有骨痛提示骨髓浸润性病变，肿瘤性疾病多伴有发热、肝脾及淋巴结肿大。

3）喂养史：详细了解婴幼儿的喂养方法及饮食的质与量对诊断和病因分析有重要意义。单纯乳类喂养未及时添加辅食的婴儿，易患营养性缺铁性贫血或巨细胞性贫血；幼儿及年长儿童饮食质量差或搭配不合理者，可能为缺铁性贫血。

4）过去史：询问有无寄生虫病，特别是钩虫病史；询问其他系统疾病，包括消化系统疾病、慢性肾病、严重结核、慢性炎症性疾病（如类风湿）等可引起贫血的有关疾病。此外，还要询问是否服用对造血系统有不良影响的药物，如氯霉素、磺胺等。

5）家族史：与遗传有关的贫血，如遗传性球形红细胞增多症、G-6-PD缺乏、珠蛋白生成障碍性贫血（地中海贫血）等，家族（或近亲）中常有同样患者。

（2）体格检查

1）生长发育：慢性贫血往往有生长发育障碍。某些遗传性溶血性贫血，例如长期贫血状态的重型β-珠蛋白生成障碍性贫血（β地中海贫血），除发育障碍外，还表现有特殊面貌（颧、额突出、眼距宽、鼻梁低、下颌骨较大）等。

2）营养状况：营养不良常伴有慢性贫血。

3）皮肤、黏膜：皮肤和黏膜苍白的程度一般与贫血程度成正比。儿童因自主神经功能不稳定，故面颊的潮红与苍白有时不一定能正确反映有无贫血，观察甲床、结膜及唇黏膜的颜色比较可靠。长期慢性贫血者皮肤呈苍黄，甚至呈古铜色；反复输血者皮肤常有色素沉着。如贫血伴有皮肤、黏膜出血点或淤斑，要注意排除出血性疾病和白血病。伴有黄疸时提示溶血性贫血。

4）指甲和毛发：缺铁性贫血的患者指甲菲薄、脆弱，严重者扁平甚至呈匙状甲。巨幼红细胞性贫血患者头发细黄、干稀、无光泽，有时呈绒毛状。

5）肝脾和淋巴结肿大：是婴幼儿贫血的重要体征。肝脾轻度肿大多提示髓外造血；如肝脾明显肿大且以脾大为主者，多提示遗传性溶血性贫血。贫血伴有明显淋巴结肿大者，应考虑造血系统恶性病变（如白血病、恶性淋巴瘤）。

除上述病史与体格检查资料外，还应注意贫血对各系统的影响，如心脏扩大和心尖部收缩期杂音等，以及各系统可能的其他损害与贫血的因果关系。

（3）实验室检查：血液检查是贫血鉴别诊断不可缺少的措施，临床上应由简而繁进行。一般根据病史、体征和初步的实验室检查资料，通过综合分析，对大多数贫血可作出初步诊断或确定诊断；对一些病情复杂暂时不能明确诊断者，亦可根据初步线索进一步选择必要的检查。

1）外周血象：这是一项简单而又重要的检查方法。根据红细胞数和血红蛋白量可判断有无贫血及其程度，并可根据形态分类协助病因分析。仔细观察血涂片中红细胞的大小、形态及染色情况，对贫血的病因诊断有帮助。如红细胞较小、染色浅、中央淡染色区扩大，多提示缺铁性贫血；红细胞呈球形，染色深，提示遗传性球形红细胞增多症；红细胞大小不等，染色浅并有异形、靶形和碎片者，多提示珠蛋白生成障碍性贫血（地中海贫血）；红细胞形态正常则见于急性溶血或骨髓造血功能障碍。白细胞和血小板计数以及观察血涂片中白细胞和血小板的质和量的改变，对判断贫血的原因也有帮助。

网织红细胞计数可反映骨髓造红细胞的功能。增多提示骨髓造血功能活跃，可见于急慢性溶血或失血性贫血；减少提示造血功能低下，可见于再生障碍性贫血、营养性贫血等。此外，在治疗过程中定期检查网织红细胞计数，有助于判断疗效，如缺铁性贫血经合理治疗后网织红细胞在1周左右即开始增加。

2）骨髓检查：骨髓涂片检查可直接了解骨髓造血细胞生成的质和量的变化，对某些贫血的诊断具有决定性意义（如白血病、再生障碍性贫血、营养性巨幼红细胞性贫血）。骨髓活检对白血病、转移瘤等骨髓病变具有诊断价值。

3）血红蛋白分析检查：如血红蛋白碱变性试验、血红蛋白电泳、包涵体生成试验等，对珠蛋白生成障碍性贫血（地中海贫血）和异常血红蛋白病的诊断有重要意义。

4）红细胞脆性试验：脆性增高见于遗传性球形红细胞增多症；减低则见于珠蛋白生成障碍性贫血（地中海贫血）。

5）特殊检查：红细胞酶活力测定对先天性红细胞酶缺陷所致的溶血性贫血有诊断意义；抗人球蛋白试验可诊断自身免疫性溶血；血清铁、铁蛋白、红细胞游离原卟啉等检查可以协助诊断缺铁性贫血；核素 ^{51} 铬可以测定红细胞寿命；基因诊断对遗传性溶血性贫血不但有诊断意义，还有产前诊断价值。

| 知识点10：小儿贫血的治疗原则 | 副高：掌握 正高：掌握 |

（1）去除病因：这是治疗贫血的关键，有些贫血在病因去除后很快可以治愈。对一些贫血原因暂时未明的，应积极寻找病因，予以去除。

（2）一般治疗：加强护理，预防感染，改善饮食质量和搭配等。

（3）药物治疗：针对贫血的病因，选择有效的药物给予治疗，如铁剂治疗缺铁性贫血；维生素 B_{12} 和叶酸治疗巨幼红细胞性贫血；肾上腺皮质激素治疗自身免疫性溶血性贫血和先天性纯红细胞再生障碍性贫血；"强化"免疫抑制（抗胸腺球蛋白、环孢素等）治疗再生障碍性贫血等。

（4）输红细胞：当贫血引起心功能不全时，输红细胞是抢救措施。长期慢性贫血者，若代偿功能良好，可不必输红细胞；必须输注时应注意量和速度，贫血越严重，一次输注量越少且速度宜慢。一般选用红细胞悬液，每次5~10ml/kg，速度不宜过快，以免引起心力衰竭和肺水肿。对于贫血合并肺炎的患儿，每次输红细胞量更应减少，速度减慢。

（5）造血干细胞移植：是目前根治严重遗传性溶血性贫血、再生障碍性贫血和"高危"白血病的有效方法。

（6）并发症治疗：婴幼儿贫血易合并急慢性感染、营养不良、消化功能紊乱等，应予积极治疗。同时还应考虑贫血与合并症的相互影响的特点，如贫血患者在消化功能紊乱时对于体液失衡的调节能力较无贫血的儿童差，在输液治疗时应予注意。

一、营养性缺铁性贫血

营养性缺铁性贫血（NIDA）是由于从食物中摄取的铁不能满足生理需要，导致体内储铁减少、血红蛋白合成减少的一种贫血。临床上以小细胞低色素性贫血、血清铁蛋白减少和铁剂治疗有效为特点。本病以 6～24 个月婴幼儿发病率最高，严重危害小儿健康，是我国重点防治的小儿常见病之一。

（1）人体内铁元素的含量及分布：正常人体内的含铁总量随着年龄、体重、性别和血红蛋白水平的不同而异。正常成人男性体内总铁量约为 50mg/kg，女性约为 35mg/kg，新生儿约 75mg/kg。总铁量中约 64% 用于合成血红蛋白，32% 以铁蛋白及含铁血黄素形式贮存于骨髓、肝和脾内，3.2% 合成肌红蛋白；<1% 存在于含铁酶内和以运转铁的形式存在于血浆中。

（2）铁的来源铁的来源：①外源性铁：主要来自食物，占人体铁摄入量的 1/3；分为血红素铁和非血红素铁，前者吸收率高于后者。动物性食物含铁量高且为血红素铁，吸收率达 10%～25%；母乳与牛乳含铁量均低，但母乳的铁吸收率比牛乳高 2～3 倍。植物性食物中的铁是非血红素铁，吸收率为 1.7%～7.9%。②内源性铁：体内红细胞衰老或破坏所释放的血红蛋白铁占人体铁摄入量的 2/3，几乎全部被再利用。

（3）铁的吸收和运转：食物中的铁主要以 Fe^{2+} 的形式在十二指肠和空肠上段被吸收。进入肠黏膜细胞的 Fe^{2+} 被氧化成 Fe^{3+}，一部分与细胞内的去铁蛋白结合形成铁蛋白，暂时保存在肠黏膜细胞中；另一部分与细胞质中载体蛋白结合后移出胞外进入血液，与血浆中的转铁蛋白（Tf）结合，随血液循环将铁运送到需铁和贮铁组织，供给机体利用，红细胞破坏后释放出的铁也同样通过与 Tf 结合运送到骨髓等组织，被利用或贮存。

肠黏膜细胞调节铁的吸收，这种调节作用又通过体内贮存铁和转铁蛋白受体（TfR）来调控。当体内贮存铁充足或造血功能减退时，转铁蛋白受体（TfR）与铁复合物合成减少，铁蛋白合成增加，肠黏膜细胞内的铁大部分以铁蛋白形式贮存，随肠黏膜细胞的自然脱落而被排出体外，因而吸收减少；当体内缺铁或造血功能增强时，TfR 合成增加，铁蛋白合成减少，肠黏膜细胞内的 TfR-铁复合物进入血流，铁的吸收增加。

肠腔内一些因素也影响铁的吸收。维生素 C、稀盐酸、果糖、氨基酸等还原物质等使 Fe^{3+} 变成 Fe^{2+}，有利于铁的吸收；磷酸、草酸等可与铁形成不溶性铁酸盐，难吸收；植物纤维、茶、咖啡、蛋、牛奶、抗酸药物等可抑制铁的吸收。

正常情况下，血浆中的转铁蛋白仅 1/3 与铁结合，此结合的铁称为血清铁（SI）；其余 2/3 的转铁蛋白仍具有与铁结合的能力，在体外实验时加入一定量的铁可使其达到饱和状态，所加的铁量即为未饱和铁结合力。血清铁与未饱和铁结合力之和称为血清总铁结合力（TIBC）。血清铁在总结合力中所占的百分比称为转铁蛋白饱和度（TS）。

（4）铁的利用与储存：铁到达骨髓造血组织后即进入幼红细胞，在线粒体中与原卟啉结合形成血红素，血红素与珠蛋白结合形成血红蛋白。此外，铁参与肌红蛋白和某些酶（如细胞色素C、单胺氧化酶、核糖核酸还原酶、琥珀酸脱氢酶等）的合成。在体内未被利用的铁以铁蛋白及含铁血黄素的形式贮存。在机体需要铁时，这两种铁均可被利用，通过还原酶的作用，使铁蛋白中的Fe^{2+}释放，然后被氧化酶氧化成Fe^{3+}，与转铁蛋白结合后被转运到需铁的组织。

（5）铁的排泄：正常情况下每日仅有极少量的铁排出体外。小儿每日排出量约为15μg/kg，约2/3随脱落的肠黏膜细胞、红细胞、胆汁由肠道排出，其他经肾脏和汗腺排出，表皮细胞脱落也失去极微量的铁。

（6）铁的需要量：儿童由于生长发育的需要，每日需摄入的铁量相对较成人为多。足月儿自生后4个月至3岁每天约需铁1mg/kg；早产儿需铁较多，约达2mg/kg；各年龄儿童每天摄入总量不宜超过15mg。

知识点13：胎儿和儿童期铁代谢的特点　　　　副高：掌握　正高：掌握

（1）胎儿期铁代谢特点：胎儿通过胎盘从母体获得铁，以孕后期3个月获得铁量最多，平均每日约4mg。故足月儿从母体所获得的铁足够其生后4～5个月内的需要；未成熟儿从母体获得的铁较少，容易发生缺铁。当孕母严重缺铁，由于母体TfR的代偿性增加和胎盘摄铁能力的下降，可影响胎儿获取铁。

（2）婴幼儿期铁代谢的特点：足月新生儿体内总铁约75mg/kg，其中25%为贮存铁。生后由于"生理性溶血"释放的铁较多，随后是"生理性贫血"期造血相对较低下，加之从母体获得的铁一般能满足4个月的需要，故婴儿早期不易发生缺铁。但早产儿从母体获得铁少，且生长发育更迅速，可较早发生缺铁。约4月龄以后，从母体获得的铁逐渐耗尽，加上此期生长发育迅速，造血活跃，因此对膳食铁的需要增加，而婴儿主食人乳和牛乳的铁含量均低，不能满足机体的需要，贮存铁耗竭后即发生缺铁，故6个月至2岁的小儿缺铁性贫血发生率高。

（3）儿童期和青春期铁代谢特点：儿童期一般较少缺铁，此期缺铁的主要原因是偏食，使摄取的铁不足，或是食物搭配不合理，使铁的吸收受抑制；肠道慢性失血也是此期缺铁的原因。青春期由于生长发育迅速，对铁的需要量增加，初潮以后少女如月经过多造成铁的丢失也是此期缺铁的原因。

知识点14：营养性缺铁性贫血的病因　　　　副高：掌握　正高：掌握

（1）先天储铁不足：胎儿从母体获得的铁以妊娠最后3个月最多，故早产、双胎或多胎、胎儿失血和孕母严重缺铁等均可使胎儿储铁减少。

（2）铁摄入量不足：这是缺铁性贫血的主要原因。人乳、牛乳、谷物中含铁量均低，如不及时添加含铁较多的辅食，容易发生缺铁性贫血。

（3）生长发育因素：婴儿期生长发育较快，5个月时和1岁时体重分别为出生时的2倍和3倍；随着体重增加，血容量也增加较快，1岁时血液循环中的血红蛋白增加2倍；未成熟儿的体重和血红蛋白增加倍数更高；如不及时添加含铁丰富的食物，则易致缺铁。

（4）铁的吸收障碍：食物搭配不合理可影响铁的吸收。慢性腹泻不仅会使铁的吸收不良，而且会增加铁的排泄。

（5）铁的丢失过多：正常婴儿每天排泄铁量相比成人多。每1ml血含铁约0.5mg，长期慢性失血可致缺铁，如肠息肉、麦克尔憩室、膈疝、钩虫病等可致慢性失血，用不经加热处理的鲜牛奶喂养的婴儿可因对牛奶过敏而致肠出血（每天失血约0.7ml）。

知识点15：营养性缺铁性贫血的发病机制　　　　　　　　　副高：掌握　正高：掌握

（1）缺铁对血液系统的影响：铁是合成血红蛋白的原料，缺铁时血红素生成不足，进而血红蛋白合成减少，导致新生的红细胞内血红蛋白含量不足，细胞质减少，细胞变小；而缺铁对细胞的分裂、增殖影响较小，故红细胞数量减少程度不如血红蛋白明显，从而形成小细胞低色素性贫血。缺铁通常经过以下3个阶段才发生贫血：①铁减少期（ID）：此阶段体内贮存铁已减少，但供红细胞合成血红蛋白的铁尚未减少。②红细胞生成缺铁期（IDE）：此期贮存铁进一步耗竭，红细胞生成所需的铁亦不足，但循环中血红蛋白的量尚未减少。③缺铁性贫血期（IDA）：此期出现小细胞低色素性贫血，还有一些非造血系统的症状。

（2）缺铁对其他系统的影响：缺铁可影响肌红蛋白的合成，并可使多种含铁酶（如细胞色素C、单胺氧化酶、核糖核苷酸还原酶、琥珀酸脱氢酶等）的活性减低。由于这些含铁酶与生物氧化、组织呼吸、神经介质分解与合成有关，故铁缺乏时造成细胞功能紊乱，尤其是单胺氧化酶的活性降低，造成重要的神经介质，如5-羟色胺、去甲肾上腺素、肾上腺素及多巴胺发生明显变化，不能正常发挥功能，因而产生一些非造血系统的表现，如体力减弱、易疲劳、表情淡漠、注意力难以集中、注意力减退和智力减低等。缺铁还可引起组织器官的异常，如口腔黏膜异常角化、舌炎、胃酸分泌减少、脂肪吸收不良和反甲等。此外，缺铁还可引起细胞免疫功能降低，易患感染性疾病。

知识点16：营养性缺铁性贫血的临床表现　　　　　　　　　副高：掌握　正高：掌握

任何年龄均可发病，以6个月至2岁最多见。发病缓慢，其临床表现随病情轻重而有所不同。

（1）一般表现：皮肤黏膜逐渐苍白，以唇、口腔黏膜及甲床较明显，易疲乏，不爱活动。年长儿可诉头晕、眼前发黑、耳鸣等。

（2）髓外造血表现：由于髓外造血，肝、脾可轻度肿大；年龄越小，病程越久，贫血越重，肝脾肿大越明显。

（3）非造血系统症状：①消化系统症状：食欲减退，少数有异食癖（如嗜食泥土、墙皮、煤渣等）；可有呕吐、腹泻；可出现口腔炎、舌炎或舌乳头萎缩；重者可出现萎缩性胃炎或吸收不良综合征。②神经系统症状：表现为烦躁不安或萎靡不振、精神不集中、记忆力减退，智力多低于同龄儿。③心血管系统症状：明显贫血时心率增快，严重者心脏扩大，甚至发生心力衰竭。④其他：因细胞免疫功能降低，常合并感染。可因上皮组织异常而出现反甲。

知识点17：营养性缺铁性贫血的辅助检查　　　　　副高：掌握　正高：掌握

（1）外周血象：血红蛋白降低比红细胞数减少明显，呈小细胞低色素性贫血。外周血涂片可见红细胞大小不等，以小细胞为多，中央淡染区扩大。平均红细胞容积（MCV）<80fl，平均红细胞血红蛋白量（MCH）<26pg，平均红细胞血红蛋白浓度（MCHC）<310g/L。网织红细胞数正常或轻度减少。白细胞、血小板一般无改变。

（2）骨髓象：呈增生活跃，以中、晚幼红细胞增生为主。各期红细胞均较小，胞质少，染色偏蓝，显示胞质成熟程度落后于胞核。粒细胞和巨核细胞系一般无明显异常。

（3）有关铁代谢的检查：①血清铁蛋白（SF）：可较敏感地反映体内贮存铁的情况，因而是诊断缺铁铁减少期（ID期）的敏感指标。其放射免疫法测定的正常值：<3个月婴儿为194~238μg/L，3个月后为18~91μg/L；<12μg/L提示缺铁。由于感染、肿瘤、肝脏和心脏疾病时SF明显升高，故当缺铁合并这些疾病时其SF值可不降低，此时测定红细胞内碱性铁蛋白有助诊断。②红细胞游离原卟啉（FEP）：红细胞内缺铁时FEP不能完全与铁结合成血红素，血红素减少又反馈性地使FEP合成增多，未被利用的FEP在红细胞内堆积，导致FEP值增高，当FEP>0.9μmol/L（500μg/dl）即提示细胞内缺铁。如SF值降低、FEP升高而未出现贫血，这是红细胞生成缺铁期（IDE期）的典型表现。FEP增高还见于铅中毒、慢性炎症和先天性原卟啉增多症。③血清铁（SI）、总铁结合力（TIBC）和转铁蛋白饱和度（TS）：这3项检查反映血浆中的铁含量，通常在缺铁性贫血期（IDA期）才出现异常：即SI和TS降低，TIBC升高。SI正常值为12.8~31.3μmol/L（75~175μg/dl），9.0~10.7μmol/L（50~60μg/dl）有意义，但其生理变异大，并且在感染、恶性肿瘤、类风湿关节炎等疾病时也可降低。TIBC>62.7μmol/L（350μg/dl）有意义；其生理变异较小，在病毒性肝炎时可增高。TS<15%有诊断意义。

（4）骨髓可染铁：骨髓涂片用普鲁士蓝染色镜检，细胞外铁减少。观察红细胞内铁粒细胞数，如<15%，提示贮存铁减少（细胞内铁减少），这是一项反映体内贮存铁的敏感而可靠的指标。

知识点18：营养性缺铁性贫血的诊断标准　　　　　副高：掌握　正高：掌握

（1）为小细胞低色素性贫血：①红细胞形态有明显小细胞低色素的表现：MCV<80fl，MCH<27pg，MCHC<0.31。②贫血的诊断标准（以海平面计）：新生儿期Hb<145g/L；1~4个月Hb<90g/L；4~6个月Hb<100g/L；6个月~6岁<110g/L；6~14岁<120g/L。海拔每增高1000m，血红蛋白升高4%。

（2）有明确的缺铁病因：如铁供给不足、吸收障碍、需要增多或慢性失血等。

（3）血清铁蛋白（SF）<15μg/L。

（4）红细胞原卟啉（FEP）>0.9μmol/L（50μg/dl）。血清可溶性转铁蛋白受体（sTfR）>8mg/L。

（5）血清铁（SI）＜10.7μmol/L（60μg/dl）。总铁结合力（TIBC）＞62.7μmol/L（350μg/dl）；转铁蛋白饱和度（TS）＜15%。

（6）骨髓细胞外铁明显减少或消失（正常＋～＋＋）；铁粒幼细胞＜15%，该检查被认为是诊断IDA的"金标准"。但该检查为侵入性，一般不需要做。

（7）铁剂治疗有效。用铁剂治疗4周后，血红蛋白上升20g/L以上。

（8）排除其他小细胞低色素贫血，尤其是轻型地中海贫血，注意鉴别慢性病贫血、肺含铁血黄素沉着症等。

符合第（1）条和第（2）～（8）条中任意2条者，可确诊为缺铁性贫血。

知识点19：营养性缺铁性贫血的治疗　　　　　　　　副高：掌握　正高：掌握

主要原则为去除病因和补充铁剂。

（1）除去病因：除去病因是治疗关键。补铁虽可缓解病情，但病因不除终会复发。

（2）饮食治疗：添加富含铁且吸收率高的辅助食品，如肝、瘦肉、鱼等。注意合理膳食搭配。纠正不良饮食习惯。

（3）铁剂治疗

1）口服铁剂：铁剂是治疗缺铁性贫血的特效药，若无特殊原因，应采用口服给药；二价铁盐容易吸收，故临床均选用二价铁盐制剂。常用的口服铁剂有硫酸亚铁（含元素铁20%）、富马酸亚铁（含元素铁33%）、葡萄糖酸亚铁（含元素铁12%）、琥珀酸亚铁（含元素铁35%）等，口服铁剂的剂量为元素铁每日4～6mg/kg，分3次口服，以两餐之间口服为宜；为减少胃肠道不良反应，可从小剂量开始，如无不良反应，可在1～2日内加至足量。近年的研究显示，蛋白琥珀酸铁每天1次的临床疗效与传统铁剂每天3次相当，但依从性增高。牛奶、茶、咖啡及抗酸药等与铁剂同服均可影响铁的吸收。

2）注射铁剂：注射铁剂较容易发生不良反应，甚至可发生变态反应致死，故应慎用。其适应证：①诊断肯定，但口服铁剂后无治疗反应者。②口服后胃肠反应严重，虽改变制剂种类、剂量及给药时间仍无改善者。③由于胃肠疾病胃肠手术后不能应用口服铁剂或口服铁剂吸收不良者。常用注射铁剂有山梨醇柠檬酸铁复合物，专供肌内注射用；右旋糖酐铁复合物，为氢氧化铁与右旋糖酐铁复合物，可供肌内注射或静脉注射；葡萄糖氧化铁，供静脉注射用。

补给铁剂12～24小时后，细胞内含铁酶开始恢复，烦躁等精神症状减轻，食欲增加。网织红细胞于服药2～3天后开始上升，5～7日达高峰，2～3周后下降至正常。治疗1～2周后血红蛋白逐渐上升，通常于治疗3～4周达到正常。如3周内血红蛋白上升不足20g/L，应注意寻找原因。如治疗反应满意，血红蛋白恢复正常后再继续服用铁剂6～8周，以增加铁贮存。

（4）输红细胞：一般不必输红细胞，输注红细胞的适应证：①贫血严重，尤其是发生心力衰竭者。②合并感染者。③急需外科手术者。贫血越严重，每次输注量应越少。Hb在30g/L以下者，应采用等量换血方法；Hb在30～60g/L，每次可输注红细胞悬液4～6ml/kg；Hb在60g/L以上者，不必输红细胞。

知识点20：营养性缺铁性贫血的疗效标准　　　　副高：掌握　正高：掌握

铁剂治疗后反应：口服铁剂12～24小时后，细胞内含铁酶开始恢复，烦躁等精神症状减轻，食欲和全身情况应有好转。补铁3～4日后网织红细胞开始升高，7～10日达高峰，2～3周后降至正常。补铁2周后血红蛋白量开始上升，4周后应上升20g/L以上。补铁后如未出现预期的治疗效果，应考虑诊断是否正确，患儿是否按医嘱服药，是否存在影响铁吸收或导致铁继续丢失的原因，应进一步检查或转专科诊治。

知识点21：营养性缺铁性贫血的预防　　　　副高：掌握　正高：掌握

（1）早产儿、低出生体重儿：提倡母乳喂养。纯母乳喂养者从2～4周开始补铁，剂量1～2mg/（kg·d）铁元素，直至1周岁。不能母乳喂养者采用铁强化配方乳，一般不需额外补铁。1岁以内不宜采用单纯牛乳喂养。

（2）足月儿：尽量母乳喂养至生后4～6个月，如此后继续纯母乳喂养，应及时添加富含铁的食物。必要时按1mg/（kg·d）剂量补铁。未用母乳喂养者服用铁强化乳配方奶，并及时添加蛋黄等含铁丰富的食物。

（3）对Hb刚达正常值低限的儿童可间断口服铁剂，每周1～2次，连续3个月。

（4）孕妇预防：加强营养，摄入富铁食物。从孕期3月开始补铁60mg/d，必要时延续至产后。

二、营养性巨幼细胞性贫血

知识点22：营养性巨幼细胞贫血的概念　　　　副高：掌握　正高：掌握

营养性巨幼细胞贫血（NMA）是体内缺乏叶酸和/或维生素B_{12}所致的脱氧核糖核酸（DNA）合成障碍所引起的一组贫血。其临床特点是贫血、神经精神症状、红细胞体变大、骨髓细胞出现"巨幼变"、维生素B_{12}和/或叶酸治疗有效。此病在我国北方多见，发生于进食新鲜蔬菜少、肉类少的人群。

知识点23：营养性巨幼细胞贫血的病因　　　　副高：掌握　正高：掌握

（1）摄入量不足：单纯母乳喂养而未及时添加辅食、人工喂养不当及严重偏食的婴幼儿，其饮食中缺乏肉类、动物肝、肾及蔬菜，可致维生素B_{12}和叶酸缺乏。羊乳含叶酸量很低，单纯以羊奶喂养者可致叶酸缺乏。

（2）需要量增加：婴儿生长发育较快，对叶酸、维生素B_{12}的需要量较高，严重感染者维生素B_{12}的消耗量增加，需要量相应增加。

（3）吸收或代谢障碍：慢性腹泻影响叶酸吸收，先天性叶酸代谢障碍（如小肠吸收叶酸缺陷及叶酸转运功能障碍）也可致叶酸缺乏。

知识点24：营养性巨幼细胞贫血的发病机制　　　　副高：掌握　　正高：掌握

叶酸在叶酸还原酶的还原作用和维生素 B_{12} 的催化作用下变成四氢叶酸，后者是DNA合成过程中必需的辅酶。当维生素 B_{12} 或叶酸缺乏，使四氢叶酸减少，导致DNA合成减少。幼稚红细胞内的DNA合成减少，使其分裂和增殖时间延长，出现细胞核的发育落后于胞质而血红蛋白的合成不受影响的发育，红细胞的胞体变大，形成巨幼红细胞。由于红细胞生成速度变慢；巨幼红细胞在骨髓内易被破坏；进入血液循环的红细胞寿命也较短，从而出现贫血。

DNA合成不足也导致粒细胞核成熟障碍，使其胞体增大，出现巨大幼稚粒细胞和中性粒细胞分叶过多现象，而且亦可使巨核细胞的核发育障碍而致巨大血小板。

维生素 B_{12} 能促使脂肪代谢产生的甲基丙二酸转变成琥珀酸而参与三羧酸循环，此作用与神经髓鞘中脂蛋白形成有关，因而能保持中枢和外周髓鞘神经纤维的功能完整性；当其缺乏时，可导致中枢和外周神经髓鞘受损，出现神经精神症状。叶酸缺乏主要引起情感改变，偶见深感觉障碍，其机制尚未明了。

维生素 B_{12} 缺乏还可使中性粒细胞和巨噬细胞吞噬细菌后的杀灭细菌作用减弱，使组织、血浆及尿液中甲基丙二酸堆积，后者是结核分枝杆菌细胞壁成分的原料，有利于结核分枝杆菌生长，故维生素 B_{12} 缺乏者易伴结核病。

知识点25：营养性巨幼细胞贫血的临床表现　　　　副高：掌握　　正高：掌握

以6个月至2岁多见，起病缓慢。

（1）一般表现：多呈虚胖或颜面轻度水肿，毛发纤细、稀疏、呈黄色，严重者皮肤有出血点或淤斑。

（2）贫血表现：皮肤常呈蜡黄色，睑结膜、口唇、指甲等处苍白，偶有轻度黄疸；疲乏无力，常伴肝脾肿大。

（3）神经精神症状：可出现烦躁不安、易怒等症状。维生素 B_{12} 缺乏者表现为表情呆滞、目光发直、对周围反应迟钝、嗜睡、不认亲人、少哭不笑，智力、动作发育落后甚至退步。重症病例可出现不规则性震颤、手足无意识运动，甚至抽搐、感觉异常、共济失调、踝阵挛和巴宾斯基征阳性等。叶酸缺乏不会导致神经系统症状，但可导致神经精神异常。

（4）消化系统症状：常出现较早，如厌食、恶心、呕吐、腹泻和舌炎等。

知识点26：营养性巨幼细胞贫血的辅助检查　　　　副高：掌握　　正高：掌握

（1）外周血象：呈大细胞性贫血，MCV > 94fl，MCH > 32pg。血涂片可见红细胞大小不等，以大细胞为多，易见嗜多色性和嗜碱点彩红细胞，可见巨幼变的有核红细胞，中性粒细胞呈分叶过多的现象。网织红细胞、白细胞、血小板计数常减少。

（2）骨髓细胞学检查：增生明显活跃，以红系增生为主，粒系、红系均出现巨幼变，表现为胞体变大、核染色质粗而松、副染色质明显。中性粒细胞的胞质空泡形成，核分叶过多。巨核细胞的核有过度分叶现象，巨大血小板。

（3）血清维生素B_{12}和叶酸测定：血清维生素B_{12}正常值为$200\sim800$ng/L，<100ng/L为缺乏。血清叶酸水平正常值为$5\sim6\mu$g/L，低于3μg/L为缺乏。

知识点27：营养性巨幼细胞贫血的诊断	副高：掌握　正高：掌握

根据临床表现、血常规检查和骨髓细胞学检查可诊断为巨幼细胞性贫血。在此基础上，如神经精神症状明显，则考虑为维生素B_{12}缺乏所致。有条件时测定血清维生素B_{12}或叶酸水平可进一步辅助确诊。

维生素B_{12}和叶酸缺乏鉴别诊断

	维生素B_{12}缺乏	叶酸缺乏
病史	胃肠道疾病、胃肠道手术后	营养不良、偏食、溶血性贫血等
神经系统症状体征	较多见	少见、末梢神经炎
血清叶酸值	正常	<6.81mmol/L（3ng/ml）
血清维生素B_{12}值	<74pmol/L（100pg/ml）	正常
维生素B_{12}吸收试验	尿内排出量减少	正常
治疗试验：叶酸	无效	有效
治疗试验：维生素B_{12}	有效	无效

知识点28：营养性巨幼细胞贫血的鉴别诊断	副高：掌握　正高：掌握

本病应与其他骨髓细胞图片表现为巨幼样变的疾病相鉴别，如骨髓增生异常综合征（MDS）、红血病、溶血性贫血及肝病等。神经系统症状突出者，应与大脑性瘫痪和遗传代谢性疾病导致的脑损害相鉴别。

知识点29：营养性巨幼细胞贫血的治疗	副高：掌握　正高：掌握

除去病因，改善饮食。加强护理，防止感染。

（1）维生素B_{12}：有神经精神症状者，应以维生素B_{12}治疗为主，如单用叶酸反而有加重症状的可能。维生素B_{12} $500\sim1000\mu$g一次肌内注射；或每次肌内注射100μg，每周$2\sim3$次，连用数周，直至临床症状好转，血象恢复正常为止；当有神经系统受累表现时，可予每日1mg，连续肌内注射2周以上；由于维生素B_{12}吸收缺陷所致的患者，每月肌内注射1mg，长期应用。用维生素B_{12}治疗后$6\sim7$小时骨髓内巨幼红细胞可转为正常幼红细胞；一般精神症状$2\sim4$天后好转；网织红细胞$2\sim4$天开始增加，$6\sim7$天达高峰，2周后降至正常；神经精神症状恢复较慢。

（2）叶酸：叶酸口服剂量为5mg，每日3次，连续数周至临床症状好转、血象恢复正常为止。同时口服维生素C有助于叶酸的吸收。服叶酸1～2天后食欲好转，骨髓中巨幼红细胞转为正常；2～4天网织红细胞增加，4～7天达高峰；2～6周红细胞和血红蛋白恢复正常。因使用抗叶酸代谢药物而致病者，可用亚叶酸钙治疗。先天性叶酸吸收障碍者，口服叶酸剂量应增至每日15～50mg才有效。

（3）如不能确定何种维生素缺乏，不许单用叶酸治疗。此时宜同时用叶酸和维生素B_{12}。

（4）维生素B_6：加用维生素B_6有助于神经症状的缓解。重症者加用氯化钾0.25～0.5g，每日3次，防止血红蛋白大量合成后发生低血钾，进而导致患儿猝死。恢复期加用铁剂以弥补铁的相对不足。

（5）输血：重度贫血，合并心功能不全或其他并发症者输血治疗。

治疗初期，由于大量新生红细胞，使细胞外钾转移至细胞内，可引起低血钾，甚至发生低血钾性婴儿猝死，应预防性补钾。

知识点30：营养性巨幼细胞贫血的预防　　　　副高：掌握　　正高：掌握

改善哺乳母亲的营养，婴儿应及时添加辅食，注意饮食均衡，及时治疗肠道疾病，注意合理应用抗叶酸代谢药物。

三、再生障碍性贫血

知识点31：再生障碍性贫血的概念　　　　副高：掌握　　正高：掌握

再生障碍性贫血（AA）简称再障，是由多种病因引起的骨髓造血功能衰竭综合征，临床以全血减少、贫血、出血、感染为特征。部分病例骨髓造血功能障碍仅限于某一系造血细胞，如纯红细胞再生障碍性贫血（简称纯红再障）。再障的年发病率约1/10万，在儿童属少见病。

知识点32：再生障碍性贫血的分类　　　　副高：掌握　　正高：掌握

（1）根据受累造血细胞范围不同，分为全血细胞减少性再生障碍性贫血（再障）和病变仅限于红系造血抑制的纯红细胞再生障碍性贫血（纯红再障）。

（2）根据发病时间，二者又可分为先天遗传性与后天获得性两种类型，后者根据病因是否明确又可分为原发性（病因不明）和继发性（病因明确）再障。

知识点33：再生障碍性贫血的发病机制　　　　副高：掌握　　正高：掌握

由于再生障碍性贫血是由多病因引起的临床综合征，因此，其发病机制并未完全阐明，目前认为其发病主要涉及以下3个方面。①造血干细胞缺陷：这可能是某些先天性再障的主要发病原因，如范可尼贫血存在高达十余种致病基因的缺陷，造成染色体的稳定性改变，造血干细胞损伤后不容易修复，对这类病例药物治疗很难奏效，须采用造血干细胞移植治疗才有可能治愈。②造血微环境不良：作为造血干细胞发育的土壤，造血微环境不良显然与再障的发生密切相关，这可能是某些中药、雄激素、各种造血因子对部分再障治疗有效的基础。③免疫调节功能紊乱：近年来越来越多的研究确定了免疫紊乱在再障发生中所处的重要作用。对T淋巴细胞亚群的检测显示再障患者常有辅助性T淋巴细胞减低、抑制性T淋巴细胞数量增多，常有CD4/CD8比例倒置、NK细胞活性降低、干扰素功能增强等免疫紊乱现象，这也是联合免疫抑制治疗临床有效的发病学基础。

知识点34：再生障碍性贫血的临床分型　　　　　副高：掌握　正高：掌握

根据外周血常规检查红、白细胞和血小板的减少程度，再障可分为重型（SAA）和非重型再障（NSAA）。

（1）符合下列3项中的2项时为重型再障：①粒细胞计数$< 0.5 \times 10^9$/L。②网织红细胞占比$< 1\%$或绝对值$< 15 \times 10^9$/L。③血小板计数$< 20 \times 10^9$/L。

（2）若中性粒细胞计数$< 0.2 \times 10^9$/L则为极重型再障。

我国根据国情于1987年修订了再障的诊断和分型标准，分为急性再障（AAA）、慢性再障（CAA）和慢性重型再障；急性再障为重型再障Ⅰ型（SAA-Ⅰ），慢性重型再障为重型再障Ⅱ型（SAA-Ⅱ）。

知识点35：再生障碍性贫血的临床表现　　　　　副高：掌握　正高：掌握

临床表现主要为贫血、出血和感染。一般无肝、脾、淋巴结肿大。根据起病缓急和病情轻重，临床表现差异极大且预后迥异。

（1）急性再障或重型再障Ⅰ型（SAA-Ⅰ）：起病急，进行性贫血，常伴严重感染、内脏等多部位出血，病情凶险，预后较差，尤其其中的极重型再障预后凶险。骨髓象呈多部位增生减低，三系造血明显减低，非造血细胞明显增多，如骨髓增生活跃有淋巴细胞增多（$> 70\%$），骨髓小粒非造血细胞明显增多。

（2）慢性再障（CAA）：起病缓，病程进展慢，通常以贫血起病并作为主要证候，贫血轻中度，感染和出血均较轻。骨髓象显示至少有1个部位骨髓增生不良，2～3系细胞增生减低，若骨髓增生活跃必须有巨核细胞减少，淋巴细胞增多（$> 30\%$）。

（3）慢性重型再障（SAA-Ⅱ）：以慢性再障起病但病情加重，血象、骨髓象达到重型再障标准者，通常病程进展相对较SAA-Ⅰ缓慢，预后也相对较好。

（4）肝炎后再障：是再障的一种特殊类型，在罹患传染性肝炎后发生，又称病毒性肝炎相关性再障（HAAA）。其所患肝炎多为非甲非乙型肝炎，少数为乙型肝炎。临床表现为肝炎后突发贫血、出血、发热等感染症状，起病急、进展快、病情重，多为急性再障，预后差。

知识点36：再生障碍性贫血的实验室检查　　　　　副高：掌握　正高：掌握

（1）血象：全血细胞减少，贫血为正细胞正色素性。

（2）骨髓象：骨髓涂片特点是脂肪滴增多，骨髓颗粒减少。多部位穿刺涂片示增生不良，三系造血早期细胞少见，非造血细胞成分如淋巴细胞、浆细胞、组织嗜碱细胞和网状细胞增多。骨髓活检示骨髓增生减低、脂肪变和有效造血面积减少（<25%），呈向心性萎缩，无纤维化表现。

（3）骨髓活组织检查（活检）：骨髓活检可提高再障诊断的正确性，可见造血组织出现不同程度的萎缩，造血细胞/脂肪细胞比例下降，巨核细胞减少。

（4）骨髓核素扫描：可判断骨髓的整体造血功能。

（5）其他：造血祖细胞培养，集落形成减少；CD34$^+$细胞，流式细胞仪检测显示该类细胞明显减少。

知识点37：再生障碍性贫血的诊断标准	副高：掌握　正高：掌握

根据再生障碍性贫血诊断与治疗中国专家共识（2017年版）重新修订的再障诊断标准如下：①血常规检查：全血细胞（包括网织红细胞）减少，淋巴细胞比例增高。至少符合以下三项中两项：Hb<100g/L；PLT<50×10^9/L；中性粒细胞绝对值（ANC）<1.5×10^9/L。②骨髓穿刺：多部位（不同平面）骨髓增生减低或重度减低；小粒空虚，非造血细胞（淋巴细胞、网状细胞、浆细胞、肥大细胞等）比例增高；巨核细胞明显减少或缺如；红系、粒系细胞均明显减少。③骨髓活检（髂骨）：全切片增生减低，造血组织减少，脂肪组织和/或非造血细胞增多，网硬蛋白不增加，无异常细胞。④除外检查：必须除外先天性和其他获得性、继发性骨髓衰竭型（BMF）疾病。

知识点38：再生障碍性贫血的鉴别诊断	副高：掌握　正高：掌握

（1）阵发性睡眠性血红蛋白尿症（PNH）：是一种获得性克隆性红细胞膜缺陷溶血病，与再障可相互转变，少数以AA起病，称AA-PNH综合征。实验室检查酸溶血试验阳性。红细胞和粒细胞免疫表型分析出现补体调节蛋白（如CD55和CD59）阴性表达细胞增多（>10%），或CD55、CD59阳性细胞<90%（注意：部分再障患者有小的PNH克隆细胞群体，但低于5%）。

（2）低增生型骨髓增生异常综合征（MDS）：是一种获得性造血干细胞克隆性疾病。其外周血象可与再障类似，呈全血减少伴骨髓增生低下，即低增生型MDS。需仔细寻找病态造血和异常克隆证据，并加以鉴别。骨髓活检发现残余造血灶网硬蛋白增加，提示为MDS。

（3）低增生性急性白血病（AL）：病程进展缓慢，一般无肝、脾、淋巴结肿大，外周血全血细胞减少，未见或偶见少量原始细胞，骨髓灶性增生减低，但原始细胞百分比达白血病诊断标准。

知识点39：再生障碍性贫血的治疗原则	副高：掌握　正高：掌握

早诊断、早治疗，分型治疗，重点防治出和感染，维持血红蛋白在一定水平。

知识点 40：再生障碍性贫血的治疗方案 副高：掌握 正高：掌握

（1）急性再障（重型再障-Ⅰ型）：进展快，死亡率高，免疫抑制治疗或同种异体骨髓移植治疗作为首选方案，可以挽救约60%的患儿。

（2）慢性再障：进展较缓，主要治疗方案是积极的支持治疗，雄性激素使用，中医、中药治疗，病情加重时试用免疫抑制治疗。

（3）慢性重型再障（重型再障-Ⅱ型）：治疗选择参照急性再障。

知识点 41：再生障碍性贫血的免疫抑制治疗 副高：掌握 正高：掌握

对不适用allo-HSCT的重型或极重型再障，可采用免疫抑制剂治疗。

（1）抗胸腺细胞球蛋白（ATG）或抗淋巴细胞球蛋（ALG）：作为异种蛋白，ATG或ALG的主要不良反应为类变态反应、血清病、免疫损伤血小板、抑制免疫功能。因此，必须给予强有力的支持治疗，包括肠道消毒预防感染、加强隔离、成分输血、维持血小板计数 $> 20 \times 10^9$/L。事先应用大剂量免疫球蛋白，对预防感染效果更好。

（2）大剂量甲泼尼龙（HDMP）：因疗效较差而不良反应明显，目前已较少使用。

（3）环孢素A（CSA）：疗效确切而不良反应相对较轻，常用制剂为CSA溶液或胶囊。不良反应是肾毒性及肝脏、神经系统损害。

（4）大剂量免疫球蛋白（HDIG）：有肯定疗效，与CSA、ATG/ALG等联合使用除有免疫协同作用外，亦能提供免疫保护，是组成联合免疫抑制治疗的基本药物。HDIG治疗中偶见变态反应，尚未见治疗再障时出现其他明显不良反应。

（5）联合免疫抑制治疗：两种以上药物的联合免疫抑制治疗疗效优于单药治疗，以下治疗组合CSA＋ATG＋HDMP、ATG＋CSA、ATG＋CSA＋HDIG对重症再障的有效率均达到70%以上。

（6）其他免疫抑制治疗：①抗T细胞单克隆抗体（McAb-T）。②大剂量环磷酰胺（HD-CTX）。③他克莫司（FK506）。

知识点 42：异基因造血干细胞移植 副高：掌握 正高：掌握

重型和极重型再障如有HLA完全相合同胞供者，异基因造血干细胞移植（HSCT）应作为首选治疗，移植前应尽量减少输血次数，以免增加排斥概率。移植的长期治愈率可达85%～93%。

知识点 43：其他支持或传统治疗方法 副高：掌握 正高：掌握

（1）造血生长因子：可以刺激再障患者体内残存的造血干细胞生长，是可选用的积极治疗药物，如粒系集落刺激因子（G-CSF）、粒单集落刺激因子（GM-CSF）、促红细胞生成素

（EPO）、促血小板生成因子（TPO）等，因疗效不能持久且价格昂贵，主要作为上述治疗的辅助和支持治疗。

（2）雄性激素：有刺激造血的作用。可选用的药物有安特尔、美雄酮、司坦唑醇、丙酸睾酮等。此类药物起效慢，主要不良反应为肝损害、多毛、声音变粗等男性化表现。主要用于慢性再障，也可作为急性再障联合应用药物之一。

（3）中医中药：与雄性激素等药物联用进行长期治疗，对慢性再障有一定疗效。急性再障病情改善或趋于慢性化后，也可联用中医中药以争取更满意和更巩固的疗效。

知识点44：再生障碍性贫血的疗效标准 副高：掌握 正高：掌握

（1）基本治愈：贫血、出血症状消失，血红蛋白>120g/L（男）、100g/L（女），白细胞计数>4×10⁹/L，血小板计数>80×10⁹/L，随访1年以上无复发。

（2）缓解：贫血、出血症状消失，血红蛋白达治愈标准，白细胞计数3.5×10⁹/L左右，血小板有一定程度恢复，随访3个月病情稳定或继续进步者。

（3）明显进步：贫血、出血症状明显好转，不输血，血红蛋白比治前1个月增长超过30g/L，维持3个月不下降。

（4）无效：经充分治疗后，不能达到明显进步者。

知识点45：再生障碍性贫血的预后 副高：掌握 正高：掌握

与疾病分型及治疗方法选择密切相关。慢性再障预后较好，合理治疗后大多数患者可以获得明显疗效。急性重型再障预后最差，但积极治疗有望改善预后。及早诊断，尽早进行免疫抑制治疗或造血干细胞移植治疗，对提高重型再障的治愈率至关重要。

第二节 溶血性贫血

一、遗传性球形红细胞增多症

知识点1：遗传性球形红细胞增多症的概念 副高：掌握 正高：掌握

遗传性球形红细胞增多症（HS）是一种先天性红细胞膜缺陷性慢性溶血性疾病。以不同程度的贫血、反复出现黄疸、脾大、球形红细胞增多及红细胞渗透脆性增加为特征。

知识点2：遗传性球形红细胞增多症的遗传特点 副高：掌握 正高：掌握

本病系常染色体显性遗传性疾病，患儿均为杂合子。10%～25%无家族史，可能是基因突变的结果。致病基因位于8号染色体短臂上。

知识点3：遗传性球形红细胞增多症的病因和发病机制　　　　副高：掌握　正高：掌握

本病大多数为常染色体显性遗传，少数为常染色体隐性遗传。正常红细胞膜由双层脂质和膜蛋白组成。本病由于调控红细胞膜蛋白的基因突变，造成膜骨架蛋白（膜收缩蛋白、锚蛋白）单独或联合缺陷。缺陷造成红细胞的病理生理改变：①红细胞膜双层脂质不稳定，以出芽形式形成囊状而丢失，使红细胞表面积减少，表面积与体积比值下降，红细胞变成球形。②红细胞膜阳离子通透性增加，钠和水进入胞内而钾透出胞外，为了维持红细胞内外钠离子平衡，钠泵作用加强致ATP缺乏，钙-ATP酶受抑，致细胞内钙离子浓度升高并沉积在红细胞膜上。③红细胞膜蛋白磷酸化功能下降，过氧化物酶增加，与膜结合的血红蛋白增加，导致红细胞变形性下降。球形红细胞的细胞膜变形性和柔韧性减弱，少量水分进入胞内即易胀破而溶血，红细胞通过脾时易被破坏而溶解，发生血管外溶血。

知识点4：遗传性球形红细胞增多症的临床表现　　　　副高：掌握　正高：掌握

贫血、黄疸、脾大是本病的三大特征，而且在慢性溶血性贫血的过程中易出现急性溶血发作。发病年龄越小，症状越重。新生儿期起病者出现急性溶血性贫血和高胆红素血症；婴儿和儿童患者贫血的程度差异较大，大多为轻至中度贫血。黄疸可见于大部分患者，多为轻度，呈间歇性。几乎所有患者均有脾大，且随年龄增长而逐渐显著，溶血危象时肿大明显。肝脏多为轻度大。未行脾切除的年长儿可并发色素性胆石症，10岁以下发生率为5%，发现胆结石最小年龄为4～5岁。长期贫血可因骨髓代偿造血而致骨骼改变，但程度一般较地中海贫血轻。偶见踝部溃疡。

在慢性病程中，常因感染、劳累或情绪紧张等因素诱发"溶血危象"：贫血和黄疸突然加重，伴有发热、寒战、呕吐，脾大显著并有疼痛。也可出现"再生障碍危象"：表现为以红系造血受抑为主的骨髓造血功能暂时性抑制，出现严重贫血，可有不同程度的白细胞和血小板减少。后者与微小病毒B19感染有关，呈自限性过程，持续数天或1～2周缓解。

知识点5：遗传性球形红细胞增多症的实验室检查　　　　副高：掌握　正高：掌握

（1）血象：贫血多为轻至中度，发生危象时可呈重度；网织红细胞升高；MCV和MCH多正常，MCHC可增加；白细胞及血小板多正常。外周血涂片可见胞体小、染色深、中心浅染区消失的球形红细胞增多，是本病的特征，占红细胞数的20%～40%。仅少数患者球形红细胞数量少或红细胞形态改变不明显。

（2）骨髓细胞学检查：红细胞明显增生，尤以晚幼红明显，偶见巨幼变，提示合并叶酸缺乏。

（3）血清间接胆红素：在溶血时增高。

（4）红细胞渗透脆性试验：大多数病例红细胞渗透脆性增加，0.5%～0.75%氯化钠溶液开始溶血，0.40%完全溶血。24小时孵育脆性试验则100%病例阳性。

（5）红细胞自溶试验：阳性，加入葡萄糖或ATP可以不完全纠正，对HS的诊断有一定价值。

（6）其他：酸化甘油试验阳性。SDS聚丙烯酰胺凝胶电泳或放射免疫法测定膜蛋白含量有助于判断膜蛋白的缺陷。分子生物学检测可以确定基因突变位点。红细胞生存时间明显缩短，脾区表面放射性增高，表明脾内红细胞破坏增多。

知识点6：遗传性球形红细胞增多症的诊断标准 　　　　副高：掌握　正高：掌握

在有以下第④项的基础上，同时具有前3项中任何两项可确诊。如具有前3项，在排除其他溶血性贫血后可确诊本病。

①慢性溶血性贫血的临床表现（贫血、黄疸、脾大）及实验室检查结果。②小球形红细胞＞20%，网织红细胞增加，骨髓呈增生性贫血，血常规检查MCHC增高。③红细胞盐水渗透脆性（或孵育脆性）增高或自身溶血试验阳性（加入葡萄糖或ATP可有不完全纠正）。④有家族史。

知识点7：遗传性球形红细胞增多症的诊断分型 　　　　副高：掌握　正高：掌握

根据病情轻重分为轻型、中间型、重型3型。①轻型，多见于儿童，约占全部病例的1/4，由于骨髓代偿功能好，可无或仅有轻度贫血和脾大。②中间型，约占全部病例的2/3，多成年发病，有轻及中度贫血及脾大。③重型，少见，贫血严重，常依赖输血，生长迟缓，面部骨结构改变类似地中海贫血，偶尔或1年内数次出现溶血性或再生障碍性危象。

知识点8：遗传性球形红细胞增多症的鉴别诊断 　　　　副高：掌握　正高：掌握

（1）温抗体型自身免疫性溶血性贫血：缺乏阳性家族史，室温下渗透脆性增高不明显者，易误诊为该病。但该病患儿全身情况常较差，贫血程度较重，抗人球蛋白试验阳性。

（2）黄疸型肝炎：溶血急性发作时，可误诊为黄疸型肝炎。该病无溶血性贫血的证据，血ALT增高，肝炎病毒标志物阳性。

（3）新生儿ABO溶血病：血清学检查抗A（或抗B）抗体阳性，血涂片球形红细胞随抗体降低而消失，双亲中血象无球形红细胞增加等有助于鉴别。

知识点9：遗传性球形红细胞增多症的治疗 　　　　副高：掌握　正高：掌握

（1）一般治疗：注意防治感染，避免劳累和情绪紧张。适当补充叶酸。

（2）防治高胆红素血症：新生儿期发病出现高胆红素血症时应防治胆红素脑病（核黄疸）。

（3）输注红细胞：贫血轻者无须输红细胞，重度贫血或发生溶血危象时应输红细胞。发生再生障碍危象时除输红细胞外，必要时输血小板。

（4）脾切除：脾切除对常染色体显性遗传性疾病患者有显著疗效，术后黄疸消失、贫血纠正，不再发生溶血危象和再生障碍危象，红细胞寿命延长，但不能根除先天缺陷。手术应于5岁后进行，因过早切脾可降低机体的免疫功能，易发生严重感染。若反复再生障碍危象或重度溶血性贫血致生长发育迟缓，则手术年龄可提早。切脾时注意有无副脾，如有应同时切除。为防止术后感染，应在术前1～2周注射多价肺炎球菌疫苗，术后应用长效青霉素预防治疗1年。脾切除术后血小板数于短期内升高，如>800×10⁹/L，应予抗血小板凝集药物，如双嘧达莫等。

知识点10：遗传性球形红细胞增多症的预后　　　副高：掌握　正高：掌握

绝大部分病例预后良好，死亡率较低，部分病例可能影响生长发育并出现身材矮小等征候。

二、红细胞葡萄糖-6-磷酸脱氢酶缺乏症

知识点11：红细胞葡萄糖-6-磷酸脱氢酶缺乏症的概念　　　副高：掌握　正高：掌握

红细胞葡萄糖-6-磷酸脱氢酶（G-6-PD）缺乏症是G-6-PD缺乏所致的溶血性贫血，是最常见的一种由红细胞酶缺乏所致的溶血。属遗传性急性溶血性疾病，俗称"蚕豆黄"，在进食蚕豆或伯氨喹类药物后突发贫血、黄疸、血红蛋白尿，可因休克或急性肾衰竭死亡。

知识点12：红细胞葡萄糖-6-磷酸脱氢酶缺乏症的流行病学

副高：掌握　正高：掌握

本病分布遍及世界各地，全世界估计有2亿以上的人患有G-6-PD缺乏症。但各地区、各民族间的发病率差异很大。高发地区为地中海沿岸国家、东印度、菲律宾、巴西和古巴等。在我国，此病主要见于长江流域及其以南各省，以云南、海南、广东、广西、福建、四川、江西、贵州等省（自治区）的发病率较高，北方地区较为少见。

知识点13：红细胞葡萄糖-6-磷酸脱氢酶缺乏症的遗传特点

副高：掌握　正高：掌握

本病是由于G-6-PD的基因突变所致。G-6-PD基因定位于X染色体长臂2区8带（Xq28），全长约18.5kb，含13个外显子，编码515个氨基酸。男性半合子和女性纯合子均表现为G-6-PD显著缺乏；女性杂合子发病与否取决于其G-6-PD缺乏的细胞数量在细胞群中所占的比例，在临床上有不同的表现度，故称为不完全显性。

迄今，G-6-PD基因的突变已达122种以上；中国人（含海外华裔）的G-6-PD基因突变型即有17种，其中最常见的是nt1376G→T（占57.6%）、nt1388G→A（占14.9%），其他突变有nt95A→G、nt493A→G、nt1024G→T等。同一地区的不同民族其基因突变型相似，而

分布在不同地区的同一民族其基因突变型则差异很大。

知识点14：红细胞葡萄糖-6-磷酸脱氢酶缺乏症的发病机制

副高：掌握　正高：掌握

红细胞G-6-PD缺乏时，还原型三磷酸吡啶核苷（NADPH）生成减少，还原型谷胱甘肽（GSH）减少。在外源性氧化性药物、蚕豆、感染、酸中毒和内源性过氧化物等氧化应激作用下，不能保护红细胞免受氧化损伤，导致红细胞膜蛋白、血红蛋白和其他酶被氧化灭活，红细胞膜完整性受损；血红蛋白肽链上-SH基与CSH发生氧化，形成二硫键，导致血红蛋白变性，形成Heinz小体，附着在红细胞膜上，损害膜的完整性，红细胞寿命缩短发生急性血管内溶血。这类溶血的显著特点是在溶血过程中可观察到变性珠蛋白小体（即Heinz小体）；另一特点是溶血具有自限性，即在溶血达到高潮后，引起溶血的诱因虽未解除，溶血过程不再发展，代之以逐渐康复过程。可能与新生成的红细胞G-6-PD活性较高有关。

知识点15：红细胞葡萄糖-6-磷酸脱氢酶缺乏症的临床分型及临床表现

副高：掌握　正高：掌握

（1）伯氨喹型药物性溶血性贫血：是由于服用某些具有氧化性的药物而引起的急性溶血。此类药物包括抗疟药、解热镇痛药、硝基呋喃类、磺胺类、砜类、萘苯胺、大剂量维生素K、丙磺舒、川莲、腊梅花等。常于服药后1～3日出现急性血管内溶血。有头晕、厌食、恶心、呕吐、疲乏等症状，继而出现黄疸、血红蛋白尿，溶血严重者可出现少尿、无尿、酸中毒和急性肾衰竭。溶血过程呈自限性是本病的重要特点，轻症的溶血持续1～2日或1周左右临床症状逐渐改善而自愈。

（2）蚕豆病：主要见于男性，多10岁以下发病，3岁以上儿童约占病例的70%。常在蚕豆成熟季节流行，进食蚕豆或蚕豆制品（如粉丝）均可致病，母亲食蚕豆后哺乳可使婴儿发病。通常于进食蚕豆或其制品后24～48小时内发病，表现为急性血管内溶血，其临床表现与伯氨喹型药物性溶血性贫血相似。

（3）新生儿溶血：缺氧、感染、乳母服用氧化剂药物或新生儿接触有樟脑丸气味的衣物等均可诱发。主要症状为苍白、黄疸，多于出生后2～4日达高峰，半数病例可有肝大、脾大。贫血多为轻至中度，血清胆红素增高，重症可引起胆红素脑病。

（4）感染诱发的溶血：细菌、病毒感染可诱发G-6-PD缺乏者发生溶血，一般于感染后几天之内突然发生溶血，程度大多较轻，黄疸多不显著。

（5）先天性非球形细胞性溶血性贫血（CNSHA）：分为两型，磷酸己糖旁路代谢酶缺陷者为Ⅰ型，以G-6-PD较为常见；糖无氧酵解通路中酶缺乏者称为Ⅱ型，以丙酮酸激酶缺乏较为常见。Ⅰ型自幼年起出现慢性溶血性贫血，表现为贫血、黄疸、脾肿大，可因感染或服药而诱发急性溶血。约半数病例在新生儿期以高胆红素血症起病。

知识点16：红细胞葡萄糖-6-磷酸脱氢酶缺乏症的血象　　　副高：掌握　正高：掌握

正细胞正色素性贫血，网织红细胞计数明显升高，外周血涂片可见红细胞碎片或幼红细胞，白细胞计数可能升高，血小板一般正常或升高，也可降低（可能存在弥散性血管内凝血）。

知识点17：红细胞葡萄糖-6-磷酸脱氢酶缺乏的筛选试验　　　副高：掌握　正高：掌握

（1）高铁血红蛋白还原试验：正常还原率>0.75；中间型为0.74~0.31；显著缺乏者<0.30。此试验可出现假阳性或假阴性，故应配合其他有关实验室检查。

（2）荧光斑点试验：正常10分钟内出现荧光；中间型10~30分钟出现荧光；严重缺乏者30分钟仍不出现荧光。本试验敏感性和特异性均较高。

（3）硝基四氮唑蓝（NBT）纸片法：正常滤纸片呈紫蓝色，中间型呈淡蓝色，显著缺乏者呈红色。

知识点18：红细胞葡萄糖-6-磷酸脱氢酶活性测定　　　副高：掌握　正高：掌握

这是特异性的直接诊断方法，正常值随测定方法而不同：

（1）WHO推荐的Zinkham法为12.1±2.09IU/g Hb。

（2）国际血液学标准化委员会推荐的Clock与Mclean法为8.34±1.59IU/g Hb。

（3）NBT定量法为13.1~30.0BNT单位。

（4）近年开展G-6-PD/6-PD比值测定，可进一步提高杂合子的检出率，正常值为成人1.0~1.67，脐带血1.1~2.3，低于此值为G-6-PD缺乏。

知识点19：变性珠蛋白小体生成试验　　　副高：掌握　正高：掌握

溶血时阳性细胞>0.05，溶血停止后呈阴性。不稳定血红蛋白病患者此试验亦可为阳性。

知识点20：G-6-PD基因检测　　　副高：掌握　正高：掌握

可采用限制性内切酶片段长度多态性（RFLP）连锁分析、PCR-限制酶切法、等位基因特异性寡核苷酸探针点杂交（PCR-ASO）、反向点杂交（RDB）、多重SNaPshot基因诊断和DNA测序等方法检测G-6-PD基因突变位点。

知识点21：红细胞葡萄糖-6-磷酸脱氢酶缺乏症的诊断　　　副高：掌握　正高：掌握

贫血、黄疸及血红蛋白尿的基础上，加上以下任何1项即可确定诊断。①上述3项红细胞G-6-PD的筛选试验中2项阳性。②红细胞G-6-PD筛选试验1项阳性加变性珠蛋白小体生成试验阳性，并排除其他原因所致溶血性贫血。③红细胞G-6-PD筛选试验1项阳性，并有明确的家族史。④红细胞G-6-PD定量测定活性降低。⑤红细胞G-6-PD活性正常而高度怀疑为红细胞G-6-PD缺陷者可进行变异型鉴定，证实有红细胞G-6-PD性质异常。

知识点22：红细胞葡萄糖-6-磷酸脱氢酶缺乏症的鉴别诊断
副高：掌握　正高：掌握

（1）新生儿ABO溶血症：血型不合，母亲血型多为O型，新生儿A或B型，血清特异性血型抗体检查有助于诊断。

（2）红细胞丙酮酸激酶（PK）缺陷：常染色体隐性遗传，PK筛选试验（荧光斑点试验）阳性，PK定量测定活性降低。

（3）自身免疫性溶血性贫血：男女患病概率相同，无阳性家族史，红细胞G-6-PD活性正常或高铁血红蛋白还原试验正常，Coombs试验多为阳性。

（4）阵发性睡眠性血红蛋白尿：发作性夜间血红蛋白尿，红细胞G-6-PD活性正常或高铁血红蛋白还原试验正常，酸、热、糖水试验异常，流式细胞仪检测有特殊的红细胞膜单克隆抗体表达异常。

知识点23：红细胞葡萄糖-6-磷酸脱氢酶缺乏症的治疗
副高：掌握　正高：掌握

对急性溶血者，应去除诱因。在溶血期应供给足够水分，注意纠正电解质失衡，口服碳酸氢钠，使尿液保持碱性，以防止血红蛋白在肾小管内沉积。贫血较轻者不需要输血，去除诱因后溶血大多于1周内自行停止。严重贫血时，可输G-6-PD正常的红细胞。应密切注意肾功能，如出现肾衰竭，应及时采取有效措施。

新生儿黄疸可用蓝光治疗，个别严重者应考虑换血疗法，以防止胆红素脑病的发生。

知识点24：红细胞葡萄糖-6-磷酸脱氢酶缺乏症的预后及预防
副高：掌握　正高：掌握

经及时有效的治疗，绝大部分病例可很快痊愈。在G-6-PD缺陷高发地区，应进行群体G-6-PD缺乏症的普查；已知为G-6-PD缺乏者应避免进食蚕豆及其制品，忌服有氧化作用的药物，并加强对各种感染的预防。

三、地中海贫血

知识点25：地中海贫血的概念
副高：掌握　正高：掌握

地中海贫血又称海洋性贫血、珠蛋白生成障碍性贫血，属于遗传性溶血性贫血。其共同特点是珠蛋白基因的缺陷使一种或几种珠蛋白肽链合成减少或不能合成，导致血红蛋白的组成成分改变。本组疾病的临床症状轻重不一。

正常人血红蛋白（Hb）中的珠蛋白含4种肽链，即α、β、γ和δ。根据珠蛋白肽链组合的不同，形成3种血红蛋白，即HbA（$\alpha_2\beta_2$）、HbA2（$\alpha_2\delta_2$）和HbF（$\alpha_2\gamma_2$）。当遗传缺陷时，珠蛋白基因功能障碍，珠蛋白肽链合成障碍，从而出现慢性溶血性贫血。根据肽链合成障碍的不同，分别称为α、β、δβ和δ等地中海贫血。其中以α和β地中海贫血较常见。

（1）β地中海贫血：人类B珠蛋白基因簇位于第11号染色体短臂1区2节（11p1.2）。β地中海贫血的病因主要是该基因的点突变，少数为基因缺失。基因缺失和有些点突变可致β链的生成完全受抑制，称为β0地中海贫血；有些点突变或缺失使β链的生成部分受抑制，则称为β＋地中海贫血。染色体上的两个等位基因突变点相同者称为纯合子；同源染色体上只有一个突变点者称为杂合子；等位基因的突变点不同者称为复合杂合子。

重型β地中海贫血是纯合子或复合杂合子状态。因β链生成完全或明显受到抑制，以致含有β链的HbA合成减少或消失，而多余的α链与γ链结合而成为HbF（$\alpha_2\gamma_2$），使HbF明显增加。由于HbF的氧亲和力高，致患者组织缺氧。过剩的α链沉积于幼红细胞和红细胞中，形成α链包涵体附着于红细胞膜上，使其变僵硬，在骨髓内大多被破坏而导致"无效造血"。部分含有包涵体的红细胞虽能成熟并被释放至外周血，但当它们通过微循环时就容易被破坏；这种包涵体还影响红细胞膜的通透性，从而导致红细胞寿命缩短。所以，患儿在临床上呈慢性溶血性贫血。贫血和缺氧刺激红细胞生成素的分泌量增加，促使骨髓增加造血，因而引起骨骼的改变。贫血使肠道对铁的吸收增加，加上在治疗过程中的反复输血，使铁在组织中大量贮存，导致含铁血黄素沉着症。

轻型β地中海贫血是杂合子状态，β链的合成仅轻度减少，其病理生理改变极轻微。中间型β地中海贫血是复合杂合子和某些变异型的纯合子或复合杂合子状态，其病理生理改变介于重型和轻型之间。

（2）α地中海贫血：人类α珠蛋白基因簇位于第16号染色体短臂末端（16p13.3）。每条染色体各有2个α珠蛋白基因，一对染色体共有4个α珠蛋白基因。α地中海贫血可由于α珠蛋白基因缺失或点突变所致。若一条染色体上仅一个α基因缺失或缺陷，则α链的合成仅减少，称为α＋地中海贫血；若染色体上共有两个α基因缺失或缺陷，则无α链合成，称为α0地中海贫血。

重型α地中海贫血是α0地中海贫血的纯合子状态，其4个α珠蛋白基因均缺失或缺陷，以致完全无α链生成，含有α链的HbA、HbA2和HbF的合成均减少。患者在胎儿期即发生大量γ链合成γ4（HbBart）。HbBart对氧的亲和力极高，造成组织缺氧而引起胎儿水肿综合征。中间型α地中海贫血是α0和α＋地中海贫血的双重杂合子状态，是由三个α珠蛋白基因缺失或缺陷所致，患者仅能合成少量α链，其多余的β链即合成HbH（β34）。HbH对氧亲和力较高，又是一种不稳定的血红蛋白，容易在红细胞内变性沉淀而形成包涵体，造成红细胞膜僵硬而使红细胞寿命缩短。

轻型α地中海贫血是α+地中海贫血纯合子或α0地中海贫血杂合子状态，它有2个α珠蛋白基因缺失或缺陷，故有相当数量的α链合成，病理生理改变轻微。静止型α地中海贫血仅有一个α基因缺失或缺陷，是α+地中海贫血杂合子状态，α链的合成略为减少，病理生理可没有改变。

知识点28：β地中海贫血的临床表现　　　　　　　　　副高：掌握　正高：掌握

β地中海贫血系调控β珠蛋白的基因缺陷，使β珠蛋白合成障碍而引起的慢性溶血性贫血。根据病情轻重的不同，分为以下3型。

（1）重型：又称Cooley贫血。患儿出生时无症状，3～12个月开始发病，呈慢性进行性贫血，面色苍白，肝脾肿大，发育不良，常有轻度黄疸，症状随年龄增长而日益明显。常需每4周左右输红细胞以纠正严重贫血。长期中度或以上贫血者，由于骨髓代偿性增生，骨骼变大、髓腔增宽，先发生于掌骨，以后为长骨和肋骨；1岁后颅骨改变明显，表现为头颅变大、额部隆起、颧高、鼻背塌陷，两眼距增宽，形成地中海贫血特殊面容。患儿常并发支气管炎或肺炎。本病如不输红细胞以纠正严重贫血，多于5岁前死亡。若只纠正贫血，不进行铁螯合治疗，易并发含铁血黄素沉着症：过多的铁沉着于心肌和其他脏器，如肝、胰腺、脑垂体等而引起该脏器损害，其中最严重的是心力衰竭，是导致患儿死亡的重要原因之一。自20世纪90年代开始，经推广规律的输红细胞和铁螯合治疗，本病的临床症状和体征可不典型，且预期寿命也明显延长。

（2）轻型：患者无症状或轻度贫血，脾不大或轻度肿大。病程经过良好，能存活至老年。本病易被忽略，多在重型患者家族调查时被发现。

（3）中间型：多于幼童期出现症状，其临床表现介于轻型和重型之间，中度贫血，脾脏轻度或中度肿大，黄疸可有可无，骨骼改变较轻。

知识点29：α地中海贫血的临床表现　　　　　　　　　副高：掌握　正高：掌握

α地中海贫血（简称α地贫）是因α珠蛋白基因缺失或功能缺陷引起α珠蛋白合成障碍的一组溶血性贫血。

（1）静止型：患者无症状。红细胞形态正常，甚至没有红细胞体积的变小，出生时脐带血中血红蛋白Bart含量为0.01～0.02，但3个月后即消失，故容易漏诊。

（2）轻型：患者无症状。红细胞形态有轻度改变，如大小不等、中央浅染、异形等；红细胞渗透脆性正常/降低；变性珠蛋白小体阳性；HbA2和HbF含量正常或稍低。患儿脐血血红蛋白Bart含量为0.034～0.140，于生后6个月时完全消失。

（3）中间型：又称血红蛋白H病。患儿出生时无明显症状；婴儿期以后逐渐出现贫血、疲乏无力、肝脾肿大、轻度黄疸；年龄较大患者可出现类似重型β地中海贫血的特殊面容。

合并呼吸道感染或服用氧化性药物、抗疟药物等可诱发急性溶血而加重贫血，甚至发生溶血危象。

（4）重型：又称Hb Bart胎儿水肿综合征。胎儿常于30～40周时流产、死胎或娩出后半小时内死亡，胎儿呈重度贫血、黄疸、水肿、肝脾大、腹水、胸腔积液。胎盘巨大且质脆。

知识点30：β地中海贫血的实验室检查 　　　　　　副高：掌握　正高：掌握

（1）重型：外周血象呈小细胞低色素性贫血，红细胞大小不等，中央浅染区扩大，出现异形、靶形、碎片红细胞和有核红细胞、点彩红细胞、嗜多染性红细胞、豪-周小体等；网织红细胞正常或增高。骨髓象红系增生明显活跃，以中、晚幼红细胞占多数，成熟红细胞改变与外周血相同。红细胞渗透脆性明显减低。HbF含量明显增高，大多>0.40，这是诊断重型β地中海贫血的重要依据。颅骨X线片可见颅骨内外板变薄，板障增宽，在骨皮质间出现垂直短发样骨刺。

（2）轻型：成熟红细胞有轻度形态改变，红细胞渗透脆性正常或减低，血红蛋白电泳显示HbA2含量增高（0.035～0.060），这是本型的特点。HbF含量正常。

（3）中间型：外周血象和骨髓细胞学检查的改变类似重型，红细胞渗透脆性减低，HbF含量为0.40～0.80，HbA2含量正常或增高。

知识点31：α地中海贫血的实验室检查 　　　　　　副高：掌握　正高：掌握

（1）静止型、轻型、中间型：外周血象和骨髓象的改变类似重型β地中海贫血；红细胞渗透脆性减低；变性珠蛋白小体阳性；HbA2和HbF含量正常。出生时血液中含有约0.25 Hb Bart和少量HbH；随年龄增长，HbH逐渐取代Hb Bart，其含量为0.024～0.440。包涵体生成试验呈阳性。

（2）重型：外周血成熟红细胞形态改变如重型β地中海贫血，有核红细胞和网织红细胞明显增高。血红蛋白中几乎全是血红蛋白Bart或同时有少量HbH，无HbA、HbA2和HbF。

知识点32：地中海贫血的诊断及鉴别诊断 　　　　　　副高：掌握　正高：掌握

根据临床特点和实验室检查，结合阳性家族史，一般可做出诊断。有条件时，可进行基因诊断。本病须与下列疾病鉴别。

（1）缺铁性贫血：轻型地中海贫血的临床表现和红细胞的形态改变与缺铁性贫血有相似之处，故易被误诊。但缺铁性贫血常有缺铁诱因，血清铁蛋白含量减低；骨髓外铁粒幼红细胞减少，红细胞游离原卟啉升高，铁剂治疗有效等可资鉴别。对可疑病例可借助血红蛋白碱变性试验和血红蛋白电泳鉴别。

（2）传染性肝炎或肝硬化：因HbH病贫血较轻，还伴有肝脾肿大、黄疸，少数病例还可有肝功能损害，故易被误诊为黄疸型肝炎或肝硬化。但通过病史询问、家族调查、红细胞形态观察、血红蛋白电泳检查即可鉴别。

知识点33：地中海贫血的治疗 　　　　　　　　　　　　　　 副高：掌握　正高：掌握

静止型轻型地中海贫血无须特殊治疗。应采取下列一种或数种方法中间型和重型地中海贫血给予治疗。

（1）一般治疗：注意休息和营养，积极预防感染。适当补充叶酸和维生素E。

（2）输血和去铁治疗：此法在目前仍是重要的治疗方法之一。①红细胞输注：少量输注法仅适用于中间型α和β地中海贫血，不主张用于重型β地中海贫血。对于重型β地中海贫血应从早期开始给予适量的红细胞输注，以使患儿生长发育接近正常和防止骨骼病变。其方法是首先在2～4周内分次输注浓缩红细胞，使患儿血红蛋白含量达120g/L左右；然后每隔和4～5周输注浓缩红细胞10～15ml/kg，使血红蛋白含量维持在90～140g/L。但本法容易导致含铁血黄素沉着症，故应同时给予铁螯合剂治疗。②铁螯合剂：除铁治疗是改善重型地中海贫血患者生存质量和延长寿命的主要措施。目前临床上使用的药物有去铁胺、去铁酮和去铁斯若。通常在规则输注红细胞1年或10～20单位后进行铁负荷评估，如有铁过载（SF＞1000μg/L），则开始应用铁螯合剂。去铁胺每日25～40mg/kg，每晚1次连续皮下注射12小时，或加入等渗葡萄糖液中静脉滴注8～12小时；每周5～7天，长期应用。去铁胺副作用不大，偶见变态反应，长期使用偶可致白内障和长骨发育障碍，剂量过大可引起视力和听觉减退。维生素C与去铁胺联合应用可加强其从尿中排铁的作用，剂量为每天2～3mg/kg，最大量为200mg/d。

（3）脾切除：脾切除对血红蛋白H病和中间型β地中海贫血的疗效较好，对重型β地中海贫血效果差。脾切除应在5～6岁以后施行并严格掌握适应证。

（4）造血干细胞移植：异基因造血干细胞移植是目前能根治重型β地中海贫血的方法。如有HLA相配的造血干细胞供者，应作为治疗重型β地中海贫血的首选方法。

（5）基因活化治疗：应用化学药物可增加γ基因的表达或减少α基因的表达，以改善β地中海贫血的症状，已用于临床的药物有羟基脲、5-氮杂胞苷（5-AZC）、阿糖胞苷、白消安、异烟肼等。

知识点34：地中海贫血的预防 　　　　　　　　　　　　　　 副高：掌握　正高：掌握

开展人群普查和遗传咨询、做好婚前指导以避免地中海贫血基因携带者之间联姻，对预防本病有重要意义。采用基因分析法进行产前诊断，可在妊娠早期对重型β和仅地中海贫血胎儿作出诊断并及时终止妊娠，以避免胎儿水肿综合征的发生和重型β地中海贫血患者的出生，这是目前预防本病行之有效的方法。

四、自身免疫性溶血性贫血

知识点35：自身免疫性溶血性贫血的概念 　　　　　　　　　 副高：掌握　正高：掌握

自身免疫性溶血性贫血（AHA）是由于机体免疫功能紊乱，产生针对自身红细胞的抗体和/或补体，吸附于红细胞表面，使红细胞破坏加剧而发生的一组溶血性贫血。这种溶血性贫血可以是整个免疫系统功能紊乱的一部分，也可以单独存在。

知识点36：自身免疫性溶血性贫血的分类	副高：掌握　正高：掌握

根据自身抗体作用在红细胞所需的最合适温度，可分为温抗体型和冷抗体型。冷抗体型包括冷凝集素综合征和阵发性冷性血红蛋白尿。

知识点37：自身免疫性溶血性贫血的病因	副高：掌握　正高：掌握

小儿以病因不明的原发性者较多。继发者的原发病为病毒性感染（巨细胞病毒、肝炎病毒、疱疹病毒、腮腺炎病毒、EB病毒等）、细菌性感染（伤寒、链球菌、金黄色葡萄球菌等）、支原体肺炎、风湿性疾病（系统性红斑狼疮、类风湿病等）、药物（青霉素、氯霉素、磺胺类、甲基多巴等）、免疫缺陷性疾病和肿瘤性疾病（如恶性淋巴瘤、慢性淋巴细胞白血病等）。

知识点38：自身免疫性溶血性贫血的临床表现	副高：掌握　正高：掌握

（1）温抗体型：主要表现为发作性面色苍白，体弱无力，血红蛋白尿（酱油色样、葡萄酒样或浓茶样），常伴有黄疸和肝脾肿大，以脾脏肿大为主。一般根据病情缓急分为两型：①急性型：常见于3岁以下，男性儿童多见。发病前1~2周有前驱感染尤其是病毒感染史，起病急，发热、寒战、呕吐、腹痛、进行性贫血、黄疸、脾肿大，常发生血红蛋白尿，重者可出现急性肾功能不全。少数患者伴有血小板减少，出现皮肤黏膜出血，称为Evans综合征。②慢性型：多见于年长儿，原发性者占多数。起病缓慢，可表现为进行性或间歇性溶血，主要临床表现为贫血、黄疸、肝脾肿大，常伴有血红蛋白尿，临床呈慢性经过，反复感染加重溶血、贫血及黄疸。

（2）冷抗体型：①冷凝集素病：多见于5岁以下儿童。常继发于传染性单核细胞增多症、巨细胞病毒感染、支原体肺炎等。起病急，主要表现为受冷后耳郭、鼻尖、足趾末端发绀和雷诺病的征象，随环境温度升高而消失。②阵发性寒冷性血红蛋白尿：多在1岁以后小儿发病，也有原发性患者。受冷后急骤起病，突出表现为发热、寒战、腹痛、腰背痛、贫血和血红蛋白尿，大多数持续数小时即可缓解，以后遇冷可再复发。

知识点39：自身免疫性溶血性贫血的血常规检查	副高：掌握　正高：掌握

外周血可见红细胞碎片、小球形红细胞、嗜多染性红细胞，偶可见有核红细胞。网织红细胞常与溶血程度呈比例地升高。白细胞和血小板一般正常，偶见减少。

知识点40：自身免疫性溶血性贫血的骨髓检查　　　　　副高：掌握　正高：掌握

骨髓红细胞系统显著增生，以中晚幼红细胞增生为主，粒红比例降低甚至倒置。

知识点41：直接抗人球蛋白试验　　　　　副高：掌握　正高：掌握

直接抗人球蛋白试验（直接Coombs试验）是测定吸附在红细胞膜上不完全抗体和补体的较敏感的方法，为诊断AHA的重要实验室指标。抗人球蛋白抗体是多价的，与不完全抗体的Fc段相结合，起搭桥作用，最后导致致敏红细胞相互凝集。但如果红细胞上吸附抗体太少，常致试验阴性。另外，如果自身抗体属于IgM或IgA类型，则与抗IgG抗血清进行试验也呈阴性结果。此外，实验操作时，红细胞洗涤不够或过度均可出现假阴性。

知识点42：间接抗人球蛋白试验　　　　　副高：掌握　正高：掌握

若AHA患者血浆有游离抗体，可用该试验测定。本实验阳性者可将患者血清分别在20℃和37℃下与胰蛋白酶或菠萝蛋白酶处理的红细胞进行溶血及凝集试验。温抗体型AHA仅在37℃时溶血试验呈弱阳性反应，而凝集试验则为强阳性反应。冷凝集素综合征者仅在20℃时，溶血及凝集试验均为强阳性反应。

知识点43：冷凝集素试验　　　　　副高：掌握　正高：掌握

正常人血浆中含有非特异性冷抗体，其效价在1:64以下，本病冷凝集素效价可高达1:2000以上。本试验对冷凝集素综合征有重要的诊断价值。

知识点44：冷热溶血试验　　　　　副高：掌握　正高：掌握

冷热抗体在16℃时，吸附于细胞上，当温度升高时，抗体与细胞分离，但补体却作用于致敏红细胞而发生溶血。可诊断阵发性冷性血红蛋白尿。

知识点45：自身免疫性溶血性贫血的诊断标准　　　　　副高：掌握　正高：掌握

（1）温抗体型自身免疫性溶血性贫血：①近4个月内无输血或特殊药物服用史，如直接抗人球蛋白试验阳性，结合临床表现和实验室检查，可诊断为温抗体型AHA。②如抗人球蛋白试验阴性，但临床表现较符合，肾上腺皮质激素或脾切除术有效，排除其他溶血性疾病，可诊断为抗人球蛋白试验阴性的AHA。

（2）冷凝集素综合征（CAS）：①遇冷出现耳郭、鼻尖、手指发绀，加温后消失。贫血、黄疸均较轻，一般无脾肿大。②冷凝集素试验阳性。效价可达1:1000。③直接抗人球蛋白试验阳性，几乎均为C3型。

（3）阵发性冷性血红蛋白尿症（PLH）：①受寒后，急性血管内溶血发作史，主要表现为寒战、高热、腹痛、血红蛋白尿，贫血明显。②冷热溶血试验阳性。③抗人球蛋白试验阳性，为C3型。

| 知识点46：自身免疫性溶血性贫血的鉴别诊断 | 副高：掌握 正高：掌握 |

（1）遗传性球形红细胞增多症：可有贫血、黄疸、脾肿大，外周血出现球形红细胞。但有阳性家族史，Coombs试验阴性可作区别。

（2）G-6-PD酶缺陷症：X连锁不完全显性遗传，有进食蚕豆或氧化型药物史，Coombs试验阴性，G-6-PD酶活性显著降低。

（3）海洋性贫血：小细胞低色素性贫血，呈慢性过程，红细胞盐水渗透脆性试验脆性降低，血红蛋白电泳HBF或HbH异常升高，Coombs试验阴性。

| 知识点47：自身免疫性溶血性贫血的治疗 | 副高：掌握 正高：掌握 |

（1）一般治疗：积极治疗原发疾病或立即停用引起溶血的药物。

（2）肾上腺皮质激素：对于温抗体型AHA，肾上腺皮质激素为首选药。泼尼松 $1\sim2mg/(kg\cdot d)$ ，分 $3\sim4$ 次口服。经 $3\sim4$ 周病情好转（红细胞比容达30%）后逐渐减量，不可过快减量，否则溶血和贫血又会加重，以最小量（ $2.5\sim10mg/d$ ）维持数月至数年，直至溶血指标阴性、直接抗人球蛋白试验阴性时可停药。如治疗持续3周而贫血不减轻，可认为治疗无效。

（3）免疫抑制剂：皮质激素无效或依赖时使用免疫抑制剂或联合用药。可选用环磷酰胺、6-MP、硫唑嘌呤及环孢素A等。

（4）输血：一般应避免输血，若贫血严重，可输洗涤过的红细胞。对冷抗体型，输血时应加温至37℃，以减少溶血。

（5）脾切除术：当肾上腺皮质激素治疗无效，而有严重贫血者，可考虑脾切除。但对冷凝集素综合征，肾上腺皮质激素及切脾均无疗效。

（6）IVIG治疗：对危重患者，可静脉注射大剂量丙种球蛋白，$400mg/(kg\cdot d)$ ， $3\sim5$ 日为一疗程。

第三节 出血性疾病

一、原发性免疫性血小板减少性紫癜

| 知识点1：原发性免疫性血小板减少性紫癜的概念 | 副高：掌握 正高：掌握 |

原发性免疫性血小板减少症（ITP）是儿童最常见的出血性疾病，过去也称"特发性血小板减少性紫癜（ITP）"。目前，更倾向于命名为"免疫性血小板减少症"，避免使用"特发

性"，而选择"免疫性"，以强调其免疫相关的疾病机制，仍保留ITP的缩写。其主要临床特点是皮肤、黏膜自发性出血和束臂试验阳性，血小板减少、出血时间延长和血块收缩不良。

知识点2：原发性免疫性血小板减少性紫癜的病因及发病机制

副高：掌握　正高：掌握

患儿在发病前常有病毒感染史。病毒感染后机体产生相应的抗体，这类抗体可与血小板膜发生交叉反应，使血小板受到损伤而被单核－巨噬细胞系统清除。此外，病毒感染后，体内形成的抗原－抗体复合物可附着于血小板表面，使血小板易被单核－巨噬细胞系统吞噬和破坏，使血小板的寿命缩短，导致血小板减少。患者血清中血小板相关抗体（PAIgG）含量多增高。研究证实，辅助性T细胞（Th）和细胞毒T细胞（CTL）的活化及相关细胞因子紊乱是导致本病慢性化过程的重要原因。血小板和巨核细胞有共同抗原性，抗血小板抗体会导致巨核细胞成熟障碍，生成和释放严重受累，使血小板进一步减少。

免疫性血小板减少症的发生可以是原发性或继发于其他病症。继发性常见于下列情况：疫苗接种、感染（CMV、Hp、HCV、HIV等）、抗磷脂综合征、系统性红斑狼疮（SLE）、免疫缺陷病、药物、淋巴增殖性病变、骨髓移植的并发症等。

知识点3：原发性免疫性血小板减少性紫癜的临床表现　副高：掌握　正高：掌握

本病见于各年龄时期小儿，以1~5岁小儿多见，男女发病数无差异，冬春季发病数较高。新诊断的ITP患儿于发病前1~3周常有急性病毒感染史，如上呼吸道感染、流行性腮腺炎、水痘、风疹、麻疹、传染性单核细胞增多症等，亦偶见于免疫接种后。大多数患儿发疹前无任何症状，部分可有发热。以自发性皮肤和黏膜出血为突出表现，多为针尖大小的皮内或皮下出血点，或为淤斑和紫癜，少见皮下血肿。分布不均匀，通常以四肢为多，在易于碰撞的部位更多见。常伴有鼻出血或齿龈出血，胃肠道大出血少见，偶见肉眼血尿。青春期女性患者可有月经过多。少数患者可有结膜下和视网膜出血。颅内出血少见，一旦发生，则预后不良。出血严重者可致贫血，一般无肝脾大，淋巴结不肿大。部分患儿病程中没有任何出血表现。

80%~90%的患儿于发病后1~6个月内痊愈，10%~20%的患儿呈慢性病程。病死率为0.5%~1%，主要致死原因为颅内出血。

知识点4：原发性免疫性血小板减少性紫癜的实验室检查

副高：掌握　正高：掌握

（1）外周血象：血小板计数 $< 100 \times 10^9/L$。出血轻重与血小板数多少有关：血小板计数 $< 50 \times 10^9/L$ 时可见自发性出血，$< 20 \times 10^9/L$ 时出血明显，$< 10 \times 10^9/L$ 时出血严重。慢性型可见血小板大小不等，染色较浅。失血较多时可致贫血，白细胞数正常。

（2）骨髓象：国外学者不建议常规做骨髓细胞学检查。国内专家仍充分肯定骨髓检查对于ITP的鉴别诊断价值。特别是在临床表现不典型或对治疗反应差时，骨髓检查是必要的，有时甚至需多次骨穿。新诊断的ITP和持续性ITP骨髓巨核细胞数增多或正常。慢性ITP巨核细胞显著增多，幼稚巨核浆细胞增多，核分叶减少，核-质发育不平衡，产生血小板的巨核细胞明显减少，其细胞质中有空泡形成、颗粒减少和量少等现象。

（3）血小板抗体测定：主要是PAIgG增高，但PAIgC增高并非ITP的特异性改变，其他免疫性疾病亦可增高。如同时检测PAIgM和PAIgA，以及结合在血小板表面的糖蛋白、血小板内的抗GPⅡb/Ⅲa自身抗体和GPⅠb/Ⅸ自身抗体等可提高临床诊断的敏感性和特异性。

（4）其他：血小板减少使毛细血管脆性增加，束臂试验阳性。出血时间延长，凝血时间正常，当血小板数量明显减少时血块收缩不良。血清凝血酶原消耗不良。慢性ITP患者的血小板黏附和聚集功能可以异常。

知识点5：原发性免疫性血小板减少性紫癜的诊断 副高：掌握 正高：掌握

根据病史、临床表现和实验室检查即可做出诊断。2011年，美国血液学会（Ainerican Society of Hematology，ASH）根据临床病程的长短将ITP分为3型：①新诊断的ITP：确诊后<3个月。②持续性ITP：确诊后3～12个月。③慢性ITP：确诊后>12个月以上。以上分型不适用于继发性ITP。ASH还界定了重型ITP和难治性ITP。重型ITP：患者发病时需要紧急处理的出血症状或病程中新的出血症状，必须应用提升血小板的药物治疗，包括增加原有药物的剂量。难治性ITP：是指脾脏切除术后仍为重型ITP的患儿。

知识点6：原发性免疫性血小板减少性紫癜的鉴别诊断 副高：掌握 正高：掌握

（1）急性白血病：外周血白细胞不增高的急性白血病易与ITP混淆，血涂片和骨髓涂片检查见到白血病细胞即可确诊。

（1）再生障碍性贫血：患者表现为发热、贫血和出血，肝、脾和淋巴结不肿大，与ITF合并贫血者相似。但再生障碍性贫血时贫血较重，外周血白细胞和中性粒细胞减少，骨髓造血功能减低，巨核细胞减少有助于诊断。

（3）过敏性紫癜：为出血性斑丘疹，呈对称分布，成批出现，多见于下肢和臀部，血小板正常，一般易于鉴别。

（4）继发性血小板减少性紫癜：严重细菌感染和病毒血症均可引起血小板减少。化学药物、脾功能亢进、部分自身免疫性疾病（如系统性红斑狼疮等）、恶性肿瘤侵犯骨髓和某些溶血性贫血等均可导致血小板减少，应注意鉴别。

知识点7：原发性免疫性血小板减少性紫癜的治疗 副高：掌握 正高：掌握

（1）一般治疗：治疗原则：对于新诊断ITP病例：①患儿无出血或轻微出血（皮肤出血点或淤斑）可不考虑血小板计数，处理措施为严密观察；②鼻出血持续15分钟或以上，应根据出血状况选择治疗方法。对于血小板计数稳定在30×10^9/L以上的持续性和慢性病例，要充分考虑激素和免疫抑制剂等治疗给患儿带来的风险。在急性出血期间以住院治疗为宜，尽量减少活动，避免外伤，明显出血时应卧床休息。应积极预防及控制感染，避免服用影响血小板功能的药物（如阿司匹林等）。

（2）糖皮质激素：其主要药理作用是：降低毛细血管通透性；抑制血小板抗体产生；抑制单核-巨噬细胞系统破坏有抗体吸附的血小板。常用泼尼松，剂量为$1.5\sim2$mg/（kg·d），分3次口服，血小板正常后缓慢减量、停药。激素治疗$2\sim3$周无反应者，应迅速减量、停药，查寻病因。出血严重者可用冲击疗法：地塞米松$0.5\sim2$mg/（kg·d），或甲泼尼龙$20\sim30$mg/（kg·d）静脉滴注，连用3天，症状缓解后改口服泼尼松。用药至血小板数回升至接近正常水平即可逐渐减量，疗程一般不超过4周。停药后如有复发，可再用泼尼松治疗。国际上推荐：儿童慢性型ITP，泼尼松$4\sim5$mg/（kg·d），分3次服用，连用$3\sim4$日，$2\sim3$周为1疗程，可连续$4\sim5$疗程。

（3）大剂量静脉免疫球蛋白：其主要作用是：①封闭巨噬细胞受体，抑制巨噬细胞对血小板的结合与吞噬，从而干扰单核-巨噬细胞系统吞噬血小板的作用；②在血小板上形成保护膜抑制血浆中的IgG或免疫复合物与血小板结合，从而使血小板免受吞噬细胞破坏；③抑制自身免疫反应，使抗血小板抗体减少。单独应用大剂量静脉免疫球蛋白的升血小板效果与糖皮质激素相似，常用剂量为每日$0.4\sim0.5$g/kg，连续5日静脉滴注；或每次1g/kg静脉滴注，必要时次日可再用1次；以后每$3\sim4$周1次。不良反应少，偶有变态反应。

（4）血小板输注：因患儿血液循环中含有大量抗血小板抗体，输入的血小板很快被破坏，故通常不主张输血小板；只有在发生颅内出血或急性内脏大出血危及生命时才输注血小板，并需同时予以肾上腺皮质激素，以减少输入血小板的破坏。

（5）脾切除：现多主张采用腹腔镜脾切除术。脾切除有效率约为70%，适用于病程超过1年，血小板计数持续$<50\times10^9$/L（尤其是$<20\times10^9$/L），有较严重的出血症状，内科治疗效果不好者，手术宜在6岁以后进行。10岁以内发病的患者，其5年自然缓解机会较大，尽可能不做脾切除。术前必须做骨髓检查，巨核细胞数减少者不宜做脾切除。术前PAIgG极度增高者，脾切除的疗效亦较差。

（6）利妥昔单抗：目前主要用于治疗慢性ITP和难治性ITP。剂量为375 mg/m^2，静脉滴注，每周1次，共4次。一般在首次注射$4\sim8$周内起效。

（7）TPO和TPO受体激动剂：目前主要用于治疗难治性ITP。重组TPO，每日1μg/kg，连用14天，不良反应轻微。血小板生成素拟肽，首次应用从1μg/kg，每周1次皮下注射开始，根据血小板计数每周增加1μg/kg，最大剂量10μg/kg。若持续2周PLT$\geqslant200\times10^9$/L，开始每周减量1μg/kg。PLT$\geqslant400\times10^9$/L时停药。若最大剂量应用4周，血小板计数未见上升，视为无效，停药。

（8）免疫抑制剂：目前主要用于治疗慢性ITP。环孢素$3\sim5$mg/（kg·d），分2次口服，开始治疗剂量可稍大，应根据血药浓度调整剂量，疗程$3\sim4$个月，主要副作用是肝肾功能损害。其他如长春新碱每次$0.75\sim1$mg/m^2，加0.9%氯化钠溶液静脉注射，每周1次，可连续用$4\sim6$次；环磷酰胺每次$300\sim400$mg/m^2，加5%葡萄糖溶液静滴，每$1\sim2$周1次，可连续用$3\sim4$次。亦可用硫唑嘌呤$1.5\sim2.5$mg/（kg·d），口服$8\sim12$周，观察疗效。对儿童慢性

ITP应用细胞毒药物治疗一定要慎重，对其利弊要做综合评价。

（9）其他：达那唑是一种合成的雄性激素，对部分病例有效，剂量为10～15mg/（kg·d），分次口服，连用2～4个月。干扰素-α2b对部分顽固病例有效，剂量为每次5万～10万U/kg，皮下或肌内注射，每周3次，连用3个月。

现国内外许多学者把糖皮质激素和静脉免疫球蛋白列为儿童ITP治疗的一线药物，把脾脏切除、利妥昔单抗、TPO及其受体激动剂列为二线治疗药物（措施），把部分免疫抑制剂和细胞毒药物列为本病治疗的三线药物，如环孢素、霉酚酸酯、硫唑嘌呤、长春新碱和环磷酰胺等。由于三线药物缺乏充分的安全性分析，仅对于一线或二线治疗无效的患儿谨慎应用。

二、血友病

知识点8：血友病的概念	副高：掌握　正高：掌握

血友病是一组性联隐性遗传性凝血障碍的出血性疾病，由于缺乏血浆凝血因子，而表现为轻微损伤后有长时间出血倾向。临床上分为：①血友病A，即因子Ⅷ（又称血友病球蛋白，AHG）缺乏症。②血友病B，即因子Ⅸ（又称血浆凝血活酶成分，PTC）缺乏症。

知识点9：血友病的病因及发病机制	副高：掌握　正高：掌握

血友病A和B为X连锁隐性遗传。因子Ⅷ和因子Ⅸ基因均位于X染色体长臂末端（分别为Xq28和Xq27），由女性传递、男性发病。因子Ⅷ、Ⅸ缺乏均可使凝血过程第一阶段中的凝血活酶生成减少，引起血液凝固障碍，导致出血倾向。因子Ⅷ是血浆中的一种球蛋白（其抗原为Ⅷ：Ag，功能部分称为Ⅷ：C），它与von Willebrand因子（vWF）以非共价形式结合成复合物存在于血浆中。因子Ⅷ和vWF是由不同基因编码、性质和功能完全不同的两种蛋白质。Ⅷ：C仅占复合物的1%，水溶性，80%由肝脏合成，余20%由脾、肾和单核-巨噬细胞等合成，其活性易被破坏，在37℃条件下储存24小时后可丧失50%。vWF由血管内皮细胞合成，其功能主要有：①作为因子Ⅷ的载体对因子Ⅷ起稳定作用。②参与血小板黏附和聚集功能。vWF缺乏时，可引起出血和因子Ⅷ缺乏。因子Ⅸ是一种由肝脏合成的糖蛋白，在其合成过程中需要维生素K的参与。

血友病的遗传方式：女性携带者与正常男性所生的儿子有50%概率为血友病患者，所生的女儿有50%概率成为致病基因携带者；男性患者与正常女性所生儿子均为正常，所生女儿均为携带者；女性携带者与男性患者所生的儿子有50%概率为血友病患者，所生的女儿致病基因携带者和血友病患者概率各占50%；男性患者与女性患者所生的儿子和女儿都是患者，但这种情况极为罕见。

知识点10：血友病的临床表现	副高：掌握　正高：掌握

出血症状的轻重及发病的早晚与凝血因子活性水平相关。血友病A和B大多在2岁时发病，亦可在新生儿期即发病。

（1）皮肤、黏膜出血：由于皮下组织、口腔、牙龈黏膜易于受伤，为出血好发部位。幼儿亦常见于头部碰撞后出血和血肿。

（2）关节积血：是血友病最常见的临床表现之一，多见于膝关节，其次为踝、髋、肘、肩关节等。关节出血可以分为3期：①急性期：关节腔内及周围组织出血，引起局部红、肿、热、痛和功能障碍。由于肌肉痉挛，关节多处于屈曲位置。②关节炎期：因反复出血、血液不能完全被吸收，刺激关节组织，形成慢性炎症，滑膜增厚。③后期：关节纤维化、僵硬、畸形、肌肉萎缩、骨质破坏，导致功能丧失。膝关节反复出血，常引起膝屈曲、外翻、腓骨半脱位，形成特征性的血友病步态。

（3）肌肉出血和血肿：重型血友病A常发生肌肉出血和血肿，多发生在创伤或活动过久后，多见于用力的肌群。深部肌肉出血时可形成血肿，导致局部肿痛和活动受限，可引起局部缺血性损伤和纤维变性。在前臂可引起手挛缩，小腿可引起跟腱缩短，腰肌痉挛可引起下腹部疼痛。

（4）创伤或手术后出血：不同程度的创伤、小手术，如拔牙、扁桃体摘除、脓肿切开、肌内注射或针灸等，均可以引起严重的出血。

（5）其他部位的出血：如鼻出血、咯血、呕血、黑便、血便和血尿等；也可发生颅内出血，是最常见的致死原因之一。

血友病B的出血症状与血友病A相似，患者多为轻型，出血症状较轻。

知识点11：血友病的实验室检查　　　　　　　　　　　　　副高：掌握　　正高：掌握

（1）筛查试验：内源途径凝血试验（部分凝血活酶时间，APTT）、外源途径凝血试验（凝血酶原时间，PT）、纤维蛋白原（Fg）或凝血酶时间（TT）、出血时间、血小板计数、血小板聚集试验等。以上除APTT外，其他试验均正常。

（2）确诊试验：血浆FⅧ：C减少或极少，辅以FⅧ抗原（FⅧ：Ag）可确诊血友病A；血浆FIX：C减少或极少，辅以FIX抗原（FIX：Ag）可确诊血友病B。血管性血友病因子抗原（vWF：Ag）正常。

（3）FⅧ/FIX抑制物检测：临床上有反复应用血制品病史且对血制品治疗无效的血友病A/B患者，需高度怀疑是否出现FⅧ/FIX抑制物。首选进行APTT纠正试验，若结果呈阳性，再用Bethesda法或改良的Bethesda法（Nijmegen法）测定。

（4）基因诊断试验：主要用于携带者检测和产前诊断。血友病的产前诊断：可在妊娠8～10周进行绒毛膜活检，以确定胎儿的性别并通过胎儿的DNA检测致病基因，即在妊娠的15周左右行羊水穿刺进行基因诊断。

知识点12：血友病的诊断　　　　　　　　　　　　　　　副高：掌握　　正高：掌握

根据病史、出血症状和家族史即可考虑为血友病，进一步确诊须进行有关实验室检查。携带者检查：男性患者与正常女性所生儿子均为正常，所生女儿均为携带者；女性携带者与正常男性所生的儿子有50%的概率为血友病患者，所生的女儿有50%的概率为致病基因携带者；女性携带者与男性患者所生的儿子有50%的概率为血友病患者；男性患者与女性患者所生的儿子和女儿都是患者，但这种概率极为罕见。基因序列分析除可确诊本病外，亦可发现轻症患者和致病基因携带者。

根据因子Ⅷ：C或因子Ⅸ：C活性水平的高低，将A型血友病或B型血友病分为重型（<1%）、中型（1%～5%）、轻型（5%～25%）及亚临床型（25%～45%）4种临床类型。

知识点13：血友病的鉴别诊断　　　　　　　　　　　　　　副高：掌握　　正高：掌握

（1）凝血因子Ⅺ缺乏症：既往称血友病C，为常染色体隐性遗传，男女发病率没有明显差异，自发性出血少见。临床症状极轻而APTT延长较明显是本病的特点之一，FⅪ：C降低。

（2）血管性血友病（vWD）：为常染色体遗传性出血性疾病，男女均可患病。患儿表现为出血倾向和APTT延长。可通过vWF：Ag、瑞斯托霉素辅助因子活性、FⅧ：C等检查确诊。

（3）获得性血友病：可继发于儿童自身免疫性疾病和恶性肿瘤等。临床出现自发性出血、APTT延长，FⅧ：C/FⅨ：C减低。抑制物筛选试验阳性，可行抑制物效价测定。

知识点14：血友病预防出血　　　　　　　　　　　　　　　　副高：掌握　　正高：掌握

嘱患儿养成安静的生活习惯，以减少和避免外伤出血，应避免使用阿司匹林和非甾体消炎药，尽量避免肌内注射，如因患外科疾病需行手术治疗，应注意在术前、术中和术后补充所缺乏的凝血因子。

知识点15：血友病的替代疗法　　　　　　　　　　　　　　　副高：掌握　　正高：掌握

凝血因子替代治疗是最有效的止血和预防出血的措施。一旦出血，应立即治疗。

血友病A：每输注FⅧ 1U/kg可使体内FⅧ：C提升2%；血友病：每输注FⅨ 1U/kg可使体内FⅨ：C提升1%。常用替代治疗的FⅧ和FⅨ制剂见下表。

常用FⅧ和FⅨ制剂

名　称	优　点	缺　点
新鲜冷冻血浆	含各种凝血因子	含量低，有输注量限制，血源感染风险
冷沉淀	含FⅧ约80U/1U，含vWF和纤维蛋白原	血源感染风险
血浆浓缩FⅧ	纯度高，容易保存和使用	血源感染风险
凝血酶原复合物	含有FⅡ/Ⅶ/Ⅸ/Ⅹ，易保存和使用	血源感染风险，大剂量可形成血栓
基因重组FⅧ/FⅨ	纯度高，使用方便，无血源感染风险	费用较高

（1）按需治疗：出血后输注FⅧ/FⅨ制剂止血称按需治疗。发生出血后2小时内治疗效

果最佳。FⅧ体内半衰期8～12小时，因此需12小时输注1次；FⅨ体内半衰期18～24小时，需要每天输注1次。具体剂量及疗程见下表。

按需替代治疗FⅧ和FⅨ剂量与疗程

出血部位	预期水平（%）	FⅧ剂量（U/kg体重）	FⅨ剂量（U/kg体重）	疗程（天）
关节	30～50	15～25	30～50	1～2
肌肉	30～50	15～25	30～50	1～2
胃肠道	40～60	20～30	40～60	7～10
口腔黏膜	30～50	15～25	30～50	直到出血停止
鼻出血	30～50	15～25	30～50	直到出血停止
血尿	30～50	15～50	30～50	直到出血停止
中枢神经系统	60～100	30～50	60～100	7～10
腹膜后	50～100	25～50	50～100	7～10
损伤或手术	50～100	25～50	50～100	直到出血停止或拆线

（2）预防治疗：在患儿发生出血前定期给予凝血因子替代治疗，以达到预防出血的目的，称为预防治疗。标准预防方案：血友病A每次25～40U/kg，每周3次；血友病B每次25～40U/kg，每周2次。中剂量方案：血友病A每次15～25U/kg，每周2～3次；血友病B每次30～50U/kg，每周1～2次。小剂量方案：血友病A每次10U/kg，每周2～3次；血友病B每次20U/kg，每周2次。应根据患儿年龄、出血情况和替代治疗制剂供应等实际情况制定个体化治疗方案。

知识点16：血友病的局部止血　　　　　　　副高：掌握　正高：掌握

（1）RICE（休息rest、冷敷ice、压迫compression、抬高elevation）原则：急性出血时执行，在没有因子的情况下也可部分缓解关节、肌肉出血。

（2）对表面创伤、鼻或口腔出血可局部压迫止血，或用纤维蛋白泡沫、吸收性明胶海绵蘸组织凝血活酶或凝血酶敷于伤口处。

（3）早期关节出血者宜卧床休息，并用夹板固定肢体，放于功能位，亦可局部冷敷，并用弹力绷带缠扎。

（4）关节出血停止、肿痛消失时，可行适当体疗，以防关节畸形。严重关节畸形可用手术矫形治疗。

知识点17：血友病的药物治疗　　　　　　　副高：掌握　正高：掌握

（1）1-脱氧-8-精氨酸加压素（DDAVP）：有提高血浆内因子Ⅷ活性和抗利尿作用，常用于治疗轻型血友病A患者，可减轻其出血症状，剂量为0.2～0.3μg/kg，溶于20ml生理盐水中缓慢静注，此药能激活纤溶系统，故需与6-氨基己酸或氨甲环酸联用。如用滴鼻剂（100μg/ml），0.25ml/次，作用相同。因其抗利尿作用有导致严重低钠血症的可能，故应用过程中需监测血钠水平。

（2）性激素：雄性激素达那唑和女性避孕药复方炔诺酮均有减少血友病A患者出血的作用，但其疗效均逊于替代疗法。

知识点18：血友病的基因治疗　　　　　　　　　　副高：掌握　正高：掌握

血友病B的基因治疗已有成功的报道。随着研究的不断深入，基因治疗可能成为治愈血友病的有效手段。

知识点19：血友病的外科治疗　　　　　　　　　　副高：掌握　正高：掌握

反复关节出血致关节强直及畸形的患儿，可在补充足量FⅧ或FⅨ的前提下，行关节成形术或人工关节置换术。

知识点20：血友病的物理治疗和康复训练　　　　　副高：掌握　正高：掌握

可以促进肌肉和关节积血的吸收，消肿，减轻疼痛，维持和改善关节活动范围。在非出血期，应积极地进行康复训练。物理治疗和康复训练均应在有经验的理疗师指导下进行。

知识点21：血友病的预防　　　　　　　　　　　　副高：掌握　正高：掌握

根据本组疾病的遗传方式，应对患者的家族成员进行筛查，以确定可能的其他患者和携带者，通过遗传咨询，使他们了解遗传规律（也有部分患儿没有家族史）。运用现代诊断技术对家族中的孕妇进行基因分析和产前诊断，如确定胎儿为血友病，可及时终止妊娠。在医师指导下，对血友病患儿进行有计划的家庭治疗非常重要，尤其适合我国国情。除病情不稳定和3岁以下婴幼儿外，其他患者均可家庭治疗。患者及其家属应接受本病相关知识的培训，要熟知当关节出血时的处理方法，如RICE原则等。血友病患儿因各种原因必须接受手术治疗时，应选择全身麻醉，不宜行局部或神经阻滞麻醉，尤以深部阻滞麻醉为禁忌证。

第四节　急性白血病

知识点1：急性白血病发病特点　　　　　　　　　副高：掌握　正高：掌握

急性白血病是儿童时期最常见的恶性肿瘤，起源于造血系统的恶性增生，人群发病率为（3～5）/10万，是儿童的主要病死原因之一。在儿童急性白血病中急性淋巴细胞白血病（ALL）占75%，急性非淋巴细胞白血病（ANLL）占25%，男性发病率高于女性，以学龄前期和学龄期发病数最多但包括新生儿在内的任何年龄均可罹患。

知识点2：急性白血病的病因 　　　　　　　　　副高：掌握　正高：掌握

病因尚不明了，可能相关因素包括以下几种。

（1）病毒因素：已经证实一种RNA反转录病毒，即人类T细胞白血病病毒（HTLV）可引起人类T淋巴细胞白血病。

（2）理化因素：电离辐射能引起白血病已在核污染地区得到验证，苯及其衍生物以及某些药物，如保泰松和细胞毒药物，均可诱发急性白血病。

（3）遗传因素：白血病不是遗传性疾病，但有家族肿瘤易感性。某些遗传性疾病，如21-三体综合征、范科尼贫血等罹患白血病的比例增高，同卵双生子中一个患急性白血病，另一个患病概率高达20%，提示白血病的发生与遗传因素有关。

知识点3：急性白血病的发病机制 　　　　　　　副高：掌握　正高：掌握

发病机制尚未完全明了，下列机制可能在白血病的发病中起重要作用。

（1）原癌基因的转化：人类和许多哺乳动物的染色体基因组中存在原癌基因（又称细胞癌基因），在正常情况时，其主要功能是参与调控细胞的增殖、分化和衰老、死亡。机体在致癌因素的作用下，原癌基因可发生点突变、染色体重排或基因扩增，转化为肿瘤基因，从而导致白血病的发生。

（2）抑癌基因畸变：正常人体内存在抑癌基因，如RB、p53、p16、WT1等，当这些基因发生突变、缺失等变异时，失去其抑癌活性，造成癌细胞异常增殖而发病。

（3）细胞凋亡受抑：细胞凋亡是在基因调控下的一种细胞主动自我消亡过程，是人体组织器官发育中细胞清除的正常途径。当细胞凋亡受到抑制或阻断时，细胞没有正常凋亡而继续增殖导致突变。研究发现，急性白血病时抑制凋亡的基因（如Bcl-2、Bcl-XL等）常高表达，而促进凋亡的基因（如p53、Fas、Bax等）表达降低或出现突变。此外，特异染色体易位产生的融合基因也可抑制细胞凋亡（如M3中的PML/RARa融合基因）。由此可见，细胞凋亡受抑在白血病发病中起重要作用。

（4）"二次打击"学说：即患儿具有两个明显的间隔或大或小的短暂接触窗，一个在子宫内（白血病可有染色体重排）；另一个在出生后，以致产生第二个遗传学改变，从而导致白血病的发生。

知识点4：急性白血病的分类和分型 　　　　　　副高：掌握　正高：掌握

急性白血病的分类和分型对于诊断、治疗和提示预后都有意义。根据增生的白细胞种类的不同，可分为急性淋巴细胞白血病（ALL）和急性非淋巴细胞白血病（ANLL）两大类，前者占小儿白血病的70%~85%。目前，常采用形态学（M）、免疫学（I）、细胞遗传学（C）和分子生物学（M），即MICM综合分型，以指导治疗和提示预后。

一、急性淋巴细胞性白血病

知识点5：急性淋巴细胞性白血病的特点	副高：掌握 正高：掌握

急性淋巴细胞白血病（ALL）简称急淋，由未成熟的淋巴细胞恶性增殖所致。ALL是小儿时期最常见的白血病，占儿童急性白血病的70%～85%。近20年来，随着联合化疗方案的不断改进，5年无病生存率已高达70%～80%。

知识点6：急性淋巴细胞性白血病的临床分类	副高：掌握 正高：掌握

（1）形态学分型（FAB分型）：根据淋巴母细胞形态学的不同，分为3种类型：①L_1型：以小细胞为主，其平均直径为$6.6\mu m$，核染色质均匀，核形规则；核仁很小，一个或无；胞质少，胞质空泡不明显。②L_2型：以大细胞为主，大小不一，其平均直径为$8.7\mu m$，核染色质不均匀，核形不规则；核仁一个或数个，较大；胞质量中等，胞质空泡不定。③L_3型：以大细胞为主，细胞大小一致，核染色质呈细点状，均匀；核形规则，核仁一个或多个；胞质量中等，胞质空泡明显。上述3型中以L1型多见，占80%以上；13型最少，占4%以下。

（2）免疫学分型：应用单克隆抗体检测淋巴细胞表面抗原标记，一般可将急性淋巴细胞白血病分为T、B两大系列。

1）T系急性淋巴细胞白血病（T-ALL）：占小儿ALL的10%～15%。具有阳性的T淋巴细胞标志，如CD1、CD3、CD5、CD8和TdT（末端脱氧核糖核酸转换酶）阳性。

2）B系急性淋巴细胞白血病（B-ALL）：占小儿ALL的80%～90%。此型又分为3种亚型：①早期前B细胞型（early pre B-ALL）：HLA-DR、CD79a、CD19和/或CyCD22（胞质CD22）阳性；Smlg、Cylg阴性。②前B细胞型（pre B-ALL）：Cylg阳性；Smlg阴性；其他B系标志及HLA-DR阳性。③成熟B细胞型（B-ALL）：Smlg阳性；Cylg阴性；其他B系标记及HLA-DR阳性。

3）伴有髓系标志的ALL（My$^+$-ALL）：本型具有淋巴系的形态学特征，以淋巴系特异抗原为主，但伴有个别、次要的髓系特异抗原标志，如CD13、CD33、CD14等阳性。

（3）细胞遗传学改变：主要有：①染色体数目异常：如≤45条的低二倍体，或≥47条的高二倍体。②染色体核型异常：如12号和21号染色体易位，即t（12；21）/AMLI-TEL（ETV6-CBFA2）融合基因；9号和22号染色体易位，即t（9；22）/BCR-ABL融合基因；或t（4；11）/MLL-AF4融合基因等。

（4）分子生物学改变：主要有①免疫球蛋白（Ig）重链（IgH）基因重排。②T淋巴细胞受体基因（TCR）片段重排。③ALL表达相关的融合基因。在ALL的发病过程中，一些遗传改变使造血干细胞定向分化阶段失控，例如：BCR/ABL融合基因；E2A-PBX融合基因。当发生嵌合性转录因子后，该因子干扰了正常造血干细胞的自我更新和增殖，例如TEL-AML1融合基因；MLL基因易位等。染色体重排未必足以发生白血病，但若这些变异与以下一些突变一起发生，则发生疾病，包括FIT-3受体，肿瘤抑制因子P53、P16等。

知识点5：急性淋巴细胞性白血病的临床分型　　　　副高：掌握　正高：掌握

国内外一般按临床特点将儿童ALL分为3型，但不同地区的具体分型标准略有差别。国内外一般按临床特点将儿童ALL分为3型，但不同地区的具体分型标准略有差别。近年来，国际上多个大型"协作组"的总体趋势是更关注化疗第15~19天的治疗反应和第29~45天微小残留病（MRD）水平。

现综合德国柏林-法兰克福-蒙斯特（BFM）和美国儿童肿瘤治疗协作组（COG）的临床分型标准。

（1）低危型急性淋巴细胞白血病（LR-ALL）：①泼尼松7天反应佳，第8天外周血幼稚细胞$<1.0\times10^9$/L。②年龄≥1岁，<10岁。③WBC$<50\times10^9$/L。④诱导化疗第15天骨髓M_1（原淋+幼淋$<5\%$）或MRD$<0.1\%$。⑤诱导化疗第33天骨髓MRD$<10^{-4}$。

（2）中危型急性淋巴细胞白血病（IR-ALL）：①泼尼松反应佳，第8天外周血幼稚细胞$<1.0\times10^9$/L。②年龄<1岁，≥10岁。③WBC≥50×10^9/L。④诱导化疗后+15天骨髓M_1或M_2（MRD为$0.1\%~10.0\%$）。⑤诱导化疗后+33天骨髓MRD$10^{-4}~10^{-2}$。⑥T-ALL。⑦t（1；19）（E2A-PBX1）。⑧CNSL和/或睾丸白血病。

（3高危型急性淋巴细胞白血病（HR-ALL）：至少符合以下一点：①诱导化疗后+15天骨髓M_3或MRD≥10%。②泼尼松反应差，+8天外周血幼稚细胞≥1.0×10^9/L。③+33天骨髓未缓解/虽然缓解但MRD为≥10^{-2}。④t（4；11）（MLL/AF4）或其他MLL基因重排（MLLr）异常。⑤低二倍体（染色体≤44）；⑥iAMP21。

知识点6：急性淋巴细胞性白血病的临床表现　　　　副高：掌握　正高：掌握

各型急性白血病的临床表现基本相同，主要表现如下。

（1）起病：大多较急，少数缓慢。早期症状有面色苍白、精神不振、乏力、食欲低下、鼻出血或牙龈出血等；少数患儿以发热和类似风湿热的骨关节痛为首发症状。

（2）发热：多数患儿起病时有发热，热型不定，可低热、不规则发热、持续高热或弛张热，一般不伴寒战。发热原因之一是白血病性发热，多为低热且抗生素治疗无效；另一原因是感染，多为高热。

（3）贫血：出现较早，并随病情发展而加重，表现为苍白、虚弱无力、活动后气促等。贫血主要是由于骨髓造血干细胞受到抑制所致。

（4）出血：以皮肤和黏膜出血多见，表现为紫癜、淤斑、鼻出血、牙龈出血、消化道出血和血尿。偶受抑制，使血小板的生成减少和功能不足。②白血病细胞浸润肝脏，使肝功能受损，纤维蛋白原、凝血酶原和因子Ⅴ等生成不足。③感染和白血病细胞浸润，使毛细血管受损，血管通透性增加。④并发弥散性血管内凝血。在各类型白血病中，以M_3型白血病的出血最为显著。

（5）白血病细胞浸润引起的症状和体征

1）肝、脾、淋巴结肿大：白血病细胞浸润多发生于肝、脾而造成其肿大，这在急性淋巴细胞白血病尤其显著。肿大的肝、脾质软，表面光滑，可有压痛。全身浅表淋巴结轻度肿大，但多局限于颈部、颌下、腋下和腹股沟等处，其肿大程度以急性淋巴细胞白血病较为显著。有时因纵隔淋巴结肿大引起压迫症状而发生呛咳、呼吸困难和静脉回流受阻。

2）骨和关节浸润：小儿骨髓多为红髓，易被白血病细胞侵犯，故患儿骨、关节疼痛较为常见。约25%的患儿以四肢长骨、肩、膝、腕、踝等关节疼痛为首发症状，其中部分患儿呈游走性关节痛，局部红肿现象多不明显，并常伴有胸骨压痛。骨和关节痛多见于急性淋巴细胞白血病。骨痛的原因主要与骨髓腔内白血病细胞大量增生、压迫和破坏邻近骨质以及骨膜浸润有关。骨骼X线检查可见骨质疏松、溶解，骨骺端出现密度减低横带和骨膜下新骨形成等征象。

3）中枢神经系统浸润：白血病细胞侵犯脑实质和/或脑膜时即引起中枢神经系统白血病（CNSL）。由于近年联合化疗的进展，使患者的寿命得以延长，但因多数化疗药物不能透过血－脑屏障，故中枢神经系统便成为白血病细胞的"庇护所"，使CNSL的发生率增高，这在急性淋巴细胞白血病尤其多见。浸润可发生于病程的任何阶段，但多见于化疗后缓解期。它是导致急性白血病复发的主要原因。

常见症状为颅内压增高，出现头痛、呕吐、嗜睡、视盘水肿等；浸润脑膜时可出现脑膜刺激征；浸润脑神经核或神经根时可引起脑神经麻痹；脊髓浸润可引起横贯性损害而致截瘫。此外，也可有惊厥、昏迷。检查脑脊液可以确诊：脑脊液色清或微浊，压力增高；细胞数$>10\times10^6$/L，蛋白>0.45g/L；将脑脊液离心沉淀进行涂片检查可发现白血病细胞。

4）睾丸浸润：白血病细胞侵犯睾丸时即引起睾丸白血病（TL），表现为睾丸局部肿大、触痛，阴囊皮肤可呈红黑色。由于化疗药物不易进入睾丸，在病情完全缓解时，该处白血病细胞仍存在，因而常成为导致白血病复发的另一重要原因。

5）绿色瘤：是急性粒细胞白血病的一种特殊类型，以急性单核细胞白血病多见。白血病细胞浸润眶骨、颅骨、胸骨、肋骨或肝、肾、肌肉等，在局部呈块状隆起而形成绿色瘤。此瘤切面呈绿色，暴露于空气中绿色迅速消退，这种绿色素的性质尚未明确，可能是光紫质或胆绿蛋白的衍生物。

6）其他器官浸润：少数患儿有皮肤浸润，表现为丘疹、斑疹、结节或肿块；心脏浸润可引起心脏扩大、传导阻滞、心包积液和心力衰竭等；消化系统浸润可引起食欲缺乏、腹痛、腹泻、出血等；肾脏浸润可引起肾肿大、蛋白尿、血尿、管型尿等；齿龈和口腔黏膜浸润可引起局部肿胀和口腔溃疡，这在急性单核细胞白血病较为常见。

知识点7：急性淋巴细胞性白血病的实验室检查 副高：掌握 正高：掌握

（1）血常规检查：外周血白细胞计数多增高，但也可正常或降低，通常涂片可见原始及幼稚细胞，血红蛋白及红细胞降低，血小板数呈不同程度降低。

（2）骨髓检查：多见骨髓增生活跃至极度活跃，也可见骨髓增生减低，骨髓中某一系的白血病细胞恶性增生，原始及幼稚细胞≥25%，高者达90%以上，其他系明显减少或缺如。

（3）细胞组织化学染色：可帮助鉴别白血病细胞类型。①过氧化物酶：在早幼阶段以后的粒细胞为阳性；幼稚及成熟单核细胞为弱阳性；淋巴细胞和浆细胞均为阴性。各类型分化较低的原始细胞均为阴性。②酸性磷酸酶：原始粒细胞大多为阴性，早幼粒以后各阶段粒细胞为阳性；原始淋巴细胞弱阳性，T细胞强阳性，B细胞阴性；原始和幼稚单核细胞强阳性。③碱性磷酸酶：成熟粒细胞中此酶的活性在急性粒细胞白血病时明显降低，积分极低或为0；在急性淋巴细胞白血病时积分增加；在急性单核细胞白血病时积分大多正常。④苏丹黑：此染色结果与过氧化物酶染色的结果相似：原始及早幼粒细胞阳性；淋巴母细胞阴性；原单核细胞弱阳性。⑤糖原：原始粒细胞为阴性，早幼粒细胞以后各阶段粒细胞为阳性；原始及幼稚淋巴细胞约半数为强阳性，余为阳性；原始及幼稚单核细胞多为阳性。⑥非特异性酯酶（萘酚酯，NASDA）：这是单核细胞的标记酶，幼稚单核细胞强阳性，原始粒细胞和早幼粒细胞以下各阶段细胞为阳性或弱阳性，原始淋巴细胞阴性或弱阳性。

（4）免疫分型：采用流式细胞仪检测，可分B细胞系和T细胞系两大类。

（5）细胞遗传学及基因检测。

（6）溶菌酶检查：血清中的溶菌酶主要来源于破碎的单核细胞和中性粒细胞，测定血清与尿液中溶菌酶的含量可以协助鉴别白血病的细胞类型。正常人血清含量为4～20mg/L；尿液中不含此酶。在急性单核细胞白血病时，其血清及尿液的溶菌酶浓度明显增高；急性粒细胞白血病时中度增高；急性淋巴细胞白血病时则减少或正常。

知识点8：急性淋巴细胞性白血病的诊断　　　　　　　　副高：掌握　正高：掌握

（1）白血病的诊断标准：①骨髓细胞学检查发现原始及幼稚淋巴细胞≥25%，有无白血病的临床症状及血液学特点。②根据MICM结果确定ALL类型，结合临床特点确定临床危险度分型。③中枢神经系统白血病，脑脊液中找到肿瘤细胞或脑神经损伤或脑组织受累，除外其他中枢神经系统疾病。④睾丸白血病，有白血病细胞浸润的临床表现，单侧或双侧睾丸增大，睾丸B超可协助诊断，睾丸活检确诊。

（2）骨髓缓解状态分级

M_1：幼稚细胞<5%。

M_2：5%≤幼稚细胞<25%。

M_3：幼稚细胞>25%。

（3）脑脊液分级；主要依据临床表现、影像学改变和/或脑脊液细胞计数及细胞形态学。

CNS1：无中枢神经系统疾病的临床及影像学（CT/MRI）异常证据，眼底无异常，脑脊液中无肿瘤细胞，也无其他中枢神经系统白血病的证据。

CNS2：①脑脊液见到明确的肿瘤细胞；脑脊液细胞计数≤5×10⁶/L时，红细胞：白细胞≤100∶1；脑脊液不混血，腰穿无损伤。②脑脊液见到淋巴细胞；红细胞：白细胞≥100∶1；腰穿有损伤，脑脊液混血。③腰穿损伤（血性脑脊液），同时诊断时白细胞计数≥50×10⁹/L。

CNS3：①CT/MRI脑实质肿物和/或脑膜病变．②无其他明确病因的脑神经麻痹，即使脑脊液未见肿瘤细胞、MR1/CT未见局限性占位病变。③单纯视网膜受累，脑脊液无肿瘤细胞，MRI/CT无占位病变。④腰穿无损伤，脑脊液细胞计数>5×10⁶/L，肿瘤细胞为主。⑤如果不能明确脑脊液是否混血，诊断中枢神经系统受累则需要满足以下两条。a.脑脊液细胞计数＞5×10⁶/L肿瘤细胞为主＋红细胞，白细胞≤100∶1。b.脑脊液细胞计数＞5×10⁶/L＋脑脊液肿瘤细胞比例高于末梢血。

注：对于CNS2、CNS3患者，应进行有序的治疗性腰穿至脑脊液肿瘤细胞消失。对于脑脊液诊断有疑问者，建议2周后复查。

（4）复发：骨髓复发，完全缓解后骨髓中又出现幼稚细胞≥25%。

脑膜白血病复发：①初诊时无CNS受累或初诊时为脑膜白血病，在CSF转阴后的患者再次发现CSF中有肿瘤细胞。②完全缓解后出现脑神经损伤或脑组织受累，除外其他中枢神经系统疾病。

睾丸白血病复发：组织学标本提示幼稚细胞浸润。器官复发：需要组织学依据。联合复发：髓外复发同时骨髓幼稚细胞≥25%。

知识点9：急性淋巴细胞性白血病的鉴别诊断　　　　副高：掌握　　正高：掌握

（1）类白血病反应：可有肝脾大、血小板减少。末梢血象中偶见中晚幼粒及有核红细胞，为幼儿髓外代偿表现。往往存在慢性感染，骨髓呈感染性骨髓象。

（2）传染性单核细胞增多症：为EB病毒感染所致，可有发热，肝、脾、淋巴结肿大，血清嗜异凝集试验阳性，EB病毒阳性，白细胞增高并出现异型淋巴细胞，血红蛋白及血小板计数多正常，骨髓检查无白血病改变。

（3）再生障碍性贫血：贫血、出血、发热及全血细胞减少与低增生白血病表现类似，但通常无肝、脾、淋巴结肿大，骨髓中无幼稚细胞。

（4）风湿及类风湿关节炎：常有发热，关节痛为游走多发性。建议在诊断前常规骨髓检查以排除以关节痛为首发症状而血液学表现不典型的白血病。

知识点10：急性淋巴细胞性白血病的治疗　　　　副高：掌握　　正高：掌握

以化疗为主的综合治疗，其原则是要早期诊断、早期治疗。根据ALL类型选用不同强度的化疗方案，同时要早期防治中枢神经系统白血病和睾丸白血病，注意支持疗法。对于预后极差的病例，如Ph⁺-ALL，在条件允许时尽可能实施骨髓移植治疗。

（1）支持疗法：①防治感染：在化疗等骨髓抑制阶段，为防止外源性感染采取保护性环境隔离。②输血和成分输血：重度贫血可输给红细胞，血小板过低并有出血者可输浓缩血小板，酌情静脉输注丙种球蛋白。③集落刺激因子：化疗期间，如骨髓抑制明显者，可给予G-CSF、GM-CSF等集落刺激因子。④高尿酸血症的防治：注意多补充水分并可口服别嘌醇、用碳酸氢钠碱化尿液。⑤其他：治疗过程中注意营养补充。有发热、出血时应卧床休息。

（2）化学药物治疗：目前对急性淋巴细胞性白血病的化疗常用方案及次序如下：①诱导缓解：目前公认较好的联合化疗方案是采用4种药物的DVLP（柔红霉素，DNR；长春新碱，VCR；左旋门冬酰胺酶，L-ASP；泼尼松，P或地塞米松，D）方案。②缓解后巩固治疗：目前多用CAM方案［环磷酰胺（C）、Ara-c（A）及6-巯基嘌呤（M）］后采用大剂量甲氨蝶呤+6-巯基嘌呤+四氢叶酸钙（mM＋CF）方案，配合甲氨蝶呤（MTX）单药（低危）或MTX、Ara-C和地塞米松（Dex）三联药物（中高危）鞘内注射。③延迟强化及维持治疗：维持治疗采用6-巯基嘌呤（6-MP）或6-硫鸟嘌呤（6-TG）＋MTX方案，维持期间需根据疾病危险度选用不同的强化治疗方案，总疗程2～2.5年。

知识点11：预防髓外白血病　　　　　　　　　　　副高：掌握　正高：掌握

由于大多数药物不能进入中枢神经系统、睾丸等部位，如果不积极预防髓外白血病，CNSL在3年化疗期间的发生率可高达50%左右。TL的发生率在男孩中亦可有5%～30%。CNSL和TL均会导致骨髓复发、治疗失败，因此，有效的髓外白血病的预防是白血病，特别是急性淋巴细胞白血病患儿获得长期生存的关键措施之一。

预防性治疗的常用方法：

（1）三联鞘内注射法（IT）：常用3种药物MTX、Ara-C、Dex联合鞘内注射。

（2）大剂量甲氨蝶呤-四氢叶酸钙（HDMTX-CF）疗法：每14天为1个疗程。每个疗程MTX剂量为$2～5g/m^2$，共用4个疗程。其中$1/10～1/6$量（＜500mg）作为突击量，在30分钟内快速静脉滴入，余量于12～24小时内匀速滴入；突击量MTX滴入后0.5～2小时内行三联鞘内注射1次；开始滴注MTX 36小时后用CF解救，剂量为每次$15mg/m^2$，首剂静脉注射，以后每6小时口服或肌内注射，共6～8次。HDMTX治疗前后3天需要"水化，碱化"，使尿pH＞7.0，保证足够尿量。不同协作组对各亚型ALL所采用的MTX剂量不同，为$2～5g/m^2$；而且，高危组常联合多药"强化疗"。由于MTX $5g/m^2$不良反应较大，应常规监测血药浓度，并根据监测结果调整CF的解救剂量和次数。

（3）颅脑放射治疗：仅限于某些类型如T-ALL且初诊时WBC＞$100×10^9$/L的2岁以上患者、CNSL或因种种原因不宜行HDMTX-CF治疗的患者。在CR后6个月时进行，放射总剂量为12Gy，分15次于3周内完成。近年来，颅脑放疗后的远期不良反应已引起临床医师的高度关注，因此，国际上采用该方法者越来越少。

（4）早期强化治疗或再诱导治疗：目的仍然是治疗MRD，常用VDLDex方案，剂量和用法基本同诱导治疗。休息1～2周按CAM治疗。

（5）维持治疗：为了巩固疗效，达到长期缓解以及治愈的目的，必须在上述疗程后进行维持治疗：一般主张用6-巯基嘌呤（6-MP）＋MTX维持治疗，总疗程2～3年。

知识点12：中枢神经系统白血病的防治　　　　　　副高：掌握　正高：掌握

初诊时已发生中枢神经系统白血病（CNSL）者，照常进行诱导治疗，同时给予三联鞘内注射，全国方案于第1周3次，第2和第3周各2次，第4周1次，共8次。一般在鞘内注射化疗2～3次后CSF。常转为阴性。在完成诱导缓解、巩固、髓外白血病防治和早期强化后，进行颅脑放射治疗，剂量同上。颅脑放疗后不再用HDMTX-CF治疗，但三联鞘内注射必须每8周1次，直到治疗终止。完全缓解后在维持巩固期发生CNSL者，BFM协作组改用"复发方案"重新诱导治疗。

知识点13：睾丸白血病（TL）治疗　　　　　　副高：掌握　正高：掌握

初诊时已发生睾丸白血病（TL）者，先诱导治疗33天，评价证实TL仍存在者，按"高危"方案治疗，双侧TL者进行双侧睾丸放射治疗，总剂量为24～30Gy，分6～8天完成；单侧者可行切除术，亦可行睾丸放射治疗；与此同时继续进行巩固、髓外白血病防治和早期强化治疗。在缓解维持治疗期发生TL者，按上法予以治疗，紧接着用VDLDex和VP16＋Ara-C方案各治疗一疗程。

知识点14：造血干细胞移植　　　　　　　　　副高：掌握　正高：掌握

可选用外周血和脐带血造血干细胞移植。造血干细胞移植法不仅可提高患儿的长期生存率，而且还可根治白血病。随着化疗效果的不断提高，目前造血干细胞移植仅用于部分高危型急性淋巴细胞白血病（如Ph⁺-ALL）或化疗后复发的病例，标危型ALL不推荐使用。

知识点15：急性淋巴细胞性白血病的预后　　　副高：掌握　正高：掌握

经合理的规范性化疗，目前ALL的治愈率已达到80%左右。对于复发或高危、难治性病例，部分患者可能通过造血干细胞移植治疗达到治愈。

知识点16：急性淋巴细胞性白血病的随访　　　副高：掌握　正高：掌握

建议对停止治疗的病例进行随访：①停药第1年，每1～2个月行血常规检查和全面体格检查，重点检查淋巴结、肝、脾及睾丸。停药满1年时，建议行胸片、腹部B超、免疫功能检查。如果免疫功能恢复，以后不再行免疫功能检查，康复儿童可以做疫苗接种。②停药第2年，每2～3个月做血常规和全面体格检查，重点检查淋巴结、肝、脾及睾丸。停药满2年时，建议行X线胸片、腹部B超或免疫功能检查。③停药第3年，每3个月行血常规和全面体格检查，重点检查淋巴结、肝、脾及睾丸。停药满3年时，建议行胸片、腹部B超或免疫功能检查。

二、急性非淋巴细胞性白血病

知识点17：急性非淋巴细胞性白血病的发病特点　　副高：掌握　正高：掌握

急性非淋巴细胞性白血病（ANLL）又称急性髓细胞性白血病（AML）也是儿童常见的白血病类型，目前总体化疗治愈率40%～50%，但其中急性早幼粒细胞白血病（APL）的治愈率可以高达80%～90%，是可以治愈的恶性肿瘤之一。本病病因、发病机制、临床表现等均与ALL类似。

知识点18：急性非淋巴细胞性白血病的临床分类　　副高：掌握　正高：掌握

（1）形态学分型（FAB分型）

1）原粒细胞微分化型（M_0）：骨髓中原始细胞≥90%，无Auer小体。

2）原粒细胞白血病未分化型（M_1）：骨髓中原粒细胞≥90%，早幼粒细胞很少，中幼粒细胞以下各阶段细胞极少见，可见Auer小体。

3）原粒细胞白血病部分分化型（M_2）：骨髓中原粒和早幼粒细胞共占50%以上，可见多少不一的中幼粒、晚幼粒和成熟粒细胞，可见Auer小体；M2b型骨髓中有较多的核质发育不平衡的中幼粒细胞。

4）颗粒增多的早幼粒细胞白血病（M_3）：骨髓中颗粒增多的异常早幼粒细胞占30%以上，胞质多少不一，胞质中的颗粒形态分为粗大密集和细小密集两类，据此又可分为两型，即粗颗粒型（M_3a）和细颗粒型（M_3b）。

5）粒－单核细胞白血病（M_4）：骨髓中幼稚的粒细胞和单核细胞同时增生，原始及幼稚粒细胞>20%；原始、幼稚单核细胞和单核细胞≥20%；或原始、幼稚和成熟单核细胞>30%，原粒和早幼粒细胞>10%。除以上特点外，骨髓中异常嗜酸性粒细胞增多。

6）单核细胞白血病（M_5）：骨髓中以原始、幼稚单核细胞为主。可分为两型：①未分化型：原始单核细胞为主，>80%；②部分分化型：骨髓中原始及幼稚单核细胞>30%，原始单核细胞<80%。

7）红白血病（M_6）：骨髓中有核红细胞>50%，以原始及早幼红细胞为主，且常有巨幼样变；原粒及早幼粒细胞>30%。外周血可见幼红及幼粒细胞；粒细胞中可见Auer小体。

8）急性巨核细胞白血病（M_7）：骨髓中原始巨核细胞>30%；外周血有原始巨核细胞。

（2）免疫学分型：急性非淋巴细胞M_1~M_5型可有CD33、CD13、CD14、CD15、MPO（抗髓过氧化物酶）等髓系标志中的一项或多项阳性，也可有CD34阳性。其中CD14多见于单核细胞系，M_6可见血型糖蛋白A阳性，M_7可见血小板膜抗原Ⅱb/Ⅲa（GPⅡb/Ⅲa）阳性和/或CD41、CD68阳性。

（3）细胞遗传学改变：①染色体数目异常：以亚二倍体为主，超二倍体较少；②常见的核型改变有t（9；11）/MLL-AF9融合基因（常见于M5）；t（11；19）/ENL-MLL融合基因；t（8；21）/AML-ETO融合基因（M2b的特异标记）；t（15；17）/PML-RARa融合基因（M3的特异标记）；inv16（多见于M4Eo）等。

<hr>

知识点19：急性非淋巴细胞性白血病的临床分型 　　　　副高：掌握　正高：掌握

国际多个协作组只分非高危和高危。非高危：FAB分型的M_3、M_4Eo、带Auer小体的M_1或M_2，同时以标准化疗方案诱导第15天骨髓原始细胞≤5%（M_3除外），其余归入高危。有下列预后良好核型者为非高危：t（8；21）（q22；q22）ANLLI/ETO，t（15；17）（q22；q11~21）PML/RARa，t（9；11）（p22；q23）MLL/AF9，inv16（p13；q22）/t（16；16）（p13；q22）CBFβ/MYH11。

<hr>

知识点20：急性非淋巴细胞性白血病的诊断 　　　　副高：掌握　正高：掌握

均与ALL类似，但AML更易出现牙龈和口腔黏膜肿胀及溃疡（AML-M_5多见）、眼球突出或皮下包块（绿色瘤，AML-M$_1$、M$_2$多见）、广泛性皮肤黏膜出血或凝血障碍（AML-M$_3$），而肝、脾与淋巴结肿大，纵隔侵犯及颅内浸润，睾丸浸润相对ALL轻或少见。确诊时相应类型的骨髓幼稚比率均在25%以上，需要鉴别的病种与ALL相同，初诊时需要做的相关实验室检查，如头胸部CT、腹部B超或CT、常规与血生化检查等与ALL相同。

知识点21：急性非淋巴细胞性白血病的治疗	副高：掌握 正高：掌握

（1）诱导治疗：与ALL相比，ANLL的诱导化疗难度更大，并发症较多，每例患者都必须经过骨髓抑制期才有可能完全缓解。

1）除M$_3$外，各型ANNL的诱导治疗常用的基本方案如下：①DA方案：DNR每天30~40mg/m^2，静脉滴注，第1~3天，每天1次；第1~7天，Ara-C每天150~200mg/m^2，静脉滴注或肌内注射，分2次（每12小时一次）。②DEA方案：DNR和Ara-C同上；第5~7天，VP16（或VM26）每日100~150mg/m^2，静脉滴注，每天1次。

2）M$_3$者，任选以下方案：①全反式维A酸（ATRA）25~30mg/（m^2·天），第1~60天，口服；第8~10天，DNR 40mg/（m^2·d），静脉滴注30分钟；Ara-C 100mg/（m^2·d），第8~14天，分2次，每12小时静脉滴注1次，皮下注射。②ATRA 25~30mg/（m^2·d），第1~30天，口服；第1~20天，三氧化二砷（As$_2$O$_3$）0.3~0.5mg/（kg·d），静脉滴注。

（2）缓解后治疗：①巩固治疗：采用原有效的诱导方案治疗1~2疗程。②根治性强化治疗：采用含中大剂量Ara-C的化疗方案治疗，或造血干细胞移植。

知识点22：急性非淋巴细胞性白血病的预后	副高：掌握 正高：掌握

除AML-M$_3$外，绝大部分AML预后较差，接受干细胞移植的机会较高。

知识点23：急性非淋巴细胞性白血病的随访	副高：掌握 正高：掌握

建议对停止治疗的病例进行随访。①停药第1年，每月体检，重点为肝、脾、淋巴结和睾丸，同时检查血常规。②停药第2年，每2~3个月体检，重点为肝、脾、淋巴结和睾丸，同时检查血常规。③停药第3年，每3~6个月体检，重点为肝、脾、淋巴结和睾丸，同时检查血常规。④必要时进行骨髓穿刺检查，同时可检查PML-RARα、AML/ETO等融合基因。

第五节 小儿恶性淋巴瘤

小儿恶性
淋巴瘤

知识点1：小儿恶性淋巴瘤的概念及分类	副高：掌握 正高：掌握

小儿恶性淋巴瘤是一组原发于淋巴结或淋巴组织的恶性肿瘤，发病率居小儿恶性肿瘤的第三位，仅次于儿童白血病和颅内肿瘤。临床特征为无痛性淋巴结肿大，常伴肝、脾肿大，

晚期有贫血、发热、恶病质表现。分为霍奇金淋巴瘤和非霍奇金淋巴瘤两类。

一、霍奇金淋巴瘤

知识点2：霍奇金淋巴瘤的特点　　　　　　　　　　副高：掌握　正高：掌握

霍奇金淋巴瘤（HL）约占儿童时期恶性肿瘤4.8%，是一组恶性度相对较低、可治愈的肿瘤。具有以下特点：①病变往往从1个或1组淋巴结开始，逐渐由邻近淋巴结向远处扩散，原发于淋巴结外淋巴组织者较少。②瘤组织成分多样，但都有一种独特的巨细胞样瘤细胞，即Reed-Sternberg细胞（R-S细胞），瘤组织内常有多种炎症细胞浸润。③预后相对较好。

知识点3：霍奇金淋巴瘤的病理　　　　　　　　　　副高：掌握　正高：掌握

常发生于一组淋巴结并扩散至其他淋巴结及结外组织或器官。病变早期肿大淋巴结无粘连、可活动，以后侵入邻近组织并相互粘连、不易推动，形成结节状巨大肿块。病理检查显示瘤组织中有一种独特的多核瘤巨细胞，称为里-施细胞（R-S细胞），是诊断HD的重要依据。

知识点4：霍奇金淋巴瘤的病理分型　　　　　　　　副高：掌握　正高：掌握

按WHO 2008年的分类标准分如下。
（1）结节性淋巴细胞为主型霍奇金淋巴瘤。
（2）经典霍奇金淋巴瘤：结节硬化型经典霍奇金淋巴瘤；富于淋巴细胞的经典霍奇金淋巴瘤；混合细胞型经典霍奇金淋巴瘤；淋巴细胞减少型经典霍奇金淋巴瘤。

知识点5：霍奇金淋巴瘤的临床分期　　　　　　　　副高：掌握　正高：掌握

（1）Ⅰ期：1个淋巴结区或结外病变。
（2）Ⅱ期：横膈同侧2个及以上淋巴结区或1个结外病变伴局部淋巴结浸润。
（3）Ⅲ期：横膈二侧淋巴结区，可同时伴局部的结外病变、肝浸润或两者均存在。
（4）Ⅳ期：1个或多个结外部位的多病灶病变，伴或不伴淋巴结转移。结外病变伴远处淋巴结转移。

知识点6：霍奇金淋巴瘤的临床表现　　　　　　　　副高：掌握　正高：掌握

（1）浅表淋巴结肿大：无痛性进行性淋巴结肿大是本病最常见的早期表现。
（2）内脏淋巴结肿大：部分患儿首发表现为纵隔肿块，呼吸困难、咳嗽及上腔静脉综合征。

（3）淋巴结外器官浸润症状：肝脾受累出现肝脾肿大；肝内胆管阻塞出现黄疸；肺门及肺实质受累出现咳嗽、气促、胸腔积液等；神经系统受累脑膜、脑实质损害表现或脑神经受累表现；胃肠道受累出现黏膜溃疡和消化道出血。

（4）全身表现：疾病晚期，可出现发热、盗汗、贫血、消瘦等表现。发热可为持续性或间歇性，可有明显的周期性。

知识点7：霍奇金淋巴瘤的实验室检查	副高：掌握 正高：掌握

（1）血象：早期无特别，可见嗜酸性粒细胞和单核细胞增多。晚期骨髓受累时，有贫血、白细胞及血小板计数异常。

（2）骨髓象：多数患儿无阳性发现，少数晚期骨髓受累时可找到里－施细胞。

（3）病理学检查：淋巴结活检找到里－施细胞可诊断。细胞免疫组织化学标记CD15、CD30有助于诊断。如无浅表淋巴结肿大，诊断困难时需进行开胸或剖腹探查，取得适当组织标本，进行病理检查，才能最后确诊。

（4）影像学检查：胸部平片或CT可显示纵隔、肺门淋巴结肿大。腹部超声或CT可显示腹腔内淋巴结肿大、肝脾大及腹部包块。

知识点8：霍奇金淋巴瘤的诊断	副高：掌握 正高：掌握

根据无痛性淋巴结肿大，尤其好发于颈部者经病理活检方能确诊，部分有发热、深部淋巴结肿大的病例确诊困难，可能需要多次病理活检才能得出正确的诊断。

知识点9：霍奇金淋巴瘤的鉴别诊断	副高：掌握 正高：掌握

需要鉴别的疾病包括非霍奇金淋巴瘤、块状巨大淋巴结病、淋巴结核、传染性单核细胞增多症等，鉴别诊断的主要依据是病理活检。

知识点10：霍奇金淋巴瘤的治疗	副高：掌握 正高：掌握

小儿霍奇金淋巴瘤以淋巴细胞为主型和结节硬化型多见，预后较成人为好。治疗包括手术、化疗及放疗。治疗目标已经发展为治愈疾病且尽量避免发生远期并发症。儿童HL的治疗当前多根据危险度分层应用联合治疗模式，即化疗后继之以低剂量受累淋巴结区放疗，以减少应用部分毒副作用大的药物（烷化剂、蒽环类抗生素）以及放疗的暴露。

知识点11：霍奇金淋巴瘤的疗效标准	副高：掌握 正高：掌握

（1）CR：全身影像学检查正常，临床无症状及体征。

（2）PR：肿瘤缩小≥50%。

（3）治疗失败：肿瘤缩小<50%。

知识点12：霍奇金淋巴瘤的预后 　　　　　　副高：掌握　　正高：掌握

HL在合理治疗下预后良好，总的长期无病生存率达75%，其中Ⅰ、Ⅱ期为80%~90%，10年存活率为60%~70%，Ⅲ期及Ⅳ期5年生存率分别为73%和63%。复发多发生在3年内，反复复发的晚期广泛病变预后仍不良。

二、非霍奇金淋巴瘤

知识点13：非霍奇金淋巴瘤的特点 　　　　　　副高：掌握　　正高：掌握

非霍奇金淋巴瘤（NHL）是一组组织学类型、临床表现以及生物学行为均具有多样性的淋巴组织肿瘤性疾病。与HL相比，NHL多为高度恶性的弥漫性肿瘤，侵犯结外组织的倾向大，往往多灶起病，其疗效及预后较HL差。

知识点14：非霍奇金淋巴瘤的病理、免疫及遗传学分型 　　副高：掌握　　正高：掌握

（1）组织病理形态分型：是NHL最基本也是最重要的诊断手段，有多个分类系统，目前多采用2008WHO分类方案。

（2）免疫分型：免疫表型对恶性淋巴瘤的诊断至关重要。可选用病理石蜡切片免疫组织化学染色法，对骨髓或体液标本可采用活细胞流式细胞术分析法。常用的标记包括LCA（CD45）、CD79a、TdT、Ki-67、CD10、CD19、CD20、CD22、CD34、κ轻链、λ轻链、SmIgM以及UCHLl（CD45RO）、CD1、CD2、CD3、CD4、CD5、CD7、CD8、CD56、CD30、ALK、MPO。

（3）遗传学特点：细胞遗传学及分子生物学检查对诊断和预后判断非常重要。Burkitt淋巴瘤常有染色体易位：t（8；14）、t（2；8）或t（8；22）。间变型大细胞性淋巴瘤常有t（2；5）并产生ALK/NPM融合基因。

知识点15：非霍奇金淋巴瘤的临床分期 　　　　　副高：掌握　　正高：掌握

（1）Ⅰ期：除外纵隔或腹部起源的单个淋巴结区或结外部位受累。

（2）Ⅱ期：横膈同侧病变，≥单个淋巴结或淋巴结外肿块伴区域淋巴结浸润；胃肠道原发（通常为回盲部）病变，伴或不伴相关肠系膜淋巴结受累，手术已完全切除。

（3）Ⅲ期：肿瘤累及横膈两侧；原发于纵隔；所有未能手术切除的广泛腹腔病变；所有脊柱旁或硬膜外肿瘤。

（4）Ⅳ期：有中枢浸润或骨髓浸润。

知识点16：非霍奇金淋巴瘤的临床表现　　　　　　　　副高：掌握　　正高：掌握

本病临床表现差异很大，最常见者为无痛性浅表淋巴结肿大，多见于颈部。原发病灶也常见于纵隔和腹腔。原发于胸部者常见呼吸困难、刺激性咳嗽、上腔静脉综合征，易有骨髓及中枢神经系统受累。原发于腹部者，常见腹痛、腹部肿块、黄疸等。也有病灶起源于颌面部、皮肤、睾丸、涎腺等。与HL相比，NHL更易向远处淋巴结或结外器官转移，常伴有肝脾大及发热、贫血、消瘦，以及胸腔积液、腹水等全身症状。

知识点17：非霍奇金淋巴瘤的辅助检查　　　　　　　　副高：掌握　　正高：掌握

（1）血常规检查：早期无特别。晚期可有贫血、白细胞及血小板计数异常。

（2）骨髓细胞学检查：骨髓受累时可见肿瘤细胞，肿瘤细胞 >25%者称NHL并白血病。

（3）病理学检查：病检标本可取自淋巴结活检组织，受累骨髓或胸、腹水。找到肿瘤细胞可确诊，病理学诊断至少应包括两部分，即组织学分型和肿瘤细胞的免疫表型。

（4）影像学检查：胸片或胸部CT，腹腔超声或腹部CT，PET-CT及放射性核素扫描等有助于诊断及分期。

（5）细胞遗传学和分子生物学检测：外周血免疫球蛋白重链（IgH）和T细胞受体（TCR）基因重排、细胞染色体分析及淋巴瘤相关的融合基因检测有助于在分子水平诊断。

知识点18：非霍奇金淋巴瘤的诊断及鉴别诊断　　　　　副高：掌握　　正高：掌握

根据临床表现，对疑诊病例首选快速、简便并能确诊的检查，如骨髓涂片、体液（如胸腹水等）肿瘤细胞形态学检查及免疫分型检查。如不能明确形态和免疫分型，应及时做病理活检，尽量争取获得组织标本以明确病理诊断和分型。确诊前尽量避免使用激素和化疗类药物，需要鉴别的疾病同霍奇金淋巴瘤，但因常有白血病样表现，因此，需要与不同类型的白血病进行鉴别。

知识点19：非霍奇金淋巴瘤的治疗　　　　　　　　　　副高：掌握　　正高：掌握

采用以化疗为主的综合治疗，个别病例结合放疗或自体干细胞移植治疗，同时加强支持治疗及感染防治。

（1）支持治疗与感染防治。

（2）化疗：根据不同亚型和分期采用不同的联合化疗方案，通常根据免疫分型（T-NHL或B-NHL）结果选择不同的化疗计划。T-NHL因进展快，常伴有急性淋巴细胞白血病样表现，通常可借鉴ALL的治疗方案，对非进展期病例（Ⅰ～Ⅱ期）也可采用CHOP或CHOP-E方案。对于B-NHL，根据疾病分期选用以CTX、Ifos、Vp-16、MTX、VCR、Adr、Ara-C、Prednison等组成的联合方案，采用大剂量、短疗程的治疗计划。

（3）放疗：由于化疗效果显著，很少需要放疗。对化疗效差的病例可考虑使用。

（4）干细胞移植对放、化疗仍不能治愈的病例可考虑实施。

| 知识点20：非霍奇金淋巴瘤的疗效标准 | 副高：掌握　正高：掌握 |

应根据原发部位及浸润部位选择相应的影像及细胞学检查进行评估。

（1）完全缓解（CR）：CT/MRI、脑脊液及体检均无残留肿瘤迹象，骨髓涂片＜5%幼稚淋巴细胞，或经病理证实残留病灶无肿瘤细胞，并维持1个月以上。

（2）部分缓解（PR）：肿瘤缩小＞50%，但未达CR，无新发或重新进展病灶，骨髓涂片＜5%幼淋巴细胞、脑脊液必须无肿瘤细胞，并维持在1个月以上。

（3）无进展（PF）：所有可检测病灶减少＜50%，无新发病灶或新进展。

（4）进展（DP）：原有疾病状态基础上的进展或出现新病灶。

| 知识点21：非霍奇金淋巴瘤的预后 | 副高：掌握　正高：掌握 |

与病变范围和肿瘤的组织类型有关，病变局限在一个部位者预后较好。因儿童NHL对化疗大多较敏感，因此，预后相对较好，约80%的病例可能治愈。分期较早且定位在局部的淋巴瘤有90%以上的治愈机会。

第六节　噬血细胞综合征

| 知识点1：噬血细胞综合征的概念 | 副高：掌握　正高：掌握 |

噬血细胞综合征（HPS）又称噬血细胞性淋巴样组织细胞增生症（HLH），是由多种病因引起的一种过度炎症反应综合征。本征属单核–巨噬细胞系统反应性增生疾病，儿童多见，若不及时治疗常导致患者死亡。

| 知识点2：噬血细胞综合征的病因及分类 | 副高：掌握　正高：掌握 |

（1）遗传性或原发性噬血细胞综合征：又称家族性噬血细胞综合征，常染色体隐性遗传。

（2）获得性或继发性噬血细胞综合征：①感染相关性噬血细胞综合征（IAHS）：多由病毒引起，称为病毒相关噬血细胞综合征（VAHS），也可由细菌、真菌、原虫（尤其利什曼原虫）等引起。②肿瘤相关性噬血细胞综合征（MAHS）：尤与恶性淋巴瘤相关（LAHS），最多见的淋巴瘤是T/NK细胞淋巴瘤。③巨噬细胞活化综合征（MAS）：目前认为是HLH的一种特殊类型，见于存在自身免疫性疾病（幼年性类风湿关节炎、系统性红斑狼疮等）的患者。

知识点3：噬血细胞综合征的发病机制及病理特点　　　副高：掌握　正高：掌握

HPS的发病机制是大量的炎性细胞因子（细胞因子）的释放。病理特点为骨髓或其他组织中吞噬血细胞的网状（组织）细胞（即噬血细胞）增多。

知识点4：噬血细胞综合征的临床表现　　　副高：掌握　正高：掌握

起病通常较急，症状无特异性。

（1）发热最常见，早期出现并持续较长时间，热型不规则或呈稽留热、弛张热型。

（2）肝脾肿大明显并呈进行性增大，约有50%患者有淋巴结肿大，可出现一过性皮疹，因肝功能损伤可出现黄疸、腹水等，因凝血异常及血小板减少常有出血症状。

（3）中枢神经系统症状，儿童相对少见，多在病程晚期出现，表现为兴奋、抽搐、颈强直、脑神经麻痹、共济失调、偏瘫或全瘫、意识障碍、颅内压增高等。

（4）可有寒战、乏力、厌食、体重下降、胃肠道和呼吸系统症状等其他症状。

知识点5：噬血细胞综合征的实验室检查　　　副高：掌握　正高：掌握

（1）血象：血红蛋白，白细胞及血小板减少。

（2）血液生化：三酰甘油、血清铁蛋白增高，血清转氨酶、胆红素、LDH、低蛋白血症等肝功能异常较常见。可能有抗核抗体、ENA多项结果异常（MAS）。

（3）凝血功能：纤维蛋白原减少，纤维蛋白降解产物、D-二聚体增加，部分凝血活酶时间延长（APTT）延长，凝血酶原时间（PT）延长。

（4）骨髓检查：早期为增生性骨髓象，噬血细胞现象不明显，常表现为反应性组织细胞增生。极期除组织细胞显著增生外，红系、粒系及巨噬细胞系均减少，可有明显的吞噬血细胞现象。

（5）脑脊液检查：中枢受累者脑脊液细胞数轻到中度增多，主要是淋巴细胞，蛋白也增高。部分患者脑脊液可正常。

（6）免疫学检查：抗核抗体（ANA）和抗人球蛋白试验（Coombs试验）可呈阳性。在疾病活动期IFN-γ水平增高，IL-10浓度增高，自然杀伤细胞及T细胞活性多降低。

（7）病理学检查：受累器官病理活检显示良性淋巴组织细胞浸润，组织细胞出现吞噬现象，以红细胞被吞噬最多，有时也吞噬血小板和白细胞。

知识点6：噬血细胞综合征的诊断标准　　　副高：掌握　正高：掌握

目前按国际组织细胞协会推荐的诊断标准（HLH-2004诊治方案），符合下列A、B两项中的一项可以确定诊断。

HLH的诊断标准（HLH-2004诊治方案）

A. 分子生物学诊断：以下任一基因病理性突变

PRFl，UNC13D，STX11，STXBP2，Rab27a，SH2DIA，BIRC4

B. 满足下列标准8条中的5条者可以诊断

1. 发热（>38.5℃，持续7天以上）

2. 脾大（左肋下>3cm）

3. 血细胞减少（外周血2系或3系减少），其中Hb<90g/L；Plt<100×10⁹/L；ANC<1.0×10⁹/L

4. 高三酰甘油血症或低纤维蛋白原血症（禁食后三酰甘油≥3.0mmol/L或≥相应年龄正常值的3SD，纤维蛋白原≤1.5g/L或≤3SD）

5. 骨髓、脾脏或淋巴结中可见噬血细胞但无恶性表现

6. NK细胞活性减低或缺失

7. 血清铁蛋白增加（≥500μg/L）

8. 可溶性IL-2受体（SCD25）增高（≥2400U/ml）

知识点7：噬血细胞综合征的鉴别诊断　　　　　副高：掌握　　正高：掌握

（1）急性白血病：骨髓原始或幼稚白血病细胞增多可鉴别。

（2）朗格汉斯组织细胞增多症：有特异性皮疹、骨缺损、不会侵犯脑膜等，可鉴别。

（3）遗传代谢病：婴儿期可有肝脾大、肝功能异常和高三酰甘油血症，但没有进行性全血细胞减少、长期发热等可资鉴别。

（4）原发性HLH：包括家族性HLH和遗传性免疫缺陷相关HLH。前者有5种临床亚型（FHL1～5），为常染色体隐性遗传性疾病。发病年龄相对较小，多数患儿婴儿期起病，病情较重、易反复。部分患儿有家族史或亲代为近亲结婚，亦有年长儿童甚至成人FHL病例报道。确诊要依赖遗传学证据。后者主要包括Chédiak-Higashi综合征（CHS）、格里塞利综合征（GS）及X-连锁淋巴增殖性疾病（XLP）等原发性免疫缺陷病。病毒感染（主要是EBV）往往是遗传性免疫缺陷相关性HLH的诱发因素，诊断除靠家族史、临床表现和相关实验室检查外，基因序列分析是确诊的依据。

（5）感染相关性HLH：病毒、细菌、支原体、真菌、寄生虫等均可作为HLH的触发因素，临床上以EBV报道最多。重症感染继发HLH互为因果关系，形成恶性循环。重症感染多导致多器官功能障碍（MODS），病情进展迅速、病死率高。感染相关性HLH除HLH相关的临床表现及实验室检查指标外，还应根据免疫学、细菌学、DNA等相关检查，作出病原学诊断尤为重要。临床上即使有明确的病原学诊断，仍需HLH相关基因检测以排除原发性HLH。

（6）肿瘤相关性HLH（MAHS）：儿童常继发于恶性淋巴瘤、白血病（多见于T细胞型）以及朗格汉斯细胞组织细胞增生症等。造血干细胞移植后亦可并发HLH。多数患儿发生于肿瘤治疗过程中，亦有以HLH为首发的病例。由于HLH病情重、发展快，易掩盖原发肿瘤性疾病的临床表现，要特别提高警惕。

（7）风湿免疫性疾病相关性HLH：又称巨噬细胞活化综合征（MAS）。常见于全身型幼年特发性关节炎患儿，为本症的严重并发症和死亡原因之一；也可见于系统性红斑狼疮和皮肌炎等。任何年龄均可发病，没有性别差异。其触发因素可能与原发病活动、感染、药物治疗等有关。除发热、关节炎和自身抗体效价增高外，患儿可出现出血、全血细胞减少、肝与肾功能损害进行性加重，也可突发抽搐、急性肺水肿等症状，应及时做HLH的相关检测，以期明确诊断和早期治疗。

知识点8：噬血细胞综合征的治疗	副高：掌握　正高：掌握

HLH早期、恰当和有效的治疗十分重要。本病病情凶险、进展迅速，如不及时治疗患儿生存时间很少超过2个月。凡符合HLH的临床诊断标准，或高度怀疑HLH而未完全达到诊断标准且病情进展迅速者，应立即开始治疗。病情发展较为缓慢者，可严密临床观察。部分继发性HLH患儿病情较轻，可在原发病治疗的基础上，酌情运用HLH-2004治疗方案。要加强对症支持治疗，及时合理地处理感染、出血和多脏器功能衰竭等并发症，以期提高本病的救治成功率。

（1）化疗方案：HLH-2004治疗方案是目前国内外普遍采用的治疗方法。主要由糖皮质激素、依托泊苷（VP-16）和环孢素A（CsA）组成。其作用机制主要是抑制巨噬细胞和淋巴细胞的活化、调控细胞因子"风暴"和全身性高炎症反应。

1）诱导治疗（8周）：地塞米松（DEX）：静脉或口服，$10mg/(m^2 \cdot d)$，连续2周；第3周起减半量，连续2周，以后每2周剂量减半至第8周末停药。VP-16针剂：$150mg/(m^2 \cdot d)$，静脉滴注，第1、2周每周2次，第3至8周每周1次，共8周。CsA：口服，$6mg/(kg \cdot d)$，分2次，应定期监测CsA血药浓度（谷浓度应在200μg/L左右），根据血药浓度酌情调整剂量。

2）鞘内注射（IT）：应在诱导期进行。IT仅在治疗后神经系统症状进展或脑脊液（CSF）仍异常的情况下施行，每周1次，共4次。药物与剂量：甲氨蝶呤（MTX）：<1岁，6mg/次；1～2岁，8mg/次；2～3岁，10mg/次；>3岁，12mg/次；DEX≤3岁，2mg/次；>3岁，4mg/次。

3）维持治疗：DEX，每2周1次，静脉滴注或口服，$10mg/(m^2 \cdot d) \times 3$天；VP-16针剂，每2周1次，每次$150mg/m^2$；CsA，继续口服至40周，血药浓度应维持在200μg/L左右。

（2）补救治疗：部分患儿经HLH-2004方案治疗无效的难治性病例，或初期治疗反应良好而在维持治疗期间病情复发或停药后复发者，可考虑采取二线治疗药物，如抗人胸腺球蛋白（ATG）、环磷酰胺（CTX）+长春地辛（VDS）+泼尼松（COP方案）、氟达拉滨（fludarabine）联合大剂量糖皮质激素、单克隆抗体（CD20、CD52等）。

（3）继发性HLH的治疗：感染相关性HLH应根据病因在原发病治疗的基础上酌情应用HLH-2004方案治疗；如病情稳定、临床症状较轻，可先加用糖皮质激素，如不能控制应加用CsA及VP-16。有研究报道，EBV感染相关性HLH，早期应用VP-16效果较好。对于肿瘤相关性HLH，既要针对HLH进行治疗以控制高细胞因子血症对全身脏器的损害，又要积极治疗原发性肿瘤，其具体用药方案应根据患儿病情制订个体化方案。对于MAS的治疗，目前国内外常用的治疗方法：大剂量甲泼尼龙+CsA方案、联合大剂量免疫球蛋白应用，一般效果良好，无效者应采用HLH-2004方案治疗。

（4）造血干细胞移植：指征包括原发性HLH、NK细胞活性持续性降低、虽无明确阳性家族史或基因突变但诱导治疗8周仍未缓解、HLH停药后复发者。有条件者，一旦确诊HLH即应进行HLA配型，为将来可能进行的造血干细胞移植争取时间。要特别注意供体的选择，家族性HLH患儿的同胞或亲代中，可能存在HLH的突变基因。

知识点9：噬血细胞综合征的疗效评估　　　　副高：掌握　正高：掌握

（1）有效：在治疗的第2、4周评估，需达到以下标准：①体温正常。②脾脏体积缩小。③PLT≥$100×10^9$/L。④FIB正常。⑤SF下降>25%。

（2）缓解需达到以下标准：①体温正常。②无脾大（部分患儿可单独存在轻度肿大）。③外周血象恢复（Hb≥90g/L，PLT≥$100×10^9$/L，ANC≥$0.5×10^9$/L）。④TG正常。⑤SF正常。⑥CSF正常（针对初诊CSF非正常病例）。⑦sCD25较前下降。

（3）疾病活动：治疗后未达到上述疾病缓解条件者。

（4）复发：完全缓解后再次出现以下8条中的3条及以上者：①发热。②脾大。③PLT<$100×10^9$/L。④TG≥3mmol/L。⑤FIB≤1.5g/L。⑥发现噬血现象。⑦SF≥500μg/L。⑧sCD25≥2400U/ml。治疗过程中出现新的中枢神经系统症状单独1条便可作为疾病复发诊断标准。

知识点10：噬血细胞综合征的预后　　　　副高：掌握　正高：掌握

HLH总体预后比较差。在国际组织细胞协会诊疗方案出台之前，HLH患儿1年生存率接近于零。新的HLH诊疗方案引入之后，患儿的5年总体生存率可达60%以上。年龄小（<6个月）、病程>1个月、中枢神经系统受累、清蛋白水平低（<25g/L）、LDH明显升高（>2000U/L）、NK细胞比例明显下降（<3%）及EBV感染相关性HLH预后较差。

第七节　朗格汉斯细胞组织细胞增生症

知识点1：朗格汉斯细胞组织细胞增生症的概念　　　　副高：掌握　正高：掌握

朗格汉斯细胞组织细胞增生症（LCH）曾被命名为组织细胞增生症X，是一组以朗格汉斯细胞异常增生、浸润为基本病理特征的疾病。临床表现多样、多发于小儿疾病，男多于女。传统上将LCH分为莱特勒-西韦病（LS）、汉-许-克病（HSC）和骨嗜酸细胞肉芽肿（EGB）三种类型。但各型之间临床表现又可以相互重叠，存在中间型。国际组织细胞协会协作组（WGHS）将朗格汉斯细胞组织细胞增生症归为组织细胞增生症Ⅰ类，以便与单核-巨噬相关性细胞疾病（Ⅱ类，如噬血细胞综合征）及恶性组织细胞病和急性单核细胞白血病（Ⅲ类）相区别。

知识点2: 朗格汉斯细胞组织细胞增生症的病理	副高: 掌握　正高: 掌握

病变可只限于单个器官或孤立病灶，也可同时侵犯多个器官，其中以肺、肝、淋巴结、骨骼、皮肤、垂体等处病变最为显著。尸检材料观察同一患者的不同器官或同一器官的不同部位，其组织学改变不同。显微镜下除组织细胞外，还可见到嗜酸性粒细胞、巨噬细胞、淋巴细胞、多核巨细胞和充脂性组织细胞（即泡沫细胞）等，但不见分化极差的恶性组织细胞。病变久者可见大量充脂性组织细胞和嗜酸性粒细胞，形成肉芽肿。各种病理改变中，朗格汉斯细胞（LC）增生最具特征性。

知识点3: 朗格汉斯细胞组织细胞增生症的临床表现	副高: 掌握　正高: 掌握

由于受累器官的部位、数量和年龄不同而有较大差异。一般年龄愈小，愈易发生多系统受累，病情也就愈重，随年龄增长而病变局限，症状也较轻。

（1）皮疹：常见于<1岁的婴儿，出疹时常伴有不规则发热。皮疹多分布于躯干、头皮发际部，四肢较少；为红色或棕黄色斑丘疹，继而呈出血性，亦可呈湿疹样、脂溢性皮疹，以后结痂，脱痂后留有白斑或色素沉着。各期皮疹可同时存在，常成批发生。

（2）骨骼损害：骨损伤可能是单一的或多发的。最早、最常见于颅骨缺损，病变开始为头皮组织表面隆起，硬而有轻度压痛，病变蚀穿颅骨外板后肿物变软，触之有波动感，缺损边缘锐利、分界清楚；此后肿物逐渐被吸收、局部凹陷。除颅骨外，可见下颌骨破坏、牙齿松动、脱落、牙槽脓肿等；骨盆、脊柱、肋骨、肩胛骨和乳突等亦常受累。椎骨受累可出现脊髓压迫症状。

（3）呼吸道症状：常有咳嗽、气促、青紫，但肺部体征不明显。可合并肺大疱或自发性气胸等。可有喘憋症状，甚至导致呼吸衰竭而死亡。

（4）肝脾和淋巴结肿大：肝脾中、重度大，脾大较为明显，肝功能异常和黄疸，多有淋巴结肿大。

（5）中枢神经系统受损：最常见的受累部位是垂体，可出现尿崩和生长发育障碍等。弥散性LCH可合并脑实质损害，可出现吞咽困难、构音障碍和共济失调等。

（6）其他：由于眼眶骨受损和球后肉芽组织的增生导致眼球凸出、眼睑下垂和复视，多为单侧。部分患儿表现为慢性反复发作性外耳道溢脓、乳突炎和听力障碍。可有贫血、腹泻和营养不良等。

知识点4: 朗格汉斯细胞组织细胞增生症的辅助检查	副高: 掌握　正高: 掌握

（1）血液学检查：LS患者常呈不同程度的贫血；白细胞数正常、减少或增多；血小板数正常或减少。HSC血象改变较LS少而轻。EGB多无血象变化。10%～15%患者骨髓可见组织细胞增多，偶见巨核细胞减少。

（2）X线检查：骨骼系统受累的LCH病变部位呈虫蚀样改变，甚至为巨大缺损，为溶骨性凿穿样损害，形状不规则，呈圆形或椭圆形。脊柱改变多表现为椎体破坏，偶见椎旁脓肿。下颌骨浸润时牙槽硬板及支持骨破坏，出现漂浮齿征象。

（3）CT：肺部是最易受损的器官之一。典型表现为肺野透亮度减低，呈毛玻璃状，两肺弥漫网状或网点状阴影，或在网点状基础上有局限或弥漫的阴影颗粒。病变表现从弥漫性纤维化以及弥散性结节浸润病变到弥散性囊性变，严重者可见弥散性小囊肿、肺气肿、气胸、纵隔气肿或皮下气肿等，婴幼儿常见胸腺肿大。

（4）MRI：对累及中枢神经软组织损害的诊断更为准确。

（5）超声检查：对肝脾受累及包块性质的检查有重要意义，可在彩超引导下行病灶穿刺活检术。

（6）全身骨显像：一次检查即可观察到患儿的全身骨骼，对于完整显示病变骨骼具有优势。骨骼病变骨显像通常表现为局灶性异常放射性浓集或类圆形放射性稀疏、缺损伴周边环形放射性浓集。

（7）骨髓细胞学检查：对于有血常规改变者或怀疑有骨髓侵犯者可行骨穿检查，了解有无LC及免疫组化有无CD1a阳性细胞。对分型及预后有重要意义。

（8）病理检查：可做皮疹、病灶组织、淋巴结或肝活检。光镜下见到病理性的郎格汉斯细胞，电镜下有特殊的Birbeck颗粒。免疫组化染色主要表达CD1a和S-100蛋白，α-D-甘露糖酶、ATP酶和花生凝集素可呈阳性反应。近年发现langerin（CD207）是LCH细胞的特异性标志。

知识点5：朗格汉斯细胞组织细胞增生症的诊断	副高：掌握　正高：掌握

凡原因不明的发热、皮疹、贫血、耳溢脓、反复肺部感染，肝、脾、淋巴结肿大，眼球凸出、尿崩、颅骨缺损、头皮肿物等均应考虑本病。诊断需要结合病史体征、影像学检查和病理三方面。2009年，国际组织细胞协会制订的病理诊断标准和各器官受累判断标准如下：

（1）病理诊断标准

1）初诊：压片、皮肤活体组织检查、淋巴结、肿物穿刺或手术标本病理检查光镜发现典型LC浸润。

2）诊断：初诊的基础上以下4项中≥2项指标阳性：①ATP酶阳性。②CD31/S-100阳性表达。③α-D甘露糖酶试验阳性。④花生凝集素结合试验阳性。

3）确诊：在光镜检查的初诊基础上，以下3项中≥1项指标阳性：①Langerin阳性。②CD1a抗原阳性。⑧电镜检查发现病变细胞内含Birbeck颗粒。

（2）"危险器官"受累的标准

1）造血功能受累（伴或不伴骨髓侵犯）：符合以下≥2项：①贫血：血红蛋白<100g/L，婴儿<90g/L（排除铁缺乏等其他原因）。②白细胞减少：白细胞计数<4×10⁹/L。③血小板减少：血小板计数<100×10⁹/L。骨髓侵犯：骨髓涂片上证实有CD1a阳性细胞。

2）脾脏受累：脾脏在锁骨中线肋缘下>2cm。

3）肝脏受累：符合以下≥1项：①肝脏在锁骨中线肋缘下>3cm。②肝功能不良：血浆蛋白<55g/L，清蛋白<25g/L，不是由于其他原因所致。③LCH的组织病理学诊断。

4）肺受累：符合以下≥1项：①肺高分辨率CT（HR-CT）的典型表现（如果条件许可，

应用低剂量多探测器 HR-CT）。②LCH 的组织病理学 / 细胞学诊断。

5）特殊部位受累：压迫脊髓的颈椎导致扁平椎、齿状突受累，伴有脊髓内软组织受压及病变位于重要功能区。

6）可危及中枢神经系统的损害部位：长期的颅骨受累（包括颅面部、眼部、耳部和口腔，不包括穹隆受累）可累及垂体或下丘脑导致发育迟缓或尿崩症。

（3）危险度分组

1）单系统 LCH（SS-LCH）：有1个脏器 / 系统受累（单病灶或多病灶）：①单病灶或多病灶（>1个）骨骼受累。②皮肤受累。③淋巴结受累（不是其他 LCH 损害的引流淋巴结）。④肺受累。⑤下丘脑、垂体 / 中枢神经系统受累。⑥其他（甲状腺、胸腺等）。

2）多系统 LCH（MS-LCH）：有≥2个脏器 / 系统受累，伴有或不伴有"危险器官"受累。

3）下列定位及病变程度分类是全身治疗的指征：包括：①SS-LCH 伴有可危及中枢神经系统的损害。②SS-LCH 伴有多病灶骨骼损害。③SS-LCH 伴有特别部位损害。④MS-LCH 伴或不伴"危险器官"的损害。

知识点6：朗格汉斯细胞组织细胞增生症的局部治疗　　副高：掌握　正高：掌握

适用于单一病灶。孤立性的骨骼病变可采取手术刮除或切除，比较小的病灶用氢化可的松局部注射亦可取得与手术刮除同样的效果。年龄5岁以下尤其3岁以下的易复发或病情进展，手术后应进行化疗6个月；年龄大于5岁者应密切观察。局限性皮肤病灶可涂抹激素乳膏，严重者可用氮芥乳膏。

知识点7：朗格汉斯细胞组织细胞增生症的放射治疗　　副高：掌握　正高：掌握

小剂量（4~6Gy）局部照射可控制局限性损害，也适用于病变广泛或病变部位不能手术者。

知识点8：朗格汉斯细胞组织细胞增生症的化疗　　副高：掌握　正高：掌握

适用于多部位或多系统受累者。常用泼尼松、长春新碱（长春花碱）、巯基嘌呤（硫鸟嘌呤）、依托泊苷。

（1）对Ⅰ、Ⅱ级患者采用单药泼尼松或 VP 方案6周，然后 6-MP/6-TG（或+MTX）维持，或与 VP 方案交替，总疗程0.5~1年。对于Ⅲ、Ⅳ级患者先用 VEP 或 VCP 方案治疗6~12周，病情好转后改用 6-MP/6-TG（或+MTX）维持，或与 VP/VEP/VCP 交替，总疗程1~2年。

VP 方案：长春新碱（VCR）每次1.5mg/m²，每周静脉注射1次；泼尼松40mg/（m²·d），口服，连续7日。

VEP 方案：每4周为1疗程。VP 同上，依托泊苷（VP-16）或替尼泊苷（VM-26）100~150mg/（m²·d），静脉滴注，第1~3日，每4周1次。

VCP方案：每4周为1疗程。VP同上，环磷酰胺（CTX）每次200mg/m²，静脉点滴，每周1次，或每次800mg/m²，每4周1次。

6-MP/6-TG＋MTX：巯基嘌呤（6-MP）或硫鸟嘌呤（6-TC）75mg/（m²·d），口服，连用3周；甲氨蝶呤（MTX）每次20mg/m²，每周1次口服或静脉注射。与6-MP/6-TC一起连用3周，休1周，然后循环用药。

（2）国际上一般采用DAL-HX 83/90方案，LCH-Ⅰ、LCH-Ⅱ、LCH-Ⅲ方案，国内有学者采用以上方案加以改进，称为改良的DAL-HX 83/90方案、改良的LCH-Ⅰ、改良的LCH-Ⅲ方案。

（3）难治性LCH：可采用克拉曲滨或克拉曲滨+阿糖胞苷治疗，或环孢素A+抗胸腺细胞球蛋白+泼尼松，也有人采用更强的化疗方案MACOP-B，或者造血干细胞移植。

知识点9：朗格汉斯细胞组织细胞增生症的预后　　　　副高：掌握　正高：掌握

本病预后与发病年龄、受累器官多少、器官功能损害及初期治疗反应有关。年龄越小，受累器官越多，预后越差；年龄＞5岁，单纯骨损害多可自愈；肺、肝、脾、骨髓等受侵犯，且对初期治疗反应差者，预后不良。痊愈患儿中少数可有尿崩症、智能低下、发育迟缓、颌骨发育不良等后遗症。

第八章　泌尿系统疾病

第一节　小儿泌尿系统解剖和生理特点

一、解剖特点

知识点1：小儿肾脏解剖特点	副高：掌握　正高：掌握

儿童年龄越小，肾脏相对越重，足月后出生时两肾重量约为体重的1/125，而成人两肾重量约为体重的1/220。婴儿肾脏表面呈分叶状，至2～4岁时，分叶完全消失。婴儿肾脏位置较低，上极平第12胸椎，下极平第4腰椎，其下极可低至髂嵴以下，2岁以后始达髂嵴以上。右肾位置稍低于左肾。2岁以内健康儿童腹部触诊时，容易扪及肾脏。

知识点2：小儿输尿管解剖特点	副高：掌握　正高：掌握

婴幼儿输尿管长而弯曲，管壁肌肉和弹性纤维发育不良，容易受压及扭曲而导致梗阻，输尿管与膀胱连接部的结构发育不成熟，发生尿潴留而诱发感染。

知识点3：小儿膀胱解剖特点	副高：掌握　正高：掌握

婴儿膀胱位置比年长儿高，尿液充盈时，膀胱顶部常在耻骨联合之上，顶入腹腔而容易触到，随年龄增长逐渐下降至盆腔内。

知识点4：小儿尿道解剖特点	副高：掌握　正高：掌握

新生女婴尿道长仅1cm（性成熟期3～5cm），且外口暴露又接近肛门，易受细菌污染发生上行感染。男婴虽尿道较长，但常有包茎和包皮过长，尿垢积聚时也易引起上行性细菌感染。

二、生理特点

知识点5：肾脏功能	副高：掌握　正高：掌握

肾脏有许多重要功能：①排泄功能：排出体内代谢终末产物，如尿素、有机酸等。②调节机体水、电解质、酸碱平衡，维持内环境相对稳定。③内分泌功能：产生激素和生物活性

物质，如促红细胞生成素、肾素、前列腺素等。肾脏完成其生理活动，主要通过肾小球滤过和肾小管重吸收、分泌及排泄。儿童肾脏虽具备大部分成人肾的功能，但其发育是由未成熟逐渐趋向成熟。在胎龄36周时肾单位数量（每肾85万～100万）已达成人水平，出生后上述功能已基本具备，但调节能力较弱，贮备能力差，一般至1～2岁时才接近成人水平。

知识点6：胎儿肾功能 副高：掌握 正高：掌握

胚胎12周，由于近曲小管刷状缘的分化，小管上皮细胞开始运转，已能形成尿液。但胎儿期代谢产物的排泄和内环境稳定是通过胎盘血循环而进行，故无肾的胎儿仍可存活和发育。

知识点7：肾小球滤过功能 副高：掌握 正高：掌握

新生儿出生时，肾小球滤过率（GFR）平均约20ml/（min·1.73m^2），1周达成年人的1/4，早产儿更低，3～6个月达成年人1/2，6～12个月达成年人3/4，2岁达成年人水平，故不能有效地排出过多的水分和溶质。新生儿GFR低下的原因：①入球和出球小动脉阻力高，肾小球毛细血管内压低。②心排血量小，血压低。③肾小球毛细血管通透性低，滤过面积小。血肌酐作为反映肾小球滤过功能的常用指标，由于受到身高和肌肉发育等影响，不同年龄有不同的正常参考值。

足月和极低出生体中新生儿最初几周血清肌酐（μmol/L）平均值

体重（g）	生后1～2天	生后8～9天	生后15～16天	生后22～23天
1001～1500	95	64	49	35
1501～2000	90	58	50	30
2001～2500	83	47	38	30
足月	66	40	30	27

儿童血清肌酐参考值

年龄（岁）	μmol/L	mg/dl
<2	35～40	0.4～0.5
2～8	40～60	0.5～0.7
9～18	50～80	0.6～0.9

知识点8：肾小管重吸收和排泌功能 副高：掌握 正高：掌握

新生儿葡萄糖肾阈较成年人低，静脉输入或大量口服葡萄糖时易出现糖尿。氨基酸和磷的肾阈也较成年人低。新生儿血浆中醛固酮浓度较高，但新生儿近端肾小管回吸收钠较少，远端肾小管回吸收钠相应增加，生后数周近端肾小管功能发育成熟，大部分钠在近端肾小管回吸收，此时醛固酮分泌也相应减少。新生儿排钠能力较差，如输入过多钠，容易发生钠潴留和水肿。低体重儿排钠较多，如输入不足，可出现钠负平衡而致低钠血症。出生后头10天的新生儿，钾排泄能力较差，故血钾偏高。在调节酸碱平衡方面，因婴幼儿碳酸氢钠的肾阈值低（19～21mmol/L），泌氢与产铵能力差，尿中排磷酸盐量少，排出可滴定酸的能力受限，故血浆碳酸氢钠水平低，缓冲酸的能力有限，易发生酸中毒。

知识点9：肾对尿液的浓缩和稀释功能	副高：掌握　正高：掌握

由于新生儿和婴幼儿髓袢短、尿素形成量少以及抗利尿激素分泌不足，浓缩尿液功能不足，故在应激状态下保留水分的能力低于年长儿和成人。婴儿每由尿中排出1mmol溶质时，需水分1.4～2.4ml，成人仅需0.7ml。脱水时幼婴尿渗透压最高不超过700mmol/L，而成人可达1400mmol/L，故入量不足时易发生脱水，甚至诱发急性肾功能不全。新生儿及幼婴尿稀释功能接近成人，可将尿稀释至40mmol/L，但因GFR较低，大量水负荷或输液过快时易出现水肿。

知识点10：酸碱平衡	副高：掌握　正高：掌握

新生儿及婴幼儿时期易发生酸中毒，主要原因有：①肾保留。HCO_3^-的能力差，碳酸氢盐的肾阈低，仅为19～22mmol/L。②泌NH_3和H^+的能力低。③尿中排磷酸盐量少，故排出可滴定酸的能力受限。

知识点11：肾的内分泌功能	副高：掌握　正高：掌握

新生儿的肾已具有内分泌功能，其血浆肾素、血管紧张素和醛固酮均高于或等于成年人，生后数周内逐渐降低。新生儿肾血流量低，因而前列腺素合成速率较低。由于胎儿血氧分压较低，故胚肾合成促红细胞生成素较多，生后随着血氧分压的增高，促红细胞生成素合成减少。婴儿血清1,25-（OH）$_2$D$_3$水平高于儿童期。

知识点12：小儿排尿次数	副高：掌握　正高：掌握

93%的新生儿在生后24小时内排尿，99%在48小时内排尿。生后头几天内，因摄入量少，每日排尿仅4～5次；1周后因新陈代谢旺盛，进水量较多而膀胱容量小，排尿突增至每日20～25次；1岁时每日排尿15～16次，至学龄前和学龄期每日6～7次。

知识点13：排尿控制	副高：掌握　正高：掌握

正常排尿机制在婴儿期由脊髓反射完成，以后由脑干–大脑皮质控制，至3岁已能控制排尿。1.5～3岁儿童主要通过控制尿道外括约肌和会阴肌控制排尿，若3岁后仍保持这种排

尿机制，不能控制膀胱逼尿肌收缩，则出现不稳定膀胱，表现为白天尿频、尿急，偶然尿失禁和夜间遗尿。

知识点14：每日尿量	副高：掌握 正高：掌握

儿童尿量个体差异较大，新生儿生后48小时正常尿量一般每小时为1~3ml/kg，2日内平均尿量为30~60ml/d，3~10日为100~300ml/d，约2个月为250~400ml/d，约1岁为400~500ml/d，约3岁为500~600ml/d，约5岁为600~700ml/d，约8岁为600~1000ml/d，约14岁为800~1400ml/d，>14岁为1000~1600ml/d。若新生儿尿量每小时<1.0ml/kg为少尿，每小时<0.5ml/kg为无尿。学龄儿童每日排尿量少于400ml，学龄前儿童少于300ml，婴幼儿少于200ml时为少尿；每日尿量少于50ml为无尿。

知识点15：尿的颜色	副高：掌握 正高：掌握

生后头2~3天尿色深，稍浑浊，放置后有红褐色沉淀，此为尿酸盐结晶。数日后尿色变淡。正常婴幼儿尿液淡黄透明，但在寒冷季节放置后可有盐类结晶析出而变混浊，尿酸盐加热后、磷酸盐加酸后可溶解，尿液变清，可与脓尿或乳糜尿鉴别。

知识点16：尿的酸碱度	副高：掌握 正高：掌握

生后头几天因尿内含尿酸盐多而呈强酸性，以后接近中性或弱酸性，pH多为5~7。

知识点17：尿渗透压和尿比重	副高：掌握 正高：掌握

新生儿尿渗透压平均为240mmol/L，尿比重为1.006~1.008，随年龄增长逐渐增高；婴儿尿渗透压为50~600mmol/L，1岁后接近成人水平；儿童通常为500~800mmol/L，尿比重范围为1.003~1.030，通常为1.011~1.025。

知识点18：尿蛋白	副高：掌握 正高：掌握

正常儿童尿中仅含微量蛋白，通常≤100mg/（m²·24h）定性为阴性，随意尿的尿蛋白（mg/dl）/尿肌酐（mg/dl）≤0.2。若尿蛋白含量>150mg/［或>4mg/（m²·h）或>100mg/L］、定性检查阳性均为异常。尿蛋白主要来自血浆蛋白，2/3为清蛋白，其余为Tamm-Horsfall蛋白和球蛋白等。

知识点19：尿细胞和管型	副高：掌握 正高：掌握

正常新鲜尿液离心后沉渣显微镜下检查，红细胞<3个/HP，白细胞<5个/HP，偶见透

明管型。12小时尿细胞计数：红细胞<50万、白细胞<100万、管型<5000个为正常。

知识点20：儿童肾小球疾病的临床分类——原发性肾小球疾病

副高：掌握 正高：掌握

（1）肾小球肾炎

1）急性肾小球肾炎（AGN）：可分为：①急性链球菌感染后肾小球肾炎（APSGN）。②非链球菌感染后肾小球肾。

2）急进性肾小球肾炎（RPGN）：起病急，进行性肾功能减退。若缺乏积极有效的治疗措施，预后严重。

3）慢性肾小球肾炎：病程超过3个月不能恢复者。

（2）肾病综合征（NS）

1）为进一步指导临床预测病理类型并判断糖皮质激素治疗疗效，我国提出原发性NS依临床表现可分为单纯型肾病和肾炎型肾病，并在临床广泛使用。

凡具有以下4项之一或多项者属于肾炎型肾病：①2周内分别3次以上离心尿检查红细胞≥10个/HP，并证实为肾小球源性血尿者。②反复或持续高血压［≥3次于不同时间点测量的收缩压和/或舒张压大于同性别、年龄和身高的儿童青少年血压的第95百分位数］，并除外糖皮质激素等原因所致。③肾功能不全，并排除由于血容量不足等所致。④持续低补体血症。

2）按糖皮质激素反应分为：①激素敏感型肾病：以泼尼松足量［2mg/（kg·d）或60mg/（m^2·d）］治疗≤4周尿蛋白转阴。②激素耐药型肾病：以泼尼松足量治疗>4周尿蛋白仍呈阳性。③激素依赖型肾病：对激素敏感，但连续2次减量或停药2周内复发。④肾病复发与频复发：复发是指连续3天，尿蛋白由阴性转为（+++）或（++++），或24小时尿蛋白定量≥50mg/kg或尿蛋白/肌酐（mg/mg）≥2.0；频复发是指肾病病程中半年内复发≥2次，或1年内复发≥3次。

（3）孤立性血尿或蛋白尿：指仅有血尿或蛋白尿，而无其他临床症状、实验室检查改变及肾功能改变。

1）孤立性血尿：指肾小球源性血尿，分为持续性和再发性。

2）孤立性蛋白尿：分为体位性和非体位性。

（4）其他类型：如IgA肾病，需要免疫病理诊断。

知识点21：儿童肾小球疾病的临床分类——继发性肾小球疾病

副高：掌握 正高：掌握

（1）紫癜性肾炎。

（2）狼疮性肾炎。

（3）乙肝病毒相关性肾炎。

（4）其他毒物、药物中毒或其他全身性疾患所致的肾炎及相关性肾炎。

> **知识点22：儿童肾小球疾病的临床分类——遗传性肾小球疾病**　　　　副高：掌握　正高：掌握

（1）先天性肾病综合征：指生后3个月内发病，临床表现符合肾病综合征，除外继发因素所致者（如TORCH感染或先天性梅毒等），分为：①遗传性：芬兰型，法国型（弥漫性系膜硬化）。②原发性：指生后早期发生的原发性肾病综合征。

（2）遗传性进行性肾炎（Alport综合征）。

（3）家族性良性血尿（薄基膜肾病）。

（4）其他：如甲-髌综合征等。

第二节　急性肾小球肾炎

> **知识点1：急性肾小球肾炎的概念**　　　　副高：掌握　正高：掌握

急性肾小球肾炎（ACN）简称急性肾炎，是指不同病原感染后引起的一组免疫反应性急性弥漫性肾小球炎性病变。临床特征为以血尿为主，可有水肿、高血压或肾功能不全等特点的肾小球疾病。本病为儿科最常见的肾小球疾病，居我国儿童泌尿系统疾病住院患儿的首位。每年9、10月份与1、2月份为发病的两个高峰，多见于5岁以上儿童，2岁以下小儿罕见。

> **知识点2：急性肾小球肾炎的病因**　　　　副高：掌握　正高：掌握

本病绝大多数为A组β溶血性链球菌感染后所致，称为急性链球菌感染后肾炎（APSGN）；肺炎链球菌、支原体和腮腺炎病毒等病原体较少见，称为急性非链球菌感染后肾炎。

> **知识点3：急性肾小球肾炎的发病机制**　　　　副高：掌握　正高：掌握

主要与A组溶血性链球菌中的致肾炎菌株感染有关，所有致肾炎菌株有共同的致肾炎抗原性，包括菌壁上的M蛋白内链球菌素和"肾炎菌株协同蛋白"（NSAP）。主要发病机制为抗原抗体免疫复合物引起肾小球毛细血管炎症病变，包括循环免疫复合物和原位免疫复合物形成学说。此外，某些链球菌株可通过神经氨酸苷酶的作用或其产物，如某些菌株产生的唾液酸酶，与机体的免疫球蛋白（IgG）结合，改变其免疫原性，产生自身抗体和免疫复合物而致病。另有人认为，链球菌抗原与肾小球基膜糖蛋白间具有交叉抗原性，可使少数病例呈现抗肾抗体型肾炎。

> **知识点4：急性肾小球肾炎的病理**　　　　副高：掌握　正高：掌握

疾病早期的典型肾脏病变呈毛细血管内增生性肾小球肾炎改变。光镜下肾小球表现为程度不等的弥漫性增生性炎症及渗出性病变。肾小球增大、肿胀，内皮细胞和系膜细胞增生，炎症细胞浸润。毛细血管腔狭窄甚或闭锁、塌陷。肾小球囊内可见红细胞、球囊上皮细胞增生。部分患者中可见到新月体。肾小管病变较轻，呈上皮细胞变性、间质水肿及炎症细胞浸润。电镜检查可见内皮细胞胞质肿胀，呈连拱状改变，使内皮孔消失。电子致密物在上皮细胞下沉积，呈散在的圆顶状驼峰样分布。基膜有局部裂隙或中断。免疫荧光检查在急性期可见弥漫一致性纤细或粗颗粒状的IgG、C3和备解素沉积，主要分布于肾小球毛细血管祥和系膜区，也可见到IgM和IgA沉积。系膜区或肾小球囊腔内可见纤维蛋白原和纤维蛋白沉积。

<table><tr><td>知识点5：急进性肾小球肾炎的前驱感染</td><td>副高：掌握　正高：掌握</td></tr></table>

急性肾炎临床表现轻重悬殊，轻者全无临床症状，仅见镜下血尿，重者可呈急进性过程，短期内出现肾功能不全。

90%的病例有链球菌的前驱感染，以呼吸道及皮肤感染为主。在前驱感染后经1~3周无症状的间歇期而急性起病。咽炎为诱因者病前6~12天（平均10天）多有发热、颈淋巴结肿大及咽部渗出。皮肤感染见于病前14~28天（平均20天）。

<table><tr><td>知识点6：急性肾小球肾炎的典型表现</td><td>副高：掌握　正高：掌握</td></tr></table>

（1）水肿：初始于眼睑和颜面，渐下行至四肢及全身，多为轻度或中度水肿，合并浆膜腔积液者少见。水肿一般为非凹陷性，与肾病性水肿明显不同。

（2）尿少：尿量减少，可有少尿或无尿。尿量越少则水肿越重。

（3）血尿：100%患儿有血尿。多为镜下血尿，约1/3病例可有肉眼血尿，此时尿呈鲜红色或洗肉水样（中性或弱碱性尿者），也可呈浓茶色或烟灰样（酸性尿者）。

（4）高血压：70%病例有高血压。不同年龄组其高血压诊断标准不同：学龄儿童≥130/90mmHg；学龄前儿童≥120/80mmHg；婴幼儿≥110/70mmHg。患者可有头晕、头痛、恶心、呕吐和食欲减退等。

<table><tr><td>知识点7：急性肾小球肾炎的非典型表现</td><td>副高：掌握　正高：掌握</td></tr></table>

（1）无症状性急性肾炎：为亚临床病例，患儿仅有镜下血尿或仅有血清C_3降低而无其他临床表现。

（2）肾外症状性急性肾炎：患儿有水肿和/或高血压，但尿改变轻微，多呈一过性尿异常或尿检始终正常，但有链球菌前期感染和血C3水平下降，故又称尿轻微异常或无异常的急性肾炎。

（3）具有肾病表现的急性肾炎：以急性肾炎起病，但水肿和蛋白尿似肾病，可有低蛋白血症和高胆固醇血症，以至于误诊为肾炎性肾病综合征。

非典型病例需依靠链球菌前驱感染史和血清C3降低来确定诊断。

知识点8：急性肾小球肾炎的严重表现　　　　　副高：掌握　正高：掌握

少数患儿在疾病早期（2周内）可出现下列严重症状：

（1）严重循环充血：常发生在起病1周内，由于水钠潴留、血浆容量增加而出现循环充血。当肾炎患儿出现呼吸急促和肺部有湿啰音时，应警惕循环充血的可能性，严重者可出现呼吸困难、端坐呼吸、颈静脉怒张、频咳、咳粉红色泡沫痰、两肺满布湿啰音、心脏扩大，甚至出现奔马律、肝大而硬、水肿加剧。少数可突然发生，病情急剧恶化。

（2）高血压脑病：由于脑血管痉挛，导致缺血、缺氧、血管渗透性增高而发生脑水肿。也有人认为是由脑血管扩张所致。常发生在疾病早期，血压可达150～160mmHg/100～110mmHg。年长儿会主诉剧烈头痛、呕吐、复视或一过性失明，严重者突然出现惊厥、昏迷。

（3）急性肾功能不全：常发生于疾病初期，出现尿少、尿闭等症状，引起暂时性氮质血症、电解质紊乱和代谢性酸中毒，一般持续3～5日，不超过10天。

知识点9：急性肾小球肾炎的实验室检查　　　　　副高：掌握　正高：掌握

（1）尿液检查：红细胞增多，为肾小球性血尿，尿蛋白多为＋～＋＋，可见管型，在疾病早期可有较多的白细胞。

（2）血液检查：常见轻度贫血，多为血液稀释所致。白细胞计数多轻度升高或正常。红细胞沉降率多轻度增快，1～3个月渐恢复正常。

（3）血清补体测定：95%以上病例，病程早期血清总补体（CH50）和C3均明显降低，多于4～8周恢复正常。若8周后，C3仍低则应注意除外其他肾小球疾病可能。

（4）抗链球菌溶血素"O"（ASO）测定：70%～80%病例ASO升高，早期使用青霉素者和脓皮病引起的急性肾小球肾炎可不升高。

（5）抗脱氧核糖核酸酶和抗双磷酸吡啶核苷酸酶的测定：前者在脓皮病引起的急性肾炎中阳性率高于ASO。后者在咽部感染引起的急性肾炎中阳性率较高。

（6）肾功能和血电解质检查：一般病例均为正常。合并肾功能不全时，肾功能和血电解质出现异常。

（7）特殊检查：循环充血病例X线可见肺纹理增粗、胸腔积液和心影增大；ECG示低电压、T波低平倒置、ST段下移或心律失常等；B超可发现心包积液。

知识点10：急性肾小球肾炎的诊断　　　　　副高：掌握　正高：掌握

典型病例往往起病1～3周前有链球菌感染史，出现血尿、水肿、血压高，尿液检查有肾小球源性血尿，不同程度的蛋白尿，血清有链球菌感染的免疫学改变及动态的血补体变化（早期下降，6～8周恢复）即可诊断为急性链球菌感染后肾炎。

知识点11：急性肾小球肾炎的鉴别诊断 副高：掌握 正高：掌握

（1）其他病原体感染后的肾小球肾炎：多种病原体可引起急性肾炎，可从原发感染灶及各自临床特点相区别。

（2）IgA肾病：以血尿为主要症状，表现为反复发作性肉眼血尿，多在上呼吸道感染后24～48小时出现血尿，多无水肿、高血压，血清C3正常。确诊靠肾活体组织免疫病理检查。

（3）慢性肾炎急性发作：既往肾炎史不详，无明显前期感染，除有肾炎症状外，常有贫血、肾功能异常、低比重尿或固定低比重尿，尿改变以蛋白增多为主。

（4）原发性肾病综合征：具有肾病综合征表现的急性肾炎需与原发性肾病综合征鉴别。若患儿呈急性起病，有明确的链球菌感染的证据，血清C3降低，肾活体组织检查病理为毛细血管内增生性肾炎者有助于急性肾炎的诊断。

（5）其他：还应与急进性肾炎或其他系统性疾病引起的肾炎，如紫癜性肾炎、狼疮性肾炎等相鉴别。

知识点12：急性肾小球肾炎的治疗 副高：掌握 正高：掌握

本病主要为对症治疗，治疗原则为纠正病理生理变化及生化异常，防治急性期并发症，保护肾功能，以利其恢复。

（1）一般治疗：病程前两周卧床休息，水肿消退、血压正常和肉眼血尿消失后可下床活动。红细胞沉降率接近正常时可上学。尿液Addis计数正常时方可参加体育活动。对有水肿、高血压者应限盐及水，有氮质血症者应限蛋白。

（2）抗感染治疗：有感染灶时用青霉素10～14天。对青霉素过敏者可改用大环内酯类抗生素。

（3）对症治疗：①利尿：经控制水盐入量仍水肿、高血压、少尿者可予利尿药。一般口服氢氯噻嗪，无效时需用呋塞米口服或注射，呋塞米静脉注射剂量过大时可有一过性耳聋。②降压：凡经休息，控制水盐摄入、利尿而血压仍高者均应给予降压药。常选硝苯地平，在成年人此药有增加心肌梗死发生率和死亡率的危险，一般不单独使用。还可选用血管紧张素转换酶抑制剂（如卡托普利），与硝苯地平交替使用降压效果更佳，但肾功能下降者慎用。

（4）严重循环充血的治疗：严格限制水钠摄入，尽快利尿降压，应以使用利尿剂和血管扩张剂为主，慎用或小量使用强心剂。常用呋塞米或依他尼酸静脉注射，每次1～2mg/kg，必要时4～8小时后可重复应用。对难治病例可采用腹膜透析或血液滤过治疗。

（5）高血压脑病的治疗：原则为选用降压效力强而迅速的药物。首选硝普钠，有惊厥者应及时止痉，对有脑水肿者需脱水、供氧。

知识点13：急性肾小球肾炎的预后 副高：掌握 正高：掌握

本病属自限性疾病，其预后良好，痊愈率为90%～95%，病死率小于2%，转为慢性肾炎者小于5%。一次链球菌感染后获得终生免疫，一般无第二次急性肾炎发生，故毋需预防性使用抗生素。偶有因感染另一型致肾炎菌株而再发急性链球菌感染后肾炎。

第三节 急进性肾小球肾炎

知识点1：急进性肾小球肾炎的概念 副高：掌握 正高：掌握

急进性肾小球肾炎（RPGN）简称急进性肾炎，是一组以少尿、血尿、蛋白尿、水肿和高血压等急性肾炎综合征为临床表现，肾功能急剧恶化，多早期出现少尿性急性肾衰竭的临床综合征。病理特点为肾小球囊腔内广泛新月体形成，故又称新月体肾炎。

知识点2：急进性肾小球肾炎的病因 副高：掌握 正高：掌握

急进性肾小球肾炎可继发于全身性疾病如系统性红斑狼疮、过敏性紫癜，也可为重症链球菌感染后肾炎所致，更多者病因不明即称为原发性急进性肾炎。

知识点3：急进性肾小球肾炎的病理 副高：掌握 正高：掌握

急进性肾小球肾炎的病理特征是在肾小球囊内有广泛新月体形成，故又称为新月体性肾炎或毛细血管外增生性肾炎。一般将本病分为以下3种类型：①Ⅰ型：抗肾小球基底膜抗体型。②Ⅱ型：免疫复合物型。③Ⅲ型：微量免疫球蛋白沉积型。

知识点4：急进性肾小球肾炎的临床表现 副高：掌握 正高：掌握

（1）病前2～3周可有疲乏、发热，30%～50%病例有上呼吸道感染。既往无肾脏病史。

（2）起病隐匿或急骤，初期与急性肾炎相似。2～3周后水肿、血尿、蛋白尿和高血压加剧，持续性少尿或无尿，肾功能急剧减退，出现尿毒症症状，如厌食、恶心、呕吐、面色苍白，可有鼻出血和紫癜等出血表现，呈中度或重度贫血貌，呼吸深大，表情淡漠，精神萎靡，病情危重。

知识点5：急进性肾小球肾炎的实验室检查 副高：掌握 正高：掌握

（1）尿液检查：持续性血尿，可有肉眼血尿和红细胞管型，大量蛋白尿，白细胞也常增多，大量管型尿，尿比重和尿渗透压降低且固定。

（2）血常规：常呈严重贫血，进行性加重，白细胞和血小板可增高。

（3）血C3多正常，免疫复合物型可降低。

（4）与分型有关的血液检查：①抗基底膜抗体：在Ⅰ型可阳性。②抗中性粒细胞胞浆抗体（ANCA）：三种类型均可阳性，以Ⅲ型最敏感。③冷球蛋白试验：在Ⅱ型可阳性。

（5）肾脏B超：可发现肾大或正常大小，皮髓质分界不清。

（6）肾功能：发病后数日即可发现血尿素氮、血肌酐进行性上升。

（7）肾活检：有利于确立诊断、制定治疗方案及评估预后等。如情况允许，应尽早进行。但在本病作肾活检风险较大，应严格选择适应证。

知识点6：急进性肾小球肾炎的诊断标准　　　　　　　　副高：掌握　正高：掌握

（1）发病3个月内肾功能急剧恶化。

（2）进行性少尿或无尿。

（3）肾实质受累，表现为大量蛋白尿和血尿。

（4）既往无肾脏病史。

（5）肾脏正常大小或轻度肿大。

（6）病理变化为50%以上肾小球呈新月体病变。

知识点7：急进性肾小球肾炎的鉴别诊断　　　　　　　　副高：掌握　正高：掌握

（1）重症急性链球菌感染后肾炎：病初与急进性肾炎相似，但少尿和肾功能不全持续时间较短，预后相对良好。本病急性期血C3明显降低，病理为毛细血管内增生性肾炎，均有助于与RPGN相鉴别。

（2）溶血性尿毒症综合征：因有急性肾衰竭，故需与RPCN鉴别，但其贫血严重且为溶血性贫血，周围血红细胞呈现异形多彩性，可见较大量的破碎红细胞，血小板减少和明显的出血倾向有助于与之区别。

（3）继发性急进性肾炎：如狼疮性肾炎、紫癜性肾炎和肺出血-肾炎综合征等。鉴别要点在于提高对上述原发病的认识，尽早做出诊断。

知识点8：急进性肾小球肾炎的治疗　　　　　　　　　　副高：掌握　正高：掌握

（1）肾上腺皮质激素冲击疗法：甲泼尼龙15～30mg/kg，溶于5%葡萄糖溶液150～250ml中，在1～2小时内静脉滴入，每日1次，连续3日为一个疗程。继以泼尼松2mg/（kg·d），隔日顿服。

（2）血浆置换疗法：主要用于本病Ⅰ型和Ⅱ型的治疗，可有效地清除血中抗肾抗体和抗原抗体复合物，减少和阻止免疫反应。

（3）联合治疗

①肝素：每日100～150U/kg，加入100～200ml葡萄液中静脉滴注，每日一次，以凝血时间延长一倍为宜，疗程5～10日，后续华法林口服治疗。②双嘧达莫：每日5～10mg/kg，分2～3次口服，6个月为一疗程。

（4）透析疗法和肾移植：主张早期进行透析治疗。疾病慢性化至终末期病例可行肾移植。

知识点9：急进性肾小球肾炎的预防或预后　　副高：掌握　正高：掌握

Ⅰ型预后差，多依赖肾脏替代治疗；Ⅱ型和Ⅲ型部分积极治疗后可脱离透析。

第四节　慢性肾小球肾炎

知识点1：慢性肾小球肾炎的概念　　副高：掌握　正高：掌握

慢性肾小球肾炎又称慢性肾炎，是指病程超过1年，有不同程度的肾功能不全和/或持续高血压的肾炎。慢性肾炎在儿科较少见，是慢性肾功能衰竭最常见的原因，其病理类型复杂，常见有膜增殖性肾小球肾炎、局灶性节段性肾小球硬化、膜性肾病等。多伴有程度不等的肾小球硬化和肾小血管硬化，有时还可以见到病变部位有肾小管萎缩和间质纤维化。

知识点2：慢性肾小球肾炎的病因和发病机制　　副高：掌握　正高：掌握

目前对慢性肾炎的病因和发病机制尚不完全清楚，绝大部分是各种原发性肾小球疾病直接发展迁延不愈的结果，是由于原来疾病的免疫反应引起的炎症损害持续存在，当致病的原发因素消失后，免疫反应引起的炎症仍继续作用，使得病情呈持续发展。慢性肾炎临床表现多种多样，治疗困难，预后较差，应当引起临床重视。

知识点3：慢性肾小球肾炎的临床表现　　副高：掌握　正高：掌握

（1）以急性肾炎或肾病综合征起病：发病急，病情发展迅速，水肿、高血压、少尿、肾衰竭症状逐渐加重，可在此基础上1~2年内死亡。另有一些水肿虽然可以消退，但尿异常持续存在，且在较长的时间内由于感染、劳累或无明显诱因，多次出现急性发作的临床症状，且逐渐加重，肾功能逐步恶化，经过数年或数十年进入慢性肾衰竭期。

（2）隐匿起病：无明显临床症状，常在尿筛查或常规体检时发现尿异常或高血压，经进一步检查而明确诊断。病情迁延、反复，可持续多年，以后可以转变为肾病综合征或伴肾衰竭。

（3）非特异表现：患儿以苍白、乏力、生长发育迟缓就诊，多为病程晚期，诊断时已有不同程度的肾衰竭。

起病后病程进展情况与肾小球病理性质和是否及时采取治疗措施有关。一旦出现明显肾衰竭，如不透析治疗或移植治疗以缓解症状，常在数月或数年内死亡。

知识点4：慢性肾小球肾炎的辅助检查　　副高：掌握　正高：掌握

（1）血常规：有中、重度贫血，血小板减少。

（2）尿液检查：可见蛋白、红细胞及管型，后期呈低比重尿且固定。尿纤维蛋白降解产物（FDP）升高。

（3）肾功能检查：尿素氮、肌酐升高，尿浓缩功能减退，内生肌酐清除率降低。

（4）超声检查：肾脏缩小，皮、髓质界限不清。

知识点5：慢性肾小球肾炎的治疗　　　　　副高：掌握　正高：掌握

主要治疗原则为去除引起肾功能恶化的一切因素，如感染灶及其他诱发因素，维持内环境稳定，延缓肾功能慢性化进程。

（1）一般治疗：注意饮食调整，给予优质低蛋白饮食，蛋白入量为每天1g/kg，根据水肿和高血压情况调整水和钠的摄入，禁用肾毒性药物，避免过度劳累。

（2）激素及免疫抑制剂：目前尚无肯定疗效，如肾病综合征可试用，若病理有弥漫肾小球硬化或有明显氮质血症者不宜使用。

（3）对症治疗：控制高血压及心功能不全，改善贫血，利尿，纠正血生化异常，并可适度用一些抗凝药物，如肝素及双嘧达莫。积极防治感染，去除感染灶及其他诱发因素。

（4）其他治疗：如氮质血症明显、严重高血压、高血钾者可进行透析治疗以缓解症状。肾衰竭患者有条件可考虑移植治疗。

第五节　原发性肾病综合征

知识点1：肾病综合征的概念　　　　　副高：掌握　正高：掌握

原发性肾病综合征（NS）是一组由多种原因引起的肾小球基底膜通透性增加，导致血浆内大量蛋白质从尿中丢失的临床综合征。临床有以下4大特点：①大量蛋白尿。②低清蛋白血症。③高脂血症。④明显水肿。以上第①②两项为必备条件。肾病综合征在儿童肾脏疾病中发病率仅次于急性肾炎。

知识点2：原发性肾病综合征的病因　　　　　副高：掌握　正高：掌握

肾病综合征的病因多种多样，据此可分为原发性、继发性、先天性三类。原发性肾病综合征约占儿童时期肾病综合征总数的90%，目前病因尚未明确。微小病变者主要是滤过膜电荷屏障的丧失，致分子量较小、带负电荷的清蛋白自尿中丢失，表现为高选择性蛋白尿，可能与T细胞功能紊乱有关。非微小病变者可能还有滤过膜结构屏障的改变，在非微小病变者的肾组织内常可发现免疫球蛋白和/或补体成分的沉着，提示有免疫复合物，局部免疫病理过程，滤过膜的结构屏障受损而引发蛋白漏出。

知识点3：原发性肾病综合征的发病机制　　　　　副高：掌握　正高：掌握

肾病综合征的发病具有遗传基础。国内报道，糖皮质激素敏感肾病综合征患儿HLA-DR7

抗原频率高达38%，频复发肾病综合征患儿则与HLA-DR9相关。另外，肾病综合征还有家族性表现，包括同胞患病现象。流行病学调查发现，黑人患肾病综合征的症状表现重，对糖皮质激素反应差，提示肾病综合征发病与人种和环境有关。

知识点4：原发性肾病综合征的病理生理　　　　　　　副高：掌握　正高：掌握

原发性肾病综合征基本病变是肾小球通透性增加，导致蛋白尿，而低蛋白血症、水肿和高胆固醇血症是继发的病理生理改变。

（1）低蛋白血症：血浆蛋白由尿中大量丢失和从肾小球滤出后被肾小管吸收分解是造成肾病综合征低蛋白血症的主要原因；肝脏合成蛋白的速度和蛋白分解代谢率的改变也使血浆蛋白降低。患儿胃肠道也可有少量蛋白丢失，但非低蛋白血症的主要原因。

（2）高脂血症：患儿血清总胆固醇、三酰甘油和低密度、极低密度脂蛋白增高，其主要机制是低蛋白血症促进肝脏合成脂蛋白增加，其中的大分子脂蛋白难以从肾脏排出而蓄积于体内，导致了高脂血症。血中胆固醇和低密度脂蛋白，尤其是α脂蛋白持续升高，而高密度脂蛋白却正常或降低，促进了动脉硬化的形成；持续高脂血症，脂质从肾小球滤出，可导致肾小球硬化和肾间质纤维化。

（3）水肿：水肿的发生与下列因素有关：①低蛋白血症降低血浆胶体渗透压，当血浆清蛋白低于25g/L时，液体将在间质区滞留；低于15g/L则可有腹水或胸腔积液形成。②血浆胶体渗透压降低，使血容量减少，刺激了渗透压和容量感受器，促使抗利尿激素和肾素–血管紧张素–醛固酮分泌、心钠素减少，最终使远端肾小管钠、水吸收增加，导致钠水潴留。③低血容量使交感神经兴奋性增高，近端肾小管Na^+吸收增加。④某些肾内因子改变了肾小管管周体液平衡机制，使近曲小管Na^+吸收增加。

（4）其他：患儿体液免疫功能降低与血清IgG和补体系统B、D因子从尿中大量丢失有关，也与T淋巴细胞抑制B淋巴细胞IgG合成转换有关。抗凝血酶Ⅲ丢失，而Ⅳ、Ⅴ、Ⅶ因子和纤维蛋白原增多，使患儿处于高凝状态。由于钙结合蛋白降低，血清结合钙可以降低；当25-（OH）D_3结合蛋白同时丢失时，使游离钙也降低。另一些结合蛋白降低，可使结合型甲状腺素（T_3、T_4）、血清铁、锌和铜等微量元素降低，转铁蛋白减少则可发生小细胞低色素性贫血。

知识点5：原发性肾病综合征的病理类型　　　　　　　副高：掌握　正高：掌握

原发性肾病综合征可有多种病理改变。微小病变（76.4%）、局灶性节段性肾小球硬化（6.9%）、膜性增生性肾小球肾炎（7.5%）、单纯系膜增生（2.3%）、增生性肾小球肾炎（2.3%）、局灶性球性硬化（1.7%）、膜性肾病（1.5%）、其他（1.4%）。儿童肾病综合征最主要的病理变化是微小病变型。

（1）微小病变（MCNS）：光镜下无改变或极轻微病变，电镜示弥漫性肾小球脏层上皮细胞足突融合，免疫荧光阴性。临床男孩多见，发病高峰为3~4岁，多表现为单纯型肾病、激素敏感。

（2）系膜性增生性肾小球肾炎（MsPGN）：系膜细胞和/或系膜基质弥漫增生，光镜下基膜正常，系膜区有Ig（IgG、IgM）和/或补体沉积。我国患儿常见此改变，多具有血尿，部分伴血压增高，1/2～2/3对激素治疗不敏感，但延长隔日用药疗程，又有一部分获得缓解。当肾病状态持续并逐渐出现肾功能减退时，再次活检时常又兼有局灶节段性硬化。

（3）局灶节段性肾小球硬化（FSGS）：以始自近髓肾单位肾小球局灶节段性玻璃样变和硬化为特点，硬化处有大块电子致密物（IgM、C3）沉积。临床常见两种情况：一是肾病起病即非选择性蛋白尿，常有镜下血尿及血压高，激素耐药，常呈持续肾病状态及逐渐进展的肾功能减退。二是起病类似MCNS，但多次反复后发展为典型的FSGS。

（4）膜增生性肾小球肾炎（MPGN）：系膜细胞和其基质重度弥漫性增生，广泛的系膜内皮下插入，基膜增厚及双轨形成。免疫荧光可见IgG、C3沿毛细血管壁及系膜区粗颗粒沉积。临床以伴有低补体血症为特点，常以急性肾炎综合征起病，肾功能受损较多，且常呈慢性进展过程。

（5）膜性肾病：以不连续的颗粒状上皮下沉积物、基膜弥漫增厚、钉突改变为特点，免疫荧光以IgG、C3沿毛细血管袢细颗粒状沉积为特点。儿童原发性者少见，多继发于狼疮肾或乙肝肾。

（6）其他：如毛细血管内增生性肾小球肾炎、IgA肾病、IgM肾病等也可表现为肾病综合征。

知识点6：原发性肾病综合征的临床表现　　　　　　副高：掌握　正高：掌握

水肿最常见，开始见于眼睑，以后逐渐遍及全身，呈凹陷性，严重者可有腹水或胸腔积液。一般起病隐匿，常无明显诱因。大约30%有病毒感染或细菌感染发病史，70%肾病复发与病毒感染有关。常伴有尿量减少，颜色变深，无并发症的患者无肉眼血尿，而短暂的镜下血尿可见于大约15%的患者。大多数血压正常，但轻度高血压也见于约15%的患者，严重高血压通常不支持微小病变型肾病综合征的诊断。约30%的病例因血容量减少而出现短暂的肌酐清除率下降，一般肾功能正常，急性肾衰竭少见。部分病例晚期可有肾小管功能障碍，出现低血磷性佝偻病、肾性糖尿、氨基酸尿和酸中毒等。

知识点7：原发性肾病综合征的并发症　　　　　　副高：掌握　正高：掌握

（1）感染：肾病患儿极易罹患各种感染。常见为呼吸道、皮肤、泌尿道感染和原发性腹膜炎等，其中尤以上呼吸道感染最多见，占50%以上。呼吸道感染中病毒感染常见。细菌感染中以肺炎链球菌为主，结核分枝杆菌感染亦应引起重视。另外，肾病患儿的医院内感染不容忽视，以呼吸道感染和泌尿道感染最多见，致病菌以条件致病菌为主。

（2）电解质紊乱和低血容量：常见的电解质紊乱有低钠、低钾及低钙血症。患儿不恰当长期禁用食盐或长期食用不含钠的食盐代用品、过多使用利尿剂以及感染、呕吐、腹泻等因素均可致低钠血症。其临床表现可有厌食、乏力、懒言、嗜睡、血压下降甚至出现休克、抽搐等。另外由于低蛋白血症、血浆胶体渗透压下降、显著水肿而常有血容量不足，尤其在各种诱因引起低钠血症时易出现低血容量性休克。

（3）血栓形成：肾病综合征高凝状态易致各种动、静脉血栓形成，以肾静脉血栓形成常见，表现为突发腰痛、出现血尿或血尿加重、少尿，甚至发生肾衰竭。以不同部位血管血栓形成的亚临床型更多见。除肾静脉血栓形成外，可出现：①两侧肢体水肿程度差别固定，不随体位改变而变化，多见下肢深静脉血栓形成；②皮肤突发紫斑并迅速扩大；③阴囊水肿呈紫色；④顽固性腹水；⑤出现下肢疼痛伴足背动脉搏动消失等症状及体征时，应考虑下肢动脉血栓形成；⑥股动脉血栓形成是儿童肾病综合征并发的急症之一，如不及时溶栓治疗，可导致肢端坏死而需截肢；⑦不明原因的咳嗽、咯血或呼吸困难而无肺部阳性体征时要警惕肺栓塞，其半数可无临床症状；⑧突发的偏瘫、面瘫、失语或神志改变等神经系统症状，在排除高血压脑病、颅内感染性疾病时要考虑脑栓塞。血栓缓慢形成者其临床症状多不明显。

（4）肾上腺危象：由于皮质激素用药不当或发生感染或应激状态，机体内皮质醇水平不足所致。临床表现为剧烈呕吐、腹痛、血压降低甚至休克，易致死亡。

（5）急性肾功能衰竭：与间质小管损伤、间质水肿或血容量减少所致肾前性氮质血症有关，但需密切注意原发病所致新月体肾炎。

（6）肾小管损伤：除原有肾小球的基础病变可引起肾小管功能损害外，由于大量尿蛋白的重吸收，可导致肾小管（主要是近曲小管）功能损害，出现肾性糖尿或氨基酸尿，严重者呈Fanconi综合征。

（7）生长迟缓：与大量蛋白尿以及糖皮质激素使用等因素相关。

知识点8：原发性肾病综合征的实验室检查　　　　　　　副高：掌握　正高：掌握

（1）尿液分析：①常规检查：尿蛋白定性多在＋＋＋以上，约15%有短暂显微镜下血尿，大多可见透明管型、颗粒管型和卵圆脂肪小体。②蛋白定量：24小时尿蛋白定量检查＞50mg/（kg·d）为肾病范围的蛋白尿。尿蛋白/尿肌酐（mg/mg），正常儿童上限为0.2，肾病时常达≥3.0。

（2）血清蛋白、胆固醇和肾功能测定：血清清蛋白浓度＜30g/L（或≤25g/L）可诊断为肾病综合征的低清蛋白血症。由于肝脏合成增加，仅α_2、β球蛋白浓度增高，IgG降低，IgM、IgE可增加。胆固醇＞5.7μmol/L和甘油三酯升高，LDL和VLDL增高，HDL多正常。BUN、Cr在肾炎性肾病综合征可升高，晚期可有肾小管功能损害。

（3）血清补体测定：微小病变型肾病综合征或单纯性肾病综合征患儿血清补体水平正常，肾炎性肾病综合征患儿补体水平可下降。

（4）系统性疾病的血清学检查：对新诊断的肾病患者需检测抗核抗体（ANA）、抗ds-DNA抗体、Smith抗体等。对具有血尿、补体减少并有临床表现的患者尤其重要。

（5）高凝状态和血栓形成的检查：多数原发性肾病患儿都存在不同程度的高凝状态、血小板增多、血小板聚集率增加、血浆纤维蛋白原增加、D-二聚体增加尿纤维蛋白裂解产物（FDP）增高。对疑似血栓形成者可行彩色多普勒B型超声检查以明确诊断，有条件者可行数字减影血管造影（DSA）。

（6）经皮肾穿刺组织病理学检查：多数儿童肾病综合征不需要进行诊断性肾活体组织检

查。肾病综合征肾活体组织检查的指征：①对糖皮质激素治疗耐药或频繁复发者。②对临床或实验室证据支持肾炎性肾病或继发性肾病综合征者。

知识点9：原发性肾病综合征的诊断　　　　　　副高：掌握　正高：掌握

（1）单纯型肾病：具有典型的"三高一低"临床表现，常对皮质激素治疗有完全效应。

（2）肾炎型肾病：除典型的"三高一低"临床表现外，尚具有血尿、高血压、氮质血症和血C3降低中的一项或多项，常对皮质激素治疗无效应或呈部分效应。

知识点10：原发性肾病综合征的鉴别诊断　　　　副高：掌握　正高：掌握

原发性肾病综合征需要和继发性肾病综合征鉴别，儿科常见继发性肾病综合征常见链球菌感染后肾小球肾炎、系统性红斑狼疮性肾炎、紫癜性肾炎、乙型肝炎病毒相关性肾炎等。

知识点11：原发性肾病综合征的一般治疗　　　　副高：掌握　正高：掌握

（1）休息：除水肿显著或并发感染，或严重高血压外，一般不需卧床休息。病情缓解后逐渐增加活动量。

（2）饮食：显著水肿和严重高血压时应短期限制水、钠摄入，病情缓解后不必继续限盐。活动期病例供盐1~2g/d。蛋白质摄入1.5~2.0g/（kg·d），以高生物效价的动物蛋白（乳、鱼、蛋、禽、牛肉等）为宜。在应用糖皮质激素过程中每日应给予维生素D 400U及适量钙剂。

（3）防治感染。

（4）利尿：对糖皮质激素耐药或未使用糖皮质激素而水肿较重伴尿少者可配合使用利尿剂，但需密切观察出入水量、体重变化及电解质紊乱。

（5）对家属的教育：应使父母及患儿很好地了解肾病的有关知识，积极配合随访和治疗。

知识点12：糖皮质激素疗法　　　　　　　　　　副高：掌握　正高：掌握

（1）初治病例诊断确定后应尽早选用泼尼松治疗。

1）短程疗法：泼尼松2mg/（kg·d）（按身高标准体重，以下同），最大量60mg/d，分次服用，共4周。4周后不管效果如何，均改为泼尼松1.5mg/kg隔日晨顿服，共4周，全疗程共8周，然后骤然停药。短程疗法易复发，国内少用。

2）中、长程疗法：可用于各种类型的肾病综合征。先以泼尼松2mg/（kg·d），最大量60mg/d，分次服用。若4周内尿蛋白转阴，则自转阴后至少巩固2周方始减量，以后改为隔日2mg/kg早餐后顿服，继续用4周，以后每2~4周总量中减2.5~5mg，直至停药。疗程必须达6个月（中程疗法）。开始治疗后4周尿蛋白未转阴者可继续服至尿蛋白阴转后2周，一般不超过8周。以后再改为隔日2mg/kg早餐后顿服，继续用4周，以后每2～4周减量一次，直至停药，疗程9个月（长程疗法）。

（2）复发和糖皮质激素依赖型肾病的其他激素治疗

1）调整糖皮质激素的剂量和疗程：糖皮质激素治疗后或在减量过程中复发者，原则上再次恢复到初始疗效剂量或上一个疗效剂量，或改隔日疗法为每日疗法，或将激素减量的速度放慢，疗程延长。同时注意查找患儿是否存在感染或影响糖皮质激素疗效的其他因素。

2）更换糖皮质激素制剂：对泼尼松疗效较差的病例，可换用其他糖皮质激素制剂，如曲安西龙（阿赛松、康宁克通）等。

3）甲泼尼龙冲击治疗：慎用，宜根据肾脏病理改变选择。

（3）激素治疗的不良反应：长期超生理剂量使用糖皮质激素可见以下副作用：①代谢紊乱：可出现明显的库欣貌、肌肉萎缩无力、伤口愈合不良、蛋白质营养不良、高血糖、尿糖、水钠潴留、高血压、尿中失钾、高尿钙和骨质疏松。②消化性溃疡和精神欣快感、兴奋、失眠，甚至呈精神病、癫痫发作等；还可发生白内障、无菌性股骨头坏死、高凝状态、生长停滞等。③易发生感染或诱发结核灶活动。④急性肾上腺皮质功能不全、戒断综合征。

知识点13：免疫抑制剂疗法　　　　　　　　　　副高：掌握　　正高：掌握

主要用于肾病综合征频繁复发，糖皮质激素依赖、耐药或出现严重不良反应者。在小剂量糖皮质激素隔日使用的同时可选用下列免疫抑制剂。

（1）环磷酰胺：一般剂量为2.0～2.5mg/（kg·d），分3次口服，疗程8～12周，总量不超过200mg/kg。或用环磷酰胺冲击治疗，剂量为10～12mg/（kg·d），加入5%葡萄糖盐水100～200ml内静脉滴注1～2小时，连续2日为1疗程。用药日嘱多饮水，每2周重复1疗程，累积量<150～200mg/kg。不良反应有白细胞减少、秃发、肝功能损害、出血性膀胱炎等，少数可发生肺纤维化。注意远期性腺损害。病情需要者可小剂量、短疗程、间断用药，避免青春期前和青春期用药。

（2）其他免疫抑制剂：可根据患者需要选用苯丁酸氮芥、环孢素、硫唑嘌呤、麦考酚吗乙酯（霉酚酸酯）及雷公藤多苷等。

知识点14：抗凝及纤溶药物疗法　　　　　　　　副高：掌握　　正高：掌握

由于肾病往往存在高凝状态和纤溶障碍，易并发血栓形成，需加用抗凝和溶栓治疗。

（1）肝素：剂量为1mg/（kg·d），加入10%，葡萄糖液50～100ml中静脉滴注，每日1次，2～4周为1疗程。亦可选用低分子肝素。病情好转后改口服抗凝药维持治疗。

（2）尿激酶：有直接激活纤溶酶溶解血栓的作用。一般剂量为每日3万～6万U，加入10%葡萄糖液100～200ml中静脉滴注，1～2周为1疗程。

（3）口服抗凝药：双嘧达莫5～10mg/（kg·d），分3次饭后服，6个月为1疗程。

知识点15：免疫调节剂的应用　　　　　副高：掌握　正高：掌握

（1）丙种球蛋白静脉滴注：适用于激素耐药和血浆IgG过低者。大剂量为每次400mg/kg，连用5天；或每月1次补充疗法，每次400mg/kg，以提高患者免疫力。

（2）左旋咪唑：剂量2.5mg/（kg·d），隔日口服，疗程6个月。其不良反应为可有胃肠不适、皮疹、中性粒细胞下降，停药后可恢复。

知识点16：血管紧张素转化酶抑制剂　　　　副高：掌握　正高：掌握

对改善肾小球局部血流动力学、减少尿蛋白、延缓肾小球硬化有良好的作用。尤其适用于伴有高血压的肾病综合征。常用制剂有卡托普利、依那普利、福辛普利等。

知识点17：原发性肾病综合征的预后　　　　副高：掌握　正高：掌握

肾病综合征的预后转归与其病理变化和对糖皮质激素治疗的反应关系密切。微小病变型预后最好，局灶节段性肾小球硬化预后最差。90%～95%的微小病变型患儿首次应用糖皮质激素有效。其中85%可有复发，复发在第1年比以后更常见。3～4年未复发者，其后有95%的机会不复发。微小病变型预后较好，但要注意严重感染或糖皮质激素的严重不良反应。局灶节段性肾小球硬化者如对糖皮质激素敏感，则预后可改善。

第六节　IgA肾病

知识点1：IgA肾病的概念　　　　　　　副高：掌握　正高：掌握

IgA肾病（IgAN）又称Berger病。其特点是在肾小球系膜区有以IgA为主的免疫沉积，也可伴有IgC、IgM及C3的沉积。1995～2004年，我国儿童原发性IgAN占同期住院泌尿系统疾病患儿的1.37%，占肾活检患儿的11.8%。IgAN临床表现多样，以肾小球系膜区IgA沉积或以IgA为主的免疫复合物沉积为主要特征。须除外其他疾病的继发性系膜IgA沉积。

知识点2：IgA肾病的病因和发病机制　　　　副高：掌握　正高：掌握

病因和发病机制尚不清楚。IgA在系膜区的沉积是触发IgAN的关键，而IgA的分子结构和基本特性与沉积部位和触发炎症反应密切相关。机体的遗传体质也与IgAN发病有关。

知识点3：IgA肾病的病理　　　　　　　副高：掌握　正高：掌握

本病的典型病理表现为光镜下系膜细胞增生和基质增多引起系膜增宽，以局灶节段性系膜增生性肾小球肾炎最为常见，其次为肾小球轻微病变，少数呈弥漫性增生性肾小球肾炎伴灶性新月体形成。免疫荧光显示，肾小球系膜区出现单纯IgA或以IgA为主的免疫球蛋白弥漫性沉积，较重者肾小球毛细血管祥上也可见IgA沉积。电镜下主要可见增多的系膜细胞和系膜基质所致的系膜区扩大，系膜区或系膜旁区电子致密物沉积。以肾病综合征为表现的IgAN可见广泛性足突融合或消失。

知识点4：IgA肾病的临床表现　　　　　　　　副高：掌握　　正高：掌握

儿童IgAN发病年龄平均为10岁左右。临床以持续镜下血尿或反复发作的肉眼血尿和/或蛋白尿为特征，少数表现为肾病综合征和肾功能损害。

起病前多有感染病史，常见的为上呼吸道感染，其次为消化道、肺部和泌尿道感染等。血尿同时可伴或不伴轻度蛋白尿，血尿间歇期蛋白尿可以消失，约有7%的患儿蛋白尿可达肾病综合征水平。少数患儿（4%~10%）以急性肾炎综合征起病，起病可同时伴有不同程度的水肿和高血压。发现较晚或治疗效果不佳者可出现肾功能严重损害。

知识点5：IgA肾病的临床类型　　　　　　　　副高：掌握　　正高：掌握

根据IgA肾病临床表现，IgA肾病一般可分为以下7种临床类型：

（1）孤立性血尿型：包括复发性肉眼血尿型和孤立性镜下血尿型。

（2）孤立性蛋白尿型（24小时尿蛋白定量<50mg/kg）。

（3）血尿和蛋白尿型（24小时尿蛋白定量<50mg/kg）。

（4）肾病综合征型：多表现为肾炎型肾病综合征。

（5）急性肾炎综合征型：除血尿、蛋白尿外，还可伴有水肿及高血压，血尿素氮及肌酐可升高。

（6）急进性肾炎综合征型：似急性肾炎综合征，但肾功能在短期内进行性恶化。

（7）慢性肾炎性型。

知识点6：IgA肾病的实验室检查　　　　　　　　副高：掌握　　正高：掌握

尿液显微镜检查可见红细胞增多，常见红细胞管型。尿红细胞位相检查红细胞形态为非均一性，提示肾小球源性血尿。多为轻度蛋白尿，尿蛋白定量<1g/24h，少数患者可出现大量蛋白尿。

一次检查约20%的患儿血清IgA水平升高，连续或多次检查约有40%的患儿IgA水平升高，主要是多聚体IgA增多。

知识点7：IgA肾病的诊断　　　　　　　　副高：掌握　　正高：掌握

IgAN诊断需要肾脏病理学检查，光镜下常见局灶节段性增生或弥漫性系膜增生性肾小球肾炎，免疫荧光可见系膜区。IgA或以IgA为主的免疫球蛋白沉积。

知识点8: IgA肾病的鉴别诊断　　　　　　　　　　　　　　　副高：掌握　正高：掌握

（1）急性链球菌感染后肾小球肾炎：发病前1～3周有链球菌感染的前驱病史，以血尿、水肿及高血压为主要症状。持续肉眼血尿时间较长，可从数天到数周，这点和IgAN发作性血尿不同。实验室检查有补体C3下降，ASO和血沉升高。

（2）家族性良性血尿：本病多有家族史，临床90%表现为持续性镜下血尿，仅少数伴有间歇性发作性血尿。一般无症状，多在体检或尿常规检查中发现。电镜证实其中一部分为薄基底膜（基底膜厚度为正常的1/3～2/3），预后良好。

（3）家族性出血性肾炎：多为持续性镜下血尿，男重于女，呈进行性肾功能减退，50%伴有神经性高频区耳聋，15%有眼部异常，男性死亡率高。

（4）非IgA系膜增生性肾炎：表现与IgAN相似，从临床上很难鉴别。主要靠肾活检病理检查鉴别。

知识点9: IgA肾病的治疗　　　　　　　　　　　　　　　　　副高：掌握　正高：掌握

IgA肾病无特异治疗，应根据患儿不同的临床表现及病理改变采用不同的治疗方案。治疗原则是预防、控制感染，保护肾功能，减慢病情进展。

（1）孤立性镜下血尿型：毋需特殊治疗，定期随访。

（2）反复发作肉眼血尿型不伴蛋白尿：肉眼血尿多与感染有关，可以行病灶清除，如扁桃体切除。治疗的关键在于去除感染等诱发因素，如肉眼血尿反复发作2次以上或持续2周以上，可考虑用免疫抑制剂。

（3）血尿型伴有少量蛋白尿 [25mg/（kg·d）]：目前推荐长期服用肾素-血管紧张素系统阻断剂，ACEI/ARB不但具有明显的降低尿蛋白和降血压作用，同时有益于延缓疾病进展。

（4）血尿型伴有中重度蛋白尿 [≥25mg/（kg·d）] 或肾病综合征型：可给予糖皮质激素治疗，或联合使用免疫抑制剂，如硫唑嘌呤（AZA）、麦考酚吗乙酯（霉酚酸酯，MMF）等，同时考虑联用ACEI/ARB，达到减少尿蛋白，延缓肾衰竭的目的。

（5）病理提示新月体型肾炎：多采用环磷酰胺（CTX）和激素的双冲击治疗。可改善病情，稳定肾功能。

（6）慢性肾炎型：重点在于延缓肾功能恶化速度，减少并发症，维持机体内环境的稳定，延迟开始血液净化的时间。在ACEI/ARB的基础上选择激素联合CTX等治疗。

（7）其他药物治疗：可服维生素E、鱼油和多聚不饱和脂肪酸等。

知识点10: IgA肾病的预后　　　　　　　　　　　　　　　　　副高：掌握　正高：掌握

儿童IgA肾病的预后不容乐观，少数病例呈进展性发展，并最终发展为ESRD。因此，儿童IgA肾病的早期发现和积极治疗非常重要。

第七节　乙型肝炎病毒相关肾炎

知识点1：乙型肝炎病毒相关肾炎的概念　　副高：掌握　正高：掌握

　　乙型肝炎病毒相关性肾炎（HBV-GN）简称HBV相关性肾炎，是继发于乙型肝炎病毒感染的肾小球肾炎，是我国儿童继发性肾小球肾炎的常见病因之一。

知识点2：乙型肝炎病毒相关肾炎的病因及发病机制　　副高：掌握　正高：掌握

　　病因及发病机制尚未完全阐明，虽可能由HBV病毒本身直接感染肾细胞而致，但大多数学者认为本症是通过免疫机制所致。即本病可能由HBV病毒抗原与相应抗体形成循环免疫复合物沉积于肾小球而致病；或HBV病毒抗原先镶嵌于肾小球，再与相应抗体形成原位免疫复合物而致病；或HBV感染引起机体免疫功能紊乱，通过自身抗体而致病。

知识点3：乙型肝炎病毒相关肾炎的病理　　副高：掌握　正高：掌握

　　本症病理改变类型较多，主要为膜性肾病，其次为膜增生性肾炎、系膜增生性肾炎等。与原发性膜性肾病不同，光镜下可伴有轻至中度系膜细胞增生，系膜区扩大，基膜可见数个"钉突"；免疫荧光可见IgG、C3沉积，少数有IgA、IgM沉积；电镜下见基膜增厚，上皮下及膜内大量电子致密物沉积；可检测到HBV抗原或HBV-DNA。

知识点4：乙型肝炎病毒相关肾炎的临床表现　　副高：掌握　正高：掌握

　　（1）90%患儿在6岁以下发病，男女之比为（3~4）:1，相当部分患儿隐匿起病，因查尿常规和血清HBV标志而偶然发现。

　　（2）有症状者以肾病综合征或肾病样蛋白尿最常见，伴有镜下血尿，少数可有肉眼血尿，高血压不多见。

　　（3）病程多迁延，蛋白尿时轻时重，时隐时现，常因"上感"而症状加重，出现水肿，对激素治疗多无明显效应，但病程多呈良性过程，大多数可自行缓解。

知识点5：乙型肝炎病毒相关肾炎的实验室检查　　副高：掌握　正高：掌握

　　（1）血清HBV感染标志物的检测：HBV-MN患儿血清HBsAg和HBcAb几乎都是阳性，80%患儿HBeAg阳性，其余为HBeAb阳性，也有肾小球内HbsAg阳性而血清HBsAg阴性者，15%~64%患者有血清C3降低。

　　（2）尿液检查：可有血尿、蛋白尿。

　　（3）其他血液指标：转氨酶水平升高；肾功能多正常；发病初期C3、C4可下降，病情缓解可恢复；冷球蛋白增多。

（1）光镜：与原发性膜性肾炎（IMN）不同，呈非典型性，即除弥漫性毛细血管壁增厚外，还有程度不等的系膜增生，不一定都有钉突形成。

（2）免疫荧光检查：肾小球毛细血管壁可见IgG、C3、IgM、IgA沉积，系膜区也可见沉积物。可检出HBV标志物。

（3）电镜检查：上皮下及肾小球基底膜内有大量电子致密沉积物，内皮下和系膜区可见少量电子致密沉积物。

具备以下3项可确诊乙肝肾炎，儿童患者如具备第1、2项，且肾活检病理为膜性肾炎者，则拟诊为乙肝肾炎。

（1）有肾小球肾炎表现，并可除外狼疮性肾炎、紫癜性肾炎等继发性肾炎。

（2）血清乙肝病毒标志物阳性。

（3）肾活检切片中检出HBV抗原或HBV-DNA。

（1）一般治疗：注意休息、避免过劳、低盐饮食，肝功能异常者行保肝治疗。

（2）抗病毒治疗：抗病毒治疗是儿童乙型肝炎病毒相关性肾炎的主要治疗方法。主要药物有α-干扰素：一般应用重组人类α-干扰素，100万～300万U，肌内注射，每周3次，6个月为1个疗程。临床以e抗原转阴及24小时蛋白尿定量作为观察疗效的指标。该药不良反应包括发热、流感样症状和精神症状，少数患者可发生多形红斑。

（3）糖皮质激素：有研究显示糖皮质激素在减轻蛋白尿上虽有时可获得短期效果，但多数无效。因激素延迟体内中和抗体产生，促进HBV继续复制，致使病情迁延不愈或加重，故必须慎用。肾病缓解后易复发。仅在病情需要，如大量蛋白尿及严重低蛋白血症，且病毒复制指标阴性时可试用，但不宜单独使用，疗程不宜过长。

（4）免疫抑制药：不宜应用免疫抑制药。

（5）中药：活血化瘀、益气补肾对调整机体功能有益。

HBV-MN预后较好，尤其儿童多能自然缓解，60%患儿在诊断后1年左右病情可缓解，如持续蛋白尿存在，仅7%发生肾功能不全，2%发展为终末肾衰。

知识点10：乙型肝炎病毒相关肾炎的预防　　　　副高：掌握　正高：掌握

本症预防远重于治疗。全面的乙型肝炎疫苗接种是根本的预防手段。

第八节　先天性肾病综合征

知识点1：先天性肾病综合征的概念　　　　副高：掌握　正高：掌握

先天性肾病综合征（CNS）通常指生后3个月内发病，临床表现符合肾病综合征，并除外继发所致者（如TORCH或先天性梅毒感染所致等）。

知识点2：先天性肾病综合征的分类　　　　副高：掌握　正高：掌握

包括典型的芬兰型肾病综合征、弥漫性系膜硬化（DMS）和生后早期发生的原发性肾病综合征。遗传性是CNS的主体，依据是否伴有其他系统疾病，可将其分为非综合征性或单发型和综合征型。

知识点3：先天性肾病综合征的病因及发病机制　　　　副高：掌握　正高：掌握

遗传性CNS的发病机制目前较为明确，主要是由构成肾小球滤过屏障的重要分子基因突变或调节这些基因的转录因子突变引起。已报道的常见的CNS致病基因有NPHS1、NPHS2、WT1、LAMB2、PLCE1和COQ2等。

知识点4：先天性肾病综合征的病理　　　　副高：掌握　正高：掌握

CNS的肾脏病理为非特异性，病理所见因病期早晚不同。本病患儿肾脏体积及重量是正常儿肾脏的2～3倍，肾单位也明显增多。光镜下没有特异性的病变。生后1个月肾脏可出现皮质小管囊性改变和增生性肾脏损害；最终小囊中的上皮细胞扁平，刷状缘结构消失，小管萎缩。晚期可见终末期肾病病理改变。免疫荧光电镜检查一般无免疫球蛋白和补体沉着。随疾病进展，在系膜区可有少量的IgM或C3沉积。电镜示内皮细胞肿胀、足细胞足突广泛融合、基膜皱缩等。

知识点5：先天性肾病综合征的临床表现　　　　副高：掌握　正高：掌握

多数患儿生后3个月已表现出典型的肾病综合征：大量蛋白尿、低蛋白血症、高胆固醇血症和水肿，其中大量蛋白尿为最突出和特征性表现。芬兰型肾病综合征患儿常有早产史或胎儿窘迫史，常见臀位、大胎盘（胎盘重量>胎儿体重的25%）。部分患儿可有特殊面容、塌鼻背等。

（1）水肿：半数于生后1～2周内即见水肿，严重者宫内就出现水肿，伴有胸腔积液、腹水。也可迟至数月后始为家长发现。

（2）蛋白尿：持续性大量蛋白尿，最初为高度选择性蛋白尿，疾病后期则选择性下降，患儿有明显的低清蛋白血症和高脂血症。

（3）生长发育落后：由于蛋白质营养不良，患儿常有生长发育落后，也有伴发胃食管反流和幽门狭窄的报道。

（4）继发性改变：持续的肾病状态又常导致其他的病理生理变化，如免疫力低下；甲状腺功能减退；发生血栓、栓塞；肾功能减退［随年龄增长，肾功能逐渐缓慢减退，生后第2年GFR常＜50ml/（min·1.73m^2），多数患儿3岁时已需透析或移植］等。

（5）综合征型CNS表现：除上述表现外，还有肾外表现，如WT1突变所致CNS患儿可有肾母细胞瘤（Wilms瘤）、男性假两性畸形，其他相关病变，如白内障、角膜浑浊、小头、斜视、眼球震颤及眼距过宽等亦可出现。

知识点6：先天性肾病综合征的实验室检查	副高：掌握　正高：掌握

除大量蛋白尿外，常有显微镜下血尿。可见轻度氨基酸尿和糖尿。血浆蛋白降低，血浆胆固醇可高或不高。血清C3水平正常或下降。母血和羊水中甲胎蛋白阳性。

知识点7：先天性肾病综合征的诊断	副高：掌握　正高：掌握

诊断本病主要依据阳性家族史、大量蛋白尿、巨大胎盘，出生6个月内肾功能正常，必要时应行肾穿刺活体组织检查。根据有无肾外症状，考虑单发型或综合征型CNS，再根据表型与基因型的关系进行相关基因的检测。

知识点8：先天性肾病综合征的鉴别诊断	副高：掌握　正高：掌握

临床鉴别首先应除外已知病因继发者，并与其他类型先天性肾病综合征相鉴别。

（1）继发性先天性肾病综合征：①先天性梅毒伴肾病综合征：发生在生后1～2个月。青霉素治疗时先天性梅毒及肾病均有效，不宜用激素治疗。②伴有生殖器畸形的肾病综合征：如Denys-Drash综合征、Frasier综合征等。③肾胚胎瘤及肾静脉栓塞。

（2）其他原发性先天性肾病综合征：①法国型：在出生后至1岁以内发病，有典型的肾病综合征表现。肾活检病理表现为弥漫系膜硬化。治疗无效，常在1～3年内发展为肾衰竭而死亡。②微小病变型和局灶节段硬化型：起病在1岁以内，但常见于后半年，偶有3个月以内起病者。对肾上腺皮质激素和免疫抑制药治疗敏感。

知识点9：先天性肾病综合征的治疗	副高：掌握　正高：掌握

糖皮质激素和免疫抑制剂治疗无效，需定期输注清蛋白，及时选择透析和肾脏替代

治疗。

知识点 10：先天性肾病综合征的预后　　　　　　副高：掌握　正高：掌握

本病预后差，如不能及时行透析或肾移植则病死率高。

第九节　家族性出血性肾炎

知识点 1：家族性出血性肾炎的概念　　　　　　副高：掌握　正高：掌握

家族性出血性肾炎又称 Alport 综合征，是以血尿、感音神经性耳聋、眼部病变和进行性肾功能减退为临床特点的一类遗传性肾小球肾炎。约占儿童慢性肾衰竭患者的 3%，占各年龄接受肾移植患者的 2.3%。迄今，尚未确定家族性出血性肾炎的发病在人种、种族和地域分布上的不同，但在美国黑人中相对少见。

知识点 2：家族性出血性肾炎的发病机制及遗传方式　　副高：掌握　正高：掌握

家族性出血性肾炎发病机制与基底膜Ⅳ型胶原的缺陷相关，本病遗传方式有以下 3 种：

（1）X 连锁显性遗传：约占 85%，由致病基因 COL4A5 突变所致，少数患者由 COL4A5 和 COL4A6 两个基因突变所致。这两个基因均位于 Xq22，编码Ⅳ型胶原 α5 链。因致病基因位在 X 染色体上，所以遗传方式与性别相关。母传子亦传女，子女得病机会均为 1/2；父不传子，但传给所有女儿。故家系中女性患者多于男性，病情男重于女。

（2）常染色体隐性遗传：约占 15%，为编码Ⅳ型胶原 α3 链的基因 COL4A3 突变和编码Ⅳ型胶原 α4 链的基因 COL4A4 突变所致。此型致病基因位于第 2 号染色体长臂。父母皆为致病基因携带者，子女患病概率为 1/4，纯合子显出疾病。

（3）常染色体显性遗传：罕见报道，确定的突变位于 COL4A3 和 COL4A4 基因。父母一方也是患者，子女患病概率均为 1/2。

另有约 18% 的家族性出血性肾炎患者没有家族史，可能因新突变所致。

知识点 3：家族性出血性肾炎的病理　　　　　　副高：掌握　正高：掌握

（1）光学显微镜检查：肾组织光镜下无特异性改变。

（2）免疫荧光检查：常规免疫荧光学检查无特异性变化，有时甚至完全阴性。

（3）电子显微镜检查：典型病变为肾小球基底膜广泛增厚、变薄以及致密层的分裂。肾小球基底膜超微结构最突出的异常是致密层不规则的外观，还可见到致密层中直径为 20～90nm 的电子致密颗粒。目前仍认为肾小球基底膜出现弥漫性增厚、撕裂为诊断家族性出血性肾炎的病理依据，其他病理变化，如薄肾小球基底膜等，则要结合家族史、基底膜中Ⅳ型胶原 α 链的表达以及遗传学信息予以诊断。

知识点4: 家族性出血性肾炎的临床表现   副高: 掌握   正高: 掌握

（1）肾脏表现：以血尿最常见，多为肾小球性血尿。受累男性患者常表现为持续性镜下血尿，其中50%的患者在10~15岁前可因上呼吸道感染或劳累后出现阵发性肉眼血尿。受累女性患者因多为杂合子，可表现为间歇性血尿，无或仅轻度、间断发作的蛋白尿。肾功能改变因性别及遗传型而异，X连锁显性遗传的男性患者几乎全部发展至终末期肾病（ESRD）。携带家族性出血性肾炎基因的女性少有ESRD发生。若家族性出血性肾炎的女童发生ESRD，提示常染色体遗传型。

（2）听力障碍：约50%的患者伴有双侧感音神经性耳聋，耳聋为进行性，可以不完全对称，但尚无报道聋为先天性。

（3）眼部病变：家族性出血性肾炎伴有眼部异常者占15%~30%，多为男性。最特征性的眼部异常是圆锥形晶状体，并非出生时已有，而是随着年龄增长渐显现。其他常见的眼部异常有黄斑周围点状或斑点状视网膜病变及视网膜赤道部视网膜病变等。

（4）血液系统异常：可有巨血小板减少症、粒细胞或巨噬细胞内包涵体（Dohle包涵体）等。

（5）慢性平滑肌瘤：平滑肌显著肥大，常见受累部位为食管、气管和女性生殖道。

知识点5: 家族性出血性肾炎的实验室检查   副高: 掌握   正高: 掌握

（1）免疫荧光学检查：应用抗Ⅳ型胶原不同α链的单克隆抗体，在肾活检以及简单易行的皮肤活检组织进行免疫荧光学检查，可用于诊断X连锁型家族性出血性肾炎患者，也可帮助筛查基因携带者，还可用于鉴定家族性出血性肾炎的常染色体隐性遗传型。

家族性出血性肾炎患者基底膜的免疫荧光检查

	皮肤基底膜	肾小球基底膜	包曼囊	远曲小管基底膜
X连锁显性遗传				
抗α3（Ⅳ）单抗	正常无表达	–	–	–
抗α4（Ⅳ）单抗	正常无表达	–	–	–
抗α5（Ⅳ）单抗	–	–	–	–
常染色体隐性遗传型				
抗α3（Ⅳ）单抗	正常无表达	–	–	–
抗α4（Ⅳ）单抗	正常无表达	–	–	–
抗α5（Ⅳ）单抗	+	–	+	+

注：①若皮肤基底膜不与抗α5（Ⅳ）单抗反应，可以确诊为X连锁型家族性出血性肾炎。②由于某些确诊的X连锁型家族性出血性肾炎患者或基因携带者，可有基膜α5（Ⅳ）链的正常表达，因而基底膜与抗Ⅳ型胶原α5链抗体反应呈阳性时，并不能除外家族性出血性肾炎的诊断。③无症状的基因携带者，通常皮肤的免疫荧光学检查正常

（2）分子遗传学分析：筛查、分析COL4A5基因，可以提供确切的遗传学信息，有助于产前诊断，也是目前唯一诊断无症状基因携带者的方法。

知识点6：家族性出血性肾炎的诊断 　　　　　　　　副高：掌握　　正高：掌握

典型的家族性出血性肾炎根据临床表现、阳性家庭史以及电镜下肾组织的特殊病理变化可作出诊断，其中肾组织的电镜检查一直被认为是确诊该病的重要和唯一的依据。Flinter等认为如果血尿或慢性肾衰竭或两者均有的患者，再符合如下4项的3项便可诊断。①血尿或慢性肾衰竭家族史。②肾活检电镜检查有典型病变。③进行性感音神经性耳聋。④眼病变。

知识点7：家族性出血性肾炎的鉴别诊断 　　　　　　副高：掌握　　正高：掌握

家族性出血性肾炎应注意与薄基底膜肾病相区别，后者无进行性肾功能减退，肾活检提示肾小球基底膜变薄。还需与其他遗传性肾病鉴别。

知识点8：家族性出血性肾炎的治疗 　　　　　　　　副高：掌握　　正高：掌握

迄今，对于家族性出血性肾炎发展至ESRD的患者则需透析或移植。尽管有各种试图延缓或阻止家族性出血性肾炎患者终末期肾脏病的发生和发展的尝试，如应用环孢素A或血管紧张素转换酶抑制剂（ACEI）等，但因缺少严格的实验对照，关于其疗效尚无定论。

此外，国外报道3%～4%的家族性出血性肾炎患者在肾移植后，患者体内对被移植的正常肾脏基底膜产生抗体，发生抗肾基底膜肾炎，致使移植失败。

尿路
感染

第十节　尿路感染

知识点1：尿路感染的概念 　　　　　　　　　　　　副高：掌握　　正高：掌握

尿路感染（UTI）指病原体通过血行或沿泌尿道上行，在尿液中生长繁殖，并侵犯泌尿道组织的感染性疾病。按病原体入侵的部位可分为肾盂肾炎、膀胱炎和尿道炎，但临床上新生儿和幼婴常难以定位，故统称为尿路感染。按临床表现又可分为无症状性菌尿和症状性尿路感染。如果感染迁延不愈，病程超过半年则称为慢性感染。

知识点2：尿路感染的病因 　　　　　　　　　　　　副高：掌握　　正高：掌握

任何致病菌均可引起尿路感染，但绝大多数为革兰阴性杆菌，如大肠埃希菌、副大肠埃希菌、变形杆菌、克雷伯杆菌、铜绿假单胞菌，少数为肠球菌和葡萄球菌。大肠埃希菌是尿路感染中最常见的致病菌，占60%～80%。初次患尿路感染的新生儿、所有年龄的女孩和1岁以内的男孩，主要的致病菌仍是大肠埃希菌；而在1岁以上男孩主要致病菌多数是变形杆菌。

对于10~16岁的女孩，白色葡萄球菌亦常见；克雷伯杆菌和肠球菌多见于新生儿尿路感染。

知识点3：尿路感染的发病机制　　　　　　　　　　副高：掌握　　正高：掌握

细菌引起泌尿道感染的发病机制错综复杂是宿主内在因素与细菌致病性相互作用的结果。

（1）感染途径

1）上行性感染：这是尿路感染最主要的感染途径。致病菌从尿道口上行并进入膀胱，引起膀胱炎，膀胱内的致病菌再经输尿管移行至肾脏，引起肾盂肾炎。引起上行性感染的致病菌主要是大肠埃希菌，其次是变形杆菌或其他肠道杆菌。膀胱输尿管反流（VUR）常是细菌上行性感染的直接通道。

2）血源性感染：经血源途径侵袭尿路的致病菌主要是金黄色葡萄球菌。

3）淋巴感染和直接蔓延：结肠内和盆腔的细菌可通过淋巴管感染肾脏，肾脏周围邻近器官和组织的感染也可直接蔓延。

（2）宿主内在因素

1）尿道周围菌种的改变及尿液性状的变化，为致病菌入侵和繁殖创造了条件。

2）细菌黏附于尿路上皮细胞（定植）是其在泌尿道增殖引起泌尿道感染的先决条件。

3）泌尿道感染患者分泌型IgA的产生存在缺陷，使尿中分泌型IgA浓度减低，增加发生泌尿道感染的机会。

4）先天性或获得性尿路畸形，增加泌尿道感染的危险性。

5）新生儿和小婴儿抗感染能力差，易患泌尿道感染。尿布、尿道口常受细菌污染，且局部防卫能力差，易致上行感染。

6）糖尿病、高钙血症、高血压、慢性肾脏疾病、镰状细胞贫血及长期使用糖皮质激素或免疫抑制剂的患儿，其泌尿道感染的发病率可增高。

（3）细菌毒力：宿主无特殊易感染的内在因素，如泌尿系结构异常，则微生物的毒力是决定细菌能否引起上行性感染的主要因素。

知识点4：急性尿路感染的临床表现　　　　　　　　副高：掌握　　正高：掌握

临床症状因患儿年龄组的不同存在着较大差异。

（1）新生儿：临床症状极不典型，多以全身症状为主，如发热或体温不升、苍白、吃奶差、呕吐、腹泻等。许多患儿有生长发育停滞，体重增长缓慢或不增，伴有黄疸者较多见。部分患儿可有嗜睡、烦躁，甚至惊厥等神经系统症状。新生儿泌尿道感染常伴有败血症，但其局部排尿刺激症状多不明显。30%的患儿血和尿培养出的致病菌一致。

（2）婴幼儿：临床症状也不典型，常以发热最突出。拒食、呕吐、腹泻等全身症状也较明显。局部排尿刺激症状可不明显，但细心观察可发现有排尿时哭闹不安，尿布有臭味和顽固性尿布疹等。

（3）年长儿：症状与成人类似，急性肾盂肾炎时表现为发热、腰痛、腹痛、肋脊角压痛和肾区叩击痛，同时出现尿路刺激征如尿频、尿急、尿痛、尿液浑浊、血尿、遗尿等表现。

急性膀胱炎时无全身发热、腰痛，仅有尿路刺激征和/或血尿。

知识点 5：慢性尿路感染的临床表现　　　　　副高：掌握　正高：掌握

病程超过半年，病情迁延，症状轻重不等，轻者间歇出现尿频、尿急、尿痛等尿路刺激征，反复发作可表现为间歇性发热、腰酸、乏力、进行性贫血、消瘦乃至肾功能不全。

知识点 6：无症状性菌尿的临床表现　　　　　副高：掌握　正高：掌握

在常规的尿过筛检查中，可以发现健康儿童中存在着有意义的菌尿，但无任何尿路感染症状。这种现象可见于各年龄组，在儿童中以学龄女孩常见。无症状性菌尿患儿常同时伴有尿路畸形和既往有症状的尿路感染史。病原体多数是大肠埃希菌。

知识点 7：尿路感染的实验室检查　　　　　副高：掌握　正高：掌握

（1）尿常规检查及尿细胞计数：①尿常规检查：如清洁中段尿离心沉渣中白细胞≥5个/HP，即可怀疑为尿路感染。血尿也很常见。肾盂肾炎患者有中等蛋白尿、白细胞管型尿及晨尿的比重和渗透压减低。②1小时尿白细胞排泄率测定：白细胞数$> 30 \times 10^4$/h为阳性，可怀疑泌尿道感染；$< 20 \times 10^4$/h为阴性，可排除泌尿道感染。

（2）尿培养细菌学检查：尿细菌培养及菌落计数是诊断尿路感染的主要依据。通常认为中段尿培养菌落数$\geq 10^5$/ml可确诊，$10^4 \sim 10^5$/ml为可疑，$< 10^4$/ml系污染。但结果分析应结合患儿性别、有无症状、细菌种类及繁殖力综合评价临床意义。临床高度怀疑而尿普通细菌培养阴性的，应做L型细菌和厌氧菌培养。

（3）尿液直接涂片法找细菌：油镜下如每个视野都能找到一个细菌，表明尿内细菌数$> 10^5$/ml。

（4）亚硝酸盐试纸条试验（格里斯试验）：大肠埃希菌、副大肠埃希菌和克雷伯杆菌呈阳性；产气杆菌、变形杆菌、铜绿假单胞菌和葡萄球菌呈弱阳性；粪链球菌、结核分枝杆菌呈阴性。如采用晨尿，可提高其阳性率。

（5）其他：如尿沉渣找闪光细胞（甲紫沙黄染色）2万~4万个/小时可确诊。新生儿上尿路感染血培养可阳性。

知识点 8：尿路感染的影像学检查　　　　　副高：掌握　正高：掌握

影像学检查的目的在于：①检查尿路有无发育畸形。②了解慢性肾损害或肾瘢痕发生和进展情况。③辅助上尿路感染的诊断。常用的影像学检查有B型超声检查、排泄性膀胱尿路造影（检查膀胱输尿管反流）、^{99m}Tc-DMSA肾皮质显像（检查肾瘢痕形成及检测分肾功能）、核素肾动态显像等。

| 知识点9：尿路感染的诊断与鉴别诊断 | 副高：掌握　正高：掌握 |

　　年长儿尿路感染症状与成人相似，尿路刺激症状明显，常是就诊的主诉。如能结合实验室检查，可立即得以确诊。但对于婴幼儿，特别是新生儿，由于排尿刺激症状不明显或缺如，而常以全身表现较为突出，易致漏诊。故对病因不明的发热患儿都应反复进行尿液检查，争取在用抗生素治疗前进行尿培养、菌落计数和药物敏感试验。凡具有真性菌尿者，即清洁中段尿定量培养菌落数 $\geq 10^5$/ml或球菌 $\geq 10^3$/ml，或耻骨上膀胱穿刺尿定性培养有细菌生长，即可确立诊断。

　　完整的尿路感染的诊断除了评定泌尿系被细菌感染外，还应包括以下内容：①本次感染系初染、复发或再感染。②确定致病菌的类型并进行药物敏感试验。③有无尿路畸形，如膀胱输尿管反流、尿路梗阻等，如有膀胱输尿管反流，还要进一步了解"反流"的严重程度和有无肾脏瘢痕形成。④感染的定位诊断，即上尿路感染或下尿路感染。

　　泌尿道感染需与肾小球肾炎、肾结核及急性尿道综合征鉴别。急性尿道综合征的临床表现为尿频、尿急、尿痛、排尿困难等尿路刺激症状，但清洁中段尿培养无细菌生长或为无意义性菌尿。

| 知识点10：尿路感染的治疗 | 副高：掌握　正高：掌握 |

　　尿路感染治疗目的是控制症状，根除病原体，去除诱发因素，预防再发。

　　（1）一般治疗

　　1）急性期需卧床休息，鼓励患儿多饮水以增加排尿量，女孩还应注意外阴部的清洁卫生。

　　2）鼓励患儿进食，供给足够的热能、丰富的蛋白质和维生素，以增强机体的抵抗力。

　　3）对症治疗：对高热、头痛、腰痛的患儿应给予解热镇痛剂缓解症状。对尿路刺激症状明显者，可用阿托品、山莨菪碱等抗胆碱药物治疗或口服碳酸氢钠碱化尿液，以减轻尿路刺激症状。

　　（2）抗菌药物治疗：应根据尿培养及药敏试验结果，同时结合临床疗效合理选用抗生素。①感染部位：对肾盂肾炎应选择血浓度高的药物，对膀胱炎应选择尿浓度高的药物。②感染途径：对上行性感染，首选磺胺类药物治疗。如发热等全身症状明显或属血源性感染，多选用青霉素类、氨基糖苷类或头孢菌素类单独或联合治疗。③根据尿培养及药物敏感试验结果，同时结合临床疗效选用抗生素。④药物在肾组织、尿液、血液中都应有较高的浓度。⑤选用的药物抗菌能力强，抗菌谱广，最好能用强效杀菌剂，且不易使细菌产生耐药菌株。⑥对肾功能损害小的药物。

　　1）症状性尿路感染的治疗：对下尿路感染，在进行尿细菌培养后，经验用药初治首选阿莫西林/克拉维酸钾，20～40mg/（kg·d），分3次；或复方磺胺甲噁唑（SMZ_{co}）30～60mg/（kg·d），分2次。连用7～10天。

　　对上尿路感染或有尿路畸形的患儿，在进行尿细菌培养后，经验用药一般选用广谱或两种抗菌药物，如头孢曲松，75mg/（kg·d），每天1次；头孢噻肟，150mg/（kg·d），分次静脉滴注。疗程10～14天。治疗开始后应进行尿液检查，必要时随访尿细菌培养以指导和调整用药。

对婴幼儿要注意及时行超声检查，必要时行排泄性膀胱尿路造影和^{99m}Tc-DMSA肾皮质核素显像，排除尿路畸形后方可停止用药。

2）无症状性菌尿的治疗：单纯无症状性菌尿一般无须治疗。但若合并尿路梗阻、膀胱输尿管反流或存在其他尿路畸形，或既往感染使肾脏留有陈旧性瘢痕者，则应积极选用抗菌药物治疗。疗程7～14天，继之给予小剂量抗菌药物预防，直至尿路畸形被矫治为止。

3）再发性尿路感染的治疗：再发尿路感染有两种类型，即复发和再感染。复发是指原来感染的细菌未完全杀灭，在适宜的环境下细菌再度滋生繁殖。绝大多数患儿复发多在治疗后1个月内发生。再感染是指上次感染已治愈，本次是由不同细菌或菌株再次引发泌尿道感染。再感染多见于女孩，多在停药后6个月内发生。

再发泌尿路感染者在进行尿细菌培养后选用两种抗菌药物，疗程以10～14天为宜，然后予以小剂量药物维持，以防再发。

在预防用药期间，选择敏感抗生素治疗剂量的1/3睡前顿服，首选呋喃妥因或磺胺甲基异噁唑。若小婴儿服用呋喃妥因出现消化道副反应严重者，可选择阿莫西林-克拉维酸钾或头孢克洛类药物口服。如果患儿在接受预防性抗生素治疗期间出现了尿路感染需换用其他抗生素而非增加原抗生素的剂量。

知识点11：尿路感染的预后　　　　　　　　　　　　　　副高：掌握　正高：掌握

急性尿路感染经合理抗菌治疗，多数于数日内症状消失、治愈；但有近50%的患者可复发或再感染。再发病例多伴有尿路畸形，其中以膀胱输尿管反流最常见。膀胱输尿管反流与肾瘢痕关系密切，肾瘢痕的形成是影响儿童尿路感染预后的最重要的因素。

知识点12：泌尿系感染的预防　　　　　　　　　　　　　副高：掌握　正高：掌握

泌尿道感染的预防包括：①注意个人卫生，不穿紧身内裤，勤洗外阴以防止细菌入侵；②及时发现和处理男孩包茎、女孩处女膜伞、蛲虫感染等；③及时矫治尿路畸形，防止尿路梗阻和肾瘢痕形成。

第十一节　膀胱输尿管反流

知识点1：膀胱输尿管反流的概念　　　　　　　　　　　副高：掌握　正高：掌握

膀胱输尿管反流（VUR）是指排尿时尿液从膀胱反流至输尿管和肾盂的一种现象，是婴幼儿反复尿路感染的常见原因。部分VUR患儿可自行缓解，但是也有部分VUR患儿可引起反流性肾病。

知识点2：膀胱输尿管反流的病因及发病机制　　　　　副高：掌握　正高：掌握

膀胱输尿管反流的主要病因是膀胱输尿管连接部异常，排尿时不能阻止尿液进入输尿管。按病因可分为原发性及继发性两类。原发性主要为膀胱三角区和输尿管末端平滑肌先天脆弱，膀胱壁内走行输尿管短以及膀胱输尿管连接部瓣膜机制不全。继发性主要是由于下尿路梗阻，如后尿路瓣膜、异物、结石等疾病造成膀胱内压上升而引起反流。

知识点3：膀胱输尿管反流的病理　　　　　　　　　　副高：掌握　正高：掌握

有反流的乳头管、集合管明显扩张，管壁周围间质充血水肿，淋巴细胞及中性粒细胞浸润，继之肾小管萎缩，局灶性及肾小球周围纤维化。肾盏、肾盂扩张、肾实质变薄，重度VUR伴反复尿路感染者瘢痕广泛，一般肾上、下极突出，小动脉可有增厚狭窄。

知识点4：膀胱输尿管反流的临床表现　　　　　　　　副高：掌握　正高：掌握

因反流程度、有无感染、病程久暂而异。
（1）无症状性反流：无任何症状体征。
（2）症状性反流：排尿时腰痛、尿频、重复排尿、遗尿等。
（3）尿路感染：可出现典型的肾盂肾炎症状，如发热、寒战、肾区绞痛等。
（4）反流性肾病：表现为高血压、蛋白尿以及不同程度的肾功能减退。

知识点5：膀胱输尿管反流的超声检查　　　　　　　　副高：掌握　正高：掌握

通过B超可估计膀胱输尿管连接部功能，观察输尿管扩张、蠕动及膀胱基底部的连续性，观察肾盂、肾脏形态及实质改变情况。在B超时可插入导尿管，注入气体（如CO_2），若气体进入输尿管则VUR可诊断。最近用彩色多普勒超声观测连接部功能及输尿管开口位置，但B超对上极瘢痕探测具有局限性，对VUR不能作分级。

知识点6：逆行排尿性膀胱尿路造影　　　　　　　　　副高：掌握　正高：掌握

此为常用的确诊膀胱输尿管反流的基本方法及分级的"金标准"，可直接确定反流程度。①Ⅰ度：反流至输尿管，输尿管无扩张。②Ⅱ度：反流至肾盂肾盏，输尿管不扩张。③Ⅲ度：输尿管肾盂轻度扩张，输尿管无扭曲。④Ⅳ度：输尿管中度扩张扭曲，肾盂肾盏中度扩张。⑤Ⅴ度：输尿管重度扩张扭曲，肾盂肾盏重度扩张，大部分肾盏乳头压迹消失。

知识点7：静脉肾盂造影　　　　　　　　　　　　　　副高：掌握　正高：掌握

适用于：①2岁以下初次尿路感染的女孩。②初次尿路感染的男孩。③2岁以上反复尿路感染的女孩。可有肾脏瘢痕形成、肾脏变小、肾盏杵状改变、聚拢卷缩、肾影边缘不规则等表现。

知识点8：放射性核素检查　　　　　　　　　　　　副高：掌握　正高：掌握

（1）放射性核素膀胱显像：分直接测定法和间接测定法，用于测定膀胱输尿管反流。

（2）DMSA扫描技术：用于尿无菌的患者，是诊断儿童反流性肾病的唯一"金标准"。特别是5岁以上儿童。Coldraich根据DMSA扫描摄影征象将肾瘢痕分成四级：①Ⅰ级：一处或两处瘢痕。②Ⅱ级：两处以上的瘢痕，但瘢痕之间肾实质正常。③Ⅲ级：整个肾脏弥漫性损害，类似阻梗性肾病表现，即全肾萎缩，肾轮廓有或无瘢痕。④Ⅳ级：终末期、萎缩肾，几乎无或根本无DMSA摄取（小于全肾功能的10%）。

知识点9：膀胱输尿管反流的诊断　　　　　　　　　副高：掌握　正高：掌握

由于临床诊断膀胱输尿管反流时症状多不明显或仅有非特异性表现，故确诊需依赖影像学检查。

（1）下列情况应考虑反流存在的可能性：①反复复发和迁延的尿路感染。②长期尿频、尿淋漓或遗尿。③年龄较小（<2岁）和/或男孩尿路感染。④中段尿培养持续阳性。⑤尿路感染伴尿路畸形。⑥家族一级亲属有膀胱输尿管反流、反流性肾病患者。⑦胎儿或婴儿期有肾盂积水。

（2）反流性肾病的诊断：确诊依赖影像学检查，临床表现和肾活体组织检查病理改变有助诊断。

知识点10：膀胱输尿管反流的治疗　　　　　　　　　副高：掌握　正高：掌握

主要目标是控制感染和改善反流，以防止肾功能进一步损害。

（1）对于发热性泌尿系感染，首先使用第三代头孢菌素或广谱青霉素静脉给药，然后根据药物敏感试验结果调整。

（2）无发热泌尿道感染患儿口服抗生素治疗7~10天。

（3）预防用药使用呋喃妥因或磺胺甲噁唑，以预防剂量睡前顿服。3个月以内患儿可首选阿莫西林、氨苄西林或头孢氨苄。

（4）反流级别高或反复感染难以控制者可考虑外科手术治疗。

知识点11：膀胱输尿管反流的预后　　　　　　　　　副高：掌握　正高：掌握

有一定的自愈比例，部分需要手术治疗。严重者可致反流性肾病，特别合并肾脏发育不良者可致肾功能严重损害，是儿童终末期肾病的原因之一。

第十二节 肾小管酸中毒

| 知识点1：肾小管酸中毒的概念 | 副高：掌握 正高：掌握 |

肾小管酸中毒（RTA）为儿童常见的肾小管疾病之一，是由于近端肾小管对HCO_3^-重吸收障碍和/或远端肾小管泌H^+或产NH_3功能缺陷导致肾脏净酸排出量减少、尿液酸化功能下降而引起的以阴离子间隙正常的高氯性代谢性酸中毒为基本病理生理特征的一组临床综合征。可有或无肾小管器质性病变。早期肾小球功能多正常，但随着疾病的进展或原发病的影响，后期可出现肾小球功能损害。

| 知识点2：按尿酸化功能缺陷部位与发病机制分类 | 副高：掌握 正高：掌握 |

（1）Ⅰ型RTA：即远端肾小管酸中毒，因远端肾小管泌H^+或产NH_3功能障碍所致。

（2）Ⅱ型RTA：即近端肾小管酸中毒，因近端肾小管重吸收HCO_3^-功能障碍所致。

（3）Ⅲ型RTA：亦称为混合型RTA，为Ⅰ型RTA伴不同程度的近端肾小管重吸收HCO_3^-功能障碍。

（4）Ⅳ型RTA：即全远端肾小管酸中毒，亦称高钾型RTA，由于先天性或获得性醛固酮分泌不足或肾小管对醛固酮反应低下，远曲小管产NH_3、泌H^+、K^+、NH_4^+及重吸收HCO_3^-减少所致。

| 知识点3：按病因分类 | 副高：掌握 正高：掌握 |

（1）原发性RTA：病因不明，多与遗传有关，主要为常染色体显性遗传，也可为常染色体隐性遗传。

（2）继发性RTA：继发于肾脏或全身性疾病。

1）Ⅰ-RTA的主要原发疾病：①自身免疫性疾病：高丙种球蛋白血症、系统性红斑狼疮。②引起肾钙化疾病：维生素D中毒、甲状旁腺功能亢进症、特发性高钙尿症。③先天性肾发育异常：海绵肾、肾髓质囊性病等。④先天性代谢性疾病：肝豆状核变性。⑤其他疾病：慢性肾盂肾炎、急慢性间质性肾炎、两性霉素B中毒、移植肾等。

2）Ⅱ-RTA的主要原发疾病有：①胱氨酸病。②酪氨酸血症（肝肾型，即Ⅰ型）。③肝豆状核变性。④急、慢性间质性肾炎。⑤肾病综合征。⑥眼脑肾综合征。⑦维生素D缺乏症。⑧重金属或药物的肾毒性。⑨半乳糖血症。⑩多发性骨髓瘤。

3）Ⅳ-RTA的主要原发疾病有：①醛固酮缺乏性疾病：艾迪生病、18-氧化酶或21-羟化酶缺乏型先天性肾上腺皮质增生症、肾发育不良、双侧肾上腺切除术后。②肾小管对醛固酮反应低下的疾病：慢性肾小管间质性肾炎、失盐性肾病、低钾性肾病、假性醛固酮减少症。③某些拮抗醛固酮的药物：螺内酯、氨苯蝶啶、血管紧张素转换酶抑制剂等。

知识点4：按有无代谢性酸中毒分类　　　　　　　　　　　副高：掌握　正高：掌握

（1）完全性RTA：指存在明显失代偿性代谢性酸中毒。

（2）不完全性RTA：平时无失代偿性代谢性酸中毒，但有尿酸化功能缺陷，在酸负荷条件下可出现典型失代偿性代谢性酸中毒。

知识点5：按血钾水平分类　　　　　　　　　　　　　　　副高：掌握　正高：掌握

（1）血钾下降或正常型RTA。

（2）血钾升高型RTA。

一、远端肾小管酸中毒（Ⅰ型）

知识点6：远端肾小管酸中毒的病因　　　　　　　　　　　副高：掌握　正高：掌握

Ⅰ型肾小管酸中毒有原发性和继发性，原发者见于先天性肾小管功能缺陷，多为常染色体显性遗传，也有隐性遗传和特发病例。继发者可见于很多疾病，如肾盂肾炎、特发性高γ-球蛋白血症、干燥综合征、原发性胆汁性肝硬化、系统性红斑狼疮、纤维素性肺泡炎、甲状旁腺功能亢进、甲状腺功能亢进、维生素D中毒、特发性高钙尿症、肝豆状核变性、药物性或中毒性肾病、肾髓质囊性病、珠蛋白生成障碍性贫血、碳酸酐酶缺乏症等。

知识点7：远端肾小管酸中毒的发病机制　　　　　　　　　副高：掌握　正高：掌握

由于原发性或继发性原因导致远端肾小管排泌H^+和维持小管腔液-管周间H^+梯度功能障碍，使尿液酸化功能障碍，尿pH＞6.0，净酸排泄减少。正常情况下远曲小管HCO_3^-重吸收很少，排泌的H^+主要与管腔液中Na_2HPO_3交换Na^+，形成NaH_2PO_4，与NH_3结合形成$NH4^+$。$H_2PO_4^-$与$NH4^+$不能弥散至细胞内，因此产生较陡峭的小管腔液-管周间H^+梯度。Ⅰ型肾小管酸中毒患者不能形成或维持这个梯度，故使H^+蓄积，而体内HCO_3^-储备下降，血液中Cl^-代偿性增高，发生高氯性酸中毒。由于泌H^+障碍，Na^+-H^+交换减少，必然导致Na^+-K^+交换增加，大量K^+、Na^+被排出体外，造成低钾、低钠血症，患者由于长期处于酸中毒状态，致使骨质脱钙、骨骼软化而变形，由骨质游离出的钙可导致肾钙化或尿路结石。

知识点8：远端肾小管酸中毒的临床表现　　　　　　　　　副高：掌握　正高：掌握

（1）原发性病例：可在出生后即有临床表现。

（2）慢性代谢性酸中毒：患儿表现为厌食、恶心、呕吐、腹泻、便秘、生长发育迟缓。尿pH＞5.5。

（3）电解质紊乱：主要为高氯血症和低钾血症，患者出现全身肌无力和周期性瘫痪。

（4）骨病：常表现为软骨病或佝偻病，出牙延迟或牙齿早脱，维生素D治疗效果差。患者常有骨痛和骨折，儿童可有骨畸形和侏儒等。

（5）尿路症状：由于肾结石和肾钙化，患儿可有血尿、尿痛等表现，易导致继发感染与梗阻性肾病。肾脏浓缩功能受损时，患者还常有多饮、多尿、烦渴等症状。

知识点9：远端肾小管酸中毒的实验室检查　　　　　　副高：掌握　　正高：掌握

（1）血液生化检查：①血浆pH、[HCO_3^-]或CO_2结合力降低；②血氯升高，血钾、血钠降低，血钙和血磷偏低，阴离子间隙正常；③血ALP升高。

（2）尿液检查：①尿比重低；②尿pH＞5.5；③尿钠、钾、钙、磷增加；④尿氨显著减少。

（3）HCO_3^-排泄分数（FE HCO_3^-）：正常值＜5%。方法：每日口服碳酸氢钠，从2～10mmol/kg起，逐日增加剂量至酸中毒纠正，然后测定血和尿中[HCO_3^-]和肌酐（Cr），按下列公式计算：

$$FE\ HCO_3^- = （尿[HCO_3^-]/血[HCO_3^-]）÷（尿Cr/血Cr）×100$$

（4）NH_4Cl负荷试验：口服NH_4Cl 0.1g/kg，1小时内服完，3～8小时内收集血和尿液，测量血[HCO_3^-]和尿pH，当血[HCO_3^-]降至20mmol/L以下时，尿pH＞5.5，具有诊断价值。尿pH＜5.5，则可排除本病。NH_4Cl负荷试验对明显酸中毒者不宜应用。

（5）肾功能检查：早期为肾小管功能降低。待肾结石、肾钙化导致梗阻性肾病时，可出现肾小球滤过率下降，血肌酐和BUN升高。

（6）X线检查：骨骼显示骨密度普遍降低和佝偻病表现，可见陈旧性骨折。腹部平片可见泌尿系结石影和肾钙化。

知识点10：远端肾小管酸中毒的诊断与鉴别诊断　　　　副高：掌握　　正高：掌握

根据以上典型临床表现，排除其他原因所致的代谢性酸中毒，尿pH＞5.5者，即可诊断为远端肾小管酸中毒，确定诊断应具有：①即使在严重酸中毒时，尿pH也不会低于5.5。②有显著的钙、磷代谢紊乱及骨骼改变。③尿氨显著降低。④FE HCO_3^-排泄分数＜5%。⑤氯化铵负荷试验阳性。

应与各种继发性远端肾小管酸中毒相鉴别。

知识点11：远端肾小管酸中毒的治疗　　　　　　　　副高：掌握　　正高：掌握

（1）纠正酸中毒：儿童有6%～15%的碳酸氢盐从肾脏丢失（在成人＜5%），故可给予2.5～7mmol/（kg·d）的碱性药物。常用口服碳酸氢钠或复方柠檬酸溶液（Shohl液），含柠檬酸140g，柠檬酸钠98g，加水1000ml，每1ml Shohl液相当于1mmol的碳酸氢钠盐。开始剂量为2～4mmol/（kg·d），最大可用至5～14mmol/（kg·d），直至酸中毒纠正。

（2）纠正电解质紊乱：低钾血症可服10%柠檬酸钾0.5～1mmol/（kg·d），每日3次。

不宜用氯化钾，以免加重高氯血症。

（3）肾性骨病的治疗：可用维生素D、钙剂。维生素D剂量5000～10000IU/d。但应注意：①从小剂量开始，缓慢增量。②监测血药浓度及血钙、尿钙浓度，及时调整剂量，防止高钙血症的发生。

（4）利尿剂：噻嗪类利尿剂可减少尿钙排泄，促进钙重吸收，防止钙在肾内沉积。如氢氯噻嗪1～3mg/（kg·d），分3次口服。

（5）补充营养，保证入量，控制感染及原发疾病的治疗均为非常重要的措施。

知识点12：远端肾小管酸中毒的预后　　　　　副高：掌握　正高：掌握

如早期发现，长期治疗，防止肾钙化及骨骼畸形的发生，预后良好，甚至可达正常的生长发育水平。有些患者可自行缓解，但也有部分患者可发展为慢性肾衰竭而死亡。

二、近端肾小管酸中毒（Ⅱ型）

知识点13：近端肾小管酸中毒的病因　　　　　副高：掌握　正高：掌握

Ⅱ型肾小管酸中毒病因亦可分为原发性和继发性：①原发性：多为常染色体显性遗传，亦可与隐性遗传和X连锁遗传有关，多见于男性，部分为散发性病例；②继发性：可继发于重金属盐中毒、过期四环素中毒、甲状旁腺功能亢进、高球蛋白血症、半乳糖血症、胱氨酸尿症、肝豆状核变性、干燥综合征、肾髓质囊性病变、多发性骨髓瘤等。

知识点14：近端肾小管酸中毒的发病机制　　　　　副高：掌握　正高：掌握

HCO_3^-重吸收障碍的机制尚未明确，可能与下列因素有关：①近端肾小管管腔中碳酸酐酶功能障碍，影响HCO_3^-分解成CO_2和H_2O，从而使近端肾小管分泌的H^+与腔液中的HCO_3^-结合减少。②H^+分泌泵障碍。③近端肾小管H^+排泌的调节异常。④H^+-K^+-ATP酶缺陷。

患儿肾小管HCO_3^-阈值一般为15～18mmol/L（正常21～25mmol/L），显著低于正常阈值，故即使血液HCO_3^-浓度<21mmol/L，亦有大量的HCO_3^-由尿中丢失，此时患儿产生酸中毒而其尿液呈碱性。由于其远端肾小管泌H^+功能正常，故当患儿HCO_3^-下降至5～18mmol/L时，尿HCO_3^-丢失减少，尿液酸化正常，故尿pH可低于5.5。补碱后尿中排出大量碳酸氢盐。远端肾小管K^+-Na^+交换增多，可导致低钾血症。

知识点15：近端肾小管酸中毒的临床表现　　　　　副高：掌握　正高：掌握

本型多见于男性。症状与Ⅰ型肾小管酸中毒相似，但较轻，其特点为：①生长发育落后，但大多数无严重的骨骼畸形，肾结石、肾钙化少见。②明显的低钾表现。③高氯性代谢性酸中毒。④可同时有其他近端肾小管功能障碍的表现，患儿常有多尿、脱水、烦渴症状。

⑤少数病例只有尿的改变，而无代谢性酸中毒，即呈不完全型，但可进一步发展为完全型。

知识点16：近端肾小管酸中毒的实验室检查　　　　副高：掌握　正高：掌握

（1）血液生化检查：①血pH、HCO_3^-或CO_2结合力降低；②血氯显著升高，血钾显著降低，阴离子间隙可正常。

（2）尿液检查：①尿比重和渗透压降低。②一般尿pH>6。当酸中毒加重，血HCO_3^-<16mmol/L时，尿pH<5.5。

（3）HCO_3^-排泄分数（FE HCO_3^-）>15%。

（4）氯化铵负荷试验尿pH<5.5。

知识点17：近端肾小管酸中毒的诊断与鉴别诊断　　　副高：掌握　正高：掌握

在临床上具有多饮、多尿、恶心、呕吐和生长迟缓，血液检查具有持续性低钾高氯性代谢性酸中毒特征者应考虑近端肾小管酸中毒，确定诊断应具有：①当血［HCO_3^-］<16mmol/L时，尿pH<5.5。②FE HCO_3^->15%。③尿钙不高，临床无明显骨骼畸形、肾结石和肾钙化。④氯化铵负荷试验阴性。

当患儿伴有其他近端肾小管功能障碍时，需注意与下列疾病相鉴别：①原发性Fanconi综合征；②胱氨酸尿；③肝豆状核变性；④毒物或药物中毒等引起的继发性肾小管酸中毒。

知识点18：近端肾小管酸中毒的治疗　　　　　　　副高：掌握　正高：掌握

（1）纠正酸中毒：因儿童肾HCO_3^-阈值比成人低，故患儿尿中HCO_3^-丢失更多，治疗所需碱较远端肾小管酸中毒为大，其剂量约10~15mmol/（kg·d），给予碳酸氢钠或复方柠檬酸溶液口服。

（2）纠正低钾血症。

（3）重症者可予低钠饮食并加用氢氯噻嗪，可减少尿HCO_3^-排出，促进HCO_3^-重吸收。

知识点19：近端肾小管酸中毒的预后　　　　　　　副高：掌握　正高：掌握

本型预后较好，多数患儿能随年龄增长而自行缓解。

第十三节　溶血性尿毒症综合征

知识点1：溶血性尿毒症综合征的概念　　　　　　　副高：掌握　正高：掌握

溶血性尿毒症综合征（HUS）是由多种病因引起的血栓性微血管病，临床以溶血性贫血、血小板减少和急性肾衰竭为特点。本病好发于婴幼儿和学龄儿童，是小儿急性肾衰竭的常见原因之一。本病可分为典型和非典型两型，典型病例常有前驱胃肠道症状，非典型病例部分有家族史，且易复发。本病死亡率高，近年来采用血浆置换和透析等综合疗法，病死率已明显下降。

知识点2：溶血性尿毒症综合征的分型　　　　　　　　　副高：掌握　正高：掌握

本病可分为典型（腹泻后HUS，D$^+$HUS）和非典型（无腹泻HUS，D$^-$HUS）两型。典型病例常有前驱胃肠道症状，儿童多见；非典型病例多有家族史，且易复发。该病尚无特殊疗法，死亡率高，近年采用早期腹膜透析等综合治疗，病死率已明显下降。

知识点3：溶血性尿毒症综合征的病因　　　　　　　　　副高：掌握　正高：掌握

（1）腹泻后HUS：本病继发于致病性大肠埃希菌O157：H7、O26、O121、O145等产志贺样毒素的细菌感染。75%的病例与大肠埃希菌O157：H7感染有关，该病菌寄生于家畜的肠道，常通过污染的食物或饮水播散。

（2）无腹泻HUS：病因不明，可散发，部分有家族史。近年来发现，非典型HUS为补体调节异常性疾病。编码补体调节相关蛋白，如H因子、I因子、膜辅助蛋白（MCP）等的基因突变，导致补体旁路途径过度激活，增加非典型HUS的易感性。散发病例的常见诱发因素包括：①感染：包括细菌感染（肺炎球菌、空肠弯曲菌、伤寒杆菌、假单胞菌属、耶辛那菌、类杆菌等）和病毒感染（人类免疫缺陷病毒、流感病毒、EB病毒、柯萨奇病毒、埃可病毒等）。②药物：使用环孢素、他克莫司、丝裂霉素、顺铂、吉西他滨、氯吡格雷、噻氯匹定、奎宁等。③其他：系统性红斑狼疮、肿瘤、恶性高血压、器官移植等。

知识点4：溶血尿毒综合征的发病机制　　　　　　　　　副高：掌握　正高：掌握

各种原因，如细菌感染所产生的志贺样毒素，引起血管内皮损伤、活化血小板引起聚集；肺炎链球菌产生的神经氨酸酶可使红细胞膜、血小板膜和肾小球内皮细胞膜上的T-F（Thomsen-Friedenreich）抗原暴露，导致机体产生抗体；以上均成为血栓性微血管病的始动因素。血小板在内皮聚集、受损的内皮细胞合成前列环素（prostacyclin，PGI$_2$）减少、血小板聚集释放血栓素引起血管收缩、血管内微血栓形成。

补体相关因子基因的缺陷或体内产生补体相关蛋白的抗体，导致补体系统的异常活化。在感染等因素引起内皮损伤时，异常活化的补体加剧血小板的活化、聚集，导致血栓性微血管病的发生。

上述病理过程中，血小板大量消耗，临床上出现血小板减少；小血管腔内血栓形成，红细胞通过病变部位时受机械变形作用发生溶血性贫血；肾脏入球小动脉和肾小球毛细血管内皮细胞受累，导致内皮细胞肿胀、血管腔狭窄、血小板聚集、纤维素沉积、血栓形成，最终导致肾小球滤过率下降，临床出现少尿、无尿、急性肾衰竭的一系列表现。

知识点5：溶血性尿毒症综合征的病理　　　　　　　副高：掌握　正高：掌握

以多脏器微血管病变，微血栓形成为特点。肾脏是主要的受累器官。急性期肾小球内皮细胞肿胀，内皮下纤维素沉积，毛细血管壁增厚；肿胀的内皮细胞与基膜分离，可呈双轨样改变。毛细血管腔狭窄，可见红细胞碎片、血小板及微血栓形成。系膜区纤维蛋白沉积，系膜区扩大，系膜细胞无明显增生。严重者可见小动脉血栓形成、肾皮质坏死、系膜溶解、肾小球缺血样改变，偶有新月体形成。肾小管腔内常见透明管型和红细胞管型，可出现小管上皮坏死、萎缩。

知识点6：溶血性尿毒症综合征的临床表现　　　　　　副高：掌握　正高：掌握

主要发生于婴幼儿和儿童，男性多见。散发多见，少数地区呈暴发流行，国内在春末夏初高发。典型临床表现：

（1）前驱症状：近90%的患者有前驱症状，大多为胃肠炎表现，如腹痛、腹泻、呕吐及食欲缺乏，伴中度发热。腹泻可为严重血便，极似溃疡性结肠炎，少数病例以呼吸道感染症状为前驱症状。前驱期持续数天至2周，其后常有一无症状间歇期。

（2）溶血性贫血：在前驱期后5~10天（可迟至数周）突然发病，以溶血性贫血和出血为突出表现。患儿突然面色苍白、黄疸（占15%~30%）、头晕、乏力，皮肤黏膜出血、呕血、便血或血尿，常有部分患者出现贫血性心力衰竭及水肿，可有肝脾大、皮肤淤斑及皮下血肿等症状。

（3）急性肾衰竭：与贫血几乎同时发生，少尿或无尿、水肿、血压增高，出现尿毒症症状，水、电解质紊乱和酸中毒。

（4）其他：大部分患者可出现头痛、嗜睡、烦躁等非特异性中枢神经系统症状，少部分患者可因中枢神经系统微血栓、缺血而出现抽搐、昏迷等症状。

知识点7：溶血性尿毒症综合征的实验室检查　　　　　副高：掌握　正高：掌握

（1）血液学改变：血红蛋白水平下降明显，可低至30~50g/L，末梢血网织红细胞明显增高，血涂片可见红细胞形态异常，呈三角形、芒刺形、盔甲形及红细胞碎片等。白细胞数大多增高，可达$(20~30)\times10^9$/L，血小板减少见于90%的患者，可低至10×10^9/L，持续1~2周后逐渐升高。骨髓检查见巨核细胞数目增多、形态正常，未能测出血小板抗体；Coombs试验阴性，但肺炎链球菌感染引起者Coombs试验常呈阳性。

（2）尿液检查：可见不同程度的血尿、红细胞碎片，严重溶血者可有血红蛋白尿，还可有不同程度的蛋白尿、白细胞及管型。

（3）粪便培养或病原学检查：尽管大部分患者有致病性大肠埃希菌引起腹泻的前驱病史，但可能因病原在体内很快被清除，粪便培养常阴性。对没有腹泻前驱病史或肺炎链球菌感染的患儿，应尽早进行非典型HUS的基因检测，这些患者有复发的风险、预后较差且治疗措施也有所不同。

（4）肾组织活检：有助于明确诊断并可估计预后，因为急性期有血小板减少和出血倾向，宜在急性期过后病情缓解时进行。肾活检病理表现为肾脏微血管病变、微血管栓塞。

知识点8：溶血性尿毒症综合征的诊断　　　　　　　　　副高：掌握　正高：掌握

典型HUS病例诊断不难，凡有前驱症状后突然出现溶血性贫血、血小板减少及急性肾衰竭三大特征者应考虑本病的诊断。症状不典型者可做肾活检，如发现显著的小血管病变和血栓形成有助诊断。

知识点9：溶血性尿毒症综合征的鉴别诊断　　　　　　　副高：掌握　正高：掌握

（1）血栓性血小板减少性紫癜（TTP）：主要发生于成人，其中枢神经损害较HUS多见，而肾损害则较HUS为轻。

（2）急性溶血性贫血：一般无出血和肾功能衰竭表现，血小板正常，易与HUS鉴别。

（3）慢性肾炎并肾衰：发病年龄较大，病程较长或过去有肾脏病史。一般无溶血，水肿更重，血压更高，必要时需做肾活检，方能鉴别。

知识点10：溶血性尿毒症综合征的治疗　　　　　　　　　副高：掌握　正高：掌握

本病无特殊治疗，主要是早期诊断，及时纠正水、电解质平衡紊乱，控制高血压，尽早进行血浆置换和透析是治疗的关键。

（1）一般治疗：包括抗感染、补充营养，维持水、电解质平衡等。

（2）急性肾衰竭的治疗：治疗原则与方法与一般急性肾衰竭治疗相似，除强调严格控制入水量，积极治疗高血压及补充营养，维持水、电解质平衡外，提倡尽早进行透析治疗。

（3）贫血的治疗：一般主张尽可能少输血，以免加重微血管内凝血。当血红蛋白低于60g/L时，应输新鲜洗涤红细胞，每次2.5～5ml/kg，于2～4小时内缓慢输入。必要时可隔6～12小时重复输入。

（4）抗凝、抗血小板和抗纤溶治疗：因有增加严重出血的危险，应慎用。

（5）血浆治疗：包括输注新鲜冰冻血浆和血浆置换治疗。对补体调节异常所致的非典型HUS患者，建议早期应用，以改善预后。可输注新鲜冰冻血浆，直到血小板数升至正常或 $> 150 \times 10^9/L$，溶血停止。严重病例，特别是有神经系统症状的患者可采用血浆置换。

（6）肺炎链球菌所致的HUS患者禁用血浆治疗：肺炎链球菌产生的神经氨酸酶可使红细胞膜、血小板膜和肾小球内皮细胞膜上的T-F抗原暴露，正常成人血浆中含有抗T-F的抗体，会与暴露的T-F抗原发生反应。维生素B_{12}缺陷所致的HUS血浆治疗无效。

（7）抗菌药物：腹泻后HUS，抗菌药物虽可清除产生志贺样毒素的细菌，但会增加毒素的释放，因此不建议使用。但肺炎链球菌感染存在时，应积极抗感染治疗。

（8）肾移植：部分患者对上述治疗反应不佳而逐渐出现慢性肾衰竭，此时可考虑行肾移植手术，但肾移植后可再发本病。

知识点11：溶血性尿毒症综合征的预后　　　　　　　　副高：掌握　正高：掌握

腹泻后HUS，经积极对症、支持治疗，其病死率降至5%以下，但20%～30%可伴有不同程度的肾功能不全。无腹泻HUS的预后较差，有报道显示，由肺炎链球菌感染所致HUS的病死率可达20%；因补体调节相关蛋白，如H因子、I因子、膜辅助蛋白（MCP）等基因缺陷引起的非典型HUS，其死亡或发生终末期肾病的比例在20%～80%，早期诊断、正确治疗、及早进行血浆置换和透析是降低急性期HUS病死率、改善预后的关键。抗C5单抗（Eculizumb）可抑制补体活动，对部分非典型病例可改善预后。

第十四节　急性肾衰竭

知识点1：急性肾衰竭的概念　　　　　　　　　　　　副高：掌握　正高：掌握

急性肾衰竭（ARF），现已被急性肾损伤（AKI）的概念取代，是由多种原因引起的短期内肾功能急剧下降或丧失的临床综合征，患儿出现氮质血症、水及电解质紊乱和代谢性酸中毒等症状。在成人RIFLE标准（risk，injury，failure，loss，and end-stage renal disease）的基础上，儿童AKI的诊断标准：48小时血肌酐升高绝对值>26.5μmol/L（0.3mg/dl）；或血肌酐较原水平升高>50%～99%；或尿量减少［尿量<0.5ml/（kg·h），时间超过8小时］。

知识点2：急性肾衰竭的病因　　　　　　　　　　　　副高：掌握　正高：掌握

急性肾衰竭常见的病因可分为肾前性、肾性和肾后性三类。

（1）肾前性肾衰竭：任何原因引起有效循环血容量降低，使肾血流量不足、GFR显著降低所致。

常见的原因包括呕吐、腹泻和胃肠减压等胃肠道液体大量丢失，大面积烧伤，手术或创伤出血等引起的绝对血容量不足；休克、低蛋白血症、严重心律失常、心脏压塞和心力衰竭等引起的相对血容量不足。

（2）肾实质性肾衰竭：又称肾性肾衰竭，系指各种肾实质病变所致的肾衰竭，或由于肾前性肾衰竭未能及时去除病因、病情进一步发展所致。

常见的原因包括急性肾小管坏死（ATN）、急性肾小球肾炎、溶血性尿毒症综合征、急性间质性肾炎、肾血管病变（血管炎、血管栓塞和弥散性血管内栓塞），以及慢性肾脏疾患者在某些诱因刺激下出现肾功能急剧衰退。

（3）肾后性肾衰竭：各种原因所致的尿路梗阻引起的急性肾衰竭，如输尿管肾盂连接处狭窄、肾结石、肿瘤压迫、血块堵塞等。

知识点3：急性肾衰竭的发病机制　　　　　　　　　　副高：掌握　正高：掌握

急性肾损伤的发病机制目前仍不清楚，本节着重讨论ATN的主要发病机制。

（1）肾小管损伤：肾缺血或肾中毒时引起肾小管急性严重损伤，小管上皮细胞变性、坏死和脱落，肾小管基膜断裂，一方面脱落的上皮细胞引起肾小管堵塞，造成管内压升高和小管扩张，致使肾小球有效滤过压降低和少尿；另一方面肾小管上皮细胞受损，引起肾小管液回漏，导致肾间质水肿。

（2）肾血流动力学改变：肾缺血和肾毒素能使肾素 - 血管紧张素系统活化，肾素和血管紧张素 II 分泌增多、儿茶酚胺大量释放、TXAz/PGI：比例增加，以及内皮素水平升高，均可导致肾血管持续收缩和肾小球入球动脉痉挛，引起肾缺血缺氧、肾小球毛细血管内皮细胞肿胀，致使毛细血管腔变窄、肾血流量减少、GFR 降低而导致急性肾损伤。

（3）缺血 - 再灌注肾损伤：肾缺血再灌注时，细胞内钙通道开放，钙离子内流，造成细胞内钙超负荷；同时局部产生大量的氧自由基，可使肾小管细胞的损伤发展为不可逆性损伤。

（4）非少尿型ATN的发病机制：非少尿型ATN的发生主要是由于肾单位受损轻重不一所致。另外，非少尿型ATN不同的肾单位血流灌注相差很大，部分肾单位血流灌注量几乎正常，无明显的血管收缩，血管阻力亦不高；而一些肾单位灌注量明显减少、血管收缩和阻力增大。

知识点4：急性肾衰竭的病理　　　　　　　　　　　　　副高：掌握　正高：掌握

ATN肾脏病理改变：①肉眼检查肾脏体积增大、苍白色，剖面皮质肿胀、髓质呈暗红色。②光镜检查主要部位在近端小管直段，早期小管上皮细胞肿胀、脂肪变性和空泡变性；晚期小管上皮细胞可呈融合样坏死，细胞核浓缩，细胞破裂或溶解，形成裂隙和剥脱区基膜暴露或断裂，间质充血、水肿和炎症细胞浸润，有时可见肾小管上皮细胞再生，肾小球和肾小动脉则多无显著变化。近端肾小管刷状缘弥漫性消失、变薄和远端肾单位节段性管腔内管型形成是缺血型ATN常见的特征性病理改变。近端肾小管及远端肾单位局灶节段性斑块坏死和细胞脱落是中毒型ATN的病理特征。

知识点5：急性肾衰竭的临床表现　　　　　　　　　　　副高：掌握　正高：掌握

急性肾损伤除有诱发病因的症状外，患儿因肾功能下降而出现水及电解质紊乱和代谢性酸中毒等系列症状。

（1）水钠潴留患儿可表现为全身水肿、高血压、肺水肿、脑水肿和心力衰竭，有时因水潴留可出现稀释性低钠血症。

（2）电解质紊乱常见高钾、低钠、低钙、高镁、高磷和低氯血症。

（3）代谢性酸中毒表现为恶心、呕吐、疲乏、嗜睡、呼吸深快、食欲缺乏，甚至昏迷，血pH降低。

（4）全身各系统中毒症状其严重程度与血中尿素氮及肌酐增高的浓度相一致。

1）消化系统：表现为食欲缺乏、恶心、呕吐和腹泻等，严重者出现消化道出血或黄疸，而消化道出血可加重氮质血症。

2）心血管系统：主要因水钠潴留所致，表现为高血压和心力衰竭，还可发生心律失常、心包炎等。

3）神经系统：可有嗜睡、神志混乱、焦虑不安、抽搐、昏迷和自主神经功能紊乱，如多汗或皮肤干燥，还可表现为意识、行为、记忆、感觉、情感等多种功能障碍。

4）血液系统：AKI常伴有正细胞、正色素性贫血，贫血随肾功能恶化而加重，系由于红细胞生成减少、血管外溶血、血液稀释和消化道出血等原因所致。出血倾向（牙龈出血、鼻出血、皮肤淤点及消化道出血）多因血小板减少、血小板功能异常和DIC引起。急性肾损伤早期白细胞总数常增高，中性粒细胞比例也增高。

知识点6：急性肾衰竭的实验室检查　　　　　　　副高：掌握　正高：掌握

（1）尿液检查：有助于鉴别肾前性和肾实质性AKI。肾前性AKI尿比重、渗透压增高，而尿沉渣和蛋白检查可为阴性或轻度异常；肾性AKI因原发病的不同，尿中可有不同程度的蛋白尿、红细胞、白细胞等。

（2）血生化检查：应注意监测电解质浓度变化及血肌酐和尿素氮。

（3）影像学检查：采用超声、CT、磁共振等检查有助于了解肾脏的大小、形态，血管及输尿管、膀胱有无梗阻，也可了解肾血流量、肾小球和肾小管的功能，造影剂有加重肾损害的风险，须慎用。

（4）肾活检：对原因不明的AKI，肾活检是可靠的诊断手段，可帮助诊断和评估预后。

知识点7：急性肾衰竭的诊断与鉴别诊断　　　　　　副高：掌握　正高：掌握

当患儿存在诱发急性肾损伤的基础疾病或因素时，需警惕和预防AKI的发生。尿量持续减少、肾功能急剧恶化时，均应考虑AKI的可能，诊断一旦确定，进一步鉴别是肾前性、肾性还是肾后性。

（1）AKI诊断标准：48小时血肌酐升高绝对值>26.5μmol/L（0.3mg/dl）；或血肌酐较原水平升高>50%～99%；或尿量减少［尿量<0.5ml/（kg·h），时间超过8小时］。

（2）AKI分期标准

急性肾损伤（AKI）分期表

分期（级）	估计肌酐清除率	血清肌酐（Cr）标准	尿　　量
1期	eGFR下降超过25%	48小时内Cr绝对值升高>26.5mol/L（0.3mg/dl）；或7天内Cr较原水平升高50%～99%	<0.5ml/（kg·h），时间超过8小时
2期	eGFR下降超过50%	7天内Cr较原水平升高100%～199%	<0.5ml/（kg·h），时间超过16小时
3期	eGFR下降超过75%或eGFR<35ml/（min·1.73m²）	7天内Cr较原水平升高>200%	<0.3ml/（kg·h），时间超过24小时或无尿12小时

（3）AKI病因诊断

1）肾前性与肾性鉴别：通过详细询问病史，如有呕吐、腹泻、失血、休克等引起血容量不足的因素，提示肾前性可能；既往有肾病史或用药史，提示肾性可能。仔细的体格检查，如有皮肤黏膜干燥、周围循环充血不足提示肾前性；高血压、水肿、循环充血症状提示肾性。还可通过补液试验、利尿试验辅助鉴别。补液试验：用2∶1等张液15～20ml/kg快速输入（半小时内输完），2小时尿量增加至6～10ml/kg，为肾前性少尿；尿量无增加则可能为肾性。利尿试验：如补液后无反应，可使用20%甘露醇0.2～0.3g/kg，在20～30分钟内推注，2小时尿量增加至6～10ml/kg为有效，需继续补液改善循环；无反应者给呋塞米1～2mg/kg，2小时尿量增加至6～10ml/kg为有效，若仍无改善，为肾性肾衰竭。对已有循环充血者，慎用甘露醇。

2）肾后性ARF：泌尿系统影像学检查有助于发现导致尿路梗阻的病因。

知识点8：急性肾衰竭少尿期的治疗　　　　　　　　　　　　副高：掌握　　正高：掌握

治疗原则是去除病因，积极治疗原发病，减轻症状，改善肾功能，维持水和电解质的平衡，防止并发症的发生。

（1）去除病因和治疗原发病：肾前性AKI应注意及时纠正全身循环血流动力学障碍，包括补液、输注血浆和清蛋白、控制感染等。避免接触肾毒性物质，严格掌握肾毒性抗生素的用药指征，并根据肾功能调节用药剂量，密切监测尿量和肾功能变化。肾后性应及时解除梗阻，保持尿液通畅。

（2）饮食和营养：应选择高糖、低蛋白、富含维生素的食物，尽可能供给足够的能量。供给热量210～250J/（kg·d），蛋白质0.5g/（kg·d），应选择优质动物蛋白，脂肪占总热量的30%～40%。

（3）控制水和钠的摄入：坚持"量出为入"的原则，严格限制水、钠摄入，有透析支持则可适当放宽液体入量。每日液体量控制在：尿量+显性失水（呕吐、粪便、引流量）+不显性失水−内生水。无发热患儿每日不显性失水为300ml/m^2，体温每升高1℃，不显性失水增加75ml/m^2；内生水在非高分解代谢状态约为100ml/m^2。所用液体均为非电解质液。可短期试用髓袢利尿剂呋塞米。

（4）纠正代谢性酸中毒：轻中度代谢性酸中毒一般无须处理。当血浆HCO_3^-< 12mmol/L或动脉血pH < 7.2，可补充5%碳酸氢钠5ml/kg，将CO_2CP提高5mmol/L。纠正酸中毒时应注意防治低钙性抽搐。

（5）纠正电解质紊乱：包括高钾血症、低钠血症、低钙血症和高磷血症的处理。

（6）透析治疗：凡上述保守治疗无效者，均应尽早进行透析。透析指征：①严重水潴留，有肺水肿、脑水肿的倾向。②血钾≥6.5mmol/L或心电图有高钾表现。③严重酸中毒，血浆HCO_3^-< 12mmol/L或动脉血pH < 7.2。④严重氮质血症，特别是高分解代谢的患儿。现透析指征有放宽的趋势。透析的方法包括腹膜透析、血液透析和连续动静脉血液滤过三种技术，儿童，尤其是婴幼儿以腹膜透析为常用。

知识点9：急性肾衰竭利尿期的治疗　　　　　　　　副高：掌握　正高：掌握

利尿期早期，肾小管功能和GFR尚未恢复，血肌酐、尿素氮、血钾和酸中毒仍继续升高，伴随着多尿，还可出现低钾和低钠血症等电解质紊乱，故应注意监测尿量、电解质和血压变化，及时纠正水、电解质紊乱，当血浆肌酐接近正常水平时，应增加饮食中蛋白质的摄入量。

知识点10：急性肾衰竭恢复期的治疗　　　　　　　　副高：掌握　正高：掌握

此期肾功能日趋恢复正常，但可遗留营养不良、贫血和免疫力低下，少数患者遗留不可逆性肾功能损害，应注意休息和加强营养，防治感染。

知识点11：急性肾衰竭的预后　　　　　　　　　　　副高：掌握　正高：掌握

因病因而异，肾前性ARF如适当治疗多可恢复，肾性ARF患儿中以急性肾小球肾炎预后最好。肾少尿型ARF预后较少尿或无尿好。一般来说，年龄愈小、原发病越重、病程中有严重并发症者预后愈差。

第十五节　慢性肾衰竭

知识点1：慢性肾衰竭的概念　　　　　　　　　　　副高：掌握　正高：掌握

慢性肾衰竭（CRF）是指由于多种病因引起的持久肾实质损害的结果，是由于肾组织遭到严重破坏而出现多种代谢产物潴留和水电解质平衡紊乱的综合征。由于本病是肾病变长期发展的结果，故常呈不可逆过程，预后差。

知识点2：慢性肾衰竭的病因　　　　　　　　　　　副高：掌握　正高：掌握

小儿CRF病因与成年人有所不同，且依年龄而异。5岁以下的慢性肾衰竭常为泌尿系统解剖异常，如肾发育不良、发育障碍、梗阻或畸形；5岁以上患儿则主要为获得性肾小球疾病、遗传性肾病（如家族性出血性肾炎）、尿路感染、肾血管性疾病及全身性疾病。

知识点3：慢性肾衰竭的发病机制　　　　　　　　　副高：掌握　正高：掌握

肾功能持续进行性减退的机制目前尚未阐明。可能与局部血流动力学改变（即高灌注、高滤过可致肾小球硬化）、持续蛋白尿（可致肾小管、间质纤维化）、高血压、高脂血症及肾小管高代谢状态有关。目前有多个学说，包括健存肾单位学说、矫枉失衡血说、肾小球高滤过学说、肾小管高代谢学说、脂代谢紊乱学说、尿毒症毒素学说、营养缺乏学说等。

知识点4：慢性肾衰竭的临床分期　　　　　　　　　　　　　副高：掌握　正高：掌握

目前国际通用将慢性肾病依据肾小球滤过率（GFR）分为5期：

Ⅰ期：GFR $\geq$ 90ml/（min·1.73m^2）（正常）。

Ⅱ期：GFR 60~89ml/（min·1.73m^2）。

Ⅲ期：GFR 30~59ml/（min·1.73m^2）。

Ⅳ期：GFR 15~29ml/（min·1.73m^2）。

Ⅴ期：GFR < 15ml/（min·1.73m^2）（伴有尿毒症）。

慢性肾病Ⅱ、Ⅲ、Ⅳ、Ⅴ期依次被认为是轻、中、重度和终末期肾衰竭。

知识点5：慢性肾衰竭的临床表现　　　　　　　　　　　　　副高：掌握　正高：掌握

因尿毒素堆积，水、电解质和酸碱平衡紊乱，内分泌功能障碍，严重影响机体各系统、器官、细胞和酶的正常活动，临床上出现多系统、多种多样的症状和体征。

（1）消化系统表现：食欲不振、恶心、呕吐、腹泻、消化道出血等。

（2）循环系统表现：高血压、心脏扩大、晚期可出现尿毒症性心包炎、心肌病等。

（3）神经系统表现：有倦怠、乏力、头痛、嗜睡、感觉异常、抽搐、惊厥甚至昏迷。

（4）造血系统表现：有不同程度的贫血和出血倾向（包括皮肤出血、鼻出血、牙龈出血等）。

（5）呼吸系统表现：可出现尿毒症性肺炎、呼吸深长（酸中毒）、胸腔积液等。

（6）内分泌紊乱：包括继发性甲状旁腺功能亢进、生长发育障碍（缓慢或停滞）、糖代谢异常（高血糖及葡萄糖的负荷耐受性减低）等。

（7）水电解质和酸碱平衡紊乱：水肿和体腔积液、低钠血症、低钙高磷血症、低钾和高钾血症，高镁血症、代谢性酸中毒。

（8）肾性骨病：包括肾性佝偻病、继发性甲状旁腺功能亢进导致的纤维性骨炎和骨硬化、骨折、铝中毒骨病等。

（9）其他：皮肤瘙痒和干燥，夜尿、多尿、感染等。

知识点6：慢性肾衰竭的实验室检查　　　　　　　　　　　　副高：掌握　正高：掌握

（1）血常规：正色素正细胞性贫血（中度），血小板可减少。白细胞计数多正常，出凝血时间可延长。

（2）尿常规：尿比重低而固定，可有蛋白尿、血尿、白细胞尿或管型尿。

（3）血生化：低钠、低钙、高磷、高钾（少尿）或低钾（多尿）、二氧化碳结合力（CO_2CP）降低、总蛋白和清蛋白可降低。

（4）肾功能检查：BUN和Scr增高，Ccr降低，尿浓缩功能下降。

（5）血气分析：有代谢性酸中毒。

（6）B超：双肾缩小，皮质变薄，内部结构紊乱。

（7）心电图：可有心肌劳损、心肌肥厚或心律失常。

（8）X线：胸片可见心影扩大，循环充血表现左室扩大及肺水肿和胸膜渗出。肾性骨病改变（多种表现）。

（9）眼底检查：可见动脉痉挛（高血压所致）。

知识点7：慢性肾衰竭的诊断　　　　　　　　　　　副高：掌握　正高：掌握

CRF可根据长期慢性肾病史，临床显示有生长发育迟缓或停滞、乏力、食欲减退、恶心、呕吐、多尿夜尿、高血压、贫血、出血倾向，尿比重低且固定于1.010左右，尿常规轻度异常，血生化呈氮质血症、代谢性酸中毒，即可作出临床诊断。应尽量明确引起CRF的原发病，因某些原发病仍具有某些特异治疗方法，且其中少数经治疗有可能恢复到肾功能代偿期（如狼疮性肾炎），且有助于估计是否于移植肾上复发。

知识点8：慢性肾衰竭的鉴别诊断　　　　　　　　　副高：掌握　正高：掌握

慢性肾衰竭需与下述两种情况相鉴别：①原患有某些肾病，当伴发脱水、高分解状态、感染、发热、消化道出血、皮质激素应用而尿量减少致发生一过性的急性肾前性氮质血症。②已有慢性肾功能不全，处于稳定代偿期者，在某些诱因作用下，病情迅速恶化进入尿毒症期，这时需与CRF相鉴别。除病史外，还可以检测双侧肾大小，必要时行肾活检。

知识点9：慢性肾衰竭的治疗　　　　　　　　　　　副高：掌握　正高：掌握

（1）去除诱因：积极寻找并去除可逆因素，以期延缓肾衰竭的进展。如结石、肿瘤、畸形等尿路梗阻；常见呼吸道感染、尿路感染等；水电解质紊乱、血容量不足，代谢性酸中毒；心力衰竭；高血压；应用肾毒性药物、过量摄入高蛋白饮食等。

（2）饮食与营养：应供给足够热卡。根据不同的肾功能状况调整每日蛋白质量，摄入蛋白选用优质蛋白，减少饱和脂肪酸。

（3）钠扩容后利尿疗法：即每日给一定量钠负荷（成人每日给3～6g），再给大剂量呋塞米（速尿），连用3日，使尿量增长达200ml/d（成人）为有效，反之为失败。14岁左右年长儿可试用。年幼儿及重症患者不宜用此疗法。

（4）钙磷代谢紊乱和肾性骨病的治疗：食物中限磷并给予足够的钙。可采用碳酸钙300～400mg/（kg·d），分次口服；维生素D 1U/d；1,25（OH）$_2$D$_3$ 0.25μg/d。需定时监测血钙磷变化。

（5）贫血：除了补充维生素、叶酸、铁剂外，当血红蛋白<60g/L或血细胞比容<20%，有脑缺氧症状时应给予小剂量新鲜血或洗涤红细胞输注。近年来，常给予促红细胞生成素25～50U/kg，皮下注射，每周2次。

（6）高血压：应予控制，对延缓进行性肾损害有一定作用。

（7）口服吸附剂的应用：包括氧化淀粉（尿素氮吸附剂）、活性炭制剂（肌酐吸附剂）等。能结合肠内尿素由大便中排出。

（8）胃肠透析：即引入胃肠透析液（成人量为每次500ml，每3小时1次，每日总饮入量高达4000ml；儿童可减半量，年幼儿不宜用此疗法），服药后患者腹泻，从肠道排出尿素氮而达治疗目的，有腹胀、恶心、呕吐等副作用。

（9）肾替代治疗：必要时给予血液透析、腹膜透析及肾移植治疗。

第九章 神经系统疾病

第一节 小儿神经系统解剖和生理特点

知识点1：影响神经系统的因素	副高：掌握 正高：掌握

（1）脑的正常发育对以后神经系统的结构和功能至关重要。

（2）神经元是神经系统主要结构单位，而胶质细胞的作用被降低至被动地位。

（3）神经元与胶质细胞的动态相互作用是神经系统的基础功能单位。

知识点2：神经系统的主要发育过程	副高：掌握 正高：掌握

人类神经系统发育的主要程序：①诱导及原始神经胚形成（发生高峰于妊娠3~4周）。②前脑发育（发生高峰在2~3个月）。③神经细胞增殖。④移行与分化（发生高峰于妊娠3~5个月）。

知识点3：前脑发育的过程	副高：掌握 正高：掌握

前脑发育包括前脑形成、前脑分裂和前脑中线发育，是视囊、嗅球、嗅径大脑半球、侧脑室、基底核、胼胝体及下丘脑等结构的重要基础。

知识点4：神经元移行发生高峰	副高：掌握 正高：掌握

神经元移行发生高峰于妊娠3~5个月。这一时期的遗传和环境的任何异常因素均可导致神经元移行障碍，其临床常表现为智力和运动发育障碍及惊厥发作。

知识点5：脑的发育特点	副高：掌握 正高：掌握

（1）神经系统的发育在胎儿期最早开始。在婴儿期，甚至整个小儿时期，神经精神发育一直十分活跃。

（2）初生足月儿脑重平均370g，占体重的10%~12%，为成年人脑重（约1500g）的25%左右。6个月婴儿脑重600~700g，1岁时达900g，2岁时达1000g左右，4~6岁时脑重已达成年人脑重的85%~90%。

（3）出生时大脑已有主要的沟回，但皮质较薄、沟裂较浅。

（4）新生儿神经细胞数目与成年人相同，但其树突与轴突少而短。出生后脑重的增加主要由于神经细胞体积增大和树突的增多、加长，以及神经髓鞘的形成和发育；3岁时神经细胞分化已基本完成，8岁时接近成年人。

（5）神经纤维的发育较晚，始于胚胎7个月，到4岁时完成髓鞘化。故婴儿期各种刺激引起的神经冲动传导缓慢，且易于泛化，不易形成兴奋灶，易于疲劳。

（6）出生时大脑皮质下中枢如背侧丘脑、下丘脑、苍白球等发育已较成熟，初生婴儿的活动主要由皮质下系统调节。随着大脑皮质的发育成熟，运动逐渐转为由大脑皮质中枢调节，对皮质下中枢的抑制作用也趋明显。

知识点6：脊髓的发育特点　　　　　　　　　　　副高：掌握　正高：掌握

（1）足月新生儿出生时脊髓重2～6g，脊髓功能相对成熟。
（2）脊髓下端在胎儿时位于第2腰椎下缘，4岁时上移至第1腰椎。
（3）做腰椎穿刺时应注意，婴幼儿脊髓下端位置较低。
（4）脊髓的髓鞘由上而下逐渐形成，约3岁时完成髓鞘化。

知识点7：脑脊液的正常值　　　　　　　　　　　副高：掌握　正高：掌握

小儿时期脑脊液的正常值为：压力0.69～1.96kPa（新生儿0.29～0.78kPa），外观清亮透明，潘氏试验阴性，白细胞数（0～5）×10^6/L，新生儿或小婴儿（0～20）×10^6/L；蛋白质0.2～0.4g/L，新生儿0.2～1.2g/L；糖2.2～4.4mmol/L。

知识点8：小儿的先天性反射　　　　　　　　　　副高：掌握　正高：掌握

正常足月儿出生时即具有觅食、吸吮、吞咽、拥抱、握持等一些先天性（原始）反射和对强光、寒冷、疼痛等的反应。其中有些无条件反射如吸吮、握持、拥抱等反射应随年龄增长而减弱，足月儿一般于生后3～4个月消失。如持续存在则影响动作发育，属异常现象。在新生儿或小婴儿时期，如先天性（原始）反射不出现，或表现不对称，或3～4个月仍持续存在，均提示可能存在神经系统异常。

知识点9：小儿的神经反射的发育过程　　　　　　副高：掌握　正高：掌握

（1）出生后2周左右出现第一个条件反射，抱起准备喂奶时出现吸吮动作。
（2）出生2个月开始逐渐形成与视、听、味、嗅、触觉等感觉相关的条件反射。
（3）出生3～4个月开始出现兴奋性和抑制性条件反射。

知识点10：小儿的神经反射的发育特点 　　副高：掌握　正高：掌握

（1）新生儿和婴儿肌腱反射较弱，腹壁反射和提睾反射也不易引出，到1岁时才稳定。

（2）3～4个月前小儿肌张力较高，凯尔尼格征可为阳性，2岁以下小儿巴宾斯基征阳性亦可为生理现象。

知识点11：儿童神经系统体格检查的一般检查 　　副高：掌握　正高：掌握

（1）意识和精神行为状态：根据儿童对各种刺激的反应判断意识有无障碍，意识障碍分为嗜睡、意识模糊、浅昏迷和深昏迷。观察精神行为状态，注意有无烦躁不安、激惹、谵妄、迟钝、抑郁、幻觉及定向力障碍等。

（2）气味：某种特殊气味可作为疾病诊断的线索。如苯丙酮尿症患儿有鼠尿味；枫糖尿症有烧焦味；异戊酸血症有干酪味或汗脚味；蛋氨酸吸收不良症有干芹菜味；有机磷农药中毒有大蒜味。

（3）面容：有些疾病具有特殊面容，如眼距宽、塌鼻背可见于唐氏综合征；舌大而厚见于黏多糖病、克汀病；耳大可见于脆性X染色体综合征等。

（4）皮肤：某些神经疾病可伴有特征性皮肤异常。面部血管纤维瘤，四肢、躯干皮肤色素脱失斑提示结节性硬化症；头面部红色血管瘤提示斯德奇-韦伯综合征脑面血管瘤病，Sturge-Weber gyndrome）；多处（≥6处）"咖啡牛奶斑"提示神经纤维瘤病；皮肤条状、片状或大理石花纹状的黑褐色色素增生提示色素失调症；共济失调毛细血管扩张症（Louis-Bar综合征）球结膜及面部毛细血管扩张；苯丙酸尿症患儿皮肤白皙，头发呈黄褐色。

（5）头颅：观察头颅的外形和大小。"舟状颅"见于矢状缝早闭；"扁头畸形"见于冠状缝早闭；"塔头畸形"见于各颅缝均早闭。头围可粗略反映颅内组织的容量。头围过大时要注意脑积水、硬膜下血肿、巨脑症；头围过小警惕脑发育停滞或脑萎缩，注意头皮静脉是否怒张，头部有无肿物及瘢痕。注意前囟门的大小和紧张度、颅缝的状况等。囟门过小或早闭见于头小畸形；囟门晚闭或过大见于佝偻病、脑积水等；前囟隆起有波动感提示颅内压增高；前囟凹陷见于脱水等。生后6个月后不容易再摸到颅缝，若颅内压增高，可使颅缝裂开，叩诊时可呈"破壶音"。对疑有硬膜下积液、脑穿通畸形的婴儿，可在暗室内用电筒做颅骨透照试验，前额部光圈>2cm，枕部>1cm，或两侧不对称时对诊断有提示意义。

（6）脊柱：注意有无畸形、异常弯曲、强直，有无叩击痛等。还要注意背部中线部位皮肤有无凹陷的小窝，有时还伴有异常毛发增生，见于隐性脊柱裂、皮样窦道或椎管内皮样囊肿。

知识点12：儿童神经系统体格检查的脑神经检查 　　副高：掌握　正高：掌握

（1）嗅神经：反复观察对香水、薄荷或某些不适气味的反应。嗅神经损伤常见于先天性节细胞发育不良或额叶、颅底病变者。

（2）视神经：检查视觉、视力、视野和眼底。正常儿出生后即有视觉，检查小婴儿的视觉可用移动的光或鲜艳的物品。眼底检查对神经系统疾病的诊断有重要意义，注意视盘、视神经及视网膜有无异常。根据需要检查视力、视野。

（3）动眼、滑车、展神经：此三对脑神经支配眼球运动、瞳孔反射及眼睑。观察有无眼睑下垂、斜视、眼球震颤。检查眼球运动时，注意眼球有无上、下、左、右等各个方向的运动受限。若眼球运动在某个方向受限，瞳孔括约肌功能正常，为眼外肌麻痹，否则为眼内肌麻痹。眼球运动神经的损伤有周围性、核性、核间性、核上性。检查瞳孔要注意其外形、大小、会聚和对光反射等。

（4）三叉神经：注意张口下颌有无偏斜，咀嚼时扪两侧咬肌及颞肌收缩力，以判断其运动支的功能。观察额面部皮肤对疼痛刺激的反应，并用棉絮轻触角膜，检查角膜反射以了解感觉支的功能。

（5）面神经：观察随意运动或表情运动（如哭或笑）时双侧面部是否对称。周围性面神经麻痹时，患侧上、下面肌同时受累，表现为病变侧皱额不能，眼睑不能闭合，鼻唇沟变浅，口角向健侧歪斜。中枢性面瘫时，只表现为病变对侧下部面肌麻痹，如口角歪斜、鼻唇沟变浅，但无皱额和眼睑闭合等上部面肌功能的丧失。

（6）听神经和前庭神经：观察儿童对突然响声或语声的反应，以了解有无听力损害。对可疑患者，应进行特殊听力测验。检查前庭功能可选用旋转试验或冷水试验。旋转试验时，检查者将婴儿平举，原地旋转4~5圈，休息5~10分钟后用相同方法向另一侧旋转。冷水试验是以冷水（2~4ml）外耳道灌注，此法可测定单侧前庭功能，其结果较旋转试验准确。正常儿童在旋转中或冷水灌注后均出现眼球震颤，前庭神经病变时则不能引出眼球震颤。

（7）舌咽和迷走神经：为混合神经，常同时受累。损伤时出现吞咽困难、声音嘶哑、饮水返呛、咽反射消失，临床上称真性延髓麻痹。由于舌咽和迷走神经的运动核受双侧皮质支配，单侧核上性病变时可无明显症状。当双侧皮质脑干束损伤时出现构音和吞咽障碍，而咽反射存在，称假性延髓麻痹。

（8）副神经：检查胸锁乳突肌和斜方肌的肌力、肌容积。病变时患侧肩部变低，耸肩、向对侧转头无力，肌肉也可有萎缩。

（9）舌下神经：经麻痹时，伸舌偏向麻痹侧，如果是周围性舌下神经麻痹，常伴舌肌萎缩和肌束震颤。

知识点13：儿童神经系统体格检查的运动功能检查　　　　副高：掌握　　正高：掌握

（1）肌容积有无肌肉萎缩或假性肥大。

（2）肌张力指安静情况下的肌肉紧张度。检查时用手触摸肌肉以判断在静止状态时肌肉的紧张度，或在肢体放松的情况下做被动的伸屈、旋前旋后、内收外展等运动以感觉其阻力。小婴儿肌张力可通过内收肌角、腘窝角、足跟碰耳试验、足背屈角、围巾征等观察。肌张力增高多见于上运动神经元性损害和锥体外系病变。下运动神经元或肌肉疾病时肌张力降低，肌肉松软，甚至关节过伸。

（3）肌力是指肌肉做主动收缩时的力量。观察儿童力所能及的粗大和精细运动，以判断各部位肌群的肌力。如患儿发育及能力许可,令患儿对抗阻力向各个可能的方向运动,从四肢远端向近端逐一检查各关节,两侧对比,注意各部位肌力。肌力大致可分为6级。0级:完全瘫痪,即令患儿用力时,肌肉无收缩;1级:可见到或触到肌肉收缩,但未见肢体移动;2级:有主动运动,但不能抵抗地心引力;3级:有主动运动,且能对抗地心引力,但不能对抗人为阻力;4级:能对抗地心引力及人为阻力,但力量稍弱;5级:正常。

(4)共济运动可观察婴儿手拿玩具的动作是否准确。年长儿则能和成人一样完成指鼻、闭目难立(Romberg征)、跟膝胫等检查。

(5)姿势和步态与肌力、肌张力、深感觉、小脑以及前庭功能都有密切关系。观察儿童各种运动中姿势有何异常。常见的异常步态包括:双下肢的剪刀式或偏瘫性痉挛性步态;足间距增宽的小脑共济失调步态;高举腿、落足重的感觉性共济失调步态;髋带肌无力的髋部左右摇摆的"鸭步"等。

(6)不自主运动:见于锥体外系疾病,常表现为舞蹈样运动、扭转痉挛、手足徐动或抽动等。遇情绪紧张或进行主动运动时加剧,入睡后消失。

知识点14:儿童神经系统体格检查的感觉功能检查 副高:掌握 正高:掌握

临床上很难在学龄前儿童获得充分合作;即使在学龄儿童,也往往需要检查者更加耐心及反复检查。具体检查方法与成人基本相同。

(1)浅感觉:包括痛觉、触觉和温度觉。痛觉正常者可免去温度觉测试。

(2)深感觉:位置觉、音叉振动觉。

(3)皮质感觉:闭目状态下测试两点辨别觉,或闭目中用手辨别常用物体的大小、形态或轻重等。

知识点15:儿童神经系统体格检查的反射功能检查 副高:掌握 正高:掌握

儿童的反射检查可分为两大类,第一类为终身存在的反射,即浅反射和腱反射;第二类为暂时性反射,或称原始反射。

(1)浅反射和腱反射

1)浅反射:腹壁反射要到1岁后才比较容易引出,最初的反应呈弥散性。提睾反射要到出生4~6个月后才明显。

2)腱反射:新生儿期已可引出肱二头肌、膝和踝反射。腱反射减弱或消失提示神经、肌肉、神经肌肉接头处或小脑疾病。反射亢进和踝阵挛提示上运动神经元疾患。恒定的一侧性反射缺失或亢进有定位意义。

(2)暂时性反射:生后最初数月婴儿存在许多暂时性反射。随年龄增长,各自在一定的年龄期消失。当它们在应出现的时间内不出现,或该消失的时间不消失,或两侧持续不对称都提示神经系统异常。

另外,正常儿童5~7个月出现支撑反射,9~10个月出现降落伞反射,此反射可持续终生。如不能按时出现,则提示有脑性瘫痪或发育迟缓的可能。

正常儿童暂时性反射的出现和消失年龄

反　　射	出现年龄	消失年龄
拥抱反射	初生	3~6个月
吸吮反射和觅食反射	初生	4~7个月
握持反射	初生	3~4个月
颈肢反射	2个月	6个月
迈步反射	初生	2个月
颈拨正反射	初生	6个月

知识点16：病理反射　　　　　　　　　副高：掌握　正高：掌握

包括巴宾斯基征、查多克征、戈登征和奥本海姆征等，检查和判断方法同成人。

然而，正常18个月以下婴儿可呈现双侧巴宾斯基征阳性。若该反射明确不对称或18个月后出现阳性时，提示锥体束损害。

知识点17：脑刺激征　　　　　　　　　副高：掌握　正高：掌握

包括颈强直、凯尔尼格征和布鲁津斯基征。检查和判定方法同成人。

知识点18：儿童神经系统辅助检查——脑脊液检查　　　副高：掌握　正高：掌握

腰椎穿刺取脑脊液（CSF）检查，是诊断颅内感染和蛛网膜下腔出血的重要依据。脑脊液可被用于多种项目的检测，主要包括外观、压力、常规、生化和病原学检查等。然而，对严重颅内压增高的患儿，在未有效降低颅内压之前，腰椎穿刺有诱发脑疝的危险，应特别谨慎。颅内几种常见感染性疾病的脑脊液改变特征见下表。

颅内常见感染性疾病的脑脊液改变特点

	压力（kPa）	外　观	潘氏试验	白细胞（9×10⁶/L）	蛋白（g/L）	糖（mmol/L）	氯化物（mmol/L）	查找病原
正常	0.69~1.96	清亮透明	−	0~10	0.2~0.4	2.8~4.5	117~127	
化脓性脑膜炎	不同程度增高	米汤样浑浊	+~+++	数百至数千，多核为主	明显增高	明显降低	多数降低	涂片或培养可发现致病菌
结核性脑膜炎	增高	微浊，磨玻璃样	+~+++	数十至数百，淋巴为主	增高	降低	降低	涂片或培养可发现抗酸杆菌
病毒性脑膜炎脑炎	正常或轻度增高	清亮	−~+	正常至数百，淋巴为主	正常或轻度增高	正常	正常	特异性抗体阳性，病毒分离可阳性
隐球菌脑膜炎	增高或明显增高	微浊	+~+++	数十至数百，淋巴为主	增高	降低	多数降低	涂片墨汁染色可发现隐球菌

注：白细胞栏位中，蛋白栏的单位为 $9\times10^6/L$。

知识点19：儿童神经系统辅助检查——脑电图检查 副高：掌握 正高：掌握

儿童不同年龄期，大脑成熟度不同，脑电背景波等不同，故儿童脑电图正常或异常的判定标准与成人不同，必须结合发育年龄来判断。脑电图检查对许多功能性疾病和器质性疾病都有一定的诊断价值，特别是对癫痫的诊断和分型、脑功能障碍程度的判断意义更大。在正常儿童中有5%～7%可以出现脑电图轻度异常，且脑电图异常的程度与疾病程度有时也不完全一致，因此对儿童脑电图结果的解释应慎重，并结合临床情况考虑。

脑电图检查的用途主要是两方面：第一，癫痫的诊断及鉴别诊断：长程视频脑电图，由于不仅可监测到脑电图，而且还可看到脑电图异常时患儿的状态，对于确定是否为癫痫发作以及癫痫发作与癫痫综合征的诊断及分型均具有重要意义，同时，系列脑电图监测也可以作为判断癫痫病程演变、癫痫治疗效果的重要依据；第二，脑功能障碍的评估：例如脑炎、脑病的辅助诊断及严重程度的判断，而系列脑电图监测有助于评估病情的演变及预后，指导治疗。

知识点20：儿童神经系统辅助检查——肌电图及脑干诱发电位 副高：掌握 正高：掌握

（1）肌电图（EMG）：帮助判断被测肌肉有无损害及损害性质（神经源性或肌源性）。神经传导速度（NCV）可了解被测周围神经有无损害、损害性质（髓鞘或轴索损害）和严重程度。

（2）诱发电位：分别经听觉、视觉和躯体感觉通路，刺激中枢神经诱发相应传导通路的反应电位。包括：①脑干听觉诱发电位（BAEP）：以耳机声刺激诱发。因不受镇静剂、睡眠和意识障碍等因素的影响，可用于包括新生儿在内的任何不合作的儿童的听力筛测，以及昏迷患儿的脑干功能评价。②视觉诱发电位（VEP）：以图像视觉刺激诱发，可分别检出单眼视网膜、视神经、视交叉、视交叉后和枕叶视皮质间视通路各段的损害。婴幼儿不能专心注视图像，可改为闪光刺激诱发，但特异性较差。③体感诱发电位（SEP）：以脉冲电流刺激肢体混合神经，沿体表记录感觉传入通路反应电位。脊神经根、脊髓和脑内病变者可出现异常。

知识点21：儿童神经系统辅助检查——神经影像学检查 副高：掌握 正高：掌握

（1）电子计算机断层扫描（CT）：可显示不同层面脑组织、脑室系统、脑池和颅骨等结构形态。必要时注入造影剂以增强扫描分辨率。CT能较好地显示病变中较明显的钙化影和出血灶，但对脑组织分辨率不如MRI高，且对后颅窝、脊髓病变，因受骨影干扰难以清楚辨认。

（2）磁共振成像（MRI）：优点是分辨率高、无放射线、不被骨质所阻挡，对颅后窝病变、中线结构病变、脊髓病变等都能显示清晰，能够清楚地分辨灰质、白质。不足之处是成像速度慢，对钙化不敏感等。MRI能显示大多数病变及其组织学特征，但仍有部分病变互相重叠或不能确定，需做增强扫描。此外颅内磁共振血管造影（MRA）对血管病变有较大的诊断价值。

（3）其他：如磁共振血管显影（MRA）、数字减影血管成像（DSA）、经颅超声多普勒（TCD）用于脑血管疾病诊断。单光子发射断层扫描（SPECT）和正电子发射断层扫描（PET）均属于功能影像学，是根据放射性示踪剂在大脑组织内的分布或代谢状况，显示不同脑区的血流量或代谢率。发作间期的PET和发作期的SPECT在癫痫病灶的定位诊断中有重要意义。目前各种成像技术的融合技术发展迅速，如MRI-PET融合可更清楚、准确地发现、了解脑结构异常及其功能影响，已广泛用于定位癫痫致痫灶。

知识点22：儿童神经系统疾病临床诊断的要点及一般思路

副高：掌握　正高：掌握

（1）神经系统疾病及其症状的复杂性：神经系统和肌肉不同部位的病变表现可能明显不同，且常常同时累及多个部位，其临床表现则更为复杂。同时，身体各系统间存在复杂的调节关系。神经、肌肉系统疾病的常见症状在其他系统疾病时也完全可以出现。例如意识障碍这一神经系统常见症状，在脑血管病、遗传代谢病等多种神经系统疾病可以发生，在其他系统疾病如糖尿病、低血糖、中毒等同样可以发生。精神行为异常是大脑受损时的常见表现之一，但也可以发生于精神科疾病以及肝硬化合并肝性脑病、尿毒症性精神症状等。而其他系统疾病也常常有神经系统并发症，例如糖尿病可以发生脑血管病、认知障碍、周围神经病。进行性神经精神功能倒退是小儿神经变性病或遗传代谢病的特征之一，但同样不是特异性的，可以见于营养障碍（如婴幼儿巨幼红细胞性贫血）、自身免疫性炎症等。

（2）尽可能根据患儿年龄和疾病特点开展神经系统体格检查诊断小儿神经系统疾病时，需有详尽的病史和全面的体格检查。为确保获得准确的疾病体征，注意儿科特点十分重要。小儿神经系统检查的主要内容与成年人大致相同，但判断体征的临床意义时一定要注意发育期小儿神经系统的解剖生理特点，不同年龄的特点和正常标准各不相同，检查方法也有其特点。检查小儿时要尽量取得患儿的合作，减少患儿的恐惧。有时为了避免患儿厌烦或过于疲劳，可分次检查。

小婴儿的神经系统检查容易受外界环境影响，入睡时肌张力松弛，原始反射减弱或消失，吃奶前、饥饿时常表现不安、多动，吃奶后又常常入睡，所以最好是在进食前1~1.5小时进行。室内光线要充足、柔和，但不要使阳光直接照射到小儿面部，环境要安静，检查时从对小儿打扰最小的检查开始，不必按某一固定顺序进行。

（3）正确把握临床症状和体征的诊断意义：神经系统疾病症状和体征从其功能意义上大致可分为以下4类。

1）功能缺损表现：即受损部位正常功能障碍，例如急性横贯性脊髓炎时受累节段脊髓前角细胞破坏引起所支配肌群瘫痪，或受累节段后角细胞破坏引起相应的感觉障碍。

2）释放症状：高级中枢受损后失去对低级中枢的控制，出现低级中枢功能异常亢进的表现。例如急性横贯性脊髓炎时锥体束受损，损伤平面以下出现肌张力升高、腱反射亢进、巴宾斯基征阳性等上运动神经元麻痹的表现；弥漫性脑损伤（各种严重的脑炎、脑病等）出现不自主多动等皮质下释放症状。

3）刺激症状：为病变神经组织受到病变刺激、异常兴奋所产生的相应表现。如大脑皮质运动或感觉区刺激性病灶引起的局灶性癫痫发作；神经根病变刺激产生的疼痛等。

4）断联休克症状：常见于中枢神经系统急性、严重、弥漫性病变，为急性超限抑制而产生的严重的广泛功能障碍。如急性横贯性脊髓炎或其他急性脊髓病变后损伤平面以下的弛缓性瘫痪表现（脊髓休克）等。休克期过后逐渐出现更有定位诊断价值的功能缺损或释放症状。

（4）把握综合临床诊断的重要性：各系统疾病诊断均十分强调综合分析，对于神经系统疾病尤其如此。现代科技的发展大大促进了新的诊断技术涌现和完善，给临床诊断带来很大便利，诊断水平也得到极大提高，例如MRI诊断白质病变，肌电图诊断周围神经及肌肉病，肌肉、神经、皮肤活检诊断变性病或代谢病等。但同时也使得医师对辅助检查的依赖越来越严重。在这种形势下愈发应当强调综合分析的重要性，应当在全面分析病史、体征、病程特征，得到基本的初步诊断基础上，有选择性地进行相应针对性的辅助检查。否则，可能做了许多并非必需的辅助检查，既浪费了资源，又可能耽误了及时诊治的时机。

（5）掌握临床诊断的一般思路和基本路径：神经系统和肌肉的构造都非常复杂，不同部位的病变所表现的症状不同，而且常常同时累及几个部位，症状互相重叠，给分析和判断带来很大困难。因此对神经系统疾病的诊断特别需要一个系统和完整的思路。一般首先是定向诊断，即确定患者所表现出来的临床症状是否神经系统疾病；然后是定位诊断，即通过对症状的分析，确定病变在神经系统的哪一个部位；最后是定性诊断，确定疾病的病因和性质是什么，给进一步诊断方法的选择和治疗提供依据。

1）定向诊断主要根据患者的临床特点，特别是症状特征。一般而言，小儿神经系统疾病以惊厥、运动障碍、智力改变、颅压增高或脑膜刺激征等为常见表现。但应注意，并非出现上述表现就一定是神经系统疾病。例如，惊厥可能是低钙血症或低血糖的表现；震颤、发育倒退可能因营养性巨幼红细胞性贫血所致。另一方面，某些神经系统疾病早期可能缺乏特征性的症状，而仅表现为轻微的行为失调。因此一定要仔细分析，并注意对不典型病例跟踪随访，以免误诊或漏诊。

2）定位诊断主要依据神经系统检查所发现的体征。例如上运动神经元性麻痹提示锥体束或皮质延髓束损害，肌张力不全、震颤提示锥体外系病变，小脑性共济失调提示小脑病变等。定位诊断是神经系统疾病诊断最基本，同时也是最重要的环节，更是小儿神经临床实践中的难点之一，应结合临床实践重点体会掌握。

3）定性诊断主要是在上述定向诊断和定位诊断的基础上，通过对患儿起病与病程转归特征的分析明确。例如，围生期脑损伤一般起病早，急性期后神经系统表现稳定，呈静止性病程；炎症、血管病等起病很急，早期进展快，经数日或数周后逐渐稳定好转，可完全康复，或出现瘫痪、癫痫发作等后遗症；变性病（包括遗传代谢病）则起病一般较缓慢或隐匿，病情大多呈进行性发展。根据上述临床分析，结合必要的辅助检查，以最终明确疾病的诊断。

最后应该强调，涉及神经系统临床的疾病类型繁多，知识面也很广。近年来，相关的遗传、生化、神经生物学领域进展很快，许多既往不认识、难诊断的疾病目前可能已经可以诊断与处理。因此，在临床实践经验积累的同时强化系统的理论学习，始终是做好小儿神经疾病临床诊疗十分重要的环节。

第二节 热 性 惊 厥

知识点1：热性惊厥的流行病学	副高：掌握 正高：掌握

热性惊厥（FS）是婴幼儿时期最常见的惊厥性疾病，也是儿科的常见急症。患病率为2%～5%，儿童期患病率为3%～4%，首次发作年龄多于生后6个月至3岁，平均在生后18～22个月。绝大多数6岁后不再发作。男孩略多于女孩。可有热性惊厥家庭史。最近，国际抗癫痫联盟不主张把热性惊厥诊断为癫痫，认为其属于一种特殊的综合征。

知识点2：热性惊厥的伴发疾病	副高：掌握 正高：掌握

热性惊厥多发生在热性疾病初期体温骤然升高时（38.5～40.0℃或更高），70%以上与上呼吸道感染有关，其他伴发于出疹性疾病、中耳炎、下呼吸道感染、消化道感染等疾病，但不包括颅内感染和各种颅脑病变引起的急性惊厥。

知识点3：一般热性惊厥的特点	副高：掌握 正高：掌握

（1）多见于6个月至3岁小儿，6岁后罕见。
（2）患儿体质较好，发作前后一般情况良好。
（3）惊厥多发生在病初体温骤升时，常见于上呼吸道感染。
（4）惊厥多为全身强直或阵挛性发作，少数为局灶性或一侧性发作，发作次数少、持续时间短、恢复快速、无任何神经系统异常表现、一般预后好。
（5）发作期脑电图可见慢波活动增多或轻度不对称。
（6）30%～50%患儿以后发热时亦易发生惊厥，一般到学龄期不再发作。

知识点4：热性惊厥的病因	副高：掌握 正高：掌握

尽管热性惊厥病因及发病机制复杂，遗传因素可能在该病发生中起关键因素，临床上可见其明显的家族遗传倾向，常为多基因遗传或常染色体显性遗传伴不完全外显，同卵双胎临床表现一致性高于双卵双胎。环境因素，如病毒和细菌感染是热性惊厥的重要促发因素，其中以病毒感染更为多见。疫苗接种发热是疫苗接种常见的不良反应。某些疫苗更易引发热性

惊厥，尤其是减毒活疫苗（例如麻风腮疫苗）以及全细胞制备疫苗（例如全细胞百日咳疫苗）。但是没有证据表明这种疫苗接种后的热性惊厥与远期癫痫的发生相关，根据国际上大多数国家的指南，热性惊厥并不是接种疫苗的禁忌证。

知识点5：热性惊厥的分型及临床表现	副高：掌握　正高：掌握

（1）单纯性热性惊厥：又称典型热性惊厥，多数呈全身性强直-阵挛性发作。持续数秒至10分钟，可伴有发作后短暂嗜睡。在一次发热疾病过程中，大多只有1次、个别有两次发作。发作后患儿除原发疾病表现外，一切恢复如常，不留任何神经系统异常，预后好。约50%的患儿会在今后发热时再次或多次热性惊厥发作，大多数（3/4）的再次发作发生在首次发作后1年内。

（2）复杂性热性惊厥：少数热性惊厥呈不典型经过，其主要特征：①一次惊厥发作持续15分钟以上。②24小时内反复发作2次以上。③局灶性或不对称发作。④反复频繁地发作，累计发作总数5次以上。

知识点6：癫痫危险因素的概念	副高：掌握　正高：掌握

造成热性惊厥患儿发生癫痫的危险性增加的因素称为癫痫危险因素。

知识点7：癫痫危险因素的主要内容	副高：掌握　正高：掌握

（1）复杂性热性惊厥。
（2）直系亲属中癫痫病史。
（3）首次热性惊厥前已有神经系统发育延迟或异常体征。
（4）起病年龄<6个月或>6岁。

知识点8：热性惊厥的诊断	副高：掌握　正高：掌握

热性惊厥的诊断主要是根据特定的发生年龄以及典型的临床表现，最重要的是要除外可能导致发热期惊厥的其他各种疾病，如中枢神经系统感染、感染中毒性脑病、急性代谢紊乱等。

知识点9：单纯性与复杂性热性惊厥的鉴别要点	副高：掌握　正高：掌握

（1）单纯性热性惊厥：①发病率：在热性惊厥中约占80%。②惊厥发作形式：全身性发作。③惊厥持续时间：短暂发作，大多数在5~10分钟。④惊厥发作次数：一次热程中仅有1~2次发作。⑤热性惊厥复发总次数：≤4次。

（2）复杂性热性惊厥：①发病率：在热性惊厥中约占20%。②惊厥发作形式：局灶性或不对称发作。③惊厥持续时间：长时间发作，≥15分钟。④惊厥发作次数：24小时内反复多次发作。⑤热性惊厥复发总次数：≥5次。

知识点10：热性惊厥的治疗　　　　　　　　　　　　　　　副高：掌握　正高：掌握

热性惊厥绝大多数是良性病程，目前尚无热性惊厥引起脑损伤的证据，应避免过度治疗。首先要加强家长教育，使家长了解绝大多数热性惊厥的良性预后，并教会家长如何应对急性发作，从而避免家长过度紧张焦虑。同时，明确告知家长退热治疗对于预防热性惊厥复发无效。

如需要进行预防性治疗，可以采用抗癫痫药进行长期预防或者发热时临时预防。虽然这些预防治疗措施可以减少热性惊厥的复发，但是没有证据表明任何预防性治疗可以改变远期预后，包括认知功能、癫痫发生率等。考虑到各种预防措施可能带来的不良反应，目前认为对于单纯性热性惊厥患儿不推荐任何预防性治疗。

对于少数复杂热性惊厥、热性惊厥过于频繁（＞5次/年）或者出现过热性惊厥持续状态（＞30分钟）的患儿，可以考虑采取预防措施：①长期预防：可选用丙戊酸或左乙拉西坦或苯巴比妥口服；②间断临时预防：在发热早期及时口服或直肠应用地西泮，剂量为每次0.3mg/kg，可每间隔8小时应用1次，最多连续应用3次。这种方法常见的不良反应是嗜睡、共济失调等中枢神经系统症状，这有可能掩盖严重疾病，如脑膜炎、脑炎等。而且有些热性惊厥发生在发热初起很短的时间内，甚至出现惊厥后才发现发热，因此应用临时口服药预防经常不能及时，导致预防失败。不论是采用长期或者临时预防，均应仔细评估其可能的利弊，并与家长充分沟通后再做出决定。

知识点11：热性惊厥的预后　　　　　　　　　　　　　　　副高：掌握　正高：掌握

热性惊厥总体预后良好，是年龄依赖性自限性疾病，尚无直接因热性惊厥而导致死亡的病例报道。95%以上的热性惊厥患儿日后并不患癫痫。热性惊厥后患癫痫的危险因素包括：①复杂型热性惊厥。②存在中枢神经系统异常（如发育落后）。③癫痫家族史。首次热性惊厥后仅有约30%患儿在以后的发热性疾病过程中再次出现热性惊厥。复发的危险因素：①18个月龄前发病。②热性惊厥发作时体温＜38℃。③热性惊厥家族史。④热性惊厥发生前的发热时间短（＜1小时）。具有所有危险因素的患儿76%将出现热性惊厥复发，无危险因素者仅4%复发。热性惊厥大多数认知功能预后良好，即使是复杂型热性惊厥患儿，其远期认知功能和行为与同龄儿相比均无显著差异。

知识点12：热性惊厥的注意事项　　　　　　　　　　　　　副高：掌握　正高：掌握

（1）诊断热性惊厥要慎重，并非所有伴有发热的惊厥都是热性惊厥。

（2）热性惊厥患儿需要定期随诊，其中约5%的患儿可转为无热惊厥或癫痫。

（3）热性惊厥患儿接种百白破、麻疹等疫苗，应用亚胺培南类抗生素、大剂量青霉素、氨茶碱、酮替芬、异丙嗪、氯苯那敏、麻黄素滴鼻药等药物时应慎重。

第三节 小儿癫痫

 癫痫

| 知识点1：小儿癫痫的概念 | 副高：掌握 正高：掌握 |

癫痫是一种以具有持久性的产生癫痫发作的倾向为特征的慢性脑疾病，可由遗传、代谢、结构、免疫等不同病因所导致。

| 知识点2：癫痫发作的概念 | 副高：掌握 正高：掌握 |

癫痫发作是因脑部神经元异常过度和同步放电引起的一过性的症状和/或体征，临床常表现为发作性的意识障碍、惊厥、精神行为和感知觉异常、自主神经功能紊乱等，发作具有突发突止、一过性的特点。其表现取决于同步化放电神经元的放电部位、强度和扩散途径。

| 知识点3：癫痫发作与癫痫的区别 | 副高：掌握 正高：掌握 |

（1）癫痫发作通常指一次发作过程，是脑神经元过度同步放电引起的短暂脑功能障碍，是一种症状，既可以是癫痫患者的临床表现，也可以见于非癫痫的急性脑功能障碍，例如病毒性脑炎、各种脑病的急性期等；而后者是一种以反复癫痫发作为主要表现的慢性脑功能障碍性疾病。

（2）癫痫则指反复癫痫发作的慢性脑功能失调综合征。

| 知识点4：癫痫的流行病学 | 副高：掌握 正高：掌握 |

癫痫是儿童最常见的神经系统疾病，我国癫痫的年发病率约为35/10万人口，整体患病率为4‰~7‰。其中60%的患者起源于小儿时期。长期、频繁或严重的发作会导致进一步脑损伤，甚至出现持久性神经精神障碍。随着临床与脑电图、病因学诊断水平的不断提高，特别是随着神经影像学、分子遗传学技术以及抗癫痫药物、癫痫外科治疗等治疗技术的不断发展，儿童癫痫的诊断和治疗水平不断提高，总体来讲大约70%的患儿可获完全控制，其中大部分甚至能停药后5年仍不复发，能正常生活和学习。

| 知识点5：小儿癫痫的分类 | 副高：掌握 正高：掌握 |

国际抗癫痫联盟（ILAE）是全球癫痫学领域最权威的学术组织，其任命的分类和术语委员会（以下简称委员会）根据癫痫病学临床及基础研究的进展，对癫痫的国际分类和术语进行不断修订、更新。2017年，该委员会正式提出了癫痫的新分类体系，包括病因分类及

癫痫发作、癫痫类型分类，对确定癫痫病因、选择治疗策略及评估患儿病情与预后均有重要价值。

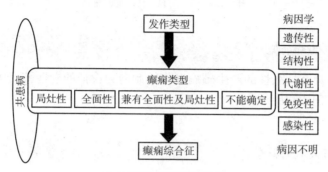

ILAE新的癫痫诊断体系

（1）癫痫发作的分类：根据发作起始的临床表现和脑电图特征进行分类，主要分为局灶性发作、全面性发作和起始不明的发作。

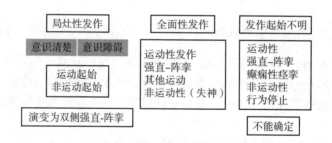

　　局灶性发作是指这种发作每一次都起源于固定的单侧半球（比如都起源于左侧半球）的致痫网络，可以起始后扩散或者不扩散至双侧脑网络，如果扩散至双侧，则会出现临床上演变为双侧强直-阵挛发作。局灶性发作可以伴或者不伴意识障碍。局灶性发作包括运动起始、非运动起始两组，根据痫样放电起源及扩散的脑区不同出现各种相应的症状，比如起源于中央前回的运动区的发作，临床上会出现局灶性运动起始的阵挛或者强直发作。

　　全面性发作是指这种发作每一次起源于包括双侧半球的致痫网络的某一点（而不是仅限于某一固定侧网络），并迅速扩散至双侧网络，伴有意识障碍。例如某次发作可以起源于左侧，下一次则可以是右侧，但是都是在一个致痫网络内的节点。全面性发作包括运动性（如全面性强直阵挛发作、全面性肌阵挛发作、全面性失张力发作）以及非运动性（失神发作）。

　　（2）癫痫及癫痫综合征的分类：癫痫的类型目前共分为四种，局灶性、全面性、兼有全面性及局灶性以及不能确定分类性癫痫。癫痫综合征指由一组具有相近的特定临床表现和电生理改变的癫痫（即脑电-临床综合征），可以作为一种癫痫类型进行诊断。临床上常结合发病年龄、发作特点、病因学、伴随症状、家族史、脑电图及影像学特征等所有相关资料，综合作出某种癫痫综合征的诊断。明确癫痫综合征对于治疗选择、判断预后等方面都具有重要指导意义。但是，需要注意的是并不是所有癫痫都可以诊断为癫痫综合征。

知识点6：癫痫的病因 副高：掌握 正高：掌握

（1）遗传因素：癫痫患儿的家系调查、双生子研究、脑电图分析、基因检测等均已证实遗传因素在癫痫的发病中起重要作用。癫痫的遗传方式较复杂，一般认为癫痫阈值的高低或对癫痫的易感性属于多基因遗传；许多特发性癫痫综合征与单基因遗传有关。此外，不少单基因遗传病和染色体病常伴有症状性癫痫。

（2）脑部病变或代谢异常：先天性或后天性的脑损害均可能成为症状性癫痫的病因。主要包括：①脑发育异常。②脑血管疾病。③感染。④外伤（产伤或生后外伤）。⑤中毒、脑缺血缺氧或代谢异常。⑥颅内占位病变。⑦变性疾病。

（3）诱发因素：特发性癫痫大多好发于某一特定的年龄阶段，女性患儿在青春期发作加频，常在睡眠中发作，这说明年龄、内分泌、睡眠与之有关。此外，感染、发热、疲劳、睡眠不足、饥饿、便秘、饮酒、感情冲动、过度换气、过度饮水、变态反应及一过性代谢紊乱等均可诱发癫痫发作。只有在某种刺激（如光、声等）作用下才发作的癫痫称为反射性癫痫。

知识点7：局灶性癫痫发作的临床表现 副高：掌握 正高：掌握

神经元异常过度放电起始于一侧大脑的某一部位，临床表现开始仅限于放电对侧的身体或某一部位。

（1）单纯局灶性发作：发作中意识丧失，并出现知觉损害。

1）运动性发作：多表现为一侧某部位的抽搐，如肢体、口角、眼睑等处。也可表现为旋转性发作、姿势性发作或杰克逊发作等。杰克逊发作是指异常放电沿着大脑皮质运动区扩展，其肌肉抽动扩展方式和顺序与运动皮质支配的区域有关，如发作先从一侧口角开始，依次累及手、臂、肩、躯干、下肢等。局灶运动性发作后，抽动部位可以出现暂时性瘫痪，称为托德瘫痪。

2）感觉性发作：表现为发作性躯体感觉或特殊感觉异常。特殊感觉异常包括视觉性、听觉性、嗅觉性和味觉性发作。

3）自主神经症状发作：发作时可有各种自主神经症状，如上腹不适、呕吐、苍白、潮红、出汗、竖毛、瞳孔散大、肠鸣或尿失禁等。这些症状常伴随其他的发作形式，单独自主神经发作性癫痫罕见。

4）精神症状性发作。可表现为幻觉、错觉、记忆障碍、认知障碍、情感障碍或语言障碍等，但精神症状性发作单独出现的很少，多见于复杂局灶性发作过程中。

（2）复杂局灶性发作：发作时有意识、知觉损害。起始于颞叶或额叶内侧。该类发作都有不同程度的意识障碍，往往有精神症状，常伴反复刻板的自动症，如吞咽、咀嚼、舔唇、拍手、摸索、自言自语等。该类发作可先有局灶性发作症状，而后出现意识障碍，也可以发作开始即有意识障碍，而后出现自动症。

（3）局灶性发作演变为全面性发作：由简单局灶性或复杂局灶性发作泛化为全面性发作，也可先由单纯局灶性发作发展为复杂局灶性发作，然后继发全身发作。

知识点8：全身发作的临床表现　　　　　　　　　　　　副高：掌握　　正高：掌握

全身发作是指发作一开始就有两侧半球同时放电，发作时常伴有意识障碍，运动症状呈双侧性。

（1）失神发作：以意识障碍为主要症状。典型失神发作时，起病突然，没有先兆，正在进行的活动停止，两眼凝视，持续数秒钟恢复，一般不超过30秒，发作后常可继续原来的活动，对发作不能回忆。失神发作常发作频繁，每天数次至数十次，甚至上百次。发作时脑电图示两侧对称、同步、弥漫性3Hz的棘慢复合波，过度换气容易诱发。

非典型失神发作起止均较缓慢，肌张力改变较典型失神明显；脑电图示1.5～2.5Hz的慢棘慢波，且背景活动异常。多见于广泛脑损害的患儿。

（2）强直-阵挛发作：主要表现是意识障碍和全身抽搐，典型者可分三期，即强直期、阵挛期和惊厥后期，小儿发作常不典型。发作时意识突然丧失，全身肌肉强直收缩；也可尖叫一声突然跌倒，呼吸暂停、面色发绀、双眼上翻、瞳孔散大、四肢躯干强直，有时呈角弓反张状态；持续数秒至数十秒钟进入阵挛期，出现全身节律性抽搐，持续30秒或更长时间逐渐停止。阵挛停止后患儿可有尿失禁。发作后常表现为头痛、嗜睡、乏力，甚至在完全清醒前可出现自动症，称为发作后状态。脑电图在强直期表现为每秒10次或以上的快活动，频率渐慢，波幅渐高；阵挛期除高幅棘波外，间断出现慢波。发作间期可有棘慢波、多棘慢波或尖慢波。

（3）强直发作：表现为持续（5～20秒或更长）而强烈的肌肉收缩，身体固定于某种特殊体位，如头眼偏斜、双臂外旋、呼吸暂停、角弓反张等。发作时脑电图为低波幅9～10Hz以上的快活动或快节律多棘波。

（4）阵挛发作：肢体、躯干或面部呈节律性抽动。发作时脑电图为10Hz及以上的快活动和慢波，有时为棘慢波。

（5）肌阵挛发作：表现为某部位的肌肉或肌群，甚至全身肌肉突然快速有力地收缩，引起肢体、面部、躯干或全身突然而快速的抽动。可单个发生，也可为成簇发作。发作时脑电图为多棘慢波或棘慢、尖慢综合波。该类发作一般不伴意识障碍。

（6）失张力发作：发作时由于肌张力的突然丧失而姿势改变，表现为头下垂、双肩下垂、屈髋屈膝或跌倒。脑电图在发作时为多棘慢波或棘慢波。

（7）痉挛发作：多见于婴儿，发作时表现为点头、伸臂、弯腰、踢腿或过伸样动作。其肌收缩持续1～3秒，持续时间比肌阵挛发作长，但比强直发作短。

知识点9：伴中央颞区棘波的儿童良性癫痫（BECT）的临床表现
　　　　　　　　　　　　　　　　　　　　　　　副高：掌握　　正高：掌握

伴中央颞区棘波的儿童良性癫痫是儿童最常见的一种癫痫综合征，占儿童时期癫痫的15%～20%。多数认为与遗传相关，呈年龄依赖性。通常2～14岁发病，8～9岁为高峰，男略多于女。发作与睡眠关系密切，多在入睡后不久及睡醒前呈局灶性发作，大多起始于口面部，如唾液增多、喉头发声、口角抽动、意识清楚，但不能主动发声等，部分患儿很快继发全面性强直，阵挛发作而意识丧失。精神运动发育正常，体格检查无异常。发作间期EEG背景正常，在中央区和颞区可见棘波或棘，慢复合波，单双侧或交替出现，睡眠期异常波增多，检出阳性率高。本病预后良好，药物易于控制，生长发育不受影响，大多在12~16岁前停止发作。此综合征临床上也存在变异型，表现较复杂，脑电图痫样放电显著增多，出现睡眠期癫痫性电持续状态，可伴有睡眠中发作明显增多或者出现清醒期发作（包括新的发作类型，如负性肌阵挛发作）以及认知功能障碍，虽然其癫痫发作及癫痫性放电到青春期后仍然可以缓解，但是部分患儿可遗留认知功能障碍。

知识点10：婴儿痉挛的临床表现　　　　　　　　　　副高：掌握　　正高：掌握

婴儿痉挛又称West综合征。多在1岁内起病，4~8个月为高峰。主要临床特征为痉挛频繁发作；特异性高峰失律EEG；精神运动发育迟滞或倒退。痉挛多成串发作，每串连续数次或数十次，可伴有婴儿哭叫，多在思睡和苏醒期出现。发作形式为屈曲型、伸展型和混合型，以屈曲和混合型居多。屈曲型痉挛发作时，婴儿前臂前举内收，头和躯干前屈呈点头状。伸展型发作时婴儿头后仰，双臂向后伸展。发作间期EEG高峰失律图形对本病诊断有价值。病因为症状性和隐源性，如遗传代谢病、脑发育异常、神经皮肤综合征或其他原因所致的脑损伤。该病属于难治性癫痫，大多预后不良，惊厥难以控制，可转变为Lennox-Gastaut综合征或其他类型的发作，80%~90%的患儿会存在智力和运动发育滞后的后遗症。

知识点11：Lennox-Gastaut综合征的临床表现　　　　副高：掌握　　正高：掌握

Lennox-Gastaut综合征（LGS）占小儿癫痫的2%~5%。1~14岁均可发病，以3~5岁多见。病因多为症状性或隐源性，约25%以上有婴儿痉挛病史。临床表现为频繁多样的癫痫发作，其中以强直性发作最多见，也是最难控制的发作形式，其次为不典型失神、肌阵挛发作、失张力发作，还可有强直、阵挛、局灶性发作等。多数患儿的智力和运动发育倒退。约60%的患儿发生癫痫持续状态。EEG主要为1.5~2.5Hz慢-棘慢复合波及不同发作形式的EEG特征。预后不良，治疗困难，病死率4%~7%，多由于癫痫持续状态所致，是儿童期最常见的一种难治性癫痫综合征。

知识点12：热性惊厥附加症（FS⁺）的临床表现　　　　副高：掌握　　正高：掌握

热性惊厥附加症（FS^+）是指热性惊厥的年龄超过6岁和/或出现无热的全面强直阵挛发作。遗传性癫痫伴热性惊厥附加症（$GEFS^+$），既往称全面性癫痫伴热性惊厥附加症（$GEFS^+$），为家族性遗传性癫痫综合征。家系成员具有显著的表型异质性。大家系符合常染色体显性遗传伴外显率不全，外显率为50%~80%。约20%的家系发现钠离子通道基因（SCNIA、SCN1B）或GABA受体亚单位基因（GABRG2、GABRD）突变，多数家系致病基因不明确，可能存在复杂遗传方式。

知识点13：癫痫的共患病　　　　　　　　　　　　副高：掌握　正高：掌握

癫痫的临床表现主要是癫痫发作，然而近年来的研究已经充分证明癫痫不仅是临床发作，而且常常伴有各种神经行为共患病，包括认知障碍、精神疾病及社会适应性行为障碍。因此，癫痫本质上是一种以癫痫发作为主，同时可以伴有各种程度轻重不一的神经精神共病的谱系疾病。因此要注意询问、观察各种共患病的相关症状、表现，并进行相应的专科检查，必要时应转诊至精神心理科进行更加专业、个体化的治疗。共患病对于患儿生活质量的影响有时候甚至超过癫痫本身，比如伴中央颞区棘波的儿童良性癫痫（BECT）共患注意缺陷多动障碍（ADHD）的比例高达30%左右，而BECT大多数比较容易控制，因此在共患ADHD的BECT患者，及早发现、治疗ADHD，能够显著改善患儿的学习，提高生活质量和远期预后。

知识点14：小儿癫痫的诊断　　　　　　　　　　　副高：掌握　正高：掌握

诊断小儿癫痫时，首先应判断是否为癫痫发作或癫痫，然后确定发作类型及应归属的癫痫综合征，再进一步寻找并确定病因。因为医师很难目睹患儿发作情况，诊断时必须有详细的病史、全面的查体和必要的辅助检查。

癫痫的诊断可分为五个步骤：①确定癫痫发作及癫痫诊断：即判断临床发作性事件是否为癫痫发作以及是否符合癫痫新定义。许多非癫痫性的发作在临床上需与癫痫发作相鉴别；癫痫是一种脑部疾病，符合以下任一情况即可诊断为癫痫：至少两次间隔>24小时的非诱发性（或反射性）发作；一次非诱发性（或反射性）发作，而且未来10年内再次发作风险与两次非诱发性发作后再发风险相当（至少60%）；诊断为某种癫痫综合征。②确定癫痫发作类型：根据临床发作和脑电图表现，对癫痫发作类型进行分类。③确定癫痫及癫痫综合征类型：根据患儿的临床发作、脑电图特征，同时考虑神经影像学、年龄、预后等因素进行癫痫综合征诊断；需要注意的是相当部分病例不能诊断为目前任何一种综合征。④确定癫痫病因：包括遗传性、结构性、代谢性、免疫性、感染性及病因未明。⑤确定功能障碍和共患病。

知识点15：癫痫的病史与查体　　　　　　　　　　副高：掌握　正高：掌握

掌握详细而准确的发作史对诊断特别重要。询问起病年龄、发作时的表现、是否有先兆、持续时间、意识状态、发作次数、有无诱因，与睡眠的关系，以及发作后状态等，还要询问出生史、生长发育史、既往史、家族史。查体应仔细，尤其是头面部、皮肤和神经系统的检查。鼓励家长在保障安全及条件允许条件下，进行发作录像，有利于医师判断患儿发作是否癫痫发作及发作类型。

知识点16：癫痫的脑电图　　　　　　　　　　　　副高：掌握　正高：掌握

是癫痫患者的最重要检查，对于癫痫的诊断以及发作类型、综合征分型都至关重要。癫痫的脑电图异常分为发作间期和发作期，发作间期主要可见到棘波、尖波、棘慢波、尖慢波散发或者出现各种节律等，发作期可以看到一个从开始到结束的具有演变过程的异常发作性脑电图异常事件（event），可以是全导弥漫性的（全面性发作）或者局灶性的（局灶性发作）。但应注意在5%～8%的健康儿童中可以出现脑电图癫痫样异常放电，由于没有临床发作，此时不能诊断癫痫，但应密切观察，临床随访。剥夺睡眠、光刺激和过度换气等可以提高癫痫性脑电异常发现率，因而在儿童脑电图检查中经常用到。视频脑电图可以直接观察到发作期的实时脑电活动，对于癫痫的诊断、鉴别诊断具有重要意义。

| 知识点17：癫痫的影像学检查 | 副高：掌握　正高：掌握 |

癫痫患者做此项检查的主要目的是寻找病因，尤其是有局灶性症状和体征者，更应进行颅脑影像学检查，包括CT、MRI甚至功能影像学检查。头颅MRI在发现引起癫痫的病灶方面具有更大的优势。皮质发育异常是引起儿童症状性癫痫最常见的原因，对于严重/明显的脑结构发育异常，生后早期头颅MRI即可发现，但是对于小的局灶皮层发育不良（FCD），常常需要在1.5岁后头颅MRI才能发现，因此，如果临床高度怀疑存在FCD，需在1.5岁之后复查头颅MRI。

| 知识点18：癫痫的其他实验室检查 | 副高：掌握　正高：掌握 |

（1）血糖、血钙、血镁等电解质，肝肾功能、肌酶等生化检查排除相关因素引起的惊厥。

（2）血气分析、血乳酸、丙酮酸、血（尿）有机酸及氨基酸、酰基肉碱分析等检查排除遗传代谢病所致癫痫。

（3）腰穿脑脊液病原学和免疫学检查以排除颅内感染和非感染性炎症。

（4）对服用抗癫痫药物者进行药物浓度监测以调整用量、评估疗效。

（5）对智力发育落后者进行智力测验。

| 知识点19：癫痫的鉴别诊断 | 副高：掌握　正高：掌握 |

（1）屏气发作：又称呼吸暂停综合征，多在6～18月龄起病，1～2岁发作最频，5岁前多停止发作。

（2）晕厥：是暂时性脑血流灌注不足引起的一过性意识障碍。年长儿多见，常发生在持久站立，或从蹲位骤然起立，以及剧痛、劳累、阵发性心律不齐、家族性长QT综合征等情况。晕厥前，患儿常先有黑矇、头晕、苍白、出汗、无力等，继而出现短暂意识丧失，偶有肢体强直或抽动，清醒后对意识障碍不能回忆，并有疲乏感。与癫痫不同，晕厥患者意识丧失和倒地均逐渐发生，发作中少有躯体损伤，EEG正常，直立倾斜试验可呈阳性反应。

（3）睡眠障碍：夜惊、梦游、梦魇、发作性睡病等均需与癫痫鉴别。视频脑电检查发作期和发作间期均无癫痫性放电。

（4）习惯性阴部摩擦：女孩较多，发作时两腿交叉内收或互相紧贴，有时上下摩擦，全身用力，眼发直，面色潮红，额部出汗，呼吸粗重，会阴部肌肉收缩，持续数分钟或更长时间，发作过程中意识始终清楚，将其抱起或改变体位可终止发作，EEG恢复正常。

（5）癔症：可与多种癫痫发作类型混淆。但癔症发作并无真正的意识丧失，发作中缓慢倒下，不会有躯体受伤，无大小便失禁或舌咬伤。抽搐动作杂乱无规律，瞳孔无散大，深、浅反射存在，发作中面色正常，无神经系统阳性体征，无发作后嗜睡，常有夸张色彩。发作期与发作间期EEG正常，提示治疗有效，与癫痫鉴别不难。

（6）偏头痛：典型偏头痛主要表现为视觉先兆、偏侧性头痛、呕吐、腹痛和嗜睡等。儿童以普通型偏头痛多见，无先兆，头痛部位也不固定，可以是双侧的。患儿常有偏头痛家族史，易伴恶心、呕吐等胃肠症状。临床几乎没有单纯以头痛或腹痛为唯一表现的癫痫，也没有头痛性癫痫和腹痛性癫痫的诊断。

（7）抽动障碍：抽动是一种不自主、无目的、快速、刻板的肌肉收缩，属于锥体外系症状。情绪紧张时可致发作加剧，睡眠时消失。临床上可表现为仅涉及一组肌肉的短暂抽动，如眨眼、头部抽动或耸肩等，或突然暴发出含糊不清的嗓音，如清喉、吭吭声等，或腹肌抽动、踢腿、跳跃等动作。抽动能被患者有意识地暂时控制，睡眠中消失，EEG发作期无癫痫样放电。抽动障碍是以抽动为主要临床表现的一种慢性神经精神疾病。

知识点20：癫痫综合治疗的原则　　　　　　　副高：掌握　正高：掌握

（1）正规合理的抗癫痫药物治疗。
（2）合理安排生活及学习，避免癫痫发作的诱发因素和发作可能引起的伤害。
（3）尽可能寻找病因、遗传咨询并给予病因治疗。
（4）通过心理疗法促进患儿生理、心理健康和良好的社会适应能力。
（5）针对难治性癫痫可采用生酮饮食、免疫治疗和外科手术疗法。

知识点21：癫痫持续状态的治疗原则　　　　　　副高：掌握　正高：掌握

（1）尽快控制发作。
（2）保持呼吸道通畅。
（3）保护脑和其他重要脏器功能，防治并发症。
（4）病因治疗。
（5）发作停止后，给予抗癫痫药物以防再发。

知识点22：抗癫痫药物治疗原则　　　　　　　　副高：掌握　正高：掌握

（1）应该在充分评估患儿本身以及其所患癫痫的情况，并且与患儿及其家长充分沟通后，选择合适时机开始抗癫痫药治疗。
（2）要根据发作类型、癫痫综合征及共患病、同时服用的其他药物以及患儿及其家庭的背景情况来综合考虑，能够诊断癫痫综合征的，先按照综合征选药原则挑选抗癫痫药，如果不能诊断综合征，再按发作类型选择药物。

（3）首选单药治疗，对于治疗困难的病例可以在合适的时机开始抗癫痫药联合治疗，应尽量选择不同作用机制的抗癫痫药进行联合治疗。

（4）遵循抗癫痫药的药动学服药：应规则、不间断，用药剂量个体化。

（5）必要时定期监测血药浓度。

（6）如需替换药物，应逐渐过渡。

（7）疗程要长，一般需要治疗至少连续2年不发作，而且脑电图癫痫样放电完全或者基本消失，才能开始逐渐减药，不同的病因学、癫痫综合征分类以及治疗过程顺利与否均会影响疗程。

（8）缓慢停药，减停过程一般要求3～6个月。

（9）在整个治疗过程中均应定期随访，监测药物可能出现的不良反应。卡马西平、奥卡西平、苯妥英钠、拉莫三嗪、苯巴比妥可致过敏性皮肤黏膜损害，甚至严重、致死性变态反应，应用时要慎重且密切观察，尤其是在用药的前3个月内。

| 知识点23：国内儿科常用抗癫痫药 | | | | 副高：掌握 正高：掌握 |

国内儿科常用抗癫痫药

	日维持量（mg/kg）	日最大剂量（口服）（mg）	每日使用次数	有效血药浓度（mg/L）	常见不良反应
卡马西平	10～20	1000	2～3	8～12	变态反应、白细胞减少
氯硝西泮	0.1～0.2	10	2～3		嗜睡、共济失调及行为异常
苯巴比妥	3～5	180	1～3	15～40	嗜睡、共济失调、多动
苯妥英钠	4～8	250	2～3	10～20	齿龈增生、多毛、头晕、乏力、共济失调、白细胞减少
丙戊酸钠	20～30	2000	2～3，缓释片1～2	50～100	肝功能损害、体重增加、震颤、血小板减少、胰腺炎
拉莫三嗪	单药：1～15 与丙戊酸合用：1～5 与肝酶诱导剂合用：5～15	单药：500 与丙戊酸合用：200 与肝酶诱导剂合用：700	1～2	5～18	变态反应、肝肾衰竭、弥散性血管内凝血、疲倦、恶心、白细胞减少
左乙拉西坦	20～60	3000	2	10～40	易激惹、血小板减少
奥卡西平	20～46（片剂） 20～60（混悬液）	2400	2	12～24	变态反应、低血钠、白细胞减少、头晕和嗜睡
托吡酯	单药：3～6 添加治疗：5～9	单药：1000 添加：1600	2	4.0～25	注意力受损、青光眼、低热、闭汗、找词困难、肾结石、体重减轻
唑尼沙胺	4～12	600	1～3	7～40	皮疹、肾结石、少汗、困倦、乏力、运动失调、白细胞降低，肝功能损害

知识点24：不同类型癫痫发作的药物选择   副高：掌握   正高：掌握

根据发作类型选择抗癫痫药

发作类型	一线药物	可以考虑的药物	可能加重发作的药物
全面强直阵挛发作	丙戊酸	左乙拉西坦	卡马西平
	拉莫三嗪	托吡酯	奥卡西平
	卡马西平		苯妥英钠
	奥卡西平		（加重同时存在的失神或肌阵挛发作）
强直或失张力发作	丙戊酸	拉莫三嗪	卡马西平
		托吡酯	奥卡西平
失神发作	丙戊酸	氯硝西泮	卡马西平
	乙琥胺	左乙拉西坦	奥卡西平
	拉莫三嗪	托吡酯	苯妥英钠
		唑尼沙胺	
肌阵挛发作	丙戊酸	氯硝西泮	卡马西平
	左乙拉西坦	唑尼沙胺	奥卡西平
	托吡酯		苯妥英钠
局灶性发作	卡马西平	托吡酯	
	拉莫三嗪	苯妥英钠	
	奥卡西平	苯巴比妥	
	左乙拉西坦	唑尼沙胺	
	丙戊酸		

知识点25：小儿癫痫的外科治疗   副高：掌握   正高：掌握

有明确的癫痫灶（如局灶皮层发育不良等），抗癫痫药物治疗无效或效果不佳、频繁发作影响患儿的日常生活者，应及时到专业的癫痫中心进行癫痫外科治疗评估，如果适合，应及时进行外科治疗。癫痫外科主要治疗方法有癫痫灶切除手术（包括病变半球切除术）、姑息性治疗（包括胼胝体部分切开、迷走神经刺激术等）。局灶性癫痫，定位明确，癫痫灶不在主要脑功能区的患儿手术效果较好，可以达到完全无发作且无明显功能障碍，甚至在一段时间后停用所有抗癫痫药，如颞叶内侧癫痫。由于局灶病变导致的癫痫性脑病，包括婴儿痉挛症等，如果能早期确定致痫灶进行及时手术治疗，不仅能够完全无发作，而且能够显著改善患儿的认知功能及发育水平。另外，癫痫手术治疗毕竟是有创治疗，必须在专业的癫痫中心谨慎评估手术的风险及获益，并与家长反复沟通后再进行。

知识点26：小儿癫痫的预后　　　　　　　　　　　副高：掌握　　正高：掌握

（1）不同病因和分类的癫痫发作和癫痫综合征预后差别较大，教育家长正确认识不同类型癫痫的预后和抗癫痫药物治疗的有效性和局限性，准确评价和治疗难治性癫痫。

（2）严格掌握各类抗癫痫药物的适应证和不良反应，预先告知并严密监测药物的不良反应，尽量避免和及时处理严重不良事件。

（3）癫痫治疗需要患儿和家长积极配合，药物治疗不得随意更换和中断，既要避免癫痫发作的诱发因素，又要防止各种癫痫发作引发的意外事故。

第四节　脑性瘫痪

知识点1：脑性瘫痪的概念　　　　　　　　　　　副高：掌握　　正高：掌握

脑性瘫痪简称脑瘫，是一组因发育中胎儿或婴幼儿脑部非进行性损伤，导致患儿持续存在的中枢性运动和姿势发育障碍、活动受限综合征。脑性瘫痪的运动障碍可伴随感觉、认知、沟通、知觉、行为等异常及癫痫发作，继发性骨骼肌肉系统异常。

知识点2：脑性瘫痪的病因　　　　　　　　　　　副高：掌握　　正高：掌握

（1）出生前因素：主要由于宫内感染、缺氧、中毒、接触放射线、孕妇营养不良、妊娠高血压综合征及遗传因素等引起的脑发育不良或大脑发育畸形。

（2）出生时因素：主要为早产、过期产、多胎、低出生体重、窒息、产伤、缺血缺氧性脑病等。

（3）出生后因素：各种感染、外伤、颅内出血、胆红素脑病等。

知识点3：脑性瘫痪的病理　　　　　　　　　　　副高：掌握　　正高：掌握

脑性瘫痪的病理变化与病因有关，可见各种畸形与发育不良。但最常见的还是不同程度的大脑皮质萎缩和脑室扩大，可有神经细胞减少及胶质细胞增生。脑室周围白质软化变性，可有多个坏死或变性区及囊腔形成。胆红素脑病可引起基底核对称性的异常。出生时或出生后的损伤以萎缩、软化或脑实质缺损为主。

知识点4：脑性瘫痪的临床表现　　　　　　　　　　副高：掌握　　正高：掌握

脑性瘫痪的运动障碍在儿童发育过程中表现得很早，通常在18月龄以内，表现为延迟或异常的运动发育进程。其症状会随患儿发育而出现变化是脑瘫的基本特征，可与运动发育相对成熟后获得性运动障碍相区别。但是需要强调的是脑瘫患儿的脑内病变是静止的，非进展的。脑瘫的临床表现主要包括如下几点。

（1）运动发育落后和瘫痪肢体主动运动减少：患儿不能完成相同年龄正常小儿应有的运动发育进程，包括抬头、坐、站立、独走等大运动以及手指的精细动作。

（2）肌张力异常：因不同临床类型而异，痉挛型表现为肌张力增高；肌张力低下型则表现为瘫痪肢体松软，但仍可引出腱反射；手足徐动型表现为变异性肌张力不全。

（3）姿势异常：受异常肌张力和原始反射延迟消失不同情况的影响，患儿可出现多种肢体异常姿势，并因此影响其正常运动功能的发挥。体格检查中将患儿分别置于俯卧位、仰卧位、直立位，并由仰卧牵拉成坐位时，即可发现瘫痪肢体的异常姿势和非正常体位。

（4）反射异常：多种原始反射消失延迟。痉挛型大脑性瘫痪患儿腱反射活跃，可引出踝阵挛和阳性巴宾斯基征。

知识点 5：脑性瘫痪的临床分型　　　　　　　　　　　副高：掌握　正高：掌握

（1）根据瘫痪的不同性质，可分为：①痉挛型：以锥体系受损为主，表现主动运动受限、被动运动阻力增加、腱反射亢进以及2岁以后巴宾斯基征仍阳性，上肢肘、腕关节屈曲、拇指内收、手紧握拳状，下肢内收交叉呈剪刀腿或尖足。②手足徐动型：约占脑瘫20%，主要病变在锥体外系，表现为难以用意志控制的不自主运动。当进行有意识运动时，不自主、不协调及无效的运动增多，紧张时加重，安静时减少，入睡后消失。由于颜面肌、舌肌、口咽肌运动受累，常伴有喂养困难，经常做张嘴伸舌状，语言障碍明显。单纯手足徐动型脑瘫腱反射不亢进，不表现巴宾斯基征阳性。1岁以内患儿常表现出肌张力低下，随年龄增大肌张力逐渐变为"僵硬"，呈齿轮状增高。本型患儿智力障碍一般不严重。③强直型：以锥体外系受损为主，呈齿轮、铅管样持续性肌张力增高。④共济失调型：以小脑受损为主，主要表现为步态不稳、走路摇晃、宽基底步态、意向性震颤、眼球水平震颤等。⑤震颤型：此型很少见。表现为四肢震颤，多为静止震颤。⑥肌张力低下型：表现为肌张力低下，四肢呈软瘫，自主运动很少，但可引出腱反射。仰卧时四肢呈外展外旋位，俯卧时，头不能抬起。本型常为过渡形式，婴儿期后大多可转为痉挛型或手足徐动型。⑦混合型：同一患儿表现有两种及以上类型的症状。

（2）根据瘫痪受累部位，可分为：①单瘫：仅一个上肢或下肢出现运动障碍，此型较轻。②偏瘫：运动障碍仅累及一侧肢体，通常上肢重于下肢。③截瘫：双下肢受累明显，躯干及上肢正常。④双瘫：运动障碍不对称地累及两侧肢体，下肢重于上肢。⑤三肢瘫：三个肢体瘫痪。⑥四肢瘫：四肢均瘫痪，上下肢严重程度类似。常累及躯干部。⑦双重偏瘫：四肢均受累，上肢重于下肢。左右两侧可不对称。

知识点 6：脑性瘫痪的伴随症状或疾病　　　　　　　副高：掌握　正高：掌握

作为大脑损伤引起的共同表现，约52%的脑性瘫痪患儿可能合并智力低下，45%的患儿伴有癫痫，38%的患儿伴有语言功能障碍，28%的患儿伴有视力障碍，12%的患儿伴有听力障碍。流涎、关节脱位等其他症状则与脑性瘫痪自身的运动功能障碍相关。

知识点7：脑性瘫痪的诊断　　　　　　　　　　　　　　副高：掌握　正高：掌握

　　脑瘫的诊断主要依靠病史和体格检查。神经系统影像学检查，可以发现颅脑结构有无异常，对探讨脑瘫的病因及判断预后可能有所帮助。对于合并癫痫者，可做脑电图检查，以确定癫痫发作类型和指导治疗。脑瘫应在婴儿时期就出现中枢性运动障碍症状；诊断时需除外进行性疾病（如各种代谢病或变性疾病）所致的中枢性瘫痪及正常小儿一过性发育落后。典型的脑性瘫痪多具有运动发育落后、姿势异常、中枢性运动障碍的体征等。询问孕期、围生期、新生儿期异常病史可能提示脑瘫的病因。影像学检查可能发现脑损伤及其性质。脑瘫需与遗传性疾病鉴别。例如遗传痉挛性截瘫等，这些病在早期与脑瘫不易鉴别，可能误诊；戊二酸血症1型易被误认为运动障碍型脑瘫，而精氨酸酶缺乏则易被误认为双侧瘫痪型脑瘫。对婴儿期表现为肌张力低下者须与下运动神经元瘫痪鉴别，后者腱反射常减低或消失。如果患儿为痉挛性双瘫，而且症状具有晨轻暮重的表现，需与多巴-反应性肌张力不全鉴别，后者多数对于左旋多巴具有非常好的疗效。

　　1/2～2/3的患儿可有头颅CT、MRI异常（如脑室周围白质软化等），但正常者不能否定本病的诊断。脑电图可能正常，也可表现为异常背景活动，伴有痫性放电者应注意合并癫痫的可能性，但是如果没有临床发作，不能诊断癫痫，也不宜按照癫痫进行治疗。

　　需要强调的是脑瘫必须有中枢性运动障碍，单纯智力障碍性疾病没有瘫痪是不能诊断为脑瘫的。虽然脑瘫患儿的脑病变是静止性的，但是其临床表现是随着发育过程逐渐出现，而且也可以由于持续的肌张力异常导致肢体骨关节、肌肉等的继发功能形态改变，加重其运动障碍，这个不能视为脑病变加重。

知识点8：脑性瘫痪的诊断步骤　　　　　　　　　　　　副高：掌握　正高：掌握

　　（1）确定病史不提示中枢神经系统进行性或退行性疾病。
　　（2）确定体格检查没有发现中枢神经系统进行性或退行性疾病的体征。
　　（3）对脑性瘫痪进行分类，如四肢瘫、偏瘫、双瘫、共济失调。
　　（4）对伴随症状和疾病作出判断，如智力低下、癫痫、视觉和听力障碍、语言发育迟缓、关节脱位、脊柱畸形、吞咽功能紊乱、营养状况差等。

知识点9：脑性瘫痪的治疗原则　　　　　　　　　　　　副高：掌握　正高：掌握

　　（1）早期发现和早期治疗：婴儿运动系统正处于发育阶段，早期治疗容易取得较好疗效。
　　（2）促进正常运动发育，防止异常运动和姿势。
　　（3）采取综合治疗手段：除针对运动障碍外，应同时控制癫痫发作，以阻止脑损伤的加重。对同时存在的语言障碍、关节脱位、听力障碍等也需同时治疗。
　　（4）医师指导和家庭训练相结合，以保证患儿得到持之以恒的正确治疗。

知识点10：脑性瘫痪的治疗措施	副高：掌握 正高：掌握

（1）功能训练：①体能运动训练：针对各种运动障碍和异常姿势进行物理学手段治疗，目前常用Vojta和Bobath方法，国内还采用上田法。②技能训练：重点训练上肢和手的精细运动，提高患儿的独立生活技能。③语言训练：包括听力、发音、语言和咀嚼吞咽功能的协同矫正。

（2）矫形器的应用：功能训练中，配合使用一些支具或辅助器械，有帮助矫正异常姿势、抑制异常反射的功效。

（3）手术治疗：主要用于痉挛型脑瘫，目的是矫正畸形，恢复或改善肌力与肌张力的平衡。

（4）其他：如高压氧、水疗、电疗等，对功能训练起辅助作用。

知识点11：脑性瘫痪的预后	副高：掌握 正高：掌握

（1）脑瘫可共患智力低下、癫痫、语言听力障碍、关节脱位等诸多疾病，既要及时全面干预治疗，又要避免因治疗方法不当导致某些症状的诱发加重，如癫痫发作未控制时，避免采用神经肌肉电刺激、肌电生物反馈、高压氧、针灸等兴奋性治疗及应用含有兴奋性氨基酸的神经营养药物。

（2）儿童运动发育迟滞原因众多，既有正常儿童暂时性运动发育落后，也有遗传代谢缺陷病所致的进行性运动智力障碍，鉴别诊断要仔细。

第五节　重症肌无力

知识点1：重症肌无力的概念	副高：掌握 正高：掌握

重症肌无力（MG）是指免疫介导的神经肌肉接头处传递障碍的获得性自身免疫性神经肌肉接头疾病。临床特征为受累横纹肌容易疲劳，活动后加重，休息或给予抗胆碱酯酶药物后减轻或消失，并具有晨轻暮重现象。

知识点2：重症肌无力的病因	副高：掌握 正高：掌握

正常神经肌肉接头由突触前膜（即运动神经末梢突入肌纤维的部分）、突触间隙和突触后膜（即肌肉终板膜的接头皱褶）三部分组成。神经冲动电位促使突触前膜向突触间隙释放含有化学递质乙酰胆碱（ACh）的囊泡，在间隙中囊泡释出大量ACh，与近十万个突触后膜上的乙酰胆碱受体（AChR）结合，引起终板膜上Na^+通道开放，大量Na^+进入细胞内，K^+排出细胞外，而使突触后膜除极，产生肌肉终板动作电位，在数毫秒内完成神经肌肉接头处冲动由神经电位-化学递质-肌肉电位的复杂转递过程，引起肌肉收缩。

知识点3：重症肌无力的发病机制　　　　　　　副高：掌握　　正高：掌握

重症肌无力患者体液中存在抗AChR抗体，与ACh共同争夺AChR结合部位。同时，又在C3和细胞因子参与下直接破坏AChR和突触后膜，使AChR数目减少，突触间隙增宽。虽然突触前膜释放ACh囊泡和ACh的量依然正常，但因受AChR抗体与受体结合的竞争，以及后膜上受体数目的减少，致ACh在重复冲动中与受体结合的概率越来越少，很快被突触间隙和终板膜上胆碱酯酶水解成乙酰与胆碱而灭活，或在增宽的间隙中弥散性流失，临床出现肌肉病态性易疲劳现象。抗胆碱酯酶可抑制ACh的降解，增加其与受体结合的机会，从而增强终板电位，使肌力改善。

肌肉特异性激酶抗体（MuSK）及兰尼碱受体抗体（RyR）抗体也可以导致突触后膜乙酰胆碱受体稳定性下降而致病。

知识点4：新生儿期重症肌无力的临床表现　　　　副高：掌握　　正高：掌握

（1）新生儿暂时性重症肌无力：重症肌无力女性患者妊娠后娩出的新生儿中，约1/7体内遗留母亲抗AChR抗体，可能出现全身肌肉无力，严重者需要机械呼吸或鼻饲。因很少表现眼肌症状而易被误诊。待数天或数周后，婴儿体内的抗AChR抗体消失，肌力即可恢复正常，以后并不存在发生重症肌无力的特别危险性。

（2）先天性重症肌无力：本组疾病非自身免疫性疾病，为一组遗传性AChR离子通道病，与母亲是否有重症肌无力无关，患儿出生后全身肌无力和眼外肌受累，症状持续，不会自然缓解，胆碱酯酶抑制剂和血浆交换治疗均无效。

知识点5：儿童期重症肌无力的临床表现　　　　　副高：掌握　　正高：掌握

大多在婴幼儿期发病，最早生后6个月起病，2～3岁是发病高峰，女孩多见。临床主要表现分为三型。

（1）眼肌型：最多见。单纯眼外肌受累，多数见一侧或双侧眼睑下垂，早晨轻，起床后逐渐加重。反复用力做睁闭眼动作也使症状更明显。部分患儿同时有其他眼外肌，如眼球外展、内收或上、下运动障碍，引起复视或斜视等。瞳孔对光反射正常。

（2）脑干型：主要表现为第Ⅸ、Ⅹ、Ⅻ对脑神经所支配的咽喉肌群受累。突出症状是吞咽或构音困难、声音嘶哑等。

（3）全身型：主要表现为运动后四肢肌肉疲劳无力，严重者卧床难起，呼吸肌无力时危及生命。少数患儿兼有2～3种类型，或由一种类型逐渐发展为混合型。病程经过缓慢，其间可交替地完全缓解或复发，呼吸道感染常使病情加重。但与成人不同，儿科重症肌无力很少与胸腺瘤并存。本病可伴发其他疾病，免疫性疾病，如类风湿关节炎、甲状腺功能亢进；非免疫性疾病，如癫痫、肿瘤。约2%的患儿有家族史，提示这些患儿的发病与遗传因素有关。

| 知识点6: 重症肌无力危象 | 副高：掌握　正高：掌握 |

重症肌无力危象是指重症肌无力病情严重，球肌麻痹、膈肌及肋间肌无力导致急性呼吸功能不全。重症肌无力危象常见感染、药物应用不当或突然停药、手术后应激等诱因。对于不明原因的急性呼吸衰竭患者，应考虑肌无力危象之可能。新斯的明试验或腾喜龙试验可助诊。

| 知识点7: 胆碱能危象 | 副高：掌握　正高：掌握 |

胆碱能危象临床罕见，除有明显肌无力外，还有胆碱酯酶抑制剂过量的相应表现，如面色苍白、腹泻、呕吐、高血压、心动过缓、瞳孔缩小及黏膜分泌物增多等。如症状不典型，可借助腾喜龙（依酚氯铵）或新斯的明药物试验。

| 知识点8: 重症肌无力的辅助检查 | 副高：掌握　正高：掌握 |

（1）疲劳试验：重症肌无力患儿骨骼肌持续收缩后症状可明显加重，方法：嘱年长儿连续闭眼、咀嚼30~50次或持续平举双臂后即见动作困难，连续说话后语音降低、吐词不清。

（2）新斯的明试验：可选用甲基硫酸新斯的明，每次0.02~0.04mg/kg，肌内注射，儿童常用量0.25~0.50mg，观察30分钟内肌力显著改善（如睑裂明显增大）为阳性。一般无明显不良反应。如出现严重的副交感刺激症状（肠绞痛、流涎、心动过缓等）时，可用硫酸阿托品0.01mg/kg，肌内注射。

（3）依酚氯铵试验：依酚氯铵0.2mg/kg肌内注射，1分钟内肌力改善，作用维持不到5分钟，不良反应轻微。因药物作用时间短，小儿哭闹不易观察，故不适用婴幼儿。

（4）乙酰胆碱受体抗体（AChR-Ab）检测：AchR-Ab阳性对MG诊断有重要意义，但结果阴性亦不能排除本病。儿童型MG AchR-Ab阳性率为30%~50%。

（5）肌电图检查：神经低频重复电刺激（1~5Hz）检查可见波幅递减现象。第Ⅳ~Ⅴ波下降明显；肌肉重复收缩后更易引出，而使用依酚氯铵或新斯的明后波幅递减恢复正常。

| 知识点9: 重症肌无力的诊断 | 副高：掌握　正高：掌握 |

（1）药物诊断性试验：当临床表现支持本病时，依酚氯铵（腾喜龙）或新斯的明药物试验有助诊断确立。前者是胆碱酯酶的短效抑制剂，由于顾忌心律失常副作用一般不用于婴儿。儿童每次0.2mg/kg（最大不超过10mg/kg），静脉注射或肌内注射，用药后1分钟内即可见肌力明显改善，2~5分钟后作用消失。

新斯的明则很少有心律失常不良反应，剂量每次0.04mg/kg，皮下或肌内注射，最大不超过1mg，最大作用在用药后15~40分钟。婴儿反应阴性者4小时后可加量为0.08mg/kg。为避免新斯的明引起的面色苍白、腹痛、腹泻、心率减慢、气管分泌物增多等毒蕈碱样不良反应，注射该药前可先肌内注射阿托品0.01mg/kg。

（2）肌电图检查：对能充分合作完成肌电图检查的儿童，可进行神经重复刺激检查，表现为重复电刺激中反应电位波幅的快速降低，对本病诊断较有特异性。本病周围神经传导速度多正常。

（3）血清抗AChR抗体检查：阳性有诊断价值，但阳性率因检测方法不同而有差异。婴幼儿阳性率低，以后随年龄增加而增高。眼肌型（约40%）又较全身型（70%）低。抗体效价与疾病严重性和治疗方法的选择无关。

（4）胸部CT检查：胸片可能遗漏25%的胸腺肿瘤，胸部CT或MRI可明显提高胸腺肿瘤的检出率。

对于重症肌无力的患者，完整的诊断尚需根据患儿的临床表现（首发症状、受累部位、病程演变等）进行分型诊断，对于疾病的治疗及预后有重要作用。目前国内儿科仍多采用Osserman分型：Ⅰ型（眼肌型）：儿童最常见的类型，单纯的眼肌麻痹，40%可以发展成为全身型。Ⅱa型（轻度全身型）：缓慢进展，除眼外肌受累外，可累及球部肌肉，对胆碱酯酶抑制剂反应良好，死亡率低。Ⅱb型（中度全身型）：开始进行性发展，从眼外肌和球部肌肉受累扩展至全身肌肉，有明显的构音障碍、吞咽困难和咀嚼困难，呼吸肌一般不受累，对胆碱酯酶抑制剂常不敏感。Ⅲ型（急性快速进展型）：常突然发病，在数周至数月内迅速进展，早期出现呼吸肌受累，伴严重的延髓肌、四肢肌和躯干肌受累，胆碱酯酶抑制剂反应差，常合并胸腺瘤和出现危象，死亡率高。Ⅳ型（慢性严重型）：病初为Ⅰ型或Ⅱa型，2年或更长时间后病情突然恶化，对胆碱酯酶抑制剂反应不明显，常合并胸腺瘤，预后欠佳。2000年美国重症肌无力协会（MGFA）提出新的临床分型，以及重症肌无力定量评分标准。此标准较Osserman分型更能客观地反映患者治疗前后的病情变化，由于对患者的配合要求较高，成人神经内科使用较多，也可用于较大儿童，但是不适合于年幼儿童患者。

知识点10：重症肌无力的鉴别诊断	副高：掌握　　正高：掌握

（1）线粒体脑肌病：与眼肌型MG相鉴别，患儿脑和肌肉受累、血乳酸及丙酮酸增高、肌活检示破碎红纤维、电镜见线粒体异常。

（2）脑干炎症或肿瘤：与脑干型MG相鉴别，脑CT/MRI检查发现病灶。

（3）吉兰-巴雷综合征及其亚型米-费综合征：与全身MG型相鉴别，呈弛缓性对称性瘫痪，眼外肌受累少见，脑脊液有蛋白细胞分离现象，肌电图示神经源性损害，而米-费综合征则具有眼外肌麻痹、共济失调和腱反射消失等特点。

知识点11：重症肌无力的治疗	副高：掌握　　正高：掌握

（1）胆碱酯酶抑制剂：是多数患者的主要治疗药物。首选药物为溴吡斯的明，口服量为：新生儿每次5mg，婴幼儿每次10～15mg，年长儿每次20～30mg，最大量每次不超过60mg，每日3～4次。根据症状控制的需求和是否有腹痛、黏膜分泌物增多、瞳孔缩小等毒蕈碱样不良反应发生，可适当增减每次剂量与间隔时间。

（2）糖皮质激素：各种类型的重症肌无力均可使用糖皮质激素。首选药物为泼尼松，1～2mg/（kg·d），症状完全缓解后再维持4～8周，然后逐渐减量达到能够控制症状的最小剂量，每日或隔日清晨顿服，总疗程2年。要注意部分患者在糖皮质激素治疗最初1~2周可能有一过性肌无力加重，故最初使用时最好能短期住院观察，同时要注意皮质激素长期使用的不良反应。皮质激素应用的反指征是糖尿病、结核、免疫缺陷等。

（3）免疫抑制剂：对于眼肌型MG，如果皮质激素治疗无效、需要长期治疗但是不能减到安全剂量以及出现不可耐受的激素不良反应时，应该开始非类固醇类免疫抑制剂治疗，常用的如硫唑嘌呤、环孢素A、霉酚酸酯、他克莫司，其他如环磷酰胺、甲氨蝶呤、利妥昔单克隆抗体等也有报道。此类免疫抑制剂一旦治疗达标应维持6个月至2年，缓慢减至最低有效剂量，剂量调整最快每3~6个月1次。

（4）胸腺切除术：MG合并胸腺瘤患者，AchR-Hb阴性可考虑胸腺切除术。血清抗AChR抗体效价增高和病程不足2年者常有更好的疗效。

（5）大剂量静脉注射丙种球蛋白（IVIG）和血浆交换疗法：部分患者有效，且一次治疗维持时间短暂，需重复用药以巩固疗效，故主要试用于难治性重症肌无力，或重症肌无力危象的抢救、胸腺切除术前。IVIG剂量按400mg/（kg·d），连用5日。循环中抗AChR抗体效价增高者，疗效可能更佳。

（6）血浆置换：主要用于病情严重者，包括危象和衰弱患者胸腺切除术的术前准备。通常包括4~6次置换，每次约要置换掉50ml/kg血浆，置换的次数和总量取决于患者的状况，急性期可每天或隔几天进行1次治疗，第1次或第2次置换后48小时常见病情改善。难治性MG可每1~2个月置换1次，作为长期治疗的一部分。同样需联合其他治疗，否则临床疗效相对较差。

（7）肌无力危象的识别与抢救：①肌无力危象：注射新斯的明可使症状迅速改善。②胆碱能危象：可采用依酚氯铵1mg肌内注射鉴别两种肌无力危象，胆碱能危象者出现症状短暂加重，应立即予阿托品静脉注射以拮抗ACh的作用；肌无力危象者则会因用药而减轻。

（8）避免/慎用药物：奎宁、氨基糖苷类、大环内酯类及氟喹诺酮类抗生素、普鲁卡因胺等麻醉药品、普萘洛尔、β受体阻滞剂、青霉胺、肉毒杆菌毒素、他汀类、碘化放射对比剂等药物有加重神经肌肉接头传递障碍的作用，加重病情甚至引起呼吸肌麻痹，应避免或者谨慎使用。

知识点12：重症肌无力的预后	副高：掌握　正高：掌握

眼肌型MG中20%~30%患儿可以在数月或数年后自发缓解，20%始终局限于眼外肌，其余患儿可延续至成年仍未缓解，可能发展为全身型。约2/3的患者在发病1年内疾病严重程度达到高峰，20%左右的患者在发病1年内出现MG危象。免疫抑制剂应用、胸腺切除及辅助通气、重症监护技术等治疗水平的提高，目前病死率已降至5%以下。

第六节　抽动秽语综合征

知识点1：抽动的概念	副高：掌握　正高：掌握

抽动是神经系统常见症状之一，系指肌肉或肌群出现突发性固定或游走的不自主、无

目的的重复收缩。可以发生于身体某部位的一组肌肉，也可同时或先后累及多个部位的多组肌肉。

知识点2：抽动的分类	副高：掌握　正高：掌握

（1）运动性抽动：指头面部、躯干或四肢肌肉的不自主、突发、快速收缩运动。
（2）发声性抽动：是累及发声相关肌群的抽动，使通过口、鼻和咽喉的气流发出声音。

知识点3：抽动秽语综合征的概念	副高：掌握　正高：掌握

抽动秽语综合征是起病于儿童和青少年时期，以运动性抽动和/或发声性抽动为主要特征的一组复杂慢性神经精神综合征。常伴有注意障碍、多动、强迫或其他行为障碍。

知识点4：抽动秽语综合征的分类	副高：掌握　正高：掌握

根据抽动秽语综合征临床症状和病程长短，临床可分为短暂性抽动障碍、慢性抽动障碍和Tourette综合征（TS）三种类型。短暂性抽动障碍可以向慢性抽动障碍转化，而慢性抽动障碍也可转为TS。抽动障碍是儿科神经精神系统常见疾病。短暂性抽动障碍的患病率为5%~7%，甚至高达20%；慢性抽动障碍的患病率为1%~2%；调查结果显示，因诊断标准、人群特征及方法学不同，TS的发病率差异较大，为0.05%~3%。

知识点5：抽动秽语综合征的病因及发病机制	副高：掌握　正高：掌握

抽动秽语综合征的病因不明，影响其发病的因素很多，主要与遗传、心理、神经生化和环境因素有关。幼年、男性、抽动障碍家族史是本病的主要危险因素。发病机制尚未完全明确，多数学者认为中枢神经递质失衡具有重要作用。可能与遗传缺陷导致多巴胺突触后受体系统超敏感有关。

知识点6：抽动秽语综合征的流行病学	副高：掌握　正高：掌握

抽动秽语综合征的起病年龄多在2~15岁，90%在10岁以前起病，以5~9岁最常见，可晚至18~21岁。男性明显多于女性。本病为慢性病程，病情波动，呈周期性缓解和复发。

知识点7：抽动秽语综合征的临床表现	副高：掌握　正高：掌握

抽动秽语综合征的首发症状为运动性抽动或发声性抽动，可先后或同时出现。通常以眼部、面部或头部的抽动首发，表现为眨眼、咧嘴或摇头等，眨眼是抽动障碍最常见的首发症状。常常逐步累及颈、肩、肢体或躯干，可从简单运动性抽动发展为复杂运动性抽动。可有

各种各样的运动性或发声性抽动，可出现复杂、奇特的复杂抽动动作。发声性抽动通常表现为清嗓声、干咳、嗅鼻、犬吠声或尖叫等发声组成，秽语少见，仅占1.4%～6%。抽动症状的频度和幅度起伏波动，时好时坏，可以暂时或长期自然缓解，也可因某些诱因而使抽动症状加重或减轻。部分年长儿为避免别人耻笑或指责，出现抽动或发声后，会迅速以另一种有意识的动作企图掩饰，结果反而又出现一些更为复杂的动作。

| 知识点8：运动性抽动的分类 | 副高：掌握　正高：掌握 |

根据抽动的特点、受累肌群范围及程度，运动性抽动可分为简单运动性抽动和复杂运动性抽动。

（1）简单运动性抽动：为突然发生的、短暂、重复刻板的动作，以面部抽动多见，常表现为眨眼、眼球转动、皱眉、扬眉、张口、伸舌、噘嘴、歪嘴、舔嘴唇、皱鼻等；颈肩部抽动常表现为点头、仰头、摇头、扭头、斜颈、耸肩等；上肢抽动常见搓手（指）、握拳、甩手、举臂、伸展或内旋手臂等；下肢抽动表现为踢腿、伸腿、抖腿、踮足、蹬足、伸膝、屈膝、伸髋、屈髋等；躯干抽动表现为挺胸、收腹、扭腰等。

（2）复杂运动性抽动：表现为缓慢、似有目的的行为动作，系不自主抽动（简单运动性抽动）与主观掩饰动作之间相互交织所致，如扮"鬼脸"、旋扭手指、捶胸顿足、四肢甩动、走路转圈等。

| 知识点9：发声性抽动的分类 | 副高：掌握　正高：掌握 |

（1）简单发声性抽动：常发出简单刻板、暴发性的哼叫或清嗓声等。
（2）复杂发声性抽动：常发出似有意义的词语声，包括重复模仿言语或秽语。

| 知识点10：抽动秽语综合征的诊断 | 副高：掌握　正高：掌握 |

（1）短暂性抽动障碍：①一种或多种运动性和/或发声性抽动。②一天发作多次，常每天发作，病程至少4周，但不超过1年。③既往无慢性抽动障碍或TS病史。④18岁以前起病。⑤排除其他因素，如某些药物（如兴奋药）或内科疾病（如亨廷顿舞蹈病或病毒感染后脑炎）所致的抽动。

（2）慢性抽动障碍：①一种或多种运动性或发声性抽动，但在病程中不同时出现。②每天发作多次，常每天发作，如有间歇期，一般不超过3个月，病程超过1年。③18岁以前起病。④排除其他因素（同上）所致抽动。

（3）Tourette综合征：①病程中具有多种运动性抽动及一种或多种发声性抽动，同时或交替出现。②每天发作多次，常每天发作，如有间歇期，一般不超过3个月，病程超过1年。③抽动的部位、次数、频率、强度和复杂性随时间而变化。④18岁以前起病。⑤排除其他因素（同上）所致抽动。

| 知识点11：抽动秽语综合征的一般治疗 | 副高：掌握　正高：掌握 |

（1）注意合理安排日常生活和活动，避免过度兴奋、紧张和疲劳。

（2）引导患儿进行健康有益的文体活动。为患儿创造和谐的社会和家庭环境，尽可能缓解患儿心理障碍。

（3）心理和行为治疗，生活习惯训练或主动注意力的训练等对本症康复有重要意义。

（4）严重病例，特别是伴严重精神、行为障碍及自伤、伤人行为者应加强监护或住院治疗。

| 知识点12：抽动秽语综合征的药物治疗 | 副高：掌握　正高：掌握 |

（1）氟哌啶醇：控制抽动症状总有效率约80%。一般治疗剂量2～8mg/d，分2～3次口服。常见不良反应为嗜睡、乏力、头晕、便秘等，可影响学习。故近年来多主张将氟哌啶醇作为次选药物。可发生肌张力不全，小量开始并同时用等量苯海索可预防。

（2）匹莫齐特：疗效与氟哌啶醇相近，起始剂量0.5～1mg/d，一般清晨顿服，视疗效每3～5日逐渐增大剂量，有效剂量一般3～6mg/d。不良反应包括体重增加、抑郁、静坐不能、帕金森症状、急性肌张力障碍等。应注意心脏不良反应，可引起心电图改变，包括T波倒置、诱发U波出现、QT间期延长致心率减慢。

（3）硫必利（泰必利）：疗效不及氟哌啶醇，但不良反应轻微，可有头晕、乏力、嗜睡、胃肠道反应等。可作为抗抽动的首选药物之一。剂量为每次50～100mg，每日2～3次，最大剂量为600mg/d。

（4）可乐定：又称氯压定，对部分病例有效，除减少抽动外，对注意力不集中、多动及情绪障碍也有一定疗效。剂量为3μg/（kg·d），分2～3次服用。常见不良反应有嗜睡、头晕、直立性低血压或心电图改变，服药期间应注意检查血压和心电图。

（5）阿立哌唑：为第三代抗精神病药，试用于治疗抽动障碍患者，取得良好疗效。1次/天用药。推荐剂量：6岁以内起始剂量2.5mg/d，每周加量2.5mg/d，目标剂量5～10mg/d；6～10岁起始剂量5mg/d，每周加量2.5～5mg/d，目标剂量10～20mg/d；11岁以上起始剂量5～10mg/d，每周加量5mg，目标剂量15～30mg/d。不良反应轻微，可有恶心、呕吐、头痛、失眠、嗜睡、易激惹和焦虑等。

第七节　吉兰－巴雷综合征

| 知识点1：吉兰－巴雷综合征的概念 | 副高：掌握　正高：掌握 |

吉兰－巴雷综合征（GBS）是目前我国和多数国家小儿最常见的急性周围神经病。该病以肢体对称性弛缓性瘫痪为主要临床特征，病程呈自限性，大多在数周内完全恢复，但严重者可死于急性期呼吸肌麻痹。

| 知识点2：吉兰-巴雷综合征的病因及发病机制 | 副高：掌握 正高：掌握 |

吉兰-巴雷综合征的病因虽不完全明了，但近年的相关研究取得了很大进展，多数学者强调本病是一种急性免疫性周围神经病，多种因素均能诱发本病，但以空肠弯曲菌等前驱感染为主要诱因。

（1）感染因素：约2/3的吉兰-巴雷综合征患者在病前6周内有明确前驱感染史。病原体主要包括：①空肠弯曲菌：是吉兰-巴雷综合征最主要的前驱感染病原体，在我国和日本，42%～76%的吉兰-巴雷综合征患者血清中有该菌特异性抗体效价增高或有病前该菌腹泻史。其中以Penner血清型O:19和O:4与本病发病关系最密切。已证实它们的菌体脂多糖涎酸等终端结构与周围神经表位的多种神经节苷脂如GM_1、GD_{1a}等存在类似分子结构，从而发生交叉免疫反应。感染该菌后，血清中同时被激发抗GM_1和抗GD_{1a}等抗神经节苷脂自身抗体，导致周围神经免疫性损伤。②巨细胞病毒：是占前驱感染第二位的病原体，欧洲和北美地区多见，患者抗该病毒特异性抗体和抗周围神经GM2抗体同时增高，致病机制也认为与两者的某些抗原结构相似有关。③其他病原体：主要包括EB病毒、带状疱疹病毒、HIV和其他病毒以及肺炎支原体感染等，致病机制与巨细胞病毒相似。

（2）疫苗接种：目前研究显示无论是以接种后6周还是10周作为风险观察区间，GBS的新发风险都并无增加。

（3）免疫遗传因素：人群中虽经历相同病原体的前驱感染，但仅有少数人发生吉兰-巴雷综合征，从而推测存在遗传背景的易感个体，如特异的HLA表型携带者受到外来刺激（如感染）后引起的异常免疫反应，破坏神经原纤维，导致本病的发生。

| 知识点3：吉兰-巴雷综合征的病理特征和分类 | 副高：掌握 正高：掌握 |

周围神经束通常由数十根或数百根神经原纤维组成，其中大多数为有髓鞘原纤维。原纤维中心是脊髓前角细胞运动神经元伸向远端的轴突，轴突外周紧裹由施万细胞膜同心圆似地围绕轴突旋转而形成的髓鞘。沿原纤维长轴，髓鞘被许多Ranvier结分割成长短相同的节段。相邻两个Ranvier结间的原纤维称结间段，每一结间段实际由一个施万细胞的细胞膜紧裹。

由于前驱感染病原体种类的差异和宿主免疫遗传因素的影响，吉兰-巴雷综合征患者周围神经可主要表现为髓鞘脱失或轴索变性，或两者皆有。主要损伤周围神经的运动纤维或同时损伤运动纤维和感觉纤维，从而形成不同特征的临床和病理类型。目前主要分为以下4种类型。

（1）急性炎性脱髓鞘性多神经病（AIDP）：在T细胞、补体和抗髓鞘抗体作用下，周围神经运动和感觉原纤维同时受累，呈现多灶节段性髓鞘脱失，伴巨噬细胞和淋巴细胞显著浸润，轴索相对完整。

（2）急性运动轴索神经病（AMAN）：结合免疫复合物（补体和特异性抗体）的巨噬细胞经Ranvier结侵入运动神经原纤维的髓鞘和轴突间隙，共同对轴膜发起免疫性攻击，引起运动神经轴突Wallerian样变性。病程初期髓鞘相对完整无损。

（3）急性运动感觉轴索型神经病（AMSAN）：也是以轴突顺向变性为主，但同时波及运动和感觉神经元纤维，病情大多严重，恢复缓慢。

（4）Miller-Fisher综合征（MFS）：为吉兰-巴雷综合征的特殊亚型，目前尚缺少足够尸解病理资料。临床主要表现为眼部肌肉麻痹和共济失调，无肢体瘫痪。患者血清抗GQ_{1b}抗体增高，而支配眼肌的运动神经末梢、本体感觉通路和小脑神经元均富含此种神经节苷脂。

知识点4：吉兰-巴雷综合征的临床表现　　　　　　　　　　副高：掌握　正高：掌握

（1）运动障碍：进行性肌无力是该病的突出表现，一般先从下肢开始，逐渐向上发展，累及上肢及脑神经，少数患儿呈下行性进展。两侧基本对称，一般肢体麻痹远端重于近端。瘫痪呈弛缓性，腱反射消失或减弱，受累部位肌萎缩。患儿肌力恢复的顺序是自上而下，与进展顺序相反，最后下肢恢复。约50%以上的患儿出现轻重不同的呼吸肌麻痹，表现为呼吸表浅、咳嗽无力、声音微弱，其中7%～15%的患儿需辅助呼吸。

（2）脑神经麻痹：约50%患儿累及后组（Ⅸ、Ⅹ、Ⅻ）脑神经，表现为语音低微、吞咽困难、进食呛咳，易发生误吸。约20%的患儿合并周围性面瘫。少数患儿可出现视盘水肿而无明显视力障碍。眼外肌受累机会较少，但是少数患儿在病程早期即可出现动眼神经的严重受累，如Miller-Fisher综合征。

（3）感觉障碍：症状相对轻微，很少有感觉缺失者，主要表现为神经根痛和皮肤感觉过敏。由于惧怕牵拉神经根加重疼痛，可有颈项强直，凯尔尼征阳性。神经根痛和感觉过敏大多在数日内消失。

（4）自主神经功能障碍：症状较轻微，主要表现为多汗、便秘、12～24小时的一过性尿潴留、血压轻度增高或心律失常等。

知识点5：吉兰-巴雷综合征的辅助检查　　　　　　　　　　副高：掌握　正高：掌握

（1）脑脊液检查：多数患儿的脑脊液呈现蛋白细胞分离现象，即脑脊液中蛋白含量增高而白细胞数正常。然而，病初脑脊液蛋白可以正常，通常病后第2周开始升高，第3周达高峰，之后又逐渐下降。糖含量正常，细菌培养阴性。

（2）电生理检查：电生理改变与GBS的型别有关。AIDP患儿主要表现为运动和感觉传导速度减慢，远端潜伏期延长和反应电位时程增宽，波幅减低不明显。以轴索变性为主要病变的AMAN患儿，主要表现为运动神经反应电位波幅显著减低；AMASN患儿则同时有运动和感觉神经电位波幅减低，传导速度基本正常。

（3）脊髓磁共振：可能有助于对神经电生理检查未发现病变的患者确立诊断，典型患者脊髓MRI可显示神经根强化。

知识点6：吉兰-巴雷综合征的诊断　　　　　　　　　　　副高：掌握　正高：掌握

中华医学会神经病学分会神经免疫学组2010年8月提出的中国吉兰-巴雷综合征诊治指

南。AIDP的诊断标准：①常有前驱感染史，呈急性或亚急性起病，进行性加重，多在2周左右达高峰。②对称性肢体无力，重症者可有呼吸肌无力，四肢腱反射减低或消失；可伴轻度感觉异常和自主神经功能障碍。③脑脊液出现蛋白–细胞分离现象；④电生理检查：运动神经传导潜伏期延长，运动神经传导速度减慢，F波异常，传导阻滞，异常波形离散等。

知识点7：吉兰–巴雷综合征的鉴别诊断　　　　　　　　副高：掌握　正高：掌握

（1）肠道病毒引起的急性弛缓性瘫痪：我国已基本消灭了脊髓灰质炎野生型病毒株，但柯萨奇病毒、埃可病毒等其他肠道病毒引起的急性弛缓性瘫痪仍然存在。根据其肢体瘫痪不对称，脑脊液中可有白细胞增多，周围神经传导功能正常，以及急性期粪便病毒分离阳性，容易与吉兰–巴雷综合征鉴别。

（2）脊髓灰质炎：先有发热，体温开始下降时出现瘫痪，体温正常后不再进展。瘫痪为不对称性分布，以单侧下肢瘫多见。无感觉障碍，疾病早期脑脊液细胞数增加，粪便病毒分离或血清学检查可证实诊断。我国已消灭野生型病毒引起的脊髓灰质炎，但肠道病毒71等可引起类婴儿瘫综合征，另外偶见疫苗相关的急性松弛性瘫痪（AFP），均应注意鉴别。

（3）急性脊髓炎：特别是高位脊髓炎，可出现四肢瘫痪，在脊髓休克期表现为肌张力低下，腱反射消失，需注意鉴别。但急性脊髓炎常有明显的感觉障碍平面和自主神经功能障碍引起的大小便排泄障碍。

（4）急性横贯性脊髓炎：在锥体束休克期表现为四肢松弛性瘫痪，需与吉兰–巴雷综合征鉴别，但急性横贯性脊髓炎有尿潴留等持续括约肌功能障碍和感觉障碍平面，而且急性期周围神经传导功能正常。

（5）脊髓肿瘤：多进展缓慢，有根性痛，常呈不对称性上运动神经元瘫痪，可有感觉障碍和排便功能障碍，MRI检查可明确诊断。

（6）急性脑干脑炎：常累及脑神经并可引起交叉性瘫痪，肠道病毒71引起者常有震颤和共济失调，应注意与米–费综合征鉴别。

知识点8：吉兰–巴雷综合征的治疗　　　　　　　　　　副高：掌握　正高：掌握

（1）一般治疗与护理：应严密观察病情变化和呼吸情况。耐心细致的护理对该病尤为重要：要保持瘫痪患儿体位舒适，勤翻身，维持肢体功能位，尽早进行康复训练；及时清除口咽部分泌物，保持呼吸道通畅；脑神经受累者进食要小心，吞咽困难时给予鼻饲，以防食物呛入气管；室内温度、湿度要适宜，保证营养、水分供应及大小便通畅等。

（2）呼吸肌麻痹的处理：凡因呼吸肌麻痹引起明显呼吸困难、咳嗽无力，特别是吸氧后仍有低氧血症者，应及时行气管切开术。术后按时拍背吸痰，防止发生肺不张及肺炎。必要时用人工呼吸器辅助呼吸，并定期做血气分析。

（3）血浆交换疗法：疗效确切，能减轻病情，缩短瘫痪时间，减少并发症，改善预后。但因需专用设备且价格昂贵，使临床应用受到限制。

（4）静脉注射免疫球蛋白：疗效与血浆置换相当或更好，是当前首选的治疗方案。

0.3～0.5g/（kg·d），连用3～5天，可迅速见效，且未见明显不良反应。

（5）激素疗法：对于肾上腺皮质激素的应用意见不一，大多数学者持否定态度，认为对急性GBS无效。也有人主张对危重病儿短期应用。还有人对慢性复发性病例采用甲泼尼龙冲击疗法取得一定效果。

（6）其他：如并发肺炎，应及时给予抗生素治疗，如有心功能受累应及时处理。另外在治疗过程中，维生素类药物常被选用，如维生素B_1、维生素B_{12}等。对于慢性和反复发作病例，可试用免疫抑制药，如硫唑嘌呤。

知识点9：吉兰-巴雷综合征的预后　　　　　　　副高：掌握　正高：掌握

吉兰-巴雷综合征的病程呈自限性。肌肉瘫痪停止进展后数周内，大多数患儿肌力逐渐恢复，3～6个月内完全恢复。但有10%～20%的患儿遗留不同程度的肌无力，1.7%～50%死于急性期呼吸肌麻痹。病变累及脑神经、气管插管、肢体瘫痪严重者往往提示将留有后遗症。

第八节　急性小脑性共济失调

知识点1：急性小脑性共济失调的临床表现　　　　副高：掌握　正高：掌握

（1）病史：任何年龄均可发病，多见于1～4岁，发病前2～3周有前驱感染，如呼吸道、消化道症状及皮疹。

（2）症状：感染恢复期突然出现共济失调。症状进展快，在数小时及3～4天内发展至高峰。共济失调最先出现在躯干和下肢，表现为走路不稳，重者不能站立、独坐、握物、竖头，一般没有惊厥和昏迷。全身症状少，有的出现嗜睡、头痛、呕吐、不安、激惹。

（3）体征：检查发现辨距不良，指鼻试验、跟膝胫试验不稳，轮替动作不能及意向，震颤。头、躯干和四肢可有不随意的粗大震颤。主动运动时震颤加重，部分病例有眼球震颤。常有共济失调性语言障碍，表现为构音不清，重者完全不能说话。感觉检查正常。脑神经多不受累，仅少数有面神经、舌咽和迷走神经受累。一般无颅内高压表现及病理反射，少数患儿可有一过性锥体束征阳性。

知识点2：急性小脑性共济失调的辅助检查　　　　副高：掌握　正高：掌握

（1）脑脊液：多数正常。少数患儿淋巴细胞轻度增高，蛋白初期正常，后期增高。

（2）脑电图：约50%正常，其余可有不同程度的非特异改变，如慢波增多。

知识点3：急性小脑性共济失调的鉴别诊断　　　　副高：掌握　正高：掌握

（1）小脑肿瘤：小脑半球肿瘤常表现为病变侧共济失调，肢体肌张力降低。小脑蚓部肿瘤表现为躯体共济失调。两者均行眼球震颤和进行性的颅内高压征象。头颅CT及MRI可明确诊断。

（2）脑干肿瘤：起病缓慢，常有颅高压征象，四肢共济失调不对称，病侧明显。

（3）药物中毒：常见为抗癫痫药中毒，如苯妥英钠、苯巴比妥、扑米酮等。表现为共济失调和眼球震颤停药或减量后症状消失。

（4）感染性多发性神经根炎：除共济失调外，常有运动和感觉异常。脑脊液可有蛋白细胞分离现象。

知识点4：急性小脑性共济失调的治疗　　　　　　副高：掌握　正高：掌握

（1）病因治疗：寻找病因，控制原发感染，应用抗生素或抗病毒药物，药物中毒所至者停用该约。

（2）对症治疗：共济失调症状明显时，可适当给予镇静剂，震颤者可服用苯海索（安坦）至症状消失后逐渐减量。

（3）皮质激素：病程较长反复发作时，或有肌阵挛抽搐、眼球震颤患儿，可用皮质激素，至症状控制后减量停药。

第九节　急性脊髓炎

知识点1：急性脊髓炎的概述　　　　　　　　　　副高：掌握　正高：掌握

急性脊髓炎又称急性横贯性脊髓炎，系脊髓实质的非化脓性炎症。临床以急性发作的脊髓横贯性损害为主要表现。临床表现取决于脊髓损害的范围与程度。主要特征是受累平面以下运动、感觉及自主神经障碍，急性期出现脊髓休克征象。发病后脊髓损害节段迅速上升，称为上升性脊髓炎，病情多较为危重。儿科病例以学龄儿童多见。本病的确切病因尚未明了。可能为病毒感染后、疫苗接种后或小毒等因素诱发自身免疫反应所致。上胸段受累最多见。本病急性期脑脊液检查可见白细胞数及蛋白含量轻度增高。无特效治疗，预后一般良好。

知识点2：急性脊髓炎的病史　　　　　　　　　　副高：掌握　正高：掌握

发病前1~3周可有病毒感染史或预防接种史。

知识点3：急性脊髓炎的临床表现　　　　　　　　副高：掌握　正高：掌握

（1）运动障碍：主要表现为病变节段以下的上运动神经元性麻痹。但急性起病者早期表现为一过性弛缓性瘫痪，称为脊髓休克；数日至数周后逐渐出现腱反射亢进、肌张力增高及病理反射等典型体征。病变节段相应的肌肉表现为下运动神经元麻痹，但大多无典型体征。

两侧运动障碍症候大多对称。也可累及一侧，或双侧轻重不一。若病变部位较高，可出现呼吸肌麻痹、吞咽困难等。

（2）感觉障碍：病变节段以下感觉减退或丧失，典型者呈传导束型感觉障碍。深浅感觉均有不同程度受累，但双侧严重程度不一定对称。若仅一侧脊髓受累，则表现为病变水平以下对侧肢体痛、温觉缺失，同侧深感觉缺失，于感觉正常与感觉缺失的交界区常有一痛觉过敏区。

（3）自主神经症状：急性期多有尿潴留或便秘，脊髓休克期缓解者逐渐出现尿失禁。随损害节段的小不同，可出现其他自主神经功能障碍，如霍纳综合征、血管舒缩异常、汗液分泌异常、皮肤营养障碍以及内脏功能异常等。

知识点 4：急性脊髓炎的辅助检查　　　　　　　　　　　副高：掌握　正高：掌握

（1）血常规：多无异常改变，急性期及合并感染者可见白细胞计数增高、中性粒细胞比例上升。

（2）脑脊液：压力大多正常，若脊髓肿胀明显造成不全梗阻则压力降低，急性期蛋白定量常轻度增高，γ-球蛋白增多，细胞数轻度增多或正常，分类以单核细胞为主。

（3）脊髓造影：常见脊髓弥漫性肿胀．或可为正常。主要用于临床表现不典型的病例，其他疾病鉴别。急性期检查可致病病情加重。

（4）脊髓CT：可见脊髓轻度增粗，密度不均匀等。常与脊髓造影结合应用，以排除其他疾病。

（5）脊髓MRI：可见脊髓受累部位肿胀，多有不均匀的增强T1、增强T2异常信号。

知识点 5：急性脊髓炎的治疗　　　　　　　　　　　　　副高：掌握　正高：掌握

（1）一般治疗：急性期仰卧床休息，给予富含热量和维生素的饮食，注意预防感染。瘫痪卧床者应勤翻身，保持皮肤清洁、干燥，注意按摩受压部位，防止压疮的发生。

（2）肾上腺皮质激素：目的认为脊髓炎与自身免疫有关，可试用肾上腺皮质激素治疗，一般用氢化可的松每日 5～10mg/kg，每日 1 次，静脉滴注，1 周左右酌情减量，或改为泼尼松口服，并逐渐减停。

（3）对症治疗：有继发呼吸道、皮肤或尿路细菌感染者给予抗生素；尿潴留严重者需留置导尿，导尿期间要注意预防尿路感染。对排便困难者，应及时清洁灌肠，或选用缓泻剂。

（4）其他治疗：急性期可给予ATP、辅酶A、胞二磷胆碱等药物，以促进神经功能的恢复。有条件者可进行血浆置换疗法，能去除患者血浆中的自身循环抗体和免疫复合物等有害物质，对危重患者可缓解症状，激素治疗无效者也可能奏效，一般每日1次，7日为一个疗程。恢复期应尽早开始功能锻炼，注意保持肢体处于功能位，以防患肢挛缩或畸形。已发生挛缩或畸形的患者可给予理疗、体疗等，进一步加强训练。

第十节 瑞氏综合征

知识点1：瑞氏综合征的概念 　　　　　　　副高：掌握　正高：掌握

瑞氏综合征（Reye综合征）又称脑病合并内脏脂肪变性，是指一种合并急性脑病、并以肝为主的内脏脂肪变性为特征的临床综合征。

知识点2：瑞氏综合征的病因及发病机制 　　　　副高：掌握　正高：掌握

病因未明，多数与病毒感染或药物、毒素等因素诱发的继发性线粒体损伤有关；某些遗传代谢病，如原发性肉碱缺乏综合征、鸟氨酸氨甲酰基转移酶缺乏等，也可有类似瑞氏综合征的表现。

知识点3：瑞氏综合征的病理 　　　　　　　　副高：掌握　正高：掌握

瑞氏综合征的病理特点是弥漫性脑水肿和内脏的脂肪变性。脑组织在光镜下可见神经元和星形胶质细胞肿胀。肝呈浅黄色，表明三酰甘油含量增高；光镜下可见肝细胞胞质广泛泡沫样变且伴有脂肪沉积；电镜下见线粒体肿胀和形态学改变，有脂质空泡和糖原消耗，过氧化小体增多，滑面内质网增加。此外肾、心肌等也可有类似表现。

知识点4：瑞氏综合征的临床表现 　　　　　　副高：掌握　正高：掌握

（1）可见于任何年龄，但以6个月至4岁多见。

（2）起病前数日或2～3周，常有呼吸道或消化道病毒感染症状，或有服用阿司匹林等药物史。

（3）急起频繁呕吐，可伴脱水、酸中毒及电解质紊乱，随病情发展出现脑病和颅内压增高表现，如嗜睡、惊厥、定向障碍、昏迷等，重者有呼吸节律不整、双侧瞳孔不对称或散大、肢体呈去大脑强直等脑疝及脑干功能障碍表现，渐发展为四肢松弛性瘫痪、全身肌张力消失、对外界无反应、心率变慢、血压降低，终至呼吸停止。

（4）一般不伴高热和黄疸，肝脏轻、中度肿大，神经系统局灶体征和脑膜刺激征不明显。

（5）婴儿期表现常不典型，呕吐较少，以发热、惊厥和呼吸衰竭为突出表现。

知识点5：瑞氏综合征的临床自然病程分期 　　　副高：掌握　正高：掌握

（1）Ⅰ期：主要表现为呕吐、嗜睡、淡漠，实验室检查可发现肝功能异常。

（2）Ⅱ期：意识模糊、谵妄、不安、过度呼吸、腱反射亢进。

（3）Ⅲ期：浅昏迷、可有惊厥、去皮质强直、瞳孔对光反射存在。

（4）Ⅳ期：昏迷加深、惊厥、去皮质强直、瞳孔固定。

（5）Ⅴ期：昏迷、腱反射消失、呼吸抑制、瞳孔散大固定、全身肌弛缓或间歇性去皮质强直、脑电图呈等电位。

知识点6：瑞氏综合征的辅助检查	副高：掌握 正高：掌握

（1）血生化：肝功能异常和代谢紊乱：血清转氨酶升高、乳酸脱氢酶升高、胆红素正常或稍高，淀粉酶也可升高；血氨升高，血糖降低；凝血酶原时间延长。

（2）脑脊液：除压力升高外，余无明显异常。

（3）脑电图：为弥漫性高幅慢波活动，可有癫痫样放电波。

知识点7：瑞氏综合征的诊断	副高：掌握 正高：掌握

（1）前驱病毒感染后出现急性脑病症状。

（2）脑脊液细胞数正常。

（3）肝大、肝功能异常，无黄疸。

（4）代谢紊乱，血氨升高、血糖降低、凝血酶原时间延长等。

（5）排除遗传代谢病、中毒等引起的瑞氏综合征样表现。

知识点8：瑞氏综合征的鉴别诊断	副高：掌握 正高：掌握

（1）颅内感染：包括化脓性、结核性、病毒性脑炎，根据血生化、肝功能和脑脊液检查结果进行鉴别。

（2）重症肝炎合并肝性脑病：患儿有肝炎病史和肝功能失代偿持续存在的表现。

（3）遗传代谢缺陷病并脑病或肝病危象：如有机酸尿症、线粒体脂肪酸 β 氧化缺陷、先天性高乳酸血症等，患儿智力运动发育落后（倒退）、血（尿）有机酸和氨基酸、酰基肉碱分析明确诊断。

（4）中毒：某些药物中毒，如灭鼠药、有机磷农药、丙戊酸等，可引起急性脑病症状和肝功能异常，应注意鉴别。临床上有怀疑时，应详细询问病史，必要时进行毒物检测。

知识点9：瑞氏综合征的治疗原则	副高：掌握 正高：掌握

瑞氏综合征的治疗原则是积极控制脑水肿、降低颅内压、纠正代谢紊乱，加强护理，做好各种对症处理，并避免使用水杨酸类和酚噻嗪类药物。

知识点10：瑞氏综合征的治疗	副高：掌握 正高：掌握

（1）降低颅内压：迅速进展的脑水肿和颅内高压可危及患儿生命，因此应及时降低颅内

压，可用20%甘露醇，每次1g/kg，4~6小时1次。同时可配合其他有益措施，如抬高头位、激素和利尿药的应用等。

（2）降低血氨：门冬氨酸鸟氨酸（瑞甘）静脉滴注，乳果糖口服或灌肠，必要时行腹膜透析或新鲜血液换血。

（3）纠正代谢紊乱：因患儿常有低血糖，可给予10%~15%的高渗葡萄糖纠正。同时注意维持水电解质及酸碱平衡。

（4）防治出血：给予维生素K_1静脉滴注或肌内注射。

（5）控制惊厥：可选用苯巴比妥或地西泮，注意避免呼吸抑制和肝功能损害。

（6）其他治疗：加强护理，保持气道通畅。急性期补充左旋肉碱［可益能，50~100mg/（kg·d），静脉滴注］，恢复期应用奥拉西坦等促进脑细胞代谢与功能恢复，减少后遗症。

知识点11：瑞氏综合征的预后	副高：掌握 正高：掌握

（1）重症患儿，包括早期昏迷、去大脑强直、反复惊厥、血氨≥176μmoL/L、高钾血症、空腹血糖<2.2mmol/L者，病死率可高达10%~40%，存活者可存在智力低下、癫痫、瘫痪、语言障碍或行为异常等后遗症。

（2）强调早期诊断、及时治疗，若程度较轻或抢救及时，病情可在早期停止发展并逐渐恢复。

第十一节　神经皮肤综合征

知识点1：神经皮肤综合征的概念	副高：掌握 正高：掌握

神经皮肤综合征是指一组具有遗传性和家族性发病趋势的异质性疾病，常常同时累及皮肤与中枢神经系统，包括神经纤维瘤结节性硬化等。

知识点2：神经纤维瘤病	副高：掌握 正高：掌握

神经纤维瘤病（NF）又称von Recklinghausen病，是常染色体显性遗传病。

知识点3：神经纤维瘤病的种类	副高：掌握 正高：掌握

（1）NF-1（Ⅰ型）：儿童时期所见的神经纤维瘤病多为Ⅰ型，发病率1/4000，NF-1基因座在染色体17q11.2，编码神经纤维蛋白。

（2）NF-2（Ⅱ型）：约占本病10%，发病率约1/50000，NF-2基因座在染色体22q。

知识点4：神经纤维瘤病的病理　　　　　　　　　　　　副高：掌握　正高：掌握

神经纤维瘤病主要病理为沿粗大的末梢神经生长的肿瘤，如尺神经和桡神经。常见的肿瘤为神经纤维瘤和神经鞘瘤，颅内肿瘤神经纤维瘤病Ⅰ型常见视神经胶质瘤，在Ⅱ型中为听神经瘤及脑膜瘤。本病也可出现其他肿瘤，如肾母细胞瘤、成神经细胞瘤和嗜铬细胞瘤等。神经纤维瘤多为良性，但也可恶性变，转变为神经纤维肉瘤，概率约为5%。

知识点5：神经纤维瘤病的临床表现　　　　　　　　　　副高：掌握　正高：掌握

（1）神经纤维瘤病Ⅰ型：①皮肤咖啡牛奶斑：是本病的重要体征，出生时即可发现，为一些浅棕色（咖啡里混加牛奶的颜色）斑，大小不一，形状不一，与周围皮肤界限清楚，不隆起于皮肤，不脱屑，感觉无异常。除手掌、脚底和头皮外，躯体其他部位皮肤均可波及，在10岁以内可逐渐长大、增多。正常小儿个别有时也可见到1～2块咖啡牛奶斑，无诊断意义。NF-1患者几乎百分之百均有此种皮斑，出生时即有，但随年龄增长，其数目、大小与色素均可增加，皮斑呈全身性分布，面部极少见，四肢及躯干多。6块以上直径>5mm的咖啡牛奶斑则有诊断价值。②雀斑：多见于腋下、腹股沟区或躯干其他部位，直径1～3mm，与咖啡牛奶斑一样呈浅棕色，似面部雀斑，成簇出现，数量较多，称为腋窝雀斑，同样具有诊断价值。③神经纤维瘤：表现为结节状隆起，有时有蒂，与皮肤色泽一致或呈暗红色，大小由数毫米至数厘米，数目多少不等，多见于躯干，四肢及头部较少。在婴幼儿时期往往不明显，青春期后增多。神经纤维瘤多累及皮肤，但也可沿外周神经及血管或在脏器内（包括胃肠道）生长。丛状神经纤维瘤局部皮肤色素变深，并可导致骨畸形及巨肢。④虹膜Lisch结节：虹膜部位可见到色素性虹膜错构瘤，又称为Lisch结节，一般检查不能发现，需在裂隙灯下观察，为一些略突起的褐色斑块，边缘清晰，无特殊症状，不影响视力。NF-1患儿中74%以上有此结节（<3岁病儿5%，3～4岁42%，20岁以上约100%）。NF-2患儿则无此结节。⑤神经系统症状：神经纤维瘤当压迫周围神经时可引起疼痛或肢体活动障碍。丛状神经纤维瘤常波及面部，儿童时期也可见到，受侵的组织增厚肥大，常破坏面容及影响视力。颈部或纵隔的丛状神经纤维瘤可引起气道受阻。肿瘤还可波及脊髓及神经根，出现相应症状。视神经胶质瘤是本病中枢神经系统最常见的肿瘤，可为单侧或双侧，见于约15%的患者，表现为进行性视力丧失、视神经萎缩、疼痛或眼球突出。学习困难及行为障碍，但明显的智力低下及癫痫发作较结节性硬化症为少见。惊厥的患儿中，约50%有颅内肿瘤。⑥骨骼病变：常见体格矮小，先天性骨发育不良，骨皮质变薄、钙化不全及病理骨折等。常可见蝶骨发育不良、胫骨假关节形成。有时还可见到颈椎下段或胸椎后突畸形。⑦其他：可有肾动脉或颈动脉狭窄，部分患者可有颅内血管病变，如烟雾病（Moyamoya综合征）表现。

（2）神经纤维瘤病Ⅱ型：较少见，有明显的遗传倾向，但在一个家族中一般轻重不等。轻型在25岁以后发病，重型往往在25岁以前起病。主要表现为双侧前庭神经鞘瘤（听神经瘤），一般在青春期或青春期以后出现症状。表现为听力丧失、耳鸣、眩晕及面肌无力。听力损害开始时往往是单侧。神经影像学检查易于诊断。

中枢神经系统还可见到其他肿瘤如脑膜瘤、星形细胞瘤及室管膜瘤等。皮肤咖啡牛奶斑或神经纤维瘤较Ⅰ型少见。约50%NF-2患儿可伴有晶状体后方囊下浑浊。

知识点6：神经纤维瘤病的诊断　　　　　　　　　副高：掌握　正高：掌握

（1）神经纤维瘤病Ⅰ型：①6个或以上咖啡牛奶斑，青春期前直径>5mm，青春期后直径>15mm。②雀斑。③视神经胶质瘤。④2个以上神经纤维瘤或1个丛状神经纤维瘤。⑤一级亲属中有Ⅰ型神经纤维瘤病患者。⑥2个或更多的Lisch结节。⑦骨病变（蝶骨发育不良、长骨皮质变薄或假关节）。其中至少具备两项。

（2）神经纤维瘤病Ⅱ型：①双侧听神经瘤（MRI、CT或组织病理学检查证实）。②一侧听神经瘤，同时一级亲属中有Ⅱ型神经纤维瘤病患者。③一级亲属中有Ⅱ型神经纤维瘤病患者，而且患者有以下任何两种疾病，包括神经纤维瘤、脑（脊）膜瘤、神经鞘瘤，以及神经胶质瘤等。其中至少具备一项。

知识点7：神经纤维瘤病的治疗　　　　　　　　　副高：掌握　正高：掌握

本病无特殊治疗方法，处理重点在遗传咨询及早期发现可治疗的情况或并发症。因此对NF患儿应了解详细病史，进行全面体格检查，每年进行小儿眼科检查。当肿瘤压迫神经系统有临床症状时，可行手术切除，放射治疗无效。

合并癫痫时根据临床类型应用抗癫痫药物。

知识点8：结节性硬化的概念　　　　　　　　　　副高：掌握　正高：掌握

结节性硬化（TS）是一种常染色体显性遗传性疾病，约2/3无阳性家族史。发生率为1/万左右。TS基因座在染色体9q34（TSC1）和16p13（TSC2）。

知识点9：结节性硬化的临床表现　　　　　　　　副高：掌握　正高：掌握

（1）皮肤：典型改变包括色素脱失斑、面部血管纤维瘤、指（趾）甲纤维瘤及鲨鱼皮样斑。上述改变随年龄增长依次出现。90%的患儿在出生时即可发现皮肤色素脱失斑，白色，与周围皮肤界限清楚，呈椭圆形或其他形状。面部血管纤维瘤为本病所特有的体征，具诊断价值，见于70%～80%患者，4～10岁后逐渐出现并增多。以往称为皮脂腺瘤，实际并非皮脂腺，而是由血管及结缔组织所组成，颜色呈红褐色或与皮肤色泽一致，隆起于皮肤，呈丘疹状或融合成小斑块状，表明光滑无渗出或分泌物，散布在鼻的两旁及鼻唇沟的皮肤上，数目多时可延及下颌部位及额部，甚至躯干。指（趾）甲纤维瘤位于指（趾）甲周围和指甲下面，像一小块肉状的小结节。15%～20%患者有此表现，女孩较男孩多见，但青春期前较少见到。多发的指（趾）甲纤维瘤对本病有诊断价值。部分患者在躯干两侧或背部有较多鲨鱼皮样斑，微微隆起于皮肤，边界不规则，表明粗糙，青春期以后的患者20%～30%可见到此病变。有些患儿在出生时即可见到前额部皮肤有微微隆起的斑块，对诊断本病有帮助。

可有咖啡牛奶斑，但一般数目不多。

（2）神经系统：①癫痫：见于80%～90%的患儿，婴儿时期常表现为婴儿痉挛，较大儿可表现为复杂部分性发作或其他局限性发作，也可为全身强直-阵挛性发作或Lennox-Gastaut综合征。②智力低下：见于约60%的患儿，程度轻重不等，智力低下常与癫痫同时存在，也有部分患儿只有癫痫而无智力低下。③眼部变化：眼底常见桑椹状星形细胞瘤或斑块状错构瘤和无色素区域。视网膜错构瘤是本病重要的体征之一。视网膜病变明显，可影响视力，但一般不引起完全性视力丧失。偶尔患者视力丧失是由于视网膜剥离、玻璃体积血或巨大的病变所引起。④其他：50%～80%患者肾脏有血管肌脂瘤，此肿瘤组织学上属良性，由平滑肌、脂肪组织及血管所构成。约2/3患者有心脏横纹肌瘤，这种心脏肿瘤患者大部分没有症状，少数可早期自行消退。典型的受累表现为出生后不久出现心力衰竭，可能由心腔内肿瘤引起，个别有横纹肌肉瘤。肺部受累仅见于1%的结节性硬化症小儿，女孩较男孩多见。

| 知识点10：结节性硬化的辅助检查 | 副高：掌握　正高：掌握 |

（1）神经影像学检查：有助于发现颅内病变，对于临床确诊十分重要。神经系统结节数目多少不定，常位于侧脑室底室管膜下，X线平片可见有钙化影，但钙化需要时间，故婴儿不常见到，但CT早期即可发现密度增高，MRI可清晰显示脑回病变，并可显示肿瘤与脑室的关系。部分病例还可见脑皮质缺损区，皮质缺如部位的深部常可见岛状灰质异位症或髓鞘脱失区。

（2）脑电图：对于癫痫的诊断和分类具有重要意义。

（3）其他：酌情选择心脏或腹部超声等检查，以明确相应的病变。

| 知识点11：结节性硬化的诊断 | 副高：掌握　正高：掌握 |

（1）明确标准：具有1条主要指标；或2条二级指标；或1条二级指标加上2条三级指标。

（2）可能诊断：具有1条二级指标加上1条三级指标；或3条三级指标。

（3）怀疑诊断：具有1条二级指标或2条三级指标。

结节性硬化诊断指标：

（1）主要指标：①面部血管纤维瘤*。②多发性指（趾）甲纤维瘤*。③脑皮质结节（组织学证实）。④室管膜下结节或巨细胞星形细胞瘤（组织学证实）。⑤多发性室管膜下钙化结节伸向脑室（放射学证实）。⑥多发的视网膜星形细胞瘤*。

（2）二级指标：①心脏横纹肌瘤（组织学或放射学证实）。②其他视网膜错构瘤或无色性斑块*。③脑部结节（放射学证实）。④非钙化性室膜下结节（放射学证实）。⑤鲨鱼皮样斑*。⑥前额斑块*。⑦肺淋巴血管肌瘤病（组织学证实）。⑧肾血管肌脂瘤（组织学或放射学证实）。⑨结节性硬化症多囊肾（组织学证实）。

（3）三级指标：①色素脱失斑*。②皮肤"纸屑样"色素脱失斑*。③肾囊样变（放射学证实）。④乳牙或恒牙不规则的牙釉质破坏凹陷。⑤直肠息肉错构瘤（组织学证实）。⑥骨囊性变（放射学证实）。⑦肺淋巴血管肌瘤（放射学证实）。⑧脑白质"移行痕迹"或灰质异位（放射学证实）。⑨牙龈纤维瘤*。⑩肾以外器官血管肌脂瘤（组织学证实）。⑪婴儿痉挛。

注：*指标不需要组织学证实。

知识点12：结节性硬化的治疗　　　　　　　　副高：掌握　正高：掌握

本病无特殊治疗方法，处理重点在遗传咨询及早期发现可治疗的情况或并发症。针对癫痫，可根据患者年龄及发作类型选用不同的抗癫痫药物，以局灶性发作开始的癫痫，可选用卡马西平。丙戊酸多用于全身性发作。婴儿痉挛可采用ACTH治疗，氨己烯酸治疗效果较好，约50%患者疗效理想，但国内尚未引进该药。

由于脑病变为多发性，外科手术大多效果不佳，但如果肿瘤位于重要部位引起明显占位效应，应考虑手术切除。顽固性严重癫痫发作可行胼胝体切开术。

第十二节　小儿急性偏瘫

知识点1：小儿急性偏瘫的概念　　　　　　　　副高：掌握　正高：掌握

小儿急性偏瘫是指后天获得的急性偏瘫，是指由多种病因引起的一种综合征。临床主要表现为急性偏瘫，常伴有惊厥、失语、智力障碍或行为异常。发病年龄多在6个月至8岁、大多数在3岁以前。

知识点2：小儿急性偏瘫的病因　　　　　　　　副高：掌握　正高：掌握

小儿急性偏瘫多是由闭塞性脑血管病变造成的局部脑组织缺血或坏死所致，以大脑中动脉病变最为常见。病因以感染引起的脑血管炎最常见，即致病微生物直接侵犯或感染后的变态反应所致。结核杆菌、化脓菌、病毒、钩端螺旋体感染均可引起偏瘫，其中以结核杆菌所致者更常见。感染后或预防接种后可因变态反应引起血管周围炎而致偏瘫。惊厥后脑损伤是小儿急性偏瘫另一常见原因，其中以惊厥持续状态引起者最多见。脑血管畸形、颅脑外伤、神经皮肤综合征、同型胱氨酸尿症、脑肿瘤等也可出现偏瘫，甚至以偏瘫为主要表现。

知识点3：小儿急性偏瘫的临床表现　　　　　　副高：掌握　正高：掌握

（1）偏瘫：右侧较多见，病初为弛缓麻痹，腱反射消失或降低，肌张力低下。1~2周后肌张力增高。腱反射亢进，伴病理反射。1~3个月后出现肢体挛缩，甚至半侧萎缩。半数病例遗留有运动障碍。

（2）感觉障碍：痛温觉受损不明显，或仅轻度受损。较大儿童对有偏侧复合感觉异常，如位置觉、实体觉及两点辨认觉受损。

（3）脑神经异常：常见同侧舌肌和下部面肌瘫痪。急性期可因广泛脑水肿而也现假性球麻痹。

（4）失语：2岁以内小儿一般无失语，较大儿童优势半球病变易有失语。随病情好转多能恢复。

（5）惊厥：半数以上的患儿有反复惊厥发作。常表现为偏瘫同侧肢体的限局性发作，也可表现为全身性发作。

（6）其他：急性期常合并血管运动障碍，患侧肢体皮肤发红或略发热，数天后肢体变凉。偏瘫发生后数月可出现同侧肌张力低下或手足徐动、舞蹈等不自主运动。常有轻度智力受损，约1/3病儿智力明显受累，严重的智力低下多见于偏瘫-偏侧惊厥-癫痫综合征（HHE综合征）且癫痫控制不满意者。

知识点4：小儿急性偏瘫的辅助检查　　　　副高：掌握　正高：掌握

（1）血常规：无特异性，视不同病因而异，急性期或细菌感染所致者白细胞计数常升高。

（2）脑脊液：多数病例正常。血性或黄色脑脊液多见于蛛网膜出血、静脉窦血栓形成或镰状细胞贫血。颅内感染所致者细胞数和蛋白增加，细菌性脑膜炎时糖降低，颅内占位性病变时颅压多有升高。

（3）脑电图：90%以上有异常，但缺乏特异性。一般表现为受累半球波幅下降，慢波增多或局灶性异常电活动等。

（4）神经影像学检查：脑CT可见脑组织水肿、脑梗死等改变。可根据改变的部位及性质而有助于病变的定性与病因诊断。MRI敏感度比CT更高，可早期发现异常信号，对脑血管畸形、脑干病变等的诊断价值较大。脑血管造影对病因诊断及预后判断有较大意义，可直接观察病变部位的血管异常。

知识点5：小儿急性偏瘫的治疗　　　　副高：掌握　正高：掌握

（1）一般治疗：急性期注意卧床休息，保持安静，避免情绪波动，必要时可给予镇静剂。宜清淡易消化饮食。保持身体内环境稳定。

（2）病因治疗：对于有明确病因者应及时进行针对性处理。

（3）对症治疗：①控制脑水肿：脑水肿明显可予以甘露醇脱水，每次0.5～1g/kg，每6～8小时1次；或酌情使用肾上腺皮质激素。②控制惊厥发作：可选用地西泮、苯妥英钠、苯巴比妥等止痉剂，尽快中止惊厥发作，如发作频繁或出现惊厥持续状态，应维持用药数日或数周。

（4）扩血管药物：适用于脑动脉炎伴管腔狭窄或血栓形成的早期和恢复期。常选用罂粟碱、川芎嗪、丹参注射液、钙通道阻滞剂。

（5）其他治疗：血液稀释疗法是在不减少有效循环血量的情况下，降低血细胞比容和血液黏稠度，从而改善血液循环。常用低分子右旋糖酐，每日10ml/kg，静脉滴注，连用5～7天。

第十三节 脑白质营养不良

| 知识点1：脑白质营养不良的概念 | 副高：掌握 正高：掌握 |

脑白质营养不良是一类由遗传因素所引起的脑白质髓鞘异常，包括多种神经遗传病，例如异染性脑白质营养不良（MLD），肾上腺脑白质营养不良（ALD），球形细胞脑白质营养不良（即Krabbe病），佩利措伊斯－梅茨巴赫病等，以及其他多种不明原因的遗传性进展性脑白质病。脑白质营养不良的临床表现以逐步进展性运动和智能损害为特征。早期症状往往易被忽视，例如逐渐发生的肌张力、姿势、运动、步态、语言、进食动作、视觉、记忆学习、行为思考能力等方面的改变。这些证候可逐渐加重，一般发病越早病情进展速度越快。本组疾病早期一般不发生癫痫发作，但在疾病进展过程中常有癫痫发作。

| 知识点2：小儿脑白质营养不良的诊断 | 副高：掌握 正高：掌握 |

诊断主要依据：临床特点、阳性家族史、特异性生化检查和神经影像学检查。对小儿脑白质营养不良的诊断可分几个层次进行。

（1）一线生化检查有脑脊液（CSF）检查皮质醇测定、ACTH试验。

（2）一线形态学检查有外周淋巴细胞（或脑活体组织）中沉积物。

（3）二线生化检查有血浆中极长链脂肪酸，尿中硫脂，白细胞溶酶等。

（4）二线形态检查有皮肤、神经、肌肉或脑活体标本等。

（5）三线生化检查为分子遗传学方法。

| 知识点3：异染性脑白质营养不良的概念 | 副高：掌握 正高：掌握 |

异染性脑白质营养不良又称脑硫脂沉积病，常染色体隐性遗传，是芳基硫酸脂酶A缺陷所致的髓鞘形成不良。

| 知识点4：异染性脑白质营养不良的病因 | 副高：掌握 正高：掌握 |

由编码溶酶体芳基硫酸脂酶A（ASA）的基因MLD突变所致，MLD位于22q13.33，其突变种类较多；大致可分为两组：Ⅰ型突变的患者不能产生具有活力的ASA，其培养细胞中无ASA活性可测得；A型突变患者则可合成少量具有活力的ASA。

| 知识点5：异染性脑白质营养不良患者的表型 | 副高：掌握 正高：掌握 |

患者的表型取决于其基因突变的种类，Ⅰ型突变的纯合子或具两个不同Ⅰ型突变者在临床上表现为晚期婴儿型；具有Ⅰ型和A型突变各一者为青少年型；而两个突变均为A型时，

则呈现为成年人型。

知识点6：激活因子缺乏性异染性脑白质营养不良的概念　　副高：掌握　正高：掌握

少数本病患者，特别是青少年型的发病不是由MLD突变所致，其ASA活力正常，这是由于患者缺少一种溶酶体蛋白，硫酸脑苷脂激活因子（SAP1）造成的。这类患者亦称为"激活因子缺乏性异染性脑白质营养不良"。

知识点7：异染性脑白质营养不良的分型与临床表现　　副高：掌握　正高：掌握

（1）晚婴型：最多见，占全部病例的60%～70%，其发病率约为1/4万，初生时正常，85%发病前已能正常行走。多在2岁左右起病。早期步态异常、共济失调、斜视、肌张力低下、自主运动减少、腱反射引不出、神经传导速度减慢。后者是由于末梢神经受累之故。中期智力减退、反应减少、语言消失、病理反射阳性、不注视、瞳孔对光反应迟钝、可有视神经萎缩。晚期呈去皮质强直体位，偶有抽搐发作。有延髓麻痹征。病程持续进展，一般起病后2～4年死亡，常见死因为继发感染。

（2）少年型：大多青春期前后发病，起始表现为步态不稳、共济失调、情感淡漠、智力下降、进行性行走困难，伴有神经传导速度降低等外周神经受累表现。病情进展缓慢，晚期出现癫痫发作、腱反射减退、视神经萎缩，可存活4～6年或更久。

（3）成年人型：发病于成年时期，表现与少年型相似，但情感障碍和精神症状更突出，常先有学习或工作成绩下降、行为异常、认知障碍等，然后才出现共济失调等动作异常和锥体束征。临床表现个体差异很大，病程可长达10年左右。

知识点8：异染性脑白质营养不良的诊断与治疗　　副高：掌握　正高：掌握

（1）异染性脑白质营养不良的确诊依据是ASA活力检测，但在少数有典型症状而ASA活力正常情况时，则应考虑激活因子缺乏性异染性脑白质营养不良的可能性。

（2）异染性脑白质营养不良患者在症状尚未出现以前可考虑进行骨髓移植，以延缓或终止病情发展；对神经系统已有广泛病变者，尚无满意治疗方法。伴癫痫发作者予抗癫痫药物治疗。

知识点9：肾上腺脑白质营养不良的类型　　副高：掌握　正高：掌握

肾上腺脑白质营养不良在遗传方式上可分：①X连锁遗传（XLALD，或ALD），较多见。②新生儿肾上腺脑白质营养不良（NALD），常染色体隐性遗传，临床少见，发生于新生儿。

知识点10：肾上腺脑白质营养不良的特点　　副高：掌握　正高：掌握

（1）ALD的病理特点是中枢神经进行性脱髓鞘和/或肾上腺皮质萎缩或发育不良。

（2）ALD的生化特点是血浆中极长链脂肪酸异常增高。

（3）细胞中过氧化物酶体有结构的或酶活性缺陷，故属于过氧化物酶体病。

知识点11：肾上腺脑白质营养不良的临床分型及表现　　副高：掌握　正高：掌握

（1）儿童脑型：10岁前起病，进行性行为和认知功能障碍，炎症反应性脱髓鞘，进展迅速，多在3～5年内成植物人状态或死亡。

（2）青春期脑型：10～21岁起病，与儿童脑型相似，进展速度较缓慢。

（3）成年人脑型：21岁以后起病，脑内迅速进展的炎症反应类似儿童型，无AMN表现。

（4）肾上腺脊髓神经病型：30岁左右起病，进行性痉挛性截瘫，瘫痪进展缓慢，感觉缺损和多神经病，常有肾上腺皮质功能不全表现，近半数病程中伴脑部受累。

（5）Addison病型：原发肾上腺皮质功能不全而无神经系统异常，但有些到成年期发展成AMN，极易误诊。

（6）无症状型：男孩，>10岁，有ALD基因异常或生化缺陷，无相应临床症状。

知识点12：肾上腺脑白质营养不良的诊断　　副高：掌握　正高：掌握

（1）CT和MRI。

（2）电生理检查，儿童ALD早期诱发电位和神经传导速度正常。成人AMN时神经传导速度减慢，脑干听觉诱发电位有异常。

（3）脑脊液，ALD大多正常，可有蛋白和细胞数稍增高。NALD常见脑脊液蛋白增高。

（4）血浆和皮肤成纤维细胞中极长链脂肪酸（VLCFA）增高，特别是C26脂肪酸增高，C26与C22比值增加，有诊断意义，患病男性阳性率达99.9%。

（5）在发生肾上腺皮质功能不全的艾迪生病危象时，血中皮质醇减低，在不发生危象时，ACTH刺激试验也能发现。肾上腺代偿储备减少。对于男性Addison病，即使未见神经系统症状，也应检测VLCFA，以免漏诊。

知识点13：肾上腺脑白质营养不良的治疗　　副高：掌握　正高：掌握

激素替代治疗对ALD患者肾上腺皮质功能不全有效，但不能改善神经系统症状。饮食治疗结合服用Lorenzo油，能使血浆中VLCFA水平降为正常。骨髓或脐血干细胞移植主要适应于影像学异常明显而神经证候轻度的脑型患儿，可以重建酶活性，改善临床症状，能持久提高认知功能，改善脑MRI和波谱分析的异常程度。随着移植技术的提高和无症状ALD的早期检出，骨髓移植有很好的治疗前景。但骨髓移植本身有一定的病死率，且价格昂贵，供体困难。对症治疗非常重要，包括功能锻炼、调节肌张力和支持延髓功能，鼻饲喂养加强营养等。并发癫痫者应及时给予抗癫痫药物维持治疗。

知识点14：球形细胞脑白质营养不良的概念 副高：掌握 正高：掌握

球形细胞脑白质营养不良又称克拉伯病，是常染色体隐性遗传病，致病基因位于14q31。

知识点15：球形细胞脑白质营养不良的病因 副高：掌握 正高：掌握

球形细胞脑白质营养不良的基本代谢缺陷是半乳糖脑苷脂-β-半乳糖苷酶的缺乏，致使半乳糖脑苷脂蓄积于脑内。半乳糖脑苷脂是髓鞘的重要成分，由于酶的缺乏而髓鞘不能代谢更新，神经系统有广泛的脱髓鞘，脑白质出现大量含有沉积物的球形细胞。

知识点16：球形细胞脑白质营养不良的病理 副高：掌握 正高：掌握

球形细胞脑白质营养不良的婴儿型较多见，3~6个月时起病，开始有肌张力减低，易激惹，发育迟缓，对声、光、触等刺激敏感。之后肌张力增高，腱反射亢进，有病理反射。末梢神经受累时，腱反射减低或消失。智力很快减退，常有癫痫发作。视神经萎缩、眼震、不规则发热也是本病特点。有时有脑积水。肝、脾不大。病程进展较快，最后呈去皮质强直状态，对外界反应完全消失，常在2岁以内因感染或球麻痹而死亡。晚发型多在2~5岁起病，主要表现为偏瘫、共济失调、视神经萎缩，以后出现痴呆、癫痫发作。多在3~8岁死亡。

知识点17：球形细胞脑白质营养不良的实验室检查 副高：掌握 正高：掌握

实验室检查可见脑脊液蛋白增高。电泳可见清蛋白和 α_2-球蛋白增高，β_1-和 γ-球蛋白减低。晚发型脑脊液多为正常或仅见轻度蛋白增多。神经影像学检查可见脑的对称性白质病变，晚期可见脑萎缩，脑室扩大。末梢神经传导速度在婴儿型均有明显延缓，在晚发型改变不明显。

知识点18：球形细胞脑白质营养不良的诊断 副高：掌握 正高：掌握

球形细胞脑白质营养不良的确诊需依据白细胞或皮肤成纤维细胞的酶活性测定。杂合子的酶活性在正常与患者之间。可进行产前诊断。

知识点19：球形细胞脑白质营养不良的治疗 副高：掌握 正高：掌握

球形细胞脑白质营养不良的治疗无特异方法，主要是支持疗法和对症处理，溶酶体酶替代疗法和骨髓移植疗效尚未得到广泛认可，但已有成功病例。

知识点20：Peizaeus-Merzbacher病的概念　　　　副高：掌握　正高：掌握

Peizaeus-Merzbacher病（PMD）是X连锁遗传的进行性髓鞘生成不良，可能与（含）蛋白脂类蛋白的代谢异常有关，致病基因位于Xq22。病理改变主要是脑白质广泛髓鞘缺乏。

知识点21：Peizaeus-Merzbacher病的临床表现　　　　副高：掌握　正高：掌握

婴儿期起病，生后不久可有非节律的、飘动不定的眼震，发育落后。病程数年至数十年，逐渐进展。可有小脑性共济失调，视神经萎缩，智力落后，不自主运动，痉挛性瘫痪，癫痫发作。脑脊液正常。本病亦有其他类型，有的在出生时即发病，很快恶化、死亡；有的为中间类型。

知识点22：Canavan病的概念　　　　副高：掌握　正高：掌握

Canavan病又称中枢神经海绵样变性，可能是常染色体隐性遗传，病理改变主要见于脑白质，充满含有液体的囊性空隙，似海绵状。

知识点23：Canavan病的临床表现　　　　副高：掌握　正高：掌握

患儿出生时正常，生后2~4个月开始出现智力发育迟缓，肌张力低下，视神经萎缩。生后6个月开始有明显的进行性头围增大。以后出现癫痫发作，进行性肌张力增高，对声、光、触觉刺激可出现角弓反张。可有舞蹈手足徐动。脑脊液正常。多在5岁以内死亡。有些严重病例在出生时即有肌弛缓，吸吮和吞咽困难，于数周内死亡。也有的起病晚，在5岁以后，表现为进行性痴呆，视神经萎缩，小脑征，锥体束征。

知识点24：Canavan病的诊断　　　　副高：掌握　正高：掌握

诊断根据进行性神经功能衰退、大头、视神经萎缩、癫痫发作等证候。CT和MRI可见脑白质有囊样改变。生化检查可见尿中N-乙酰天冬氨酸增多。

知识点25：Alexander病的分型　　　　副高：掌握　正高：掌握

（1）新生儿型：少见。
（2）婴儿型：最常见，占80%。
（3）少年型：常见程度次于婴儿型，占14%。
（4）成年人型：少见。

知识点26：Alexander病的临床表现　　　　副高：掌握　正高：掌握

（1）新生儿型：起病于生后1个月内，临床表现包括惊厥、脑积水，进展迅速，一般于

2岁以内导致严重残疾或死亡。

（2）婴儿型：起病于2岁以内，典型表现有大头、前额隆起、惊厥、进行性精神运动障碍，可有四肢瘫、继发于导水管狭窄所产生的脑积水。发病后存活数周至数年。

（3）少年型：起病于4～10岁，个别可晚至13～14岁，一般存活至13～30岁。临床表现有大头、延髓麻痹或假性延髓麻痹、下肢痉挛、共济失调、智能逐渐倒退或丧失、惊厥。

（4）成年人型：最少见，临床表现差异很大。

| 知识点27：Alexander病的辅助检查 | 副高：掌握　正高：掌握 |

婴儿期起病，大头，智力倒退，痉挛性瘫痪，癫痫发作。脑电图可见非特异性表现，大多在额叶见较多慢波。CT检查可见脑白质弥漫性低密度，额部为著。MRI表现是主要诊断依据，如发现以额叶为主的弥漫性、对称性脑白质异常，不论年龄如何，均应考虑本病的可能。

| 知识点28：MRI的诊断标准 | 副高：掌握　正高：掌握 |

MRI的诊断标准应符合以下5项中之4项：

（1）广泛的大脑白质病变，额叶为著。

（2）脑室周围可见T1信号降低、T2信号升高的境界线。

（3）基底核和背侧丘脑异常，表现为信号异常和肿胀、萎缩等。

（4）脑干异常，特别是累及延髓和中脑。

（5）增强扫描可见脑室内壁、额叶白质、视交叉、基底核、丘脑、齿状核、脑干等部位异常强化。

| 知识点29：Alexander病的诊断 | 副高：掌握　正高：掌握 |

在活检或尸检脑组织中发现大量的星形细胞包涵体（Rosenthal纤维）是目前本病确诊的唯一方法。其成分主要包括大量的神经胶质原纤维酸性蛋白（GFAP）、房肽素等。Rosenthal纤维的大小和数目在病程中不断增加。婴儿患者由于病程太短，Rosenthal纤维可能尚未形成，可采用GFAP抗体进行免疫组织化学染色以证实诊断。

第十四节　急性播散性脑脊髓炎

| 知识点1：急性播散性脑脊髓炎的概念 | 副高：掌握　正高：掌握 |

急性播散性脑脊髓炎（ADEM）又称感染后脑脊髓炎、预防接种后脑脊髓炎，是指继发于麻疹、风疹、水痘、天花等急性出疹性疾病或预防接种后，因免疫功能紊乱引起中枢神经系统内的脱髓鞘疾病。因为该病的发生多与感染和疫苗接种有关，因此又称为感染后或疫苗

接种后脑脊髓炎。该病轻重差别很大，轻者数天而愈，重者可留有后遗症，甚至导致死亡。少数患者起病急骤、病情凶险，病理改变示中枢神经系统大块白质坏死、出血，称为急性出血性白质脑炎。

知识点2：急性播散性脑脊髓炎的病因　　副高：掌握　正高：掌握

（1）可发生于各种感染性疾病，尤其儿童急性发疹性疾病。导致发生ADEM的感染性疾病主要有麻疹、风疹、水痘、天花、腮腺炎、流感、副流感、感染性单核细胞增多症、伤寒、支原体肺炎，许多ADEM患者是继发于普通的呼吸道感染，EB病毒、巨细胞病毒感染后，有的发生在原因不明的感染后。

（2）见于疫苗接种以后，如麻疹疫苗、腮腺炎疫苗、风疹疫苗、水痘疫苗、感冒疫苗、狂犬病疫苗、天花疫苗等，偶有出现在破伤风抗毒素注射后的报道。

（3）服用某些药物或食物：左旋咪唑、驱虫净、复方磺胺甲噁唑、炸蝉蛹等。

（4）极少数发生于特殊时期：如围生期、手术后。还有部分病例发病前无先驱感染和疫苗接种史，称为特发性ADEM。

知识点3：急性播散性脑脊髓炎的发病机制　　副高：掌握　正高：掌握

非特异性病毒感染或疫苗接种后，通过分子模拟机制导致了中枢神经系统（CNS）小静脉旁炎性反应，即病毒蛋白上的某些肽段与髓鞘蛋白如髓鞘碱性蛋白（MBP）和髓鞘脂蛋白（PLP）的结构相似，它们致敏的T细胞通过血液循环，在黏附因子作用下黏附于CNS血管内皮细胞，同时释放炎性细胞因子，使血-脑屏障通透性发生改变，致敏细胞更易通过，继而趋化因子募集多种淋巴细胞至中枢内，释放肿瘤坏死因子、γ-干扰素等细胞因子，使髓鞘脱失，引起播散性脑脊髓炎。

知识点4：急性播散性脑脊髓炎的流行病学　　副高：掌握　正高：掌握

大多数病例为儿童和青壮年。四季均可发病，多数为散发病例。急性起病；发病前感染或疫苗接种史；ADEM多在感染或疫苗接种后的1～2周内急性起病。对大多数有热病或疫苗接种后出现高热、头痛、呕吐、神志不清、昏睡或深昏迷、抽搐、肢体瘫痪等患者要考虑此病。

知识点5：急性播散性脑脊髓炎的病理　　副高：掌握　正高：掌握

急性播散性脑脊髓炎的病理可见脑、脑干、小脑和脊髓白质中有散在的脱髓鞘病灶，直径为0.1～1.0mm，重症时可见多个病灶融合成大片。病灶多以中小静脉为中心，病灶及其周围可有淋巴细胞、浆细胞浸润，形成套袖样改变，可见吞噬类脂质的巨噬细胞，并可见小胶质细胞增生。髓鞘脱失明显，而轴索和神经元相对完整。脑部病变以半卵圆中心、脑桥腹侧、背侧丘脑、下丘脑、纹状体、小脑、黑质等处较常见。急性出血性白质脑炎者脑水肿明显，切面显示多发出血灶，或见汇合成大灶出血。以半卵圆中心、脑干、小脑及胼胝体多见，罕见于脊髓。一般说来，本病所有的病灶的病理改变时相是相同的，故认为本病是单时相疾病。

知识点6：急性播散性脑脊髓炎的临床表现　　　副高：掌握　正高：掌握

（1）脑膜炎型：表现为脑膜炎综合征，可能是各种临床类型的早期表现，一些病例终止于脑膜炎阶段不再进展。

（2）脑炎型：首发症状为头痛、发热及意识模糊，严重者迅速昏迷和去脑强直发作，可有痫性发作，脑膜受累出现头痛、呕吐和脑膜刺激征等。局限性运动和感觉障碍很常见，且不对称。可见视神经、大脑半球、脑干或小脑受累的神经体征。ADEM临床主要表现为急性小脑性共济失调者亦不少见。

（3）脊髓炎型：常见部分或完全性弛缓性截瘫或四肢瘫、传导束型或下肢感觉障碍、病理征和尿潴留等。发病时背部中线疼痛可为突出症状。

（4）急性坏死性出血性脑脊髓炎：又称为急性出血性白质脑炎，为暴发型ADEM。常见于青壮年，发病前1～2周内可有上呼吸道感染史，起病急骤，病情凶险，症状体征在2～4天内达高峰，死亡率高。表现为高热、意识模糊或昏迷进行性加深、烦躁不安、痫性发作、偏瘫或四肢瘫。

知识点7：急性播散性脑脊髓炎的辅助检查　　　副高：掌握　正高：掌握

（1）周围血白细胞正常或轻度增多，急性出血性白质脑炎的外周血白细胞可明显增多。

（2）脑脊液压力偏高，50%以上患儿淋巴细胞轻中度增多，蛋白含量正常或轻度升高，IgG增高，可发现单克隆带和髓鞘碱性蛋白。

（3）EEG为弥散性慢波活动，可有痫样放电。

（4）影像学检查MRI比CT敏感，主要表现脑白质内散在、多灶、不对称斑片状及条状长T1、长T2信号。也可侵犯基底核、背侧丘脑、小脑、脑干和脊髓。

知识点8：急性播散性脑脊髓炎的诊断　　　副高：掌握　正高：掌握

预防接种后或感染后出现的急性脑脊髓损害，MRI示脑和/或脊髓以白质脱髓鞘为主的病变，一般诊断并不困难。

知识点9：急性播散性脑脊髓炎的鉴别诊断　　　副高：掌握　正高：掌握

（1）病毒性脑炎：鉴别主要靠病史、影像学和病原学检查。有时鉴别较困难，应综合考虑。

（2）感染中毒性脑病：常出现在重症肺炎、细菌性痢疾、败血症等疾病的急性期。病理改变以脑水肿为主，脑脊液检查有助诊断。

（3）多发性硬化：两者均为炎性脱髓鞘疾病，但多发性硬化少见于儿童，多见于成年人。常表现为病情缓解与复发，意识障碍少见，病变发生时间的多相性和病变空间的多灶性是其特点。

知识点10：急性播散性脑脊髓炎的治疗　　　　　副高：掌握　正高：掌握

（1）急性期：给予大剂量皮质类固醇激素，可抑制疾病的发展，改善神经症状。大多数儿童患者使用甲泼尼龙 10~30mg/（kg·d），最大剂量 1g/d；或地塞米松 1mg/kg，3 天后，改为口服类固醇逐渐减量。疗程 4~12 周或依病情达 6 个月。静脉滴注免疫球蛋白常用于皮质类固醇冲击治疗失败或重症患儿。

（2）对症治疗：①甘露醇降低高颅内压。②抗生素治疗肺部和其他感染。③肢体被动运动防治关节肌肉挛缩以及预防压疮等。

（3）恢复期：可用脑复康、胞二磷胆碱和维生素 B 类药物促进恢复。

知识点11：急性播散性脑脊髓炎的预后　　　　　副高：掌握　正高：掌握

（1）根据病情轻重及诱因不同，治疗效果不尽一致。病死率为 10%~30%。

（2）多数患者经治疗后有相当大程度恢复，部分患者可遗留明显的功能障碍。

（3）部分儿童恢复后可伴持久的行为异常、精神发育迟滞或癫痫发作等。

（4）小脑炎为良性，一般在几个月内完全恢复。

第十章　心理和行为障碍

第一节　儿童睡眠障碍

知识点1：睡眠的概念　　　　　　　　　　　副高：掌握　正高：掌握

睡眠是一种生理现象，是个体基本的生理需要，睡眠的时间和质量与健康有非常密切的关系，睡眠紊乱或不睡眠可产生一系列精神和躯体损害。睡眠结构、睡眠质量及睡眠后的复原程度是反映人脑正常节律性活动功能的重要指标之一。

知识点2：睡眠障碍的概念　　　　　　　　　副高：掌握　正高：掌握

睡眠障碍是一组常见且常伴有显著的精神、机体和社会活动障碍的疾病。

知识点3：睡眠疾病的分类　　　　　　　　　副高：掌握　正高：掌握

2005年，美国睡眠医学会发布的国际睡眠疾病分类第2版（ICSD-2）将睡眠疾病划分为8类：①失眠。②睡眠相关呼吸障碍。③非呼吸相关的睡眠障碍所致白天过度嗜睡。④昼夜节律失调性睡眠障碍。⑤异态睡眠。⑥运动相关睡眠障碍。⑦独立的睡眠症状。⑧其他睡眠障碍（未做出特异性的诊断）。

知识点4：正常生理睡眠的状态　　　　　　　副高：掌握　正高：掌握

正常的生理睡眠由非快速眼动（NREM）睡眠和快速眼动（REM）睡眠两种状态组成。根据睡眠脑电图的一系列变化，NREM睡眠又分为NREM Ⅰ～Ⅳ期睡眠，每一种状态由不同的神经生理、生化机制调节。

知识点5：儿童睡眠生理　　　　　　　　　　副高：掌握　正高：掌握

新生儿无明显的昼夜节律，通常睡眠3～4小时，醒觉1～2小时。以后由于受到外界环境的影响及生理、心理功能的逐步发育成熟，这些短的睡眠逐渐连成一体，成为夜间睡眠。通常15个月后幼儿白天睡觉次数减少到2次，3岁时减少到每天1次，到5～6岁时大部分儿童都会放弃白天睡觉的习惯。到学龄期每天睡眠时间轻微但稳定地减少。一般地说，6～7岁的儿童平均睡眠时间为10小时左右，青少年（11~18岁）每晚睡眠时间减到8小时。每个儿童所需要的总睡眠量和白天睡眠的形式个体差异很大。

知识点6：影响儿童睡眠的因素	副高：掌握　正高：掌握

（1）年龄：年龄愈小的儿童愈容易出现睡眠障碍，其原因可能与小儿神经功能不够完善及环境适应功能相对较差有关。这就表明，预防年长儿童睡眠障碍的发生更应该注重低龄儿童睡眠障碍的防治。

（2）外界因素，尤其是父母的教养行为会导致不良的睡眠习惯，往往会破坏正常的睡眠节律，导致睡眠模式紊乱而出现睡眠障碍。"儿童睡床情况、夜间睡前洗澡、夜间睡眠经常采用姿势"均是儿童发生睡眠障碍的影响因素，说明加强睡眠卫生教育，提高家长保健意识，培养儿童良好的睡眠习惯，对预防和减少儿童睡眠障碍的发生有着重要影响。

（3）感冒、过敏等儿童躯体状况是儿童睡眠障碍发生的影响因素。呼吸道疾病对儿童睡眠影响突出，与睡眠呼吸障碍显著相关。因此，加强儿童躯体疾病的防治，对预防和减少儿童睡眠障碍的发生有着积极意义。

（4）儿童看护人变换也是儿童发生睡眠障碍的影响因素之一：经常变换儿童看护人员会导致儿童睡眠障碍发生率显著升高。由于经常变换儿童看护人，一方面儿童要频繁适应不同的睡眠环境，另一方面亲子间交流相对减少。这样，儿童容易产生内心矛盾及情绪障碍进而导致睡眠障碍。相对固定的看护人员有助于儿童良好的睡眠。

（5）母亲有睡眠障碍也会引发儿童睡眠障碍。

知识点7：睡行症的概念	副高：掌握　正高：掌握

睡行症是指一种在睡眠过程中尚未清醒而起床在室内或户外行走，或做一些简单活动的睡眠和清醒的混合状态。常出现在睡眠的前1/3段的深睡期。醒后无记忆。

知识点8：睡行症的病因及发病机制	副高：掌握　正高：掌握

（1）药物：许多药物可导致或加剧睡行症的发生，由药物引起的睡行症称为药源性睡行症。①引起药源性睡行症的常见药物有镇静催眠药、抗精神病药物以及抗抑郁药等，如唑吡坦、水合氯醛、奥氮平、氟奋乃静、奋乃静、锂盐、阿米替林、文拉法辛等。②药源性睡行症的发生由多因素所致，包括既往睡行症发作史，应用增加慢波睡眠的药物以及体内外刺激。③药源性睡行症的发生机制尚不清楚，目前认为药源性睡行症可能是由于某些特殊药物作用于睡眠觉醒周期中起重要作用的神经递质所致，目前研究比较多的神经递质是氨酪酸（GABA）和5-羟色胺（5-HT）。

（2）疾病：①癫痫、阻塞性睡眠呼吸暂停综合征（有效治疗后）、周期性肢体运动障碍和其他严重干扰NREM睡眠的因素与睡行症的发作有关。②其共同的机制可能与NREM睡眠（特别是NREM第3、4期深睡眠）增加有关。

（3）遗传：睡行症可呈家族性发作，患者的一级亲属患病率是普通人群的10倍。单卵双生子的同病率远高于异卵双生子。这说明遗传因素与睡行症的发生密切相关。

（4）其他：发热、过度疲劳、情绪紧张或疾病所致睡眠剥夺以及饮用含咖啡因饮料等因素，都可使睡行症的发生频率增加。

知识点9：睡行症的临床表现	副高：掌握　正高：掌握

睡行症发生的睡眠时相是NREM睡眠，所以最常发生在夜间睡眠的前1/3时段或NREM睡眠增多的其他时间。睡行症主要的临床表现为睡眠中起床，漫无目的地行走，做一些简单刻板的动作，少数表现为较复杂的行为，如在睡眠中游戏、进食、玩玩具等。患者意识水平低，呈朦胧或中度混沌状态。患者活动可自行停止，回到床上继续睡眠，醒后对发作经过毫无记忆。患者在发作时对环境只有简单的反应，可出现一些不恰当的行为，如在客厅、房间内大小便。甚至行走到街上或跳出窗口的行为也并不少见。易发生磕碰、摔倒等意外伤害，并且可能会做出攻击行为或产生危害他人的严重后果。发作中意识混乱，不易被唤醒－被唤醒时有意识模糊或有情绪障碍。

知识点10：睡行症的辅助检查	副高：掌握　正高：掌握

（1）多导睡眠图：多导睡眠图检查可显示睡行症开始于NREM睡眠第3、4期，最常见于夜间睡眠第1或第2个周期的NREM睡眠期结束时。患者发作起始前出现极高波幅慢波节律，肌电图波幅也突然增高。睡行症发作时则表现为睡眠波和觉醒波的混合。

（2）脑电图：一般未见癫痫性特征。如合并癫痫，可见癫痫性脑电图。

知识点11：睡行症的诊断依据	副高：掌握　正高：掌握

（1）反复发作的睡眠中起床行走，一般持续数分至半小时。

（2）睡行时对外界缺乏反应，不易唤醒，清醒后记忆。

（3）发作后自行回床或在地上继续睡眠。

（4）典型发作出现于夜间睡眠的前1/3时段。

（5）夜间多导睡眠图检查有特征性表现。

（6）无痴呆、癔症及器质性障碍的症状。

（7）睡行不是其他睡眠障碍引起的，如REM睡眠行为障碍或睡惊症。

知识点12：睡行症的鉴别诊断	副高：掌握　正高：掌握

（1）癫痫发作：有时睡行症可与癫痫并存，应并列诊断。癫痫性发作的意识障碍程度比睡行症深，可以发生自伤和伤人。癫痫发作脑电图可以发现癫痫样放电。睡行症通常发生在初入睡的2～3小时，即夜晚睡眠的前1/3时段，一般每晚仅发作1次，而癫痫可发生于夜间

任何时候，且多在刚睡或将醒时，可有多次发作。此外睡行症的自动症常比癫痫发作要复杂得多，而且不出现强直或阵挛发作。

（2）睡惊症：睡行症还可与睡惊症并存，也应并列诊断。有逃离恐怖性刺激企图的睡行症发作时症状与睡惊症相似，临床上需仔细鉴别。睡惊症常以尖叫起始，伴有强烈恐惧、焦虑和明显的自主神经症状。

（3）REM睡眠行为障碍：睡行症有时难以与REM睡眠行为障碍的自动症鉴别。REM睡眠行为障碍的多导睡眠图可显示临床症状发生于REM睡眠期，而睡行症则发生于NREM睡眠期。

（4）夜间进食综合征：夜间进食综合征常伴有类似睡行症的进食和走动，但夜间进食综合征患者起床进食时意识清楚。

知识点13：睡行症的治疗　　　　　　　　　　　副高：掌握　正高：掌握

（1）一般治疗措施：多数儿童睡行症的发生可能与过度疲劳、压力过大、过分担心、睡前不良刺激或睡眠时间不足等因素有关，增加患者的总睡眠时间、睡前轻松愉快与舒适的氛围、日常压力调适等可以减少睡行症的发生。在睡行症发作时，不要试图弄醒患者，尽可能引导患者上床睡眠或卧床即可。家长应做好相应的安全防范措施，从床上、房间内移走所有具有危险性的物品；锁好门窗，如果可能，可将卧室安排在底楼，用厚窗帘遮住玻璃窗，在卧室门上安装一个门铃或报警器。

（2）药物治疗：只是在发作频繁时考虑使用药物治疗。如果患者是药源性睡行症，应减少致睡行症可疑药物的剂量甚至停用，常可使发作减少或停止，也可尝试停止晚上睡前服用药物，改为早晨和中午口服，也能使睡行症发作停止。还可使用能减少慢波睡眠的药物。苯二氮䓬类的氯硝西泮和地西泮均能减少NREM的第3期和第4期，能够有效抑制或治疗睡行症。对非药源性睡行症患者，必要时可使用药物治疗。常用苯二氮䓬类抗焦虑药及三环类抗抑郁药，如地西泮、氯米帕明等，常规剂量睡前服。

（3）心理治疗：可采用松弛练习、自我催眠疗法等行为治疗方法。心理治疗在年轻患者中疗效较肯定，结合药物治疗则效果更佳。

知识点14：睡惊症的概念　　　　　　　　　　　副高：掌握　正高：掌握

睡惊症又称夜惊症，是一种常见于幼儿的睡眠障碍，主要表现为夜间睡眠中突然惊叫、哭喊，伴有惊恐表情和动作及自主神经兴奋症状。可发生于任何年龄多见于儿童，发病的高峰年龄为5～7岁。患病率约为3%，男性较女性多见。

知识点15：睡惊症的病因　　　　　　　　　　　副高：掌握　正高：掌握

睡惊症可能与遗传、发育及心理因素有关。任何可能加深睡眠的因素均可诱发睡惊症的发作，如发热、睡眠剥夺和使用中枢神经系统抑制药等。睡眠时间不规律、过度疲劳、情绪紧张以及心理创伤等情况则可使发作变频。儿童睡惊症可能与发育因素有关，部分儿童可呈自限性病程，随着年龄增长而发作减少，青春期后渐趋停止。睡惊症的家族性发病现象较睡行症高，约50%的睡惊症患儿存在家族史，一个家庭中可有几个睡惊症患者，发作可见于纯合子双胎。

知识点16：睡惊症的发病机制　　　　　　　副高：掌握　　正高：掌握

睡惊症表现为一种觉醒障碍，系从NREM睡眠第3、4期中突然觉醒时发病，其发生机制可能与唤醒有关。许多唤醒因素可促使发作，如NREM睡眠第3、4期被迫唤醒、吵闹或开灯等环境刺激，胃收缩等内在刺激，提示唤醒可能是重要的诱发因素。睡惊症的觉醒过程异常迅速和强烈，提示状态改变的速度和程度也是重要因素。

知识点17：睡惊症的临床表现　　　　　　　副高：掌握　　正高：掌握

睡惊症多出现在NREM睡眠3～4期，通常发生在上半夜刚入睡后1～2小时，也可在入睡后15～30分钟时出现。患者夜间突然发生发作性的惊叫、骚动、坐起或下床，双目凝视，表情十分恐惧和焦急，对外界刺激没有反应。同时伴自主神经兴奋的症状，心率加快、呼吸急促、瞳孔扩大、出汗、皮肤潮红和肌张力增高等。少数患者可有幻觉。发作中不易叫醒，清醒后对发作无记忆。如果被强行唤醒，则出现意识模糊和定向障碍。每次发作持续1～10分钟，一般自行停止，可再入睡。也有患者发作持续数十分钟，发作时无法使之平静。睡惊症发作时，由于患者试图下床或挣扎等，可能造成本人或他人受伤。

知识点18：睡惊症的辅助检查　　　　　　　副高：掌握　　正高：掌握

多导睡眠图检查显示：睡惊症一般发生于NREM睡眠第3、4期，最常见于夜间睡眠的前1/3阶段。需注意的是，睡惊症也可发生于NREM睡眠期的任何时候。患者发作时可见肌电图波幅突然增高，心电图示心动过速，呼吸气流和胸腹运动波形可见呼吸急促。肢体运动幅度大时多导睡眠图可受干扰而杂乱或出现伪差。一些患者也可出现不伴极度恐惧的从NREM睡眠中部分性觉醒，临床上需注意区别。

知识点19：睡惊症的诊断　　　　　　　　　副高：掌握　　正高：掌握

诊断标准：①反复发作的在夜间睡眠中突然惊叫、哭喊伴惊恐表情及自主神经兴奋症状。②多出现在夜间睡眠的前1/3阶段，每次持续1～10分钟。③不易叫醒，醒后对发作无记忆。④夜间多导睡眠图检查有特征性表现。⑤排除其他疾病，如癫痫、痴呆、癔症及其他器质性障碍。⑥症状不是其他睡眠障碍引起的，如REM睡眠行为障碍或睡行症。

知识点20：睡惊症与夜间惊恐发作的鉴别诊断　　　副高：掌握　正高：掌握

夜间惊恐发作多见于女性，其表现为入睡前或觉醒后突然出现惊恐不安，有大祸临头或濒临死亡的感觉，可伴心慌、气急、头晕、呼吸急促、血压升高、手足发凉等交感神经功能亢进症状，持续数分钟至数十分钟。发作时意识完全清楚，发作后能回忆发作过程。

知识点21：睡惊症的治疗　　　副高：掌握　正高：掌握

儿童夜惊症多无其他精神障碍，在儿童发育成长后可自愈，一般不必特殊处理。发作频繁严重者可使用药物治疗。

（1）一般治疗：睡惊症患者应该避免过度疲劳、压力过大、过分担心、睡前不良刺激或睡眠时间不足等不良因素，增加患者的总睡眠时间、睡前营造轻松愉快与舒适的氛围、日常压力调适等有可能减少睡惊症的发生。另外，家属应做好安全措施，避免患者发作时出现危险或遭到伤害。

（2）药物治疗：苯二氮䓬类药物和三环类抗抑郁药对睡惊症有效。苯二氮䓬类的氯硝西泮、地西泮、氟西泮、阿普唑仑常被用来治疗睡惊症，能够有效控制症状。

（3）心理治疗：可采用松弛练习、自我催眠疗法等行为治疗方法。结合药物治疗则疗效更明显。

知识点22：梦魇的概念　　　副高：掌握　正高：掌握

梦魇，又称梦中焦虑发作，是指以恐怖不安或焦虑为主要特征的梦境体验，患者在睡眠中被噩梦突然惊醒，事后对梦中的恐惧内容能清晰回忆的睡眠障碍。

知识点23：梦魇的流行病学　　　副高：掌握　正高：掌握

梦魇可发生于任何年龄，以3~6岁多见，50%始发于10岁以前，约2/3患者在20岁之前发病。儿童的发病率可高达15%。男女发病率无明显差异。

知识点24：梦魇的病因与发病机制　　　副高：掌握　正高：掌握

（1）精神因素可能与梦魇有关。受到精神刺激或经历了非同寻常的生活事件后，尤其是当生活事件带有恐怖色彩时，容易出现梦魇。各种应激事件，特别是创伤性事件可增加梦魇的发生率，并加剧其严重程度。创伤后应激障碍患者的梦魇发生率为50%~70%。

（2）特定的人格特征可能与梦魇发作有关，某些药物可导致或加剧梦魇的发生，如多巴胺受体激动药、胆碱酯酶抑制药、β受体阻滞药、某些抗精神病药物、苯二氮䓬类药物及REM睡眠抑制药的戒断等。

（3）梦魇可发生睡眠-觉醒昼夜节律紊乱（倒班和时差反应等）。有时睡姿不当或躯体不适也会诱发梦魇。遗传因素在梦魇发病中起一定作用，高频率的终身性梦魇可追溯到家族史。

知识点25：梦魇的临床表现　　　　　副高：掌握　正高：掌握

梦魇多发生于夜间睡眠时，通常在夜间睡眠的后1/3阶段，或午睡时。梦魇表现为一个长而复杂的噩梦，患者被强烈的梦境所笼罩，有时梦境与白天的活动或现实相关，伴自主神经症状、紧张、心悸、出汗、脸色苍白。患者从不同程度的焦虑状态中惊醒，很快恢复定向与警觉，能够清晰详细地回忆起强烈恐怖性的梦境，梦的内容常常涉及对生命与财产安全或自尊的威胁，可有妖魔鬼怪、毒蛇猛兽等离奇内容，而且越是接近梦的结尾，梦的内容越是离奇和恐怖，以至于患者惊恐万状、呻吟挣扎，但却想喊喊不出、想跑跑不动，直至惊醒。

梦魇频繁发作可明显影响睡眠质量，日久可引起焦虑、抑郁及各种躯体不适等症状。梦境体验以及后继的睡眠紊乱、精神与躯体障碍等，常使患者苦恼，社会功能受损。

知识点26：梦魇的辅助检查　　　　　副高：掌握　正高：掌握

（1）多导睡眠图检查显示：梦魇发生时患者处于REM睡眠期，并突然醒觉。
（2）检查可见REM睡眠潜伏期较正常人有所缩短，REM睡眠密度和强度可增加。
（3）心电图可示心动过速，呼吸气流和胸腹运动波形可见呼吸急促，肌张力增高，但这些指标的增加均不像睡惊症那样显著。
（4）个别创伤后噩梦发作可发生于NREM睡眠期，特别是NREM 2期。

知识点27：梦魇的诊断　　　　　副高：掌握　正高：掌握

诊断标准：①夜间睡眠或午睡中被噩梦惊醒，梦境内容恐怖，患者伴有强烈的恐怖、焦虑等痛苦体验。②一旦从梦境中清醒，能迅速恢复定向，完全清醒，醒后能清晰回忆。③通常发生于睡眠的后半段，发作后不易迅速再次入睡。④夜间多导睡眠图检查有特征性表现。⑤排除其他疾病，如癫痫、痴呆、癔症及其他器质性障碍。⑥鉴别其他睡眠障碍或共病的可能。

知识点28：梦魇与单纯噩梦的鉴别诊断　　　　　副高：掌握　正高：掌握

单纯噩梦也有惊恐体验，伴随心率加快、呼吸加深加快等，但是不伴有压迫感以及肢体欲动不能的体验，而且发生的强度和频率远低于梦魇。

知识点29：梦魇与REM睡眠行为障碍的鉴别诊断　　　　　副高：掌握　正高：掌握

（1）临床上需鉴别REM睡眠行为障碍的恐惧性体验，特别是REM睡眠中发生激烈恐怖的暴力性行为时。

（2）REM睡眠行为障碍患者一般没有达到完全清醒，较少主诉害怕或惊恐，多导睡眠图可见特征性表现。

知识点30：梦魇的治疗　　　　　　　　　　　副高：掌握　正高：掌握

一般不需特殊处理治疗。临床上需鉴别患者是否合并其他精神疾病，而进行进一步诊治。必要时可使用药物。

（1）病因治疗：应仔细查明病因，去除相关致病因素，积极治疗相关疾病。

（2）药物：一般不需要药物治疗。在合并其他精神疾病的情况下，可针对性地给予药物治疗。苯二氮䓬类药物和三环类抗抑郁药对梦魇有效。

（3）一般治疗措施：晚餐避免过饱，睡前不接触或观看恐怖刺激性图书资料、影像，注意睡眠姿势等，可减少梦魇的发作。日常压力调适、保证充足的睡眠等对梦魇的治疗也有帮助。此外，在卧室做好相应安全防护措施也很重要。

（4）心理治疗：认知心理治疗有助于完善梦魇患者的人格，提高承受能力，帮助患者（特别是创伤后应激障碍患者）理解创伤并接受现实。意向疗法通过对噩梦的重现、讨论和解释，症状可改善或消失，可大大减少患者对梦魇的恐惧感。

遗尿症

第二节　遗　尿　症

知识点1：遗尿症的概念　　　　　　　　　　　副高：掌握　正高：掌握

遗尿症又称功能性遗尿症或非器质性遗尿症，通常是指5岁后仍不能自主控制排尿而尿床或尿湿裤子，但没有明显的器质性病因。

知识点2：遗尿症的分类　　　　　　　　　　　副高：掌握　正高：掌握

（1）根据遗尿发生的时间：①夜间遗尿。②白日遗尿。

（2）遗尿症：①原发性遗尿，是指儿童出生后就一直有遗尿。②继发性遗尿，是指儿童在遗尿停止6个月后又复发。

（3）遗尿症临床分型：①昼夜尿频型。②觉醒障碍型。③夜间多尿型。④混合型。

知识点3：遗尿症临床分型的临床表现及病理机制　　副高：掌握　正高：掌握

（1）昼夜尿频型：①临床表现：夜尿次数多，经常超过1次，伴有白天尿频。②病理机制：膀胱排尿功能调节障碍。

（2）觉醒障碍型：①临床表现：觉醒障碍突出，白天无尿频。②病理机制：神经传导功能调节障碍。

（3）夜间多尿型：①临床表现：夜间尿量多，但是尿床的次数不多，白天无尿频。②病理机制：夜间抗利尿激素分泌功能调节障碍。

（4）混合型：临床表现为：①昼夜尿频+觉醒障碍。②昼夜尿频+夜间多尿。③觉醒障碍+夜间多尿。

知识点4：遗尿症的诊断　　　　　　　　　　　　　副高：掌握　正高：掌握

根据ICD-10精神与行为障碍分类的标准：

（1）儿童年龄与智龄至少在5岁以上。

（2）不自主地或有意尿床或尿湿裤子，7岁以下至少2次/月，7岁以上至少1次/月。

（3）病程至少3个月。

（4）不是癫痫发作或精神系统疾病所致的遗尿，也不是泌尿道结构异常或任何其他非精神科疾病的直接后果。

（5）不存在符合ICD-10类别标准的任何其他精神障碍的证据，如精神发育迟滞、焦虑症、抑郁症等。

知识点5：遗尿症的治疗原则　　　　　　　　　　　副高：掌握　正高：掌握

遗尿症的治疗原则强调综合性治疗，包括心理支持和健康教育、排尿功能训练、行为疗法、药物治疗和中医治疗。

知识点6：遗尿症的心理支持和健康教育　　　　　　副高：掌握　正高：掌握

（1）消除遗尿症儿童紧张心情，采取安慰和鼓励的方法，不打骂和责备。

（2）安排合理的生活习惯，避免紧张和疲劳，入睡前不宜过度兴奋。

（3）养成按时排尿和入睡前排尿的习惯。

（4）在入睡前减少饮水，不吃流质饮食。

知识点7：遗尿症的行为疗法　　　　　　　　　　　副高：掌握　正高：掌握

（1）设置日程表：记录影响遗尿的可能因素，如睡眠时间、傍晚液体摄入量、情绪和疲劳程度等。

（2）强化：患儿未出现遗尿，给予表扬，增强其自信心和能力；发生遗尿后，则要求其与家长一起清洁衣物和床铺。

（3）延长夜间唤醒时间：根据患儿夜间遗尿的时间，适当延长唤醒时间。

（4）使用报警器：让患儿睡在有报警器的床铺上，遗尿后报警器会自动唤醒患儿，反复应用和适当奖赏进行训练。

知识点 8：遗尿症的膀胱功能训练　　　　　　　　　副高：掌握　正高：掌握

对膀胱容量小的患儿可进行膀胱扩张训练，即让患儿在白天多饮水，当欲排尿时，尽量延缓排尿，直至不能忍受为止。在排尿时突然停止一会儿，然后继续排尿。

知识点 9：遗尿症的药物治疗　　　　　　　　　　　副高：掌握　正高：掌握

（1）氯丙咪嗪：适用于 6 岁以上的觉醒障碍型，可扩大膀胱容量，刺激大脑皮质，使患儿容易惊醒而起床排尿。剂量：入睡前口服，每次 1.0～1.5mg/kg，见效后持续 3 个月。减量：同样剂量，每 2 天服药一次，持续一个半月；再以每 3 天服药一次，持续一个半月，直至停药，总疗程 6 个月。不良反应：睡眠不安，胃口下降，容易兴奋，1～2 周后可自行消失。

（2）奥昔布宁：别名尿多灵，适用于 5 岁以上儿童，能降低膀胱内压，增加容量，减少不自主性的膀胱收缩，入睡前口服每次 2.5～5mg，1 次/日，适用于昼夜尿频型。

（3）去氨加压素：又称弥凝，是一种人工合成的抗利尿激素，适用于 5 岁以上夜间多尿型的儿童。睡前口服 0.1～0.2mg/次，从小剂量开始。

第三节　儿童多动症

知识点 1：儿童多动症的概念　　　　　　　　　　　副高：掌握　正高：掌握

儿童多动症（ADHD）是一组表现为注意力障碍、活动过度和冲动任性，可伴有学习困难的综合征。常表现为容易分心、注意力不集中、容易冲动、自制力差、多动、坐立不安、学习困难。学龄儿童患病率为 3%～5%，男女之比为（4～9）:1。

知识点 2：儿童多动症的病因及发病机制　　　　　　副高：掌握　正高：掌握

（1）生物学因素：遗传研究显示注意缺陷多动障碍具有家族聚集性，ADHD 患儿的一级亲属患有 ADHD 的比例远远高于正常对照组，双生子研究发现同卵双生子的同病风险率是 79%，异卵双生子为 32%，明显高于其他儿童。分子遗传学研究发现 ADHD 与多个基因位点相关。神经生化研究提示去甲肾上腺素（NE）、多巴胺（DA）和 5-羟色胺（5-HT）两种神经递质在多动障碍的发生中也起着重要作用。神经影像学研究发现 ADHD 患者右侧大脑功能减退。大量研究提示 ADHD 患者存在大脑前额叶功能减退，表现为执行功能障碍。执行功能指工作记忆、语音内在化、情绪控制、动机控制等，ADHD 症状与此相关。另外，尽管患儿智能基本正常或接近正常，但流行病学研究仍显示存在某种程度的发育延迟，如运动协调能力或言语表达能力的落后。母孕期吸烟、酗酒及儿童铅暴露是 ADHD 的危险因素。孕期和围生期异常、婴儿期脑损伤也可引起神经发育异常，增加 ADHD 的患病风险。

（2）社会-心理因素：社会环境和家庭因素也是诱发和促使注意缺陷多动障碍发生发展的重要因素。家庭关系严重不和睦、教育方式简单粗暴、过度保护与缺乏温暖及父母文化、经济水平低下是ADHD的危险因素。学习压力大、老师教育方式不当、社会的不良风气也可影响ADHD的发生与发展。

知识点3：儿童多动症的临床表现　　　　　　　　　　副高：掌握　　正高：掌握

（1）注意缺陷：是多动障碍的核心症状之一，主要表现为主动注意的缺陷，被动注意可以正常或强化。在需要集中注意的环境和任务中，注意保持时间达不到患儿年龄和智能相应的水平，易受环境的干扰而分散。听课时容易走神、开小差；做作业时不能全神贯注，边做边玩，拖拖拉拉。易出现粗心所致的错误，经常丢三落四、丢失学习或生活用品。

（2）活动过多：是多动障碍的另一核心症状，表现为在需要相对安静的环境中，活动量和活动内容比预期的明显增多，过分不安宁和/或小动作多，不能静坐，在座位上扭来扭去，东张西望，摇桌转椅，话多喧闹。行为冲动、唐突、不顾及后果。喜欢危险的游戏，经常恶作剧。

（3）冲动性：表现为对信息处理缺乏延迟反应，容易激惹冲动，行为冒失，不怕危险，不顾后果。易抢嘴插话，容易与人发生冲突，经反复教育也不会汲取教训。

另外，注意缺陷多动障碍多数伴有学习困难，表现为学习成绩低下。这些患儿因同时存在的认知功能缺陷，如视觉空间感知发育障碍，左右分辨不能，写字左右颠倒，"部"写成"陪"，读书把"b"读成"d"，早期即可表现为学习困难，另有些患儿刚入小学时学习成绩尚无明显影响，随着学习任务的加重，逐渐出现成绩低下。学习成绩往往与患儿的智能应有水平不相符合。有25%～50%的ADHD患者存在睡眠障碍。

如果没有得到及时治疗，注意缺陷多动障碍常可出现自我评价低、情绪不稳定、易怒、焦虑障碍，并伴有对立违抗，甚至品行障碍。伴侣关系和亲子关系不良，影响社会适应性。

注意缺陷多动障碍无特异性实验室辅助检查异常发现，部分患儿存在脑电图表现异常，并无特异性诊断价值，与病因、治疗反应及预后无明显关系。

知识点4：儿童多动症的诊断　　　　　　　　　　　　副高：掌握　　正高：掌握

诊断主要依据详细的病史采集和心理行为评估，评估的方法包括直接观察和检查性交谈、评定量表及神经心理测验。除观察儿童的行为表现外，还需观察家庭亲子关系和互动方式。检查性交谈宜分别从患儿和家长处获得信息，有条件时尚需获得老师报告的信息，而使信息更全面可靠。

ADHD的DSM-Ⅳ诊断标准：

（1）注意力缺陷型：具备以下6条以上症状，持续6个月以上，且达到与发育水平不符合及不一致的程度：①在学习、工作或其他生活中常不注意细节问题或犯一些粗心大意的错误。②常在学习、工作或其他生活中难以保持注意力集中。③在与别人谈话时，常心不在焉、似听非听。④常不能按要求去完成作业、家务或工作任务（并非由于对抗行为或不理解）。⑤常难以有条理地安排工作和学习。⑥常逃避、不愿做需要持续注意力的工作（如课堂和家庭作业）。⑦常丢失学习和活动的必需品（如玩具、学习用品、书本或工具）。⑧常易受外界干扰而容易分心。⑨在日常生活中很健忘。

（2）多动或冲动型：具备以下6条以上症状，持续6个月以上，且达到与发育水平不符合及不一致的程度：①经常手脚不停或在座位上扭动。②常在课堂上或其他要求静坐的场合离开座位。③常在不适宜的场合跑来跑去、爬上爬下（成人或青少年仅限于主观感受上的坐立不安）。④常难以安静地参加游戏或课余活动。⑤常常动个不停，像安装了"发动机"似的。⑥多话。⑦常在问题未问完前抢答。⑧经常难以等待排队。⑨常常打断或干扰别人的讲话或游戏。

常用的神经心理测验和行为评定量表如下。

（1）智力测验：韦克斯勒智力测验最为常用。注意缺陷多动障碍患儿的智力多在正常水平或处于边缘智力水平（总智商在70～89）。部分患儿表现为言语智商和操作智商的发展不平衡，以操作智商优于言语智商为多。

（2）注意力测验：常用划消试验、持续操作测验（CPT）、威斯康星卡片分类测验、Stroop测验等。但注意测验结果并不能作为诊断的直接依据，研究表明儿童在测验过程中的行为表现比测验结果与诊断的相关性更强。

（3）行为评定量表：应用较多的评定量表有Conners儿童行为量表、Achenbach儿童行为量表。前者又依据评定人不同分为3种：Conners父母用症状问卷（PSQ）、Conners教师用评定量表（TRS）和可共用的Conners简明症状问卷（ASQ）。Achenbach儿童行为量表由父母填写，适用于4～16岁儿童，可了解儿童多动及其他多种行为问题。

ADHD的诊断要点包括：①起病于7岁以前，症状持续存在超过6个月。②主要表现为注意缺陷和/或活动过度，必须出现在学校、家庭等1个以上场合。③学习困难，品行问题可以存在，但不是诊断之必需条件。④排除症状是由情绪障碍、精神发育迟滞、儿童精神分裂症等其他障碍所致。

知识点5：儿童多动症的鉴别诊断　　　　　　　　　**副高：掌握　　正高：掌握**

（1）正常活泼儿童：好动是儿童的天性，正常活泼儿童的好动与年龄发育水平、兴趣爱好和环境相符合，在需要安静的时候可以安静下来。注意缺陷多动障碍儿童从活动量上较正常儿童显著增多，且不分场合，行为具有冲动性，不计后果。

（2）品行障碍：表现为违反与年龄相应的社会规范和道德准则的行为，行为带有明显的破坏性和反社会性，如打架、说谎、偷盗、逃学、纵火、欺诈、破坏和攻击行为。单纯的注意缺陷多动障碍患儿的多动往往无明显破坏或攻击动机，但两者常常合并存在。对于品行障碍单纯兴奋，药物治疗无效。

（3）情绪障碍：注意力不集中和活动过多都可以作为焦虑或抑郁的一部分而存在，焦虑或抑郁时的坐立不安、易激惹、易分心，经认真细致的精神科检查，可发现情绪障碍的体验起病时间也往往较晚。

（4）学校技能发育障碍：主要表现为学习的基本技能获得障碍，在学习的初级阶段，即在听、说、读、写、算的一个方面或几个方面存在困难，难以完成最基本的学习任务。智力正常。在不涉及受损功能的活动中不存在困难，注意正常。

（5）精神发育迟滞：有部分轻、中度精神发育的迟滞患儿表现为上课注意力不集中、学习成绩不佳。智能测验可作鉴别。

（6）精神分裂症：儿童精神分裂症早期也可出现注意力涣散、坐立不安、烦躁，但一般起病年龄在学龄期或更晚，深入的精神检查就会发现精神分裂症的特征性症状，各种幻觉、情感淡漠、行动怪异、妄想等，精神兴奋药无效或可加剧病情。

（7）睡眠呼吸暂停综合征：此症患儿白天可表现为注意力集中时间短，易分心，易与注意缺陷障碍儿童混淆，但详细询问儿童睡眠情况时，可发现儿童存在睡眠中打鼾、呼吸暂停，多导睡眠监测仪可明确诊断。

注意缺陷多动障碍患者常存在共病，包括上述品行障碍、学习技能发育障碍、情绪障碍、睡眠障碍以及抽动障碍等，在同时满足多项诊断时，应作出共病诊断。

知识点6：儿童多动症的治疗	副高：掌握　正高：掌握

（1）社会心理干预：采取解释、疏导、安慰和鼓励等方法。与患儿和家长进行交流和教育，帮助了解该病和其对学习、行为、自尊心、社会技能或家庭功能的影响。改善患儿与家庭、同学、老师等的关系，减少破坏性行为，增强自信心和独立完成作业的能力。

（2）行为矫正训练：采取有针对性的单独或集体训练方式持续训练，树立矫正原则。可采取正性强化和负性强化结合进行。正性强化是当患儿的行为达到希望的目标时予以奖励，使良好的行为得以持续。负性强化是指患儿行为未达到目标时，让他承受相应的后果。行为训练还可以采用消退法，即家长和老师对患儿的不良行为予以漠视，使该行为长时间得不到注意而逐渐消退。

（3）药物治疗：常用中枢神经兴奋药和盐酸托莫西丁。目前我国临床常用的中枢神经兴奋药有哌甲酯速释片和哌甲酯控释片，一般用于6岁以上患儿，6岁以下和有癫痫者慎用。药物剂量分别为哌甲酯速释片5～40mg/d［0.3～1.0mg/（kg·d）］，分2～3次顿服；哌甲酯控释片18～54mg/d，早餐后1次吞服。用药宜从小剂量开始，根据疗效和不良反应调整用药剂量。

盐酸托莫西丁可用于6岁以上患者，有效剂量为0.8～1.2mg/（kg·d），早餐后1次吞服。用药宜从10mg/d开始，根据需要7天调整1次剂量，直至目标剂量。

第四节　青春期心理行为特征与紊乱

知识点1：青春期综合征的概念	副高：掌握　正高：掌握

青春期综合征是青少年特有的生理失衡和由此引发的心理失衡病症。青春期生理与心理发育不同步，心理发育相对滞后、过度用脑和不良习惯是形成青春期综合征的重要原因。

知识点2：青春期综合征的主要表现	副高：掌握　正高：掌握

（1）脑神经功能失衡：记忆力下降、注意力分散、上课听不进、思维迟钝、意识模糊、

学习成绩下降；白天精神萎靡、大脑昏沉、上课易瞌睡；夜晚大脑兴奋、浮想联翩、难以入眠、乱梦纷纭，醒后大脑特别疲困，提不起精神。

（2）性神经功能失衡：性冲动频繁，形成不良的性习惯，过度手淫，并且难以用毅力克服，由于频繁手淫、卫生不洁，生殖器出现红、肿、痒、臭等炎症表现，甚至性器官发育不良。

（3）心理功能失衡：由于上述种种生理失衡症状困扰着青少年，造成青少年心理失衡，表现为心理状态欠佳、自卑自责、忧虑抑郁、烦躁消极、敏感多疑、缺乏学习兴趣、冷漠、忧伤、恐惧、自暴自弃、厌学、逃学、离家出走，甚至自虐、轻生。

知识点3：青春期焦虑症	副高：掌握　正高：掌握

焦虑症即焦虑性神经症，是由一组情绪反应组成的综合征，患者以焦虑情绪反应为主要症状，同时伴有明显的自主神经系统功能紊乱。青春期是焦虑症的易发期，这个时期个体的发育加快，身心变化处于一个转折点。

知识点4：抑郁症的概念	副高：掌握　正高：掌握

抑郁是指情绪低落、思维迟钝、动作和语言减少，伴有焦虑、躯体不适和睡眠障碍。情绪抑郁如果每周发生3次，每次持续至少3小时或更长时间则被认为是持续性抑郁。青春期抑郁症的发病率为0.4%～8.3%，女性是男性的2～3倍。

知识点5：青春期抑郁症的主要表现	副高：掌握　正高：掌握

（1）自暴自弃：自责，认为自己笨拙、愚蠢、丑陋和无价值。

（2）多动：男性多见，表面淡漠，但内心孤独和空虚。有的则用多动、挑衅斗殴、逃学、破坏公物等方式发泄情感郁闷。

（3）冷漠：整天心情不畅、郁郁寡欢，感觉周围一切都是灰暗的。

知识点6：神经性厌食症的概念	副高：掌握　正高：掌握

神经性厌食症是一种由不良心理社会因素引起的饮食障碍，早期为主动性节食、厌食，进而缺乏食欲、消瘦、内分泌代谢紊乱。

知识点7：神经性贪食症的概念	副高：掌握　正高：掌握

神经性贪食以反复发作的不可抑制的暴食行为为特征，患者常在暴食后因担心发胖而采取催吐、导泻等方法，常伴发于神经性厌食，并与神经性厌食有相同的发病年龄和流行特征。

知识点8：神经性厌食和贪食症的病因与发病机制	副高：掌握　正高：掌握

神经性厌食和神经性贪食的病因至今不明，目前研究发现可能与下列因素相关。

（1）生物学因素：亲属中有进食障碍者患此病的概率比正常人群多8倍，双生子研究发现神经性厌食遗传率为33%～84%，而神经性贪食在28%～83%。神经影像学研究发现神经性厌食患者在杏仁核和豆状核组胺能神经元H_1受体结合电位显著高于正常女性。神经内分泌研究显示中枢神经系统5-羟色胺（5-HT）功能可能在神经性厌食的发生发展中起重要作用，神经性厌食患者脑脊液中5-HT代谢产物5-羟吲哚乙酸水平增高，5-HT2A受体的结合能力下降，提示中枢5-HT活性增高。

（2）社会心理学因素：进食障碍患者往往表现为完美主义、低自尊，无效感、成熟恐惧、对他人不信任等人格特征。边缘型人格障碍和强迫与冲动型人格障碍是进食障碍患者中最常见的2种人格障碍，早期喂养困难的经历以及抑郁焦虑情绪也是神经性厌食的危险因素。研究表明，目前同伴间的外表比较和关注脸部特征是中国人特有的进食障碍影响因素。家庭因素和社会文化因素也与进食障碍的发生密切相关，厌食症患者的家庭观念强调完美、避免伤害、情感克制、适当行为和对异议的容忍；而贪食患者的家庭易表现出可变性、激动情绪、矛盾和负性情感。"以瘦为美"的文化和同伴间的竞争和模仿也是进食障碍发生的影响因素。

知识点9：神经性厌食症的临床表现	副高：掌握　正高：掌握

神经性厌食起病隐匿。对"肥胖"的强烈恐惧和对形体的过分关注是神经性厌食的主要特征。但有时患者并不直接表达，否认"减肥"。患者为了追求苗条，有意限制进食量，少吃或不吃，回避和他人一起进食，并拒绝吃可能引起发胖的食物，如面包、米饭、肉类等。起病初，患者食欲正常，自己往往须克制食欲，并进行大运动量活动以消耗能量，甚至用呕吐、服用泻药等方法使体重减轻。一段时间后，患者体重明显下降，食欲丧失，但患者并不认为自己消瘦，反而觉得自己瘦得不够，这种现象称为体象障碍。患者通常拒绝治疗，并坚持上学和超量运动。患者常给自己定出一个明显低于正常的体重标准，解释劝说无效。

青春发育迟滞和闭经是神经性厌食患者的又一特征。青春发育前的患者出现生长停滞，第二性征发育延迟，女性乳房不发育，呈幼稚型及原发性闭经；男性生殖器呈幼稚状态。闭经是诊断神经性厌食的依据之一，部分患者闭经出现在体重明显下降前，成为患者就医的原因。

患者常伴有抑郁焦虑情绪和睡眠障碍，情绪不稳，易暴发。部分患者有强迫性行为，做事刻板，难以改变。患者由于消瘦、营养不良、水电解质紊乱，抵抗力下降，易出现感染、脏器功能衰竭等并发症，严重者可导致死亡。

30%～50%的患者可出现周期性贪食发作，常在发病后10～18个月内开始出现，患者贪食以后又惧怕自己发胖，而诱发呕吐。

体格检查：低血压，心率慢，体温低，面容憔悴，皮肤干燥、苍白，皮下脂肪少，骨瘦如柴，毛发变细软及下肢水肿，腹部凹陷，有些患者可出现肝、脾增大。

实验室检查：可出现低钾、低钙等水电解质紊乱，骨密度降低，生长激素、性激素和甲状腺功能减退，脑影像学检查可发现不同程度的脑萎缩。但这些改变多为可逆性，可随着体重增加而恢复正常。

知识点10：神经性贪食症的临床表现	副高：掌握 正高：掌握

神经性贪食症的临床特征为反复发作和不可抗拒的摄食欲望及暴食行为，患者有担心发胖的恐惧心理，常采取引吐、导泻、禁食等方法，以消除暴食引起的发胖。可与神经性厌食交替出现，两者具有相似的病理心理机制及性别、年龄分布。多数患者是神经性厌食的延续者，发病年龄较神经性厌食晚。

知识点11：神经性厌食症的诊断要点	副高：掌握 正高：掌握

（1）体重显著下降，体质量保持在至少低于期望值15%以上的水平，若以Quetelet体重指数计算为17.5或以下［Quetelet体重指数=体重千克数/（身高米数）^{2}］。

（2）体重减轻是自己造成的，包括拒食和下述一种或多种手段：自我引吐、导泻、服用药物如食欲抑制药和/或利尿药。

（3）担心自己发胖，甚至明显消瘦仍认为自己太胖，患者强加给自己一个较低的体重限度。

（4）女性表现为闭经（至少持续3个月未来潮），男性表现为性欲减退和阳痿。

（5）如在青春期前起病，青春期发育会减慢甚至停滞。

知识点12：神经性贪食症的诊断要点	副高：掌握 正高：掌握

（1）反复发作性暴食行为，在短时间迅速进食大量食物；发作时无法控制过度进食。

（2）为了防止体重增加，自我引吐，滥用泻药，间断禁食，或使用某种药物如食欲抑制药、利尿药。

（3）常有病理性怕胖。经常过分关注自己体形和体重。多有神经性厌食发作史。

知识点13：神经性厌食症的鉴别诊断	副高：掌握 正高：掌握

（1）躯体疾病：体重下降可出现在其他躯体疾病中，如恶性肿瘤、肠道疾病、糖尿病等代谢性疾病，鉴别要点在于躯体疾病患者愿意配合治疗，无体象障碍，没有因为怕胖而主动限制进食，详细的病史询问及实验室检查可以加以鉴别。

（2）其他精神障碍：神经性厌食常与抑郁焦虑障碍伴发，但单纯的情绪障碍患者以情绪症状为主要特征，没有对体重增加的过分担心而主动限制饮食的行为，可借此加以鉴别。可请精神心理科会诊，协助诊断。

知识点14：神经性贪食症的鉴别诊断　　　副高：掌握　正高：掌握

神经性贪食需要鉴别的疾病包括神经系统器质性病变所致的暴食发作、上消化道病变、颞叶癫痫、精神分裂症。可根据相应的症状体征和实验室检查加以鉴别。

知识点15：神经性厌食症的治疗　　　　　副高：掌握　正高：掌握

神经性厌食的治疗至今仍十分困难，需要躯体和心理的综合治疗。治疗目标在于恢复体重，但往往患者拒绝治疗，不能配合。一般情况下，患者可采用门诊治疗，但对于严重营养不良、重要脏器功能损害，伴发严重感染或有自杀风险、行为过激的患者需要住院治疗。住院治疗的首要目的是挽救患者生命，纠正水电解质平衡紊乱，给予足够维持生命的能量。对营养极差，又有呕吐或坚决拒食者，可采用静脉补液或静脉营养，补充维生素以及其他必需元素，保护重要脏器功能，对症治疗。

体重的恢复应遵循循序渐进的原则，以每周体重增加1.0～1.5kg为宜。因此治疗过程中的体重监测是重要的方面。需与患者一起制定合适的饮食计划，以保证足够的热量和营养摄入。

心理治疗是神经性厌食的主要治疗方法。其关键在于取得患者的信任和配合。通过解释、宣教向患者及家长说明有关疾病的知识，鼓励和支持患者配合治疗。研究显示认知行为治疗、家庭治疗、小组治疗对治疗神经性厌食有效。

目前无特效的药物治疗，抗抑郁药对改善患者的情绪有益，但对体重恢复的作用尚无足够证据。第二代抗精神病药（特别是奥氮平、利培酮、喹硫平）对顽固抵抗体重增加、存在严重强迫思维或表现出妄想性否认的患者可能有用，但它们容易在患者中引起严重的不良反应，应用时须权衡利弊，严密监测。单纯的药物治疗不能明显增加患者的体重或改善患者的病理心理。

知识点16：神经性贪食症的治疗　　　　　副高：掌握　正高：掌握

神经性贪食的治疗同样需要躯体和心理的综合治疗。药物治疗对控制暴食发作疗效较好，三环类抗抑郁药及选择性5-羟色胺回收抑制药能明显减少暴食和呕吐次数，药物的剂量类似治疗抑郁症，持续使用6个月以上可以预防发作。

知识点17：网络成瘾的概念　　　　　　　副高：掌握　正高：掌握

网络成瘾是指上网者由于长时间地和习惯性地沉浸在网络时空当中，对互联网产生强烈的依赖，以致达到了痴迷的程度而难以自我摆脱的行为状态和心理状态。

知识点18：判断网络成瘾的基本标准 　　　副高：掌握　正高：掌握

（1）行为和心理上的依赖感。
（2）行为的自我约束和自我控制能力基本丧失。
（3）工作和生活的正常秩序被打乱。
（4）身心健康受到较严重的损害。

知识点19：物质滥用的概念 　　　副高：掌握　正高：掌握

物质滥用是指反复、大量地使用与医疗目的无关且具有依赖性的一类有害物质，包括烟、酒和某些药物，如镇静药、镇痛药、阿片类、大麻、可卡因、幻觉剂、有同化作用的激素类药物等。

知识点20：青少年中常见的滥用物质及其损害 　　　副高：掌握　正高：掌握

（1）酒精：其危害主要是中枢神经系统的损伤。
（2）烟草：吸烟是导致心血管疾病、慢性支气管炎、肺气肿、肺癌、喉癌、咽癌、口腔癌等多种癌症及胃溃疡的主要危险因素。
（3）致幻剂：也称拟精神病药，包括大麻、麦角二乙胺。使用此类药物后产生类似精神病患者的表现。
（4）镇静催眠药：包括巴比妥类和苯二氮䓬类。这类药物的主要药理作用是中枢抑制。
（5）兴奋剂：包括可卡因、咖啡因、苯丙胺及哌甲酯等中枢神经系统兴奋药物。临床主要应用于振奋精神，可致欣快感。
（6）阿片类：包括吗啡、可待因类、罂粟碱等。

知识点21：青少年伤害的概念 　　　副高：掌握　正高：掌握

青少年伤害是指因为能量（机械能、热能、电能等）的传递或干扰超过人体的耐受性，造成组织损伤、窒息，导致缺氧和刺激引起的创伤。

知识点22：青少年的日常伤害 　　　副高：掌握　正高：掌握

（1）自杀：是指自愿或蓄意采取各种手段结束自己生命的行为。是一种自我惩罚和毁灭的行为。其原因：①遗传因素。②心理障碍。③环境因素。
（2）暴力：指一种以威胁或身体力量对某人或一群人造成伤害或死亡。
（3）车祸：即道路交通伤害，是指车辆，如汽车、摩托车、自行车等交通工具在公用道路上行驶过程中，因违章行为或过失发生碰撞、颠覆等造成人身伤亡或经济损失的事故。车祸的原因包括内源性因素和环境因素。

第五节 孤 独 症

| 知识点1：孤独症谱系障碍的概念 | 副高：掌握　正高：掌握 |

孤独症谱系障碍（ASD）又称自闭症、卡纳综合征，以社会交往障碍、语言和非语言交流障碍、狭隘兴趣和重复刻板行为为典型特征。ASD包括孤独症、阿斯伯格综合征（AS）、未分类的广泛性发育障碍（PDD-NOS）。

| 知识点2：孤独症的流行病学 | 副高：掌握　正高：掌握 |

婴幼儿常在36个月前逐步显示出来，典型患儿在18个月即可诊断。孤独症患病率为1%左右，男女之比为（4~6）:1。

| 知识点3：孤独症的病因和发病机制 | 副高：掌握　正高：掌握 |

（1）遗传因素：流行病学调查也确认孤独症同胞患病率为3%~5%，远高于一般群体，存在家族聚集现象。家族中即使没有同样的患者，也可以发现存在类似的认知功能缺陷，例如语言发育迟滞、精神发育迟滞、学习障碍、精神障碍和显著内向等。患者中较高的癫痫发病率隐喻着孤独症的生物学或遗传性病因。近年来大量的研究集中于查找与ASD相关的候选基因并有重要发现。其中，染色体5p、16p、15q部位的拷贝数量变异（CNV），以及FOXP2、CNTNAP2、SHANK3、Neuroligin基因等存在的可重复的异常发现，这些发现连同以往发现的隐性X基因、MECP-2基因等，可以解释大约15%的ASD病因。如精神发育迟滞病因一样，ASD也是有多种病因造成的临床综合征。

然而依然有85%病例尚未找到基因异常，因此环境因素在ASD发病中的作用近来也受到重视，表观遗传学异常的观点值得重视，即可能在ASD、MR以及众多其他复杂疾病中，可能并不必定存在DNA水平的突变或异常，但是可能在基因调控水平（主要是甲基化或组蛋白作用）出现了异常，从而导致在DNA表达方面的异常，表现为ASD，在这个过程中，某些目前未知的环境因素可能扮演着重要作用，这些环境因素调控着基因的表达并由此影响发育编程和重编程。

（2）神经系统异常：通过神经解剖和神经影像学研究，发现部分孤独症儿童存在小脑的异常，包括小脑体积减小、浦肯野细胞数量减少；其他发现包括海马回、基底核、颞叶、大脑皮质以及相关皮质的异常；在神经生化方面发现超过30%孤独症儿童全血中5-羟色胺水平增高。近年较多研究采用fMRI技术研究孤独症患者脑功能，发现孤独症儿童脑功能有异于正常儿童，主要包括杏仁核、海马回的大脑边缘系统、额叶和颞叶等部位。然而目前并没有在这些神经生物学发现的基础上提出系统的令人信服的病因理论。

（3）神经心理学异常　联合注意缺陷目前被认为是ASD的早期重要异常心理特征，即从婴儿开始病儿不能与抚养者形成共同注意，而这一能力在正常婴儿是本能性的。与之相关的是"心智理论"（Tom）缺陷，指孤独症儿童缺乏对他人心理的认识解读能力，该理论较好地解释了孤独症儿童的交流障碍、依恋异常和"自我中心"等行为；执行功能（EF）障碍指孤独症儿童缺乏对事物的组织、计划等能力，可以解释病儿相关的行为混乱、多动等行为；中枢整合功能缺陷指孤独症儿童偏重事物的细节而常常忽略整体，即"只见树木，不见森林"，可以解释病儿的刻板行为和某些特殊能力；然而上述学说均不能完整解释孤独症的全部行为异常，孤独症患者 Temple Grandin 提出"图像思维"理论，指孤独症儿童是用"图像"进行思维的，即患儿在思维时，脑海中浮现的是一幅又一幅的图像，而不是语言或文字。在我们的病例中也有一位成年的孤独症患者自称是"图像启示症者"，与前者不谋而合。最近被美国深入研究的印度孤独症患者 Tito 尽管存在明显的异常行为，但是却能够将自己的内心世界用文字清晰准确地表达，这些例子以及历史上一些科学和艺术伟人被认为有孤独症倾向的报道似乎说明孤独症人士可能存在与我们普通人不同的另外的一种思维方式，值得深入研究。神经心理学的这些发现对临床干预有重要指导作用。

（4）其他：孤独症的发病与接种麻疹、风疹、腮腺炎三联疫苗的关系是近年来一个极具争议性的话题。认为减毒疫苗或是通过直接和间接作用导致所谓肠道通透性变化使患儿吸收了对大脑发育有害的大分子物质，或是 MMR 所含硫柳汞保存剂引起敏感个体慢性汞中毒导致大脑发育障碍，不过目前大多数调查和研究基本否认了两者之间的关系；在感染方面，双生子研究发现，孤独症双生子的先天性微小异常发生率要高于非孤独症双生子，而这些异常与先天性感染有关，先天性风疹病毒感染、巨细胞病毒感染被认为可能与孤独症发病有关；孤独症儿童中自身免疫性疾病发生率较高，T淋巴细胞亚群也与正常人群有差别，提示孤独症存在免疫系统异常。上述研究结果不一，在孤独症病因学中的意义尚不明了。

综合有关研究，推测存在孤独症遗传易感性的儿童，在诸如感染、宫内或围生期损伤等环境有害因素影响下（第二次打击学说），神经系统发育异常，从而导致自婴儿时期开始，在感知觉以及认知加工等神经系统高级功能有异于正常发育儿童，表现为孤独症。

知识点4：孤独症的临床表现　　　　　　　　　　　　　　　　　　副高：掌握　　正高：掌握

（1）言语交流障碍：患儿根据病情轻重存在不同程度的言语障碍，充分体现谱系特征，多数患儿语言发育落后，通常在2～3岁时仍然不会说话；部分患儿在正常语言发育后出现语言倒退或停滞；部分患儿具备语言能力，但是语言缺乏交流性质，表现为难以听懂的言语、无意义语言、重复刻板语言，或是自言自语。

（2）社会交往障碍：交往障碍是孤独症的核心症状，儿童喜欢独自玩耍，对父母的多数指令充耳不闻，但是父母亲通常清楚地知道孩子的听力是正常的，因为孩子会执行其所感兴趣的指令。

（3）狭隘的兴趣和重复刻板行为：主要体现在身体运动的刻板和对物件玩具的不同寻常的喜好。

（4）智力异常：孤独症患儿的智商从显著低下到天才能力呈谱系分布。

（5）感知觉异常：大多数孤独症儿童存在感、知觉异常，有些儿童对某些声音特别恐惧或喜好；有些表现为对某些视觉图像的恐惧，或是喜欢用特殊方式注视某些物品；很多患儿不喜欢被人拥抱；常见痛觉迟钝现象；本体感觉方面也显得特别。

（6）其他：多动和注意力分散行为在大多数孤独症患儿较为明显，常常成为家长和医师关注的主要问题，也因此常常被误诊为注意缺陷障碍。暴怒发作、攻击、自伤等行为在患儿中较常见，这类行为可能与父母教育中较多使用打骂或惩罚有一定关系。少数儿童表现温顺安静，对于治疗比较有益。

知识点5：孤独症的诊断 副高：掌握 正高：掌握

（1）下列1、2、3项中，至少符合6条，且1项至少有2条，2、3项至少符合1条。①在社会交往方面存在质的损害：在多种非语言方面存在显著缺损：如不会恰当地运用眼对眼的注视、面部表情、身体姿势和社交姿势等与他人交往。缺乏与他人进行交往的技巧，不能建立适合其年龄水平的伙伴关系。不能与他人共享快乐、兴趣和成就，缺乏与人的感情或社会交往：如喜欢独自玩耍，不会主动参与游戏活动。②在语言和非语言交流存在质的损害：口语发育延迟或不会使用语言表达，也不会用手势、模仿等与他人沟通。有语言能力的患儿不能主动发起或维持与他人对话的能力。语言刻板、重复或古怪。缺乏适合其年龄水平的装扮性游戏或模仿性游戏。③兴趣狭窄和活动刻板重复：兴趣局限，常专注于某种或多种形式，如旋转的电扇、固定的乐曲、广告词、天气预报等，在兴趣的强度或注意力集中程度上是异常的。固执地执行某些特殊、无意义的常规行为或仪式行为。重复刻板的行为：如挥手、搓手或复杂的全身动作等，持久地沉湎于物体的某一部件。

（2）在以下3个方面，至少有1项功能发育迟缓或异常，且起病在3岁以内：①社会交往。②社交语言的运用。③象征性或想象性游戏。

（3）无法用Rett综合征或儿童瓦解性精神障碍解释。

知识点6：孤独症的鉴别诊断 副高：掌握 正高：掌握

（1）特殊性语言发育延迟：孤独症早期被关注的主要问题往往是语言障碍，比较容易与特殊性语言发育延迟相混淆，鉴别要点在于孤独症儿童同时合并有非语言交流的障碍和刻板行为，而后者除语言障碍外，其他基本正常。

（2）儿童精神发育迟滞（MR）：10%的MR儿童可以表现有孤独症样症状，50%的孤独症儿童亦表现MR。两种障碍可以共存。可以根据孤独症儿童的社交障碍、行为特征以及部分特别认知能力加以鉴别。此外典型孤独症儿童外观正常，动作发育正常甚至表现为灵活，而很多MR儿童往往存在早期运动发育迟滞，有些有特殊（痴呆）面容。

（3）儿童精神分裂症：孤独症儿童多数在2~3岁出现行为症状，而精神分裂症在5岁前起病少见，有人甚至指出，5岁前不存在精神分裂症。此外，尽管孤独症某些行为方式类似精神分裂症，但是不存在妄想和幻觉，故不难鉴别。

（4）儿童多动症：大多数孤独症儿童多动明显，甚至成为家长关注的核心问题，因而常常被误诊为多动症，但是多动症儿童不存在明显的交流障碍和刻板行为，可以鉴别。

（5）聋哑儿童：较多孤独症儿童被疑诊为聋哑，而事实上，孤独症儿童听力通常过度敏感，通过细心观察或听力检查可以鉴别。

（6）其他：脆性X染色体综合征、结节性硬化、未恰当治疗的苯丙酮尿症、威廉综合征等疾病均可能存在不同程度的孤独症样行为，这些疾病均有本身的特征。

知识点7：孤独症的治疗原则　　　　　　　　　副高：掌握　正高：掌握

（1）早发现，早治疗。

（2）促进家庭参与，形成患儿、患儿父母、老师、儿童保健医生、心理医生和社会共同参与治疗，形成综合治疗团队。

（3）坚持以非药物治疗为主，药物治疗为辅的综合化治疗培训方案。

（4）治疗方案应个体化、结构化和系统化。

（5）坚持治疗，持之以恒。

知识点8：孤独症的教育干预原则　　　　　　　副高：掌握　正高：掌握

（1）早期干预：尽可能实现早期诊断、早期干预，对可疑的病儿也应及时进行教育干预。

（2）科学性：使用有循证医学证据的有效方法进行干预。

（3）系统性：干预应该是全方位的，既包括对孤独症核心症状的干预训练，也要同时促进儿童身体发育、防治疾病、智能提高、生活自理能力提高、滋扰行为减少和行为适应性方面的改善。

（4）个体化：针对孤独症病儿在症状、智力、行为、运动、身体等诸多方面的不同，在充分评估疾病和各项功能的基础上开展有计划的个体化，小组训练也应该由具有类似能力的病儿组成。

（5）长期高强度：保证每天有干预，每周的干预时间在20小时以上，干预的整个时间以年计算。训练机构的师生应该以1∶1配置。

（6）家庭参与：医师应该对家长的全方位支持和教育，提高家庭在于预中的参与程度；帮助家庭评估当下可供选择的教育服务的适当性和可行性，指导家庭采用获得证据支持的干预方法。家庭的社会经济状况以及父母心态、环境或社会的支持和资源均对孩子的训练和预后产生明显影响，父母需要接受事实，克服心理不平衡状况，妥善处理孩子的教育训练与父母生活工作的关系。

（7）社区化：有关部门应该逐步建设社区训练中心，使孤独症儿童可以就近训练，实现以社区为基地家庭积极参与的干预模式。在我国社会资源开办的日间训练和教育机构众多，需要加强对这些机构的支持和规范管理。

知识点9：孤独症的常用干预方法　　　　　　　副高：掌握　正高：掌握

（1）应用行为分析疗法（ABA）：ABA采用行为主义原理，以正性强化、负性强化、消退、惩罚等技术为主矫正孤独症儿童的各类问题和异常行为，同时促进孤独症儿童各项能力发展。对各类ASD均可采用。主要步骤：①对行为进行分析；②分解任务并逐步强化训练，即在一定的时间内只进行某分解任务的训练；③奖励（正性强化）任务的完成，每完成一个分解任务都必须给予强化，强化物主要是食品、玩具和口头或身体姿势表扬，强化随着进步逐渐隐退；④在训练中应该充分运用提示和渐隐技术，即根据儿童的发展情况给予不同程度的提示或帮助，随着所学内容的熟练又逐渐减少提示和帮助。现代ABA技术逐渐融合其他技术强调情感人际发展。ABA适合在孤独症早期训练中开展。

（2）结构化教学：（TEACCH）：TEACCH是由美国北卡罗来纳大学建立的一套主要针对孤独症及其相关障碍儿童的结构化教育方法。该方法针对孤独症儿童在语言、交流以及感知觉运动等各方面所存在的缺陷开展干预和教育，核心是增进孤独症儿童对环境、教育和训练内容的理解和服从。必须根据孤独症儿童能力和行为的特点设计个体化的训练内容。训练内容包含儿童模仿、粗细运动、知觉能力、认知、手眼协调、语言理解和表达、生活自理、社交以及情绪情感等各个方面。强调干预的结构化和视觉提示，即训练场地或家庭家具的特别布置、玩具及其有关物品的特别摆放；注重程序化，即训练程序的安排和视觉提示；在教学方法上要求充分运用语言、身体姿势、提示、标签、图表、文字等各种方法增进儿童对训练内容的理解和掌握；同时运用行为强化原理和其他行为矫正技术帮助儿童克服异常行为，增加良好行为。课程适合在医院、康复、训练机构开展，也适合在家庭中进行。各类孤独症均要求采用一定的结构化方法进行训练。

（3）人际关系发展干预疗法，地板时光、社交故事、共同注意训练等方法：随着对孤独症神经心理学机制的研究深入，心理理论缺陷逐渐被认为是孤独症的核心缺陷之一。心理理论缺陷主要指孤独症儿童缺乏对他人心理的推测能力。患儿因此表现为缺乏目光接触、不能形成共同注意、不能分辨别人的面部表情因而不能形成社会参照能力、不能和他人分享感觉和经验，因此不能形成与亲人之间的感情连接和友谊等。鉴于此，应该在患儿获得一定程度地配合的基础上开展以"提高患儿对他人心理理解能力"的人际关系训练，依照正常儿童人际关系发展的规律和次序：目光注视-社会参照-互动-协调-情感经验分享-享受友情，为孤独症儿童设计循序渐进的、多样化的训练项目，活动可由父母或训练者主导，内容包括各种互动游戏，例如目光对视、表情辨别、捉迷藏、抛接球等，训练中要求训练师或父母表情丰富夸张但不失真实，语调抑扬顿挫。人际关系训练法、地板时光训练法、SCERTS模式和社交故事等均是以上述理念为基础建立的教育训练课程，这些课程适合在孤独症儿童获得一定配合能力基础上开展。

（4）感觉统合治疗：目前无明确循证医学证据支持感觉统合训练、听觉统合训练、拥抱疗法、挤压疗法、捏脊疗法、音乐疗法、海豚疗法、宠物疗法和沙盘疗法等对孤独症有效，但是鉴于这些疗法在国内外均普遍开展。因此，建议家长在选择这些疗法时需要慎重，并充分考虑在时间、经济等方面的不利。

| 知识点10：孤独症的药物治疗 | 副高：掌握　　正高：掌握 |

由于多数孤独症病因学和生化异常改变没有完全阐明，到目前为止，孤独症没有特异性

药物治疗，尤其对于核心的语言和交流障碍缺乏有效药物。但在其他的行为控制方面药物治疗方面取得了进展，这些药物的合理运用可以显著改善孤独症儿童的训练和教育效果，保证儿童正常生活和学习。需指出，尚无证据表明神经营养药物对孤独症有效。

（1）注意缺陷多动：可使用哌甲酯，不良反应可能加重刻板行为、自伤行为、退缩行为和导致过度激惹；可乐定也用来治疗多动行为和儿童睡眠问题，不良反应有嗜睡和低血压；近来FDA批准使用利培酮（维恩通）治疗孤独症，对于儿童的多动兴奋攻击行为，有明显疗效，剂量从0.25mg/d开始，最大剂量一般不超过2mg/d。非精神兴奋药托莫西汀近年来也较多使用于治疗注意缺陷多动障碍。

（2）攻击自伤行为：利培酮对于减少攻击行为也有明显效果，不良反应较氟哌啶醇明显减少，可以长期使用。其他治疗攻击行为的药物还有卡马西平、丙戊酸钠和锂剂。

（3）刻板行为：5-羟色胺重摄取抑制药氟西汀可治疗孤独症的重复刻板行为，三环抗抑郁药氯米帕明，也可治疗共患抑郁障碍。

（4）惊厥可以考虑使用卡马西平和丙戊酸钠。

（5）睡眠障碍可以首先使用褪黑素，每晚0.5mg。其他包括丙米嗪、水合氯醛、可乐定。

（6）其他药物和疗法：分泌素、大剂量维生素B_6合并镁剂、二甲基甘氨酸、大剂量维生素C和叶酸治疗、驱汞治疗、免疫治疗、膳食治疗、针灸治疗、中医疗法等，据称可改善孤独症的各种症状，但未见充足科学依据，疗效不明，使用宜慎重。

知识点11：孤独症的预防及预后　　　　　　　　　　副高：掌握　　正高：掌握

多数孤独症病因不明，目前缺乏有效的特异性预防方法。有研究者指出可以通过产前检出脆性X染色体、5p、16p、15q缺失或重复等已经发现的基因异常进行预防，目前尚处于研究阶段。

儿童孤独症的预后取决于患者诊断年龄、病情严重程度、智力水平、教育和治疗干预的时机和干预程度。儿童的智力水平越高，干预的年龄越小，训练强度越高，效果越好。

第十一章 风湿性疾病

第一节 风湿性疾病概述

知识点1：风湿性疾病的概念 　　　　　　　　　　副高：掌握 正高：掌握

风湿性疾病是一组病因不明的自身免疫性疾病，因主要累及不同脏器的结缔组织，故曾称结缔组织疾病。虽然其病因不明，但一般认为大多数风湿性疾病的发病机制均有其共同规律，即感染源刺激具有遗传学背景的个体，发生异常免疫反应所致。

除经典的风湿性疾病（如风湿热、系统性红斑狼疮、皮肌炎、硬皮病、幼年特发性关节炎等）外，许多以往病因不明的血管炎性综合征，如过敏性紫癜、川崎病等，现已明确纳入风湿性疾病的范畴。另一些病因不明的疾病，现也确认其发病机制为自身免疫反应所致，如肾小球肾炎、1型糖尿病、自身免疫性甲状腺炎、重症肌无力、吉兰-巴雷综合征、克罗恩病和免疫性血小板减少性紫癜等，未归入自身免疫性疾病中，仍分类于各系统性疾病里。

风湿热发病率近年已明显下降，但仍是儿童时期常见的风湿性疾病之一。川崎病、过敏性紫癜和幼年特发性关节炎是常见的儿童时期风湿性疾病。

儿童风湿性疾病的临床特点有别于成人。一些儿童风湿性疾病的全身症状较成人明显，如全身起病型幼年特发性关节炎。儿童系统性红斑狼疮病程较急，预后较成人差。与多数成人风湿性疾病的慢性过程不同，川崎病和过敏性紫癜多呈急性经过，少数可复发。

知识点2：儿童风湿病的分类——炎症性风湿性疾病 　　副高：掌握 正高：掌握

（1）关节炎症性病变

1）幼年特发性关节炎（JIA）：包括全身型JIA、少关节型JIA、多关节型JIA（类风湿因子阴性）、多关节型JIA（类风湿因子阳性）、银屑病性关节炎、与附着点炎相关的关节炎及未分化关节炎等。

2）与感染因素相关的关节炎：感染性关节炎，如细菌性、螺旋体引起（莱姆病）、病毒性等。

3）反应性关节炎：如急性风湿热、肠道感染后、泌尿生殖系感染后等。

（2）弥漫性结缔组织病：①儿童系统性红斑狼疮。②新生儿狼疮综合征。③抗磷脂综合征。④幼年皮肌炎。⑤硬皮病。⑥干燥综合征。⑦混合性结缔组织病。

（3）系统性血管炎：①多动脉炎。结节性多动脉炎、川崎病、显微镜下多血管炎等。②白细胞破碎性血管炎（过敏性紫癜、过敏性血管炎等）。③肉芽肿性血管炎（变态反应性肉芽肿、韦格纳肉芽肿等）。④巨细胞动脉炎（大动脉炎、颞动脉炎）。⑤贝赫切特综合征（白塞病）。

（4）自身炎症性疾病。

（5）与免疫缺陷相关的关节炎和结缔组织病：①补体成分缺陷。②抗体缺陷综合征。③细胞介导免疫缺陷。

知识点3：儿童风湿病的分类——非炎症性病症 　　　副高：掌握　正高：掌握

（1）良性关节过度活动综合征。
（2）痛扩散综合征和相关的病症。
（3）生长痛。
（4）原发性纤维肌痛综合征。
（5）反射性交感神经营养不良。
（6）急性一过性骨质疏松症。
（7）红斑性肢痛症。

第二节　风　湿　热

知识点1：风湿热的概念 　　　副高：掌握　正高：掌握

风湿热（RF）是一种由咽喉部感染A组乙型溶血性链球菌后发生的急性或慢性的风湿性疾病，可反复发作，主要累及关节、心脏、皮肤和皮下组织，偶可累及中枢神经系统、血管、浆膜及肺、肾等内脏。临床表现以关节炎和心肌炎为主，可伴有发热、皮疹、皮下结节、舞蹈病等。本病发作呈自限性，急性发作时通常以关节炎较为明显，急性发作后常遗留轻重不等的心脏损害，尤其以瓣膜病变最为显著，形成慢性风湿性心脏病或风湿性心瓣膜病。

知识点2：风湿热的流行病学 　　　副高：掌握　正高：掌握

风湿热发病可见于任何年龄，以5～15岁学龄儿童多见，3岁以下罕见，发病无明显性别差异。本病高发季节为1～6月份，4、5月份最为突出。A族溶血性链球菌上呼吸道感染流行与风湿热发病密切相关，感染流行后风湿热的发病率增高。居住条件拥挤、社会经济情况差者发病较多。

目前风湿热的发病率已明显下降，病情也明显减轻，但在发展中国家，风湿热和风湿性心脏病仍常见和严重。我国各地发病情况不一，风湿热总发病率约为22/10万，虽低于其他发展中国家，仍明显高于西方发达国家。我国农村和边远地区发病率仍然很高，且近年来风湿热发病率有回升趋势，值得重视。

知识点3：风湿热的病因　　　　　　　　　　　　　　　　副高：掌握　正高：掌握

风湿热是A组乙型溶血性链球菌咽峡炎后的晚期并发症。在该菌引起的咽峡炎患儿中，0.3%～3%于1～4周后发生风湿热。皮肤及其他部位A组乙型溶血性链球菌感染不会引起风湿热。影响本病发生的因素如下。

（1）链球菌在咽峡部存在时间越长，发病的机会越大。

（2）特殊的致风湿热A组溶血性链球菌菌株。

（3）患儿的遗传学背景，一些人群具有明显的易感性。

知识点4：风湿热的发病机制　　　　　　　　　　　　　　副高：掌握　正高：掌握

（1）分子模拟：A组乙型溶血性链球菌的抗原性很复杂，各种抗原分子结构与机体器官抗原存在同源性，机体的抗链球菌免疫反应可与人体组织产生免疫交叉反应，导致器官损害，这是风湿热发病的主要机制。这些交叉抗原包括：①荚膜由透明质酸组成，与人体关节、滑膜有共同抗原。②细胞壁外层蛋白质中M蛋白和M相关蛋白、中层多糖中N-乙酰葡糖胺和鼠李糖均与人体心肌和心瓣膜有共同抗原。③细胞膜的脂蛋白与人体心肌肌膜和丘脑下核、尾状核之间有共同抗原。

（2）自身免疫反应：人体组织与链球菌的分子模拟导致的自身免疫反应包括：①免疫复合物病：与链球菌抗原模拟的自身抗原与抗链球菌抗体可形成循环免疫复合物沉积于人体关节滑膜、心肌、心瓣膜，激活补体成分产生炎性病变。②细胞免疫反应异常：周围血淋巴细胞对链球菌抗原的增殖反应增强，患儿T淋巴细胞具有对心肌细胞的细胞毒作用。患者外周血对链球菌抗原诱导的白细胞移动抑制试验增强，淋巴细胞母细胞化和增殖反应降低，自然杀伤细胞功能增加。患者扁桃体单核细胞对链球菌抗原的免疫反应异常。

（3）遗传背景：有人发现HLA-B35、HLA-DR2、HLA-DR4和淋巴细胞表面标志D8/17$^+$等与发病有关，但还应进一步进行多中心研究方能证实该病是否为多基因遗传性疾病和相应的相关基因。

（4）毒素：A组链球菌还可产生多种外毒素和酶类，直接对人体心肌和关节有毒性作用，但并未得到确认。

知识点5：风湿热的病理学　　　　　　　　　　　　　　　副高：掌握　正高：掌握

（1）渗出变性期：表现为受累部位的渗出、变性和炎症，淋巴细胞和浆细胞浸润，纤维蛋白散在沉积于关节的滑膜、心包及胸膜。本期持续约1个月。

（2）增生期：本期特点为Aschoff小体的形成，其广泛分布于肌肉及结缔组织，好发部位为心肌、心瓣膜、心外膜、关节处皮下组织和腱鞘，中心为肿胀坏死的胶原纤维，边缘为Aschoff细胞，其胞质丰富，呈嗜碱性，胞核为单核或多核，核仁明显，典型的Aschoff细胞为鹰眼样胞核。Aschoff小体是诊断风湿热的病理依据，并表示风湿热为活动期。本期持续3～4个月。

（3）硬化期：Aschoff小体中央变性和坏死物质被吸收，炎症细胞减少，纤维组织增生和瘢痕形成，心瓣膜增厚形成瘢痕。本期持续2～3个月。

此外，大脑皮质、小脑、基底核可见散在非特异性细胞变性和小血管透明变性。

知识点6：风湿热的临床表现	副高：掌握　正高：掌握

急性风湿热发生前1～6周常有链球菌感染后咽峡炎病史，如发热、咽痛、颌下淋巴结肿大、咳嗽等症状。风湿热多呈急性起病，亦可为隐匿性进程。风湿热有5个主要表现：游走性多发性关节炎、心脏炎、皮下结节、环形红斑、舞蹈病，这些表现可以单独或合并出现。发热和关节炎是最常见的主诉，皮肤和皮下组织的表现不常见，通常只发生在已有关节炎、舞蹈病或心脏炎的患者中。

（1）一般表现：急性起病者发热在38～40℃，热型不规则，1～2周后转为低热。隐匿起病者仅为低热或无发热。其他表现有精神不振、疲倦、食欲不佳、面色苍白、多汗、关节痛和腹痛等，个别有胸膜炎和肺炎。如未经治疗，一次急性风湿热发作一般不超过6个月；未进行预防性治疗的患者可反复发作。

（2）心脏炎：40%～50%的风湿热患者累及心脏，是风湿热唯一的持续性器官损害。首次风湿热发作时，一般于起病1～2周内出现心肌炎的症状。初次发作时以心肌炎和心内膜炎最多见，同时累及心肌、心内膜和心包膜者，称为全心炎。①心肌炎：轻者可无症状，重者可伴不同程度的心力衰竭；安静时心动过速，与体温升高不成比例；心脏扩大，心尖搏动弥散；心音低钝，可闻奔马律；心尖部可闻及轻度收缩期吹风样杂音，75%的初发患儿主动脉瓣区可闻舒张中期杂音。X线检查呈心脏扩大，搏动减弱；心电图示PR间期延长，伴有T波低平和ST段异常，或有心律失常。②心内膜炎：主要侵犯二尖瓣和/或主动脉瓣，造成关闭不全。二尖瓣关闭不全表现为心尖部Ⅱ～Ⅲ/Ⅵ级吹风样全收缩期杂音，向腋下传导，有时可闻二尖瓣相对狭窄所致舒张中期杂音；主动脉瓣关闭不全时胸骨左缘第三肋间可闻舒张期叹气样杂音。急性期瓣膜损害多为充血水肿，恢复期可渐消失。多次复发可造成心瓣膜永久性瘢痕形成，导致风湿性心瓣膜病。超声心动图检查能更敏感地发现临床听诊无异常的隐匿性心瓣膜炎。③心包炎：可有心前区疼痛，有时于心底部听到心包摩擦音，可伴有颈静脉怒张、肝大等心脏压塞表现。心包积液量很少时，临床上难以发现；积液量多时心前区搏动消失，心音遥远。X线检查心影向两侧扩大呈烧瓶形；心电图示低电压，早期ST段抬高，随后ST段回到等电线，并出现T波改变；超声心动图可确诊少量心包积液。临床上有心包炎表现者，提示心脏炎严重，易发生心力衰竭。风湿性心脏炎初次发作有5%～10%患儿发生充血性心力衰竭，再发时发生率更高。风湿性心脏瓣膜病患儿伴有心力衰竭者，提示有活动性心脏炎存在。

（3）关节炎：占急性风湿热总数的50%～60%，典型病例为游走性多关节炎，以膝、踝、肘、腕等大关节为主。表现为关节红、肿、热、痛，活动受限，每个受累关节持续数日后自行消退，愈后不留畸形，但此起彼伏，可延续3～4周。

（4）舞蹈病：占风湿热患儿的3%～10%，也称Sydenham舞蹈病。表现为全身或部分肌肉的不自主快速运动，如伸舌歪嘴、挤眉弄眼、耸肩缩颈、语言障碍、书写困难、细微动作不协调等，兴奋或注意力集中时加剧，入睡后即消失。患儿常伴肌无力和情绪不稳定。舞蹈病常在其他症状出现后数周至数月出现；如风湿热其他症状较轻，舞蹈病可能为首发症状。舞蹈病病程1～3个月，个别病例在1～2年内反复发作。少数患儿遗留不同程度神经精神后遗症，如性格改变、偏头痛、细微运动不协调等。

（5）皮肤症状：①环形红斑：出现率6%～25%。环形或半环形边界明显的淡色红斑，大小不等，中心苍白，出现在躯干和四肢近端，呈一过性，或时隐时现呈迁延性，可持续数周。②皮下小结：见于2%～16%的风湿热患儿，常伴有严重心脏炎，呈坚硬无痛结节，与皮肤不粘连，直径0.1～1.0cm，出现于肘、膝、腕、踝等关节伸面，或枕部、前额头皮以及胸、腰椎棘突的突起部位，经2～4周消失。

| 知识点7：风湿热的辅助检查 | 副高：掌握　正高：掌握 |

（1）链球菌感染证据：20%～25%的咽拭子培养可发现A组乙型溶血性链球菌，链球菌感染1周后血清抗链球菌溶血素O（ASO）效价开始上升，2个月后逐渐下降。50%～80%的风湿热患儿ASO升高，同时测定抗脱氧核糖核酸酶B、抗链球菌激酶（ASK）、抗透明质酸酶（AH）则阳性率可提高到95%。

（2）风湿热活动指标：包括白细胞计数和中性粒细胞增多、血沉增快、C反应蛋白阳性、α_2-球蛋白和黏蛋白增高等，但仅能反映疾病的活动情况，对诊断本病并无特异性。

| 知识点8：风湿热的诊断 | 副高：掌握　正高：掌握 |

风湿热的诊断有赖于临床表现和实验室检查的综合分析。1992年修改的Jones诊断标准包括3个部分：①主要指标。②次要指标。③链球菌感染的证据。在确定链球菌感染证据的前提下，有两项主要表现或一项主要表现伴两项次要表现即可作出诊断。由于近年风湿热不典型和轻症病例增多，如果强行执行Jones标准，易造成诊断失误。因此，对比1992年修订的Jones标准，2002～2003年WHO标准对风湿热作出了分类诊断，并作如下改变：①对伴有风湿性心脏病的复发性风湿热的诊断明显放宽，只需具有2项次要表现及前驱链球菌感染证据即可确立诊断。②对隐匿发病的风湿性心脏炎和舞蹈病诊断放宽，不需要有其他主要表现，即使前驱链球菌感染证据缺如也可作出诊断。③对多关节炎、多关节痛或单关节炎可能发展为风湿热给予重视，以避免误诊及漏诊。

修订的Jones诊断标准

主要表现	次要表现	链球菌感染证据
1. 心脏炎	临床表现	1. 近期患过猩红热
（1）杂音	（1）既往风湿热病史	2. 咽拭子培养溶血性链球菌阳性
（2）心脏增大	（2）关节痛[a]	3. ASO或风湿热抗链球菌抗体增高
（3）心包炎	（3）发热	

续　表

主要表现	次要表现	链球菌感染证据
（4）充血性心力衰竭		
2. 多发性关节炎	实验室检查	
3. 舞蹈病	（1）ESR增快，CRP阳性，白细胞增多，贫血	
4. 环形红斑	（2）心电图[b]：PR间期延长，QT间期延长	
5. 皮下小节		

注：[a]如关节炎已列为主要表现，则关节痛不能作为1项次要表现；[b]如心脏炎已列为主要表现，则心电图不能作为1项次要表现。如有前驱的链球菌感染证据，并有2项主要表现或1项主要表现加2项次要表现者，高度提示可能为急性风湿热。但对以下3种情况，又缺乏风湿热病因者，可不必严格遵循上述诊断标准，即以舞蹈病为唯一临床表现者；隐匿发病或缓慢发生的心脏炎；有风湿热史或现患风湿性心脏病，当再感染A组链球菌时，有风湿热复发风险者

确诊风湿热后，应尽可能明确发病类型，特别应了解是否存在心脏损害。以往有风湿热病史者，应明确是否有风湿热活动。

知识点9：风湿热的鉴别诊断　　　　　　　　副高：掌握　正高：掌握

（1）与风湿性关节炎的鉴别：①幼年特发性关节炎（JIA）：多于3岁以下起病，常侵犯指（趾）小关节，关节炎无游走性特点。反复发作后遗留关节畸形，X线骨关节摄片可见关节面破坏、关节间隙变窄和邻近骨骼骨质疏松。②急性化脓性关节炎：为全身脓毒血症的局部表现，中毒症状重，多累及大关节，血培养阳性，常为金黄色葡萄球菌。③急性白血病：除发热、骨关节疼痛外，有贫血、出血倾向，肝、脾及淋巴结大。周围血片可见幼稚白细胞，骨髓检查可予鉴别。④非特异性肢痛：又称"生长痛"，多发生于下肢，夜间或入睡尤甚，喜按摩，局部无红肿。

（2）与风湿性心脏炎症的鉴别：①感染性心内膜炎：先天性心脏病或风湿性心脏病合并感染性心内膜炎时，易与风湿性心脏病伴风湿活动相混淆，贫血、脾大、皮肤淤斑或其他栓塞症状有助诊断，血培养可获阳性结果，超声心动图可看到心瓣膜或心内膜有赘生物。②病毒性心肌炎：近年单纯风湿性心肌炎病例日渐增多，与病毒性心肌炎难以区别。一般而言，病毒性心肌炎杂音不明显，较少发生心内膜炎，较多出现期前收缩等心律失常，实验室检查可发现病毒感染的证据。

知识点10：风湿热的治疗　　　　　　　　　　副高：掌握　正高：掌握

（1）休息：①急性期应卧床休息2周，若无心脏受累，可逐渐恢复活动，2周后达正常活动水平。②心脏炎无心脏扩大患儿，应绝对卧床休息4周，之后逐渐于4周内恢复正常活动。③心脏炎伴心脏扩大患儿，应卧床休息6周，再经6周恢复至正常活动水平。④心脏炎伴严重心力衰竭患儿则应绝对卧床休息8～12周，然后在3个月内逐渐增加活动量。

（2）清除链球菌感染：应用青霉素80万U肌内注射，每日2次，持续2周，以彻底清除

链球菌感染。青霉素过敏者可改用其他有效抗生素，如红霉素等。

（3）抗风湿热治疗：心脏炎时宜早期使用糖皮质激素，泼尼松每日2mg/kg，最大量≤60mg/d，分次口服，2～4周后减量，总疗程8～12周。无心脏炎的患儿可用非甾类抗炎药，如阿司匹林，每日100mg/kg，最大量≤3g/d，分次服用，2周后逐渐减量，疗程4～8周。

（4）对症治疗：有充血性心力衰竭时应视为心脏炎复发，及时给予大剂量静脉注射糖皮质激素，如甲泼尼龙每日1次，剂量为10～30mg/kg，共1～3次。多数情况在用药后2～3天即可控制心力衰竭。应慎用或不用洋地黄制剂，以免发生洋地黄中毒。予以低盐饮食，必要时氧气吸入、给予利尿剂和血管扩张剂。舞蹈病时可用苯巴比妥、地西泮等镇静剂。关节肿痛时应予制动。

| 知识点11：风湿热的预防 | 副高：掌握　正高：掌握 |

（1）预防风湿热复发：应用长效青霉素120万U深部肌内注射，每个月1次，青霉素过敏者，可改用红霉素等其他抗生素口服，每个月口服1周，分次服用；预防期限不得少于5年，有心脏炎者应延长至10年或至青春期后，有严重风湿性心脏病者，宜作终身药物预防。

（2）预防细菌性心内膜炎：风湿热或风湿性心脏病患儿，当拔牙或行其他手术时，术前、术后应给予抗生素静脉滴注预防细菌感染。

第三节　幼年特发性关节炎

| 知识点1：幼年特发性关节炎的概念 | 副高：掌握　正高：掌握 |

幼年特发性关节炎（JIA）是儿童时期常见的风湿性疾病，以慢性关节滑膜炎为主要特征，伴全身多脏器功能损害。是小儿时期残疾或失明的重要原因。该病命名繁多，如幼年类风湿关节炎（JRA）、Still病、幼年慢性关节炎（JCA）、幼年型关节炎（JA）等。为了便于国际协作组对这类疾病的遗传学、流行病学、转归和治疗方案实施等方面进行研究，2001国际风湿病学会联盟（ILAR）儿科常委专家会议，将"儿童时期（16岁以下）不明原因关节肿胀、疼痛持续6周以上者"，命名为幼年特发性关节炎（JIA）。

幼年特发性关节炎分类与美国和欧洲分类的比较

美国风湿病学会（ACR）	欧洲风湿病联盟（EULAR）	国际风湿病联盟（ILAR）
幼年类风湿关节炎（JRA）	幼年慢性关节炎（JCA）	幼年特发性关节炎（JIA）
全身型	全身型	全身型
多关节炎型	多关节炎型	多关节炎型（RF阴性）
	幼年类风湿关节炎	多关节炎型（RF阳性）
少关节炎型	少关节炎型	少关节炎型
		持续型

续　表

美国风湿病学会（ACR）	欧洲风湿病联盟（EULAR）	国际风湿病联盟（ILAR）
		扩展型
银屑病性关节炎（JpsA）		银屑病性关节炎
幼年强直性脊柱炎（JAS）		与附着点炎症相关的关节炎
		其他关节炎

知识点2：幼年特发性关节炎的病因和发病机制　　　　副高：掌握　正高：掌握

病因至今尚不明确，可能与多种因素有关。

（1）感染因素：目前报道多种细菌（链球菌、耶尔森菌、志贺菌、空肠弯曲菌和沙门菌属等）、病毒（细小病毒B19、风疹和EB病毒等）、支原体和衣原体感染与本病发生有关，但尚未证实感染是本病发生的直接原因。

（2）遗传因素：很多资料证实JIA具有遗传学背景，研究最多的是人类白细胞抗原（HLA），具有HLA-DR4（尤其是DR1*0401）、DR8（其中如DRB1*0801）和DR5（如DR1*1104）位点者是JIA的易发患者群。其他与JIA发病有关的HLA位点为HLA-DR6、HLA-A2等。也发现另外一些HLA位点与JIA发病有关。

（3）免疫学因素：有许多证明证实JIA为自身免疫性疾病：①部分患儿血清和关节滑膜液中存在类风湿因子（RF）和抗核抗体（ANA）等自身抗体。②关节滑膜液中有IgG和吞噬细胞。③多数患儿的血清IgG、IgM和IgA上升。④外周血CD4$^+$T细胞克隆扩增。⑤血清炎症性细胞因子明显增高。

综上所述，JIA的发病机制可能为：各种感染性微生物的特殊成分作为外来抗原，作用于具有遗传学背景的人群，激活免疫细胞，通过直接损伤或分泌细胞因子、自身抗体触发异常免疫反应，引起自身组织的损害和变性。尤其是某些细菌、病毒的特殊成分（如HSP）可作为超抗原，直接与具有特殊可变区β链（Vβ）结构的T细胞受体（TCR）结合而激活T细胞，激发免疫损伤。自身组织变性成分（内源性抗原），如变性IgG或变性的胶原蛋白，也可作为抗原引发针对自身组织成分的免疫反应，进一步加重免疫损伤。

知识点3：幼年特发性关节炎的病理　　　　副高：掌握　正高：掌握

关节病变以慢性非化脓性滑膜炎为特征，受累滑膜的滑膜绒毛肥大，滑膜衬里细胞层的细胞增生。滑膜下组织充血水肿，通常有大量血管内皮细胞增生以及淋巴细胞和浆细胞浸润。这些可导致血管翳的形成及关节软骨的进行性侵袭和破坏。皮疹是JIA的重要特征之一，其病理学改变为皮下组织的毛细血管和小静脉周围的淋巴细胞浸润。在主要腔隙结构的浆膜衬里层表面（胸膜、心内膜、腹膜）可能发生非特异性纤维素性浆膜炎，其临床表现为疼痛、浆膜腔渗出和积液。非滤泡性增生可引起淋巴结和脾增大。

知识点2：幼年特发性关节炎的分类及临床表现	副高：掌握　正高：掌握

（1）全身型幼年特发性关节炎：任何年龄皆可发病，但大部分起病于5岁以前。每次发热至少2周以上，伴有关节炎，同时伴随以下①~④项中的一项或更多症状。①短暂的、非固定的红斑样皮疹。②淋巴结肿大。③肝脾大。④浆膜炎：如胸膜炎及心包炎。

同时应排除下列情况：①银屑病患者。②6岁以上HLA-B27阳性的男性关节炎患儿。③家族史中一级亲属有HLA-B27相关的疾病（强直性脊柱炎、与附着点炎症相关的关节炎、急性前葡萄膜炎或骶髂关节炎）。④两次类风湿因子阳性，两次间隔时间至少为3个月。

本型的发热呈弛张高热，每天体温波动在37~40℃。其皮疹特点为随体温升降而出现或消退。关节症状主要是关节痛或关节炎，为多关节炎或少关节炎，伴四肢肌肉疼痛，常在发热时加剧，热退后减轻或缓解。关节症状既可首发，又可在急性发病数月或数年后才出现。部分有神经系统症状，应警惕并发巨噬细胞活化综合征（MAS）。

（2）多关节型，类风湿因子阴性：发病最初6个月有5个及以上关节受累，类风湿因子阴性。

应排除下列情况：①银屑病患者。②6岁以上HLA-B27阳性的男性关节炎患儿。③家族史中一级亲属有HLA-B27相关的疾病（强直性脊柱炎、与附着点炎症相关的关节炎、急性前葡萄膜炎或骶髂关节炎）。④两次类风湿因子阴性，两次间隔时间至少3个月。⑤全身型JIA。

本型任何年龄都可起病，但起病有两个高峰，即1~3岁和8~10岁。女孩多见。受累关节≥5个，多为对称性，大小关节均可受累。颞颌关节受累时可致张口困难，小颌畸形。约有10%~15%患者最终出现严重关节炎。

（3）多关节型，类风湿因子阳性：发病最初6个月有5个及以上关节受累，类风湿因子阳性。

应排除下列情况：①银屑病患者。②6岁以上HLA-B27阳性的男性关节炎患儿。③家族史中一级亲属有HLA-B27相关的疾病（强直性脊柱炎、与附着点炎症相关的关节炎、急性前葡萄膜炎或骶髂关节炎）。④全身型JIA。

本型发病亦以女孩多见，多于儿童后期起病。本型临床表现基本上与成人RA相同。关节症状较类风湿因子阴性型为重，后期可侵犯髋关节，未经规范治疗，约半数以上发生关节强直变形而影响关节功能。本型除关节炎表现外，可出现类风湿结节。

（4）少关节型关节炎：发病最初6个月有1~4个关节受累。疾病又分两个亚型：①持续型少关节型JIA：整个疾病过程中关节受累均在4个以下。②扩展型少关节型JIA：在疾病发病后6个月发展成关节受累≥5个，约20%少关节型患儿发展成扩展型。

同时应排除下列情况：①银屑病患者。②6岁以上HLA-B27阳性的男性关节炎患儿。③家族史中一级亲属有HLA-B27相关的疾病（强直性脊柱炎、与附着点炎症相关的关节炎、急性前葡萄膜炎或骶髂关节炎）。④两次类风湿因子阳性，两次间隔时间至少3个月。⑤全身型JIA。

本型女孩多见，起病多在5岁以前。多为大关节受累，膝、踝、肘或腕等大关节为好发部位，常为非对称性。关节炎反复发作，可导致双腿不等长。20%~30%患儿发生慢性虹膜婕状体炎而造成视物障碍，甚至失明。

（5）与附着点炎症相关的关节炎（ERA）：关节炎合并附着点炎症或关节炎或附着点炎症，伴有以下情况中至少2项：①骶髂关节压痛或炎症性腰骶部及脊柱疼痛，而不局限在颈椎。②HLA-B27阳性。③6岁以上的男性患儿。④家族史中一级亲属有HLA-B27相关的疾病（强直性脊柱炎、与附着点炎症相关的关节炎、急性前葡萄膜炎或骶髂关节炎）。

应排除下列情况：①银屑病患者。②两次类风湿因子阳性，两次间隔时间为3个月。③全身型JIA。

本型以男孩多见，多于6岁以上起病。四肢关节炎常为首发症状，但以下肢大关节如髋、膝、踝关节受累为多见，表现为肿、痛和活动受限。

骶髂关节病变可于病初发生，但多数于起病数月至数年后才出现。典型症状为下腰部疼痛，初为间歇性，数月或数年后转为持续性，疼痛可放射至臀部，甚至大腿。直接按压骶髂关节时有压痛。随着病情发展，腰椎受累时可致腰部活动受限，严重者病变可波及胸椎和颈椎，使整个脊柱呈强直状态。在儿童常只有骶髂关节炎的影像学早期改变，而无症状和体征。

患儿还可有反复发作的急性虹膜睫状体炎和足跟疼痛，这是由于跟腱及足底筋膜与跟骨附着处炎症所致。本型HLA-B27阳性者占90%，多有家族史。

（6）银屑病性关节炎：1个或更多的关节炎合并银屑病，或关节炎合并以下任何2项：①指（趾）炎。②指甲凹陷或指甲脱离。③家族史中一级亲属有银屑病。

应排除下列情况：①6岁以上HLA-B27阳性的男性关节炎患儿。②家族史中一级亲属有HLA-B27相关的疾病（强直性脊柱炎、与附着点炎症相关的关节炎、急性前葡萄膜炎或骶髂关节炎）。③两次类风湿因子阳性，两次间隔时间为3个月。④全身型JIA。

本型儿童时期罕见。发病以女性占多数。女与男之比为2.5∶1。表现为一个或几个关节受累，常为不对称性。大约有半数以上患儿有远端指间关节受累及指甲凹陷。关节炎可发生于银屑病发病之前或数月、数年后。40%患者有银屑病家族史。发生骶髂关节炎或强直性脊柱炎者，HLA-B27阳性。

（7）未分类的关节炎：不符合上述任何一项或符合上述两项以上类别的关节炎。

知识点3：幼年特发性关节炎的辅助检查　　　　　副高：掌握　正高：掌握

（1）实验室检查：轻至中度贫血，白细胞计数增高，中性粒细胞占比增高，内含中毒颗粒，可呈类白血病反应，血小板计数正常或增高。血培养阴性。活动期血沉增快，C反应蛋白阳性，活动血清免疫球蛋白升高。IgG、IgA、IgM均增高，C3可增高。类风湿因子（RF）阳性率低，仅见年龄较大、起病较晚、多关节受累并有骨质破坏的患儿。部分多关节型和少关节型患儿抗核抗体（ANA）可呈阳性。

（2）关节滑膜液检查：外观黄色清亮或混浊，可自行凝固。白细胞计数可达（5～80）×10^9/L，分类中性粒细胞为主，蛋白含量增高，糖降低，补体下降或正常。细菌培养阴性。

（3）X线检查：早期无明显骨质变化，仅见软组织肿胀；以后关节附近骨质疏松、骨膜破坏、关节融合强直、骨质高度疏松脱钙，可有关节半脱位。

（4）CT扫描：可早期发现骶髂关节、颞颌关节及足部病变。

| 知识点4：幼年特发性关节炎的诊断 | 副高：掌握　正高：掌握 |

本病的诊断主要依据临床表现。凡全身症状或关节病变持续6周以上，能排除其他疾病者，可考虑本病。鉴别诊断中要注意感染性疾病、其他风湿性疾病和肿瘤性疾病。

| 知识点5：幼年特发性关节炎的鉴别诊断 | 副高：掌握　正高：掌握 |

（1）以高热、皮疹等全身症状为主者应与以下疾病相鉴别：

1）全身感染：败血症、结核、病毒感染等。

2）肿瘤性疾病：白血病、淋巴瘤、恶性组织细胞病、其他恶性肿瘤等。

（2）以外周关节受累为主者：应与风湿热、化脓性关节炎、关节结核、创伤性关节炎鉴别。

（3）与其他风湿性疾病合并关节炎相鉴别：如SLE、MCTD、血管炎综合征（过敏性紫癜、川崎病）等。

（4）其他：JIA还需与以下疾病相鉴别：脊髓肿瘤、腰椎感染、椎间盘病变、先天性髋关节病变以及溃疡性结肠炎、局限性小肠炎、银屑病和瑞特综合征合并脊柱炎等。

| 知识点6：幼年特发性关节炎的治疗原则 | 副高：掌握　正高：掌握 |

控制病变的活动度，减轻或消除关节疼痛和肿胀；预防感染和关节炎症的加重；预防关节功能不全和残疾；恢复关节功能及生活与劳动能力。

| 知识点7：幼年特发性关节炎的一般治疗 | 副高：掌握　正高：掌握 |

除急性发热外，不主张过多地卧床休息。宜鼓励患儿参加适当的运动，尽可能像正常儿童一样生活。定期进行裂隙灯检查以发现虹膜睫状体炎。心理治疗也重要，应克服患儿因慢性疾病或残疾造成的自卑心理，鼓励参加正常活动和上学；取得家长配合，增强他们战胜疾病的信心，使患儿的身心健康成长。

| 知识点8：幼年特发性关节炎的药物治疗 | 副高：掌握　正高：掌握 |

（1）非甾类抗炎药（NSAID）：如萘普生，推荐每天10~15mg/kg，分2次口服；或布洛芬，每天50mg/kg，分2~3次口服，1~2周内见效，病情缓解后逐渐减量，最后以最低临床有效剂量维持，可持续数月至数年。不良反应包括胃肠道反应，肝、肾功能损害，变态反应等。近年由于发现长期口服阿司匹林的不良反应较多，已较少使用。其他NSAID如双氯芬酸

钠、尼美舒利等使用逐渐增多，为避免严重胃肠道反应，一般多种NSAID药物不联合使用。

（2）缓解病情抗风湿药（DMARD）：因为应用这类药物后至出现临床疗效之间所需时间较长，故又称慢作用抗风湿药（SAARD）。近年来认为，在患者尚未发生骨侵袭或关节破坏前及早使用本组药物，可以控制病情加重。

1）甲氨蝶呤（MTX）：剂量为 $7.5 \sim 10mg/m^2$，每周1次顿服。最大剂量为每周 $15mg/m^2$，服药 $3 \sim 12$ 周即可起效。MTX不良反应较轻，有不同程度胃肠道反应、一过性转氨酶升高、胃炎和口腔溃疡、贫血和粒细胞减少。对多关节型安全有效。长期使用注意监测肿瘤发生的风险。

2）羟氯喹：剂量为 $5 \sim 6mg/(kg \cdot d)$，不超过 $0.25g/d$，分 $1 \sim 2$ 次服用。疗程3个月至1年。不良反应可有视网膜炎、白细胞减少、肌无力和肝功能损害。建议定期（6～12个月）眼科随访。

3）柳氮磺吡啶：剂量为 $50mg/(kg \cdot d)$，服药 $1 \sim 2$ 个月即可起效。不良反应包括恶心、呕吐、皮疹、哮喘、贫血、溶血、骨髓抑制、中毒性肝炎和不育症。

4）其他：包括青霉胺、金制剂，如硫代苹果酸金钠，因不良反应明显，现已少用。

（3）肾上腺皮质激素：虽可减轻JIA关节炎症状，但不能阻止关节破坏，长期使用不良反应大。因此，糖皮质激素不作为首选或单独使用的药物，应严格掌握指征。临床应用适应证如下。

1）全身型：非甾体类抗炎药物或其他治疗无效的全身型JIA可加服泼尼松 $0.5 \sim 1mg/(kg \cdot d)$（总量 $\leq 60mg/d$），一次顿服或分次服用。一旦体温得到控制逐渐减量至停药。如有多浆膜腔积液、风湿性肺病变，或并发巨噬细胞活化综合征（MAS）时，需静脉大剂量甲泼尼龙治疗。

2）多关节型：对NSAID和DMARD未能控制的严重患儿，加用小剂量泼尼松顿服，可减轻关节症状，改善生活质量。

3）少关节型：不主张用肾上腺皮质激素全身治疗，可酌情在单个病变关节腔内抽液后，注入醋酸氢化可的松混悬剂局部治疗。

4）虹膜睫状体炎：轻者可用扩瞳剂及肾上腺皮质激素类眼药水点眼。对严重影响视力患者，除局部滴注肾上腺皮质激素眼药水外，需加用小剂量泼尼松口服。

对银屑病性关节炎不主张用肾上腺皮质激素。

（4）其他免疫抑制剂：可选择使用环孢素A、环磷酰胺（CTX）、来氟米特和硫唑嘌呤、雷公藤总苷。需根据JIA不同亚型选择使用，注意其有效性与安全性评价。

（5）生物制剂：抗肿瘤坏死因子（TNF）-α单克隆抗体对多关节型JIA有效，白介素-6（IL-6）受体单克隆抗体对难治性全身型JIA抗炎效果明显。

（6）其他药物治疗：大剂量IVIG治疗难治性全身型JIA的疗效尚未能得到确认。目前国内有报道中药提纯制剂白芍总苷治疗JIA有一定疗效。

知识点9：幼年特发性关节炎的理疗	副高：掌握　正高：掌握

对保持关节活动、肌力强度是极为重要的。尽早开始保护关节活动及维持肌肉强度的锻

炼，有利于预防关节残疾，改善关节功能。

知识点10：幼年特发性关节炎的预后	副高：掌握 正高：掌握

JIA患儿总体预后较好，但不同亚型JIA的预后具有很强的异质性。并发症主要是关节功能丧失和虹膜睫状体炎所致的视物障碍。JIA病情极易反复，个别病例在历经数年缓解后到成人期偶尔也会出现复发。有研究认为抗环瓜氨酸肽抗体（ACCP）以及IgM型RF阳性效价越高预后越差。另外，本病可能发生致死性并发症，即巨噬细胞活化综合征（MAS），其临床表现主要以发热、肝脾淋巴结增大、全血细胞减少、肝功能急剧恶化、凝血功能异常以及中枢神经系统表现为特征，重者甚至发生急性肺损伤及多脏器功能衰竭。实验室检查有血清铁蛋白增高，转氨酶及血脂增高，血沉降低，清蛋白及纤维蛋白原降低等。骨髓穿刺活检可见吞噬血细胞现象。该病急性发病，进展迅速，死亡率极高，是风湿科的危急重症之一。主要认为是由于T淋巴细胞和巨噬细胞的活化和不可遏制地增生，导致细胞因子过度产生所致。大多数MAS发生于JIA全身型，多关节及少关节型JIA也有少量报道。

第四节　儿童系统性红斑狼疮

知识点1：儿童系统性红斑狼疮的概念	副高：掌握 正高：掌握

系统性红斑狼疮（SLE）是一种累及多系统的自身免疫性疾病，特征为广泛的血管炎和结缔组织炎症，存在抗核抗体（ANA），特别是抗ds-DNA和抗Sm抗体。

知识点2：儿童系统性红斑狼疮的流行病学	副高：掌握 正高：掌握

儿童系统性红斑狼疮可见于小儿的各个年龄，但5岁以前发病者很少，至青春期明显增多，但也可见于新生儿。发病的平均年龄是12～14岁。与成年人一样，都是女性多于男性，但儿童中男性患者的比例较成年人为高。男女之比在儿童中为1:4.3，在成年人中为1:8.5。年龄越小，男性与女性之比越高，至性成熟以后，女性发病率显著升高。

知识点3：儿童系统性红斑狼疮的病因与发病机制	副高：掌握 正高：掌握

SLE的发病既有遗传、性激素等内在因素，也与环境因素、药物等有关。

（1）内因

1）免疫遗传学：SLE同卵双胎共患率约为50%；5%～13%的SLE患者，可在一、二级亲属中找到另一SLE患者；SLE患者的子女中，SLE的发病率约5%；提示SLE存在遗传的易感性。国外报道12%的SLE患儿近亲患有同类疾病，同卵双胎发病高达69%。已有资料表明，SLE发病与人类白细胞抗原（HLA）Ⅱ类基因DR、DQ位点的多态性相关。Reveille报道，美国黑种人SLE患者与DRB1*1503，DQA1*0102和DQB1*0602相关，我国南方汉族SLE发病与DRB1*0301及DQB1*0608相关，我国儿童SLE发病与HLA-A9、All、B5、B17、HLA-DRBl*15和DRB1*03等位基因有关。此外，HLA-B8、DR3、C2、C4与本病的相关性均有报道。这些均提示本病存在遗传倾向。近年来基因研究表明，与狼疮相关的基因还包括PTPN22，1RF5，STST4，FCGRⅡA，BLK，PXK等。

近年对人类SLE和狼疮鼠动物模型的全基因组扫描和易感基因定位的工作提示，SLE的发病是多基因相互作用的结果。其免疫表型可能为3个不同层次的病理途径的综合效应：①对核抗原免疫耐受的丧失。②免疫调节紊乱。③免疫效应阶段的终末器官损伤，主要涉及免疫复合物的形成和在特定组织的沉积等。该假说较好地解释了SLE临床表现和免疫学表型的复杂多样性。近期SLE的致病生化通路研究提示Ⅰ型干扰素通路在SLE发病中可能扮演重要角色。Ⅰ型干扰素可被内源性（含有核抗原成分的凋亡小体，双链DNA的抗原抗体复合物等）、外源性（如病毒双链RNA等）物质所诱导，在SLE自身核抗原免疫耐受丧失和免疫调节紊乱方面可能发挥重要作用。

2）性激素：青春期、生育年龄女性的SLE发病率明显高于同年龄段的男性，也高于青春期以前的儿童和老年女性。SLE患者体内雌性激素水平增高，雄性激素降低，泌乳素水平增高亦可能对SLE的病情有影响，妊娠后期和产后哺乳期常出现病情加重可能与体内的雌激素和泌乳素水平有关。

（2）外因

1）紫外线：日光照射可以使SLE皮疹加重、引起疾病活动，被称为光敏感现象。紫外线可以使上皮细胞核的DNA解聚为胸腺嘧啶二聚体，后者具有很强的抗原性，可刺激机体的免疫系统产生大量自身抗体。使SLE患者出现光敏感主要是波长为290～320nm的紫外线B，这种紫外线可以透过云雾层和玻璃。因此，SLE患者，即使夏季的阴天，户外活动也需注意对紫外线的防护。

2）药物因素：含有芳香族胺基团或联胺基团的药物（如肼屈嗪、普鲁卡因胺等）可以诱发药物性狼疮。药物性狼疮的临床表现和部分血清学特征类似SLE，但很少累及内脏。SLE患者应慎用这类药物。

3）其他：其他许多间接的依据提示SLE可能与某些感染因素有关，尤其是病毒感染，并可能通过分子模拟或超抗原作用，破坏自身免疫耐受。临床上SLE患者亦常常因为感染，特别是上呼吸道感染而诱发疾病活动。另外，任何过敏均可能使SLE病情复发或加重。因此，SLE患者必须注意避免各种变应原，包括非计划免疫接种。社会与心理压力对SLE也常产生不良的影响。

可能的发病机制：具有红斑狼疮遗传素质的人群，在外界的环境因素的作用下，如紫外线、药物、感染等，引起体内一系列免疫紊乱，导致发病。患儿细胞免疫功能减退，T-B淋巴细胞之间，T淋巴细胞亚群之间平衡失调，T细胞绝对值减少及T抑制细胞减少，致使B细胞功能亢进，自发产生大量自身抗体。由于抗淋巴细胞抗体的产生，引起淋巴细胞减少，抗淋巴细胞抗体与神经元组织交叉反应，可引起中枢神经系统病变。大量自身抗体与抗原相结合形成抗原抗体复合物沉积在皮肤血管壁、表皮和真皮连接处、肾小球血管壁及其他受累组织，造成多脏器损害。此外，患者还有IL-1、IL-2减少、T细胞表面受体表达减低、IL-4、IL-6分泌增加。脑脊液中高水平的IL-6与中枢神经系统狼疮的活动性有关。

知识点 4：儿童系统性红斑狼疮的病理学　　　　　副高：掌握　正高：掌握

（1）光镜下的病理变化：①结缔组织的纤维蛋白样变性，是由免疫复合物和纤维蛋白构成的嗜酸性物质沉积于结缔组织所致。②结缔组织的基质发生黏液性水肿。③坏死性血管炎。疣状心内膜炎是心瓣膜的结缔组织反复发生纤维蛋白样变性，而形成的疣状赘生物，是SLE特征性的病理表现之一，但目前临床已相当少见（＜1%）。

（2）其他特征性病理表现：①苏木素小体：由抗核抗体与细胞核结合，使之变性形成嗜酸性团块。②"洋葱皮样"病变：小动脉周围出现向心性的纤维组织增生。

上述特征性的病理表现阳性率并不高。SLE免疫病理包括皮肤狼疮带试验，表现为非阳光暴露部位皮肤的表真皮交界处有免疫球蛋白（IgG、IgM、IgA等）和补体（C3c、C1q等）沉积，对SLE具有一定的特异性。狼疮性肾炎的肾免疫荧光亦多呈现多种免疫球蛋白和补体成分沉积，即"满堂亮"表现。

知识点 5：儿童系统性红斑狼疮的临床表现　　　　　副高：掌握　正高：掌握

（1）一般症状：发热，热型不规则，伴全身不适、乏力、纳差、体重下降、脱发等。

（2）皮疹：对称性颊部蝶形红斑，跨过鼻背，边缘清晰，略高出皮面，日晒加重；上胸及肘部等暴露部位可有红斑样斑丘疹；掌跖红斑，指（趾）端掌侧红斑，甲周红斑，指甲下远端红斑等均为血管炎所致。也可有皮肤出血和溃疡。特别要注意鼻腔和口腔黏膜有无溃疡。

（3）关节症状：关节、肌肉疼痛，关节肿胀和畸形。

（4）心脏：可累及心内膜、心肌和心包，可表现为心力衰竭。

（5）肾脏：从局灶性肾小球肾炎到弥漫增生性肾小球肾炎，重症可死于尿毒症。

（6）多发性浆膜炎，可累及胸膜、心包、腹膜，可单独或同时受累，一般不留后遗症。

（7）神经系统：头痛、性格改变、癫痫、偏瘫及失语等。

（8）其他：肝、脾、淋巴结肿大，可有咳嗽、胸痛、呼吸困难等症状。

知识点 6：儿童系统性红斑狼疮的辅助检查　　　　　副高：掌握　正高：掌握

（1）血常规检查：白细胞计数减少，常＜4×10⁹/L，淋巴细胞减少，常＜1.5×10⁹/L，不同程度贫血，Coombs试验阳性，血小板一般正常，亦可减少。

（2）抗核抗体：多为周边型和斑点型，有抗ds-DNA抗体、抗DNP抗体、抗Sm抗体、抗Ro（SSA）抗体、抗La（SSB）抗体等。

（3）免疫学检查：C3降低；IgG显著升高，IgA、IgM亦升高，α_2及γ-球蛋白升高，呈高球蛋白血症；循环免疫复合物测定阳性。

（4）尿常规：有蛋白尿、血尿及管型尿，肝肾功能测定可异常。

（5）狼疮带试验：活检取小块皮肤，用直接免疫荧光法观察，可发现表皮与真皮交界线上有颗粒状或线状荧光带，为IgG、IgA、IgM及补体沉积所致。

知识点7：儿童系统性红斑狼疮的诊断　　　　　　　副高：掌握　正高：掌握

SLE诊断标准：①脸颊部蝶形红斑。②盘状红斑。③日光敏感。④口腔或鼻黏膜溃疡。⑤非侵蚀性关节炎。⑥肾炎（血尿，蛋白尿＞0.5g/d，细胞管型）。⑦脑病（癫痫发作或精神症状）。⑧胸膜炎或心包炎。⑨血细胞减少（溶血性贫血、白细胞减少、血小板减少）。⑩免疫学异常：抗ds-DNA抗体阳性、抗Sm抗体阳性，狼疮细胞阳性，或持续梅毒血清试验假阳性。⑪抗核抗体阳性。符合4项及以上者可确诊SLE。

知识点8：儿童系统性红斑狼疮病情活动性和病情轻重程度的评估
　　　　　　　　　　　　　　　　　　　　　　　副高：掌握　正高：掌握

（1）SLE活动性表现：各种SLE的临床症状，尤其是新近出现的症状，均可提示疾病的活动。与SLE相关的多数实验室指标，也与疾病的活动有关。

提示SLE活动的主要指征

疲乏、体重下降	血象三系减少（需除外药物所致）
发热（需排除感染）	红细胞沉降率（血沉）↑
皮肤黏膜表现（新发红斑、脱发、黏膜溃疡）	管型尿、血尿、蛋白尿、非感染性白细胞尿
关节肿、痛	肾功能异常
胸痛（浆膜炎）	低补体血症
泡沫尿、尿少、水肿	DNA抗体效价↑
血管炎	
头痛、癫痫发作（需排除中枢神经系统感染）	

（2）SLE病情轻重程度的评估

1）轻型SLE：指SLE诊断明确或高度怀疑；病情临床稳定，呈非致命性；SLE可累及的靶器官（包括肾、血液系统、肺、心脏、消化系统、中枢神经系统、皮肤、关节）功能正常或稳定；无明显SLE治疗药物的不良反应。

早期或不典型SLE的表现举例

原因不明的反复发热，抗炎退热治疗往往无效
多发和反复发作的关节痛/关节炎，往往持续多年而不产生畸形
持续性或反复发作的胸膜炎/心包炎
抗生素或抗结核治疗不能治愈的肺炎
不能用其他原因解释的皮疹/网状青紫/雷诺现象
肾疾病或持续不明原因的蛋白尿
血小板减少性紫癜或溶血性贫血
不明原因的肝炎
反复自然流产或深静脉血栓形成或脑卒中发作

2）重型SLE：是指有重要脏器累及并影响其功能的情况；狼疮危象则是指急性的危及生命的重型SLE。后者常包括急进性狼疮性肾炎、严重的中枢神经系统损害、严重的溶血性贫血、血小板减少性紫癜、严重心脏损害、严重狼疮性肺炎、严重狼疮性肝炎、严重的血管炎等。

重型SLE表现举例

1.	心脏	冠状动脉血管受累，LIBMN-SACKS心内膜炎，心肌炎，心脏压塞，恶性高血压
2.	肺	肺动脉高压，肺出血，肺炎，肺梗死，肺萎缩，肺间质纤维化
3.	消化系统	肠系膜血管炎，胰腺炎
4.	血液系统	溶血性贫血，粒细胞减少（WBC$<1\times10^9$/L），血小板减少（$<50\times10^9$/L），血栓性血小板减少性紫癜，动静脉血栓形成
5.	肾	肾小球肾炎持续不缓解，急进性肾小球肾炎，肾病综合征
6.	神经系统	抽搐，急性意识障碍，昏迷，脑卒中，横贯性脊髓炎，单神经炎/多神经炎，精神性发作，脱髓鞘综合征
7.	其他	包括皮肤血管炎，弥漫性严重的皮损、溃疡、大疱，肌炎，非感染性高热有衰竭表现等

知识点9：儿童系统性红斑狼疮的鉴别诊断 副高：掌握 正高：掌握

（1）感染性疾病：病毒感染如细小病毒B19感染，可出现面颊部皮疹及关节炎表现，EB病毒感染可出现发热、皮疹、关节痛、肝酶增高和血液系统受累，需通过检查相应病毒抗体或DNA等排除；败血症亦可出现类似于SLE的全身症状，需通过血培养等明确诊断。有肾受累的患儿尚需除外急性链球菌感染后肾炎。

（2）恶性病：如白血病、淋巴瘤等。如果患儿出现全血细胞减少，明显淋巴结大，需注意除外恶性病，血涂片和骨髓涂片等有助于进一步诊断。

（3）血液系统疾病：如血小板减少性紫癜、溶血性贫血等。

（4）其他风湿免疫性疾病：如幼年特发性关节炎、皮肌炎、硬皮病、混合性结缔组织病、血管炎等。如果患儿出现急性肾炎表现，需注意除外ANCA相关性血管炎，可进一步查ANCA抗体或肾穿等助诊。

（5）药物所致的狼疮样综合征：常见的药物为抗惊厥药物，如苯妥英钠、卡马西平、异烟肼、四环素等，需注意询问相关用药史，停药后症状多可消失为鉴别点。

知识点10：儿童系统性红斑狼疮的治疗 副高：掌握 正高：掌握

（1）一般治疗：卧床休息，加强营养，低盐饮食，避免日光暴晒及预防接种，慎用各种药物，以免诱发疾病活动，预防感染。

（2）肾上腺皮质激素：泼尼松每日2mg/kg，总量≤60mg，分次服用；病情控制，实验室检查基本正常后改为每日或隔日顿服，剂量逐渐减至0.5～1mg/kg，小剂量维持疗法须持续数年。重症患儿可先用甲泼尼龙冲击治疗3~5天［15~30mg/（kg·d）］后改泼尼松口服。

（3）免疫抑制剂：常用环磷酰胺每次0.75g/m²，静脉滴注，每月一次，半年后每3月一次，持续应用1年以上。观察血象和肝功能；其他有吗替麦考酚酯、硫唑嘌呤、环孢霉素A、来氟米特、他克莫司等。

（4）对症治疗：关节症状应用非甾类抗炎药，但合并肾损害者不宜使用；皮肤症状合并用羟氯喹。

（5）其他：重症可用IVIG、血浆置换术等。

知识点11：儿童系统性红斑狼疮的预后	副高：掌握　正高：掌握

儿童系统性红斑狼疮目前预后明显改善，狼疮肾炎中伴弥漫增生性肾炎和狼疮脑病预后较差，10年存活率为70%左右。

第五节　幼年皮肌炎

知识点1：幼年皮肌炎的概念	副高：掌握　正高：掌握

幼年型皮肌炎（JDM）是一种多系统疾病，特点是横纹肌和皮肤的急性或慢性的非化脓性炎症，早期存在不同程度的闭塞性血管病，晚期发生钙化。

知识点2：幼年皮肌炎的流行病学	副高：掌握　正高：掌握

幼年皮肌炎是幼年肌病中最常见的亚型，占幼年炎性肌病的85%。该病在各年龄段儿童均可发病，发病年龄高峰为10~14岁，2岁以前发病者很少，发病率为2~3/百万，并有一定的种族差异性。女孩发病较男孩多，男女发病比为1∶2。

知识点3：幼年皮肌炎的病因及发病机制	副高：掌握　正高：掌握

幼年皮肌炎的病因和发病机制不明，其发病与感染、免疫功能紊乱及遗传易感性有关。JDM的发病有一定的遗传易感性。多种感染，尤其是病毒感染，特别是柯萨奇病毒与皮肌炎发病有关。感染引起淋巴细胞释放细胞因子等机制损伤肌纤维，同时肌肉蛋白变性具有了抗原性，产生自身抗体反应也可能起一定作用。一般认为本病为细胞介导的免疫失调引起的骨骼肌疾病。体液和细胞免疫均参与疾病的发生和发展。

知识点4：幼年皮肌炎的病理	副高：掌握　正高：掌握

广泛血管炎是幼年皮肌炎的主要病理变化。可见小动脉、小静脉和毛细血管血管变性、栓塞、多发性梗死。在电镜下血管变性以内皮细胞变化为主，内皮细胞肿胀、变性坏死，引

起血小板堆积、血栓形成进而造成管腔狭窄和梗阻。这种血管病变可见于皮肤、肌肉、皮下组织、胃肠道、中枢神经系统和内脏的包膜。皮肤表现为表皮萎缩、基底细胞液化变性、真皮水肿、慢性炎性细胞浸润、胶原纤维断裂与破碎。甲皱部位可以见到表皮下毛细血管因内皮肿胀而致扩张、增大、数量减少，呈扭曲状，严重者肉眼即可看到。肌组织由于肌束周围肌纤维小血管病变，使肌纤维粗细不等、变性、坏死。病程较长者，肌纤维萎缩或为纤维性结缔组织替代、钙质沉着。胃肠道血管损害可形成溃疡、出血或穿孔。

知识点5：幼年皮肌炎的临床表现　　　　　　　　副高：掌握　正高：掌握

一般为隐匿性起病，1/3急性起病，发热不规则（T38～40℃），常诉乏力、不适、关节痛、厌食和体重减轻，易激惹，大运动量活动能力减低。

（1）肌肉症状：患儿诉轻度肌痛或肌肉僵硬，肌无力起病时多见于下肢肢带肌，导致不能行走，不能上楼梯，颈前屈肌和背肌无力导致不能抬头和维持坐位。呈对称分布，近端肌明显，如髋、肩、颈屈肌和腹肌；受累肌肉偶呈水肿样，稍硬，轻压痛；肌力减退，患儿不能从卧位坐起，不能从坐位站起，不能下蹲或下蹲后不能起立，上下楼梯困难；重症累及肢体远端肌肉，患儿可完全不能动弹。10%患儿咽喉肌受累，导致吞咽困难，5%患儿面肌和眼外肌受累导致面部表情少、上睑下垂。深腱反射一般存在。晚期有肌肉萎缩和关节挛缩。

（2）皮肤症状：3/4患儿有典型皮肤改变，可为首发症状，亦可肌肉症状出现数周后才有皮肤病变。

（3）消化道症状：食管运动不正常，口咽部溃疡；由于黏膜下血管炎形成的溃疡或急性肠系膜动脉梗死，可发生消化道出血和胃肠道穿孔，有腹痛、黑便，偶有呕血，膈下有游离气体；腹胀时应疑及麻痹性肠梗阻。

（4）肺部病变：可有间质性肺炎、肺纤维化，偶有肺出血、胸膜炎。

（5）其他：可有黄疸，肝大和肝功能异常，淋巴结肿大，脾大；常可累及心脏有心肌炎、心律失常、心功能不全等；眼部症状可见视网膜绒毛状渗出、色素沉着、视盘萎缩、水肿和出血。

知识点6：幼年皮肌炎的实验室检查　　　　　　　副高：掌握　正高：掌握

（1）血常规检查：急性期白细胞增多，晚期有贫血。

（2）血沉增快，α_2 和 γ-球蛋白增高，CRP阳性，但变化较轻微。

（3）血清酶学检查：肌酸磷酸激酶（CPK）、肌酸激酶（CK）、乳酸脱氢酶（LDH）、谷草转氨酶（ALT）、醛缩酶（ALD）等明显升高，CK同工酶CK-MM增高。

（4）抗核抗体：50%阳性，但无ds-DNA和抗Sm抗体，可有特异性抗Jo-1抗体。

知识点7：幼年皮肌炎的诊断标准　　　　　　　　副高：掌握　正高：掌握

（1）特征性皮疹：面部上达眼睑的紫红色斑和以眶周为中心的弥漫性紫红色斑，手背、掌指、指关节伸面鳞状红斑（Gottron征）。

（2）肌肉症状：骨骼肌受累表现为肌肉疼痛和无力，肢带肌和颈前屈肌对称性软弱无力伴疼痛和压痛，并可侵犯咽喉肌、呼吸肌、眼肌产生相应症状。

（3）血清酶检查：血清肌酶谱升高，肌酸磷酸激酶升高明显，其次为醛缩酶、谷草转氨酶、谷丙转氨酶和乳酸脱氢酶。

（4）肌电图：肌源性损害，典型的三联征见于40%的患者，①时限短、小型的多相运动电位。②纤颤电位，正弦波。③插入性激惹和异常的高频放电。

（5）肌活检：肌间血管炎和慢性炎症，表现为间质或血管周围单核细胞浸润，伴肌细胞变性、坏死和再生，肌束周围萎缩。

确诊皮肌炎第1项为必备条件，同时具有其余4项中3项及以上。若缺乏第1项，具有其余4项中3项及以上，可诊断为多发性肌炎。

知识点8：幼年皮肌炎的鉴别诊断　　　　　　　副高：掌握　正高：掌握

（1）感染后肌炎：某些病毒感染，特别是流感病毒A、B和科萨奇病毒B感染后可出现一过性的急性肌炎。可有一过性血清肌酶增高，3～5日或以后可完全恢复。此外，旋毛虫、弓形虫、葡萄球菌感染均可引起类似皮肌炎症状。

（2）重症肌无力：应与无皮疹的多发性肌炎相鉴别。本病的特征为全身广泛性肌无力，受累肌肉在持久或重复活动后肌无力加重，多伴有眼睑下垂，往往晨轻暮重，血清肌酶和活检均正常。抗乙酰胆碱受体（AChR）抗体阳性，新斯的明试验以资鉴别。

（3）进行性肌营养不良：患儿常起病隐匿，有进行性加重或逐渐缓解的肌无力症状，有阳性家族史，为男性发病，有典型的"鸭步"步态及腓肠肌假性肥大，无皮疹表现。基因检查有X染色体短臂缺失，表达肌萎缩蛋白（dystrophin，Dp）的基因缺失。在一级亲属，尤其是那些X染色体连锁遗传病患儿的母亲中，血清肌酸激酶含量常增加。

（4）骨骼肌溶解症：往往发生在急性感染、外伤或肌肉用力过度以后，该病突然发生，主要表现为极度无力、肌红蛋白尿，偶尔会出现少尿和肾衰竭。

知识点9：幼年皮肌炎的治疗　　　　　　　　　副高：掌握　正高：掌握

（1）一般治疗：注意避免阳光照射，出门宜戴帽子和手套，皮肤护理，避免外伤引起溃疡和溃破处继发感染；注意心脏功能和呼吸情况；低盐饮食；肢体注意功能位，及时进行按摩和理疗。

（2）肾上腺皮质激素：宜早期足量应用，泼尼松2mg/（kg·d），最大量≤60mg/d，分次服用，共服用1个月，后改为1mg/（kg·d），随后逐渐减量，连用2年以上；急性期可用甲泼尼龙大剂量冲击疗法，20～30mg/（kg·d）（≤1000mg/d）静脉滴注1～3天。注意JDM时消化道吸收障碍、口服泼尼松不能吸收，宜改用静脉注射相应剂量甲泼尼龙。

（3）羟氯喹：剂量6mg/（kg·d），可控制皮肤病变发展。

（4）免疫抑制剂：可选用：①甲氨蝶呤（MTX），每次10～15mg/m²，每周一次，口服或静脉注射/肌内注射。②环磷酰胺（CTX）0.5～0.75g/（m²·次），每月一次静脉滴注。③硫唑嘌呤1～3mg/（kg·d），口服。④环孢霉素A 2.5～7.5mg/（kg·d），po。重症可选用两种免疫抑制剂。

（5）IVIG：400～500mg/（kg·d），连用4～5日，对激素耐药或激素依赖患儿可应用。

（6）血浆置换或血液灌流：适用于重症幼年型皮肌炎。

知识点10：幼年皮肌炎的预后	副高：掌握　正高：掌握

除与疾病程度有关外，与延误诊断和治疗、激素用量不足或疗程过短、激素耐药相关。

第六节　过敏性紫癜

过敏性
紫癜

知识点1：过敏性紫癜的概念	副高：掌握　正高：掌握

过敏性紫癜又称亨-舒综合征（HSP），是一种以小血管炎为主要病变的系统性血管炎。皮肤、肾脏活检标本可发现有IgA沉积。临床表现为血小板不减少性紫癜，常伴关节肿痛、腹痛、便血、血尿和蛋白尿。多发生于2～8岁的儿童，男孩多于女孩；一年四季均有发病，以春秋两季居多。

知识点2：过敏性紫癜的流行病学	副高：掌握　正高：掌握

过敏性紫癜多发生于学龄期儿童，秋冬季节多发，是一种特征性自限性疾病，HSP表现为全球发病，＜14岁儿童的发病率为135/100万，男女之比为1.4：1。

知识点3：过敏性紫癜的病因	副高：掌握　正高：掌握

过敏性紫癜属自身免疫性疾病，其病因尚未明确，可能与食物过敏（蛋类、乳类、豆类等）、药物（阿司匹林、抗生素等）、微生物（细菌、病毒、寄生虫等）、疫苗接种、麻醉、恶性病变等有关，但均无确切证据。

近年关于链球菌感染导致过敏性紫癜的报道较多。约50%过敏性紫癜患儿有链球菌性呼吸道感染史，但随后研究发现有链球菌性呼吸道感染史者在过敏性紫癜患儿和健康儿童间并无差别。另有报道30%过敏性紫癜肾炎患儿肾小球系膜区有A组溶血性链球菌抗原（肾炎相关性血浆素受体，NAPlr）沉积；而非过敏性紫癜肾炎的NAPlr沉积率仅为3%。表明A组溶血性链球菌感染是诱发过敏性紫癜的重要原因。

知识点4：过敏性紫癜的发病机制	副高：掌握　正高：掌握

B淋巴细胞多克隆活化为其特征，患儿T淋巴细胞和单核细胞CD40配体（CD40L）过

度表达，促进B淋巴细胞分泌大量IgA和IgE。患儿血清IgA浓度升高，急性期外周血分泌IgA的B淋巴细胞数、IgA类免疫复合物等增高，血清中肿瘤坏死因子-α、IL-6等前炎症因子表达亦升高。IgA、补体C3和纤维蛋白沉积于肾小球系膜、皮肤和肠道毛细血管，提示本病为IgA相关免疫复合物增生性疾病，最新的血管炎分类标准中已将本病更名为IgA相关血管炎。

本病有一定遗传倾向，家族中同胞可同时或先后发病，部分患儿HIA-DRB1*07及HLA-DW35等基因表达增高，也可表达补体C2成分缺乏。

综上所述，过敏性紫癜的发病机制可能为：各种因素，包括感染源和变应原作用于具有遗传背景的个体，激发B细胞克隆扩增，导致IgA介导的系统性血管炎。

知识点5：过敏性紫癜的病理改变　　　　　　　　　　副高：掌握　正高：掌握

过敏性紫癜的主要病理变化为全身性小血管炎，除毛细血管外，也可累及微动脉和微静脉。皮肤病理主要变化为真皮层的微血管和毛细血管周围可见中性粒细胞和嗜酸性粒细胞浸润、浆液及红细胞外渗以致间质水肿。血管壁可有纤维素样坏死，微血管可因血栓形成而堵塞管腔，肠道黏膜下出血、水肿为主要病理表现。肾改变多为局灶性肾小球病变，毛细血管内皮增生、局部纤维化、血栓形成、灶性坏死，病变严重时整个肾小球均受累，呈弥漫性肾小球肾炎改变。此外，关节、肺、胸膜、心、肝及颅内血管受累时，分别出现肺血管周围炎、心肌炎、肝损害和颅内出血等改变。

知识点6：过敏性紫癜的临床表现　　　　　　　　　　副高：掌握　正高：掌握

多为急性起病，首发症状以皮肤紫癜为主，部分病例首先出现腹痛、关节炎或肾病症状。起病前1~3周常有上呼吸道感染史。可伴有低热、食欲减退、乏力等全身症状。

（1）皮肤紫癜：病程中反复出现皮肤紫癜为本病特征，多见于四肢及臀部，对称分布，伸侧较多，分批出现，面部及躯干较少；初起呈紫红色斑丘疹，高出皮面，继而呈棕褐色而消退，可伴有荨麻疹和血管神经性水肿，重症患儿紫癜可融合成大疱伴出血性坏死。皮肤紫癜一般在4~6周后消退，部分患儿间隔数周、数月后又复发。

（2）消化道症状：半数以上患儿出现反复的阵发性腹痛，位于脐周或下腹部，疼痛剧烈，可伴呕吐，但呕血少见；部分患儿有黑便或血便，腹泻或便秘，偶见并发肠套叠、肠梗阻或肠穿孔。

（3）关节症状：出现膝、踝、肘、腕等大关节肿痛，活动受限，呈单发或多发，关节腔有积液，可在数日内消失，不留后遗症。

（4）肾病症状：肾症状轻重不一，多数患儿出现血尿、蛋白尿和管型，伴血压增高和水肿，称为紫癜性肾炎，少数呈肾病综合征表现；肾病症状绝大多数在起病一个月内出现。亦可在病程更晚期发生，少数以肾炎为首发症状；虽然有些患儿的血尿、蛋白尿持续数月甚至数年，但大多数都能完全恢复，少数发展为慢性肾炎，死于慢性肾衰竭。

（5）其他：偶可发生颅内出血，导致惊厥、瘫痪、昏迷、失语，还可有鼻出血、牙龈出血、咯血、睾丸出血等出血表现，偶尔累及循环系统发生心肌炎、心包炎，或累及呼吸系统，发生喉头水肿、哮喘、肺出血等症状。

知识点7：过敏性紫癜的辅助检查　　　　　　　　　副高：掌握　正高：掌握

（1）周围血常规检查：白细胞计数正常或增加，中性粒细胞和嗜酸性粒细胞可增高；除非严重出血，一般无贫血。血小板计数正常甚至升高，出血和凝血时间正常，血块退缩试验正常，部分患儿毛细血管脆性试验呈阳性。

（2）尿常规：可有红细胞、蛋白、管型，重症有肉眼血尿。

（3）大便隐血试验：阳性。

（4）腹部超声检查：有利于早期诊断肠套叠，头颅MRI对有中枢神经系统症状的患儿可予确诊，肾脏症状较重或迁延者可行肾穿刺以了解病情，给予相应治疗。

（5）其他：血沉轻度增快；血清IgA升高，IgG和IgM正常，亦可轻度升高；C3、C4正常或升高；抗核抗体及类风湿因子阴性；重症血浆黏度增高。

知识点8：过敏性紫癜的诊断标准　　　　　　　　　副高：掌握　正高：掌握

过敏性紫癜的诊断标准：①皮肤紫癜。②弥散性腹痛。③组织学检查示以IgA为主免疫复合物沉积。④急性关节炎或关节痛。⑤肾受累。其中第①条为必要条件，加上②～⑤中的至少1条既可诊断为HSP。

知识点9：过敏性紫癜的鉴别诊断　　　　　　　　　副高：掌握　正高：掌握

（1）特发性血小板减少性紫癜：根据皮疹的形态、分布及血小板数量鉴别一般不难。过敏性紫癜时常伴有血管神经性水肿，而血小板减少性紫癜时则不伴有。

（2）外科急腹症：在皮疹出现以前如出现急性腹痛者，应与急腹症鉴别。过敏性紫癜的腹痛虽较剧烈，但位置不固定，压痛轻，无腹肌紧张和反跳痛。出现血便时，需与肠套叠、梅克尔憩室作鉴别。过敏性紫癜以腹痛为早期主要症状者，多数为年长儿。因此，儿童时期出现急性腹痛者应考虑过敏性紫癜的可能，需对皮肤、关节和尿液等做全面检查。

（3）流行性脑脊髓膜炎：本病也可有皮肤紫癜，可分布于全身皮肤，受压处明显，且有严重的感染中毒症状如高热、精神差，并有头痛、抽搐或昏迷等中枢神经系统症状，查体脑膜刺激征阳性，脑脊液检查可见蛋白增高、白细胞增多，分类以中性粒细胞为主。

（4）肾疾病：肾病症状突出时，应与链球菌感染后肾小球肾炎、IgA肾病等鉴别。

知识点10：过敏性紫癜的治疗　　　　　　　　　　副高：掌握　正高：掌握

（1）一般治疗：卧床休息，积极寻找和去除致病因素，如控制感染，补充维生素。有荨麻疹或血管神经性水肿时，应用抗组胺药物和钙剂。腹痛时应用解痉剂，消化道出血时应禁食，可静脉滴注西咪替丁，每日20～40mg/kg，必要时输血。

（2）糖皮质激素和免疫抑制剂：急性期对腹痛和关节痛可予缓解，但预防肾脏损害的发生疗效不确切，亦不能影响预后。泼尼松，每日1～2mg/kg，分次口服，或用地塞米松，或甲泼尼龙，每日5～10mg/kg，静脉滴注，症状缓解后即可停用。严重过敏性紫癜肾炎可加用免疫抑制剂，如雷公藤多苷、环磷酰胺、硫唑嘌呤等。

（3）抗凝治疗：①阻止血小板聚集和血栓形成的药物：阿司匹林，每日3～5mg/kg，或每日25～50mg，每日1次；双嘧达莫，每日3～5mg/kg，分次服用。②肝素：每次0.5～1mg/kg，首日3次，次日2次，以后每日1次，持续7日，同时检测凝血功能。③尿激酶：每日1000～3000U/kg，静脉滴注。

（4）其他：钙拮抗剂，如硝苯地平，每日0.5～1.0mg/kg，分次服用；非甾类抗炎药，如萘普生，每日10～15mg/kg，分次服用，均有利于关节炎的恢复。中成药如黄芪颗粒、复方丹参片、银杏叶片等，口服3～6个月，可补肾益气和活血化瘀。

知识点11：过敏性紫癜的预后	副高：掌握 正高：掌握

过敏性紫癜的预后一般良好，除少数重症患儿可死于肠出血、肠套叠、肠坏死或急性肾衰竭外，大多痊愈。病程一般1～2周至1～3个月，少数可长达数月或一年以上；肾病变常迁延，可持续数月或数年，大多自行缓解；部分病例有复发倾向。

第七节　多发性大动脉炎

知识点1：多发性大动脉炎的概念	副高：掌握 正高：掌握

多发性大动脉炎又称高动脉炎或高安病，是主动脉及其主要分支的非特异性、节段性炎性疾病，导致大动脉狭窄或动脉瘤形成；以胸主动脉、腹主动脉、主动脉弓及其分支受累为主。

知识点2：多发性大动脉炎的流行病学	副高：掌握 正高：掌握

大动脉炎多发于亚洲和拉丁美洲，尤其是东亚，但是全世界不同人种均有病例分布。男女均可罹患，但女性明显多发，男女患病比例为1：（3～10），在日本，90%为女性患者。儿童男女之比为1：2.5。本病高发年龄为20～30岁，30岁以前发病约占90%，40岁以后很少发病。

知识点3：多发性大动脉炎的病因及发病机制	副高：掌握 正高：掌握

病因未明，遗传因素起一定作用，例如单卵双胎姐妹有同患多发性大动脉炎者；部分多发性大动脉炎与肺结核同时存在，但抗结核药物对大动脉炎无效，说明本病并非由结核菌直

接感染所致。目前认为本病与感染后自身免疫可能有关。

（1）遗传因素：一些主要组织相容性复合物（MHC）基因与大动脉炎的遗传易感性相关，提示遗传因素可能参与了大动脉炎的发生发展。但在不同种族的人群中，大动脉炎患者和不同的HLA基因相关联。

（2）感染因素：最初，大动脉炎的发病一直被认为与感染因素有关，认为与结核病变浸润、链球菌及病毒感染有关，尤其与结核感染密切相关，有些报道大动脉炎患者合并结核感染可高达90%。

（3）自身免疫因素：目前已明确大动脉炎是一种自身免疫病，细胞免疫起主导作用，体液免疫是否参与发病目前尚不清楚。根据已有的研究推测大动脉炎的发病过程可能为：未知抗原（可能是感染）刺激诱导主动脉组织表达热休克蛋白（HSP）-65和主要组织相容行复合物Ⅰ类链相关A（Ml-CA）。浸润血管壁的炎性细胞（γδT细胞和NK细胞）则通过表达NKG2D受体，识别血管平滑肌细胞上的MICA，释放穿孔素，导致急性炎症反应。促炎症的细胞因子（肿瘤坏死因子-α、IL-4、IL-6、IL-12等）也从这些浸润细胞释放，诱导基质金属蛋白酶（MMP）的释放，促进弹性纤维分解和血管破坏，同时也诱导更多的MHC抗原和共刺激分子在血管细胞表达，扩大炎症反应。浸润的αβT细胞在共刺激分子和由树突状细胞呈递的、经MHC特异性修饰的自身抗原的作用下活化，分泌炎性细胞因子，使炎症慢性化。DC在某种程度上可以和B细胞协同作用诱导体液免疫反应，产生抗内皮细胞抗体，触发补体依赖的细胞毒性反应损伤内皮细胞，然而这一机制目前仍有争议。

知识点4：多发性大动脉炎的病理　　　　　　　　副高：掌握　　正高：掌握

大动脉炎的病理改变是缓慢进展性全层动脉炎。早期血管壁为淋巴细胞、浆细胞浸润，偶见多形核中性粒细胞和多核巨细胞，晚期发生血管纤维化。炎症侵犯内膜使内膜发生水肿，脂质和血细胞浸润，血管内膜增厚，导致管腔狭窄或闭塞。炎症破坏动脉壁中层，弹性纤维及平滑肌纤维坏死，而致动脉扩张、假性动脉瘤或夹层动脉瘤。

知识点5：多发性大动脉炎的临床表现　　　　　　副高：掌握　　正高：掌握

在局部症状或体征出现前数周，患儿可有发热、盗汗、消瘦、食欲减退等全身症状，当局部症状或体征出现后，全身症状可逐渐减轻或消失。根据病变部位分为4型：

（1）Ⅰ型主动脉弓型：主要累及主动脉弓及其分支，也称头臂动脉型，脑缺血引起头昏、头痛、眩晕，严重时反复晕厥、抽搐、失语、偏瘫或昏迷。上肢缺血引起肢体无力、麻木、发凉、酸痛，甚至肌肉萎缩。受累动脉搏动减弱或消失，可闻及收缩期杂音，偶可闻及侧支循环所致的连续性血管杂音。

（2）Ⅱ型胸主动脉和腹主动脉型：也称主-肾动脉型，该型儿童常见，有高血压时诉头痛、气促、心悸、下肢无力、发凉、酸痛，可有间歇性跛行，严重时合并心力衰竭，可误诊为心肌病变。体格检查可发现血压增高，股动脉、足背动脉搏动减弱或消失。

（3）Ⅲ型弥漫性主动脉损害（广泛型）：病变广泛，部位多发，病情较重。

（4）Ⅳ型弥漫性主动脉和肺动脉病（肺动脉型）：合并肺动脉高压而出现心悸、气短，肺动脉瓣听诊区有收缩期杂音，P_2亢进。

知识点6：多发性大动脉炎的辅助检查　　　　　　　　　　　副高：掌握　　正高：掌握

（1）实验室检查：周围血白细胞增多、轻度贫血；血沉明显增快，CRP（＋），$α_2$-球蛋白和γ-球蛋白增加；RF和ANA可呈阳性，PPD试验阳性。Ⅷ因子相关抗原是大血管炎的特异性血清标志和内皮细胞激活的指标。

（2）特殊检查：胸部平片可显示主动脉钙化或主动脉增宽。超声检查可显示周围动脉或主动脉等狭窄部位及程度，动脉造影和MRI可清楚显示狭窄或扩张的部位及程度，以及血流减少的程度。

知识点7：多发性大动脉炎的临床诊断　　　　　　　　　　　副高：掌握　　正高：掌握

临床诊断：①单侧或双侧肢体出现缺血症状，表现为动脉搏动减弱或消失，血压降低或测不出。②脑动脉缺血症状，表现为单侧或双侧颈动脉搏动减弱或消失，以及颈部血管杂音。③近期出现的高血压或顽固性高血压，伴有上腹部Ⅱ级以上高调血管杂音。④不明原因低热，闻及背部脊柱两侧或胸骨旁、脐旁等部位或肾区的血管杂音，脉搏有异常改变者。⑤无脉及有眼底病变者。具有上述表现中1项以上者应怀疑本病。

对于大部分患者来说，早期的一些症状如低热、身体不适、体重下降、易疲劳等，由于缺乏特异性表现，诊断较为困难。由于大动脉炎的血管损害在缺乏全身炎症表现的情况下仍会进展，应注意并且相对静止的大动脉炎的早期诊断。

知识点8：多发性大动脉炎的诊断标准　　　　　　　　　　　副高：掌握　　正高：掌握

诊断标准：①发病年龄＜40岁，出现症状或体征时年龄＜40岁。②肢体间歇性运动障碍。活动时1个或更多肢体出现乏力、不适或症状加重，尤以上肢明显。③肱动脉搏动减弱。一侧或双侧肱动脉搏动减弱。④血压差＞10mmHg。双侧上肢收缩压差＞10mmHg。⑤锁骨下动脉或主动脉杂音：一侧或双侧锁骨下动脉或腹主动脉闻及杂音。⑥动脉造影异常。主动脉一级分支或上下肢近端的大动脉狭窄或闭塞，病变常为局灶或节段性，且不是由动脉硬化、纤维肌发育不良或类似原因引起。

符合上述6项中的3项者可诊断本病。此标准诊断的敏感性和特异性分别为90.5%和97.8%。

知识点9：多发性大动脉炎的疾病活动性指标　　　　　　　　副高：掌握　　正高：掌握

采用Kerr等提出的病情活动性指标，具有下列两项以上新近出现或加重的临床表现提示病情活动。

（1）全身症状，如发热、关节痛、骨骼肌肉症状。

（2）血沉增快（>20mm/h）。

（3）血管缺血或炎症的特点，如间歇跛行、脉搏减弱或无脉、血管杂音、血管疼痛、上下肢血压不对称等。

（4）典型血管造影的表现。

但是上述标准尚未被广泛采纳。

知识点10：多发性大动脉炎的鉴别诊断　　　　　副高：掌握　正高：掌握

（1）先天性主动脉缩窄：男童多见，上肢高血压，下肢低血压或测不到。血管杂音位置较高，限于心前区及背部，全身无炎症活动表现，胸主动脉造影见特定部位（婴儿在主动脉峡部，成年人型位于动脉导管相接处）狭窄。

（2）肾动脉纤维肌结构不良：以肾血管性高血压为主要表现，肾动脉造影显示其远端2/3及分支狭窄，无大动脉炎的表现。

（3）结节性多动脉炎：主要累及内脏中小动脉，与大动脉炎表现不同。

（4）胸廓出口综合征：可有桡动脉搏动减弱，随头颈及上肢活动其搏动有变化，并常伴有上肢静脉血流滞留现象及臂丛神经受压引起的神经病，颈部X线示颈肋骨畸形。

知识点11：多发性大动脉炎的治疗　　　　　副高：掌握　正高：掌握

（1）肾上腺皮质激素：可有效抑制全身症状，缓解动脉狭窄，如已出现纤维化和栓塞则疗效较差，疗程一般6个月；必要时加用其他免疫抑制剂。

（2）对症治疗：积极控制高血压，应用抗血小板聚集药物（阿司匹林、双嘧达莫）。

（3）控制感染：如有结核或其他感染存在，应同时予以治疗。

（4）介入和手术治疗：晚期并发症可根据情况进行经皮穿刺动脉成形术或手术治疗，例如阻塞和狭窄部位血管重建术、旁路移植术、动脉瘤切除术、主动脉瓣置换术等。

知识点12：多发性大动脉炎的预后　　　　　副高：掌握　正高：掌握

多发性大动脉炎的预后取决于病变范围和是否及时诊断治疗；如及时进行内外科治疗，则5年存活率可达95%。

第八节　结节性多动脉炎

知识点1：结节性多动脉炎的概念　　　　　副高：掌握　正高：掌握

结节性多动脉炎（PAN）是一种侵犯中、小动脉的坏死性血管炎，在受累的血管壁上形成不规则的小结节和动脉瘤。主要累及皮肤、腹部脏器、肾、中枢神经系统、肌肉或其他部位血管，而造成相应脏器损害。临床以低热、皮疹、乏力、皮下结节及高血压为特征。

结节性多动脉炎在儿童发病较少，男女发病率相等。发病的高峰年龄为9～11岁。

病因尚不明了，一般认为结节性多动脉炎与易感机体对细菌（链球菌）、病毒（乙型肝炎病毒）感染后所发生的自身免疫反应有关。在动脉病变处可查到乙型肝炎病毒肝炎的表面抗原甚至抗体与补体沉积，这种HBsAg免疫复合物大量出现在新鲜的血管病变处，并随病变的恢复而逐渐消失。此外，结核、巨细胞病毒和细小病毒B19感染也与结节性多动脉炎的发病有关。

结节性多动脉炎的病理表现为坏死性血管炎。淋巴细胞浸润受累的中小肌型动脉壁的全层，病变分别为节段性，常见于血管的分叉处，向远端扩散。有的病变向血管周围浸润，浅表动脉可沿血管行径分布而扪及结节。各期病变并存，如轻度炎性反应至广泛的纤维素样坏死，伴有血栓形成、栓塞及动脉瘤。最常发生于消化道、肾、心脏和皮肤，也可见于脾、肌肉和周围神经等部位。

（1）患儿常以不明原因的发热、乏力和体重下降等全身症状为主诉就诊，发热多为低热，有时也有低热与高热相间发生。

（2）皮肤表现可出现斑丘疹样紫癜、网状青斑，分布于皮下脂肪小叶，图形不规则，低温时更明显；沿着动脉走行的有触痛的皮下小结，多见于四肢；皮肤表面的梗死，包括皮肤和皮下组织浅层的溃疡或其他较小的缺血性改变，如甲床梗死、指（趾）骨髓坏死；皮肤深层的梗死，包括皮下组织深层和皮下结构的溃疡、指（趾）骨或其他部位的梗死，如鼻和耳组织的坏死或坏疽。皮下肌肉受累时可有多发性肌痛。还可出现关节痛或关节炎。

（3）绝大多数患者（60%～80%）有肾血管受累，表现为高血压、血尿和蛋白尿，还可并发肾梗死、肾动脉瘤，以致死亡。

（4）胃肠道症状常因动脉栓塞或小动脉瘤破裂引起，表现为腹痛、腹泻和消化道出血。严重时可有小肠溃疡、出血、穿孔。胰腺动脉受累时表现为急性胰腺炎的症状和体征。肝内动脉受累时，可有黄疸和转氨酶升高。胆囊动脉炎时可致急性胆囊炎。

（5）约50%患者出现周围神经系统受累，可出现麻木、感觉异常、疼痛或运动障碍。少数患者因脑血管栓塞而出现惊厥、昏迷、偏瘫及脑神经麻痹等症状。

（6）心血管系统表现为心肌炎，甚至心肌梗死和心力衰竭，此外，还可出现心包炎和心律失常等。肺部血管损伤，其症状很像哮喘、肺炎或气管炎，可有肺部浸润、肺梗死及胸膜炎。

（7）其他不常见的症状包括睾丸疼痛（类似精索扭转）、附睾炎、视网膜动脉炎及视网膜出血，可致失明。鼻和中耳偶有典型肉芽肿病变。

知识点6：结节性多动脉炎的实验室检查　　　　副高：掌握　正高：掌握

（1）可有贫血、白细胞增多、血小板增多、血沉明显增快和C反应蛋白增高。高丙种球蛋白血症提示多克隆B细胞的活化。尿常规检查常有尿蛋白，偶见红细胞和管型。肾功能可异常，表现为尿素氮增高。免疫复合物增高，部分患者可测出乙型肝炎表面抗原。

（2）血管造影可见肝、肾、脑动脉、肠系膜动脉及冠状动脉呈瘤样扩张或血管闭塞。磁共振成像血管造影可证实上述血管的病变。

（3）皮肤结节及肾活检具有诊断意义，组织活检可见到不同阶段的坏死性血管炎改变，在病变血管间有正常血管存在。

知识点7：结节性多动脉炎的诊断标准　　　　副高：掌握　正高：掌握

临床上遇到持续不明原因的发热、体重下降和多系统受累的症状，如皮疹、高血压及肾脏病变，伴有血沉明显增快应怀疑本病。明确诊断须依靠活检和血管造影的典型血管炎改变，肾受累时，肾活检可见坏死性血管炎。血管造影可见到瘤样扩张部位或阶段性狭窄的部位。

2008年欧洲风湿病联盟（EULAR）制定的诊断标准。

（1）组织病理学改变：显示小血管或中等血管的坏死性血管炎或血管造影异常（如果MRI无异常需要进行传统的动脉照相方法）、动脉瘤或动脉闭塞。以上为必备条件。

（2）另加下面5条标准中的1条：①皮肤受累，斑丘疹样紫癜、网状青斑；有触痛的皮下小结；皮肤梗死等。②肌痛或肌肉触痛。③高血压，收缩压/舒张压均高于正常值的第95百分位。④周围神经病变，感觉周围神经病，手套、袜套样感觉障碍，多发性神经炎。⑤肾受累，蛋白尿、血尿或红细胞管型，肾功能受损（GFR低于正常的50%）。

知识点8：结节性多动脉炎的鉴别诊断　　　　副高：掌握　正高：掌握

（1）重型过敏性紫癜：其皮肤和肾损害易与本病混淆，但紫癜病例的皮疹多见于下肢，为暂时性，而PAN往往为全身性和持续性皮损。此外腹部症状及预后都以PAN为严重。

（2）慢性肾炎：可有尿检异常、高血压及血尿素氮增加，但PAN因累及多脏器组织，不难鉴别。

（3）肺出血肾炎综合征：具有咯血、贫血及肾炎表现，可有发热、咳嗽及呼吸困难，与PAN之肾及肺部受累时的表现相似。但此症痰涂片可找到巨噬细胞及含铁血黄素颗粒。

（4）多发性大动脉炎：以高血压为临床特征，但常有大动脉闭塞症状。

（5）系统性红斑狼疮：多有肾损伤，应与PAN鉴别。但本病多见于女孩，有典型皮疹，自身抗体检查常阳性。

（6）皮肤黏膜淋巴结综合征：具有持续发热、皮肤多形性红斑、口腔黏膜及球结膜充血、手足硬性肿胀及颈淋巴结增大，热退后常有指端特征性脱屑。伴有冠状动脉损伤时与本病相似，但前者为自限性疾病，预后较好。

知识点9：结节性多动脉炎的治疗	副高：掌握　正高：掌握

（1）肾上腺皮质激素及免疫抑制药治疗：轻症不伴有内脏功能不全者，可单用泼尼松口服，剂量为$1 \sim 2mg/(kg \cdot d)$，能提高患儿生存率和降低高血压和肾受累的发生率。如激素效果不好，可加用环磷酰胺、硫唑嘌呤或甲氨蝶呤等免疫抑制药治疗。如重症患者合并动脉瘤形成需应用环磷酰胺静脉注射。

（2）免疫球蛋白和血浆置换：重症结节性多动脉炎患儿可用大剂量免疫球蛋白冲击治疗，血浆置换能于短期内清除血液中大量免疫复合物，对重症患者有一定疗效，需注意并发症如感染、凝血障碍和水及电解质紊乱。不论是采用血浆置换还是静脉注射大剂量免疫球蛋白，都应同时使用糖皮质激素和免疫抑制药。

（3）预防治疗：有链球菌感染证据的患儿，提倡预防性应用青霉素，避免疾病的复发。

知识点10：结节性多动脉炎的预后	副高：掌握　正高：掌握

结节性多动脉炎预后差异很大。一些患者临床过程可表现较轻，不伴有严重的并发症，而另一些病例往往死于严重的多系统损害。然而，积极地应用激素和免疫抑制药治疗可缓解临床症状。

第九节　川　崎　病

知识点1：川崎病的概念	副高：掌握　正高：掌握

川崎病（KD）又称皮肤黏膜淋巴结综合征（MCLS），是一种急性全身性中、小动脉炎，表现为发热、皮疹、球结膜充血、口腔黏膜充血、手足红斑和硬性水肿以及颈部淋巴结肿大。

知识点2：川崎病的流行病学	副高：掌握　正高：掌握

川崎病好发于婴幼儿，约80%的发病年龄<5岁。亚洲人种发病率明显高于其他人种，发病无明显季节规律，性别差异不大。

知识点3：川崎病的病因和发病机制 　　　　　　　　　　　副高：掌握　正高：掌握

（1）病因：病因不明，流行病学资料提示多种病原如立克次体、葡萄球菌、链球菌、反转录病毒、支原体感染等为其病因，但均未能证实。

（2）发病机制：本病的发病机制尚不清楚。推测感染源的特殊成分，如超抗原（热休克蛋白65，HSP65等）可不经过单核－巨噬细胞，直接通过与T细胞抗原受体（TCR）Vβ片段结合，激活CD30$^+$T细胞和CD40配体表达。在T细胞的诱导下，B淋巴细胞多克隆活化，凋亡减少，产生大量免疫球蛋白（IgG、IgM、IgA、IgE），同时T细胞活化产生大量细胞因子（IL-1、IL-2、IL-6、TNF-α）。抗中性粒细胞胞质抗体（ANCA）、抗内皮细胞抗体和细胞因子共同损伤血管内皮细胞，使其表达细胞间黏附分子-1（ICAM-1）和内皮细胞性白细胞黏附分子-1（EIAM-1）等黏附分子，同时血管内皮生长因子参与，导致血管壁进一步损伤。

知识点4：川崎病的病理学 　　　　　　　　　　　　　　　副高：掌握　正高：掌握

川崎病的病理变化为全身性血管炎，好发于冠状动脉。病理过程可分为4期：

（1）Ⅰ期：1～9天，小动脉周围炎症，冠状动脉主要分支血管壁上的小营养动脉和静脉受到侵犯。心包、心肌间质及心内膜炎症浸润，包括中性粒细胞、嗜酸性粒细胞及淋巴细胞。

（2）Ⅱ期：12～25天，冠状动脉主要分支全层血管炎，血管内皮水肿、血管壁平滑肌层及外膜炎症细胞浸润。弹性纤维和肌层断裂，可形成血栓和动脉瘤。

（3）Ⅲ期：28～31天，动脉炎症逐渐消退，血栓和肉芽形成，纤维组织增生，内膜明显增厚，导致冠状动脉部分或完全阻塞。

（4）Ⅳ期：数月至数年，病变逐渐愈合，心肌瘢痕形成，阻塞的动脉可能再通。

知识点5：川崎病的临床表现 　　　　　　　　　　　　　　副高：掌握　正高：掌握

（1）主要表现

1）发热：体温可达39～40℃，持续7～14天或更长，呈稽留或弛张热型，抗生素治疗无效。

2）球结合膜充血：于起病3～4天出现，无脓性分泌物，热退后消散。

3）唇及口腔表现：唇充血皲裂，口腔黏膜弥漫充血，舌乳头突起、充血，呈草莓舌。

4）手足症状：急性期手足硬性水肿和掌跖红斑，恢复期指（趾）端甲下和皮肤交界处出现膜状脱皮，指（趾）甲有横沟，重者指（趾）甲亦可脱落。

5）皮肤表现：多形性红斑和猩红热样皮疹，常在第1周出现。肛周皮肤发红、脱皮。

6）颈淋巴结肿大：单侧或双侧，表面不红，无化脓，可有触痛。

（2）心脏表现：于病程第1～6周可出现心包炎、心肌炎、心内膜炎、心律失常。发生冠状动脉瘤或狭窄者，可无临床表现，少数可有心肌梗死的症状。冠状动脉损害多发生于病程第2～4周，但也可发生于疾病恢复期。心肌梗死和冠状动脉瘤破裂可致心源性休克甚至猝死。2岁以下的男孩，红细胞沉降率、血小板、C反应蛋白明显升高是冠状动脉病变的高危因素。

（3）其他：可有间质性肺炎、无菌性脑膜炎、消化系统症状（腹痛、呕吐、腹泻、麻痹性肠梗阻、肝大、黄疸等）、关节痛和关节炎。另外，原接种卡介苗（BCG）瘢痕处再现红斑（接种后3个月～3年内易出现），对不完全型川崎病的诊断有重要价值。

知识点6：川崎病的实验室检查　　　　副高：掌握　正高：掌握

（1）血液学检查：周围血白细胞增多，以粒细胞为主。伴核左移，轻度贫血，血小板早期正常，第2～3周增多；血沉明显增快，C反应蛋白、α_2-球蛋白、α_1-抗胰蛋白酶等急相蛋白增高；血浆纤维蛋白原增高，血浆黏度增高；ALT和AST可以升高；脂质代谢紊乱。

（2）免疫学检查：血清IgG、IgM、IgA、IgE和血液循环免疫复合物升高；Ts细胞数减少而Th细胞数增多；总补体和C3正常或增高。

知识点7：川崎病的辅助检查　　　　副高：掌握　正高：掌握

（1）ECG：早期示窦性心动过速，非特异性ST-T变化；心包炎时可有广泛ST段抬高和低电压；心肌梗死时相应导联有ST段明显抬高，T波倒置及异常Q波。

（2）胸部平片：肺部纹理增多、模糊或有片状阴影，心影可扩大。

（3）超声心动图：急性期可见心包积液，左室内径增大，二尖瓣、主动脉瓣或三尖瓣反流；可有冠状动脉异常，如冠状动脉扩张、冠状动脉瘤、冠状动脉狭窄。

（4）冠状动脉造影：超声检查有多发性冠状动脉瘤或心电图有心肌缺血表现者，应进行冠状动脉造影，以观察冠状动脉病变程度，指导治疗。

知识点8：川崎病的诊断标准　　　　副高：掌握　正高：掌握

发热5天以上，伴下列5项临床表现中4项者，排除其他疾病后，即可诊断为川崎病。①四肢变化：急性期掌跖红斑，手足硬性水肿；恢复期指（趾）端膜状脱皮。②多形性皮疹。③眼结合膜充血，非化脓性。④唇充血皲裂，口腔黏膜弥漫充血，舌乳头突起、充血，呈草莓舌。⑤颈部淋巴结肿大。

如5项临床表现中不足4项，但超声心动图有冠状动脉损害，亦可确诊为川崎病。

知识点9：IVIG非敏感型川崎病　　　　副高：掌握　正高：掌握

也称IVIG无反应型川崎病、IVIG耐药型川崎病、难治型川崎病等。多数认为，川崎病患儿在发病10天内接受IVIG 2g/kg治疗，无论一次或分次输注36～48小时后体温仍高于38℃，或给药后2～7天后再次发热，并符合至少一项川崎病诊断标准者，可考虑为IVIG非敏感型川崎病。

（1）败血症：血培养阳性，抗生素治疗有效，可发现病灶。

（2）渗出性多形红斑：婴儿少见，皮疹范围广泛，有疱疹及皮肤剥脱出血，有口腔溃疡。

（3）幼年类风湿关节炎全身型：无眼结合膜充血，无口唇发红皲裂，无手足硬肿及指端脱皮，无冠状动脉损害。

（1）阿司匹林：每日30～50mg/kg，分2～3次服用，热退后3天逐渐减量，2周左右减至每日3～5mg/kg，维持6～8周。如有冠状动脉病变时，应延长用药时间，直至冠状动脉恢复正常。

（2）静脉注射丙种球蛋白（IVIG）：剂量为1～2g/kg，推荐剂量为2 g/kg，于8～12小时静脉缓慢输入，宜于发病早期（10天以内）应用，可迅速退热，预防冠状动脉病变的发生。应同时合并应用阿司匹林，剂量和疗程同上。部分患儿经IVIG效果不好，可重复使用1～2次，但1%～2%的病例仍然无效。使用2g/kg IVIG的患者，11个月内不宜接种麻疹、腮腺炎、风疹和水痘疫苗，因为在MG中的特异性抗病毒抗体可能会干扰活病毒疫苗的免疫应答延迟11个月。其他疫苗不需要延迟。

（3）糖皮质激素：因可促进血栓形成，易发生冠状动脉瘤和影响冠状动脉病变修复，故不宜单独应用。IVIG治疗无效的患儿可考虑使用糖皮质激素，亦可与阿司匹林和双嘧达莫合并应用。醋酸泼尼松剂量为每日2mg/kg，用药2～4周。

（4）其他治疗：①抗血小板聚集药：除阿司匹林外，可加用双嘧达莫，每日3～5mg/kg。②对症治疗：根据病情给予对症及支持疗法，如补充液体、保护肝脏、控制心力衰竭、纠正心律失常等，有心肌梗死时应及时进行溶栓治疗。③心脏手术：严重的冠状动脉病变需要进行冠状动脉旁路移植术。

（5）IVIG非敏感型KD的治疗：①继续IVIG治疗：首剂IVIG后仍发热者，应尽早再次应用IVIG，可有效预防CAL。若治疗过晚，则不能预防冠状动脉损伤。建议再次使用剂量为2g/kg，一次性输注。②糖皮质激素联用阿司匹林治疗：建议IVIG非敏感型KD可以在IVIG使用的基础上联合使用糖皮质激素和阿司匹林。

川崎病为自限性疾病，多数预后良好。复发率为1%～2%。无冠状动脉病变患儿于出院后1、3、6个月及1～2年进行一次全面检查（包括体格检查、心电图和超声心动图等）。未经有效治疗的患儿，10%～20%发生冠状动脉病变，应长期密切随访，每6～12个月一次。冠状动脉扩张或冠状动脉瘤大多于病后2年内自行消失，但常遗留管壁增厚和弹性减弱等功能异常。巨大冠状动脉瘤常不易完全消失，可致血栓形成或管腔狭窄，需要外科手术介入。

第十节 渗出性多形性红斑

知识点1：渗出性多形性红斑的概念 副高：掌握 正高：掌握

渗出性多形红斑是皮肤黏膜多形性红斑的严重型，以伴发高热、全身中毒症状及多器官功能损害为特征。是一种免疫相关的急性非化脓性炎症，严重者称为斯－琼综合征。

知识点2：渗出性多形性红斑的病因 副高：掌握 正高：掌握

（1）感染：可为病毒（主要为单纯疱疹病毒）、细菌、支原体、真菌感染等。

（2）药物及食物，尤其是磺胺类、青霉素类、头孢类、抗惊厥药物和解热镇静药等。

（3）疫苗接种。

（4）内脏疾病：包括结缔组织病、肿瘤等。

知识点3：渗出性多形性红斑的病理 副高：掌握 正高：掌握

皮肤病变主要发生在表皮与真皮交界处。可见上皮细胞角化不全，细胞内和细胞外水肿；上皮层有炎性细胞浸润，主要为单核细胞和多形核细胞；上皮内或上皮下水疱形成；上皮的表层组织可有严重液化变性；由于水疱下基底细胞变性，上皮内水疱又可变成上皮下水疱；基底膜变薄或消失；固有炎细胞浸润，为嗜酸性粒细胞和多形核细胞；尤其是小血管扩张、充血明显，血管内皮细胞肿胀，有红细胞渗出。黏膜病变与皮肤病理改变相似。

知识点4：渗出性多形性红斑的临床表现 副高：掌握 正高：掌握

多为急性起病。根据皮肤黏膜损伤程度及全身症状轻重，可分为轻型及重型。

（1）轻型：主要指发病于口腔黏膜或伴发皮肤病损害，一般全身症状较轻。初起皮疹为不规则红斑，直径2mm至2cm不等，可散在或呈融合。红斑扩大后，其中心色素变淡，或渐出现发绀，而周围肤色鲜红。此外，尚可见多样化皮疹，如斑疹、丘疹、荨麻疹、疱疹。有时在斑丘疹的中央出现水疱，或因溢血形成淤斑。皮疹可发生于身体各个部位，但以手、足背和臂、下肢的伸侧、颜面及颈部为多见，大都左右对称。皮疹从四肢远心端，手掌和足底开始，向近心端发展，波及上臂和股部，经1~2周消退。如有疱疹，破裂后可形成溃疡，有剧烈痛感及灼烧感。唇为本病的好发部位，而且以下唇为多见。初起时局部充血、水肿，常见口唇及唇内黏膜上有或大或小的糜烂面，渗出多，并有缓慢的自发或激发性渗血，以致血痂层层加厚；甚至形成紫黑色茧状血痂，晨起常可见上下唇粘连，不能张口。口腔黏膜受损时，可引起进食困难。

可见低热或中等度发热，可伴咽痛、头痛、腹痛、腹泻或便秘等非特异性表现。

（2）重型：即斯－琼综合征，除皮肤症状较重外，同时有全身多器官损害。皮肤病变严重，红斑较大，疱疹多，范围较广。大疱破裂后，大片皮肤剥脱和出血。继发细菌感染可红肿化脓。全身各部位均可见到，躯干部更为多见。黏膜病变也极为广泛，可见于口、鼻、眼、肛门及外生殖器，尤以口唇炎和结膜炎更常见且严重。唇内和结膜也可见疱疹、出血、溃疡及灰白色假膜，可有脓性分泌物。眼睑红肿、畏光、眼角溃疡、形成假膜，重者可影响以后的视力。偶见全眼球炎而导致失明。眼结膜和唇内假膜难以刮除，剥脱后出血。

生殖器、肛门黏膜可充血、糜烂，疼痛不适。病情严重者常伴高热、寒战，可发生中毒性休克、急性心肌炎、心脏扩大、心力衰竭。部分病例可见反应性关节炎。肺部可发生肺炎、肺不张、胸腔积液，上呼吸咽喉炎而引起呼吸困难，偶有严重间质病变导致肺纤维化、呼吸衰竭。

知识点5：渗出性多形性红斑的辅助检查	副高：掌握　正高：掌握

无特异性实验室检查所见。外周血白细胞总数增高，中性粒细胞及嗜酸性粒细胞增多。在无尿路感染的情况下，尿检查可见一过性蛋白尿，泌尿道黏膜损害可见到尿红细胞增多。血沉正常或增快。必要时做胸部X线检查和肺功能，了解肺部情况。继发感染的脓性分泌物应做细菌培养。

知识点6：渗出性多形性红斑的诊断	副高：掌握　正高：掌握

（1）全身症状：以发热起病，1~10天内出现皮肤、黏膜损害，进入极期；患儿高热，全身中毒症状明显，可伴肺炎、肝大、肝功能受损、关节炎、心肌炎、肾炎等病变，甚至发生循环衰竭。

（2）皮肤损害：基本皮损为红色斑丘疹，并逐渐扩大，中央变紫红色形成大疱，可累及全身，包括掌跖，但头皮鲜有波及；反复发生，融合成片，疱破后形成糜烂面，渗出大量浆液或出血性浆液，似Ⅱ度烧伤，若无继发感染，1~4周后结痂脱屑，色素沉着，不留瘢痕。

（3）黏膜损害：①消化道症状：口腔炎，表现为口腔黏膜大疱、糜烂、出血和结痂，疼痛导致吞咽困难和流涎；肛门黏膜亦可有糜烂；累及胃肠黏膜时，可有腹痛、腹泻。②眼部症状：结合膜炎，有假膜形成，角膜炎可发生溃疡和瘢痕形成，导致失明。③外阴和尿道口炎，膀胱炎，可引起排尿困难、尿频、尿急、尿痛。④呼吸道表现：鼻前庭乃至喉、气管、支气管黏膜糜烂，出现声音嘶哑，呼吸困难；严重者可发生肺间质纤维化，继之发生肺心病、心力衰竭而危及生命。

知识点7：渗出性多形性红斑的鉴别诊断	副高：掌握　正高：掌握

（1）皮肤黏膜淋巴结综合征：此病与多形性红斑在病因上无法区别，临床表现也有许多相似处。本病很少见到疱疹，无溃疡、结痂。指（趾）端红肿、恢复期见大片脱皮为其特征，冠状动脉可发生扩张、动脉瘤。

（2）红斑性天疱疮：也称Senear-Usher综合征。全身均见水疱，以胸背部多见，尚见红斑、鳞屑、渗出、油性痂皮，类似脂溢性皮炎，尚有类似盘状红斑狼疮样皮疹，黏膜很少侵及。

（3）中毒性表皮坏死性溶解症：即Lyell病。本病为变态反应性疾病，发病急剧，经过迅速，皮疹初始于面、颈及胸部，迅速波及全身，皮损呈二度烫伤样大片松解坏死，皮肤呈暗自红色，尼氏征阳性。

（4）虹皮病：全身皮肤弥漫性潮红、水肿、浸润及脱屑，瘙痒剧烈，病程长，常有药物使用的病史，本病诊断不难，重要的是作出病因诊断。

知识点8：渗出性多形性红斑的治疗 　　　　　　　　副高：掌握　正高：掌握

治疗的原则是对症状处理和预防继发感染。加强护建，做好消毒隔离，注意皮肤、口腔、眼部的卫生，以预防继发感染。

（1）去除病因：对于药物过敏引起者，应停用任何可能的过敏药物，治疗用药亦应特别谨慎；痊愈后切忌再次服用过敏药物，以防复发。

（2）支持疗法：饮食宜富营养易消化，进食困难时考虑静脉营养；注意维持水及电解质平衡，补充丧失的血浆蛋白，补充维生素。

（3）肾上腺皮质激素：应早期静脉注射肾上腺皮质激素。甲泼尼龙$1.5 \sim 2mg/(kg \cdot d)$，地塞米松$0.3 \sim 0.5mg/(kg \cdot d)$，或氢化可的松$5 \sim 10mg/(kg \cdot d)$；重症者可行冲击疗法：甲泼尼龙$10 \sim 30mg/(kg \cdot d)$，地塞米松$1.0 \sim 3.0mg/(kg \cdot d)$，或氢化可的松$10 \sim 20mg/(k \cdot d)$，疗程$3 \sim 5$天，病情控制后减量停用，注意对疱疹病毒感染所致者慎用。对合并肺间质纤维化患者在用甲泼尼龙冲击治疗后，用泼尼松$1 \sim 2mg/(kg \cdot d)$口服，病情稳定后逐渐减量，疗程视病情而定。

（4）丙种球蛋白：$1 \sim 2g/kg$，一次性静脉注射，以控制病情；或$100 \sim 200mg/(kg \cdot d)$，每日或隔日1次静脉滴注，协助治疗继发感染。

（5）防治继发感染：病房严格消毒隔离，加强皮肤、眼部护理，皮肤局部用1%甲紫，2%硼酸水；双眼涂用金霉素眼膏、红霉素眼膏；静脉滴注抗生素。

知识点9：渗出性多形性红斑的预后 　　　　　　　　副高：掌握　正高：掌握

一般轻症病例经$1 \sim 2$周皮疹消退，除有时可见色素沉着外，不留其他痕迹。多数病例通过积极治疗，预后良好。皮肤及黏膜症状较严重者，需经数月才完全退尽，严重型可有其他系统并发症，不仅治疗困难，病程更长。少数病例因继发感染，或心、肾、肺严重并发症而死亡。角膜发生溃疡者，如处理不及时，有可能造成失明。如再接触致病因素，可复发。

第十一节　结节性非化脓性脂膜炎

知识点1：结节性非化脓性脂膜炎的概念 　　　　　　　　副高：掌握　正高：掌握

结节性非化脓性脂膜炎（NP）又称特发性小叶性脂膜炎或回归热性非化脓性脂膜炎。

临床特征为脂肪细胞的坏死和变性，并表现为成批反复发生的皮下结节。

知识点2：结节性非化脓性脂膜炎的临床表现	副高：掌握　正高：掌握

（1）皮损：皮下结节是本病的主要特征，直径通常为1~2cm，大的可达10cm以上。结节常成批发生，对称分布，好发于臀部和下肢。起始于皮下的部分结节向上发展，皮面可轻度隆起，呈现红斑和水肿；部分可潜于皮下，表面皮肤呈正常肤色，但与皮肤粘连，活动度小，痛感明显。数周或数月后，结节自行消退，消退处局部皮肤凹陷并有色素沉着。偶有少数结节，脂肪坏死时其上皮肤也被累及而发生坏死破溃，并有黄棕色油状液体流出，被称为"液化性脂膜炎"。结节每隔数周或数月反复发作。多数伴有发热，热型不定，持续1~2周，后逐渐下降。还可有乏力、食欲减退以及肌肉和关节酸痛等。

（2）内脏损害：内脏损害可同时出现，或在皮损前后。肝脏损害可出现右胁痛、肝肿大、黄疸和肝功能异常；小肠受累可有脂肪痢和肠穿孔；肠系膜、大网膜和腹膜后脂肪组织受累可出现上腹部疼痛、腹胀和包块等；此外，骨髓、肺、胸膜、心肌、心包、脾、肾和肾上腺等均可受累。

知识点3：结节性非化脓性脂膜炎的辅助检查	副高：掌握　正高：掌握

血沉显著增快，白细胞轻度增多；如肝肾受累，可有肝、肾功能异常，出现血尿和蛋白尿；有的病例可有免疫学异常，如补体降低、免疫球蛋白增高和淋巴细胞转化率降低；骨髓受累可出现贫血、白细胞和血小板减少。

知识点4：结节性非化脓性脂膜炎的鉴别诊断	副高：掌握　正高：掌握

（1）结节性红斑：春秋季好发。结节多数局限于小腿伸侧，对称分布，不破溃，经3~4周后自行消退，消退处局部呈凹陷萎缩。无内脏损害，全身症状轻微。

（2）硬红斑：结节暗红色，位于小腿屈侧中下部，破溃后形成穿凿性溃疡。组织病理系结核性肉芽肿。

（3）皮下脂质肉芽肿病：本病结节消退后无萎缩性凹陷遗留。无全身症状，有自愈倾向。

（4）其他疾病：部分淋巴瘤、麻风和外伤性或异物引起的皮下脂肪坏死等均需与结节性脂膜炎相鉴别。本病结节有疼痛感和显著触痛，大多数发作时伴发热，结合组织病理学可确诊。

知识点5：结节性非化脓性脂膜炎的治疗	副高：掌握　正高：掌握

结节性非化脓性脂膜炎尚无特效治疗。在急性炎症期或有高热等情况下，糖皮质激素和非甾体抗炎药有明显效果。

第十二章　内分泌系统疾病

第一节　儿童内分泌疾病的概述

知识点1：内分泌系统　　　　　　　　　　　　副高：掌握　正高：掌握

内分泌系统是人体重要的调节系统之一，它与神经系统、免疫系统相互调节并共同作用，维持人体生理功能的完整和稳定。人体内分泌器官主要包括垂体、甲状腺、甲状旁腺、肾上腺、胰腺、性腺（卵巢、睾丸）等。

知识点2：垂体　　　　　　　　　　　　　　　副高：掌握　正高：掌握

垂体位于蝶鞍的垂体窝内，借垂体柄与下丘脑相连，是人体最重要的内分泌腺，可分泌多种激素并调控其他多种内分泌腺，在神经系统与内分泌腺的相互作用中具有重要地位。垂体可分为腺垂体和神经垂体两部分。腺垂体包括远侧部、结节部和中间部；神经垂体由神经部和漏斗部组成。远侧部和结节部合称垂体前叶，主要分泌生长激素（GH）、促甲状腺激素（TSH）、促肾上腺皮质激素（ACTH）、促卵泡生成素（FSH）、促黄体生成素（LH）等；中间部和神经垂体合称为垂体后叶，主要贮存和释放下丘脑分泌的抗利尿激素（ADH）及缩宫素（OXT）。

知识点3：甲状腺　　　　　　　　　　　　　　副高：掌握　正高：掌握

甲状腺位于颈部气管前下方，分左右两叶、峡部，腺体后有甲状旁腺及喉返神经。在胚胎第4周时原始咽部底正中处内胚层细胞增生，向颈前伸展与原始咽底壁相连形成甲状舌管。正常情况下，甲状舌管在胚胎2月龄左右退化，少数人出生后仍可完全或部分残留，形成甲状腺囊肿或瘘管。部分甲状腺组织在迁移过程中可能滞留于异常部位，则形成异位甲状腺组织，可见于舌盲孔处、舌骨附近和胸部等。甲状腺的主要功能是合成与分泌甲状腺素，调节机体基础代谢及生长发育，在婴儿期神经系统的发育中起着重要作用。

知识点4：甲状旁腺　　　　　　　　　　　　　副高：掌握　正高：掌握

甲状旁腺共有4个，位于甲状腺两叶的上下极，自胚胎15周开始由第三、四对咽囊背侧的上皮细胞发育形成。甲状旁腺内的主要组织为分泌甲状旁腺激素的主细胞。甲状旁腺分泌的甲状旁腺素和甲状腺滤泡旁细胞分泌的降钙素在钙磷平衡、骨骼代谢等方面起重要作用。

知识点5：肾上腺	副高：掌握 正高：掌握

肾上腺位于腹膜后脊柱两侧肾脏上端，左侧肾上腺呈半月形，右侧多呈三角形。肾上腺实质分为皮质和髓质两部分，其中皮质来源于中胚层而髓质来源于外胚层。肾上腺皮质激素主要分为三类：束状带合成的糖皮质激素、球状带合成的盐皮质激素及束状带和网状带合成的性激素。肾上腺髓质中的嗜铬细胞主要合成和储存儿茶酚胺类激素。

知识点6：胰岛	副高：掌握 正高：掌握

胰岛为胰腺的内分泌部，为许多大小不等、形状不定的细胞群，其周围有薄膜包裹，散在于胰腺实质内，主要由A、B、δ与PP四种类型的细胞构成。其中A细胞约占胰岛细胞总数的20%，分布于胰岛周边，合成分泌胰高血糖素；B细胞为胰岛的主要细胞，约占胰岛细胞总数的75%，位于胰岛中央部，合成分泌胰岛素；δ细胞约占胰岛细胞总数的5%，散在于胰岛周边，合成分泌生长抑素；PP细胞数量极少，可分泌胰多肽。在上述多种激素中，胰岛分泌入血的激素仅有胰岛素和胰高血糖素，两者在血糖的调节中起着重要作用。

知识点7：性腺	副高：掌握 正高：掌握

性腺在胚胎早期位于后腹壁的上部，自性腺至阴囊或大阴唇之间有一引带，随着胚胎逐渐长大，引带相对缩短，性腺下降。至胚胎3月龄时，女性卵巢停留于骨盆下方，而男性睾丸则继续下降，于胚胎7~8月龄时至阴囊。如睾丸在出生后3~5个月仍未能降至阴囊，则称为隐睾症。睾丸的主要作用是产生精子、分泌雄激素。卵巢主要产生卵子、分泌雌激素和孕激素。

知识点8：下丘脑	副高：掌握 正高：掌握

下丘脑虽然不是传统的内分泌器官，但具有重要的内分泌功能，并且与垂体在结构及功能方面密切相关，共同构成下丘脑-垂体神经内分泌系统。下丘脑结节区的神经内分泌细胞合成的多种激素经垂体漏斗部进入垂体门脉系统，调节腺垂体内各种细胞的分泌活动，构成下丘脑-腺垂体系统。而下丘脑视上核和室旁核的神经元发出的神经纤维直接进入神经垂体，将其合成的ADH和OXT运送至神经垂体贮存进而释放入血，构成了下丘脑-神经垂体系统。

下丘脑作为神经内分泌系统的高级中枢，其分泌的激素作用于腺垂体调节相应的激素分泌，后者分泌的激素再作用于周围靶器官的激素分泌；另一方面，靶器官分泌的激素反过来又可影响腺垂体和下丘脑的分泌活动。因此，下丘脑、垂体、靶器官三者连成具有重要调节功能的神经内分泌轴。人体重要的神经内分泌轴主要有下丘脑-垂体-生长轴、下丘脑-垂体-甲状腺轴、下丘脑-垂体-肾上腺轴、下丘脑-垂体-性腺轴。

知识点9：下丘脑-垂体-生长轴　　　　　　　　　　副高：掌握　　正高：掌握

主要包括下丘脑、垂体、肝脏和长骨。下丘脑分泌GH释放激素（GHRH）与生长抑素（SS），调节垂体GH的分泌，GH作用于肝脏等组织刺激IGF-1的分泌，后者作用于长骨促进生长，该轴即为下丘脑-垂体-生长轴。GH的分泌呈脉冲式，分泌频率夜间比白天多、青春期比成年期多，其分泌峰值一般在入睡后45～90分钟出现。此外，运动、应激状态、血糖等代谢物质也会对GH的分泌产生不同程度的影响。生长轴中任何环节出现异常均可引起生长障碍。

知识点10：下丘脑-垂体-甲状腺轴　　　　　　　　副高：掌握　　正高：掌握

在维持机体正常甲状腺水平中有着重要作用。在下丘脑分泌的促甲状腺激素释放激素（TRH）的作用下垂体前叶分泌TSH，TSH与甲状腺滤泡上皮细胞表面的受体相结合，刺激甲状腺激素的合成与释放。当下丘脑神经元感知到外周血液循环中甲状腺素水平下降时，TRH分泌增多刺激垂体合成并分泌TSH，在TSH的作用下甲状腺素的合成与分泌增多，使血液循环中甲状腺素水平增高；而增高的甲状腺素又可负反馈性抑制TRH与TSH的分泌，使体内甲状腺素维持在稳定的水平。

知识点11：下丘脑-垂体-肾上腺轴　　　　　　　　副高：掌握　　正高：掌握

包括了下丘脑、垂体、肾上腺三者复杂的反馈调节活动，在免疫、消化、情绪以及能量代谢等多种人体生理活动中起着重要作用。下丘脑促皮质释放激素（CRF）调控垂体ACTH的分泌，而后者则刺激肾上腺皮质激素的合成与分泌；而血中游离皮质醇可负反馈性调节CRF和ACTH的分泌，皮质醇浓度高时CRF、ACTH的分泌减少，皮质醇浓度低时二者的分泌增加。此外，应激状态也可通过刺激下丘脑CRF的释放，刺激肾上腺皮质激素的分泌。ACTH与皮质醇的分泌具有清晨高、夜间低的昼夜节律，一般在清晨4：00～6：00增多，在上午8：00左右达到峰值，后逐渐下降，午夜降至最低。一般认为皮质醇的昼夜节律是由于ACTH的昼夜节律导致，而目前认为ACTH的昼夜节律可能与CRH的分泌节律、光亮与黑暗的循环、摄食循环等相关。

知识点12：下丘脑-垂体-性腺轴　　　　　　　　　副高：掌握　　正高：掌握

下丘脑以脉冲形式分泌促性腺激素释放激素（GnRH）刺激腺垂体分泌促性腺激素（Gn），即促黄体生成素（LH）和促卵泡生成素（FSH），促进卵巢和睾丸发育，并分泌雌二醇和睾酮。在新生儿时期，由胎盘分泌的性激素水平急剧下降，使GnRH的抑制得到解除，继而LH、FSH短暂增高；此时部分女婴可出现乳房增大、阴道分泌物增多甚至阴道出血，这种现象叫作"微小青春期"。儿童期，由于受到中枢神经系统的控制以及对性激素的负反馈甚为敏感，GnRH的分泌量甚少，血清LH及FSH均较低下，FSH的水平稍高于LH，女孩尤为明显。待至10岁左右进入青春期后，下丘脑对性激素负反馈作用的敏感度下降，GnRH的分泌脉冲数和分泌峰值在睡眠时逐渐增加，LH和FSH的分泌脉冲峰也随之在晚间增高，特别是LH分泌量的上升高于FSH，这种现象逐渐扩展为全日持续性，使性腺和性器官得以进一步发育，青春期于是开始。

| 知识点13：儿童内分泌功能障碍所致的疾病 | 副高：掌握　正高：掌握 |

由儿童内分泌功能障碍所致的常见疾病主要有：①生长迟缓。②性分化和性发育异常。③甲状腺疾病。④肾上腺疾病和糖尿病。

| 知识点14：儿童内分泌疾病的病因 | 副高：掌握　正高：掌握 |

（1）遗传因素：一些儿童内分泌疾病主要是一些单基因遗传病。近年来随着分子遗传学的发展，越来越多的单基因突变所致的内分泌疾病被发现，使得内分泌疾病的病种不断增加，有些病因更加明确，包括一些肽类激素基因突变（生长激素、TSHβ亚基、LHβ亚基、甲状旁腺激素等）引起的激素功能亢进、激素受体基因突变引起的功能丧失或者功能获得、合成肾上腺糖皮质激素及盐皮质激素一系列的酶系的基因突变导致的类固醇激素合成障碍等。

另外，与组织胚胎发育有关的基因缺陷也可导致内分泌疾病，例如在垂体发育早期起重要作用的Hesxl、Poulfl、Propl基因发生突变，可引起垂体发育不良，导致联合垂体激素缺乏症。在先天性甲状腺发育不良的患者中发现有TTF-1、TTF-2和PAX-8基因的突变。

（2）环境因素：许多环境因素可引起内分泌疾病。生态环境中缺乏碘可引起地方性甲状腺肿和先天性甲状腺功能减退症，高热量饮食和活动减少使得肥胖发病率迅速增高，胰岛素抵抗和糖尿病的发病率增高。

（3）遗传因素和环境因素共同作用致病：如2型糖尿病。

第二节　甲状腺疾病

一、先天性甲状腺功能减退症

| 知识点1：先天性甲状腺功能减退症的概念 | 副高：掌握　正高：掌握 |

先天性甲状腺功能减退症简称先天性甲低，是由于多种先天性原因引起甲状腺激素合成不足而导致的一种临床综合征。

知识点2：先天性甲状腺功能减退症的分类　　　副高：掌握　正高：掌握

（1）按病变涉及的位置可分为：①原发性甲低，由于甲状腺本身疾病所致；②继发性甲低，其病变位于垂体或下丘脑，又称为中枢性甲低，多数与其他下丘脑－垂体轴功能缺陷同时存在。

（2）根据病因可分为：①散发性：系先天性甲状腺发育不良、异位或甲状腺激素合成途径中酶缺陷所造成，发生率约为1/2050；②地方性：多见于甲状腺肿流行的山区，是由于该地区水、土和食物中缺乏碘所致。随着我国碘化食盐的广泛应用，其发病率明显下降。

知识点3：先天性甲状腺功能减退症的病理生理及发病机制
　　　　　　　　　　　　　　　　　　　　　　　　　　　副高：掌握　正高：掌握

（1）甲状腺激素的合成：甲状腺的主要功能是合成甲状腺素（T_4）和三碘甲腺原氨酸（T_3）。血液循环中的无机碘被摄取到甲状腺滤泡上皮细胞内，经过甲状腺过氧化物酶的作用氧化为活性碘，再与酪氨酸结合成单碘酪氨酸（MIT）和双碘酪氨酸（DIT），两者再分别偶联生成T_3和T_4。这些合成步骤均在甲状腺滤泡上皮细胞合成的甲状腺球蛋白（TG）分子上进行。

（2）甲状腺素的释放：甲状腺滤泡上皮细胞通过摄粒作用将TG形成的胶质小滴摄入胞内，由溶酶体吞噬后将TG水解，释放出T_3和T_4。

（3）甲状腺素合成和释放的调节　甲状腺素的合成和释放受下丘脑分泌的促甲状腺激素释放激素（TRH）和垂体分泌的促甲状腺激素（TSH）的调节。下丘脑产生TRH，刺激腺垂体，产生TSH，TSH再刺激甲状腺分泌T_3、T_4。血清T_4则可通过负反馈作用降低垂体对TRH的反应性、减少TSH的分泌。T_3、T_4释放入血液循环后，约70%与甲状腺素结合蛋白（TBG）相结合，少量与前清蛋白和清蛋白结合，仅0.03%的T_4和0.3%的T_3为游离状态。正常情况下，T_4的分泌率较T_3高8～10倍，T_3的代谢活性为T_4的3～4倍，机体所需的T_3约80%在周围组织由T_4转化而成，TSH亦促进这一过程。

知识点4：甲状腺素的主要作用　　　　　　　　副高：掌握　正高：掌握

（1）产热：T_4能加速体内细胞氧化反应的速度，从而释放热能。

（2）促进生长发育及组织分化：甲状腺素促进细胞组织的生长发育和成熟；促进钙、磷在骨质中的合成代谢和骨、软骨的生长。

（3）对代谢的影响：促进蛋白质合成，增加酶的活力；促进糖的吸收、糖原分解和组织对糖的利用；促进脂肪分解和利用。

（4）对中枢神经系统的影响：T_4对神经系统的发育和功能调节十分重要，特别在胎儿期和婴儿期。甲状腺素不足会严重影响脑的发育、分化和成熟，且不可逆转。

（5）对维生素代谢的作用：T_4参与各种代谢，使维生素B_1、维生素B_2、维生素B_3、维生素C的需要量增加。同时，促进胡萝卜素转变成维生素A及维生素A生成视黄醇。

（6）对消化系统的影响：T_4分泌过多时，食欲亢进、肠蠕动增加、排便次数多，但性状正常。分泌不足时，常有食欲不振、腹胀、便秘等。

（7）对肌肉的影响：T_4过多时，常可出现肌肉神经应激性增高，出现震颤。

（8）对血液循环系统的影响：T_4能增强β-肾上腺素能受体对儿茶酚胺的敏感性，故甲状腺功能亢进症患者出现心搏增快、心排血量增加等。

知识点5：先天性甲状腺功能减退症的病因	副高：掌握　正高：掌握

（1）散发性先天性甲低

1）甲状腺不发育、发育不全或异位：是造成先天性甲低最主要的原因，约占90%。多见于女孩，女：男为2：1。其中1/3病例为甲状腺完全缺如，其余为发育不全或甲状腺在下移过程中停留在其他部位形成异位甲状腺，部分或完全丧失其功能。造成甲状腺发育异常的原因尚未阐明，可能与遗传因素与免疫介导机制有关。

2）甲状腺激素合成障碍：是导致先天性甲状腺功能减退的第2位常见原因。多见于甲状腺激素合成和分泌过程中酶（过氧化物酶、偶联酶、脱碘酶及甲状球蛋白合成酶等）的缺陷，造成甲状腺素不足。多为常染色体隐性遗传病。

3）TSH、TRH缺乏：亦称下丘脑-垂体性甲低或中枢性甲低。是因垂体分泌TSH障碍而引起的，常见于特发性垂体功能低下或下丘脑、垂体发育缺陷，其中因TRH不足所致者较多见。TSH单一缺乏者甚为少见，常与GH、催乳素（PRL）、黄体生成素（LH）等其他垂体激素缺乏并存，是由位于3p11的Pit-1基因突变所引起，临床上称为多种垂体激素缺乏症（MPHD）。

4）甲状腺或靶器官反应低下：前者是由于甲状腺组织细胞膜上的GSα蛋白缺陷，使cAMP生成障碍，而对TSH无反应；后者是末梢组织β-甲状腺受体缺陷，从而对T_3、T_4不反应。均为罕见病。

5）母亲因素：母亲服用抗甲状腺药物或母亲患自身免疫性疾病，存在抗TSH受体抗体，均可通过胎盘而影响胎儿，造成甲低，亦称暂时性甲低，通常在3个月后好转。

（2）地方性先天性甲低：多因孕妇饮食缺碘，致使胎儿在胚胎期即因碘缺乏而导致甲状腺功能减退。

知识点6：新生儿和婴儿甲状腺功能减退症的临床表现	副高：掌握　正高：掌握

新生儿甲状腺功能减退症的症状和体征缺乏特异性，大多数较轻微，或者无明显的症状和体征，但仔细询问病史和体检常可发现可疑线索，如母妊娠时常感到胎动少、过期产、面部呈臃肿状、皮肤粗糙、生理性黄疸延迟、嗜睡、少哭、哭声低下、纳呆、吸吮力差、体温低、便秘、前囟较大、后囟未闭、腹胀、脐疝、心率缓慢、心音低钝等。

知识点7：幼儿和儿童期甲状腺功能减退症的临床表现	副高：掌握　正高：掌握

临床症状严重程度与甲状腺激素缺乏程度和持续时间密切相关。①特殊面容：头大，颈

短，面部臃肿，眼睑水肿，眼距宽，鼻背宽平，唇厚舌大，舌外伸，毛发稀疏，表情淡漠，反应迟钝。②神经系统功能障碍：智能低下，记忆力、注意力均下降。运动发育障碍，行走延迟，常有听力下降，感觉迟钝，嗜睡，严重者可产生黏液性水肿、昏迷。③生长发育迟缓：身材矮小，表现躯体长，四肢短，骨龄发育落后。④心血管功能低下：脉搏弱，心音低钝，心脏扩大，可伴心包积液、胸腔积液，心电图呈低电压，PR间期延长，传导阻滞等。⑤消化道功能紊乱：食欲差、腹胀、便秘、粪便干燥，胃酸减少，易被误诊为先天性巨结肠。

| 知识点8：淋巴细胞性甲状腺炎 | 副高：掌握　正高：掌握 |

女童的发病率比男童多4～7倍，可在3岁以内发病，但在6岁后发病率急剧增加，并在青春期达到高峰。最常见的临床表现是生长迟缓和甲状腺肿大。甲状腺肿的发生较为隐匿，程度可大可小。在多数患者中，甲状腺呈弥漫性增大，坚硬，而且无触痛，约1/3患者的甲状腺呈分叶状的，并可能是结节性的。多数患儿在临床上表现为甲状腺功能正常，而且无症状，有些则可能有颈部压迫症状。有些患儿在临床上有甲状腺功能减退症的体征，而另一些患儿虽在临床上表现为甲状腺功能正常，但实验室检查可证实有甲状腺功能减退症。少数患儿有提示甲状腺功能亢进症的表现，如神经质、易激惹、出汗增多或活动过度。有时本症可与甲状腺功能亢进症共存。

| 知识点9：先天性甲状腺功能减退症的辅助检查 | 副高：掌握　正高：掌握 |

（1）新生儿筛查：生后2～3天干血滴纸片，TSH＞20mIU/L，则可疑；血清T_4↓，TSH↑，则确诊。

（2）血清T_3、T_4、TSH：T_4↓，TSH↑，周围性；T_4↓，TSH↓，中枢性。

（3）TRH刺激试验：鉴别下丘脑或垂体性甲低。

（4）放射性核素：SPFCT、^{99m}Tc，判断甲状腺位置、大小、发育状况。

（5）骨龄：左手腕掌指骨正位摄片，显示骨龄落后。

| 知识点10：先天性甲状腺功能减退症的诊断 | 副高：掌握　正高：掌握 |

（1）新生儿甲状腺功能减退症筛查：新生儿甲状腺功能减退症筛查采用干血滤纸片方法。必须指出，测定TSH进行新生儿疾病筛查，对继发于下丘脑-垂体原因的甲状腺功能减退症无法诊断。由于生理指标的变化和个体的差异，新生儿疾病筛查会出现个别假阴性。因此，对甲状腺功能减退症筛查阴性病例，如临床有甲状腺功能减退症可疑，仍应提高警惕，进一步详细检查甲状腺功能。

（2）年幼儿童甲状腺功能减退症诊断：根据典型的临床症状、有甲状腺功能减退，可以确诊。甲状腺放射性核素显像、超声检查和骨龄测定皆有助于诊断。

（3）获得性甲状腺功能减退症：需寻找病因，对慢性淋巴细胞性甲状腺炎患者，需测定抗甲状腺球蛋白抗体和抗过氧化物酶抗体确定。

知识点11：先天性甲状腺功能减退症的鉴别诊断　　　　　副高：掌握　正高：掌握

（1）佝偻病：有动作发育、生长发育迟缓，但智能正常，皮肤正常，有佝偻病体征以及血生化和骨骼X线片的改变，无甲低特殊面容。

（2）先天性巨结肠：出生后即有便秘、腹胀，并伴有脐疝，但其面容、精神反应正常，血T_3、T_4、TSH正常。

（3）唐氏综合征（21-三体综合征）：有智能、运动、生长发育落后，眼距宽、外眼角上斜、鼻背低、伸舌的特殊面容，但皮肤毛发正常，染色体核型检查确诊。

（4）骨骼发育障碍的疾病：如骨软骨发育不良、黏多糖病等均有生长迟缓，骨骼X线片和尿中代谢物检测可鉴别。

知识点12：先天性甲状腺功能减退症的治疗　　　　　　　副高：掌握　正高：掌握

本病应早期确诊，尽早治疗，以避免对脑发育的损害。一旦诊断确立，应终生服用甲状腺制剂，不能中断。饮食中应富含蛋白质、维生素及矿物质。

常用甲状腺制剂有两种：①L-甲状腺素钠：100μg/片或50μg/片，含T_4，半衰期为1周，因T_4浓度每日仅有小量变动，血清浓度较稳定，故每日服一次即可。一般起始剂量为每日8～9μg/kg，大剂量为每天10～15μg/kg。替代治疗参考剂量见下表。②甲状腺片：40mg/片，是从动物甲状腺组织中提取，含T_3、T_4，若长期服用，可使血清T_3升高，该制剂临床上已基本不用。

甲状腺素替代治疗参考剂量

年　　龄	参考剂量（μg/d）	参考剂量［μg/（kg·d）］
0～6个月	25～50	8～10
6～12个月	50～100	5～8
1～5岁	75～100	5～6
6～12岁	100～150	4～5
12岁到成人	100～200	2～3

用药量应根据甲状腺功能及临床表现进行适当调整，应使：①TSH浓度正常，血T_4正常或偏高值，以备部分T_4转变成T_3。新生儿甲低应尽早使FT_4、TSH恢复正常，FT_4最好在治疗2周内，TSH在治疗4周内达到正常。②临床表现：排便次数及性状正常，食欲好转，腹胀消失，心率维持在正常范围，智能及体格发育改善。药物过量可出现烦躁、多汗、消瘦、腹痛、腹泻、发热等。因此，在治疗过程中应注意随访，治疗开始时每2周随访1次；血清TSH和T_4正常后，每3个月1次；服药1～2年后，每6个月1次。在随访过程中根据血清T_4、TSH水平，及时调整剂量，并注意监测智能和体格发育情况。

对于TSH > 10mU/L，而T$_4$正常的高TSH血症，复查TSH仍然持续增高者应予治疗，L-甲状腺素钠起始治疗剂量可酌情减量。

知识点13：先天性甲状腺功能减退症的预后	副高：掌握　正高：掌握

新生儿筛查阳性者确诊后应立即开始正规治疗，预后良好。如果出生后3个月内开始治疗，预后尚可，智能绝大多数可达到正常；如未能及早诊断而在6个月后才开始治疗，虽然给予甲状腺素可改善生长状况，但是智能仍会受到严重损害。

二、甲状腺功能亢进症

知识点14：甲状腺功能亢进症的概念	副高：掌握　正高：掌握

甲状腺功能亢进症是指由于甲状腺激素分泌过多所致，常伴有甲状腺肿大、眼球外突及基础代谢率增高等表现。

知识点15：甲状腺功能亢进症的病因	副高：掌握　正高：掌握

在小儿时期多由毒性弥漫性甲状腺肿（Graves病）引起，亦可由慢性淋巴细胞性甲状腺炎、垂体促甲状腺激素分泌性肿瘤等因素引起。

知识点16：甲状腺功能亢进症的临床表现	副高：掌握　正高：掌握

（1）基础代谢增高、食欲增加、消瘦、多汗、怕热、兴奋、急躁、心悸、乏力、腹泻等。部分患儿可表现为食欲不振。

（2）心率增快（安静和睡眠时亦快），心尖部收缩期杂音，心律失常，手震颤，可有一侧或双侧突眼。

（3）甲状腺肿大，多呈弥漫性肿大，柔软，光滑，有震颤，可听到血管杂音。少数呈结节性肿大，质硬。

知识点17：甲状腺功能亢进症的实验室检查	副高：掌握　正高：掌握

（1）血清T$_3$、T$_4$水平增高，TSH降低。

（2）抗甲状腺球蛋白抗体（TGAb）、抗甲状腺过氧化物酶抗体（TMAb）增高。

（3）部分患儿伴有肝酶和心肌酶增高。

知识点18：甲状腺功能亢进症的特殊检查	副高：掌握　正高：掌握

甲状腺扫描与B超可了解甲状腺大小、性质，以除外肿瘤、囊肿等。注意心电图异常。

知识点19：甲状腺功能亢进症的治疗   副高：掌握   正高：掌握

（1）一般治疗：保持情绪稳定，注意休息，饮食富有营养，补充维生素。

（2）抗甲状腺药物：首选甲巯咪唑，$0.5 \sim 1mg/(kg \cdot d)$，分$2 \sim 3$次口服，或用甲基硫氧嘧啶$5 \sim 7mg/(kg \cdot d)$或丙基硫氧嘧啶$5 \sim 10mg/(kg \cdot d)$，分$2 \sim 3$次口服，一般用$4 \sim 8$周，控制症状后，剂量减半，维持治疗$2 \sim 3$年。治疗期间定时监测$T_3$、$T_4$、TSH，随时调整剂量；查血常规，注意白细胞减少；并注意有无其他不良反应，如药疹、肝功能损害。对症处理，必要时更换治疗药物。

（3）甲状腺素：如在治疗中甲状腺肿大加剧或出现甲状腺功能减低，则加服左甲状腺素。

（4）对症治疗：心率增快明显心悸者，可用普萘洛尔，$1 \sim 2mg/(kg \cdot d)$，分$2 \sim 3$次口服。必要时可用镇静剂，地西泮（安定）$0.25 \sim 0.5mg/(kg \cdot d)$或苯巴比妥$2 \sim 3mg/(kg \cdot d)$。突眼明显者，可用泼尼松$1 \sim 2mg/(kg \cdot d)$和维生素$B_6$。

第三节 儿童糖尿病

一、1型糖尿病

知识点1：儿童糖尿病的概念及分类   副高：掌握   正高：掌握

糖尿病（DM）是由于胰岛素分泌绝对缺乏或相对不足所造成的糖、脂肪、蛋白质代谢紊乱症，分为原发性和继发性两类。原发性糖尿病又可分为：①1型糖尿病：由于胰岛β细胞破坏，胰岛素分泌绝对不足所造成，必须使用胰岛素治疗，故又称胰岛素依赖性糖尿病（IDDM）。②2型糖尿病：由于胰岛β细胞分泌胰岛素不足或靶细胞对胰岛素不敏感（胰岛素抵抗）所致，亦称非胰岛素依赖性糖尿病（NIDDM）。③青年成熟期发病型糖尿病（MODY）：是一种罕见的遗传性β细胞功能缺陷症，属常染色体显性遗传。④新生儿糖尿病：（NDM）是指出生后6个月内发生的糖尿病，通常需要胰岛素治疗。多为单基因疾病，由于基因突变导致胰岛β细胞功能和成熟缺陷而致。新生儿糖尿病可分为永久性新生儿糖尿病（PNDM）和暂时性新生儿糖尿病（TNDM）。其中TNDM在新生儿期后会自行缓解或消失，但约半数患者在儿童期或青少年期会再现。继发性糖尿病大多由一些遗传综合征（如唐氏综合征、特纳综合征和克兰费尔特综合征等）和内分泌疾病（如库欣综合征、甲状腺功能亢进症等）所引起。98%的儿童糖尿病为1型糖尿病，2型糖尿病甚少，但近年来随儿童肥胖症的增多而有增加趋势。

知识点2：1型糖尿病的概念   副高：掌握   正高：掌握

1型糖尿病又称胰岛素依赖性糖尿病（IDDM），是胰岛β细胞破坏，胰岛素分泌绝对不足所致，必须使用胰岛素治疗。

| 知识点3：1型糖尿病的病理生理 | 副高：掌握 正高：掌握 |

正常情况下，胰岛素可促进细胞内葡萄糖的转运，促进糖的利用，蛋白质和脂肪的合成，抑制肝糖原和脂肪的分解。糖尿病患儿的胰岛素分泌不足或缺如，使葡萄糖的利用减少，而反调节激素，如胰高血糖素、生长激素、皮质醇等增高，且具有促进肝糖原分解和葡萄糖异生的作用，使脂肪和蛋白质分解加速，造成血糖和细胞外液渗透压增高，细胞内液向细胞外转移。当血糖浓度超过肾阈值（10mmol/L或180mg/dl）时，即产生糖尿。自尿中排出的葡萄糖可达200~300g/d，导致渗透性利尿，临床出现多尿症状，每日丢失水分3~5L，钠和钾200~400mmol，因而造成严重的电解质失衡和慢性脱水。由于机体的代偿，患儿呈现渴感增强、饮水增多；由于组织不能利用葡萄糖，会因能量不足而产生饥饿感，引起多食。胰岛素不足和反调节激素增高促进了脂肪分解，使血中脂肪酸增高，肌肉和胰岛素依赖性组织即利用这类游离脂肪酸供以弥补细胞内葡萄糖的不足，而过多的游离脂肪酸进入肝脏后，则在胰高血糖素等生酮激素的作用下加速氧化，导致乙酰辅酶A增加，超过了三羧酸循环的氧化代谢能力，致使乙酰乙酸、β-羟丁酸和丙酮等酮体长期在体液中累积，形成酮症酸中毒。

酮症酸中毒时氧利用减低，大脑功能受损。酸中毒时CO_2严重潴留，为了排出较多的CO_2，呼吸中枢兴奋而出现不规则的呼吸深快，呼气中的丙酮产生特异的气味（腐烂水果味）。

| 知识点4：1型糖尿病的发病机制 | 副高：掌握 正高：掌握 |

1型糖尿病的确切发病机制尚未完全阐明。目前认为是在遗传易感基因的基础上由外界环境因素的作用引起的自身免疫反应，导致了胰岛β细胞的损伤和破坏。当90%以上的B细胞被破坏后，其残存的胰岛素分泌功能即不足以维持机体的生理需要，临床出现症状。遗传、免疫、环境等因素在1型糖尿病发病过程中都起着重要的作用。

（1）遗传易感性：1型糖尿病的病因除遗传因素外，还有环境因素的作用，属多基因遗传性疾病。通过对人类白细胞抗原（HLA）的研究发现，HLA的D区Ⅱ类抗原基因（位于6p21.3）与本病的发生有关，已证明与HLA-DR3和DR4的关联性特别显著。还有研究认为HLA-DQβ链上第57位非门冬氨酸及HLA-DQα链上第52位的精氨酸的存在决定了1型糖尿病的易感性；反之HLA-DQβ57位门冬氨酸和HLA-DQα52位非精氨酸则决定1型糖尿病的保护性。但遗传易感基因在不同种间有一定的差别，提示与遗传多态性有关。

（2）环境因素：1型糖尿病的发病与病毒感染（如风疹病毒、腮腺炎病毒、柯萨奇病毒等）、化学毒物（如链尿菌素、四氧嘧啶等）、食物中的某些成分（如牛乳中的α、β-酪蛋白、乳球蛋白等）有关，以上因素可能会激发易感性基因体内免疫功能的变化，产生β细胞毒性作用，最终导致1型糖尿病。

（3）自身免疫因素：约90%的1型糖尿病患者在初次诊断时血中出现胰岛细胞自身抗体（ICA）、胰岛β细胞膜抗体（ICSA）、胰岛素自身抗体（IAA）以及谷氨酸脱羧酶（GAD）

自身抗体、胰岛素受体自身抗体（IRA）等多种抗体，并已证实这些抗体在补体和T淋巴细胞的协同作用下具有对胰岛细胞的毒性作用。新近证实，细胞免疫异常对1型糖尿病的发病起着重要作用，树突状细胞源性细胞因子白介素-12会促进初始型CD4$^+$T细胞（TH$_0$）向Ⅰ型辅助性T（TH$_1$）细胞转化，使其过度活化而产生TH$_1$细胞类细胞因子，引起大量炎症介质的释放，进而损伤胰岛β细胞。

知识点5：1型糖尿病的临床表现　　　　　副高：掌握　正高：掌握

1型糖尿病患者起病较急骤，多有感染或饮食不当等诱因。其典型症状为多饮、多尿、多食和体重下降（"三多一少"）。但婴儿多饮、多尿不易被发觉，很快即可发生脱水和酮症酸中毒。儿童因为夜尿增多可发生遗尿。年长儿还可出现消瘦、精神不振、倦怠乏力等体质显著下降症状。约40%糖尿病患儿在就诊时即处于酮症酸中毒状态，这类患儿常因急性感染、过食、诊断延误、突然中断胰岛素治疗等因素诱发。多表现为起病急，进食减少，恶心，呕吐，腹痛，关节或肌肉疼痛，皮肤黏膜干燥，呼吸深长，呼气中带有酮味，脉搏细速，血压下降，体温不升，甚至嗜睡、淡漠、昏迷。常被误诊为肺炎、败血症、急腹症或脑膜炎等。少数患儿起病缓慢，以精神呆滞、软弱、体重下降等为主。

体格检查时除见体重减轻、消瘦外，一般无阳性体征。酮症酸中毒时可出现呼吸深长，带有酮味，有脱水征和意识障碍。病程较久，对糖尿病控制不良时可发生生长落后、智能发育迟缓、肝大，称为Mauriac综合征。晚期可出现蛋白尿、高血压等糖尿病肾病表现，最后致肾衰竭。还可出现白内障、视物障碍、视网膜病变，甚至失明。

知识点6：儿童糖尿病的自然病程　　　　　副高：掌握　正高：掌握

（1）急性代谢紊乱期：从出现症状到临床确诊，时间多在1个月以内。约20%患儿表现为糖尿病酮症酸中毒；20%～40%为糖尿病酮症，无酸中毒；其余仅为高血糖、糖尿和酮尿。

（2）暂时缓解期：约75%的患儿经胰岛素治疗后，临床症状消失、血糖下降、尿糖减少或转阴，即进入缓解期，也称"蜜月期"。此时胰岛β细胞恢复分泌少量胰岛素，对外源性胰岛素需要量减至0.5U/（kg·d）以下，少数患儿甚至可以完全不用胰岛素。这种暂时缓解期一般持续数周，最长可达半年以上。此期应定期监测血糖、尿糖水平。

（3）强化期：经过缓解期后，患儿出现血糖增高和尿糖不易控制的现象，胰岛素用量逐渐或突然增多，称为强化期。在青春发育期，由于性激素增多等变化，增强了对胰岛素的拮抗，因此该期病情不甚稳定，胰岛素用量较大。

（4）永久糖尿病期：青春期后，病情逐渐稳定，胰岛素用量比较恒定，称为永久糖尿病。

知识点7：儿童糖尿病的急性并发症　　　　　副高：掌握　正高：掌握

（1）糖尿病酮症酸中毒：儿童时期糖尿病约有1/3以上发生酮症酸中毒，表现为不规则深长呼吸、有酮体味，突然发生恶心、呕吐、厌食或腹痛、腿痛等症状，严重者出现神志改变。常易误诊为肺炎、败血症、急腹症或脑膜炎等，通常血糖甚高，血生化示不同程度酸中毒，血尿酮体增高。

（2）低血糖：由于胰岛素用量过多或用药后未按时进食而引起。表现心悸、出汗、饥饿感、头晕或震颤等，严重者可致昏迷、惊厥，若不及时抢救可致死亡。反复低血糖发作可引起脑功能障碍。

（3）感染：与免疫功能障碍有关。各种感染、咳嗽或结核病等常与糖尿病共存，严重感染可发生中毒性休克。

（4）糖尿病高渗性非酮症性昏迷：在儿童中较少见。表现为糖尿病昏迷伴高血糖，但无酸中毒，血尿酮体无明显增高，血浆渗透压＞310mmol/L。

知识点8：儿童糖尿病的慢性并发症　　　　　　　　　副高：掌握　　正高：掌握

若血糖长期控制不良，其并发症为不可逆性。

（1）生长障碍：表现为生长落后、矮小，性发育延迟。

（2）糖尿病视网膜病：是糖尿病微血管病变最常见的并发症，90%患者最终将出现此并发症，造成视物障碍，白内障、甚至失明。

（3）糖尿病肾病：患病率随病程延长而增加，患儿有明显的肾病，表现为水肿、蛋白尿及高血压等，但少见终末期肾病。肾衰竭亦是引起儿童期糖尿病死亡的原因之一。

（4）糖尿病周围神经病变：儿童糖尿病相对少见。

知识点9：1型糖尿病的辅助检查　　　　　　　　　　副高：掌握　　正高：掌握

（1）血糖：空腹血糖≥7.0mmol/L，或任意血浆血糖或口服葡萄糖耐量试验2小时的血糖≥11.1mmol/L，即可诊断为糖尿病。

（2）尿糖：阳性。尿糖可间接反映糖尿病患者血糖控制的状况。在用胰岛素治疗过程中，可监测尿糖变化，以判断饮食及胰岛素用量是否恰当。在空腹状态下先排空膀胱，半小时后排尿为"次尿"，相当于空腹时血糖的参考，从餐后至下次餐前一小时的尿为"段尿"，作为餐后血糖水平的参考。所得结果可粗略估计当时的血糖水平，利于胰岛素剂量的调整。

（3）尿酮体：糖尿病酮症酸中毒时，尿酮体阳性。

（4）尿蛋白：监测尿微量清蛋白，可及时了解肾脏的病变情况。

（5）葡萄糖耐量试验：适应证为临床无症状、尿糖阳性，但空腹和任意血浆葡萄糖浓度＜11.1mmol/L的患儿。葡萄糖用量为1.75g/kg，最大量不超过75g。溶于200～300ml水中，在5～15分钟内服完，于服糖前后30、60、120、180分钟分别取血测葡萄糖。

（6）糖化血红蛋白（HbA_{1c}）：可反映近3个月的血糖平均值，缺点在于不能反映日常血糖的波动。

（7）血液气体分析和电解质测定：酮症酸中毒时可见代谢性酸中毒和电解质紊乱等变化。

（8）血脂：胆固醇、三酰甘油、游离脂肪酸等可增高。

（9）血胰岛素及C肽水平：可用于1、2型糖尿病的鉴别诊断。

（10）血胰岛细胞自身抗体测定：如测血中谷氨酸脱羧酶抗体（GAC-Ad）、胰岛素抗体（I-AAh）、胰岛细胞抗体（ICAAb）等，对1、2型糖尿病的鉴别有一定帮助。

知识点10：1型糖尿病的诊断　　　　　副高：掌握　正高：掌握

1型糖尿病诊断标准：①空腹血糖≥7.0mmol/L（≥126mg/dl）。②随机血糖≥11.1mmol/L（≥200mg/dl）。③OGTT 2小时血糖≥11.1mmol/L（≥200mg/dl）。④HbA1c≥6.5%。

凡符合上述任何一条即可诊断为糖尿病。儿童1型糖尿病一旦出现临床症状、尿糖阳性、空腹血糖达7.0mmol/L以上和随机血糖在11.1mmol/L以上，不需做糖耐量试验就能确诊。

知识点11：1型糖尿病的鉴别诊断　　　　　副高：掌握　正高：掌握

（1）肾性糖尿：无糖尿病症状，多在体检或者做尿常规检查时发现尿糖阳性，血糖正常，胰岛素分泌正常。

（2）假性高血糖：短期大量食入或者输入葡萄糖液，可使尿糖暂时阳性，血糖升高。另外，在应急状态时血糖也可一过性升高，需注意鉴别。

知识点12：1型糖尿病的治疗目的和要求　　　　　副高：掌握　正高：掌握

1型糖尿病的治疗目的和要求：①消除临床症状。②预防糖尿病酮症酸中毒发生。③避免发生低血糖。④保证患儿正常生长发育和性成熟。⑤防止肥胖。⑥防止和及时纠正情绪障碍。⑦早期诊断和治疗并发症及伴随疾病。⑧防止慢性并发症的发生和发展。

知识点13：1型糖尿病的治疗　　　　　副高：掌握　正高：掌握

糖尿病治疗强调综合治疗，主要包括5个方面：①合理应用胰岛素。②饮食管理。③运动锻炼。④自我血糖监测。⑤糖尿病知识教育和心理支持。糖尿病治疗必须在自我监测的基础上，选择合适的胰岛素治疗方案和饮食管理、运动治疗等才能达到满意的效果。

知识点14：1型糖尿病酮酸中毒的治疗　　　　　副高：掌握　正高：掌握

酮症酸中毒迄今仍然是儿童糖尿病急症死亡的主要原因。对糖尿病酮症酸中毒必须针对高血糖、脱水、酸中毒、电解质紊乱和可能并存的感染等情况制订综合治疗方案。密切观察病情变化、血气分析和血、尿液中糖和酮体的变化，随时采取相应措施，避免医源性损害。酮症酸中毒的即时评估与处理流程见下图。

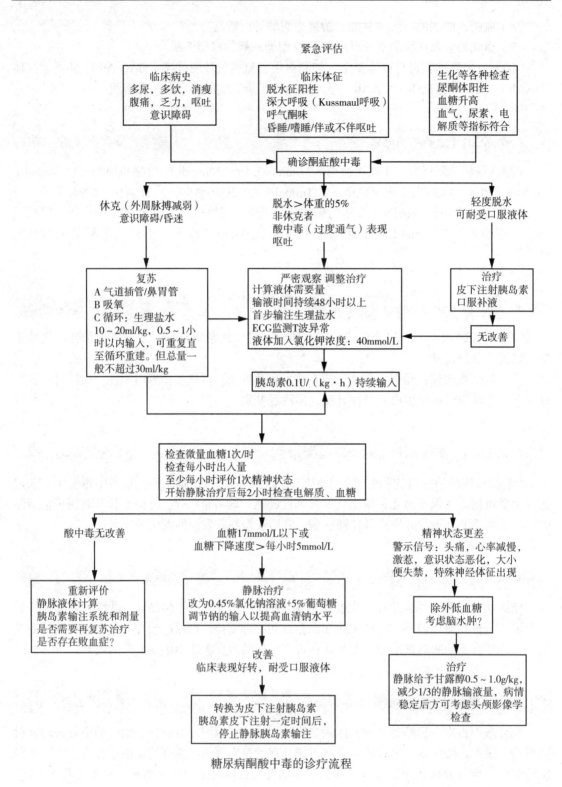

糖尿病酮酸中毒的诊疗流程

（1）液体治疗：主要针对脱水、酸中毒和电解质紊乱。酮症酸中毒时脱水量约为100ml/kg，一般均属等渗性脱水，应遵循下列原则输液。

快速补液：输液开始的第1小时，按20ml/kg（最大量1000ml）快速静滴生理盐水，以纠正血容量、改善血液循环和肾功能。第2～3小时，按10ml/kg静滴0.45%氯化钠溶液。当血糖<17mmol/L（300mg/dl）后，改用含有0.2%氯化钠的5%葡萄糖液静滴。

传统补液疗法建议在开始的12小时内至少补足累积损失量的一半。在此后的24小时内，可视情况按60～80ml/kg静滴同样溶液，以供给生理需要量和补充继续损失量。

目前国际上推荐48小时均衡补液法，即48小时均衡补入累积损失量及维持液，总液体张力1/2～2/3。补液中根据监测情况调整补液中的离子浓度及含糖液等。

患儿在输液开始前由于酸中毒、分解代谢和脱水的共同作用使血清钾浓度增高，但总的体钾储备可能被耗竭。随着液体的输入，特别是应用胰岛素后，血钾迅速降低。因此，在患儿开始排尿后即应在输入液体中加入氯化钾溶液，一般按每日2～3mmol/kg（150～225mg/kg）补给，输入浓度不得>40mmol/L（0.3g/dl），并应监测心电图或血钾浓度。

酮症酸中毒时的酸中毒主要是由于酮体和乳酸的堆积，补充水分和胰岛素可以矫正酸中毒。为了避免发生脑细胞酸中毒和高钠血症，对酮症酸中毒不宜常规使用碳酸氢钠溶液，仅在血pH<7.1，HCO_3^-<12mmol/L时，始可按2mmol/kg给予1.4%碳酸氢钠溶液静滴，先用半量，当血pH≥7.2时即停用，避免酸中毒纠正过快加重脑水肿。

在治疗过程中，应仔细监测生命体征、电解质、血糖和酸碱平衡状态，避免在酮症酸中毒治疗过程中发生合并症，如脑水肿等。其表现为头痛、意识不清、嗜睡、痉挛、视盘水肿或脑疝等。

（2）胰岛素治疗：糖尿病酮症酸中毒时多采用小剂量胰岛素静脉滴注治疗。

对有休克的患儿，在补液治疗开始、休克逐渐恢复后才可应用胰岛素，以避免钾迅速从血浆进入细胞内，导致心律失常。

将胰岛素25U加入等渗盐水250ml中，按每小时0.1U/kg，自另一静脉通道缓慢匀速输入。每小时复查血糖，并根据血糖情况调整胰岛素输入量。血糖下降速度一般为每小时2～5mmol/L，胰岛素输注浓度一般不低于0.05U/（kg·h）。小剂量胰岛素静脉输注应持续至酮症酸中毒纠正（pH>7.3，血糖<12mmoL/L），必要时可输入含糖的1/3～1/2张液体，以维持血糖水平为8～12mmol/L。当血糖<17mmol/L时，应将输入液体换成含0.2%氯化钠的5%葡萄糖液。只有当临床状况稳定后方可逐渐减少静脉输液，改为口服液体治疗，能进食后或在血糖下降至<11mmol/L、酮体消失时停用静脉注射胰岛素，改为胰岛素皮下注射，每次0.25～0.5U/kg，每4～6小时1次，直至血糖稳定为止。在停止滴注胰岛素前半小时即应皮下注射短效胰岛素0.25U/kg。

（3）控制感染：酮症酸中毒常并发感染，应在急救同时采用有效抗生素治疗。

酮症酸中毒在处理不当时，可引起脑水肿、低血糖、低血钾、碱中毒、心力衰竭或肾衰竭等情况。因此在整个治疗过程中必须严密观察，随时调整治疗计划，避免因处理不妥而加重病情。

知识点15：1型糖尿病长期治疗措施   *副高：掌握   正高：掌握*

（1）饮食管理：糖尿病的饮食管理是进行计划饮食而不是限制饮食，其目的是维持正常血糖和保持理想体重。

1）每日总热能需要量：食物的热量要适合患儿的年龄、生长发育和日常活动的需要，每日所需热能（千卡）为1000＋[年龄×（80～100）]，对年幼儿宜稍偏高，而年龄大的患儿宜偏低。此外，还要考虑体重、食欲及运动量。全日热能分配为早餐1/5，中餐和晚餐分别为2/5，每餐中留出少量（5%）作为餐间点心。

2）食物的成分和比例：饮食中能源的分配为蛋白质15%～20%、糖类50%～55%、脂肪30%。蛋白质成分在3岁以下儿童应稍多，其中一半以上应为动物蛋白，因其含有必需的氨基酸。禽类、鱼类、各种瘦肉类为较理想的动物蛋白质来源。糖类则以含纤维素高的，如糙米或玉米等粗粮为主，因为它们形成的血糖波动远较精制的白米、面粉或土豆等制品为小，蔗糖等精制糖应该避免。脂肪应以含多价不饱和脂肪酸的植物油为主。蔬菜选用含糖较少者。每日进食应定时，饮食量在一段时间内应固定不变。

（2）胰岛素治疗：胰岛素是糖尿病治疗能否成功的关键，但胰岛素治疗需要个体化，方案的选择依据年龄、病程、生活方式（如饮食、运动时间、上学）和既往健康状况等决定。胰岛素的种类、剂量、注射方法都与疗效有关。

1）胰岛素制剂：目前胰岛素制剂有速效胰岛素类似物、短效胰岛素（RI）、中效珠蛋白胰岛素（NPH）、长效的鱼精蛋白锌胰岛素（PZI）、长效胰岛素类似物（甘精胰岛素和地特胰岛素）以及预混胰岛素等。

胰岛素的种类和作用时间

胰岛素种类	开始作用时间（h）	作用最强时间（h）	作用最长时间（h）
短效RI	0.5	3～4	6～8
速效胰岛素类似物	10～15分钟	1～2	4～6
中效NPH	1.5～2	4～12	18～24
长效PZI	3～4	14～20	24～36
长效胰岛素类似物（甘精胰岛素）	2～4	无峰	24
长效胰岛素类似物（地特胰岛素）	1～2	6～12	20～24
预混胰岛素（短效/中效）	0.5	双峰1～12	16～24

甘精胰岛素是在人胰岛素A链21位以甘氨酸替代天门冬氨酸，B链的羧基端加上两个精氨酸。地特胰岛素是去掉B30位的氨基酸，在B29位点连接上含有14-C的脂肪酸链。其结构的改变使得该胰岛素稳定性增强，在酸性环境中呈溶解状态，即清澈溶液，注射前无需预先混匀，可直接皮下注射。一般1～2小时起效，作用时间维持24小时，每日只需注射1次。

2）胰岛素治疗方案：胰岛素的治疗方案很多。常用的有：①基础一餐时大剂量方案：三餐前注射短效胰岛素或速效胰岛素类似物，睡前给予中效或长效胰岛素类似物。夜间的中长效胰岛素占全日总量的30%~50%（一般先按30%计算），余量以速效或短效胰岛素分成3次于每餐前注射。但若以速效胰岛素类似物做餐前注射，则夜间使用基础胰岛素的比例要高一些。②持续皮下胰岛素输注（CSⅡ）。可选用短效胰岛素或速效胰岛素类似物。将全日的总量分为基础量和餐前追加量两部分，两者的用量按1:1的比例分配。将24小时划分为日间（7:00~21:00）和夜间（21:00~次日7:00）两个阶段，日夜间基础量之比为2:1。餐前追加量按3餐平均分配，于每次餐前输注。在治疗过程中根据血糖或动态血糖监测结果进行基础率或餐前胰岛素剂量的动态调整。③每日3次注射方案：早餐前用短效（或速效）与中效胰岛素混合剂，午餐前单用短效（或速效）胰岛素，晚餐或睡前用短效（或速效）与中效胰岛素混合剂注射，或其他类似的方案。④每日2次注射方案：短效（或速效）胰岛素与中效胰岛素的混合剂分别于早餐前和晚餐前2次注射。其中，短效（或速效）胰岛素与中效胰岛素的比例大约为1:2。早餐前胰岛素量为每日总量的2/3，晚餐前用量为总量的1/3。目前已较少应用。

3）胰岛素的剂量及其调整：胰岛素需要量婴儿偏小，年长儿偏大。新诊断的患儿，轻症患者胰岛素用量为每日0.5~1.0U/kg；青春期前儿童一般为每日0.75~1.0U/kg；青春期儿童每日用量通常>1.0U/kg。

早餐前注射的胰岛素提供早餐和午餐后的胰岛素，晚餐前注射的胰岛素提供晚餐后及次日晨的胰岛素。应根据用药日血糖或尿糖结果，调整次日的胰岛素用量，每2~3天调整剂量一次，直至尿糖不超过（++）；血、尿糖稳定后，在相当时期中可不用再调整。

4）胰岛素注射笔：是普通注射器的改良，用喷嘴压力和极细针头推进胰岛素注入皮下，可减少皮肤损伤和注射精神压力。所用制剂为短效胰岛素、长效胰岛素以及中效胰岛素，其成分和比例随笔芯的不同而不同。皮下注射部位应选择大腿、上臂和腹壁等处，按顺序轮番注射，1个月内不要在同一部位注射2次，两针间距20cm左右，以防日久局部皮肤组织萎缩，影响疗效。注射部位参与运动时会加快胰岛素的作用，打球或跑步前不应在手臂和大腿注射，以免过快吸收引起低血糖。

5）胰岛素泵：能模拟正常胰腺的胰岛素分泌模式，持续24小时向患者体内输入微量胰岛素，更利于血糖的控制。胰岛素泵一般使用短效胰岛素或速效胰岛素类似物，但胰岛素使用剂量低于一般治疗方案。

长期佩戴胰岛素泵的患儿，应注意注射局部的消毒和保持清洁，并定期更换部位，以防感染。

6）胰岛素长期治疗过程中的注意事项：①胰岛素过量：胰岛素过量可致Somogyi现象，是由于胰岛素过量，在午夜至凌晨时发生低血糖，在反调节激素作用下使血糖升高，清晨出现高血糖，即出现低血糖-高血糖反应。如未及时诊断，因日间血糖增高而盲目增加胰岛素用量，可造成恶性循环。故对于尿量增加，同时有低血糖出现或一日内血糖波动较大，胰岛素用量大于每日1.5U/kg者，应怀疑Somogyi现象，可测午夜后1~3时血糖，以及时诊断。②胰岛素不足：胰岛素不足可致黎明现象。因晚间胰岛素不足，在清晨5~9时呈现血糖和尿糖增高，可加大晚间注射剂量或将NPH注射时间稍往后移即可。持久的胰岛素用量不足可使患儿长期处于高血糖状态，症状不能完全消除，导致生长停滞、肝脾大、高血糖、高血脂，容易发生酮症酸中毒。③胰岛素耐药：患儿在无酮症酸中毒情况下，每日胰岛素用量＞2U/kg仍不能使高血糖得到控制时，在排除Somogri现象后称为胰岛素耐药。可换用更纯的基因重组胰岛素。

（3）运动治疗：运动时肌肉对胰岛素的敏感性增高，从而增强葡萄糖的利用，有利于血糖的控制。运动的种类和剧烈程度应根据年龄和运动能力进行安排，有人主张1型糖尿病的学龄儿童每天都应参加1小时以上的适当运动。运动时必须做好胰岛素用量和饮食调整，运动前减少胰岛素用量或加餐，固定每天的运动时间，避免发生运动后低血糖。

（4）宣教和管理：由于儿童糖尿病的病情不稳定，易于波动，且本病需要终生饮食控制和注射胰岛素，给患儿及其家庭带来种种精神负担。因此，医师、家长和患儿应密切配合。医务人员必须向患儿及家长详细介绍有关知识，帮助患儿树立信心，使其能坚持有规律的生活和治疗，同时加强管理制度，定期随访复查。出院后家长和患儿应遵守医生的安排，接受治疗。同时做好家庭记录，包括饮食、胰岛素注射次数和剂量、血糖监测情况等。

（5）血糖监测：血糖监测记录有助于分析治疗效果及引起低血糖的原因，利于指导胰岛素调整以降低血糖波动水平，也有助于防止糖尿病急性并发症酮症酸中毒以及低血糖的发生。血糖监测包括日常血糖监测和定期总体血糖监测。

日常血糖监测包括自我血糖监测和连续血糖监测（CGM）。自我血糖监测记录应包括：血糖水平、胰岛素剂量、影响血糖控制的特殊事件（患病、聚会、运动、月经等）、低血糖事件及其严重程度，以及潜在的日常生活习惯改变等。连续血糖监测（CGM）是指将含有传感器的导管或小塑胶片插入皮下，连续监测组织间液血糖，血糖传感器可将血糖水平数据传输至接收器或胰岛素泵。CGM有助于了解饮食、胰岛素方案以及运动对血糖的影响，并及时指导其调整；可发现隐匿性高血糖/低血糖以及血糖异常持续的时间，有助于及时调整胰岛素治疗方案。

定期总体血糖监测建议患者每3～6个月定期至医院进行糖化血红蛋白、肝肾功能等检查。HbA1c可反映过去2～3个月的平均血糖水平，但不能反映血糖波动程度和低血糖事件。

（6）预防慢性并发症：儿童青少年1型糖尿病作为终生性疾病，慢性并发症的早期筛查和预防非常重要，控制血糖、血压和血脂及改善微循环是控制慢性并发症的有效手段。青春期前发病的糖尿病患者，发病5年后或满11岁或至青春期，每年筛查一次糖尿病肾病、糖尿病视网膜病变等慢性并发症；青春期发病的糖尿病患者发病2年后每年筛查一次各项并发症，年龄达到12岁的患者应进行血脂的监测。

二、2型糖尿病

知识点16：2型糖尿病的概念	副高：掌握 正高：掌握

2型糖尿病又称非胰岛素依赖性糖尿病（NIDDM），是胰岛β细胞分泌胰岛素不足或靶细胞对胰岛素不敏感（胰岛素抵抗）所致。

知识点17：2型糖尿病的特点	副高：掌握 正高：掌握

2型糖尿病的特点：①占糖尿病病例的比例：＞80%。②发病年龄：成年。③发病经过：

缓慢。④酮症酸中毒：少见。⑤伴有HLA等位基因：不明显。⑥血清胰岛素及肽测定：轻度减失正常。⑦胰岛细胞抗体：<5%。⑧胰岛素分泌异常：较明显。⑨对胰岛素抵抗性：较明显。⑩胰岛素治疗：适于10%的病例。

第四节 身 材 矮 小

一、生长激素缺乏症

知识点1：生长激素缺乏症的概念	副高：掌握 正高：掌握

生长激素缺乏症（GHD）是指由于腺垂体合成和分泌生长激素（GH）部分或完全缺乏，或由GH分子结构异常等所致的生长发育障碍性疾病。患者身高处于同年龄、同性别正常健康儿童生长曲线第3百分位数以下或低于平均数减两个标准差，呈匀称性身材矮小，智力发育正常。发生率为20/10万～25/10万。

知识点2：生长激素的合成	副高：掌握 正高：掌握

GH是由腺垂体嗜碱性粒细胞合成和分泌，由191个氨基酸组成的单链多肽，分子量为22kD。人生长激素基因簇是由编码基因GH_1（GH-N）和$CSHP_1$、CSH_1、GH_2、CSH_2等基因组成的长约55kbp的DNA链。人GH编码基因GH_1位于17q22-q24。在血液循环中，大约50%的GH与生长激素结合蛋白（GHBP）结合，以GH-GHBP复合物的形式存在。生长激素的释放受下丘脑分泌的两种神经激素，即促生长激素释放激素（GHRH）和生长激素释放抑制激素的调节。GHRH是含有44个氨基酸残基的多肽，促进垂体合成、分泌GH；SRIH是环状结构的14肽，对GH的合成和分泌有抑制作用。垂体在这两种多肽的作用下以脉冲方式释放GH，而中枢神经系统则通过多巴胺、5-羟色胺和去甲肾上腺素等神经递质调控下丘脑GHRH和SRIH的分泌。

知识点3：生长激素的分泌	副高：掌握 正高：掌握

GH的自然分泌呈脉冲式，每2～3小时出现一个峰值，夜间入睡后分泌量增高，且与睡眠深度有关，在Ⅲ或Ⅳ期睡眠相时达高峰；白天空腹时和运动后偶见高峰。初生婴儿血清GH水平较高，分泌节律尚未成熟，因此睡-醒周期中GH水平少有波动。生后2～3周血清GH浓度开始下降，分泌节律在生后2个月开始出现。儿童期每日GH分泌量超过成人，在青春发育期更明显。

知识点4：生长激素的功能	副高：掌握 正高：掌握

GH可以直接作用于细胞发挥生物效应，但其大部分功能必须通过胰岛素样生长因子

（IGF）介导。IGF是一组具有促进生长作用的多肽，人体内有两种IGF，即IGF-1和IGF-2。IGF-1是分子量为7.5kD的单链多肽，其编码基因位于12q22～q24.1，长约85kb，有6个外显子和5个内含子。分泌细胞广泛存在于肝、肾、肺、心、脑和肠等组织中，各组织合成的IGF-1大都以自分泌或部分泌方式发挥其促生长作用。但循环中的IGF-1主要是由肝脏分泌的，其合成主要受GH的调节，亦与年龄、性别、营养状态等因素有关。GH通过肝脏生长激素受体（GHR）促进肝脏IGF-1基因的表达，从而促进IGF-1的合成和释放。IGF-2的作用尚未完全阐明。IGFBP是一个包含6个具有高度同源性、与IGF有高度亲和力的蛋白成员的家族，其中IGFBP-3与GH关系密切。血液循环中90%的IGF-1与IGFBP结合，仅1%左右是游离的。GH是调节血IGF-1和IGFBP-3浓度的最主要因素，IGF-1和IGFBP-3水平随GH分泌状态而改变，但其改变速度较慢。因此，血中IGF-1和IGFBP-3水平相对稳定，而且无明显脉冲式分泌和昼夜节律变化，能较好地反映内源性生长激素分泌状态。血液循环中的GH及IGF-1可反馈调节垂体GH的分泌，或间接作用于下丘脑抑制GHRH的分泌，并可刺激SRIH分泌。

GH的基本功能是促进生长，同时也是体内多种物质代谢的重要调节因子。其主要生物效应为①促生长效应：促进人体各种组织细胞增大和增殖，使骨骼、肌肉和各系统器官生长发育，骨骼的增长使身体长高。②促代谢效应：GH促生长作用的基础是促进合成代谢，可促进蛋白质的合成和氨基酸的转运和摄取；促进肝糖原分解，减少对葡萄糖的利用，降低细胞对胰岛素的敏感性，使血糖升高；促进脂肪组织分解和游离脂肪酸的氧化生酮过程；促进骨骺软骨细胞增殖并合成含有胶原和硫酸黏多糖的基质。

知识点5：生长激素缺乏症的病因　　　　　　　　　　　副高：掌握　正高：掌握

（1）原发性：①下丘脑-垂体功能障碍：垂体发育异常，如不发育、发育不良或空蝶鞍均可引起生长激素合成和分泌障碍，其中有些伴有视中隔发育不全、唇裂、腭裂等畸形。因神经递质-神经激素功能途径的缺陷，导致GHRH分泌不足引起的身材矮小者称为生长激素神经分泌功能障碍（GHND），这类患儿的GH分泌功能在药物刺激试验中GH峰值 > 10μg/L。②遗传性生长激素缺乏（HGHD）：GH基因缺陷引起单纯性生长激素缺乏症（IGHD），而垂体Pit-1转录因子缺陷导致多种垂体激素缺乏症（MPHD），临床表现为多种垂体激素缺乏。IGHD按遗传方式分为Ⅰ（AR）、Ⅱ（AD）、Ⅲ（X连锁）3型。此外，还有少数矮身材儿童是由于GH分子结构异常、GH受体缺陷（Laron综合征）或IGF受体缺陷（非洲Pygmy人）所致，临床症状与生长激素缺乏症相似，但呈现GH抵抗或IGF-1抵抗，血清GH水平不降低或反而增高，是较罕见的遗传性疾病。

（2）继发性：多为器质性，常继发于下丘脑、垂体或颅内其他肿瘤、感染、细胞浸润、放射性损伤和头颅创伤等。

（3）暂时性：体质性生长及青春期延迟、社会心理性生长抑制、原发性甲状腺功能减退等均可造成暂时性GH分泌功能低下，在外界不良因素消除或原发疾病治疗后即可恢复正常。

知识点6：生长激素缺乏症的临床表现　　　　　　副高：掌握　　正高：掌握

（1）特发性生长激素缺乏症：多见于男孩，男女之比为3∶1。患儿出生时身长和体重均正常，1岁以后出现生长速度减慢，身高落后比体重低下更为显著，身高低于同年龄、同性别正常健康儿童生长曲线第3百分位数以下（或低于平均数减两个标准差），身高年增长速率＜5cm，智能发育正常。患儿头颅呈圆形，面容幼稚，脸圆胖，皮肤细腻，头发纤细，下颌和颏部发育不良，牙齿萌出延迟且排列不整齐。患儿虽生长落后，但身体各部比例匀称。骨骼发育落后，骨龄落后于实际年龄2岁以上，但与其身高年龄相仿，骨骺融合较晚。多数青春期发育延迟。

（2）部分生长激素缺乏症：患儿同时伴有一种或多种其他垂体激素缺乏，这类患儿除生长迟缓外，尚有其他伴随症状：①伴有促肾上腺皮质激素（ACTH）缺乏者容易发生低血糖。②伴促甲状腺激素（TSH）缺乏者可有食欲不振、活动较少等轻度甲状腺功能不足的症状。③伴有促性腺激素缺乏者性腺发育不全，出现小阴茎，至青春期仍无性器官和第二性征发育等。

（3）器质性生长激素缺乏症：可发生于任何年龄，其中由围生期异常导致者常伴有尿崩症。颅内肿瘤导致者则多有头痛、呕吐、视野缺损等颅内压增高以及视神经受压迫的症状和体征。

知识点7：生长激素缺乏症的实验室检查　　　　　　副高：掌握　　正高：掌握

（1）生长激素刺激试验：生长激素缺乏症的诊断依靠GH水平的测定。因生理状态下GH呈脉冲式分泌，这种分泌与下丘脑、垂体、神经递质以及大脑结构和功能的完整性有关，有明显的个体差异，并受睡眠、运动、摄食和应激的影响，故单次测定血GH水平不能真正反映机体的GH分泌情况。因此，对疑诊患儿必须进行GH刺激试验，以判断其垂体分泌GH的功能。

生长激素分泌功能试验

试　验	方　法	采血时间
生理性		
1. 运动	禁食4~8小时后，剧烈活动15~20分钟	开始活动后20~40分钟
2. 睡眠	晚间入睡后用脑电图监护	Ⅲ~Ⅳ期睡眠时
药物刺激		
1. 胰岛素	0.05~0.1U/kg，静注	0、15、30、60、90分钟测血糖、GH
2. 精氨酸	0.5g/kg，用注射用水配成5%~10%溶液，30分钟静滴完	0、30、60、90、120分钟测GH
3. 可乐定	0.004mg/kg，1次口服	同上
4. 左旋多巴	10mg/kg，1次口服	同上

经典的GH刺激试验包括生理性刺激试验（睡眠试验、运动试验）和药物刺激试验。生理性刺激试验要求一定的条件和设备：睡眠试验必须在脑电图的监测下，于睡眠的第三期或第四期采血测GH才能得到正确的结果；运动试验则必须达到规定的强度，才能产生促进GH分泌的作用。因此，生理性刺激试验在儿童中难以获得可靠的资料。药物刺激试验是借助于胰岛素、精氨酸、可乐定、高血糖素、左旋多巴等药物促进GH分泌而进行的，作用机制随药物而不同，GH分泌峰值的大小和呈现的时间也不同。为排除外源因素的影响，刺激试验前应禁食、卧床休息，于试验前30分钟放好留置针头，在上午8~10时进行试验。

一般认为GH峰值<10μg/L即为分泌功能不正常。GH峰值<5μg/L，为GH完全缺乏；GH峰值5~10μg/L，为GH部分缺乏。由于各种GH刺激试验均存在一定局限性，必须两种以上药物刺激试验结果都不正常时，方可确诊为生长激素缺乏症。一般多选择胰岛素加可乐定或左旋多巴试验。

（2）血GH 24小时分泌谱测定：24小时的GH分泌量可以比较准确地反映体内GH的分泌情况。尤其是对GHND患儿，其GH分泌功能在药物刺激试验可为正常，但其24小时分泌量则不足，夜晚睡眠时的GH峰值亦低。但该方法烦琐，采血次数多，不易为患者接受。

（3）胰岛素样生长因子（IGF-1）和IGFBP-3的测定：IGF-1和IGFBP-3都是检测GH-IGF轴功能的指标。两者分泌模式与GH不同，呈非脉冲式分泌，较少日夜波动，血液循环中的水平比较稳定。血清IGF-1出生时的水平非常低，随后在儿童期缓慢升高，在青春发育期升高显著，以后随着年龄的增长而有所减少。青春期女孩出现高峰的时间约早于男孩2年。IGFBP-3的水平波动与其相似，但变化较小。目前认为IGF-1、IGFBP-3可作为5岁至青春发育期前儿童生长激素缺乏症筛查指标，但该指标有一定的局限性。正常人IGF-1和IGFBP-3水平受各种各样的因素影响，如性别、年龄、营养状态、性发育程度和甲状腺功能等，故必须建立不同性别和年龄组儿童的正常参考值范围。

另外，IGF-1测定还可监测GH治疗后的反应，并具有一定的鉴别诊断意义。如矮小儿童GH激发试验中GH峰值正常，而IGF-1低下，但在注射外源性GH后，IGF-1升高，生长速率加快，提示患儿GH分子有变异；如IGF-1不升高，生长不加速，则提示可能系生长激素受体缺陷。

（4）其他辅助检查：①X线检查：常用左手腕、掌、指骨正位片评定骨龄。生长激素缺乏症患儿骨龄常落后于实际年龄2岁及以上。②MRI检查：已确诊为生长激素缺乏症的患儿，需行头颅MRI检查，以了解下丘脑-垂体有无器质性病变，尤其对检测肿瘤有重要意义。

（5）其他内分泌检查：一旦确诊生长激素缺乏症，应检查下丘脑-垂体轴的其他内分泌功能。根据临床表现可选择测定TSH、T_4或促甲状腺素释放激素（TRH）刺激试验和促性腺激素释放激素（GnRH）刺激试验以判断下丘脑-垂体-甲状腺轴和性腺轴的功能。

（6）染色体核型分析：对矮身材具有体态异常的患儿应进行核型分析，尤其是女性矮小伴青春期发育延迟者，应常规行染色体分析，排除常见的染色体疾病。

（7）基因检测：随着二代测序及全基因组外显子测序等技术的临床应用，基因检测在矮身材的诊断过程中的作用日益重要。可进行与腺垂体发育缺陷相关的基因（HESX1、LHX3、LHX4、PROP1、POUIF1）和与GH-IGF-1轴缺陷相关的基因（GHI、GHR、IGF1、IGFR、STAT5b、IGF-ALS）分析。

知识点8：生长激素缺乏症的诊断　　　　　　　　副高：掌握　正高：掌握

（1）匀称性身材矮小，身高落后于同年龄、同性别正常儿童生长曲线的第3百分位数以下（或低于平均数减两个标准差）。

（2）生长缓慢，年生长速率<5cm。

（3）骨龄落后于实际年龄2岁以上。

（4）两种药物激发试验结果均示GH峰值低下（<10μg/L）。

（5）智能正常。

（6）排除其他影响生长的疾病。

知识点9：生长激素缺乏症的鉴别诊断　　　　　　副高：掌握　正高：掌握

（1）家族性身材矮小：父母身高均矮，小儿身高常在第3百分位数左右，但其年生长速率>5cm，骨龄和年龄相称，智能和性发育正常。

（2）体质性生长及青春期延迟：多见于男孩。青春期开始发育的时间比正常儿童迟3～5年，青春期前生长缓慢，骨龄也相应落后，但身高与骨龄一致，青春期发育后其最终身高正常。父母一方往往有青春期发育延迟病史。

（3）特发性身材矮小症（ISS）：病因不明，出生时身长和体重正常；生长速率稍慢或正常，一般年生长速率<5cm；两项GH激发试验的GH峰值≥10μg/L，IGF-1浓度正常；骨龄正常或延迟。无明显的慢性器质性疾病（肝、肾、心、肺、内分泌代谢病和骨骼发育障碍），无心理和严重的情感障碍，无染色体异常。

（4）先天性卵巢发育不全（特纳综合征）：女孩身材矮小时应考虑此病。本病的临床特点：身材矮小；性腺发育不良；具有特殊的躯体特征，如颈短、颈蹼、肘外翻、后发际低、乳距宽、色素痣多等。典型的特纳综合征与生长激素缺乏症不难区别，但嵌合型或等臂染色体所致者因症状不典型，需进行染色体核型分析以鉴别。

（5）先天性甲状腺功能减退症：该症除有生长发育落后、骨龄明显落后外，还有特殊面容、基础代谢率低、智能低下，故不难与生长激素缺乏症区别。但有些晚发性病例症状不明显，需借助血T$_4$降低、TSH升高等指标进行鉴别。

（6）骨骼发育障碍：各种骨、软骨发育不全等，均有特殊的面容和体态，可选择进行骨骼X线片检查以鉴别。

（7）其他内分泌代谢病引起的生长落后：先天性肾上腺皮质增生症、性早熟、皮质醇增多症、黏多糖贮积症、糖原贮积症等各有其特殊的临床表现，易于鉴别。

（8）努南综合征：本病为常染色体显性遗传病。临床主要特征为特殊面容、矮身材、胸部畸形和先天性心脏病等。染色体核型分析正常，确诊需行基因诊断。

知识点10：生长激素缺乏症的治疗	副高：掌握 正高：掌握

（1）生长激素治疗：基因重组人生长激素（rhGH）替代治疗已被广泛应用，目前大都采用0.1U/kg，每晚临睡前皮下注射1次（或每周总剂量分6～7次注射）的方案。促生长治疗应持续至骨骺闭合为止。治疗时年龄越小，效果越好，以第1年效果最好，身高增长可达到10～12厘米/年以上，以后生长速率可有下降。rhGH治疗过程中可能出现甲状腺功能减退，故须进行监测，必要时加用左甲状腺素维持甲状腺功能正常。血清IGF-1和IGFBP-3水平检测可作为rhGH疗效和安全性评估的指标。

目前临床资料未显示rhGH治疗可增加肿瘤发生、复发的危险性或导致糖尿病的发生，但对恶性肿瘤及严重糖尿病患者不建议用rhGH治疗。rhGH治疗前应常规行头颅MRI检查，以排除颅内肿瘤。在rhGH治疗前及治疗过程中均需定期检查空腹血糖、胰岛素水平，必要时行OGTT试验，排除糖尿病及糖代谢异常。考虑合并多种垂体激素缺乏者，治疗过程中还需注意监测肾上腺皮质功能。

（2）性激素治疗：同时伴有性腺轴功能障碍的生长激素缺乏症患儿骨龄达12岁时可开始用性激素治疗。男性可注射长效庚酸睾酮25mg，每月1次，每3个月增加25mg，直至每月100mg；女性可用炔雌醇1～2μg/d，或妊马雌酮，自每日0.3mg起酌情逐渐增加，同时需监测骨龄。

知识点11：应用基因重组人生长激素（rhGH）治疗的不良反应	
	副高：掌握 正高：掌握

（1）注射局部红肿，与rhGH制剂纯度不够以及个体反应有关，停药后可消失。
（2）少数患者注射后数月会产生抗体，但对促生长疗效无显著影响。
（3）暂时性视盘水肿、颅内高压等，比较少见。
（4）股骨头骺部滑出和坏死，但发生率甚低。

二、其他矮小疾病

知识点12：小于胎龄儿	副高：掌握 正高：掌握

小于胎龄儿属身材矮小的后天性疾病，其病史是宫内发育迟缓、足月儿出生体重小于2500g。

知识点13：家族性身材矮小症	副高：掌握 正高：掌握

家族性身材矮小症属身材矮小的先天性疾病，其家族史为阳性，生长率、骨、牙齿发育正常、内分泌正常，属非遗传性疾病。

知识点14：特发性身材矮小症 副高：掌握 正高：掌握

特发性身材矮小症是指儿童身高低于正常同龄第3百分位，生长比较缓慢，生长激素和甲状腺功能检查结果均正常，女童的血染色体检查也正常。除外生长激素、甲状腺素功能减退和先天性卵巢发育不全症。家族中没有矮身材的成员，父母青春期性发育不晚，出生时体重正常，无内脏疾病，骨骼发育未见异常。

知识点15：体质性青春期发育延迟 副高：掌握 正高：掌握

体质性青春期发育延迟属身材矮小的先天性疾病，其家族史为阳性，骨骼、性发育迟缓、智力正常、内分泌正常，属非遗传性疾病。

第五节 性 早 熟

知识点1：性早熟的概念 副高：掌握 正高：掌握

性早熟是指女孩8岁、男孩9岁以前呈现第二性征。近年研究显示儿童青春期发育时间有提前趋势，但国际上目前仍多沿用以往的标准。

知识点2：正常青春发育 副高：掌握 正高：掌握

青春期是指从第二性征开始出现到完全成熟这一时段。青春期开始的年龄取决于下丘脑-垂体-性腺轴功能启动的时间，通常女孩在10～12岁时开始，男孩则在12～14岁时开始，较女孩迟2年。青春期性发育遵循一定的规律，女孩青春期发育顺序：乳房发育，阴毛、外生殖器的改变，月经来潮，腋毛。整个过程需1.5～6.0年，平均4年。在乳房开始发育1年后，出现生长加速。男孩性发育则首先表现为睾丸容积增大（睾丸容积超过3ml时即标志着青春期开始，达到6ml以上时即可有遗精现象），继之阴茎增长增粗，出现阴毛、腋毛生长及声音低沉、胡须等成年男性体态特征，整个过程需5年以上。在第二性征出现时，身高和体重增长加速。

性发育过程的分期

分期	乳房（B）	睾丸、阴茎（G）	阴毛（P）	其 他
1	幼儿型	幼儿型，睾丸直径<2.5cm（1～3ml）	无	
2	出现硬结，乳头及乳晕稍增大	双睾和阴囊增大；睾丸直径>2.5cm（4～8ml）；阴囊皮肤变红、薄、起皱纹；阴茎稍增大	少许稀疏直毛，色浅；女孩限阴唇处；男孩限阴茎根部	生长增速

续 表

分期	乳房（B）	睾丸、阴茎（G）	阴毛（P）	其 他
3	乳房和乳晕更增大，侧面呈半圆状	阴囊、睾丸增大，睾丸长径约3.5cm（10～15ml）；阴茎开始增长	毛色变深、变粗，见于耻骨联合上	生长速率渐达高峰；女孩出现腋毛；男孩渐见胡须、痤疮、声音变调
4	乳晕、乳头增大，侧面观突起于乳房半圆上	阴囊皮肤色泽变深；阴茎增长、增粗，龟头发育；睾丸长径约4cm（15～20ml）	如同成人，但分布面积较小	生长速率开始下降；女孩见初潮
5	成人型	成人型，睾丸长径>4cm（>20ml）	成人型	

注：括号内数字系用Prader睾丸计测定的睾丸容积

知识点3：性早熟的病因和分类　　　　　　　　副高：掌握　正高：掌握

早熟按下丘脑-垂体-性腺轴（HPG）功能是否提前分为两类：中枢性（central precocious puberty，CPP或GnRH依赖性、真性、完全性）性早熟和外周性（peripheral precocious pubelty，PPP或非GnRH依赖性、假性）性早熟。

不完全性性早熟（或部分性、变异型青春期）为性早熟的变异，包括单纯乳房早发育、单纯阴毛早现和单纯早初等。

（1）中枢性性早熟：亦称真性性早熟，是由于下丘脑-垂体-性腺轴功能过早启动，GnRH脉冲分泌增强所致。患儿除有第二性征发育外，还有卵巢或睾丸的发育。性发育过程和正常青春期发育的顺序一致，只是年龄提前。

1）特发性性早熟：又称体质性性早熟，是由于下丘脑对性激素的负反馈的敏感性下降、促性腺素释放激素过早增加分泌所致。女性多见，约占女孩CPP的80%以上。

2）继发性性早熟：多见于中枢神经系统异常，包括：①肿瘤或占位性病变：下丘脑错构瘤、囊肿、肉芽肿。②中枢神经系统感染。③获得性损伤：外伤、术后、放疗或化疗。④先天发育异常：脑积水、视中隔发育不全等。

3）其他疾病：少数未经治疗的原发性甲状腺功能减退症患者可出现中枢性性早熟。

（2）外周性性早熟：亦称假性性早熟。是非受控于下丘脑-垂体-性腺轴功能的性早熟，有第二性征发育和性激素水平升高，但无性腺的发育，下丘脑-垂体-性腺轴不成熟。

1）性腺肿瘤：卵巢颗粒-泡膜细胞瘤、黄体瘤、睾丸间质细胞瘤、畸胎瘤等。

2）肾上腺疾病：肾上腺肿瘤、先天性肾上腺皮质增生症等。

3）外源性：如含雌激素的药物、食物、化妆品等。

4）其他疾病：如McCune-Albright综合征。

（3）部分性性早熟：单纯乳房早发育、单纯阴毛早现、单纯早初潮等。

知识点4：性早熟的临床表现　　　　　　　　副高：掌握　正高：掌握

性早熟以女孩多见，女孩发生特发性性早熟约为男孩的9倍；而男孩性早熟患者中枢神经系统异常（如肿瘤）的发生率较高。

中枢性性早熟的临床特征是提前出现的性征发育与正常青春期发育顺序相似，但临床表现差异较大。在青春期前的各个年龄组都可以发病，症状发展快慢不一，有些可在性发育至一定程度后停顿一段时期再发育，亦有的症状消退后再出现。在性发育的过程中，男孩和女孩皆有身高和体重过快增长和骨骼成熟加速。早期患儿身高较同龄儿童高，但由于骨骼过快增长可使骨骺融合过早，成年后的身材反而较矮小。部分患者可出现心理社会问题。

外周性性早熟的性发育过程与上述规律迥异。男孩性早熟应注意睾丸的大小，睾丸容积增大提示中枢性性早熟；如果睾丸未见增大，但男性化进行性发展，则提示外周性性早熟，其雄性激素可能来自肾上腺。

颅内肿瘤所致的性早熟患儿在病程早期常仅有性早熟表现，后期始见颅压增高、视野缺损等定位征象，需加以警惕。

| 知识点5：性早熟的实验室检查 | 副高：掌握　正高：掌握 |

（1）GnRH刺激试验：特发性性早熟患儿血FSH、LH基础值可能正常，需借助于GnRH刺激试验，亦称黄体生成素释放激素（LHRH）刺激试验诊断。一般采用静脉注射GnRH，按2.5μg/kg（最大剂量100μg），于注射前（基础值）和注射后30、60、90及120分钟分别采血测定血清LH和FSH。当LH峰值>12U/L（女），或>25U/L（男）（放免方法）；LH峰值>5U/L（免疫化学发光法）或LH/FSH峰值>0.6～1.0，可认为其性腺轴功能已经启动。

（2）骨龄测定：根据手和腕部X线片评定骨龄。性早熟患儿一般骨龄超过实际年龄。

（3）B超检查：盆腔B超检查女孩卵巢、子宫的发育情况；男孩注意睾丸、肾上腺皮质等部位。若盆腔B超显示卵巢内可见4个以上直径≥4mm的卵泡，则提示青春期发育；若发现单个直径>9mm的卵泡，则多为囊肿；若卵巢不大而子宫长度>3.5cm并见内膜增厚则多为外源性雌激素作用。

（4）CT或MRI检查：对怀疑颅内肿瘤或肾上腺疾病所致者，应进行头颅MRI或腹部CT检查。

（5）其他检查根据患儿的临床表现可进一步选择其他检查，如怀疑甲状腺功能减退可测定T_3、T_4、TSH；先天性肾上腺皮质增生症患儿血17-羟孕酮（17-OHP）、脱氢表雄酮（DHEA）、雄烯二酮（An）明显增高。

| 知识点6：性早熟的诊断与鉴别诊断 | 副高：掌握　正高：掌握 |

（1）单纯乳房早发育：是女孩不完全性性早熟的表现。起病年龄小，常<2岁，乳腺仅轻度发育，且常呈现周期性变化。这类患儿不伴有生长加速和骨骼发育提前，不伴有阴道出血。血清雌二醇和FSH基础值常轻度增高，GnRH刺激试验中FSH峰值明显增高。由于部分患者可逐步演变为真性性早熟，故对此类患儿应注意追踪检查。

（2）外周性性早熟：多见于误服含雌激素的药物、食物或接触含雌激素的化妆品。女孩常有不规则阴道出血，且与乳房发育不相称，乳头、乳晕着色加深。女孩单纯出现阴道出血时，应注意排除阴道感染、异物或肿瘤等。对男孩出现性发育征象而睾丸容积仍与其年龄相称者，应考虑先天性肾上腺皮质增生症、肾上腺肿瘤。单侧睾丸增大者需除外性腺肿瘤。

（3）McCune-Albright综合征：多见于女性，是由于Gs基因缺陷所致。患儿除性早熟征象外，尚伴有皮肤咖啡色素斑和骨纤维发育不良，偶见卵巢囊肿。少数患儿可能同时伴有甲状腺功能亢进或库欣综合征。其性发育过程与特发性性早熟不同，常先有阴道流血，而后才有乳房发育等其他性征出现。

（4）原发性甲状腺功能减退伴性早熟：仅见于少数未经治疗的原发性甲状腺功能减退。多见于女孩，其发病机制可能和下丘脑-垂体-性腺轴调节紊乱有关。临床除甲低症状外，可同时出现性早熟的表现，如女孩出现乳房增大、泌乳和阴道流血等。一般不出现或极少出现阴毛或腋毛发育。

知识点7：性早熟的治疗	副高：掌握　正高：掌握

中枢性性早熟的治疗目的：①抑制或减慢性发育进程，避免女孩过早月经初潮；②抑制骨骼成熟，改善成人期最终身高；③预防与性早熟相关的社会心理问题。

（1）病因治疗：肿瘤引起者应手术切除或进行化疗、放疗；甲状腺功能减退所致者予甲状腺制剂纠正甲状腺功能；先天性肾上腺皮质增生症患者可采用肾上腺皮质激素治疗。

（2）药物治疗：目前国内外对中枢性性早熟的治疗主要采用促性腺激素释放激素类似物（Gn-RHa）。天然的GnRH为10肽，目前常用的几种GnRHa都是将分子中第6个氨基酸，即甘氨酸置换成D-色氨酸、D-丝氨酸、D-组氨酸或D-亮氨酸而成的长效合成激素。其作用是通过受体下降调节，抑制垂体-性腺轴，使LH、FSH和性腺激素分泌减少，从而控制性发育，延迟骨骼成熟，最终改善成人期身高。

目前应用的缓释剂主要有曲普瑞林和亮丙瑞林，前者为天然GnRH 10肽的第6位氨基酸L-甘氨酸被D-色氨酸替代，后者则被D-亮氨酸替代。

推荐剂量：每次80~100μg/kg，或通常应用每次3.75mg，每4周肌内注射1次。目前建议GnRHa应用至患者骨龄达11.5（女）~12.5岁（男）。治疗过程中需定期随访监测性发育、身高增长及性激素水平等。GnRHa常见的副作用主要为注射部位局部反应，如红斑、硬化、水疱、无菌性水肿以及首次应用可能出现阴道分泌物增多或阴道出血等。

尿崩
症

第六节　尿　崩　症

一、中枢性尿崩症

知识点1：垂体性尿崩症的概念	副高：掌握　正高：掌握

中枢性尿崩症是由抗利尿激素（ADH）（又称精氨酸加压素，AVP）分泌或释放不足所

引起。

知识点2：中枢性尿崩症的病因　　　　　　　　　　　副高：掌握　正高：掌握

AVP是由下丘脑视上核和室旁核神经细胞合成的一种9肽，其编码基因位于20p13。AVP的分泌受很多因素的影响，其中最重要的是细胞外液的渗透压和血容量。正常人血浆渗透压为280～290mmol/L，波动范围为±1.8%。位于下丘脑视上核和渴觉中枢附近的渗透压感受器同时控制着AVP的分泌和饮水行为。AVP基因结构异常、下丘脑及神经垂体发育缺陷，或下丘脑－神经束－神经垂体区域受到炎症、肿瘤、外伤、手术、自身免疫损伤等均能产生中枢性尿崩症。可分为3类。

（1）特发性：因下丘脑视上核或室旁核神经元发育不全或退行性病变所致。多数为散发，部分患儿与自身免疫反应有关。

（2）器质性（继发性）：任何侵犯下丘脑、垂体柄或神经垂体的病变都可发生尿崩症。①肿瘤：约1/3以上患儿由颅内肿瘤所致，常见有颅咽管瘤、视神经胶质瘤、松果体瘤等。②损伤：颅脑外伤（特别是颅底骨折）、手术损伤（尤其是下丘脑或垂体部位手术）、产伤等。③感染：少数患儿是由于颅内感染、弓形虫病和放线菌病等所致。④其他：朗格汉斯细胞组织细胞增生症或白血病细胞浸润等。

（3）家族性（遗传性）：极少数是由于编码AVP或运载蛋白Ⅱ的基因突变所致，为常染色体显性或隐性遗传。如同时伴有糖尿病、视神经萎缩和耳聋者，即为DIDMOD综合征，是由于4p16的wfsl基因多个核苷酸变异所致，又称Wolfram综合征。

知识点3：中枢性尿崩症的临床表现　　　　　　　　　副高：掌握　正高：掌握

本病可发生于任何年龄，以烦渴、多饮、多尿为主要症状。饮水多（可>3000ml/m²），每日尿量可达4～10L，甚至更多，尿比重低且固定。夜尿增多，可出现遗尿。婴幼儿烦渴时哭闹不安，不肯吃奶，饮水后安静。由于喂水不足可发生便秘、低热、脱水甚至休克，严重脱水可致脑损伤及智能缺陷。烦渴、多饮、多尿可影响儿童的学习和睡眠，出现少汗、皮肤干燥苍白、精神不振、食欲低下、体重不增、生长缓慢等症状。如充分饮水，一般情况正常，无明显体征。

知识点4：中枢性尿崩症的实验室检查　　　　　　　　副高：掌握　正高：掌握

（1）尿液检查：每日尿量可达4～10L，色淡，尿比重低于1.005，尿渗透压可<200mmol/L，尿蛋白、尿糖及有形成分均为阴性。

（2）血生化检查：血钠、钾、氯、钙、镁、磷等一般正常，肌酐、尿素氮正常，血渗透压正常或偏高。无条件查血浆渗透压者可用公式推算：渗透压=2×（血钠+血钾）+血糖+血尿素氮，计量单位均用mmol/L。

（3）禁水试验：旨在观察患儿在细胞外液渗透压增高时浓缩尿液的能力。患儿自试验前一天晚上7~8时开始禁食，直至试验结束。试验当日晨8时开始禁饮，先排空膀胱，测定体重、采血测血钠及渗透压；然后每小时排尿1次，测尿量、尿渗透压（或尿比重）和体重，直至相邻两次尿渗透压之差连续两次<30mmol/L，或体重下降达5%，或尿渗透压≥800mmol/L，即再次采血测渗透压、血钠。结果：正常儿童禁饮后不出现脱水症状，每小时尿量逐渐减少，尿比重逐渐上升，尿渗透压可>800mmol/L，而血钠、血渗透压均正常。尿崩症患者持续排出低渗尿，血清钠和血渗透压分别上升超过145mmol/L和295mmol/L，体重下降3%~5%。试验过程中必须严密观察，如患儿烦渴加重并出现严重脱水症状需终止试验并给予饮水。

（4）加压素试验：禁水试验结束后，皮下注射垂体后叶素5U（或精氨酸加压素0.1U/kg），然后两小时内多次留尿，测定渗透压。如尿渗透压上升峰值超过给药前的50%，则为完全性中枢性尿崩症；在9%~50%者为部分性尿崩症；肾性尿崩症小于9%。

（5）血浆AVP测定：血浆AVP水平对于中枢性尿崩症的诊断意义不大，但血浆AVP结合禁水试验有助于鉴别诊断部分性中枢性尿崩症和肾性尿崩症。中枢性尿崩症血浆AVP浓度低于正常；肾性尿崩症血浆AVP基础状态可测出，禁饮后明显升高而尿液不能浓缩。精神性多饮AVP分泌能力正常，但病程久、病情严重者，由于长期低渗状态，AVP的分泌可受到抑制。

（6）影像学检查：选择性进行头颅X线平片、CT或MRI检查，以排除颅内肿瘤，明确病因，指导治疗。

| 知识点5：中枢性尿崩症的诊断和鉴别诊断 | 副高：掌握　正高：掌握 |

中枢性尿崩症需与其他原因引起的多饮、多尿相鉴别：

（1）高渗性利尿：如糖尿病、肾小管酸中毒等，根据血糖、尿比重、尿渗透压及其他临床表现即可鉴别。

（2）高钙血症：见于维生素D中毒、甲状旁腺功能亢进症等。

（3）低钾血症：见于原发性醛固酮增多症、慢性腹泻、巴特（Bartter）综合征等。

（4）继发性肾性多尿：慢性肾炎、慢性肾盂肾炎等导致慢性肾功能减退时。

（5）原发性肾性尿崩症：为X连锁或常染色体显性遗传性疾病，是由于肾小管上皮细胞对AVP无反应所致。发病年龄和症状轻重差异较大，重者生后不久即出现症状，可有多尿、脱水、体重不增、生长障碍、发热、末梢循环衰竭，甚至中枢神经系统症状。轻者发病较晚，当患儿禁饮时，可出现高热、末梢循环衰竭、体重迅速下降等症状。禁水、加压素试验均不能提高尿渗透压。

（6）精神性多饮：又称精神性烦渴。常有精神因素存在，由于某些原因引起多饮后导致多尿，多为渐进性起病，多饮多尿症状逐渐加重，但夜间饮水较少，且有时症状出现缓解。患儿血钠、血渗透压均处于正常低限。由于患儿分泌AVP的能力正常，故禁水试验较加压素试验更能使其尿渗透压增高。

知识点6：中枢性尿崩症的治疗 副高：掌握 正高：掌握

（1）病因治疗：对有原发病的患儿必须针对病因治疗。肿瘤可手术切除。特发性中枢性尿崩症，应检查有无垂体其他激素缺乏情况。渴感正常的患儿应充分饮水，但若有脱水、高钠血症，应缓慢给水，以免造成脑水肿。

（2）药物治疗：①鞣酸加压素：即长效尿崩停，为混悬液，用前需稍加温并摇匀，再进行深部肌内注射，开始注射剂量为0.1～0.2ml，作用可维持3～7天，须待多饮多尿症状出现时再给药，并根据疗效调整剂量。用药期间应注意控制患儿的饮水量，以免发生水中毒。②1-脱氨-8-D-精氨酸加压素（DDAVP）：为合成的AVP类似物。喷鼻剂：含量100μg/ml，用量0.05～0.15ml/d，每日1～2次鼻腔滴入，用前需清洁鼻腔，症状复现时再用药。口服片剂：醋酸去氨加压素（弥凝），每次50～100μg，每日1～2次。DDAVP的副作用很小，偶有引起头痛或腹部不适者。③噻嗪类利尿剂：一般用氢氯噻嗪（双氢克尿噻），每日3～4mg/kg，分3次服用。④氯磺丙脲：增强肾脏髓质腺苷环化酶对AVP的反应，每日150mg/m^2，一次口服。⑤氯贝丁酯：增加AVP的分泌或加强AVP的作用。每日15～25mg/kg，分次口服。副作用为胃肠道反应、肝功能损害等。⑥卡马西平：具有使AVP释放的作用，每日10～15mg/kg。

二、肾性尿崩症

知识点7：肾性尿崩症的概念 副高：掌握 正高：掌握

肾性尿崩症（NDI）是指肾脏远曲小管和集合管对内源性抗利尿激素（ADH）或外源性血管加压素不起反应，即使是高浓度的ADH，从而导致肾脏浓缩功能障碍，排出大量低比重的尿，出现多饮多尿的表现。

知识点8：肾性尿崩症的病理生理与发病机制 副高：掌握 正高：掌握

肾性尿崩症是一种遗传性疾病，为伴X隐性遗传，少数为常染色体显性遗传。由于中枢分泌的ADH无生物活性或ADH受体异常，ADH不能与肾小管受体结合，或肾小管本身缺陷等所致远端肾小管对ADH的敏感性低下或抵抗而产生尿崩症。该型也可由于肾盂肾炎、肾小管酸中毒、肾小管坏死、肾移植与氮质血症等疾病损害肾小管所致。

知识点9：肾性尿崩症的临床表现 副高：掌握 正高：掌握

出生后即出现，无明显诱因地持续排出大量的稀释尿。患儿每日尿量超过2500ml，夜尿也明显增多，由于饮水量不足，易发生脱水的表现，如烦渴、多饮、皮肤弹性差，尤其是婴幼儿脱水表现严重，如电解质摄入过多或水分摄入不足，可以引起钠和氯离子排除障碍，常出现高渗脱水，不明原因的发热，甚至是惊厥。如不能早期诊断和及时治疗可出现营养不良、精神障碍，严重影响儿童的体格和智力发育。多尿也可引起继发性肾集合管、输尿管和膀胱扩张。

知识点10：肾性尿崩症的辅助检查　　　　　　　　副高：掌握　正高：掌握

（1）尿比重和尿渗透压：减低，表明肾脏浓缩功能障碍。

（2）禁水试验：可用于鉴别尿崩症和精神性烦渴。

（3）高张盐水试验。

（4）加压素试验：可以鉴别肾性和垂体性尿崩症。

知识点11：肾性尿崩症的诊断与鉴别诊断　　　　　　副高：掌握　正高：掌握

出生后即可发病，持续性多尿、低比重尿，伴有脱水、多饮，但无其他肾功能的改变可诊断，采用加压试验不能改变肾脏浓缩功能。

（1）垂体性尿崩症：由于垂体ADH产生或释放不足，在外源性的ADH作用下，数小时内尿量减少，而尿比重增加。

（2）原发性烦渴：由于精神性的多饮多尿，禁水试验和高张盐水试验都可能引起尿量减少，尿比重增加。

（3）糖尿病：除了多饮多尿，常伴有血糖和尿糖的异常，尿比重高。

知识点12：肾性尿崩症的治疗　　　　　　　　　　副高：掌握　正高：掌握

（1）保证足量的水分，减少肾脏的溶质负荷：限制蛋白和盐 [$2\sim2.5$ mmol/（kg·d）] 的摄入。肾脏在正常的浓缩功能下，尿的渗透浓度为1000mmol/L时（正常值 $400\sim1400$ mmol/L），也就是每排出1mmol/L溶质，仅需要10ml的水。当肾脏的浓缩功能障碍，影响水分不能重吸收，而不影响钠和氯，尿呈低渗时，渗透浓度仅维持在100mmol/L（ $80\sim150$ mmol/L），每排出1mmol/L的溶质，相应的需排出100ml的水。所以必须终身保持足够的水分摄入，每日水的入量应为 $6\sim10$ L/m^2。

（2）利尿剂：在限制钠1mmol/kg摄入，同时加用利尿剂氢氯噻嗪 $1\sim2$ mg/（kg·d），可以增加肾近曲小管对氯化钠和水的重吸收，可减少尿量的50%。有低钾血症时，可补钾 $15\sim30$ mg/（kg·d）或合并用螺内酯3mg/（kg·d）。

第七节　先天性肾上腺皮质增生症

知识点1：先天性肾上腺皮质增生症的概念　　　　　　副高：掌握　正高：掌握

先天性肾上腺皮质增生症（CAH）是一组由于肾上腺皮质激素合成途径中酶缺陷引起

的疾病，属常染色体隐性遗传病，新生儿中的发病率为1/20000～1/16000。

肾上腺皮质由球状带、束状带、网状带组成。球状带位于最外层，占皮质的5%～10%，是盐皮质激素－醛固酮的唯一来源；束状带位于中间层，是最大的皮质带，约占75%，是皮质醇和少量盐皮质激素（去氧皮质酮、去氧皮质醇、皮质酮）的合成场所；网状带位于最内层，主要合成肾上腺雄激素和少量雌激素。正常肾上腺以胆固醇为原料合成糖皮质激素、盐皮质激素、性激素（雄、雌激素和孕激素）3类主要激素，其过程极为复杂。简化的合成途径见下图，其每一步骤都需经特殊的酶催化，有些酶是合成这3类激素或其中两类激素的过程中所共同需要的。

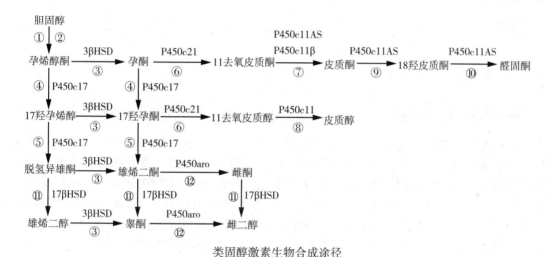

类固醇激素生物合成途径

注：①类固醇生成急性调节蛋白（StAR）；②P450scc：胆固醇侧链裂解酶（CYP11A）；③3β-羟类固醇脱氢酶（3β-HSD）；④17-α羟化酶（CYP17）；⑤17, 20-碳裂解酶（CYP17）；⑥21-羟化酶（CYP21）；⑦11β-羟化酶（CYP1182）；⑧11β-羟化酶（CYP1181）；⑨18-羟化酶（CYP1182）；⑩18-氧化酶（CYP1182）；⑪17β-羟类固醇脱氢酶（17β-HSD）；⑫P450芳香化酶

肾上腺合成皮质醇受垂体分泌的ACTH调控。先天性肾上腺皮质增生症时，由于上述激素合成过程中有不同部位的酶缺陷致使糖皮质激素、盐皮质激素合成不足，而在缺陷部位以前的各种中间产物在体内堆积。由于血皮质醇水平降低，其负反馈作用消除，致使腺垂体ACTH分泌增多，刺激肾上腺皮质增生，并使雄激素和一些中间代谢产物增多。由于醛固酮合成和分泌在常见类型的CAH中亦大多同时受到影响，故常导致血浆肾素（PRA）活性增高，从而产生各种临床症状。主要的酶缺陷有21-羟化酶（CYP21）、11β-羟化酶（CYP1181）、17-羟化酶（CYP17）、3β-羟类固醇脱氢酶（3β-HSD）和18-羟化酶（CYP1182）缺乏等，其中以21-羟化酶缺乏最常见。

知识点3：先天性肾上腺皮质增生症的临床特征	副高：掌握　正高：掌握

各种类型先天性肾上腺皮质增生症的临床特征

酶缺陷		盐代谢	临床类型
21-羟化酶	失盐型	失盐	男性假性性早熟，女性假两性畸形
	单纯男性化型	正常	同上
11β-羟化酶		高血压	同上
17-羟化酶		高血压	男性假两性畸形，女性性幼稚
3β-羟类固醇脱氢酶		失盐	男性、女性假两性畸形
类脂性肾上腺皮质增生		失盐	男性假两性畸形，女性性幼稚
18-羟化酶		失盐	男、女性发育正常

一、21-羟化酶缺乏症

知识点4：21-羟化酶缺乏症的概念	副高：掌握　正高：掌握

　　本病是先天性肾上腺皮质增生症中最常见的一种，占本病的90%～95%。21-羟化酶基因定位于6p21.3，与HLA基因簇紧密连锁，由A基因（CYP21A）和B基因（CYP21B两个基因座构成。CYP21B又称CYP21，是21-羟化酶的编码基因；CYP21A又称CYP21p，是无功能的假基因。CYP21基因突变，包括点突变、缺失和基因转换等，致使21-羟化酶部分或完全缺乏。由于皮质醇合成分泌不足，垂体分泌大量ACTH刺激肾上腺皮质增生，同时，雄激素合成过多，致使临床出现轻重不等的症状，可表现为单纯男性化型、失盐型、非典型型3种类型。

知识点5：21-羟化酶缺乏症的临床分型	副高：掌握　正高：掌握

　　（1）单纯男性化型（SV）：系21-羟化酶不完全缺乏所致，酶缺乏呈中等程度，11-脱氧皮质醇、皮质醇、11-去氧皮质酮等不能正常合成，其前体物质17-羟孕酮、孕酮（黄体酮）、脱氢表雄酮增多。由于患儿仍有残存的21-羟化酶活力，可合成少量皮质醇和醛固酮，故临床无失盐症状，主要表现为雄激素增高的症状和体征。

　　女孩表现为假两性畸形。由于类固醇激素合成缺陷在胎儿期即存在，故女孩在出生时即呈现程度不同的男性化体征，如阴蒂肥大；大阴唇似男孩的阴囊，但无睾丸；或有不同程度的阴唇融合。虽然外生殖器有两性畸形，但内生殖器仍为女性型，有卵巢、输卵管、子宫。患儿在2～3岁后可出现阴毛、腋毛。于青春期，女性性征缺乏，无乳房发育和月经来潮。

　　男孩表现为假性性早熟。出生时可无症状，生后6个月以后出现性早熟征象，一般1～2岁后外生殖器明显增大，阴囊增大，但睾丸大小与年龄相称。可早期出现阴毛、腋毛、胡须、痤疮、喉结、声音低沉和肌肉发达。

无论男孩还是女孩，均出现体格发育过快，骨龄超出年龄，因骨骺融合过早，其最终身材矮小。由于ACTH增高，可有皮肤黏膜色素沉着。一般缺陷愈严重，色素增加愈明显，以皮肤皱褶处为明显，如腹股沟、乳晕周围、腋窝、手指关节伸面等，新生儿多表现在乳晕和外生殖器。

（2）失盐型（SW）：是21-羟化酶完全缺乏所致。皮质醇的前体物质如孕酮、17-羟孕酮等分泌增多，而皮质醇、醛固酮合成减少，使远端肾小管排钠过多，排钾过少。因此，患儿除具有上述男性化表现外，生后不久即可有拒食、呕吐、腹泻、体重不增或下降、脱水、低血钠、高血钾、代谢性酸中毒等。若治疗不及时，可因循环衰竭而死亡。女性患儿出生时已有两性畸形，易于诊断。男性患儿诊断较为困难，常误诊为幽门狭窄而手术，或误诊为婴儿腹泻而耽误治疗。

（3）非典型型（NC）：亦称迟发型、隐匿型或轻型，是由于21-羟化酶轻微缺乏所致。本症的临床表现各异，发病年龄不一。在儿童期或青春期才出现男性化表现。男孩为阴毛早现、性早熟、生长加速、骨龄提前；女性患儿可出现初潮延迟、原发性闭经、多毛及不育症等。

知识点6：单纯男性化型与真性性早熟、男性化肾上腺肿瘤的鉴别诊断
　　　　　　　　　　　　　　　　　　　　　　　　　副高：掌握　正高：掌握

单纯男性化型睾丸容积与实际年龄相称，17-酮明显升高；而真性性早熟睾丸明显增大，17-酮增高，但不超过成人期水平。男性化肾上腺肿瘤和单纯男性化型均有男性化表现，尿17-酮均升高，需进行地塞米松抑制试验，男性化肾上腺肿瘤不被抑制，而单纯男性化型则显示较小剂量地塞米松即可显著抑制。

知识点7：失盐型与先天性肥厚性幽门狭窄、肠炎的鉴别诊断
　　　　　　　　　　　　　　　　　　　　　　　　　副高：掌握　正高：掌握

失盐型易被误诊为先天性肥厚性幽门狭窄或肠炎，故如遇新生儿反复呕吐、腹泻，应注意家族史、生殖器外形等，必要时进行相关检查。先天性肥厚性幽门狭窄症表现为特征性的喷射性呕吐，钡剂造影可发现狭窄的幽门，无皮肤色素沉着，外生殖器正常。

知识点8：21-羟化酶缺乏症的实验室检查　　　　　　　　**副高：掌握　正高：掌握**

（1）血电解质测定：失盐型可有低钠低氯高钾血症。

（2）血17-羟孕酮测定：该值常升高。

（3）尿17-羟类固醇和17-酮类固醇测定：前者常有降低，而后者常升高。

（4）血脱氢异雄酮、雄烯二酮、睾酮测定：大多增高。

（5）血皮质醇、ACTH测定：皮质醇可正常或降低，ACTH则不同程度升高。

（6）染色体核型分析：当外生殖器严重畸形不能分辨性别时作此检查以助判断性别。

知识点9: 21-羟化酶缺乏症的特殊检查　　　　　　　　　副高: 掌握　正高: 掌握

（1）X线检查：左手腕掌指骨摄片判断骨龄，骨龄超过实际年龄。

（2）B超和CT检查：可发现双侧肾上腺增大。

（3）基因诊断：采用直接PCR、寡核苷酸杂交、限制性内切酶片段长度多态性和基因序列分析可发现相关基因突变或缺失。

知识点10: 21-羟化酶缺乏症的急症处理　　　　　　　　副高: 掌握　正高: 掌握

严重失盐型患者有脱水、循环衰竭时应紧急抢救。①输液：5%～10%葡萄糖盐水100～200ml/（kg·d），第1小时内注入20ml/kg，输液忌用含钾液，可输血浆10ml/kg。②糖皮质激素：氢化可的松5～10mg/（kg·d）静脉滴注。③醋酸去氧皮质酮（DOCA）：1～2mg/次，肌内注射，每日可使用2～3次。④有高钾危象时，可静脉用碳酸氢钠或钙剂。

知识点11: 21-羟化酶缺乏症的糖皮质激素治疗　　　　　副高: 掌握　正高: 掌握

对单纯型患者用氢化可的松口服，开始量要大，以替代肾上腺分泌皮质醇的不足，同时抑制过多ACTH的释放，减少雄激素的过度产生。1～2周后，根据尿中17-酮排除量得到控制时，宜减少剂量，以维持有效的抑制。剂量一般为10～20mg/（m²·d），分2～3次口服，或夜间用2/3量，白天用1/3量。也可分3次口服，上午8时和下午4时分别用1/4剂量，下午10时用1/4剂量。1～2周后，视病情控制情况逐渐减量，长期维持，6～8mg/（m²·d）。

知识点12: 21-羟化酶缺乏症的皮质激素治疗　　　　　　副高: 掌握　正高: 掌握

对失盐型，除糖皮质激素外，还需应用适量盐激素，紧急情，况可肌内注射DOCA每次1～2mg，一般情况可口服氟氢可的松，每日0.05～0.1mg（最多不超过0.2mg），症状改善后（经数日治疗）可逐渐减量停药，因长期使用可引起高血压。注意0.1mg氟氢可的松相当于1.5mg氢化可的松，应将其量计算于皮质醇的用量中，以免皮质醇过量。

知识点13: 21-羟化酶缺乏症的其他治疗　　　　　　　　副高: 掌握　正高: 掌握

对女性假两性畸形，矫形手术最好在生后6个月至1岁。

二、11β-羟化酶缺乏症

知识点14: 11β-羟化酶缺乏症的特点　　　　　　　　　　副高: 掌握　正高: 掌握

11β-羟化酶缺乏症（11β-OHD）占本病的5%～8%，此酶缺乏时，雄激素和11β-脱氧皮质醇均增多。

知识点15：11β-羟化酶缺乏症的临床表现　　　副高：掌握　正高：掌握

临床可分为经典型与非经典型两种。因11β-OH缺乏而导致DOC增加，可使部分患儿出现高血钠、低血钾、碱中毒及高血容量，导致高血压症状；又因皮质醇合成减少引起肾上腺雄激素水平增高，出现类似21-羟化酶缺乏的高雄激素症状和体征。但一般女孩男性化体征较轻，男孩出生后外生殖器多正常，至儿童期方出现性早熟体征。非经典型临床表现差异较大，部分患儿可至青春发育期因多毛、痤疮和月经不规则而就诊，大多血压正常，男孩有时仅表现为生长加速和阴毛早现，临床较难与21-羟化酶缺乏症的非经典型患者区别。

三、17-羟化酶缺乏症

知识点16：17-羟化酶缺乏症的临床表现　　　副高：掌握　正高：掌握

17-羟化酶缺乏症（17-OHD）较罕见，由于皮质醇和性激素合或受阻，而11-去氧皮质酮和皮质酮分泌增加，临床出现低钾性碱中毒和高血压。由于缺乏性激素，女孩可有幼稚型性征、原发性闭经等；男孩则表现为男性假两性畸形，外生殖器女性化，有乳房发育，但体格检查可见睾丸。

知识点17：先天性肾上腺皮质增生症的预防　　　副高：掌握　正高：掌握

（1）新生儿筛查：应用干血滴纸片法，对生后2～5日的婴儿采集足跟血检测17-OHP浓度可进行早期诊断。正常婴儿刚出生时血17-OHP水平较高，12～24小时后降至正常。低体重儿和患某些心肺疾病时17-OHP也会上升，需注意鉴别。

（2）产前诊断：①21-OHD：在孕9～11周取绒毛膜活检进行胎儿细胞DNA分析；孕16～20周取羊水检测孕三醇、17-OHP等。因大部分非典型21-OHD患儿生后17-OHP水平无明显升高，因此基因检测是此型患儿唯一的早期诊断手段。②11β-OHD：可检测羊水DOC或取绒毛膜做相关基因分析进行诊断。

第八节　甲状旁腺功能减退症

一、原发性甲状旁腺功能减低

知识点1：甲状旁腺功能减退症的概念　　　副高：掌握　正高：掌握

甲状旁腺功能减退症是因PTH的合成、分泌或其靶器官无效应所引起，具有包括低血钙、高血磷和神经肌肉兴奋性增高等一系列症状。

知识点2：原发性甲状旁腺功能减退症的发病机制　　　　副高：掌握　　正高：掌握

PTH是一种84个氨基酸的肽链（分子量9500），但其生物活性位于N端34个氨基酸的残基。PTH在甲状旁腺内合成前甲状旁腺激素原（pre-pro-PTH，115个氨基酸的肽链）和甲状旁腺激素原（pro-PTH，90个氨基酸的肽链），pro-PTH再转变成PTH。PTH（1–84）是甲状旁腺分泌的主要产物，但其在肝、肾中迅速被分解成较小的C端、中段和N端片段。

PTH主要调节血钙浓度，当血钙水平下降时，PTH的分泌物增加。PTH可激活肾的1羟化酶，促进1,25-二羟D$_3$（1,25-[OH]$_2$D$_3$）的产生。1,25-[OH]$_2$D$_3$的水平升高可引起肠黏膜内的钙结合蛋白的合成，促进钙的吸收。PTH也可直接促进骨质吸收而动员骨钙，提高血钙水平，这种作用需要1,25-[OH]$_2$D$_3$的存在。PTH对于骨和肾的作用要通过与靶细胞膜的特异性钙敏感受体结合，并需激活传导通路中的G蛋白与腺苷环化酶系统的耦联。该受体基因位于3号染色体长臂13.3和21区。

知识点3：甲状旁腺功能减退症的发病机制　　　　副高：掌握　　正高：掌握

在甲状旁腺功能减退症患者中发现甲状旁腺抗体伴有其他自身免疫性疾病，或存在器官特异性抗体时，提示甲状旁腺功能减退症与自身免疫机制有关。自身免疫性甲状旁腺功能减退症常常伴发艾迪生病和慢性黏膜皮肤念珠菌病。这3种情况中至少同时有2种时被归类"多腺体性自身免疫病Ⅰ型"。呈常染色体隐性遗传，与任何HLA组织相容性抗原无关。1/3患者具有所有上述3种临床表现，另2/3的患者仅有其中的两项。念珠菌病的发生几乎都先于其他异常，70%发生在5岁以下，甲状旁腺功能减退症90%发生在3岁以后，艾迪生病发生可较晚。此外患者还可在不同的时间出现其他不同的病变，包括秃发、吸收不良、恶性贫血、慢性活动性肝炎、白癜风以及胰岛素依赖型糖尿病等，但有些伴有的症状可能要到成年期才出现。该病为AIRE基因异常，基因位于第21号染色体长臂22区，可能作为一个转录调控因子在免疫耐受中取重要的作用。

知识点4：原发性甲状旁腺功能减退症的临床表现　　　　副高：掌握　　正高：掌握

（1）肌肉疼痛和疼痛性痉挛是本症的早期表现，可发展为手足麻木、僵硬和刺痛。可能仅有低钙击面征、低钙束臂征阳性，或喉和手足的痉挛。伴意识丧失的惊厥间断出现，可间隔数天、数周或数月发病1次。发作开始时可伴有腹痛，随后出现肌强直、头部后仰及发绀。

（2）患者牙齿的萌发延迟并且不规则，牙釉质的形成也不规则。皮肤干燥、脱屑，指（趾）甲有横纹。如果出现黏膜、皮肤念珠菌病，感染常累及指甲、口腔黏膜及口角，较少发生于皮肤。

（3）长期未经治疗的患者出现白内障是甲状旁腺功能减退症的直接后果，也可能出现其他自身免疫性眼病，如角膜结膜炎、艾迪生病、淋巴细胞性甲状腺炎、恶性贫血、秃发、肝炎等。如果长期不治疗，在智力方面可发生永久性损害。

知识点5：甲状旁腺功能减退症的实验室检查　　　　　　　副高：掌握　　正高：掌握

（1）血钙浓度降低，而血磷浓度升高，血中游离钙的水平（约占总血钙的45%）也是降低的。血清碱性磷酸酶水平正常或降低。

（2）血清PTH水平降低。给予合成的人PTH1-34片段可使尿中cAMP和磷的浓度增加，这一检查可将甲状旁腺功能减退症与假性甲状旁腺功能减退症相区别。

（3）1,25-（OH）$_2$D$_3$的水平通常降低，但在有些严重低钙血症患儿中发现其水平升高。

（4）血镁浓度正常，但低钙血症患者应常规做此检查。

（5）头颅X线片或计算机断层扫描可显示基底核钙化。

（6）心电图示QT间期延长，当低钙血症得到纠正时即恢复正常。

知识点6：甲状旁腺功能减退症的鉴别诊断　　　　　　　　副高：掌握　　正高：掌握

（1）新生儿出生后12～72小时出现低钙血症很常见，尤其是早产儿以及分娩时发生窒息和母亲有糖尿病的新生儿。甲状旁腺的功能不成熟常常被视为低钙血症的一个致病因素，可能这种功能性不成熟是甲状旁腺激素原转变为分泌型PTH所需的酶发育延迟，但也不排除存在其他机制的可能。

（2）母亲妊娠期患甲状旁腺功能亢进症可能导致新生儿暂时性低钙血症。这些新生儿表现出低钙血症是由于胎儿甲状旁腺受母体血钙升高的影响而被抑制所引起。手足搐搦常在3周内出现，但如果是母乳喂养，也可能延迟1个月或更久。低钙血症可持续数周或数月。当婴儿的低钙血症原因不明时，应该测定其母亲血清中钙、磷和PTH的水平。

（3）对不明原因的低钙血症患者，必须考虑有无镁缺乏症。给予钙剂无效，而给予镁剂都能迅速同时纠正血钙和血镁的浓度。为维持镁浓度正常，必须口服镁剂。

（4）甲状旁腺功能减退症常被误认为是癫痫。头痛、呕吐、颅内压增高和视盘水肿可能与惊厥有关，并可能提示有脑部肿瘤。

知识点7：原发性甲状旁腺功能减低的治疗目的　　　　　　副高：掌握　　正高：掌握

（1）控制症状：主要是手足搐搦和精神症状。

（2）减少并发症：如白内障、异位钙化。如治疗及时，可避免出现并发症。

（3）避免高血钙。

知识点8：甲状旁腺功能减退症的治疗　　　　　　　　　　副高：掌握　　正高：掌握

（1）新生儿手足搐搦的紧急治疗可用10%葡萄糖酸钙溶液5～10ml，以每分钟0.5～1ml的速度静脉注射并同时监测心率。此外还应给予1,25-［OH］$_2$D$_3$（骨化三醇），起始剂量为0.25μg/d，维持量为0.01～0.1μg/（kg·d），最大剂量1～2μg/d。骨化三醇的半衰期较短，因此每日剂量应分两次给予。

（2）补葡萄糖酸钙或乳酸钙的形式每天补充800mg的元素钙，确保摄入足够的钙。

（3）在治疗早期，应对患者进行临床评价并经常测定血清钙浓度，以确定其骨化三醇的需要量。如果发生高钙血症，即应中止治疗，并在血清钙浓度恢复正常后再以较小的剂量重新开始治疗，在长期未经治疗的患者中，其脑和牙的改变几乎不能恢复。

二、假性甲状旁腺功能减低

知识点9：假性甲状旁腺功能减低的特点　　副高：掌握　正高：掌握

假性甲状旁腺功能减低症较少见。甲状旁腺无病理变化。其功能也正常，甲状旁腺素浓度正常或偏高。关键是靶细胞对甲状旁腺素完全或不完全无反应。具有甲状旁腺功能减低之临床表现。

知识点10：假性甲状旁腺功能减低的类型　　副高：掌握　正高：掌握

假性甲状旁腺功能减低的类型有：①假性甲状旁腺功能减低ⅠA型。②假性甲状旁腺功能减低ⅠB型。③假性甲状旁腺功能减低Ⅱ型。

知识点11：假性甲状旁腺功能减低的临床表现　　副高：掌握　正高：掌握

患儿有甲状旁腺功能减低的低血钙表现，并有先天性骨骼系统和其他方面的发育畸形，如侏儒症、智力低下、圆脸、颈短、下颌小、短指趾畸形、颅骨增厚、异位骨化等。

知识点12：假性甲状旁腺功能减低的治疗　　副高：掌握　正高：掌握

治疗原则与甲状旁腺功能减低相同，主要为纠正低血钙症。如血钙不低，无需治疗。

三、多发性内分泌自身免疫综合征

知识点13：多发性内分泌自身免疫综合征的概念　　副高：掌握　正高：掌握

多发性内分泌自身免疫综合征（PGA）系病理性自身免疫反应引起两个以上内分泌腺疾病组合的症候群。

第十三章 遗传性疾病和代谢性疾病

第一节 概 述

知识点1：遗传性疾病的概念　　副高：掌握　正高：掌握

遗传性疾病是指由遗传物质发生改变而引起的或者是由致病基因所控制的疾病，具有先天性、终身性和家族性的特征。儿科疾病与遗传的关系尤为密切，儿科医生在医疗工作中遇到越来越多的遗传学问题亟待解决，对遗传学知识的需求日益迫切。值得一提的是，遗传性疾病与先天性疾病并不等同，先天性疾病是指出生时即表现出临床症状的疾病，可以由遗传因素所致，但也见于胎儿发育过程中，由于环境致畸因素所致的胎儿发育和表型异常。其原因并非基因改变所致，不能传递给后代，故非遗传性疾病。

由于遗传性疾病种类繁多，涉及全身各个系统，导致结构畸形、组织和器官功能障碍，病死率和残疾率均较高。尽管单一遗传病的发病率很低，但汇总后，遗传病在儿科疾病中所占的比例较高。

临床表型和致病基因都明确的人类孟德尔遗传性疾病

	常染色体	X连锁	Y连锁	线粒体	总数
基因描述	14989	728	49	35	15801
基因表型相结合	75	0	0	2	77
致病基因明确的表型	4808	324	4	31	5167
分子机制尚不明确	1461	124	5	0	1590
其他	1663	106	2	0	1771
总数	22996	1282	60	68	24406

知识点2：遗传性疾病的临床分类　　副高：掌握　正高：掌握

（1）染色体病：指各类染色体异常导致的疾病，是人类最为多见的先天性遗传病。根据染色体异常的性质，可分为染色体数目异常和染色体结构异常。染色体数目异常是指整条染色体的丢失或者增加，如唐氏综合征；染色体结构异常包括缺失、易位、倒位、环形染色体等大片段结构改变，目前明确的染色体微缺失和微重复综合征有数百种。

1）常染色体疾病：是指由常染色体数目或结构异常引起的疾病，约占总染色体病的

2/3，包括三体综合征、单体综合征、部分三体综合征和嵌合体。临床最常见21-三体综合征，此外18-三体综合征、13-三体及5p-综合征等亦有报道。患者一般均有较严重或者明显的先天多发畸形、智力和生长发育落后，常伴有特殊肤纹，即"三联症"。

2）性染色体疾病：是指由性染色体X或Y发生数目或者结构异常所引起的疾病，约占总染色体病的1/3。包括克兰费尔特（Klinefelter）综合征、特纳综合征、XYY综合征等。其表型与性染色体有关，除特纳综合征外，大多在婴儿期无明显临床表现，要到青春期因第二性征发育障碍或异常才就诊。

（2）单基因遗传性疾病：是指由单个基因突变所致的遗传病，每种单基因病均源自相关基因的突变，目前OMIM上已明确表型和分子机制的单基因病已超过5000种，但每种疾病的发病率都非常低。在一对等位基因中只要有1个致病突变存在就能表现性状，称显性致病基因；在一对等位基因中需要2个同时存在突变时才能表现性状，称为隐性致病基因。单基因遗传病按照不同遗传模式可以分为以下5类遗传方式。

1）常染色体显性遗传：致病基因在常染色体上，亲代只要有1个显性致病基因传递给子代，子代就会表现性状。如结节性硬化症和神经纤维瘤病等。家系特点：父母有一方有病，子女患病的概率是50%；若父母双方有病，子女患病的概率是75%；男女发病机会均等；父母的同胞或者上代有病，父母无病，子女一般无病。但是有时由于疾病的外显率不同，可表现为完全显性、不完全显性、延迟显性（如遗传性舞蹈病等）等。此外，由于新发突变在常染色体显性遗传病的发生中频率较高，许多常染色体显性遗传病患者没有可以追溯的家族史。

2）常染色体隐性遗传：致病基因在常染色体上，为一对隐性基因。在一对等位基因中只携带1个致病突变的个体不发病，为致病基因携带者，当一对等位基因中都有致病突变时才发病。多数遗传代谢病为常染色体隐性遗传，如苯丙酮尿症、白化病等。家系特点：父母均为表型正常的携带者，患者为纯合子或复合杂合子，同胞中25%发病，25%正常，50%为携带者。近亲婚配造成的出生缺陷率增高，主要是指常染色体隐性遗传性疾病的发病率增高。

3）X连锁显性遗传：致病基因定位于X染色体上，为显性遗传基因。家系特点：男性患者后代中女性都是患者，男性都正常；女性患者后代中，50%为患者。女性患者病情较轻，如抗维生素D佝偻病等。典型的X连锁显性遗传家系常表现为只有男性患者并且舅舅和外甥同患疾病的情况。

4）X连锁隐性遗传：致病基因定位于X染色体上，为隐性遗传基因，女性带有1个隐性致病基因，多为表型正常的致病基因携带者，极少数可因X染色体随机失活而发病。男性只有1条X染色体，即使是隐性基因，也会发病，如血友病、杜氏肌营养不良、雷特综合征、重症联合免疫缺陷等。家系特点：男性患者与正常女性婚配，子女中男性均正常，女性均是携带者；女性携带者与正常男性婚配，子女中男性50%为患者，女性50%为携带者。

5）Y连锁遗传：致病基因位于Y染色体上，只有男性出现症状，由父传子，如性别决定基因（SRY基因）突变所致的性反转等。

（3）线粒体病：线粒体是真核细胞中具有自主DNA的细胞器，线粒体中完成很多重要的生化过程包括三羧酸循环、β-氧化、氧化磷酸化等，是能量代谢的中心。线粒体DNA是独立于细胞核染色体之外的一组基因组，其突变或异常会导致人体几乎所有组织器官发生疾病，如线粒体肌病、线粒体脑病（脑肌病）、视神经疾病、耳聋、视神经疾病等。其中Leigh综合征又称亚急性坏死性脑病，是一种以高乳酸血症、低肌张力为主要表现的进行性脑肌病，全球发病率为1:30000～1:50000，平均发病年龄为1.5岁，大部分为婴儿发病。

线粒体疾病多以母系遗传为特征，目前OMIM已收录68种线粒体基因及相关疾病。线粒体功能缺陷导致的疾病非常复杂，由于线粒体蛋白质是由核基因组和线粒体DNA基因组共同编码的，其疾病的遗传方式可能是常染色体显性或隐性遗传，也可能是不遵循孟德尔遗传定律的母系遗传；疾病表现复杂，累及多系统器官，且相同突变在不同个体的临床表现具有差异性；环境因素和遗传背景对疾病的发生发展有复杂影响。

（4）基因组印记：临床上存在同一基因改变，但来源不同亲代，在子女产生不同表型的现象称为基因组印记或遗传印记。这一现象不遵循孟德尔遗传定律，其发生的原因可能是生殖细胞分化过程中等位基因受到不同修饰（DNA甲基化等）的结果。这类基因称作印记基因，两条等位基因的表达取决于它们的亲代来源，来源母本的等位基因表达而来源父本的等位基因不表达的基因称为父系印记基因，反之称为母系印记基因。这类印记基因约占基因组基因的1%，是哺乳动物和有花植物的独特现象。基因组印记也影响某些遗传病的表现度和外显率等。如染色体15q11～13片段上的3～4Mb的异常导致的普拉德-威利（Prader-Willi）综合征和Angelman综合征：①15q11～13基因组印记父源性基因缺失、不表达或母源性单亲二倍体，导致Prader-Willi综合征；②15q11～13基因组印记母源性基因缺失、不表达或父源性单亲二倍体，以及UBE3A基因突变导致Angelman综合征。

Prader-Willi综合征又称为张力减退-智力减退-性腺功能减退与肥胖综合征，发病率为1:10000～1:30000。该病以影响中枢神经系统为主，临床特征性表现为肌张力减退、轻到中度智力低下、性腺功能减退、肥胖、杏仁眼等。Angelman综合征又称快乐木偶综合征、天使人综合征，发病率为1:12000～1:24000。其临床表现为小头畸形、无意识发笑、智力和语言障碍、失调步态、好动症、癫痫发作等。目前针对两种疾病尚无特殊的治疗方法，主要对症治疗。

（5）复杂遗传病：多基因疾病又称复杂遗传病，是由多个基因与环境因素共同作用引起的。其遗传方式不符合孟德尔遗传定律，常表现为家族倾向，又有性别和种族差异，群体患病率较高（0.1%～1%）。在这类疾病中，单个基因的作用是很小的、贡献率较低（微效基因），但多个基因共同作用形成累积效应，一旦超过阈值就会导致疾病发生。每个基因的贡献率不是等同的，可能存在起主要作用的基因（主基因），主基因也可能存在显性、隐性关系。这些微效基因的总和加上环境因素的影响，决定了个体的疾病性状。

复杂遗传病包括常见的高血压、糖尿病、肿瘤、精神疾病等慢性病。其特点包括：家族聚集，但无明显遗传方式；发病率与亲缘关系远近有关，一级亲属与患者有相同的发病率，随亲属级别降低，患病风险逐渐下降；亲属再患病风险与亲属受累人数有关，家族患者数越多，亲属再发风险越高；疾病或畸形越严重，亲属再患病风险越高；存在性别差异的多基因遗传病，亲属再发病风险与性别有关。

知识点3: 染色体病的分类	副高: 掌握 正高: 掌握

（1）根据染色体异常的性质可分为：①染色体数目异常是指整条染色体的丢失或者增加。②染色体结构异常包括缺失、易位、倒位、环形染色体和等臂染色体等大片段结构改变，明确的染色体畸变综合征有数百种。

（2）根据涉及的染色体，染色体病可分为：①常染色体异常。②性染色体异常。

知识点4: 显性基因与隐性基因的概念	副高: 掌握 正高: 掌握

（1）在一对基因中只要有1个致病基因存在就能表现性状，称显性基因。

（2）在一对基因中需2个等位基因同时存在病变时才能表现性状，称隐性基因。

知识点5: 遗传性疾病的病史	副高: 掌握 正高: 掌握

（1）对有先天性畸形、特殊面容、生长发育障碍、智力发育落后、性发育异常或有遗传性疾病家族史者，应做详细的家系调查和家谱分析，了解其他成员的健康状况。新生儿期出现黄疸不退、腹泻、持续呕吐、肝大、惊厥、低血糖、酸中毒、高氨血症、电解质异常以及尿中有持续臭味，应疑为遗传代谢病，并做进一步检查。

（2）记录母亲妊娠史，如胎儿发育情况、母亲有无糖尿病、羊水过多或过少等。糖尿病母亲婴儿畸形发生率高。羊水过多时胎儿常伴有畸形。

（3）应详细询问母亲孕期用药史及病史，弓形虫、风疹及巨细胞病毒感染能造成胎儿器官畸形，但病史不一定与畸形有因果关系。虽然回顾性流行病学调查认为一些药物与畸形有关，但真正能证实的药物致畸因素很少。

知识点6: 遗传性疾病的体格检查	副高: 掌握 正高: 掌握

头面部注意头围，有无小头畸形、小下颌畸形，耳的大小、耳位高低、眼距、眼裂、鼻翼发育，有无唇裂、腭裂和高腭弓，有无毛发稀疏和颜色异常。注意上部量与下部量比例、指距、手指长度、乳头距离，脊柱和胸廓是否异常，关节活动是否正常，并注意皮肤和毛发色素、手纹、外生殖器等，以及黄疸、肝脾肿大和神经系统症状。若嗅到一些不正常的汗味或尿味等，则提示某些遗传性代谢病的可能。

知识点7: 染色体核型分析	副高: 掌握 正高: 掌握

染色体核型分析是经典的细胞遗传检测技术，是将一个处于有丝分裂中期的细胞中全部染色体按大小和形态特征，有秩序地配对排列，观察有无染色体数目或结构异常。染色体核型分析是习惯性流产、不孕不育、性发育落后以及智力低下等患者寻找遗传学病因的常规检测方法。染色体核型分析只能检出染色体数目异常和大片段结构异常，染色体的微缺失、微

重复与各类基因突变均无法通过染色体核型分析检出。

知识点8：荧光原位杂交技术　　　　　　　　　副高：掌握　正高：掌握

荧光原位杂交（FISH）技术是用荧光素标记的特定DNA作为探针进行原位杂交来检测患者样本中的目的DNA序列。通过荧光显微镜对样品进行观察，能够实时看到探针信号的有无及在染色体上的位置。检查前必须预先知道异常发生部位并有针对性地选择特异性探针，因此只能对个别问题进行分析。FISH技术主要用于染色体上的微小缺失，这些微缺失综合征无法用传统的染色体分析方法识别，包括Prader-Willi综合征、Angelman综合征、Williams综合征等。但是，FISH技术只能针对选定的区域进行检测。

知识点9：基因芯片检测的特点　　　　　　　　　副高：掌握　正高：掌握

（1）检测高通量：能够在一张芯片上检测整个基因组的基因拷贝数变异（CNVs）。

（2）检测分辨率高：传统的核型分析即使分辨率最高，也只能检测大于10Mb（$1M = 1 \times 10^6$）的片段，而基因芯片能够检测小于100kb，甚至1kb的拷贝数变异。SNP芯片能检测单个核苷酸的改变。

知识点10：基因芯片的用途　　　　　　　　　　副高：掌握　正高：掌握

（1）用于检测染色体拷贝数变异的疾病，这是目前临床诊断各类染色体微缺失和微重复综合征的首选方法。

（2）进行单核苷酸多态性分析，用于复杂疾病以及多基因遗传性疾病的临床相关性研究。

知识点11：DNA分析　　　　　　　　　　　　　副高：掌握　正高：掌握

基因诊断是在DNA水平上对受检者的某一特定致病基因进行分析和检测，从而达到对疾病进行特异性分子诊断的目的。DNA来源于白细胞或其他组织，包括羊水细胞和绒毛膜绒毛细胞（用于产前诊断）、口腔黏膜细胞（咽拭子）和成纤维细胞（通过皮肤活检获取），从这些组织中能够得到足够的DNA。DNA扩增技术，如聚合酶链反应（PCR），能够从少量的细胞中扩增DNA，然后进行DNA直接测序分析。基因诊断在临床诊断和产前诊断中占有重要地位，能够在基因水平诊断遗传性疾病，也可检测出携带者，是一种快速、灵敏和准确的检测手段。

知识点12：生化学测定　　　　　　　　　　　　副高：掌握　正高：掌握

测定血、尿等体液中的生化代谢物质。测定红细胞、白细胞、皮肤成纤维细胞中酶活性是诊断某些遗传代谢病的重要依据。

知识点 13：常见遗传病的诊断思路　　　　　　副高：掌握　正高：掌握

遗传性疾病诊断首先依赖于病史、症状、体征及常规辅助检查等。家谱分析是遗传病诊断的重要依据；典型临床症状、体征是诊断的基础。传统细胞遗传学（染色体核型分析、FISH、aCGH）技术是染色体病确诊的关键。遗传代谢病的诊断主要依赖实验室检查，如血尿串联质谱和代谢物检测、酶活性分析和遗传学技术等。对临床出现症状的患者，怀疑是遗传代谢病时，如果不能确定疾病类型，可以先选择代谢物的筛查，初步了解可能存在的遗传缺陷，再结合临床症状及其他检查缩小范围；针对所怀疑的生化缺陷若可行酶学检测，则可明确诊断。遗传代谢性疾病可以根据代谢、酶学检测结果进一步行针对性的基因检测，找出致病突变，遗传检测结果是产前诊断、遗传咨询的诊断依据，已逐渐成为遗传代谢疾病重要的辅助检查。

知识点 14：遗传咨询的概念　　　　　　　　　　副高：掌握　正高：掌握

遗传咨询是由咨询医师和咨询者，即遗传性疾病患者本人或其家属，就某种遗传性疾病在一个家庭中的发生、再发风险和防治上所面临的问题进行一系列的交谈和讨论，是家庭预防遗传性疾病患儿出生的最有效的方法，咨询医师需协助先证者明确遗传性疾病的诊断和分类。遗传咨询的工作内容涉及肿瘤遗传咨询、生殖遗传咨询、胚胎植入前基因诊断、产前筛查、遗传病诊断与风险评估、基因检测指导个体化用药、遗传性疾病临床研究、遗传咨询相关教育等方面。

遗传咨询是帮助患者理解和适应遗传疾病对医学、心理和家庭影响的过程。遗传咨询的过程包括收集患儿详细的病史和家族史，以评估疾病发生或复发的可能性；为患儿及家属提供遗传、检测、家庭管理、风险降低、可用资源的教育；促进知情选择和适当干预的咨询等方面的内容。临床上还可利用患儿个人病史和家族史制订遗传性疾病的诊断和风险评估，提供降低疾病风险的策略信息，并纳入医疗管理之中。

遗传咨询可在生命的任何时候进行，包括孕前和产前咨询，对出生缺陷的婴儿或发育迟缓的患儿进行遗传评价。有些遗传表型在出生时就显现，即可确诊；而有一些则在青春期或成年期才开始出现表型，如亨廷顿病、心律失常、肿瘤等，通过致病关键基因的早期发现可以做出预测，这增加遗传咨询在个体疾病风险评估中的作用。

知识点 15：遗传咨询的对象　　　　　　　　　　副高：掌握　正高：掌握

（1）已确诊或怀疑为遗传性疾病的患者及其亲属。
（2）连续发生不明原因疾病的家庭成员。
（3）疑与遗传有关的先天性畸形、病因不明的智力低下患者。
（4）易位染色体或致病基因携带者。

（5）不明原因的反复流产、死胎、死产及不孕（育）夫妇。

（6）性发育异常者。

（7）孕早期接触放射线、化学毒物、致畸药物或病原生物感染者。

（8）有遗传性疾病家族史并拟结婚或生育者。

知识点16：遗传咨询应遵循的原则　　　　　副高：掌握　正高：掌握

（1）遗传咨询人员应态度亲和，密切注意咨询对象的心理状态，并给予必要疏导。

（2）遗传咨询人员应尊重咨询对象的隐私权，对咨询对象提供的病史和家族史给予保密。

（3）遵循知情同意的原则，尽可能让咨询对象了解疾病可能的发生风险、建议采用的产前诊断技术的目的、必要性、风险等，是否采用某项诊断技术由受检者本人或其家属决定。

知识点17：遗传咨询应注意的问题　　　　　副高：掌握　正高：掌握

通过遗传咨询，能够对先证者做出明确诊断，确定其遗传方式，提出最佳的医学建议，并进行随访。在咨询过程中尽可能提供客观、依据充分的信息，说明使用的遗传学原理，用科学的语言解释风险。解释疾病性质，提供病情、疾病发展趋势和预防的信息。在遗传咨询过程中尽可能避免医师本人的导向性意见。儿科临床遗传咨询有其特征性，在遗传咨询过程中应注意以下问题。

（1）初始风险评估：如果有足够的信息，即可进行初始风险评估；一旦获得更完整的家族病史，则按需要对咨询结果进行修订。

（2）知情同意：对高度疑似患有遗传性疾病的儿童而言，基因检测结果是疾病诊断和评估的重要一部分，应向患儿父母尽可能多地解释基因检测的内容、程序，以及选择的必要性。

（3）信息和教育：通过有效的遗传咨询，提供关于个人和家庭风险的准确风险评估信息，以及处理社会和心理问题。如接受了基因检测，通常会有后续随访、讨论检测结果以及临床决策的修订等内容，通过后续的遗传咨询帮助患儿及家属更好地理解结果的影响，对降低疾病风险的诊疗方案共同作出决定。移动多媒体与互联网远程医疗的使用使遗传咨询服务更加方便。

（4）基因检测结果的处理：在提供检测结果时，必须考虑下列问题。

1）是否有明确的诊断：对报告是否有足够了解，可提供准确结果信息并回答患儿及家属问题？

2）疾病是如何发生的：何种遗传的方式？是否会对生殖产生影响？

3）家庭其他成员是否存在风险：是否已通知其他家庭成员可能发生的问题？

4）疾病未来的发展与转归：患儿或其父母是否了解了结果及其意义？在同类疾病筛查上是否该做些改变？

5）最佳的治疗方法：目前怎么干预最为合适？向患者提供了什么样的书面材料或电子

资源进行宣教？

（5）心理支持：在检测结果处理和决策中，心理支持是遗传咨询的基本组成部分，保持患儿与家庭的自主性至关重要。

| 知识点18：遗传性疾病的治疗 | 副高：掌握　正高：掌握 |

目前遗传性疾病治疗的基本策略包括：①临床水平的内、外科治疗以及心理治疗等，如多发畸形的外科手术纠治；②在代谢水平上对代谢底物或产物的控制，如苯丙酮尿症的饮食治疗等；③蛋白质功能的改善，如溶酶体病的酶替代治疗；④针对突变基因转录的基因表达调控或针对突变基因的体细胞基因的修饰与改善，如原发免疫缺陷病的干细胞移植和基因治疗等。

由于遗传病的特殊性，发病时间长或者终生伴随，也常造成患者身体功能逐渐衰弱，需要以多种专门方法结合治疗，其治疗往往需要谨慎和长期的评价。其治疗方法可分为：①对因治疗：主要通过基因技术和医学技术，找到治疗的靶点，对患者进行个性化治疗，直接作用病因，从根本上有效治疗疾病。遗传病是由于基因缺陷所致，最根本的办法是纠正基因缺陷，或者用"好的基因"替代缺陷基因。基因治疗是一种从根本上解决问题的手段。②对症治疗：倾向于直接处理表面症状，从一定程度上缓解症状，提高患者的生活质量。常用的治疗方法有酶替代治疗和酶增强型治疗、饮食治疗、药物治疗、免疫治疗和血浆置换等。③姑息治疗：是建立在多学科团队基础上，对那些无法治愈的患者支持性的治疗与护理，控制患者的症状，及其心理、社会和精神问题，提升患者和家属的生活质量等多方面的内涵。主要包括心理疏导、症状评估、终生护理和康复理疗等。

随着分子生物学和基因工程技术的快速发展，儿科临床实践中广泛实施个体化精准医疗的势头得到了快速增强。近年来迅速发展的基因治疗和干细胞治疗技术使得部分遗传病的治疗有了突破性的进展，这些新技术、新方法，将遗传病从"不治之症"转变为"可治之症"。

| 知识点19：遗传性疾病的预防 | 副高：掌握　正高：掌握 |

（1）一级预防：防止遗传性疾病的发生近亲结婚所生子女患智力低下的比例比非近亲婚配的要高150倍，畸形率也要高3倍多，国家法律禁止直系血缘和三代以内的旁系血缘结婚。凡本人或家族成员有遗传性疾病或先天性畸形史、家族中多次出现或生育过智力低下儿或反复自然流产者，应进行遗传咨询，找出病因，明确诊断。

（2）二级预防：在遗传咨询的基础上，有目的地进行产前诊断，即通过直接或间接地对孕期胚胎或胎儿进行生长和生物标志物的检测，确定诊断，减少遗传性疾病患儿出生。根据特定的遗传性疾病或者先天缺陷，可用不同的产前诊断方法进行诊断。

（3）三级预防：遗传性疾病出生后的治疗。新生儿疑有遗传性疾病，出生后即尽可能利用血生化检查或染色体分析作出早期诊断。新生儿疾病筛查是提高人口素质的重要措施之一，通过快速、敏感的检验方法，对一些先天性和遗传性疾病进行群体筛检，从而能够在患儿临床上尚未出现疾病表现但体内生化、代谢或者功能已有变化时就做出早期诊断，并且结合有效治疗，避免患儿重要脏器出现不可逆的损害，保障儿童正常的体格和智能发育。

> **知识点20：遗传代谢病的概念**　　　　　　　副高：掌握　正高：掌握

　　遗传代谢病（IEM）是遗传性生化代谢缺陷的总称，是由于基因突变，引起蛋白质分子在结构和功能上发生改变，导致酶、受体、载体等的缺陷，使机体的生化反应和代谢出现异常，反应底物或者中间代谢产物在体内大量蓄积，引起一系列临床表现的一大类疾病。

　　遗传代谢病种类繁多，目前已达数千种，常见的有400~500种，单一病种患病率较低，但是总体发病率较高、危害严重，是临床的疑难杂症。患者若得不到及时诊治，常可致残，甚至危及生命，给社会和家庭带来沉重负担。

> **知识点21：遗传代谢病的分类**　　　　　　　副高：掌握　正高：掌握

　　遗传代谢病可根据先天性缺陷所累及的生化物质进行分类。约80%以上属常染色体隐性遗传，其余为X连锁遗传、常染色体显性或者线粒体遗传等。

遗传代谢病的分类及主要疾病

氨基酸代谢病

　　苯丙酮尿症、枫糖尿病、同型胱氨酸血症、高甲硫氨酸血症、白化病、尿黑酸症、酪氨酸血症、高鸟氨酸血症、瓜氨酸血症、精氨酸酶缺乏症等

碳水化合物代谢病

　　半乳糖血症、葡萄糖-6-磷酸脱氢酶缺乏症、果糖不耐受症、糖原贮积症、磷酸烯醇丙酮酸羧化酶缺陷等脂肪酸氧化障碍

脂肪酸氧化障碍

　　肉碱转运障碍、肉碱棕榈酰转移酶缺乏症、短链酰基辅酶A脱氢酶缺乏症、中链酰基辅酶A脱氢酶缺乏症、极长链酰基辅酶A脱氢酶缺乏症

尿素循环障碍及高氨血症

　　氨甲酰磷酸合成酶缺陷、鸟氨酸氨甲酰转移酶缺陷、瓜氨酸血症、精氨酸琥珀酸血症、精氨酸血症、N-乙酰谷氨酸合成酶缺陷等

有机酸代谢病

　　甲基丙二酸血症、丙酸血症、异戊酸血症、多种辅酶A羧化酶缺乏症、戊二酸血症等

溶酶体贮积症

　　戈谢病、黏多糖病、GM_1神经节苷脂贮积症、尼曼-皮克病等

线粒体代谢异常

　　Leigh综合征、Kearns-Sayre综合征、MELAS综合征等

核酸代谢异常

　　着色性干皮病、次黄嘌呤鸟嘌呤磷酸核糖转移酶缺陷症

金属元素代谢异常

　　肝豆状核变性（Wilson病）、Menkes病

内分泌代谢异常

　　先天性肾上腺皮质增生症（21-羟化酶缺乏症、11-羟化酶缺乏症、17-羟化酶缺乏症等）

其他

　　卟啉病、1-抗胰蛋白酶缺乏症、囊性纤维变性、葡萄糖醛酸转移酶缺乏症等

| 知识点22：遗传代谢病的发病机制 | 副高：掌握　正高：掌握 |

由于基因突变导致蛋白酶功能降低。蛋白酶的生理功能是催化底物转变为产物，因此几乎所有因酶代谢缺陷所引起的病理改变都直接或间接地与底物的堆积、产物的缺乏有关，在病理情况下堆积的底物常常由旁路代谢途径产生大量旁路代谢产物，也可造成病理性损害。例如在苯丙酮尿症时，苯丙氨酸羟化酶缺乏，导致底物苯丙氨酸增高，代谢旁路加强，代谢产物苯乙酸、苯乳酸增高，这些物质能造成神经系统的损害。在21-羟化酶缺乏时，造成产物皮质醇、醛固酮缺乏，导致临床水、电解质紊乱和休克，旁路代谢加强后产生的雄激素使女性男性化和男性性早熟。这是基因突变导致遗传代谢病发病的基本机制。在不同的疾病类型中，常以底物堆积、产物缺乏、旁路代谢产物产生等因素为主，或者多种因素协同产生病理损害。

| 知识点23：遗传代谢病常见的症状及体征 | 副高：掌握　正高：掌握 |

遗传代谢病可在新生儿期、婴幼儿期、儿童期、青少年期，甚至成人期发病，其临床表现有急性危象期、缓解期和缓慢进展期，急性症状和检验异常包括急性代谢性脑病、高氨血症、代谢性酸中毒、低血糖等，随年龄不同而有差异，全身各器官均可受累，以神经系统以及消化系统的表现较为突出，有些有容貌异常，毛发、皮肤色素改变。

| 知识点24：遗传代谢病的诊断 | 副高：掌握　正高：掌握 |

遗传代谢病的诊断依赖实验室检查。血、尿常规分析、生化检测，如血糖、血气分析、肝功能、心肌酶谱以及胆红素、血氨、乳酸、酮体、丙酮酸、肌酐、尿素、电解质、钙、磷测定，有助于对遗传代谢病作出初步的判断或者缩小诊断范围。

遗传代谢病的确诊需根据疾病进行特异性底物、产物或者中间代谢物的测定。串联质谱技术（MS/MS）已成为遗传代谢病的常规诊断工具，能对微量血标本一次进行30多种氨基酸、有机酸、脂肪酸代谢性疾病的检测。气相色谱、质谱技术（GC/MS）对有机酸尿症和某些疾病的诊断有重要意义。酶学测定对酶活性降低的遗传代谢病诊断有重要价值，基因诊断对所有遗传性疾病的最终诊断和分型非常重要。对于怀疑遗传代谢病濒临死亡的婴儿，应留取适当的血液和尿液标本，以便进行分析，明确病因，为遗传咨询和产前诊断提供依据。

串联质谱技术检测的部分遗传代谢病

分　类	疾　病
1. 氨基酸代谢病	高苯丙氨酸血症（苯丙酮尿症和四氢生物蝶呤缺乏症）、枫糖尿病、氨甲酰磷酸合成酶缺乏症、鸟氨酸氨甲酰转移酶缺乏症、瓜氨酸血症、精氨琥珀酸尿症、精氨酸血症、高鸟氨酸血症、同型半胱氨酸尿症、高甲硫氨酸血症、酪氨酸血症、非酮性高甘氨酸血症等

续 表

分 类	疾 病
2. 有机酸血症	甲基丙二酸血症、丙酸血症、异戊酸血症、戊二酸血症Ⅰ、3-甲基巴豆酰辅酶A羧化酶缺乏症、生物素酶缺乏症、全羧化酶合成酶缺乏症、β-酮硫解酶缺乏症、丙二酸血症、2-甲基丁酰辅酶A脱氢酶缺乏症等
3. 脂肪酸氧化障碍疾病	肉碱转运障碍、肉碱棕榈酰转移酶缺乏症、肉碱/酰基肉碱移位酶缺乏症、短链酰基辅酶A脱氢酶缺乏症、中链酰基辅酶A脱氢酶缺乏症、极长链酰基辅酶A脱氢酶缺乏症、多种酰基辅酶A脱氢酶缺乏症、2,4-二烯酰辅酶A脱氢酶缺乏症等

遗传代谢病是终生性疾病，然而由于环境的变化，例如药物治疗、饮食、疾病、应激状态等，可以使机体代谢发生波动（加重或者减轻），另外，心、肝、肾功能异常或者服用药物也可导致代谢改变，所以对代谢异常的判断需密切结合临床分析，并且经过多次验证。酶活性测定和基因突变检测更为可靠，诊断价值更高。

第二节 染色体疾病

染色体疾病

一、唐氏综合征（21-三体综合征）

知识点1：21-三体综合征的概念	副高：掌握 正高：掌握

21-三体综合征又称唐氏综合征，以前也称先天愚型，是人类最早被确定的染色体病，在活产婴儿中的发生率为$1:1000 \sim 1:600$，母亲年龄越大，发生率越高。

知识点2：21-三体综合征的病因	副高：掌握 正高：掌握

（1）母亲妊娠时年龄过大：孕母年龄越大，子代发生染色体病的可能性越大，这可能与母亲卵子老化有关。

（2）放射线：人类染色体对辐射甚为敏感，孕妇接触放射线后，其子代发生染色体畸变的危险性会增加。

（3）病毒感染：传染性单核细胞增多症、流行性腮腺炎、风疹、肝炎病毒等都可以引起染色体断裂，造成胎儿染色体畸变。

（4）化学因素：许多化学药物、抗代谢药物和毒物都能导致染色体畸变。

（5）遗传因素、自身免疫性疾病对其发生也有影响。

知识点3：21-三体综合征的遗传学基础	副高：掌握 正高：掌握

细胞遗传学特征是第21号染色体呈三体征，其发生主要是由于亲代之一的生殖细胞在减数分裂形成配子时，或受精卵在有丝分裂时，21号染色体发生不分离，胚胎体细胞内存

在一条额外的21号染色体。

知识点4：21-三体综合征的临床表现   副高：掌握   正高：掌握

（1）典型特殊面容：患儿出生时即已有明显的特殊面容，表现为：眼距宽、眼裂小、眼外侧上斜、内眦赘皮，鼻根低平，耳小而圆、耳轮上缘过度折叠，硬腭窄小，舌厚、舌常伸出口外。

（2）智力落后：智力落后是本综合征最突出、最严重的表现，但程度不一致。

（3）体格发育迟缓，身材矮小，头围小于正常，骨龄常落后于年龄，出牙延迟且常错位，头发细软而少，四肢短，手指粗短，韧带松弛，关节可过度弯曲，小指向内弯曲。动作发育和性发育延迟。

（4）皮肤纹理特征：通贯手、atd角增大；第四五指桡箕增多，拇趾球胫侧弓形纹和第5趾只有一条褶纹等。

（5）伴发畸形：30%的患儿伴有先天性心脏病、消化道畸形，腭、唇裂，多指（趾）畸形等。

（6）免疫功能低下，易患各种感染，白血病的发生率也增加10~30倍。

知识点5：21-三体综合征的细胞遗传学检查   副高：掌握   正高：掌握

（1）标准型：47,XX（XY），+21占90%~95%。由于亲代（患儿父母亲）的生殖细胞在减数分裂时染色体不分离所致。

（2）易位型：占2.5%~5%。多为罗伯逊易位，额外的21号染色体长臂易位到另一近端着丝粒染色体上。有D/G易位和G/G易位。

D/G易位最常见，D组染色体中以14号染色体为主，核型为46,XX（XY），-21，+t（14q21q），少数为15号染色体。G/G易位，是由于G组中两个21号染色体发生着丝粒融合形成等臂染色体或21号染色体易位到一个22号染色体上。核型为46,XX（XY），-21，+t（21q21q）或46XX（XY），-22，+t（21q22q），较为少见。

（3）嵌合体型：占2%~4%，患儿体内有两种或两种以上细胞株，一株正常，另一株为21-三体细胞。核型为46,XX（XY）/47,XX（XY），+21。本型是受精卵在早期分裂过程中染色体不分离所致。

知识点6：21-三体综合征的荧光原位杂交检查   副高：掌握   正高：掌握

以21号染色体的相应部位序列作为探针，与外周血中的淋巴细胞或羊水细胞进行杂交，可快速、准确地进行诊断。在本病患者的细胞中呈现3个21号染色体的荧光信号。

知识点7：21-三体综合征的诊断   副高：掌握   正高：掌握

对于典型病例，根据特殊面容、智能与生长发育落后、皮纹特点等不难做出临床诊断，但应进行染色体核型分析以确诊。新生儿或症状不典型者更需进行核型分析确诊。

知识点8: 21-三体综合征的鉴别诊断　　　　　　副高: 掌握　正高: 掌握

（1）先天性甲状腺功能减低症: 患者出生时即可有嗜睡、哭声嘶哑、喂养困难、腹胀、便秘、生理性黄疸消退延迟等症状，舌大而厚，皮肤粗糙，但无本病的特殊面容。检测血清T_4、TSH和染色体核型可进行鉴别。

（2）其他以智力落后为主要表现的染色体疾病: 染色体核型分析可供鉴别。

知识点9: 21-三体综合征的遗传咨询　　　　　　副高: 掌握　正高: 掌握

标准型21-三体综合征的再发风险为1%，母亲年龄越大，风险率越高，>35岁者发病率明显上升。在易位型中，再发风险为4%~10%。但如父母一方为21号染色体与21号染色体罗伯逊易位携带者，将无法生育染色体正常的孩子，因为他们的后代或者是21单体，无法存活到出生，或者是易位型21-三体综合征患者。对于生育过21-三体综合征患儿的孕妇以及其他高危孕妇（如高龄孕妇），应在怀孕期间进行羊水染色体检查，预防唐氏综合征患儿的出生。

知识点10: 21-三体综合征的产前筛查　　　　　　副高: 掌握　正高: 掌握

唐氏筛查（血清学筛查）是目前被普遍接受的孕期筛查方法。唐氏筛查测定孕妇血清中β-绒毛膜促性腺激素（β-hCG）、甲胎蛋白（AFP）、游离雌三醇（FE_3），根据孕妇检测此三项值的结果并结合孕妇年龄，计算出本病的危险度，将孕妇区分为高危与低危两类。对于高危孕妇进一步进行羊水穿刺作出最终诊断。唐氏筛查的优点是接受度高，只需采血一次即可完成。但是它具有假阳性率高与漏检率高的缺点。已有无创性产前筛查（NIPT）可检测到胎儿游离DNA，用于胎儿染色体异常的筛查，能够将检出率提高到99%的水平，并且将假阳性率降低到1%以内。

知识点11: 21-三体综合征的治疗　　　　　　副高: 掌握　正高: 掌握

（1）加强教育和训练，使其逐步自理生活，从事力所能及的劳动。
（2）促进精神活动: 无特效药物，可试用γ-氨酪酸、谷氨酸、维生素B_6、叶酸等。
（3）注意预防感染。
（4）如伴有其他畸形，可手术矫正。

知识点12: 21-三体综合征的预防　　　　　　副高: 掌握　正高: 掌握

（1）避免近亲结婚。

（2）女性避免在45岁以后生育。

（3）25～30岁以下的母亲如生有21-三体综合征患儿时，应查双亲的染色体，以排除易位携带者或嵌合体。如果母亲染色体D/G易位，应节育。如已怀第二胎，可做产前羊水穿刺检查。进行羊水细胞培养，检查胎儿染色体核型，异常者应终止妊娠。

（4）妊娠期间，尤其早期应避免用化学药物打胎或服用磺胺药以及X线照射。

（5）产前诊断和筛查。筛查对象为年龄＞35岁孕妇及高危胎儿。筛查方法：①绒毛膜或羊水穿刺进行染色体核型分析。②母体血清生化检测：测母体血清AFP、游离β-hCG、E3等。

二、先天性卵巢发育不良综合征

知识点13：先天性卵巢发育不良综合征的概念	副高：掌握　正高：掌握

又称Turner综合征（TS），因性染色体X呈单体性所致。TS在活产女婴中约占0.4‰，该病是人类唯一能生存的单体综合征。

知识点14：先天性卵巢发育不良综合征的发病机制	副高：掌握　正高：掌握

（1）亲代生殖细胞的减数分裂发生不分离。

（2）在有丝分裂过程中X染色体的部分丢失。患者染色体核型有单体型、嵌合型及结构变异型，其中以X染色体单体型最为常见（可占95%）。结构变异型包括长臂等臂X染色体、短臂或长臂部分缺失，少数病例存在Y染色体片段或来源不明的染色体。

知识点15：先天性卵巢发育不良综合征的临床表现	副高：掌握　正高：掌握

（1）生长发育落后：出生时即有身高、体重落后，手、足淋巴水肿，颈侧皮肤松弛。2～3岁生长显著缓慢，青春期无生长加速，骨成熟和骨骺融合延迟，成年身高135～140cm。

（2）性发育不良：表现为青春期无第二性征发育，原发性闭经或成年期无排卵和不育。

（3）特殊的躯体特征：颜面部皮肤色素痣、颈短、颈蹼、后发际低、盾状胸、乳头间距增宽，肘外翻、第4、5掌骨短、凸指甲等。

（4）可伴其他畸形：如心脏畸形（主动脉缩窄）、肾脏畸形（马蹄肾、异位肾、肾积水等）、指（趾）甲发育不良、脊柱侧凸等。

（5）大部分患者智力正常，有时可伴有不同程度的智力低下。

知识点16：先天性卵巢发育不良综合征的实验室检查	副高：掌握　正高：掌握

（1）染色体核型分析：TS的确诊依赖于外周血淋巴细胞染色体核型分析。目前已证实TS的异常核型有多种，常见的有：①X单体型：45,XO占40%～60%。②嵌合型：45,XO/46,XX；45,X/47,XXX等。约占25%。③X染色体结构异常：染色体的短臂或长臂缺失，46,X, del（Xp）或46,X，del（Xq）等；X长臂或X短臂等臂，46,X，i（Xq）或46,X，i（Xp）；环状X染色体，46,X，r（X）；标记染色体等。

（2）性激素水平：血清FSH，LH增高，但雌二醇水平甚低。

（3）盆腔B超：子宫发育不良，卵巢幼稚型或呈条索状。

（4）左手腕掌指骨X线片：示骨龄落后。

知识点17：先天性卵巢发育不良综合征的诊断　　　副高：掌握　正高：掌握

典型病例根据特征性临床表现，新生儿期颈后皮肤过度折叠、颈蹼、手、足背发生水肿、指（趾）甲发育不良，第4、5掌骨较短；儿童期身材矮小，发育正常或稍落后；青春期无性征发育，原发性闭经，外生殖器呈幼稚型等不难作出临床诊断，结合常规核型分析，可以诊断。

知识点18：先天性卵巢发育不良综合征的鉴别诊断　　　副高：掌握　正高：掌握

（1）生长激素缺乏症：因生长激素分泌不足导致身材矮小，多无畸形，染色体核型正常。

（2）青春期发育迟缓：本病虽青春期较正常儿童延缓数年，但最后可达到正常发育水平，其核型分析正常。

（3）努南综合征：临床表现与特纳综合征相似，但智能发育障碍多见，常合并肺动脉狭窄和房间隔缺损。

知识点19：先天性卵巢发育不良综合征的治疗　　　副高：掌握　正高：掌握

（1）矮身材的治疗：治疗目的在于提高患者的生长速率，改善成年身高。重组人生长激素对TS患儿身高改善有一定作用，明确诊断后每晚临睡前皮下注射0.15U/kg。影响GH疗效的因素包括开始治疗的年龄及骨龄、GH用药剂量及疗程、遗传靶身高、雌激素替代治疗的时间等。

（2）雌激素替代治疗：在青春期可用雌激素进行替代治疗，一般从12～14岁开始，先用小剂量治疗6～12个月，逐步增加到成年人替代治疗剂量，以促使乳房及外阴发育。2年后可进行周期性的雌激素-孕激素治疗（人工周期治疗），有助于患者的第二性征发育。由于性激素具有促进骨骺愈合、限制骨骼生长的作用，故在青春期前慎用。极少数嵌合型患者可能有生育能力，但其流产或者死胎率极高，30%的后代有染色体畸变。

知识点20：先天性卵巢发育不良综合征的产前诊断　　　副高：掌握　正高：掌握

本病的产前诊断可采用羊水穿刺、脐带血的核型分析。但是仅仅依靠胎儿细胞的核型分析，而缺乏特征性（胎儿期）临床表现时，应正确认识到细胞遗传学检测的特异性和敏感性，尤其应充分重视嵌合子存在的可能性。

三、肝豆状核变性

| 知识点21：肝豆状核变性的概念 | 副高：掌握　正高：掌握 |

肝豆状核变性，又称Wilson病，是一种常染色体隐性遗传的铜代谢缺陷病。

| 知识点22：肝豆状核变性的病因 | 副高：掌握　正高：掌握 |

由于编码P型铜转运ATP酶的ATP7B基因突变，铜沉积在肝、脑、肾、角膜等组织，引起一系列临床症状。ATP7B基因定位于染色体13q14.3-21.1区域，含21个外显子，cDNA全长约7.5kb，编码1411个氨基酸，基因产物主要表达于肝，其主要是将铜转动至血浆铜蓝蛋白，经胆道排出。

| 知识点23：肝豆状核变性的临床表现 | 副高：掌握　正高：掌握 |

（1）肝病变：发病隐匿，常在6～8岁以后逐渐出现反复的疲劳、食欲减退、呕吐、黄疸、水肿或腹水。部分可并发病毒性肝炎。少数迅速发展呈急性肝功能衰竭。约15%的患儿在肝病症状前可发生溶血性贫血。

（2）神经系统病变：多在12岁以后出现构语困难，动作笨拙或不自主运动、表情呆板、吞咽困难、肌张力改变等。晚期精神症状明显，常见行为异常和智能障碍。

（3）肾病变：出现肾结石、血尿、蛋白尿、糖尿、氨基酸尿、肾小管酸中毒的表现。

（4）其他：背部和关节疼痛。

| 知识点24：肝豆状核变性的实验室检查 | 副高：掌握　正高：掌握 |

（1）血清铜蓝蛋白测定：正常人200～400mg/L，患儿常低于200mg/L。

（2）尿铜测定：正常人24小时尿铜排出，低于40μg，患儿明显增高，常达100～1000μg。

（3）肝细胞铜含量测定：正常人约为20μg/g（干重），患儿可高达200～3000μg/g（干重）。

（4）核素铜结合试验：一次给予患者^{64}Cu或^{67}Cu 0.3～0.5μCi静脉注射，于1、2、4、24和48小时各采血样一次，检测其放射量。正常人在4～48小时呈持续上升，而患者在4小时以后持续下降，48小时血样的计数仅为4小时的一半。

（5）基因诊断：应用RFLP法进行DNA分析进行早期诊断。

| 知识点25：肝豆状核变性的特殊检查 | 副高：掌握　正高：掌握 |

（1）裂隙灯检查：在角膜周缘可看到棕黄色环状物，即K-F环。

（2）X线检查：常见骨质疏松，关节间隙变窄或骨赘生。

（3）头颅CT或MRI检查：豆状核密度改变。

知识点26：肝豆状核变性的诊断　　　　　　　　　副高：掌握　正高：掌握

根据肝脏和神经系统症状、体征和实验室检查结果，特别是角膜K-F环阳性，血清铜蓝蛋白低于200mg/L，铜氧化酶吸光度低于0.17，可确立诊断。

知识点27：肝豆状核变性的鉴别诊断　　　　　　　副高：掌握　正高：掌握

主要与急、慢性肝炎、肾脏病、溶血性贫血和某些神经系统疾病相鉴别。在婴幼儿需与自身免疫性肝病、急性肝功能衰竭鉴别。

知识点28：肝豆状核变性的治疗　　　　　　　　　副高：掌握　正高：掌握

（1）促进铜排泄的药物：主要有青霉胺，从小剂量开始，逐步增加，最大剂量为每日20mg/kg，每日2～3次饭前半小时口服。首次服用应进行青霉素皮内试验，阴性才能使用，阳性者酌情脱敏试验后服用。青霉胺还可引起维生素B_6缺乏，每日应补充维生素$B_6$10～20mg，每日3次。服用青霉胺期间应定期检查血、尿常规和24小时尿铜等的变化。

（2）减少铜吸收的药物：常用锌制剂，服后大便排铜增加，减少体内铜的蓄积。常用制剂为硫酸锌，儿童用量为每次0.1～0.2g，每日2～3次口服。年长儿可增至每次0.3g，每日3次。服药后1小时内禁食以免影响锌的吸收。重症患者不宜首选锌制剂。

青霉胺与锌盐联合治疗可减少青霉胺的用量，青霉胺每日7～10mg/kg，4～6个月后可用锌盐维持治疗。轻症者单用锌盐也可改善症状。两药合用时最好间隔2～3小时，以免影响疗效。

（3）低铜饮食：避免食用含铜量高的食物，如肝、贝壳类、蘑菇、蚕豆、豌豆、玉米和巧克力等。

第三节　代谢性疾病

一、糖原贮积症

知识点1：糖原贮积症的概念　　　　　　　　　　副高：掌握　正高：掌握

糖原贮积症（GSD）是一类由先天性酶缺陷所造成的糖原代谢障碍疾病。其生化特征是糖原贮存异常，绝大多数是糖原在肝脏、肌肉、肾脏等组织中贮积量增加。仅少数病种的糖原贮积量正常，而糖原的分子结构异常。根据临床表现和受累器官分为肝糖原贮积症和肌糖原贮积症。

> 知识点2：常见的各型糖原贮积症   副高：掌握   正高：掌握

GSD依其所缺陷的酶可分为12型，多数属分解代谢上的缺陷，使糖原异常堆积。除GSDⅨb型为X连锁隐性遗传外，其余都是常染色体隐性遗传性疾病。

（1）O型：①酶缺陷：糖原合成酶。②主要临床表现：类似酮症性低血糖症，低智能。

（2）Ⅰ型von Gierke病：①酶缺陷：葡萄糖-6-磷酸酶。②主要临床表现：矮身材、肝大、低血糖。

（3）Ⅱ型Pompe病：①酶缺陷：α-1,4-葡萄糖苷酶。②主要临床表现：肌张力低、心脏扩大。

（4）Ⅲ型Cori病：①酶缺陷：脱支酶。②主要临床表现：低血糖、惊厥、肝大。

（5）Ⅳ型Andersen病：①酶缺陷：分支酶。②主要临床表现：肝大、进行性肝硬化。

（6）Ⅴ型McArdle病：①酶缺陷：肌磷酸化酶。②主要临床表现：疼痛性肌痉挛、血红蛋白尿、继发性肾衰竭。

（7）Ⅵ型Hers病：①酶缺陷：肝磷酸化酶。②主要临床表现：轻度低血糖、生长迟缓、肝大。

（8）Ⅶ型Tarui病：①酶缺陷：肌磷酸果糖激酶。②主要临床表现：肌痉挛、肌红蛋白尿。

（9）Ⅸ型：①酶缺陷：肝磷酸化酶激酶。②主要临床表现：肝大。

> 知识点3：糖原贮积病Ⅰa型的病因   副高：掌握   正高：掌握

糖原贮积症Ⅰa型是由于葡萄糖-6-磷酸酶（G-6-PC）基因缺陷所致的常染色体隐性遗传性疾病，是肝糖原贮积症最常见的类型，G-6-PC基因位于17号染色体长臂2区1带，约有12.5kb，包含5个外显子。葡萄糖-6-磷酸酶为细胞内质网膜蛋白，包含357个氨基酸。迄今为止该基因编码区已发现100余种突变。不同种族和不同地区的人群有不同的突变热点。活产儿发病率为1∶100000～1∶400000，占整个GSD的25%左右。

> 知识点4：糖原贮积症Ⅰa型的发病机制   副高：掌握   正高：掌握

糖原贮积症Ⅰa型是由于葡萄糖-6-磷酸酶（G-6-PC）基因缺陷所致的常染色体隐性遗传性疾病，是肝糖原贮积症最常见的类型，G-6-PC基因位于17号染色体长臂2区1带，约有12.5kb，包含5个外显子。葡萄糖-6-磷酸酶为细胞内质网膜蛋白，包含357个氨基酸。

> 知识点5：糖原贮积症Ⅰ型的临床表现   副高：掌握   正高：掌握

（1）饥饿性低血糖：患儿出生后即出现低血糖，空腹诱发严重低血糖，少数幼婴在重症低血糖时尚可伴发惊厥，甚至昏迷，但亦有血糖降至0.56mmol/L（10mg/dl）以下而无明显症状者，长期低血糖影响脑细胞发育，可伴有智力低下。随着年龄的增长，低血糖发作次数可以减少。

（2）腹部膨隆，肝脏增大：肝细胞大量糖原沉积，新生儿期即出现肝大，腹部膨隆，肝脏持续增大，不伴黄疸或脾增大，成人期可出现单发或多发肝腺瘤。

（3）生长发育落后：由于慢性乳酸酸中毒和长期胰岛素/胰高糖素比例失常，患儿身材明显矮小，但身体各部比例正常，骨龄落后，骨质疏松。

（4）其他表现：伴酮症和乳酸性酸中毒。肌肉松弛，四肢伸侧皮下常有黄色瘤可见。因高脂血症，臀和四肢伸面有黄色瘤。高尿酸血症。由于血小板功能不良，患儿常有鼻出血等出血倾向。肾小管上皮细胞因大量糖原沉积，出现肾大，进行性肾小球硬化、肾功能衰竭。

知识点6：糖原贮积症Ⅰ型的实验室检查	副高：掌握　正高：掌握

（1）常规辅助检查：①血生化检测：空腹血糖降低，乳酸增高，血清丙酮酸、三酸甘油酯、磷脂、胆固醇、尿酸均增高。多数肝功能正常。②血气分析：可有代谢性酸中毒。③血小板功能检查：出血时间延长，血小板黏附率下降。④X线骨龄片：示骨龄落后。⑤肝脏CT或MRI扫描：有肝大，少数病程较长者可并发单个或多个腺瘤。

（2）糖代谢功能试验：①胰高糖素实验：肌内注射高血糖素20～30μg/kg（最大量1mg），0、10、30、60、90、120分钟测血糖和血乳酸，正常者血糖可升高1.5～2.8mmol/L，Ⅰ型糖原累积病患儿血糖不升高或升高幅度低于正常，部分患儿乳酸升高。②肾上腺素试验：皮下注射1‰的肾上腺素0.01mg/kg，0、10、30、60、90、120分钟测血糖和血乳酸，正常者血糖可升高1.5～2.8mmol/L，Ⅰ型糖原累积病患儿血糖不升高或升高幅度低于正常，血乳酸明显升高。③糖负荷试验：根据患儿情况试验前空腹3～8小时，血糖在2.8～3.3mmol/L时开始，口服葡萄糖2g/kg（最大剂量50g），5～10分钟内服完，0、30、60、90、120、150、180分钟抽血测定血糖、乳酸，患儿0分钟乳酸增高，随后出现下降。

（3）酶学检查：可行肝组织活检测定葡萄糖-6-磷酸酶活性为确诊依据。

知识点7：糖原贮积症Ⅰ型的特殊检查	副高：掌握　正高：掌握

（1）胰高血糖素或肾上腺素试验：血糖无明显增高，而乳酸增高。

（2）肝组织活检：可确诊。典型改变为细胞核内糖原贮积、肝脂肪变性，但无纤维化。电镜超微结构特征性改变为胞核和胞质内显著糖原和脂质贮积。

（3）酶活性测定：肝组织葡萄糖-6-磷酸酶活性测定为重要的确诊断依据。

知识点8：糖原贮积症Ⅰ型的治疗	副高：掌握　正高：掌握

（1）一般治疗：少量多餐饮食防止低血糖休克或酸中毒的发生，患儿日常饮食应以高碳水化合物为主，夜间使用鼻饲点滴葡萄糖［10mg/（kg·min）］维持，以维持血糖4～5mmol/L为宜。

（2）生玉米淀粉治疗：两餐间口服生玉米淀粉，2岁以下患儿每次可给予1.6g/kg，每4

小时一次；2岁以上者可每次给予1.75～2g/kg，以冷开水调服，每6小时一次。注意补充各种微量元素和矿物质。

（3）其他治疗：尿酸高时可给予别嘌呤醇，严重高脂血症时给予降脂药，监测肾功能，早期干预，出现肾功能衰竭者可考虑肾移植。

| 知识点9：糖原贮积症Ⅰ型的产前诊断 | 副高：掌握　正高：掌握 |

可通过胎儿肝活检测定葡萄糖-6-磷酸酶活力进行，通常在孕18～22周进行。

| 知识点10：糖原贮积症Ⅰ型的预后 | 副高：掌握　正高：掌握 |

（1）未经正确治疗的患儿因低血糖和酸中毒发作频繁，常有体格和智能发育障碍。

（2）伴有高尿酸血症患儿常在青年期并发痛风。

（3）患儿在成年期心血管疾病、胰腺炎和肝腺瘤的发生率高于正常人群。少数患者可并发进行性肾小球硬化症。

二、黏多糖贮积症

| 知识点11：黏多糖贮积症的概念 | 副高：掌握　正高：掌握 |

黏多糖病（MPS）是一组由酶缺陷造成酸性黏多糖（氨基葡聚糖）不能完全降解的溶酶体累积病。

| 知识点12：黏多糖贮积症的发病机制 | 副高：掌握　正高：掌握 |

黏多糖是结缔组织细胞间的主要成分，广泛存在于各种细胞内。黏多糖是带负电荷的多聚物，重要的黏多糖有硫酸皮肤素（DS）、硫酸肝素（HS）、硫酸角质素（KS）、硫酸软骨素（CS）、透明质酸（HA）等，前3种是黏多糖贮积症的主要病理性黏多糖。这些黏多糖都是直链杂多糖，由不同的双糖单位连接而成，包括N-乙酰氨基己糖和糖醛酸或者己糖组成。每个氨基葡聚糖直链由50～100个分子组成，许多直链又同时与一条蛋白质肽链结合，形成更大分子量的聚合体。结缔组织便是由这类聚合体所形成。多糖链的降解在溶酶体中进行，溶酶体含有许多种糖苷酶、硫酸酯酶和乙酸转移酶，不同的黏多糖需不同的溶酶体酶进行降解。已知有10种溶酶体酶参与其降解过程。其中任何一种酶的缺陷都会造成氨基葡聚糖链分解障碍，在溶酶体内积聚，尿中排出增加。患儿缺陷的酶活性常仅及正常人的1%～10%。

| 知识点13：黏多糖贮积症的临床表现 | 副高：掌握　正高：掌握 |

（1）体格发育障碍：患儿大多在周岁以后呈现生长落后、矮小身材；关节畸变，脊椎后凸或侧凸，常见膝外翻、爪形手；头大，面部丑陋，前额和双颧突出，毛发多而发际低，眼

裂小，眼距宽，鼻背低平、鼻孔大，唇厚，下颌小。IS型骨骼病变极轻。通常不致影响身高。Ⅳ型病变最为严重：患儿椎骨发育不良而呈扁平，表现为短颈、鸡胸，肋下缘外突和脊柱极度后、侧凸；膝外翻严重；因第2颈椎齿状突出发育欠佳和关节韧带松弛而常发生寰椎半脱位。黏多糖病除Ⅱ型为X连锁隐性遗传外，其余均属常染色体隐性遗传病。

（2）智能障碍：周岁后精神神经发育逐渐迟缓并倒退，但IS、Ⅳ、Ⅵ型患儿智能大都正常。

（3）眼部病变：大多周岁左右出现角膜混浊，大部分患儿在周岁左右即出现角膜混浊，Ⅱ、Ⅳ型的发生时间稍晚且较轻。因角膜基质中的黏多糖以KS和DS为主，而Ⅲ型酶缺陷仅导致HS降解障碍，故无角膜病变。IS、Ⅱ和Ⅲ型可能有视网膜色素改变；IS型并可发生青光眼。

（4）其他：可有肝脾大、耳聋、心瓣膜损伤，随疾病进展可有动脉硬化，肺功能不全，颈神经压迫症状和交通性脑积水等继发病变。

各型黏多糖病的分型、酶的缺陷和临床特征

型别综合征名	酶缺陷	尿中排出	智能低下	丑陋面容	骨骼病变	肝脾肿大	心血管病变	眼病变	耳聋
ⅠH型 Hurler	α-L-艾杜糖酶	DS，HS	+++	+++	+++	++→+++	++→+++	+++	++ -
ⅠS型 Scheie	α-L-艾杜糖酶	DS，HS	-	+	+	+/-	+	+++	-
ⅠH/S型 Hurler-Scheie	α-L-艾杜糖酶	DS，HS	+	++	++	+/-	++	+++	+/-
Ⅱ型 Hunter	艾杜糖醛酸硫酸酯酶	DS，HS	+++	++	++→+++	++→+++	++→+++	+/-	++
ⅢA型* Sanfilippo A	类肝素N-硫酸酯酶	HS	+++	+	+	+→++	-	-	+
ⅣA型** Morquio A	半乳糖胺-6-硫酸酯酶	KS，CS	-	+/-	+++	+/-	+	+	+
Ⅵ型 Maroteaux-Lamy	芳基硫酸酯酶	DS，HS	-	+++	+++	++	++	+++	+
Ⅶ型 sly型	β-葡萄糖醛酸酶	HS，DS CS	+→++	++	++	++	+	+	-

注：*：ⅢB、ⅢC、ⅢD型分别为N乙酰-α-D氨基葡糖苷酶，乙酰辅酶A：α-氨基葡糖苷-N-乙酰转移酶，N-乙酰-α-D氨基葡糖苷-6-硫酸酯酶缺陷，临床上不易区别

**：ⅣB型为β-半乳糖苷酶缺陷，临床上不易区别

知识点14：黏多糖贮积症的实验室检查　　　　副高：掌握　正高：掌握

（1）尿液黏多糖检测：甲苯胺蓝深色法常作为本病的筛查，阳性者用醋酸纤维薄膜电泳区分尿中排出的黏多糖类型，以协助分型。

（2）酶学分析：各型MPS的确诊应依据酶活性测定，可采用外周血白细胞、血清或培养成纤维细胞进行。

（3）骨骼X线检查：骨质普遍疏松且有特殊形态改变：颅骨增大，蝶鞍浅长；脊柱后、侧凸，椎体呈楔形，胸、腰椎椎体前下缘呈鱼唇样前突；肋骨的脊柱端细小而胸骨端变宽，呈飘带状；尺、桡骨粗短，掌骨基底变尖，指骨远端窄圆。

（4）基因突变检测：造成不同临床型的各种酶的编码基因均已定位，可进行基因测序来进行确诊。

知识点15：黏多糖贮积症的诊断	副高：掌握　正高：掌握

（1）根据临床特殊面容和体征、X线表现以及尿黏多糖阳性，可以做出临床诊断，根据酶学分析可分型和确定诊断。

（2）若有黏多糖贮积症家族史，有助于早期诊断。

知识点16：黏多糖贮积症的鉴别诊断	副高：掌握　正高：掌握

黏多糖贮积症应与佝偻病，先天性甲状腺功能低下症，骨、软骨发育不良和黏脂病等相鉴别。

知识点17：黏多糖贮积症的治疗	副高：掌握　正高：掌握

以往对各型黏多糖病无病因治疗方法，近年基因工程生产的特异性酶的问世，使黏多糖病的酶替代治疗开始在临床上应用，黏多糖病Ⅰ型、Ⅵ型的酶替代治疗取得了较好的临床疗效。酶替代治疗对已有中枢神经系统症状者疗效差，原因是酶无法穿透血-脑屏障，另一问题是酶替代治疗价格目前极其昂贵，尚不能推广。

家庭如需生育第二胎，应进行遗传咨询及产前诊断。

三、苯丙酮尿症

知识点18：苯丙酮尿症的概念	副高：掌握　正高：掌握

苯丙酮尿症（PKU）是常见的氨基酸代谢障碍疾病，主要是由于苯丙氨酸羟化酶或合成辅酶四氢生物蝶呤的相关酶缺乏或活性降低，使体内各组织不能将苯丙氨酸转化为酪氨酸，导致苯丙氨酸及其代谢物在体内蓄积，引起一系列的功能异常，且患儿尿中排出大量苯丙酮酸等代谢产物。

知识点19：苯丙酮尿症的发病机制	副高：掌握　正高：掌握

（1）典型PKU：是由于患儿肝细胞缺乏苯丙氨酸羟化酶，不能将苯丙氨酸转化为酪氨

酸，因此，苯丙氨酸在血、脑脊液、各种组织和尿液中的浓度极高，同时产生大量苯丙酮酸、苯乙酸、苯乳酸和对羟基苯乙酸等旁路代谢产物自尿中排出，高浓度的苯丙氨酸及其旁路代谢产物导致脑细胞损伤。此外，因酪氨酸来源减少，致使甲状腺素、肾上腺素和黑色素等合成不足。绝大多数本病患儿为典型PKU。

（2）四氢生物蝶呤（BH_4）缺乏型PKU：是由鸟苷三磷酸环化水合酶（GTP-CH）、6-丙酮酰四氢蝶呤合成酶（6-PTPS）或二氢生物蝶呤还原酶（DHPR）等酶缺乏所致。BH_4是苯丙氨酸、酪氨酸和色氨酸等芳香氨基酸在羟化过程中所必需的共同的辅酶，BH_4缺乏时不仅苯丙氨酸不能氧化成酪氨酸，而且造成多巴胺、5-羟色胺等重要神经递质的合成受阻，加重了神经系统的功能损害，故BH_4缺乏型PKU的临床症状更重，治疗亦不易。

知识点20：苯丙酮尿症的临床表现　　　　　副高：掌握　正高：掌握

（1）患儿出生时正常，一般在3～6个月时始出现症状。1岁时症状明显。

（2）神经系统：以智能发育落后为主，可有表情呆滞、易激惹，可伴有惊厥，如未经治疗，大都发展为严重的智力障碍。BH_4缺乏型神经系统症状出现早且重，常见肌张力减低、嗜睡或惊厥、智能落后明显。

（3）外貌：出生时毛发色泽正常，生后数月后因黑色素合成不足。毛发、皮肤和虹膜色泽变浅，面部可有湿疹样皮疹。

（4）尿和汗液有"霉臭"或呈"鼠尿"味，常有呕吐。

知识点21：苯丙酮尿症的辅助检查　　　　　副高：掌握　正高：掌握

（1）新生儿疾病筛查：新生儿哺乳3～7天，针刺足跟采集外周血，滴于专用采血滤纸上，晾干后即寄送至筛查实验室，进行苯丙氨酸浓度测定。如Phe浓度大于切割值，应进行进一步检查和确诊。

（2）苯丙氨酸浓度测定：正常浓度<120μmol/L（2mg/dl），经典型PKU>1200μmol/L，中度PKU>360～1200μmol/L，轻度HPA>120～360μmol/L。

（3）尿蝶呤图谱分析：主要用于BH4缺乏症的鉴别诊断。尿蝶呤谱采用高压液相（HPLC）分析尿中新蝶呤（N）和生物蝶呤（B）。如因6-丙酮酰四氢蝶呤合成酶缺乏所致的BH4缺乏症，尿中新蝶呤明显增加，生物蝶呤极低，N/B增高，比值（B/B＋N%）多<5%。尿蝶呤图谱分析显示异常者需进一步确诊。

（4）DHPR活性测定：二氢生物蝶啶还原酶缺乏症时该酶活性明显降低。

（5）DNA分析：目前对苯丙氨酸羟化酶、6-丙酮酰四氢蝶呤合成酶、二氢生物蝶啶还原酶等基因缺陷都可用DNA分析方法进行基因突变检测，进行基因诊断和产前诊断。

知识点22：苯丙酮尿症的诊断　　　　　副高：掌握　正高：掌握

根据智力落后、头发由黑变黄，特殊体味和血苯丙氨酸升高，排除四氢生物蝶呤缺乏症就可以确诊。

知识点23：苯丙酮尿症的鉴别诊断　　　　　副高：掌握　正高：掌握

（1）暂时性高苯丙氨酸血症：见于新生儿或早产儿，血酪氨酸的增高比PA增高更为明显，可能为苯丙氨酸羟化酶成熟延迟所致。生后数月苯丙氨酸可逐渐恢复正常。

（2）持续性轻型高苯丙氨酸血症：症状较轻，多数患儿无明显智力低下。血PA为0.244~1.22mmol/L。

（3）苯丙氨酸转氨酶缺陷：PA负荷后，血PA增高，尿中苯丙酮酸只有轻度增高。

（4）二氢生物蝶呤还原酶（DHPR）缺陷：可引起严重高苯丙氨酸血症，临床表现为严重脑功能障碍。CT和MRI可见进行性脑萎缩。诊断根据血PA增高，神经递质减少，皮肤成纤维细胞中DHPR的活性减低或消失。

（5）二氢生物蝶呤合成酶缺陷：临床表现同DHPR缺陷。但尿中新蝶呤增高，生物蝶呤减少。

知识点24：苯丙酮尿症的治疗　　　　　副高：掌握　正高：掌握

（1）低苯丙氨酸饮食：饮食治疗的原则是使苯丙氨酸的摄入量既能保证生长和代谢的最低需要，又要避免血中含量过高。婴儿给予低苯丙氨酸奶粉；幼儿以淀粉类、蔬菜水果等低蛋白饮食为主。每日苯丙氨酸按30~50mg/kg供给，维持血苯丙氨酸浓度在2~10mg/dl为宜。饮食控制需持续到青春期以后。

（2）伴有惊厥者，使用抗惊厥药物。

（3）BH_4缺乏型患儿除饮食控制外，还应给予BH_4、5-羟色氨酸和左旋多巴。

知识点25：苯丙酮尿症的预防　　　　　副高：掌握　正高：掌握

（1）避免近亲结婚。

（2）杂合子之间不应婚配。

（3）有家族史者，应行DNA分析或检测羊水中蝶呤进行产前诊断。

（4）开展新生儿筛查以早期发现PKU病儿，早期治疗，防止发生智力低下。

四、戈谢病

知识点26：戈谢病的概念　　　　　副高：掌握　正高：掌握

戈谢病是一种常染色体隐性遗传所造成的葡糖脑苷脂沉积症，是脂类沉积症中最常见者。其临床特征为肝脾大、脾功能亢进、骨骼病变，也可以出现造血系统和中枢神经系统症状。

| 知识点27：戈谢病的病因和发病机制 | 副高：掌握　正高：掌握 |

戈谢病系因β-葡糖脑苷脂酶缺乏，致使葡糖脑苷脂不能水解成神经酰胺和葡萄糖而大量沉积于全身单核–吞噬细胞系统细胞内，以脾、肝和骨骼等为主。β-葡糖脑苷脂酶的编码基因位于1q21，长约7kb，含有11个外显子，已知该基因突变种类繁多，包括点突变、插入和缺失等，其中以点突变1226G和1448C最为多见，由此造成酶分子结构发生不同的变异，酶活性缺陷程度亦不等，在临床上本病有3种不同表现的类型。Ⅰ型戈谢病不同于Ⅱ、Ⅲ型，其脑组织中并无节苷脂降解生成的葡糖脑苷脂累积，可能是因为该型患者的脑组织中尚保留有β-葡糖脑苷脂酶同工酶的活性所致。

| 知识点28：戈谢病的病理 | 副高：掌握　正高：掌握 |

患儿全身单核–巨噬细胞系统中均有特殊的戈谢细胞浸润。戈谢细胞是由脾的组织细胞、肝的库普弗细胞、肺泡的巨噬细胞和其他器官内的单核细胞族转变形成；是一种直径达20～100μm的充满脂类的大型细胞，呈圆或卵圆形，含1个或数个偏心的圆形或不整形胞核，染色质粗糙，胞质浅蓝色，量多，有纤维条纹结构，如皱纹纸样。电镜下可见胞质中有特异性的管状脑苷脂包涵体。糖原染色（PAS）和酸性磷酸酶染色呈强阳性，苏丹黑染色阳性。

| 知识点29：戈谢病的临床表现 | 副高：掌握　正高：掌握 |

（1）Ⅰ型，即慢性（非神经）型：是最常见的一型，其β-葡糖脑苷脂酶活性为正常人的18%～40%。发病年龄可自生后数月至70岁间的任何阶段，多数在学龄前期因肝、脾大和贫血就诊。在发病早期，仅有脾大和轻度贫血。随着病程进展，脾大显著，并出现脾功能亢进现象，贫血显著，白细胞和血小板亦减少。至晚期时，生长发育显著落后，腹部明显膨胀，各种症状加重，贫血加重，白细胞和血小板明显减少。常伴有感染和皮肤黏膜出血倾向。淋巴结轻度肿大。肝功能受损，常见食管静脉曲张、Ⅸ因子等凝血因子缺乏。骨髓被浸润导致严重骨痛和关节肿胀，X线检查可见普遍性骨质疏松、髓腔增宽、股骨远端呈烧瓶状和股骨头无菌性坏死等局限性骨质破坏甚至骨折。年长患者面部和四肢暴露部位常见色素沉着和肺部浸润症状。

（2）Ⅱ型，又称为急性（神经）型：发病年龄自新生儿期至18个月，以3～4个月为多见。其β-葡糖脑苷脂酶活性低于正常人的5%，是预后最差的一型。初起症状以哭声微弱、吸吮能力差和肝脾进行性增大为主，继而出现吞咽困难、斜视、头后仰等症状。多数患儿在6～9个月时发生肌张力增高、腱反射亢进、喉喘鸣、惊厥和病理反射等神经系统症状。肺内可有大量戈谢细胞浸润或并发肺炎，多有咳嗽、呼吸困难和发绀。一般在2岁以内死于肺部感染。

（3）Ⅲ型，即亚急性（神经）型：较少见，其β-葡糖脑苷脂酶活性约为正常人的12%～20%。本型常在2岁左右时发病，初起以脾肿大为主，肝脾肿大发展缓慢。经过3～7

年的无明显症状期后，逐渐出现神经系统症状，如斜视、肌痉挛、智能低下和惊厥发作等。晚期出现骨骼病变、脾功能亢进、全血细胞减少和出血症状。患儿常在神经症状出现后2年左右死亡。

知识点30：戈谢病的诊断　　　　　　　　　　　　　副高：掌握　　正高：掌握

（1）典型的临床症状和体征。

（2）戈谢细胞检查：患儿骨髓、脾、肝或淋巴结穿刺，均可能检测出戈谢细胞。

（3）血清酸性磷酸酶增高。

（4）β-葡糖脑苷脂酶活性测定：通常采用外周血白细胞或培养皮肤成纤维细胞进行。由于人体组织中含有多种β-葡糖苷酶，如所选的方法不当，则结果不尽可靠，必须注意。

（5）DNA分析：较酶法诊断可靠，但本病基因突变种类繁多，尚有目前尚未查明者，因此分析结果正常者亦不能完全排除本病。

（6）产前诊断：对有本病家族史的孕妇，可测定培养羊水细胞或绒毛细胞中的β-葡糖脑苷脂酶活性、进行产前诊断。

知识点31：戈谢病的治疗　　　　　　　　　　　　　副高：掌握　　正高：掌握

对Ⅱ型主要为对症治疗。Ⅰ型和Ⅲ型患儿脾极度增大且有脾功能亢进者可进行脾切除术，但有可能加重骨骼和神经系统病变。因此，对这两型患儿应予以长期随访，观察贫血和出血倾向的发展，尽可能推迟手术或仅做部分脾切除。

（1）纯化酶替代疗法：已成为现代治疗Ⅰ型戈谢病的重要手段，可减少各脏器的损伤，包括症状性骨病、重度贫血、出血倾向、肝和肺部浸润改变等。该酶对Ⅲ型患者的神经损害有一定的改善作用，但对Ⅱ型无效。

（2）其他：骨髓移植治疗Ⅰ、Ⅲ型患者亦已获得满意效果，但术后约有10%患儿死亡，故应慎重考虑。

第十四章 小儿结核病

第一节 概 述

知识点1：结核病的概念　　　　　　　　　　副高：掌握　正高：掌握

结核病（TB）是由结核杆菌引起的慢性感染性疾病。全身各个脏器均可受累，但以肺结核最常见。原发型肺结核是原发性结核病中最常见者，为结核杆菌初次侵入肺部后发生的原发感染，是小儿肺结核的主要类型。结核性脑膜炎简称结脑，是小儿结核病中最严重的类型。近年来，结核病的发病率有上升趋势。耐多药结核分枝杆菌菌株（MDR-TB）的产生已成为防治结核病的严重问题。

知识点2：小儿结核病的病因　　　　　　　　　副高：掌握　正高：掌握

结核分枝杆菌属于分枝杆菌属，具抗酸性，为需氧菌，革兰染色阳性，抗酸染色呈红色。分裂繁殖缓慢，在固体培养基上需4~6周才出现菌落。结核分枝杆菌可分为4型：人型、牛型、鸟型和鼠型，对人类致病的主要为人型和牛型，其中人型是人类结核病的主要病原体。

知识点3：小儿结核病的流行病学　　　　　　　副高：掌握　正高：掌握

（1）传染源：开放性肺结核患者是主要的传染源，正规化疗2~4周后，传染性随菌排量减少降低。

（2）传播途径：呼吸道为主要传染途径，小儿吸入带结核分枝杆菌的飞沫或尘埃后即可引起感染，形成肺部原发病灶。少数经消化道传染者，产生咽部或肠道原发病灶；经皮肤或胎盘传染者少见。

（3）易感人群：生活贫困、居住拥挤、营养不良、社会经济落后等是人群结核病高发的原因。新生儿对结核分枝杆菌非常易感。儿童发病与否主要取决于：①结核分枝杆菌的毒力及数量。②机体抵抗力的强弱：患麻疹、百日咳、白血病、淋巴瘤或艾滋病等小儿免疫功能受抑制和接受免疫抑制剂治疗者尤其好发结核病。③遗传因素：与本病的发生有一定关系。单卵双胎儿结核病的一致性明显高于双卵双胎儿；亚洲人种（主要为菲律宾）发病率最高，白种人最低；身材瘦长者较矮胖者易感。

知识点4：小儿结核病的传染途径　　　　　　副高：掌握　正高：掌握

（1）呼吸道传染：是主要的传染途径，由带菌微滴核吸入呼吸道所致。

（2）消化道传染：使用被结核杆菌污染的食具，或摄入混有结核杆菌的食物时，结核杆菌进入肠壁淋巴滤泡形成病灶，构成感染。

知识点5：小儿结核病的病理变化　　　　　　副高：掌握　正高：掌握

结核病具有增殖、渗出和变性3种基本病理变化。当结核菌侵入肺泡后，局部充血、水肿、中性粒细胞浸润，24小时左右巨噬细胞开始浸润，吞噬并杀灭结核菌，为渗出性病变。结核菌破坏后释放出磷脂质，使巨噬细胞转化为类上皮细胞、朗汉斯巨细胞。类上皮细胞、朗汉斯巨细胞和淋巴细胞进浸润，形成典型的结核结节或肉芽组织，即增殖性病变。

在大量结核菌侵入后，毒力强、机体变态反应增高或抵抗力弱的情况，渗出性和增殖性病变均可发生坏死。结核性坏死呈淡黄色、干燥、质硬呈均质状，形如干酪，故呈干酪性坏死。干酪性坏死物质在一定条件下可液化，液化后的干酪物质沿支气管排除，造成支气管播散，或播散到其他肺叶。

上述三种病变常同时出现在结核患者中，只是因结核菌与机体状态的不同，病变性质以一种为主，在治疗和发展过程中病变的性质有不同的变化。

知识点6：结核病的发病机制　　　　　　副高：掌握　正高：掌握

小儿初次接触结核分枝杆菌后是否发展为结核病，主要与机体的免疫力、细菌的毒力和数量有关，尤其与细胞免疫力强弱相关。机体在感染结核分枝杆菌后，在产生免疫力的同时，也产生变态反应，均为致敏T细胞介导，是同一细胞免疫过程的两种不同表现。

（1）细胞介导的免疫反应：巨噬细胞吞噬和消化结核分枝杆菌，并将特异性抗原传递给辅助T淋巴细胞（CD4$^+$细胞），巨噬细胞（主要为树突状细胞）分泌IL-12，诱导CD4$^+$细胞向TH$_1$细胞极化，分泌和释放IFN-γ。IFN-γ增强细胞毒性T淋巴细胞（CTL、CD8$^+$细胞）和自然杀伤（NK）细胞的活性。上述细胞免疫反应可最终消灭结核分枝杆菌，但亦可导致宿主细胞和组织破坏。当细胞免疫反应不足以杀灭结核分枝杆菌时，结核分枝杆菌尚可通过巨噬细胞经淋巴管扩散到淋巴结。

（2）迟发型变态反应：是宿主对结核分枝杆菌及其产物的超常免疫反应，亦由T细胞介导，以巨噬细胞为效应细胞。由于迟发型变态反应的直接和间接作用，引起细胞坏死及干酪样改变，甚至形成空洞。

感染结核分枝杆菌后机体可获得免疫力，90%可终生不发病；5%因免疫力低下当即发病，即为原发性肺结核。另5%仅于日后机体免疫力降低时才发病，称为继发性肺结核，是成人肺结核的主要类型。初染结核分枝杆菌，除潜匿于胸部淋巴结外，亦可随感染初期菌血症转到其他脏器，并长期潜伏，成为肺外结核发病的来源。

知识点7：小儿结核病的结核菌素试验　　　　　　副高：掌握　正高：掌握

（1）我国常规以5单位结核菌纯蛋白衍化物（PPD）进行皮内注射试验。在皮试后48～72小时测量局部硬结大小，取横、纵径的均值判断结果：＜5mm为阴性；5～9mm为阳性反应（＋）；10～19mm为（＋＋）；≥20mm为（＋＋＋）；若局部有水疱、破溃、双圈反应或局部淋巴结炎则为（＋＋＋＋）。

（2）阳性反应见于：①BCG反应：硬结多＜10mm，质软、浅红、边缘不整、持续时间短。②自然感染：＋＋以上阳性（质坚、深红、边缘清晰、持续时间长达7～10天或以上，可遗留色素沉着）；或未接种BCG者呈阳性；或阴转阳性其强度＞10mm，且增幅＞6mm。③假阳性：见于非结核分枝杆菌感染，一般＜10～12mm。

（3）结核菌素反应在下列情况可减弱或暂时消失（假阴性反应）：①患急性传染病如麻疹、百日咳、猩红热及肝炎1～2个月内。②体质极度衰弱如重度营养不良、重度脱水、重度水肿等。③严重结核病如粟粒型肺结核、干酪性肺炎和结核性脑膜炎。④应用肾上腺皮质激素和免疫抑制剂治疗时。⑤原发或继发免疫缺陷病。

知识点8：小儿结核病的临床表现　　　　　　　　副高：掌握　正高：掌握

小儿结核病的主要症状为结核中毒症状，如长期低热、盗汗、乏力、纳差、消瘦等，肺部体征多不明显，如病情严重可出现高热以及相应器官受累表现，如咳嗽、咳痰、咯血等呼吸系统症状；头痛、惊厥、神志障碍等神经系统表现等。

知识点9：结核病的实验室检查　　　　　　　　　副高：掌握　正高：掌握

（1）结核分枝杆菌检查：从痰液、胃液（婴幼儿可抽取空腹胃液）、脑脊液、浆膜腔液及病变组织中找到结核分枝杆菌是重要的确诊手段。

（2）免疫学诊断及分子生物学诊断

1）酶联免疫吸附试验（ELISA）：用于检测结核病患者的血清、浆膜腔液、脑脊液等的抗结核分枝杆菌抗体。

2）γ-干扰素释放试验（IGRA）：已辅助用于儿童结核病的临床诊断。

3）分子生物学方法：如核酸杂交、聚合酶链反应（PCR）、Gene Xpert，等能快速检测标本中结核分枝杆菌核酸物质。

（3）血沉：多增快，反映结核病的活动性。

知识点10：结核病的其他辅助检查　　　　　　　副高：掌握　正高：掌握

（1）纤维支气管镜检查：有助于支气管内膜结核及支气管淋巴结结核的诊断。

（2）周围淋巴结穿刺液涂片检查：可发现特异性结核改变，如结核结节或干酪样坏死，有助于结核病的诊断和鉴别诊断。

（3）肺穿刺活体组织检查或胸腔镜取肺活体组织检查：病理和病原学检查，对特殊疑难病例确诊有帮助。

知识点11：结核病的病史诊断	副高：掌握 正高：掌握

（1）中毒症状：有无长期低热、轻咳、盗汗、乏力、食欲减退、消瘦等。

（2）结核病接触史：应特别注意家庭病史，肯定的开放性结核病接触史对诊断有重要意义，年龄越小，意义越大。

（3）接种史：接种卡介苗可以提高对结核病的抵抗力，应仔细检查患儿左上臂有无卡介苗接种后的瘢痕。

（4）有无急性传染病史：特别是麻疹、百日咳等可使机体免疫功能暂时降低，致使体内潜伏的结核病灶活动、恶化，或成为感染结核病的诱因。

（5）有无结核过敏表现：如结节性红斑、疱疹性结膜炎等。

知识点12：结核病的影像诊断	副高：掌握 正高：掌握

（1）X线：除正前后位胸片外，同时应摄侧位片。可检出结核病的病灶范围、性质、类型、活动或进展情况。重复检查有助于结核与非结核疾患的鉴别，亦可观察治疗效果。

（2）CT：胸部CT对肺结核的诊断及鉴别诊断很有意义，有利于发现隐蔽区病灶。特别是高分辨薄切CT，可显示早期（2周内）粟粒型肺结核，≥4mm的肺门纵隔淋巴结。淋巴结的钙化显示率也高于X线。

知识点13：小儿结核病的一般疗法	副高：掌握 正高：掌握

加强营养，选用富含蛋白质和维生素的食物，适当休息。保持室内最佳温湿度，空气流通。避免继续与开放性结核患者接触，以防重复感染。保护患儿不患麻疹、百日咳等传染病。

知识点14：小儿结核病的用药目的和原则	副高：掌握 正高：掌握

治疗目的：①杀灭病灶中的结核分枝杆菌。②防止血行播散。

小儿结核病的用药原则：①早期治疗。②联合用药。③规律用药。④适宜剂量。⑤分段治疗。⑥坚持全程。

（1）早期治疗：①早期病变中的细菌多，生长繁殖迅速，代谢活跃，药物最易发挥作用；②早期病变较易恢复。

（2）联合用药：①菌群中细菌对药物敏感性不全相同，可有不同比率的自然耐药变异菌存在，联合用药可防止耐药性产生。②联合用药可针对各种代谢状态细菌及细胞内外菌选药，以达到强化疗效的目的。联合用药注意点：①有协同作用者可联用如INH加RFP或PAS，RFP加EB。②下列情况不能随意联用：不良反应相同者；有交叉耐药者；有拮抗作用者；效力太弱者。

（3）规律用药：用药不能随意间断。间歇疗法在剂量及间隔上有特定要求，用法亦有一定规律，不属间断治疗。

（4）剂量适宜：既能发挥最大杀菌或抑菌作用，同时患者也易耐受，不良反应不大。剂量不足的害处是治疗无效并容易产生耐药菌。

（5）分段治疗：不论传统的长程疗法或短程化疗，均要分阶段治疗，即①强化阶段。用强有力的药物联合治疗，目的在于迅速消灭敏感菌及生长分裂活跃的细菌。传统化疗时一般6个月，短程化疗时2～3个月，是化疗的关键阶段。②巩固（继续）阶段。

目的在于消灭持存菌。巩固治疗效果，防止复发，传统化疗多为12～18个月，短程化疗一般6个月。

（6）坚持全程：化疗要坚持全程，目的在于消灭持存菌，防止复发，全程不一定是长程。近10年来出现了短程化疗，但疗程不管短到9个月或6个月，仍要坚持全程。

知识点15：常用抗结核治疗的药物及方案　　　　　副高：掌握　　正高：掌握

（1）目前常用的抗结核药物可分为两类

1）杀菌药物：①全杀菌药：如异烟肼（INH）和利福平（RFP）。②半杀菌药：如链霉素（SM）和吡嗪酰胺（PZA）。

2）抑菌药物：常用者有乙胺丁醇（EMB）及乙硫异烟胺（ETH）。

（2）针对耐药菌株的几种新型抗结核药物

1）老药的复合剂型：如利福平和异烟肼合剂（内含RFP 300mg和INH 150mg）；利福平＋吡嗪酰胺＋异烟肼合剂（内含RFP、PZA、INH）等。

2）老药的衍生物：如利福喷丁。

3）新的化学制剂：如帕司烟肼。

（3）抗结核药的使用

小儿抗结核药物

药　　物	剂量（kg/d）	给药途径	主要副作用
异烟肼（INH或H）	10mg（≤300mg/d）	口服（可肌内注射、静脉滴注）	肝毒性、末梢神经炎、过敏、皮疹和发热
利福平（RFP或R）	10mg（≤450mg/d）	口服	肝毒性、恶心、呕吐和流感样症状
链霉素（SM或S）	20～30mg（≤0.75g/d）	肌内注射	第Ⅷ对脑神经损害、肾毒性、过敏、皮疹和发热
吡嗪酰胺（PZA或Z）	20～30mg（≤0.75g/d）	口服	肝毒性、高尿酸血症、关节痛、过敏和发热
乙胺丁醇（EMB或E）	15～25mg	口服	皮疹、视神经炎
乙硫异烟胺（ETH）、丙硫异烟胺	10～15mg	口服	胃肠道反应、肝毒性、末梢神经炎、过敏、皮疹、发热

续 表

药 物	剂量（kg/d）	给药途径	主要副作用
卡那霉素	15~20mg	口服	肌内注射肾毒性、第Ⅷ对脑神经损害
对氨柳酸	150~200mg		胃肠道反应、肝毒性、过敏、皮疹和发热

（4）抗结核治疗方案

1）标准疗法：一般用于无明显自觉症状的原发型肺结核。每日服用INH、RFP和/或EMB，疗程9~12个月。

2）两阶段疗法：用于活动性原发型肺结核、急性粟粒性结核病及结核性脑膜炎：①强化治疗阶段：联用3~4种杀菌药物。目的在于迅速杀灭敏感菌及生长繁殖活跃的细菌与代谢低下的细菌，防止或减少耐药菌株的产生，为化疗的关键阶段。在长程化疗时，此阶段一般需3~4个月；短程化疗时此阶段一般为2个月。②巩固治疗阶段：联用2种抗结核药物，目的在于杀灭持续存在的细菌以巩固疗效，防止复发。在长程化疗时，此阶段可长达12~18个月；短程化疗时，此阶段一般为4个月。

3）短程疗法：为结核病现代疗法的重大进展，直接监督下服药与短程化疗是世界卫生组织（WHO）治愈结核病患者的重要策略。短程化疗的作用机制是快速杀灭机体内处于不同繁殖速度的细胞内、外的结核分枝杆菌，使痰菌早期转阴并持久阴性，且病变吸收消散快，远期复发少。可选用以下几种6~9个月短程化疗方案：①2HR2/4HR（数字为月数，以下同）。②2SHR2/4HR。③2EHRZ/4HR。若无PZA，则将疗程延长至9个月。

知识点16：预防性抗结核治疗　　　　　　　副高：掌握　正高：掌握

（1）目的：①预防儿童活动性肺结核。②预防肺外结核病发生。③预防青春期结核病复燃。

（2）适应证：①密切接触家庭内开放性肺结核者。②3岁以下婴幼儿未接种卡介苗而结核菌素试验阳性者。③结核菌素试验新近由阴性转为阳性者。④结核菌素试验阳性伴结核中毒症状者。⑤结核菌素试验阳性，新患麻疹或百日咳小儿。⑥结核菌素试验持续阳性小儿需较长期使用糖皮质激素或其他免疫抑制剂者。

（3）方法：INH每日10mg/kg（≤300mg/d），疗程6~9个月；或INH每日10mg/kg（≤300mg/d）联合RFP每日10mg/kg（≤300mg/d），疗程3个月。

知识点17：小儿结核病的预防　　　　　　　副高：掌握　正高：掌握

（1）控制传染源：结核分枝杆菌涂片阳性患者是小儿结核病的主要传染源，早期发现及合理治疗结核分枝杆菌涂片阳性患者，是预防小儿结核病的根本措施。

（2）普及卡介苗接种：卡介苗接种是预防小儿结核病的有效措施。目前我国计划免疫要求在全国城乡普及新生儿卡介苗接种。

下列情况禁止接种卡介苗：①先天性胸腺发育不全症或严重联合免疫缺陷病患者、HIV患者；②急性传染病恢复期；③注射局部有湿疹或患全身性皮肤病；④结核菌素试验阳性。

知识点18：判断儿童活动性结核病的参考指标	副高：掌握　正高：掌握

（1）结核菌素试验≥20mm。

（2）<3岁，尤其是<1岁婴儿未接种卡介苗而结核菌素试验阳性者。

（3）有发热和其他结核中毒症状者。

（4）排出物中找到结核菌。

（5）胸部X线检查显示活动性原发型肺结核改变者。

（6）血沉加快而无其他原因解释者。

（7）纤支镜检有明显支气管结核病变者。

第二节　肺　结　核

原发型
肺结核

一、原发综合征

知识点1：原发综合征的病理	副高：掌握　正高：掌握

肺部原发病灶多位于右侧、肺上叶的底部和下叶的上部，近胸膜处。基本病变为渗出、增殖、坏死。渗出性病变以炎症细胞、单核细胞及纤维蛋白为主要成分；增殖性改变以结核结节和结核性肉芽肿为主；坏死的特征性改变为干酪样改变，常出现于渗出性病变。结核性炎症的主要特征是上皮样细胞结节和朗格汉斯细胞。

典型的原发综合征呈"双极"病变，即一端为原发病灶，一端为肿大的肺门淋巴结、纵隔淋巴结。由于小儿机体处于高度过敏状态，使病灶周围炎症广泛，原发病灶范围扩大到一个肺段甚至一叶。小儿年龄越小，此种大片性病变越明显。引流淋巴结肿大多为单侧，但亦有对侧淋巴结受累者。

知识点2：原发综合征的临床表现	副高：掌握　正高：掌握

（1）症状：①轻者症状可不明显或无症状，仅在肺部X线检查时发现。②一般患儿缓慢起病，常有低热、疲乏、食欲不振、消瘦、盗汗、睡眠不安、学习成绩下降等。③重者急性起病，多见于婴幼儿。常为突起高热，持续2~3周后转为低热，伴咳嗽等，同时有明显的结核中毒症状。胸腔内淋巴结高度肿大时，可产生压迫症状。压迫气管分叉处可出现痉挛性咳嗽；若压迫支气管使其部分阻塞时可引起喘鸣，有时发生肺气肿，完全阻塞则导致局限性肺不张。

（2）体征：全身浅表淋巴结有不同程度的肿大。肺部常无明显体征。与肺内病变不一致。重症者因肺原发灶较大或伴肺段性病变，叩诊呈浊音，听诊有呼吸音减低或管状呼吸音，或有少量干湿啰音。婴幼儿可出现轻到中度肝脾大。部分患儿可出现眼疱疹性结膜炎、皮肤结节性红斑和/或多发性一过性关节炎等结核变态反应表现。

知识点3：原发综合征的影像学表现　　　　　副高：掌握　正高：掌握

原发综合征表现为典型的哑铃状双极阴影，支气管淋巴结增大为其特征性表现。发生淋巴结-支气管瘘和支气管结核时，可见支气管狭窄、肺不张或肺实变——肺不张。病程较长的患儿，可发现淋巴结钙化。胸部CT在判断有无淋巴结增大、空洞、支气管病变等方面优于胸X线片。支气管淋巴结结核强化CT的典型表现为淋巴结周围出现环形强化，中心有低密度坏死。合并急性粟粒型肺结核或干酪性肺炎时，会出现相应的影像学表现。

知识点4：原发综合征的结核杆菌检测　　　　　副高：掌握　正高：掌握

（1）较大儿童或青少年能够咳痰者，检查痰液结核杆菌。小婴儿取空腹胃液，连续3天检查。胃液或痰液结核杆菌培养阳性，可确立结核病的诊断。

（2）痰、晨起空腹胃液、支气管洗涤液涂片或培养，寻找结核菌。阴性不能排除结核病。

知识点5：原发综合征的诊断　　　　　副高：掌握　正高：掌握

原发综合征肺内原发灶大小不一。局部炎性淋巴结相对较大而肺部的初染灶相对较小是原发性肺结核的特征。婴幼儿患者病灶范围较广，可占据一肺段甚至一肺叶；年长儿病灶周围炎症较轻，阴影范围不大，多呈小圆形或小片状影。部分病例可见局部胸膜病变。小儿原发型肺结核在X线胸片上呈典型哑铃状双极影者已少见。

知识点6：原发综合征的鉴别诊断　　　　　副高：掌握　正高：掌握

原发综合征应与肺炎、支气管异物、纵隔肿瘤等鉴别。鉴别要点为原发性肺结核起病亚急性或慢性，咳嗽、中毒症状较轻，肺部体征少；影像学有肺门和气管旁淋巴结大；PPD皮试阳性，胃液或痰液中发现结核杆菌，或有结核病密切接触史；抗结核药物治疗有效。

知识点7：原发综合征的治疗原则　　　　　副高：掌握　正高：掌握

（1）抗结核药物：①无明显症状的原发型肺结核：选用标准疗法，每日服用INH、RFP和/或EMB，疗程9~12个月。②活动性原发型肺结核：宜采用直接督导下短程化疗（DOTS）。强化治疗阶段宜用3~4种杀菌药：INH、RFP、PZA或SM，2~3个月后以INH、

RFP或EMB巩固维持治疗。常用方案为2HRZ/4HR。

（2）辅助治疗：发生支气管结核者，可进行支气管镜介入治疗。增大的淋巴结压迫气道时，会出现明显喘息、呛咳、气促时，此时可短期应用糖皮质激素，视病情好转情况，适当减量或停用。

二、急性粟粒型肺结核

知识点8：急性粟粒型肺结核的概念　　　　　　　　　　副高：掌握　正高：掌握

急性粟粒型肺结核，又称急性血行播散性肺结核，常是原发综合征恶化的结果。包括急性、亚急性及慢性三型，但后两型在儿童极为罕见。多在原发感染后6个月内发生，以婴幼儿多见，20%～40%患儿同时伴有脑膜炎和/或腹膜炎。

知识点9：急性粟粒型肺结核的发病机制　　　　　　　副高：掌握　正高：掌握

（1）肺内原发灶或胸腔内淋巴结干酪样病变破溃侵入血管。

（2）结核杆菌接种在血管壁上，发生血管内膜干酪性血管炎，病灶内的结核杆菌溃入血流。

（3）肺内结核杆菌经毛细血管直接进入血流。结核杆菌在肺内形成粟粒样小结节，一般需3周时间，显微镜下为典型的增殖性结核结节或渗出性改变。

知识点10：急性粟粒型肺结核的病理　　　　　　　　　副高：掌握　正高：掌握

多在原发感染后3～6个月以内发生。由于婴幼儿免疫功能低下，机体处于高度敏感状态，感染结核分枝杆菌后，易形成结核分枝杆菌血症。当原发病灶或淋巴结干酪样坏死发生溃破时，则大量细菌由此侵入血液，引起急性全身粟粒性结核病，可累及肺、脑膜、脑、肝、脾、肾、心、肾上腺、肠、腹膜、肠系膜淋巴结等。播散到上述脏器中的结核分枝杆菌在间质组织中形成细小结节。在肺中的结核结节分布于上肺部多于下肺部，为灰白色半透明或淡黄色不透明的结节，如针尖或粟粒一般，1～2mm。显微镜检查示结核结节由类上皮细胞、淋巴细胞和朗格汉斯细胞加上中心干酪坏死性病灶组成。

知识点11：急性粟粒型肺结核的临床表现　　　　　　　副高：掌握　正高：掌握

（1）症状：①疾病早期即有剧烈咳嗽、咳痰、气急、呼吸困难及发绀，偶有痰中带血丝等呼吸道症状，似肺炎。②急起者有高热（T39～40℃），并有严重中毒症状，类似败血症和伤寒。起病缓或不典型者仅有低热及结核中毒症状，在摄胸片前与原发型肺结核难以区别。发热可持续至有效抗结核菌治疗后2～3周。③有全身血行播散时，约半数以上患儿起病同时出现脑膜炎征象。

（2）体征：①肺部偶可闻及少许细湿啰音，与X线变化不成正比。②全身浅表淋巴结及肝脾肿大。皮肤可有结核疹。③有脑膜炎时，可出现脑膜刺激征，婴儿多表现前囟隆起紧张。④眼底检查可见脉络膜粟粒结节。

知识点12：急性粟粒型肺结核的影像学表现　　　副高：掌握　正高：掌握

病后2～3周胸片可见均匀一致、细小的粟粒状阴影满布两肺，婴幼儿由于病灶融合和病灶周围渗出性反应明显而呈雪花状阴影，偶见空洞形成。有时可伴肺气肿、自发性气胸、纵隔气肿和皮下气肿。个别患儿典型X线变化于发热1个月后才出现，故对怀疑本病者应动态观察胸片。X线胸片异常可持续数月。胸部CT检查具有更高的分辨度和灵敏度。

知识点13：急性粟粒型肺结核的结核杆菌检查　　　副高：掌握　正高：掌握

胃液、痰液涂片或培养可找到结核杆菌。

知识点14：急性粟粒型肺结核的辅助检查　　　副高：掌握　正高：掌握

多数患儿外周血白细胞增多，伴有中性粒细胞增多。大多数患儿血沉和C反应蛋白（CRP）升高。

知识点15：急性粟粒型肺结核的诊断及鉴别诊断　　　副高：掌握　正高：掌握

诊断主要根据结核接触史、临床表现、肝脾肿大及结核菌素试验阳性，可疑者应进行细菌学检查、血清抗结核分枝杆菌抗体检测与胸部X线片。胸部X线片常对诊断起决定性作用，早期因粟粒阴影细小而不易查出。至少在起病2～3周后胸部摄片方可发现大小一致、分布均匀的粟粒状阴影，密布于两侧肺野。肺部CT扫描可见肺影显示大小、密度、分布一致的粟粒影，部分病灶有融合。

临床上应与肺炎、伤寒、败血症、朗格汉斯组织细胞增生症、肺含铁血黄素沉着症及特发性肺间质疾病等相鉴别。

知识点16：急性粟粒型肺结核的治疗　　　副高：掌握　正高：掌握

（1）抗结核药物：目前主张将抗结核治疗的全疗程分为两个阶段进行，即强化抗结核治疗阶段和维持治疗阶段，此方案可提高疗效。前者于治疗开始时即给予强有力的四联杀菌药物，如INH、RFP、PZA及SM。开始治疗越早，杀灭细菌的效果越好，以后产生耐药菌的机会越小，此法对原发耐药病例亦有效。

（2）糖皮质激素：有严重中毒症状及呼吸困难者，在应用足量抗结核药物的同时，可用泼尼松1～2mg/（kg·d），疗程1～2个月。

| 知识点17：急性粟粒型肺结核的预后 | 副高：掌握　正高：掌握 |

病情多急重，但若能早期诊断和彻底治疗仍可治愈。如延误诊断和治疗，则可导致死亡。

第三节　结核性胸膜炎

| 知识点1：结核性胸膜炎的概念 | 副高：掌握　正高：掌握 |

小儿原发性结核常并发胸膜炎，以渗出性胸膜炎最为多见，称结核性胸膜炎。此外又可见叶间胸膜炎、纵隔胸膜炎、包裹性积液和肺底积液等。

| 知识点2：结核性胸膜炎的临床表现 | 副高：掌握　正高：掌握 |

渗出性胸膜炎多见于较大儿童，多发生在原发感染开始后半年内。起病可急可缓，有发热，高热1~2周后渐退为低热，同时有胸痛、疲乏、咳嗽、气促等。积液增多后胸痛即渐消失。体格检查可发现患侧呼吸运动受限，气管和心脏向对侧移位，叩诊实音，听诊呼吸音减低。

| 知识点3：结核性胸膜炎的辅助检查 | 副高：掌握　正高：掌握 |

（1）X线检查在中等量积液时可见典型有弧形上缘的致密阴影。

（2）胸腔积液多为草黄色渗出液，少数病儿呈血性胸腔积液，胸腔积液中能找到结核菌，但阳性率不高。

| 知识点4：结核性胸膜炎的鉴别诊断 | 副高：掌握　正高：掌握 |

婴幼儿患细菌性或病毒性肺炎时可发生渗出性胸膜炎，应予鉴别。风湿性渗出性胸膜炎多发生在风湿热极期，不难鉴别。此外，胸腔内恶性肿瘤合并的胸腔积液多为血性，且较少见。

| 知识点5：结核性胸膜炎的治疗 | 副高：掌握　正高：掌握 |

（1）抗结核药物治疗：①异烟肼加链霉素联用：用于肺内无病灶的初治患儿。②异烟肼+链霉素+对氨基水杨酸钠三联治疗：用于肺内有病灶的患儿。③异烟肼与利福平联用：用于复治或疑有耐药菌感染的患儿。

（2）激素治疗：在治疗结核性胸膜炎时应在有效抗结核治疗的同时合用激素。常用泼尼松每日1~1.5mg/kg，分3~4次口服，每日剂量不超过40mg，疗程4~6周。一般在症状消失，积液基本吸收后，逐渐减量停药。

（3）胸腔穿刺治疗：病初应做诊断性胸腔穿刺，以进行胸腔积液常规和细菌学检查。在应用抗结核药物加激素后，一般不需要反复胸腔穿刺抽液。但胸腔积液量较大，出现呼吸困难时可做胸腔穿刺减压治疗。如胸膜炎转为结核性脓胸、宜反复抽脓，并以0.1%碳酸氢钠液冲洗后注入异烟肼。

（4）其他治疗：经过内科治疗、临床症状消失。胸膜明显增厚，影响患儿的发育和呼吸功能者，宜做胸膜剥脱术。

第四节　腹腔结核病

一、肠结核

知识点1：腹腔结核病的概念	副高：掌握　正高：掌握

包括胃、肝、胆、脾、肠、腹膜及肠系膜淋巴结结核。其中以肠、腹膜及肠系膜淋巴结结核为多见，三者之间有密切联系，多同时存在，但也可表现为以某一脏器为主的单独病症。肝、脾结核大多数是全身粟粒结核病的一部分，作为独立病型的肝结核及脾结核，在小儿少见。但在肠、腹膜、肠系膜淋巴结结核时，可同时累及肝、脾。

腹腔结核可以单独存在，在儿童多同时存在其他部位结核，最常见是肺结核，可以是活动性的，亦可以为陈旧性的。

知识点2：腹腔结核病的传染途径	副高：掌握　正高：掌握

腹腔结核病的传染途径：①消化道传染。饮用带结核杆菌的牛奶，或食用被结核杆菌污染过的食具或物品，可使结核杆菌侵入肠道。②血行播散．结核菌随血行播散至腹腔脏器。③淋巴播散．胸腔内淋巴结结核经淋巴管逆流可侵犯腹腔内淋巴结。④邻近脏器结核病灶的直接蔓延，如盆腔结核、肾结核等的直接蔓延所致肠结核。

知识点3：腹腔结核病的临床表现	副高：掌握　正高：掌握

腹腔结核临床表现主要分为全身症状和消化道症状。全身症状包括结核中毒症状和肠外结核的症状，消化道症状有腹胀、腹痛、腹泻、呕吐、便秘和肝、脾大、腹部包块等。腹腔CT和B超检查表现为淋巴结大，实质器官受累，腹水，肠壁增厚，炎性包块和腹膜增厚。

知识点4：肠结核的发生部位	副高：掌握　正高：掌握

肠结核可发生在肠的任何部位，回盲部结核最多见，其次为升结肠、空回肠、横结肠、降结肠、十二指肠、乙状结肠、直肠和肛门周围等。

知识点5：肠结核的分型 副高：掌握 正高：掌握

按病理所见分为溃疡型、增殖型、混合型。

知识点6：肠结核的临床表现 副高：掌握 正高：掌握

（1）轻症患者症状不明显。

（2）较重病例有不规则发热和消化道症状，包括食欲减退、消化不良、恶心、呕吐、腹痛、腹胀、腹泻或腹泻与便秘交替出现。

（3）腹胀和腹痛是小儿最常见的主诉。

（4）溃疡型肠结核可大便带血，有时是脓血便。

（5）重症病例由于吸收障碍可出现各种营养缺乏症，包括严重营养不良、水肿、贫血和糙皮病等。

知识点7：肠结核的辅助检查 副高：掌握 正高：掌握

（1）X线钡剂检查：可发现肠蠕动亢进、肠段激惹性增强、肠管痉挛、回盲部病变处钡剂不停留、肠狭窄、升结肠缩短等征象。

（2）纤维结肠镜检查：可直接发现溃疡或增殖性病变，如果活检找到干酪坏死性肉芽肿或结核菌，则可确诊肠结核。

知识点8：肠结核的诊断 副高：掌握 正高：掌握

对于活动性或陈旧性肺结核患者，具有肠结核的症状和体征，X线钡剂检查有典型的肠结核征象时，诊断不难。但无肠外结核时，则诊断较难，需做纤维结肠镜检查和活检。

知识点9：肠结核的鉴别诊断 副高：掌握 正高：掌握

（1）肠结核须与慢性消化不良、慢性痢疾、阿米巴痢疾、蛔虫病、溃疡性结肠炎、克罗恩病以及淋巴瘤鉴别。

（2）应依据结核病接触史、结核菌素试验、粪便镜检与细菌培养以及其他部位的结核病变等鉴别。

（3）X线钡剂造影检查和纤维结肠镜检查有助于诊断。

知识点10：肠结核的治疗 副高：掌握 正高：掌握

（1）抗结核药物治疗：可采用异烟肼、利福平以及吡嗪酰胺联合抗结核治疗，疗程1年。

（2）外科手术治疗：外科手术治疗仅适用于内科治疗无效及合并症的处理，术后仍应进行有效的抗结核药物治疗。适用的情况有：①完全性或不完全性肠梗阻，内科治疗不能缓解者。②溃疡型肠结核伴肠穿孔。③肠道大出血，经积极抢救，不能满意止血者。④结核性肛门瘘形成，全身和局部治疗无效者。⑤局限性增殖型结核引起部分肠梗阻，或难与腹腔内肿瘤鉴别者。

二、肠系膜淋巴结结核

知识点11：肠系膜淋巴结结核的概念	副高：掌握　正高：掌握

肠系膜淋巴结结核在小儿较多见，淋巴结结核可能为肠道原发复合征的部分表现，可由淋巴或血行播散而来，即为继发性肠系膜淋巴结结核，或与肠结核并存，常同时有腹膜结核。

知识点12：肠系膜淋巴结结核的临床表现	副高：掌握　正高：掌握

肠系膜淋巴结结核的主要症状为一般结核中毒症状及局部胃肠道症状，如恶心、呕吐、腹泻、便秘、腹胀、腹痛等，其中以腹痛最为常见。增大的淋巴结有时可引起压迫症状。触诊可见腹壁轻度紧张和膨隆，阑尾点处或左上腹内带相当于第2腰椎水平即肠系膜根处可有压痛。有时可触及1个或多个增大的淋巴结。

知识点13：肠系膜淋巴结结核的辅助检查	副高：掌握　正高：掌握

（1）腹部CT：能发现淋巴结大，强化CT可发现坏死和周围强化。
（2）腹部B超：可发现肠系膜淋巴大，可有坏死和粘连表现，并可伴有腹膜增厚和包块等其他腹腔结核的表现。

知识点14：肠系膜淋巴结结核的诊断	副高：掌握　正高：掌握

根据临床表现、结核病接触史、结核菌素试验阳性以及腹部CT和B超检查做出诊断。

知识点15：肠系膜淋巴结结核的鉴别诊断	副高：掌握　正高：掌握

肠系膜淋巴结结核应与急慢性阑尾炎、非特异性肠系膜淋巴结炎、隐球菌感染以及腹部肿瘤相鉴别。

知识点16：肠系膜淋巴结结核的治疗	副高：掌握　正高：掌握

（1）抗结核药物治疗：根据病情，可应用异烟肼、利福平联合治疗或加用吡嗪酰胺联合

治疗，疗程9~12个月。

（2）外科手术治疗：增大的淋巴结经内科治疗无效且产生持久性压迫症状，不能缓解的急性或慢性肠梗阻，形成不可控的腹腔巨大结核性脓肿及其他并发症时，可考虑外科手术治疗。

三、结核性腹膜炎

| 知识点17：结核性腹膜炎的传染途径 | 副高：掌握　正高：掌握 |

结核性腹膜炎可能是肺部或其他部位原发感染灶内的结核菌通过淋巴、血行播散感染腹膜所致。但由肠结核、肠系膜淋巴结结核或泌尿生殖系统结核直接蔓延至腹膜是本病的主要传染途径，也更多见。

| 知识点18：结核性腹膜炎的临床分型 | 副高：掌握　正高：掌握 |

结核性腹膜炎发病缓慢，有慢性结核中毒症状。其具体分型与表现有：

（1）渗出型：典型症状为四肢消瘦与腹部膨隆形成鲜明的对比，查体发现腹水。

（2）粘连型：常表现为反复出现的不全性肠梗阻现象，触诊腹部柔韧有揉面感，可触及大小不等的肿块。

（3）干酪溃疡型：多表现为弛张热和腹泻、腹痛和压痛等症状，并有严重的消瘦。

| 知识点19：结核性腹膜炎的辅助检查 | 副高：掌握　正高：掌握 |

（1）腹部B超和CT：同肠系膜淋巴结结核。

（2）腹水的检查：呈渗出液。白细胞轻度升高，以淋巴细胞为主，糖在正常范围。

| 知识点20：结核性腹膜炎的诊断 | 副高：掌握　正高：掌握 |

根据临床表现、结核病接触史、结核菌素试验阳性、腹水性质以及腹部CT和B超检查进行诊断。

| 知识点21：结核性腹膜炎的鉴别诊断 | 副高：掌握　正高：掌握 |

（1）渗出型腹膜炎：应与心脏病、肾病、肝硬化、恶性肿物及营养不良性水肿所引起的腹水区别。应与化脓性腹膜炎、巨结肠及腹腔内囊肿（尤以大网膜囊肿）相鉴别。

（2）粘连型和干酪溃疡型腹膜炎：应与腹部恶性肿瘤和炎性肠病等相区别。

（3）鉴别诊断要点：①临床表现、腹水检查。②结核菌感染证据，PPD皮试阳性或腹水找到结核杆菌或密切结核病接触史。③治疗反应示抗结核药物治疗有效。

知识点22：结核性腹膜炎的治疗 　　副高：掌握　正高：掌握

（1）抗结核药物：一般选择三联或四联治疗，疗程9~12个月。

（2）激素的应用：在抗结核的基础上，对于渗出型腹膜炎，加用皮质激素治疗可促进腹水吸收及减少粘连发生，效果良好。结核性腹膜炎合并肠结核应视为应用肾上腺皮质激素的禁忌证。粘连型结核性腹膜炎要慎重应用肾上腺皮质激素。

（3）腹水处理：大量腹水有压迫症状时，可穿刺放腹水，放腹水后用腹带包裹腹部。

（4）外科适应证：①并发完全性急性肠梗阻，或有不完全性慢性肠梗阻经内科治疗无效者。②肠穿孔引起急性腹膜炎，或局限性化脓性腹膜炎经抗生素治疗无效者。③肠瘘经加强营养和抗结核治疗而未能闭合者。④当本病诊断有困难，与腹腔肿瘤或其他原因引起的急腹症无法鉴别时，可考虑腹部探查。

第五节　结核性脑膜炎

知识点1：结核性脑膜炎的概念 　　副高：掌握　正高：掌握

结核性脑膜炎，是小儿结核病中最严重的类型。常在结核原发感染后1年以内发生，尤其在初染结核3~6个月最易发生。多见于3岁以内婴幼儿，约占60%。自普及卡介苗接种和有效抗结核药物应用以来，本病的发病率较过去明显降低，预后有很大改进，但若诊断不及时和治疗不当，病死率及后遗症的发生率仍较高，故早期诊断和合理治疗是改善本病预后的关键。

知识点2：结核性脑膜炎的发病机制 　　副高：掌握　正高：掌握

结核性脑膜炎常为全身性粟粒型结核病的一部分，经血行播散。婴幼儿中枢神经系统发育不成熟、血-脑屏障功能不完善、免疫功能低下与本病的发生密切相关。结核性脑膜炎亦可由脑实质或脑膜的结核病灶溃破，结核分枝杆菌进入蛛网膜下腔及脑脊液中所致。偶见脊椎、颅骨或中耳与乳突的结核灶直接蔓延侵犯脑膜。

知识点3：结核性脑膜炎的病理变化 　　副高：掌握　正高：掌握

（1）脑膜病变：软脑膜弥漫充血、水肿、炎症渗出，并形成许多结核结节。蛛网膜下腔大量炎症渗出物积聚，因重力关系、脑底池腔大、脑底血管神经周围的毛细血管吸附作用等，使炎症渗出物易在脑底诸池聚集。渗出物中可见上皮样细胞、朗格汉斯细胞及干酪样坏死。

（2）脑神经损害：浆液纤维蛋白渗出物波及脑神经鞘，包围挤压脑神经引起脑神经损害，常见面神经、舌下神经、动眼神经、展神经障碍的临床症状。

（3）脑部血管病变：在早期主要为急性动脉炎，病程较长者，增生性结核病变较明显，可见栓塞性动脉内膜炎，严重者可引起脑组织梗死、缺血、软化而致偏瘫。

（4）脑实质病变：炎症可蔓延至脑实质，或脑实质原已有结核病变，可致结核性脑膜脑炎。少数病例脑实质内有结核瘤。

（5）脑积水及室管膜炎：室管膜和脉络丛受累，出现脑室管膜炎。如室管膜或脉络丛结核病变使一侧或双侧室间孔粘连狭窄，可出现一侧或双侧脑室扩张。脑底部渗出物机化、粘连、堵塞，使脑脊液循环受阻，可导致脑积水。

（6）脊髓病变：有时炎症蔓延至脊膜、脊髓及脊神经根，脊膜肿胀、充血、水肿和粘连，蛛网膜下腔完全闭塞。

知识点4：结核性脑膜炎的临床表现　　　　　副高：掌握　正高：掌握

（1）早期（前驱期）：病程1～2周。主要表现为懒动、少言、精神呆滞、易激惹、睡眠不安等性格改变和精神状态变化。同时伴有低热、消瘦、纳差、便秘、无原因的呕吐和头痛。

（2）中期（脑膜刺激期）：病程1～2周。主要表现：①脑膜刺激征：颈项强直、克氏征和布氏征阳性。典型的脑膜刺激征多见于年长儿。②颅内压增高：剧烈头痛，呕吐多呈喷射性，惊厥，可伴有脑积水征。婴幼儿常表现为前囟隆起和紧张。③脑神经和脑实质损害：最常见的脑神经障碍有面神经、动眼神经、外展神经瘫痪等。脑实质损害多表现为肢体瘫痪、多动、失语、手足徐动或震颤等。可有感觉过敏。④烦躁与嗜睡交替出现，以后逐渐进入昏睡状态。

（3）晚期（昏迷期）：病程1～3周。上述症状进一步加重。病儿由意识模糊、半昏迷而后进入昏迷，频繁发作阵挛性或强直性惊厥，角弓反张或去大脑强直，弛张高热，呼吸不整等明显颅内高压表现，甚至出现脑疝。常伴有代谢性酸中毒、脑性失盐综合征、低钾血症等水、电解质代谢紊乱。

知识点5：不典型结核性脑膜炎的临床表现　　　　　副高：掌握　正高：掌握

（1）起病急，病程短，诊断结核性脑膜炎时病程仅2～5日。

（2）婴儿可无前驱期症状，以惊厥为首发症状，突起高热、前囟隆起，而脑膜刺激征不明显，脑脊液变化轻微。

（3）前驱期长，有时长达40天至5个月。

（4）以舞蹈样多动症起病。

（5）突然偏瘫起病。

知识点6：结核性脑膜炎的脑脊液检查　　　　　副高：掌握　正高：掌握

（1）压力增高，典型外观为毛玻璃状，亦可呈无色透明，偶呈血性或淡黄色。细胞总数为（50～500）×10^6/L，偶有超过1000×10^6/L者；白细胞分类初有中性粒细胞增多，随后以淋巴细胞增多为主；球蛋白试验阳性，蛋白定量增高，多在400~5000mg/L；糖大多低于2.2mmol/L；氯化物含量亦降低。

（2）脑脊液5~10ml静置12~24小时后，可有蜘蛛网状薄膜形成，取膜培养或涂片检查，结核菌检出率较高。

（3）脑脊液免疫球蛋白测定：IgG、IgA和IgM均增高，以IgG显著；化脓性脑膜炎以IgM增高明显；而病毒性脑膜炎则仅见IgG轻度升高，故此测定对三者的鉴别有一定价值。

（4）用聚合酶链反应检测脑脊液中结核杆菌特异性基因片段，灵敏度高、特异性强。

知识点7：结核性脑膜炎的血生化改变　　　　　　副高：掌握　正高：掌握

结核性脑膜炎时易出现低血钾、低血钠、低血氯和脱水，与脑性低钠血症、摄入不足和损失过多、高渗液使用有关。

知识点8：结核性脑膜炎的影像学改变　　　　　　副高：掌握　正高：掌握

（1）脑CT：结核性脑膜炎在CT扫描上可显示直接和间接征象，直接征象有结核瘤、基底池渗出物及脑实质粟粒状结核灶，为诊断结核性脑膜炎的重要依据；间接征象有脑水肿、脑积水及脑梗死等。

（2）MRI表现：表现与脑CT基本相同。对于结核性脑膜炎，MRI的诊断优于CT，定位具有较高敏感性和特异性，特别是对于基底核的异常信号灶（基底池渗出），检出阳性率明显优于CT。

知识点9：结核性脑膜炎的临床病型　　　　　　副高：掌握　正高：掌握

（1）浆液型（或反应型、过敏型，Ⅰ型）：其特点为浆液渗出物只局限于颅底，脑膜刺激症状和脑神经障碍不明显，可出现头痛、感觉过敏等症状，无局灶性症状，脑脊液改变轻微，压力增高，细胞数轻度升高，以淋巴细胞为主，蛋白轻度增高或正常，其余生化检查方面基本正常，经抗结核药治疗症状及脑脊液改变很快消失。多在粟粒性结核病常规腰椎穿刺时发现。

（2）脑底脑膜炎型（Ⅱ型）：其临床特征为有明显的脑膜刺激症状及脑神经障碍，可有程度不等的颅压高及脑积水症状，但无脑实质受累症状。脑脊液有典型结核性脑膜炎变化。

（3）脑膜脑炎型（Ⅲ型）：炎症从脑膜蔓延到脑实质，出现弥漫性或局限性受损表现。

（4）结核性脑脊髓软、硬脑膜炎（脊髓型）：炎症病变不仅限于脑膜和脑实质，且蔓延到脊髓膜及脊髓。

知识点10：结核性脑膜炎的并发症及后遗症　　　　　　副高：掌握　正高：掌握

最常见的并发症为脑积水、脑实质损害、脑出血及脑神经障碍。其中前3者是导致结核性脑膜炎死亡的常见原因。严重后遗症为脑积水、肢体瘫痪、智能低下、失明、失语、癫痫及尿崩症等。晚期结核性脑膜炎发生后遗症者约占2/3，而早期结核性脑膜炎后遗症甚少。

知识点11：结核性脑膜炎的诊断　　　　　　　　　　　副高：掌握　正高：掌握

早期诊断主要依靠详细的病史询问、周密的临床观察及对本病高度的警惕性，综合资料全面分析，最可靠的诊断依据是脑脊液中查见结核分枝杆菌。

知识点12：结核性脑膜炎的鉴别诊断　　　　　　　　　副高：掌握　正高：掌握

（1）化脓性脑膜炎：脑脊液检查结果是重要的鉴别点，涂片或培养可找到致病菌。

（2）隐球菌脑膜炎：起病比结核性脑膜炎更缓慢，常表现为剧烈头痛、颅内压异常增高与其他表现不平行。症状有时自行缓解。脑脊液涂片墨汁染色可发现厚荚膜圆形发亮的隐球菌，或隐球菌荚膜抗原阳性，或在沙氏培养基上有隐球菌生长即可确诊。

（3）病毒性脑膜炎：发病较急，脑脊液无色透明，糖和氯化物常正常，脑脊液病毒特异性抗原或抗体检测、免疫球蛋白测定和结核菌素试验阴性等均有助于诊断。

知识点13：结核性脑膜炎的一般治疗　　　　　　　　　副高：掌握　正高：掌握

应卧床休息，细心护理，对昏迷患者可予鼻饲或胃肠外营养，以保证足够热量。应经常变换体位，以防止压疮和坠积性肺炎。做好眼睛、口腔、皮肤的清洁护理。

知识点14：结核性脑膜炎抗结核的治疗　　　　　　　　副高：掌握　正高：掌握

联合应用易透过血-脑屏障的抗结核杀菌药物，分阶段治疗。

（1）强化治疗阶段：联合使用INH、RFP、PZA及SM。疗程3~4个月，其中INH每日15~25mg/kg，RFP每日10~15mg/kg（<450mg/d），PZA每日20~30mg/kg（<750mg/d），SM每日15~20mg/kg（<750mg/d）。开始治疗的1~2周，将INH全日量的一半加入10%葡萄糖中静脉滴注，余量口服，待病情好转后改为全日量口服。

（2）巩固治疗阶段：继续应用INH、RFP或EMB。RFP或EMB9~12个月。抗结核药物总疗程不少于12个月，或待脑脊液恢复正常后继续治疗6个月。早期患者采用9个月短程治疗方案（3HRZS/6HR）有效。

知识点15：结核性脑膜炎降低颅高压的治疗　　　　　　副高：掌握　正高：掌握

最早于10天即可出现，故应及时控制颅内压，措施如下。

（1）脱水剂：常用20%甘露醇，一般剂量为每次0.5~1.0g/kg，于30分钟内快速静脉注入，4~6小时1次，脑疝时可加大剂量至每次2g/kg。2~3日后逐渐减量，7~10日后停用。

（2）利尿剂：乙酰唑胺一般于停用甘露醇前1~2天加用该药，每日20~40mg/kg（<0.75g/d）口服，根据颅内压情况，可服用1~3个月或更长时间，每日服或间歇服（服4日，停3日）。

（3）侧脑室穿刺引流：适用于急性脑积水而其他降颅压措施无效或疑有脑疝形成时。引流量根据脑积水严重程度而定，一般每日50~200ml，持续引流时间为1~3周。有室管膜炎时可予侧脑室内注药。特别注意防止继发感染。

（4）腰椎穿刺减压及鞘内注药适应证：①颅内压较高，应用肾上腺皮质激素及甘露醇效果不明显，但不急需做侧脑室引流或没有做侧脑室引流的条件者。②脑膜炎症控制不好以致颅内压难于控制者。③脑脊液蛋白量>3.0g/L。方法为：根据颅内压情况，适当放出一定量脑脊液以减轻颅内压；3岁以上每次注入INH 20~50mg及地塞米松2mg，3岁以下剂量减半，开始为每日1次，1周后酌情改为隔日1次、1周2次及1周1次。2~4周为1疗程。

（5）分流手术：若由于脑底脑膜粘连发生梗阻性脑积水时，经侧脑室引流等难以奏效，而脑脊液检查已恢复正常，为彻底解决颅高压问题，可考虑做侧脑室小脑延髓池分流术。

知识点16：结核性脑膜炎糖皮质激素治疗　　　　　　副高：掌握　正高：掌握

能抑制炎症渗出，从而降低颅内压，可减轻中毒症状及脑膜刺激症状，有利于脑脊液循环，并可减少粘连，从而减轻或防止脑积水的发生，是抗结核药物有效的辅助疗法，早期使用效果好。一般使用泼尼松，每日1~2mg/kg（<45mg/d），1个月后逐渐减量，疗程8~12周。

知识点17：结核性脑膜炎水电解质紊乱的治疗　　　　　副高：掌握　正高：掌握

①稀释性低钠血症：由于下丘脑视上核和室旁核受结核炎症渗出物的刺激，使垂体分泌抗利尿激素增多，导致远端肾小管重吸收水增加，造成稀释性低钠血症。如水潴留过多，可致水中毒，出现尿少、头痛、频繁呕吐、反复惊厥甚至昏迷。治疗宜用3%氯化钠液静脉滴注，每次6~12ml/kg，可提高血钠5~10mmol/L，同时控制入水量。②脑性失盐综合征：结核性脑膜炎患儿可因间脑或中脑发生损害，调节醛固酮的中枢失灵，使醛固酮分泌减少；或因促尿钠排泄激素过多，大量Na$^+$由肾排出，同时带出大量水分，造成脑性失盐综合征。应检测血钠、尿钠，以便及时发现，可用2∶1等张含钠液补充部分失去的体液后酌情补以3%氯化钠液以提高血钠浓度。③低钾血症：宜用含0.2%氯化钾的等张溶液静脉滴注，或口服补钾。

知识点18：结核性脑膜炎的随访观察　　　　　　　　副高：掌握　正高：掌握

复发病例全部发生在停药后4年内，绝大多数在2~3年内。停药后随访观察至少3~5年，凡临床症状消失，脑脊液正常，疗程结束后2年无复发者，方可认为治愈。

知识点19：结核性脑膜炎的预后　　　　　　　　　　　副高：掌握　正高：掌握

（1）治疗早晚：治疗越晚，病死率越高，早期病例无死亡，中期病死率为3.3%，晚期病死率高达24.9%。

（2）年龄：年龄越小，脑膜炎症发展越快、越严重，病死率越高。

（3）病期和病型：早期、浆液型预后好，晚期、脑膜脑炎型预后差。

（4）结核分枝杆菌耐药性：原发耐药菌株已成为影响结核性脑膜炎预后的重要因素。

（5）治疗方法：剂量不足或方法不当可使病程迁延，易出现并发症。

第六节　周围淋巴结结核

知识点1：周围淋巴结结核的临床表现　　　　　　　　副高：掌握　正高：掌握

轻者可无症状，较重病例可伴有长期低热等慢性中毒症状。淋巴结逐渐增大，初起时较硬，互不粘连，可以移动，并无感痛。在发生淋巴结周围炎时可有疼痛和压痛，界限不甚清楚，软组织可肿胀。淋巴结可彼此粘连成团块，或与皮下组织相粘连，极易发生干酪样变。双侧颈部多个淋巴结高度肿大时，可使颈部变粗似牛颈。干酪坏死液化后形成冷脓肿，触诊时表面有波动感。合并继发感染时，表皮可发红发热，触诊有压痛。冷脓肿破溃干酪液化物质排出后可形成瘘道，愈合甚慢或长久不愈，最后形成形状不规则的瘢痕。当瘘道长期不愈时，经常有少许脓性分泌物排出，日久可引起附近皮肤并发皮肤结核，有时蔓延广，终成大片瘢痕，往往影响肢体运动。常伴有疱疹性角膜结膜炎、结节性红斑等。泛发性淋巴结结核是一种特殊类型的淋巴结结核，是全身血行播散的结果。全身多组淋巴结同时或相继发生结核。其临床特点为严重的全身结核中毒症状，高热，常呈弛张型，持久不退，盗汗明显，病儿苍白、消瘦、全身无力，有中度或重度贫血，骨髓检查可见生血抑制现象。淋巴结穿刺可多次找到大量结核菌。

知识点2：周围淋巴结结核的辅助检查　　　　　　　　副高：掌握　正高：掌握

PPD试验强阳性。轻度贫血和血沉加快。在有化脓和瘘管形成时，白细胞可增高。淋巴结穿刺可见上皮样细胞、朗格汉巨细胞及干酪样坏死等特异性结核改变，耐酸菌染色试验常可找到抗酸菌。

知识点3：周围淋巴结结核的鉴别诊断　　　　　　　　副高：掌握　正高：掌握

最常见者为颈部化脓性淋巴结炎，常由龋齿、头部化脓性皮疹及扁桃体炎等合并发生，其发病较急、局部淋巴结急性炎症现象明显。白细胞和中性粒细胞都明显增高。但化脓性淋巴结炎在经过抗生素治疗后急性炎症不明显时，易与淋巴结结核混淆，应注意。此外应与传染性单核细胞增多症鉴别。重症淋巴结结核需与霍奇金病、白血病及淋巴肉瘤鉴别。霍奇金病的淋巴结肿大范围极广，从颈部、胸腔直到腹腔皆有波及。淋巴结肿大发生快，往往压迫食管和气管引起吞咽与呼吸困难，或压迫门静脉而发生腹水症状，但不会发炎、化脓或钙化；常有反复性发热（每次发热1~2周）和皮肤发痒。有时可见显著脾肿大；血液内淋巴细胞减少，未成熟粒细胞增多，嗜酸性粒细胞可增加。以上诸特点均能协助诊断，但最可靠的方法还是活组织检查。早期进行放射治疗可使淋巴结迅速缩小，这也是霍奇金病的特点之一。白血病有特殊血象可资鉴别。淋巴肉瘤病情险恶，很快发生压迫症状，如嘶哑和呼吸困难，又常合并胸痛、胸腔积液等。鉴别主要靠活组织检查。此外，淋巴结结核又应与淋巴结反应性增生（包括组织细胞型反应性增生和免疫母细胞性淋巴结病）相鉴别，后者的临床特点为弛张高热、全身淋巴结肿大、肝脾肿大及血沉增快，部分病例有皮疹和关节痛，激素治疗有效，确诊靠淋巴结活检。颈淋巴结结核需与颈部放线菌病相区别。后者颈部大多是沿下颌缘形成坚韧而不能移动的浸润，可红肿、软化，逐渐破溃形成若干瘘管，分泌带有硫黄样颗粒的稀薄脓液，显微镜下可查到放线真菌。

知识点4：周围淋巴结结核的治疗　　　　　　　　副高：掌握　正高：掌握

在全身疗法的基础上进行抗结核药物治疗。在抗结核药物治疗的同时可加用激素、大量维生素C及钙剂，以达到脱敏和消炎的目的。

局部用药：如淋巴结已形成冷脓肿，可先将脓抽出，然后用SM 0.25~0.5g溶于1~2ml液或用2.5%INH液1~2ml或用10%~20%PAS溶液1~2ml注入淋巴结内，隔日1次或每周2次，如脓肿已破溃，可用10%PAS软膏外敷或用黄连素纱条或1%~2%SM纱条换药。

如比较大的、有广泛干酪样变的淋巴结粘连程度不致引起手术困难，可采用手术切除。

第七节　潜伏性结核感染

知识点1：潜伏性结核感染的概念　　　　　　　　副高：掌握　正高：掌握

潜伏性结核感染又称结核感染，是小儿感染结核杆菌后导致PPD试验阳性和/或血清抗结核IgM或IgG抗体阳性，临床上有或无结核中毒症状，但全身找不到结核病灶者。

知识点2：结核菌素试验的受试对象　　　　　　　　副高：掌握　正高：掌握

（1）可能新近感染结核菌的人群（如与传染性肺结核密切接触者，结核菌素试验由阴转阳性者，过去5年内出生于结核病高发地区者以及未接种卡介苗的儿童）。

（2）患有促使结核病恶化的相关疾病者，如接受糖皮质激素和其他免疫抑制药的治疗，患恶性肿瘤、终末期肾病、糖尿病、营养不良、HIV感染者，胸部X线片见纤维化病灶等。

（3）属于结核病高发地区的人群。

知识点3：结核菌素试验的结果判定　　　　　　　　副高：掌握　正高：掌握

标准结素试验是在被试者左前臂皮内注射0.1ml含5个结核菌素单位（5Tu）PPD，注射后48～72小时观察硬结直径大小以此作为判断反应的标准。判定阳性和诊断意义的解释根据不同人群的特殊情况而定。

知识点4：结核菌素试验诊断潜伏结核感染的局限性　　　　副高：掌握　正高：掌握

结核菌素试验敏感性和特异性受诸多因素影响，诊断潜伏结核感染存在以下缺点：结核感染后出现结素阳性时间一般为3～8周，但最近观察发现家庭结核病接触的儿童出现结核菌素阳性之潜伏期可长达3个月，在此潜伏期的结核感染患儿，随时可发展成致命的结核病；与BCG接种后和非结核菌抗酸杆菌感染存在着交叉阳性反应。

知识点5：全血IFN-γ测定　　　　　　　　　　　副高：掌握　正高：掌握

利用PPD在体外刺激全血，测定T细胞释放γ-干扰素的水平。本试验的理论机制同结核菌素试验，而且多中心试验显示其结果与结素试验基本一致，本试验近年已得到美国FDA的认可。由于PPD抗原成分在自然感染结核菌株与BCG株之间有交叉，故利用PPD作为刺激物的试验结果同样可受到BCG接种的影响。

知识点6：酶联免疫斑点试验　　　　　　　　　　副高：掌握　正高：掌握

结核杆菌菌体中含有两种不同的抗原成分，即早期分泌抗原靶蛋白6（ESAT-6）和培养滤过蛋白（CFP10），而BCG不含以上成分。潜伏结核感染儿童可以产生较强的细胞免疫反应，感染者机体的T细胞对此2种抗原可产生反应。结核感染后引起的血内特异性敏感T细胞，遇到此两种结核杆菌抗原后，其释放的IFN-α使T细胞出现斑点，观察带斑点T细胞的数量，以此可作为结核感染的特异性诊断。此试验从结核杆菌提取的早期分泌抗原靶蛋白。ESAT抗原成分不存在于BCG中，故用它在体外刺激全血，测定T细胞释放γ干扰素的水平，能够区别自然结核菌感染与卡介苗接种后反应。

知识点7：儿童潜伏结核感染的临床表现　　　　　　副高：掌握　正高：掌握

一般无症状，少数可出现不明原因的疲劳、低热、食欲减退、体重下降、腹痛、睡眠不安、易激惹或精神萎靡等结核中毒症状。体检可出现全身浅表淋巴结轻度肿大，肺部正常，有时可见结节性红斑、疱疹性结膜炎。

| 知识点8：儿童潜伏结核感染的诊断要点 | 副高：掌握　正高：掌握 |

（1）病史：多有结核病接触史。

（2）临床表现：有或无结核中毒症状，体格检查可无阳性发现。

（3）胸部X线检查：正常。

（4）结核菌素试验：阳性。

（5）应注意与慢性扁桃体炎、反复上呼吸道感染、尿路感染及风湿热相鉴别。

| 知识点9：儿童潜伏结核感染的辅助检查 | 副高：掌握　正高：掌握 |

（1）PPD试验呈阳性反应：①接种过卡介苗，PPD试验硬结直径≥10mm。②新近PPD试验由阴性转为阳性。③PPD试验呈强阳性的婴幼儿。④PPD试验呈阳性反应的小儿最近2个月患麻疹或百日咳等传染病，或在用糖皮质激素等免疫抑制剂时。

（2）X线检查：肺部无异常发现，或支气管淋巴结稍有肿大，但已钙化。

| 知识点10：儿童潜伏结核感染的治疗 | 副高：掌握　正高：掌握 |

（1）接种过卡介苗，但结核菌素试验最近2年内硬结直径增大≥10mm者可认定为自然感染。

（2）结核菌素试验反应新近由阴性转为阳性的自然感染者。

（3）结核菌素试验呈强阳性反应的婴幼儿和少年。

（4）结核菌素试验阳性并有早期结核中毒症状者。

（5）结核菌素试验阳性而同时因其他疾病需用糖皮质激素或其他免疫抑制剂者。

（6）结核菌素试验阳性，新患麻疹或百日咳的小儿。

（7）结核菌素试验阳性的人类免疫缺陷病毒感染者及艾滋病患儿。化学预防一般用异烟肼10mg/（kg·d），总量不超过0.3g/L，疗程9个月最佳。

以上情况按预防性抗结核感染治疗。

第十五章 感染性疾病

第一节 流行性感冒

知识点1：流行性感冒的概念　　　　副高：熟练掌握　正高：熟练掌握

流行性感冒，简称流感，是指由流行性感冒病毒（流感病毒）引起的一种常见的急性呼吸道传染病。儿童发病率及病死率较高，可引起各种临床表现。

知识点2：流行性感冒的病原学　　　　副高：熟练掌握　正高：熟练掌握

流感病毒属正黏病毒科，基因组为单股正链RNA，其结构包括核衣壳（含核蛋白NP）、蛋白壳（含基质蛋白M1）和包膜。包膜带有三种蛋白突起，即血凝素（HA）、神经氨酸酶（NA）和基质蛋白（M2）。HA具有亚型和株特异性，能识别靶细胞表面受体，与靶细胞膜融合和诱导保护性中和抗体。NA亦具亚型和株特异性，可使病毒通过黏液层结合上皮靶细胞；促进HA被蛋白酶水解；还可破坏宿主细胞HA受体，协助新生病毒颗粒再吸附于易感细胞。

知识点3：流行性感冒的类型　　　　副高：熟练掌握　正高：熟练掌握

根据病毒NP和M蛋白抗原性不同，流感病毒分为甲、乙、丙3型，根据HA和NA抗原性又分为若干亚型。

知识点4：流感病毒抗原性变异的形式　　　　副高：熟练掌握　正高：熟练掌握

流感病毒抗原性变异主要指HA和NA抗原性变异，有两种形式：
（1）抗原性漂移：变异幅度小，属量变，往往引起局部暴发流行。
（2）抗原性转换：变异幅度大，系质变，形成新亚型。

知识点5：流行性感冒的传染源　　　　副高：熟练掌握　正高：熟练掌握

传染源主要是患者和隐性感染者。患者自潜伏期末即有传染性，持续约1周；隐性感染者带毒时间短。

知识点6：流行性感冒的传播途径　　副高：熟练掌握　正高：熟练掌握

病毒主要通过空气飞沫传播。患者呼吸道分泌物中的病毒颗粒可达100万/ml以上，直径<10μm的飞沫在空气中悬浮时间长，故在人群密集场所感染率高。分泌物污染环境可间接传播病毒。

知识点7：流行性感冒的易感人群　　副高：熟练掌握　正高：熟练掌握

当一种新亚型病毒出现时人群普遍易感，6～15岁发病率最高，新生儿同样易感。病后或接种后获同型病毒的免疫力，维持时间不超过2年。

知识点8：流行性感冒的流行病学　　副高：熟练掌握　正高：熟练掌握

流感流行有明显的季节性，我国流感流行存在南北地区差异：长江以北主要在冬季，长江以南主要在冬、春季，南方沿海地区全年均可发生，于春末夏初（3～6月份）和冬季出现两个流行高峰。

知识点9：流行性感冒的发病机制和病理改变　　副高：熟练掌握　正高：熟练掌握

流感病毒进入上呼吸道后停留于上皮细胞表面的黏液中。若过去感染过类似毒株，其呼吸道局部SIgA抗体能将病毒清除；若未感染过，病毒则进入细胞内复制，释放大量感染性病毒侵入邻近细胞，于1～2天内引起呼吸道广泛炎症。在少数抵抗力差者，感染下行致间质性肺炎。当呼吸道黏膜被破坏时，部分病毒及其产物如HA、NA等进入血液，引起全身中毒症状。流感病毒感染后，近100%的感染者产生局部抗体SIgA，能中和同亚型内不同毒株；约50%产生血清IgA。特异性IgM和IgA在感染后两周内达峰值；而特异性IgG在4～8周内达峰值。抗HA抗体是主要的保护性中和抗体；NA抗体不能中和病毒，但能抑制病毒从感染细胞中释放。特异性细胞毒性T细胞（CTL）可直接杀伤感染靶细胞，控制病毒在体内扩散；特异性CTL回忆反应能迅速清除再次感染的病毒而对再次感染有保护作用。流感时，由于细胞免疫功能受抑制，易继发细菌感染。流感所致的死亡多见于继发细菌感染或体弱并有其他慢性疾病者。呼吸道黏膜早期有单核细胞浸润和水肿，晚期见广泛上皮细胞坏死和出血性渗出物，但基底层细胞正常。肺间质有水肿及炎性细胞浸润，肺泡内可有肺透明膜形成。

知识点10：流行性感冒的潜伏期　　副高：熟练掌握　正高：熟练掌握

流行性感冒的潜伏期很短，数小时至4日，常为1～3日。

知识点11：典型流感的临床表现　　副高：熟练掌握　正高：熟练掌握

起病急，呼吸道卡他症状轻，而全身中毒症状明显，不同年龄儿童的临床表现各有差异。

（1）新生儿流感：突起高热或体温不升、拒乳、不安、衰弱，类似败血症。但有鼻塞、流涕，提示病毒感染。

（2）幼儿流感：可发生上呼吸道感染、喉气管炎、支气管炎、毛细支气管炎和肺炎等症。常有高热、中度中毒征象和流涕。此外，可见腹泻和皮疹。高热时易发生惊厥。

（3）学龄儿和青少年流感：发病近似成年人，急起畏寒高热，体温达39～41℃，面颊潮红，结膜充血，伴全身肌肉酸痛、头痛、乏力、食欲减退等全身症状及鼻塞、流涕、咽痛、干咳等呼吸道炎症状。肺部可闻干啰音。偶有鼻出血。1/3患者出现腹泻水样便。无并发症者热程一般2～5天，热退后全身症状好转，但呼吸道症状常持续1～2周。

甲、乙型流感临床症状相似，但后者全身症状轻，鼻及眼部症状明显。个别患者发生急性肌炎，以腓肠肌和比目鱼肌受累多见，常发生于病后1周、临床症状改善不久。丙型流感症状类似普通感冒或典型流感，儿童少见。

知识点12：轻型流感的临床表现　　　　　　副高：熟练掌握　　正高：熟练掌握

轻型流感急性起病，热度不高，呼吸道症状轻，全身症状不明显。病程1～2天。

知识点13：肺炎型流感的临床表现　　　　　　副高：熟练掌握　　正高：熟练掌握

肺炎型流感（流感病毒性肺炎）见于老年人、幼儿、体弱多病或正在使用免疫抑制药者。起病与典型流感相似，1～2天内病情迅速加重，高热持续不退，剧咳带血样痰，烦躁不安，呼吸困难和发绀，可伴心力衰竭和脑病。两肺密布湿啰音和喘鸣音。X线检查双肺有散在絮状或结节状阴影，由肺门向四周扩散。多于5～10天后因呼吸困难与循环衰竭而死亡，病死率高达80%以上。

知识点14：流行性感冒的病原学诊断　　　　　　副高：熟练掌握　　正高：熟练掌握

（1）病毒分离：发现新毒株的唯一方法。取发病5天内鼻咽分泌物，同时采用鸡胚羊膜腔接种和细胞培养可提高检出率。

（2）快速诊断：直接检查病毒抗原和病毒核酸。具体方法：①病毒抗原检测：用免疫荧光法或免疫酶法检测鼻咽分泌物脱落细胞中的病毒抗原。②病毒颗粒检查：用电镜或免疫电镜在症状出现24小时鼻咽分泌物沉渣中直接镜检病毒颗粒。③病毒基因检测：采用核酸杂交法或RT-PCR法检测鼻咽分泌物中的病毒特异性基因。

（3）血清学诊断：取双份血清（间隔2～4周），采用血凝抑制试验、型特异性补体结合试验和中和试验检测相应特异性IgG抗体，效价≥4倍增高有回顾性诊断意义。用ELISA法检测特异性IgM和IgA可诊断之。

知识点15：流行性感冒的药物预防　　　　　　副高：熟练掌握　　正高：熟练掌握

（1）金刚烷胺：主要用于甲型流感的预防。1～9岁：4.4～8.8mg/（kg·d），分2次服用，最大剂量≤150mg/d；9～12岁剂量同成年人：100mg，2次/天，疗程至少10天，若联合应用灭活疫苗，需在接种后持续使用2～4周至机体产生保护性抗体。

（2）金刚乙胺：用于甲型流感的预防。1～10岁，5mg/（kg·d）一次口服，最大剂量≤150mg/d；10岁以上同成年人剂量，100mg，2次/日，疗程同上。

（3）扎那米韦和奥司他韦：为NA抑制药，分别为吸入和口服剂型，已成功用于家庭和集体机构内预防，保护率达70%～90%。预防量为1/2治疗量（1次/日），一般人群7～10天，免疫抑制病儿可用4～8周。

知识点16：流行性感冒的疫苗接种	副高：熟练掌握	正高：熟练掌握

（1）灭活疫苗：目前多采用多价纯化的灭活疫苗或裂解的亚单位疫苗（保留HA和NA，去除核酸），后者不良反应减少，但免疫原性不如纯化的全毒株疫苗。将佐剂与亚单位疫苗一起应用，可提高疫苗的效果。

（2）减毒活疫苗：鼻内给药，使病毒只在上呼吸道增殖，刺激产生局部和体液免疫，已用于成年人和儿童，显示良好的免疫原性。

知识点17：流行性感冒的综合对症治疗	副高：熟练掌握	正高：熟练掌握

卧床休息，多饮水，加强护理，预防并发症。对高热烦躁者给予解热镇静药，避免使用阿司匹林（因其可能诱发瑞氏综合征）。剧咳者给予镇咳祛痰药。继发细菌感染时给予相应的抗生素（一般不必预防性用药）治疗。

知识点18：流行性感冒的抗病毒治疗	副高：熟练掌握	正高：熟练掌握

（1）金刚烷胺：用于治疗无并发病的甲型流感。最好在症状出现后24～48小时开始用药，持续至症状消失后1～2天，剂量同预防量。

（2）扎那米韦：用于治疗甲型和乙型流感。7岁以上儿童用量：为每次10mg，经口吸入，2次/天，共5天，发病36～48小时开始用药。

（3）奥司他韦：用于治疗甲型和乙型流感。1～12岁儿童用量：为每次2mg/kg（每次≤75mg），口服，2次/d，共5天，发病36～48小时开始用药。

第二节　出疹性疾病

一、麻疹

知识点1：麻疹的概念	副高：熟练掌握	正高：熟练掌握

麻疹是指由麻疹病毒引起的急性出疹性传染病。临床特征为发热、流涕、咳嗽、麻疹黏

膜斑和全身斑丘疹，疹退后脱屑且留有棕色色素沉着为特征。

知识点2：麻疹的病原学　　　　　　　　副高：熟练掌握　　正高：熟练掌握

麻疹病毒为RNA病毒，属副黏病毒科，球形颗粒，有6种结构蛋白，一种血清型。人是唯一宿主。麻疹病毒在外界生存力弱，不耐热，对紫外线和消毒剂均敏感。随飞沫排出的病毒在室内可存活32小时以上，但在流通的空气中或阳光下半小时即失去活力。

知识点3：麻疹的流行病学　　　　　　　　副高：熟练掌握　　正高：熟练掌握

麻疹患者是唯一的传染源。感染早期，病毒在患者呼吸道大量繁殖，含有病毒的分泌物经过患者的呼吸、咳嗽或打喷嚏排出体外并悬浮于空气中，通过呼吸道进行传播，与患者密切接触或直接接触患者的鼻咽分泌物亦可传播。病后可产生持久的免疫力，大多可达到终身免疫。麻疹患者出疹前后的5天均有传染性，如有并发症的患者传染性可延长至出疹后10天。以冬春季节发病为多。

知识点4：麻疹的发病机制　　　　　　　　副高：熟练掌握　　正高：熟练掌握

麻疹病毒通过鼻咽部进入人体后，在呼吸道上皮细胞和局部淋巴组织中增殖并侵入血液，通过单核-巨噬细胞系统向其他器官传播，如脾、胸腺、肺、肝、肾、消化道黏膜、结膜和皮肤，引起广泛性损伤而出现一系列临床表现。同时，患者免疫反应受到抑制，常并发喉炎、支气管肺炎或结核病恶化，特别是营养不良或免疫功能缺陷的儿童，可发生重型麻疹，并发重症肺炎、脑炎而导致死亡。

知识点5：麻疹的病理改变　　　　　　　　副高：熟练掌握　　正高：熟练掌握

多核巨细胞是麻疹的病理特征，主要分布于皮肤、淋巴组织、呼吸道和肠道黏膜及眼结膜。真皮和黏膜下层毛细血管内皮细胞充血、水肿、增生、单核细胞浸润并有浆液性渗出，形成麻疹皮疹和麻疹黏膜斑。由于皮疹处红细胞裂解，疹退后形成棕色色素沉着。麻疹病毒引起的间质性肺炎为Hecht巨细胞肺炎，继发细菌感染则引起支气管肺炎。亚急性硬化性全脑炎（SSPE）患者有皮质和白质的变性，细胞核和细胞质内均可见包涵体。

知识点6：典型麻疹的临床表现　　　　　　副高：熟练掌握　　正高：熟练掌握

（1）潜伏期：6～18天，平均为10～14天，接受被动免疫者可延至3～4周。可有低热、精神萎靡和烦躁不安等全身不适。

（2）前驱期：①发热：热型不定，渐升或骤升。②上感症状：干咳、流涕、喷嚏、咽部充血、结膜充血、流泪畏光。在下眼睑边缘见一条充血横线（Stimson线）对诊断麻疹有帮助。③麻疹黏膜斑（科氏斑）：为早期诊断的重要依据。出疹前1~2天，在两侧颊黏膜上，相对于下磨牙处，可见到直径为0.5~1mm灰白色小点，外有红色晕圈，开始量少，但在1天内很快增多，可累及整个颊黏膜和唇黏膜，出疹后逐渐消失。④其他：可有食欲减退、呕吐、腹泻，偶见皮肤荨麻疹或猩红热样皮疹。

（3）出疹期：发热3~4天后，体温骤然升高并开始出疹，持续3~5天。皮疹先见于耳后发际，渐波及面部、颈部，然后自上而下延至躯干和四肢，甚至手掌和足底。皮疹为玫瑰色斑丘疹，略高出皮面，疹间皮肤正常，逐渐融合成片。此期咳嗽加剧，出现烦躁或嗜睡，颈淋巴结和脾脏轻度肿大，肺部可闻及湿啰音，胸部X线检查可见肺纹理增多。

（4）恢复期：出疹3~4天后皮疹按出疹顺序消退。疹退后皮肤留有糠麸样脱屑及棕色色素沉着，1~2周后完全消失。此为恢复期诊断的重要依据。随着皮疹消退，体温下降，精神食欲好转，呼吸道症状消失。

知识点7：非典型麻疹的临床表现　　　　副高：熟练掌握　正高：熟练掌握

（1）轻型麻疹：见于感染病毒量小、潜伏期内接受过丙种球蛋白或成人血注射者。发热低，上呼吸道症状轻，麻疹黏膜斑可不明显，皮疹稀疏，病程约1周，无并发症。常需要靠流行病学资料和麻疹病毒血清学检查确诊。

（2）重症麻疹：见于病毒毒力过强、患者身体虚弱和原有严重疾病者。中毒症状严重，发热高达40℃以上或体温不升。皮疹密集或融合成片，有时疹出不透或突然隐退或皮疹呈出血性且有消化道出血、鼻出血或血尿等。常伴惊厥、昏迷、休克、心功能不全。此型病死率高。

（3）无皮疹型麻疹：见于免疫能力较强或应用免疫抑制剂者。全程不见皮疹，可有麻疹黏膜斑。临床不易诊断，只有前驱表现和血清特异性抗体可作为诊断依据。

（4）异型麻疹：见于接受过灭活疫苗或个别减毒活疫苗者。前驱期无麻疹黏膜斑；出疹期发热和全身症状较重，皮疹顺序先为四肢远端，后向躯干、面部发展，皮疹为多形性，有斑丘疹、荨麻疹、水疱和紫癜等。常并发手足水肿、肺炎、肝炎和胸腔积液等。恢复期麻疹血凝抑制抗体效价常>1:256。本型少见，临床诊断较困难，麻疹病毒血清学检查和麻疹病毒病原学检查有助诊断。

知识点8：麻疹的实验室检查　　　　副高：熟练掌握　正高：熟练掌握

（1）多核巨细胞检查：于出疹前2天至出疹后1天取患者鼻、咽、眼分泌物涂片，瑞氏染色后直接镜检多核巨细胞。

（2）病原学检查：①发热期取血、尿或鼻咽分泌物分离病毒。②用免疫荧光法检测鼻咽分泌物或尿脱落细胞中病毒抗原。③特异性IgM可诊断急性期感染。

知识点9：麻疹的并发症　　　　副高：熟练掌握　正高：熟练掌握

（1）喉、气管、支气管炎：麻疹病毒本身可引起呼吸道炎症。若继发细菌感染、可造成呼吸道阻塞。表现为声嘶、犬吠样咳嗽、吸气性呼吸困难及三凹征，重者可窒息死亡。

（2）肺炎：麻疹病毒引起的间质性肺炎随出疹和体温下降而好转。继发性支气管肺炎的常见病原有金黄色葡萄球菌、肺炎链球菌及流感嗜血杆菌或腺病毒等，此类肺炎可发生于麻疹病程的各个时期，中毒症状重，易并发脓胸或脓气胸，病死率高。

（3）麻疹脑炎：发病率为0.1%～0.2%。多见于婴幼儿，多发生于出疹后第2～6天。临床表现和脑脊液变化与其他病毒性脑炎相似。病死率高，存活者遗留有运动、智力和精神等神经系统后遗症。

（4）营养障碍：多见于病程中持续高热，胃肠功能紊乱，以及护理不当，各种营养摄入不足的患者。易发生营养不良性水肿，维生素A缺乏性干眼症等。

（5）结核病恶化：患麻疹时机体细胞免疫功能受到暂时性抑制，使原有隐伏的结核病灶趋于恶化，可发展为粟粒型肺结核或结核性脑膜炎。

（6）心肌炎：常见于营养不良和并发肺炎的患儿。轻者仅有心音低钝、心率增快和一过性心电图改变，重者可出现心力衰竭、心源性休克。

（7）亚急性硬化性全脑炎：是少见的麻疹远期并发症，发病率为1/100万～4/100万。病理变化主要为脑组织慢性退行性病变。大多在患麻疹2～17年后发病，开始时症状隐匿，可仅为行为和情绪的改变，以后出现进行性智力减退，病情逐渐恶化，出现共济失调、视听障碍、肌阵挛等表现，晚期因昏迷、强直性瘫痪而死亡。患者血清或脑脊液中麻疹病毒IgG抗体持续强阳性。

知识点10：麻疹的诊断及鉴别诊断	副高：熟练掌握 正高：熟练掌握

可依据流行病学史，各期典型表现（如前驱期麻疹黏膜斑），出疹期出疹与发热的关系，出疹顺序和皮疹形态可诊断典型麻疹；恢复期疹退脱屑和色素沉着可以确立诊断，必要时辅以病原学检查，尤其是非典型麻疹者。需与风疹、猩红热、幼儿急疹、肠道病毒感染和药物疹等鉴别。

小儿常见出疹性疾病的鉴别诊断

	病 原	全身症状及其他特征	皮疹特点	发热与皮疹关系
麻疹	麻疹病毒	发热、咳嗽、畏光、鼻卡他、结膜炎，麻疹黏膜斑（Koplik斑）	红色斑丘疹，自头面部→颈→躯干→四肢，退疹后有色素沉着及细小脱屑	发热3～4天后出疹，出疹期为发热的高峰期
风疹	风疹病毒	全身症状轻，耳后、枕部淋巴结肿大并触痛	面颈部→躯干→四肢，斑丘疹，疹间有正常皮肤，退疹后无色素沉着及脱屑	症状出现后1～2天出疹
幼儿急疹	人疱疹病毒6型	主要见于婴幼儿，一般情况好，高热时可有惊厥，耳后枕部淋巴结可肿大，常伴有轻度腹泻	红色细小密集斑丘疹，头面颈及躯干部多见，四肢较少，一天出齐，次日即开始消退	高热3～5天，热退疹出

续　表

	病　原	全身症状及其他特征	皮疹特点	发热与皮疹关系
猩红热	乙型溶血性链球菌	发热，咽痛，头痛，呕吐，杨梅舌，环口苍白圈，颈部淋巴结肿大	皮肤弥漫充血，上有密集针尖大小丘疹，全身皮肤均可受累，疹退后伴脱皮	发热1~2天出疹，出疹时高热
肠道病毒感染	埃可病毒、柯萨奇病毒	发热，咽痛，流涕，结膜炎，腹泻，全身或颈、枕后淋巴结肿大	散在斑疹或斑丘疹，很少融合，1~3天消退，不脱屑，有时可呈紫癜样或水疱样皮疹	发热时或热退后出疹
药物疹		原发病症状，有近期服药史	皮疹多变，斑丘疹、疱疹、猩红热样皮疹、荨麻疹等。痒感，摩擦及受压部位多	发热多为原发病引起

知识点11：麻疹的预防　　　　副高：熟练掌握　正高：熟练掌握

（1）控制传染源：早发现、早隔离、早治疗。隔离患者至出疹后5天，合并肺炎者延长至10日。

（2）切断传播途径：在麻疹流行季节，易感儿应尽量少去公共场所。患者曾住过的房间通风，并用紫外线照射，患者的衣物在阳光下暴晒或肥皂水清洗。

（3）被动免疫：接触麻疹后5天内立即肌内注射免疫球蛋白0.25ml/kg，可预防麻疹；6~9天注射者，仅能减轻症状。使用免疫球蛋白者若患麻疹可使潜伏期延长，临床症状不典型，且有潜在传染性。被动免疫最长维持8周。

（4）主动免疫：采用麻疹减毒活疫苗是预防麻疹的重要措施。按我国规定的儿童免疫程序，初种年龄为8个月，18~24个月龄儿童要完成第2剂次接种。鉴于疫苗的免疫期不长，需再次强化接种麻疹疫苗。有急性结核感染者如注射麻疹疫苗的同时应给予抗结核治疗。

（5）加强麻疹的监测管理：麻疹监测的目的是了解麻疹的流行病学特征、评价免疫等预防控制措施的效果、为制订有效的麻疹控制策略提供依据。对麻疹疑似病例要注意进行流行病学调查和必要的实验室检查，及时报告疫情并采取针对性措施进行隔离观察，预防和控制疫情的发生和蔓延。

知识点12：麻疹的治疗　　　　副高：熟练掌握　正高：熟练掌握

（1）一般治疗：①卧床休息，房间内保持适当的温度、湿度以及空气新鲜。②经常清洗口腔和眼睛。③给予易消化、富营养的食物，补充足够的水分。

（2）对症治疗：①高热时可用小剂量的退热剂，烦躁可给予苯巴比妥等镇静。②剧咳时用祛痰镇咳剂或雾化吸入。③继发细菌感染可用抗生素。④麻疹时应给予维生素A，1岁以下每日10万U，年长儿每日20万U，共2天。⑤有干眼症者，1~4周后应重复给予维生素A制剂。

二、风疹

知识点 13：风疹的概念	副高：熟练掌握 正高：熟练掌握

风疹是一种儿童常见的病毒性出疹性传染病，病原为风疹病毒。以前驱期短、发热、出疹及耳后、枕后和颈部淋巴结肿大为其临床特征。胎儿早期感染可致严重先天畸形。

知识点 14：风疹的病原学	副高：熟练掌握 正高：熟练掌握

风疹病毒属披膜病毒科，由核衣壳和包膜构成。病毒核酸为单股正链 RNA。包膜含两种蛋白：E_1 具凝血作用，能刺激机体产生中和抗体和血凝抑制抗体；E_2 抗原性不如 E_1 强，亦能诱导中和抗体。病毒可被脂溶剂、甲醛、紫外线、强酸和热等灭活，干燥冰冻可保存 9 个月。

知识点 15：风疹的流行病学	副高：熟练掌握 正高：熟练掌握

风疹患者或隐性感染者是传染源，经空气飞沫传播，多发生在冬春季，在集体机构可引起流行。多见于 5～9 岁儿童。

知识点 16：风疹的发病机制和病理改变	副高：熟练掌握 正高：熟练掌握

病毒侵入上呼吸道，在黏膜和颈部和耳后淋巴结内增殖，而后入血，形成二次病毒血症。风疹病毒的抗原抗体复合物引起真皮上层毛细血管炎，形成皮疹。淋巴结增大，呼吸道见轻度炎症。先天性风疹的发病机制并不十分明确。风疹病毒导致血管内皮细胞受损是胎儿供血不足、组织细胞代谢失调和脏器发育不良的重要原因；病毒抑制感染细胞有丝分裂，致染色体断裂，使器官组织分化发育障碍；特异性免疫复合物和自身抗体形成可能是组织脏器损伤的另一机制。风疹病毒持续性感染可解释患儿生后出现的迟发性疾病如生后某时期出现的听力障碍、白内障及进行性全脑炎。

知识点 17：风疹的临床表现	副高：熟练掌握 正高：熟练掌握

（1）后天性风疹：前驱期短或不显，具有上呼吸道感染症状，软腭可见细小红疹，能融合成片。一般于发热第 2 天出疹并于 1 天内出齐。皮疹呈浅红色小斑丘疹，出疹顺序依次为脸部→颈部→躯干→四肢。平均持续 3 天（1～5 天）后疹退，可有细小脱屑，无色素沉着，体温恢复正常。伴耳后、枕后和两侧颈部浅表淋巴结肿大。

（2）先天性风疹综合征：母孕期感染风疹时，病毒经胎盘至胎儿，可引起流产、死胎。出生时可见低体重、肝脾大、血小板减少性紫癜、先天性心脏病、白内障、小头畸形、骨发育不良和脑脊液异常等；或出现迟发性疾病包括听力丧失、内分泌疾病、白内障或青光眼以及进行性全脑炎；也可为隐性感染。

知识点18：风疹的病原学诊断 　　　　副高：熟练掌握　正高：熟练掌握

（1）病毒分离、抗原和基因检测：取咽部分泌物可分离出病毒；先天性风疹生前取羊水或胎盘绒毛，生后取鼻咽分泌物、尿、脑脊液、骨髓等分离病毒。采用免疫标记技术或印迹法或核酸杂交技术/PCR法检测胎盘绒毛、羊水或胎儿活检标本中病毒特异性抗原或基因。

（2）血清学检查：血清特异性IgM是近期感染指标。双份血清（间隔1～2周采血）特异性IgG效价升高>4倍有诊断意义。先天风疹患儿特异性IgM在生后6个月内持续升高；胎血（孕20周后）中检出特异性IgM可证实胎儿感染。

（3）血常规检查：白细胞总数减少，淋巴细胞相对增多。

知识点19：风疹的治疗 　　　　副高：熟练掌握　正高：熟练掌握

（1）卧床休息。
（2）给予营养丰富、易消化的饮食。
（3）对症支持治疗。
（4）先天风疹患儿须早期检测视力、听力或其他损害，并予以相应干预治疗。

知识点20：风疹的预防 　　　　副高：熟练掌握　正高：熟练掌握

（1）隔离患者至出疹后5天。孕妇（尤其早孕）避免与风疹患者接触。
（2）保护易感者：①风疹疫苗接种：95%产生抗体，无副作用。适用年龄为15个月至青春发育期。②高效免疫球蛋白：孕早期接触患者后3天内肌内注射高效价免疫球蛋白20ml，可起到预防作用。

三、幼儿急疹

知识点21：幼儿急疹的概念 　　　　副高：熟练掌握　正高：熟练掌握

幼儿急疹又称婴儿玫瑰疹，是一种婴幼儿时期的急性出疹性传染病。临床特征为3～4天，热退出疹。

知识点22：幼儿急疹的病原学及流行病学 　　　　副高：熟练掌握　正高：熟练掌握

幼儿急疹的病原为人类疱疹病毒6型和7型（HHV-6、HHV-7）。本病多见于6～18个月小儿，3岁以后少见。

知识点23：幼儿急疹的潜伏期　　　　副高：熟练掌握　　正高：熟练掌握

幼儿急疹的潜伏期为5～15天，平均10天。

知识点24：幼儿急疹的临床表现　　　　副高：熟练掌握　　正高：熟练掌握

（1）发热期：突起高热，体温39～40℃，持续3～5天，可伴有惊厥。全身症状和体征轻微，可见咽部轻微充血、头颈部浅表淋巴结轻度肿大或轻微腹泻。

（2）出疹期：发热3～5天后体温骤退，同时出现皮疹。皮疹呈红色斑疹或斑丘疹，很少融合。主要见于躯干、颈部、上肢。皮疹于1～3天内消退，无色素沉着和脱皮。

知识点25：幼儿急疹的诊断　　　　副高：熟练掌握　　正高：熟练掌握

幼儿急疹在发热期诊断比较困难，一旦高热骤退，同时出现皮疹，就很容易建立诊断。非典型病例可借助病原学诊断：在发病3天内取外周血淋巴细胞或唾液分离HHV-6或检测病毒抗原与基因以及血清HHV-6特异性IgM。

知识点26：幼儿急疹的实验室检查　　　　副高：熟练掌握　　正高：熟练掌握

外周血常规大多表现为白细胞总数下降，淋巴细胞相对增高。

知识点27：幼儿急疹的治疗　　　　副高：熟练掌握　　正高：熟练掌握

（1）无特殊治疗，主要是对症治疗。
（2）高热时退热、伴有惊厥者镇静止痉，给予充足的水分和营养。

四、水痘

知识点28：水痘的概念　　　　副高：熟练掌握　　正高：熟练掌握

水痘是指由水痘-带状疱疹病毒（VZV）引起的传染性极强的儿童期出疹性疾病，经过飞沫或接触传染，在全世界范围内都有传播。其临床特点为皮肤黏膜相继出现和同时存在斑疹、丘疹、疱疹和结痂等各类皮疹。与带状疱疹为同一病毒所引起的两种不同表现的临床病症，水痘为原发感染。感染后可获得持久免疫力，但以后可以发生带状疱疹。冬春季节多发。对于新生儿或免疫功能低下者来说，水痘可能是致命性疾病。

知识点29：水痘的病原学　　　　副高：熟练掌握　　正高：熟练掌握

病原为水痘-带状疱疹病毒，属疱疹病毒科α亚科，为双链DNA病毒。仅一种血清型，但与单纯疱疹病毒（HSV）抗原有部分交叉免疫。人是其唯一的自然宿主。该病毒在体外抵抗力弱，对热、酸和各种有机溶剂敏感，不能在痂皮中存活。初次感染患水痘，随后病毒潜伏在神经节内，在机体免疫低下时可活化增生引起带状疱疹。

| 知识点30：水痘的流行病学 | 副高：熟练掌握　正高：熟练掌握 |

水痘和带状疱疹患者是主要的传染源。经直接接触感染者的皮肤损伤处传染和呼吸道飞沫传播。传染期从出疹前1~2天至病损结痂，7~8天。人群普遍易感，水痘多见于儿童，2~6岁为发病高峰，20岁以后发病者<2%。如孕妇分娩前1周内患水痘可感染胎儿，常于出生后10天内发病。四季都可发病，多发生于冬春季。

| 知识点31：水痘的发病机制 | 副高：熟练掌握　正高：熟练掌握 |

病毒自结合膜和上呼吸道黏膜侵入，在局部淋巴结内繁殖，然后侵入血液，约在感染后5天发生第一次病毒血症。病毒到达肝、脾和其他脏器内增殖后再次入血（第二次病毒血症），此时病毒侵入皮肤。在感染后平均14天出现皮疹。

| 知识点32：水痘的病理改变 | 副高：熟练掌握　正高：熟练掌握 |

水痘病变主要发生于皮肤和黏膜。最初，皮肤真皮层毛细血管内皮细胞肿胀，血管扩张充血。随后，表皮棘细胞层上皮细胞发生气球样变，细胞肿胀、溶解，间质液积聚，形成单房水疱疹，其顶部为皮肤的角质层和透明层，底部为较深的棘细胞层。当多形核细胞侵入疱疹液时，疱疹液从清亮转为云雾状。疱疹液之后被吸收，形成结痂。有时水痘疹破裂，留下浅表溃疡，很快愈合。免疫抑制的儿童易患重症水痘，病毒可播散至肺、肾、脑，或表现为大量出血性痘疹和弥散性血管内凝血（DIC）。肺部见间质性肺炎伴结节性实变性出血区。水痘脑炎主要为白质区血管周围脱髓鞘病变。

| 知识点33：水痘的潜伏期 | 副高：熟练掌握　正高：熟练掌握 |

典型水痘的潜伏期为10~21天，一般14天左右。出疹前可有低热、厌食等。

| 知识点34：水痘的临床表现 | 副高：熟练掌握　正高：熟练掌握 |

（1）典型水痘：①皮疹特点：成批出现，初为红色斑疹或丘疹，6~8小时演变成水疱疹，壁薄易破形成溃疡，24小时内疱液转为混浊，然后从中心干缩而结痂。故常同时存在斑疹、丘疹、水疱疹和结痂疹。皮疹可出现在口腔、结膜、生殖器等黏膜处。②出疹顺序：皮疹呈向心性分布，初见于发际处，随后见于躯干，至头皮和面部，四肢远端较少。有痒感。
（2）重症水痘：见于免疫缺陷或恶性疾病的患者。表现为进行性弥漫性水痘疹，常为大

疱型或出血性疱疹，呈离心性分布，四肢多，伴持续高热。常并发水痘肺炎和血小板减少致出血。严重出血或并发DIC时危及生命。

（3）先天性水痘：①孕妇在妊娠早期感染水痘病毒可致多发畸形：肢体萎缩、皮肤瘢痕、皮层萎缩、小头畸形、肠梗阻或Horner综合征。②眼部异常：小眼球、白内障、脉络膜视网膜炎。患儿常在1岁内死亡。存活者可留有严重神经系统损伤。

（4）新生儿水痘：孕母在分娩前4天内患水痘，其新生儿于生后5～10天可患严重致死性水痘，皮疹广泛，呈出血性，伴发热并常累及肺和肝脏。病死率高达30%；若孕母产前5天之前患病，其新生儿则在生后4天内发病，但病情不重。

| 知识点35：水痘的诊断及鉴别诊断 | 副高：熟练掌握　正高：熟练掌握 |

病原学诊断包括：①取出疹后3～4天内疱疹液拭子分离病毒。②用免疫标记法检测疱疹拭子或活检标本中VZV抗原。③双份血清特异性IgG≥4倍增高或特异性IgM阳性提示近期感染。>8个月婴儿持续存在抗VZV IgG提示先天性水痘可能。需与全身性HSV感染、丘疹性荨麻疹、脓疱病和手足口病等鉴别。

| 知识点36：水痘的并发症 | 副高：熟练掌握　正高：熟练掌握 |

（1）继发皮肤细菌感染。

（2）水痘脑炎：可发生在出疹前和出疹后3～8天。临床症状与一般病毒性脑炎相似。

（3）水痘肺炎：多见于免疫缺陷和新生儿患水痘时，发生在患病后1～5天。

（4）其他：可发生周围神经炎、肾炎、肝炎、心肌炎、关节炎等。

| 知识点37：水痘的实验室检查 | 副高：熟练掌握　正高：熟练掌握 |

（1）外周血白细胞计数：白细胞总数正常或稍低。

（2）疱疹刮片：刮取新鲜疱疹基底组织和疱疹液涂片，瑞氏染色见多核巨细胞；苏木素-伊红（HE）染色可查到细胞核内包涵体。疱疹液直接荧光抗体染色查病毒抗原简捷、有效。

（3）病毒分离：取水痘疱疹液、咽部分泌物或血液进行病毒分离。

（4）血清学检查：血清水痘病毒特异性IgM抗体检测，可帮助早期诊断；双份血清特异性IgG抗体效价4倍以上增高也有助诊断。

| 知识点38：水痘的治疗 | 副高：熟练掌握　正高：熟练掌握 |

（1）抗病毒治疗：首选阿昔洛韦（ACV）。重症水痘、围生期感染和有并发症的新生儿水痘需静脉用药，推荐剂量为30mg/（kg·d），每8小时1次给药（静脉滴注≥1小时），肾功能不良者减至1/3～1/2量，连用7天或不再出新皮疹后48小时为止。最好在出疹后2～3天

内开始用药。伐昔洛韦是ACV的1-缬氨酸酯，儿童推荐剂量为15mg/（kg·d），分2次口服，连用5天。对AVC耐药者可选择静脉用膦甲酸（PFA）。皮疹局部可涂搽3%ACV霜剂或软膏。

（2）对症治疗：如剪短患儿指甲，戴手套以防抓伤，勤换内衣。皮疹瘙痒时可局部应用炉甘石洗剂或口服抗组胺药。发热时给予布洛芬或对乙酰氨基酚。针对并发症进行相应对症治疗。

知识点39：水痘的预防　　　　　副高：熟练掌握　　正高：熟练掌握

（1）隔离患者：隔离患者至全部皮疹结痂为止。对接触的易感者检疫3周。
（2）主动和被动免疫：接种水痘减毒活疫苗（VZV Oka株），70%～85%能完全预防水痘，100%能预防严重水痘。高危人群接触传染源后3天（≤5天）内可肌内注射VZV免疫球蛋白（VZIG）预防，每10kg体重1.25ml（125U），最大剂量5ml（625U）。

五、猩红热

知识点40：猩红热的概念　　　　　副高：熟练掌握　　正高：熟练掌握

猩红热是指由A群β型溶血性链球菌引起的急性出疹性传染病。临床以发热、咽炎、草莓舌、全身鲜红皮疹、疹退后脱皮为特征。少数患者病后2～5周可发生急性肾小球肾炎或风湿热。

知识点41：猩红热的流行病学　　　　　副高：熟练掌握　　正高：熟练掌握

猩红热患者、链球菌性咽峡炎和健康带菌者均是传染源。经空气飞沫传播，或经皮肤伤口或产道入侵，后者称外科型或产科型猩红热。多见于学龄前和学龄儿童。多发生在温带地区的冬、春季。

知识点42：猩红热的发病机制及病理改变　　　　　副高：熟练掌握　　正高：熟练掌握

A群链球菌可经呼吸道黏膜、皮肤及其他部位侵入机体，由于其外层荚膜和细胞壁中的M蛋白具有抗吞噬作用，可快速繁殖，细菌产生透明质酸酶、链激酶和链道酶等使其易于在宿主组织中扩散，同时细菌产生毒素如红疹毒素（又称致热外毒素）和溶血素等在其致病机制中发挥作用。红疹毒素可引起真皮层毛细血管充血、水肿和炎性细胞浸润等，形成红色皮疹。

知识点43：猩红热的潜伏期　　　　　副高：熟练掌握　　正高：熟练掌握

猩红热的潜伏期1～7天，外科型1～2天。

| 知识点44：猩红热的临床表现 | 副高：熟练掌握 正高：熟练掌握 |

（1）普通型：①前驱期：起病急，发热38~39℃，重者体温可达40℃以上。伴有咽痛、头痛和腹痛。咽部与扁桃体充血水肿，可见脓性分泌物，软腭处有细小红斑或出血点。病初舌被白苔，舌尖及边缘红肿，突出的舌乳头也呈白色，称白草莓舌。4~5天后，白舌苔脱落，舌面光滑鲜红，舌乳头红肿突起，称红草莓舌。②出疹期：皮疹于发病24小时左右迅速出现，其顺序先为颈部、腋下和腹股沟处，24小时内遍及全身。皮疹的特点为全身皮肤弥漫性充血发红，其间广泛存在密集而均匀的红色细小丘疹，呈鸡皮样，触之沙纸感。面部潮红无皮疹，口唇周围发白，形成口周苍白圈。皮肤皱褶处如腋窝、肘窝及腹股沟等处，皮疹密集，其间有出血点，形成明显的横纹线，称为帕氏线。在皮疹旺盛时在腹部、手足上可见到粟状汗疱疹。③恢复期：一般情况好转，体温正常，皮疹沿出疹顺序消退。疹退1周后开始脱皮，其顺序同出疹顺序：面部躯干糠屑样脱皮，手足可呈大片状脱皮。脱皮的程度和时间视皮疹轻重而异，脱皮期可达6周，无色素沉着。

（2）轻型：发热、咽炎及皮疹等表现均轻，易漏诊，常因脱皮或患肾炎才被回顾诊断。

（3）重型（中毒型）：骤起高热，感染中毒症状严重，表现嗜睡、烦躁、谵妄、惊厥及昏迷。皮疹可呈片状红斑，伴有出血。咽、扁桃体炎症状严重，可并发咽后壁脓肿、颈部蜂窝织炎。可出现心肌炎、感染性休克、败血症和脑膜炎等。病死率高，现已罕见。

（4）外科型：皮疹从伤口开始，再波及全身。伤口处有局部炎症表现，无咽炎及草莓舌。

| 知识点45：猩红热的诊断及鉴别诊断 | 副高：熟练掌握 正高：熟练掌握 |

根据发热、咽炎、草莓舌和皮疹特征，外周血白细胞总数和中性粒细胞增高，可做出临床诊断。咽拭子培养A群β型溶血链球菌和感染后1~3周检测抗链球菌溶血素"O"有助病原诊断。

| 知识点46：猩红热的治疗 | 副高：熟练掌握 正高：熟练掌握 |

（1）抗菌疗法：首选青霉素，肌内注射或静脉滴注，共7~10日。对青霉素过敏或耐药者，可用红霉素或头孢菌素类抗生素治疗。

（2）一般疗法：呼吸道隔离，卧床休息，供给充足水分和营养，防止继发感染。

| 知识点47：猩红热的预防 | 副高：熟练掌握 正高：熟练掌握 |

（1）隔离传染源：隔离患者至痊愈及咽拭子培养阴性。

（2）切断传染源：消毒处理患者的分泌物及污染物，戴口罩检查患者。

（3）保护易感者：对曾密切接触患者的易感儿，可口服复方新诺明3~5天，也可肌内注射1次长效青霉素60万～120万U。

第三节 流行性腮腺炎

知识点1：流行性腮腺炎的概念	副高：熟练掌握 正高：熟练掌握

流行性腮腺炎是指由腮腺炎病毒引起的急性呼吸道传染病，最常影响5～15岁的儿童。以腮腺非化脓性炎症、腮腺区肿痛为临床特征，涎腺和其他多种腺体组织及神经系统可受累。一次感染后多可获得终身免疫。在已经实施腮腺炎免疫接种的国家，该病的发病率已经显著下降。

知识点2：流行性腮腺炎的病原学	副高：熟练掌握 正高：熟练掌握

腮腺炎病毒属副黏病毒。基因组为单股负链RNA，有核衣壳和包膜。病毒只有一个血清型，有6种主要结构蛋白。核衣壳含可溶性抗原（S抗原），后者包括NP、P和L蛋白；包膜有融合蛋白（F）和血凝素神经氨酸酶糖蛋白（HN），后者又叫V抗原。还有基质蛋白（M）。HN和F蛋白诱导产生保护性抗体。M蛋白在病毒包装中起决定作用。病毒体外可在许多原代细胞和细胞系内增殖。紫外线、甲醛、乙醚、56℃下20分钟均可将其灭活。4℃下可存活数天，加病毒保护剂-70℃可长期保存。

知识点3：流行性腮腺炎的流行病学	副高：熟练掌握 正高：熟练掌握

传染源为患者（腮腺肿大前6天到后9天唾液带病毒）和隐性感染者，病毒经呼吸道传播。好发年龄为5～15岁，常在集体机构中流行，全年均可发病，冬春季为高峰季节。

知识点4：流行性腮腺炎的发病机制	副高：熟练掌握 正高：熟练掌握

病毒通过口、鼻进入人体后，在上呼吸道黏膜上皮组织和淋巴组织中增殖，导致局部炎症和免疫反应，并进入血液引起病毒血症，进而扩散到腮腺和全身各器官。亦可经口腔沿腮腺管传播到腮腺。由于病毒对腺体组织和神经组织具有高度亲和性，多种腺体（腮腺、舌下腺、颌下腺、胰腺、生殖腺等）可因此而发生炎症改变，一旦侵犯神经系统，可发生脑膜炎等严重病变。

知识点5：流行性腮腺炎的病理改变	副高：熟练掌握 正高：熟练掌握

受侵犯的腺体出现非化脓性炎症为本病的病理特征，如间质充血、水肿、点状出血、淋巴细胞浸润和腺体细胞坏死等。腺体导管细胞肿胀，管腔中充满坏死细胞及渗出物，使腺体分泌排出受阻，唾液中的淀粉酶经淋巴系统进入血液，使血、尿淀粉酶增高。如发生脑膜脑

炎，可见脑细胞变性、坏死和炎症细胞浸润。

| 知识点6：流行性腮腺炎的潜伏期 | 副高：熟练掌握　正高：熟练掌握 |

流行性腮腺炎潜伏期为14~25天，一般16~18天，30%~40%患者为隐性感染。

| 知识点7：流行性腮腺炎的临床表现 | 副高：熟练掌握　正高：熟练掌握 |

最初的症状通常是非特异性的，如头痛、倦怠和发热，随后出现腮腺肿胀和疼痛，部分患儿以此为首发症状。常先见一侧，然后另一侧也相继肿大，位于下颌骨后方和乳突之间，以耳垂为中心向前、后、下发展，边缘不清，表面发热，触之有弹性感并有触痛。1~3天内达高峰，面部一侧或双侧因肿大而变形，局部疼痛、过敏，开口咀嚼或吃酸性食物时胀痛加剧。腮腺肿大可持续5天左右，以后逐渐消退。腮腺导管开口（位于上颌第二臼齿对面黏膜上）在早期可有红肿，有助于诊断。颈前下颌处颌下腺和舌下腺亦明显肿胀，并可触及椭圆形腺体。患者可有不同程度发热，持续时间不一，短者1~2天，多为5~7天，亦有体温始终正常者。可伴有头痛、乏力、食欲减退等。

| 知识点8：流行性腮腺炎的诊断及鉴别诊断 | 副高：熟练掌握　正高：熟练掌握 |

（1）缺乏腮腺炎或接种过疫苗者需行病原学诊断：①取急性期唾液和脑膜炎发生后5天内脑脊液分离病毒。②特异性IgM阳性提示近期感染。

（2）需与急性淋巴结炎、急性化脓性腮腺炎、复发性腮腺炎（感染、药物过敏或腮腺管结石引起）和其他病毒所致腮腺炎鉴别。

| 知识点9：流行性腮腺炎的实验室检查 | 副高：熟练掌握　正高：熟练掌握 |

（1）病毒分离：收集急性期唾液标本和脑膜脑炎发生后5天内脑脊液分离病毒。

（2）血、尿淀粉酶测定：90%患者发病早期血清和尿淀粉酶有轻至中度增高，约2周恢复正常，血脂肪酶同时增高有助于胰腺炎的诊断。

（3）血清学检查：近年来大多采用ELISA法检测患者血清中腮腺炎病毒特异性IgM抗体，可以早期快速诊断（前提是1个月内未接种过腮腺炎减毒活疫苗）。双份血清特异性IgG抗体效价有4倍以上增高有诊断意义。亦可用PCR技术检测腮腺炎病毒RNA，有很高的敏感性。

| 知识点10：流行性腮腺炎的并发症 | 副高：熟练掌握　正高：熟练掌握 |

（1）脑膜脑炎：常发生在腮腺炎后3~10天，表现为发热、头痛、呕吐、颈项强直，很少惊厥。脑脊液呈无菌性脑膜炎改变。一般无后遗症。

（2）睾丸炎、附睾炎：10岁后男性患者有20%～35%发生，多为单侧。患者突起发热、寒战、头痛、恶心、呕吐和下腹痛。睾丸肿胀、疼痛和变硬。

（3）胰腺炎：患者突起上腹疼痛和紧张感，伴发热、寒战、软弱、反复呕吐。

（4）耳聋：为听神经受累所致，发病率不高，大多为单侧性，不易及时发现，治疗困难，可成为永久性耳聋。

（5）其他：女性患者可有卵巢炎；还可见甲状腺炎、乳腺炎、泪腺炎、关节炎、肝炎、间质性肺炎、肾炎、心肌炎和神经炎等。

知识点11：流行性腮腺炎的治疗	副高：熟练掌握　正高：熟练掌握

流行性腮腺炎为自限性疾病，主要为对症治疗。急性期注意休息，补充水分和营养，给予流质和软食，避免摄入酸性饮食；高热者给予退热剂或物理降温；腮腺肿痛明显者，可给予镇痛剂，也可局部温敷或冷敷（因人而异）；可用中药板蓝根口服或静脉注射，或用青黛散调醋局部涂敷。发生睾丸炎时，将阴囊托起；局部冷湿敷以减轻疼痛；可用镇痛药。发生胰腺炎时，应禁食；静脉输液维持水、电解质、酸碱平衡和热量的供给；使用胰酶分泌抑制剂，如奥曲肽（善得定），剂量为0.1mg，皮下注射，每天4次，疗程3～7天。并发脑膜炎时作相应对症处理，包括降低颅内压、退热等。

知识点12：流行性腮腺炎的预防	副高：熟练掌握　正高：熟练掌握

（1）一般预防：应隔离患者至腮腺肿胀完全消退为止。孕早期易感孕妇应避免接触患者，以免造成胎儿感染。

（2）疫苗接种：腮腺炎减毒活疫苗接种后诱生的抗体可维持至少20年。应用麻疹-腮腺炎-风疹（MMR）三联疫苗抗体阳转率可达95%以上，推荐大于12月龄儿童普遍接种。

第四节　病毒性脑炎和脑膜炎

知识点1：病毒性脑炎和脑膜炎的概念	副高：熟练掌握　正高：熟练掌握

病毒性脑炎和脑膜炎是指由病毒引起的中枢神经系统感染性疾病。病毒性脑炎常呈弥漫性脑实质病变，也可呈局灶性病变（又称局灶性脑炎）；病毒性脑膜炎则以软脑膜病变为主。

知识点2：病毒性脑炎和脑膜炎的病因	副高：熟练掌握　正高：熟练掌握

从疾病常见病原看，脑炎除乙脑病毒外，常见病原包括肠道病毒（柯萨奇病毒和埃可病毒）、单纯疱疹病毒、腺病毒和水痘病毒等；脑膜炎多由腮腺炎病毒、肠道病毒和淋巴细胞性脉络丛脑膜炎病毒等引起。

知识点3：病毒性脑炎和脑膜炎的发病机制及病理改变

副高：熟练掌握　正高：熟练掌握

多数病毒从不同途径侵入机体后，先在局部增殖，然后入血，形成病毒血症，若血中循环抗体不足以中和病毒或病毒毒力强，就能突破血-脑屏障，侵入中枢神经系统。有些病毒可在血管内皮（乙脑病毒）或白细胞（单纯疱疹病毒、腮腺炎病毒）内复制，使病毒血症持续存在。少数病毒经外周神经纤维如单纯疱疹病毒经嗅神经、水痘病毒经感觉神经侵入脑内。脑组织的基本病变为神经元变性、坏死。急性病变主要表现为血管充血、水肿和血管周围炎性细胞（初为中性粒细胞，后为淋巴细胞和浆细胞）浸润；慢性病变则以胶质细胞增生和脱髓鞘病变为主。

知识点4：病毒性脑炎和脑膜炎的临床表现

副高：熟练掌握　正高：熟练掌握

（1）前驱症状或伴随症状：前驱症状多表现为呼吸道或消化道症状，如咽痛、咳嗽、呕吐、腹泻、食欲减退等。某些病毒感染可伴有特殊表现，如腮腺炎病毒感染时腮腺肿大；埃可病毒和柯萨奇病毒感染时常有皮肤斑丘疹或黏膜疹；单纯疱疹病毒感染时皮肤黏膜疱疹。

（2）发热：一般为低至中等度发热；流行性乙型脑炎时常急起高热或超高热。

（3）脑炎表现：①意识障碍（或称脑症状）：轻者反应淡漠、迟钝或烦躁、嗜睡；重者出现谵妄、昏迷。②惊厥：可为局限性、全身性或持续状态。③颅内高压征：年长儿持续性头痛及频繁呕吐；婴儿常表现为易激惹、烦躁、尖叫或双眼凝视。常伴不同程度的意识障碍；四肢肌张力增高或强直（去大脑强直：四肢伸性强直和痉挛，角弓反张；去皮质强直：一侧或双侧上肢痉挛伴屈曲状，下肢伸性痉挛）；血压增高、脉搏减慢、呼吸不规则甚至暂停；婴儿前囟隆起、张力增高，继而颅缝分离及头围和前囟增大。视盘水肿，但在急性颅内高压时常缺如，婴儿少见。④锥体束征阳性：巴氏征等病理征阳性。⑤局限性脑症状（与受累部位有关）：脑干受损：呼吸改变、脑神经麻痹、瞳孔变化；基底核受损：震颤、多动、肌张力改变；小脑受损：共济失调；额叶受损：精神行为异常、运动性失语；颞叶受损：中枢性失聪；枕叶受损：中枢性失明；脑皮质运动功能区受损：中枢性单侧或单肢瘫痪。

（4）脑膜炎表现：①头痛、呕吐等颅内压增高的表现。②脑膜刺激征：颈强直、凯尔尼格征和布鲁津斯基征阳性。③惊厥少见，意识障碍比较轻微。

知识点5：病毒性脑炎和脑膜炎的辅助检查

副高：熟练掌握　正高：熟练掌握

（1）脑脊液常规检查：①外观多清亮，偶微混。②蛋白质正常或轻度增高。③细胞计数（$0 \sim 500$）$\times 10^6$/L，早期以中性粒细胞为主，但很快转为以淋巴细胞为主。④糖和氯化物正常。⑤涂片和培养无菌。

（2）病原学检查：①脑脊液病毒分离。②脑脊液中特异性病毒基因或抗原检测。③脑脊液或血清特异性IgM抗体检测。

（3）其他检查：①脑电图检查：脑炎时早期即有脑电图改变，出现弥漫性或局限性慢波，也可见尖波、棘波、尖-慢或棘-慢复合波。②影像学检查：头颅CT或MRI检查可发现脑水肿、局灶性病变、脑软化灶、脑膜炎等。

知识点6：病毒性脑炎和脑膜炎的抗病毒治疗 　　副高：熟练掌握　　正高：熟练掌握

某些病毒感染可选用相应抗病毒药物。如单纯疱疹病毒性脑炎可静脉用阿昔洛韦，推荐剂量每次10mg/kg，静脉滴注，每8小时一次，共用14~21天。

知识点7：病毒性脑炎和脑膜炎的对症治疗 　　副高：熟练掌握　　正高：熟练掌握

（1）退热止惊：高热时，采用头部冰枕乃至冰毯等物理降温，或中、西药物退热。止惊可用苯巴比妥（每次5~10mg/kg，肌内注射）、地西泮（每次0.3~0.5mg/kg，静脉注射），每次最大剂量5岁以下不超过5mg，5岁以上不超过10mg，以及水合氯醛（每次40~60mg/kg，口服或保留灌肠，最大量每次不超过1g）等，或交替使用。

（2）减轻脑水肿、降低颅高压：①20%甘露醇每次0.5~1.0g/kg，间隔4~6小时重复使用；脑疝时剂量增至2.0g/kg，可分2次，间隔30分钟，或加用利尿剂，同时用强心剂。可同时应用地塞米松0.25~0.5mg/（kg·d）。②脑炎患者常规给氧，保持呼吸道通畅，维持正常血压以保证脑内灌注压和脑部供氧。③过度通气，维持PaO_2 90~150mmHg，$PaCO_2$ 25~30mmHg。④侧脑室持续外引流，可获得迅速而有效的效果，常在颅内高压危象和脑疝时采用。

（3）皮质激素：对重症和颅内压明显增高的急性期患者可短期应用地塞米松0.25~0.5mg/（kg·d），一般不超过5天。

知识点8：病毒性脑炎和脑膜炎的一般治疗 　　副高：熟练掌握　　正高：熟练掌握

（1）重症监护。

（2）昏迷者防止痰阻，尿潴留时置导尿管辅助排尿。

（3）液体量30~60ml/（kg·d），总张力1/5~1/4；重症脑炎病儿在开始补液12小时左右可给予清蛋白（0.5~1.0g/kg，最大量每次25g）或血浆（贫血者给全血，每次10ml/kg），以增加血浆胶体渗透压，维持组织脱水。

（4）保证热量供给，维持电解质和酸碱平衡。

知识点9：病毒性脑炎和脑膜炎的恢复期及康复治疗

　　　　　　　　　　　　　　　　　　　　　　副高：熟练掌握　　正高：熟练掌握

至恢复期可选用促神经生长和促脑细胞代谢药，如神经节苷脂、维生素B_1和维生素

B_{12}、脑活素等。脑炎患儿可根据病情选择高压氧治疗；易遗留各种神经系统后遗症时应及时予以相应康复治疗。

第五节　流行性乙型脑炎

知识点1：流行性乙型脑炎的概念　　　　副高：熟练掌握　　正高：熟练掌握

流行性乙型脑炎简称乙脑，又称日本脑炎，是指由乙脑病毒引起的急性中枢神经系统传染病。重症病死率高，常遗留神经系统后遗症。

知识点2：流行性乙型脑炎的病原学及流行病学　　　　副高：熟练掌握　　正高：熟练掌握

乙脑病毒属虫媒病毒，系披膜病毒科，基因组为单股RNA。乙脑为自然疫源性疾病，传染源及扩散宿主主要是感染的动物，包括蹄类家畜、禽类和鸟类。猪的自然感染率最高，其血中病毒浓度高，持续时间长，是主要的传染源和扩散宿主。人是终末宿主，感染后病毒血症短暂，病毒载量低，传播病毒的作用不大。蚊虫是乙脑病毒的主要传播媒介，蚊-猪-蚊循环使大量蚊虫携带病毒，在乙脑流行中起重要作用。非流行区任何年龄均可发病，流行区儿童为易感人群，10岁以下，尤其是2~6岁儿童多见。流行有严格季节性，多于7、8、9月份发病；发病高度分散；流行后期常见到轻型病例。

知识点3：流行性乙型脑炎的发病机制　　　　副高：熟练掌握　　正高：熟练掌握

病毒经皮肤进入血液循环，发病与否取决于病毒量和毒力，尤其是机体防御能力。当机体抵抗力强时，病毒很快被清除，呈不显性感染；当机体抵抗力低，感染病毒量大而毒力强时，病毒经血-脑屏障侵入中枢神经系统，主要感染星状细胞，还可在神经元内增殖，干扰细胞代谢，诱导感染细胞凋亡，引发病毒相关性炎症反应和免疫性损伤如形成免疫复合物沉积于脑实质细胞和血管内皮细胞。

知识点4：流行性乙型脑炎的病理改变　　　　副高：熟练掌握　　正高：熟练掌握

中枢神经系统病变广泛，大脑皮质、脑干和基底核病变最明显，脑桥、小脑和延髓次之，脊髓最轻。基本病理改变为血管病变（小血管扩张、充血、出血、血栓形成和血管周围套式细胞浸润）、神经细胞变性坏死（软化灶形成）、局部胶质细胞增生（胶质小结形成）和明显脑水肿。

知识点5：流行性乙型脑炎的潜伏期　　　　副高：熟练掌握　　正高：熟练掌握

流行性乙型脑炎的潜伏期为4~21天，大多为10~14天。

知识点6：流行性乙型脑炎的临床表现　　　副高：熟练掌握　正高：熟练掌握

（1）病程分期：①初热期：病程第1～3天。急起发热，2天左右升至40℃左右，伴头痛、呕吐、嗜睡等。可有颅内高压表现。②极期：病程第4～10天。持续高热5～10天，多呈稽留热型；轻重不等意识障碍；抽搐或惊厥；颅内高压症；锥体束和锥体外束征；浅反射减退或消失，深反射先亢进后减退或消失；脑膜刺激征；呼吸衰竭（是主要死因，由呼吸中枢炎性病变、脑水肿/颅内高压或脑疝等引起）。③恢复期：多于病程第8～11天体温开始渐下降，神志渐转清，深浅反射和病理反射在2周左右恢复，其他神经精神异常可在6～12个月内恢复。④后遗症期：少数病例在病程6～12个月或以后仍留有神经精神异常进入本期。若积极治疗仍有可能恢复。

（2）病情分型：①轻型：体温38～39℃，无昏迷和惊厥，恢复期无症状。②普通型：体温39～40℃，有浅昏迷，偶有惊厥或抽搐，恢复期多无症状或有轻度神经精神症状。③重型：持续高热40℃以上，反复或持续惊厥，昏迷，无明显呼吸衰竭征象，恢复期有神经精神症状，少数有后遗症。④极重型：体温迅速升至40℃以上，反复或持续惊厥，深昏迷，有呼吸衰竭和脑疝征象，多于3～5天死亡，存活者多有严重后遗症。

知识点7：流行性乙型脑炎的诊断及鉴别诊断　　　副高：熟练掌握　正高：熟练掌握

在流行季节对有发热、意识障碍和惊厥等表现者应高度警惕本病。其外周血白细胞总数和中性粒细胞明显增多，但脑脊液常规和脑电图与其他病毒性脑炎相似。若1个月内未接种乙脑疫苗者血清或脑脊液中特异性IgM阳性（病后3～7天出现），或特异性IgG阳转或双份血清其效价≥4倍增高，或脑脊液、血清、脑组织分离乙脑病毒阳性可确定诊断。需与其他病毒性脑炎、化脓性脑膜炎、结核性脑膜炎、中毒型菌痢和脑性疟疾等疾病鉴别。

知识点8：流行性乙型脑炎的预防　　　副高：熟练掌握　正高：熟练掌握

（1）疫苗接种：一般在流行季节前1个月，即每年4～5月份接种乙脑疫苗。目前国内应用的疫苗有两种：①乙脑灭活疫苗：保护率为76%～94%，初次免疫2针，间隔7～10天，次年加强1次。②乙脑减毒活疫苗：初免1针，次年加强1次，2次接种后保护率达97.5%。

（2）防蚊灭蚊：在乙脑流行季节前1～2个月开展群众性灭蚊活动，户外活动注意防蚊虫叮咬。

（3）控制中间宿主：主要有改善猪圈环境和卫生，做好灭蚊工作和用乙脑减毒活疫苗免疫家畜等措施。

知识点9：流行性乙型脑炎的治疗　　　副高：熟练掌握　正高：熟练掌握

尚无特异性抗病毒治疗手段。主要是对症和支持治疗。

（1）一般处理：①密切监测生命体征、神志和瞳孔变化及尿量。②吸氧和保持气道通畅，必要时辅助呼吸。③维持水、电解质和酸碱平衡。

（2）降温止惊：高热易引起惊厥，加重脑缺氧和脑水肿，可综合采用物理（冷盐水灌肠、置冰袋于头部、腋窝及腹股沟等处）、药物降温或亚冬眠疗法：氯丙嗪、异丙嗪各0.5～1mg/kg，肌内注射或稀释后静脉注射；每隔2～5小时重复1次，冬眠时间维持12～24小时。惊厥不止者，可静脉注射地西泮每次0.3～0.5mg/kg（最大剂量每次不超过10mg）或水合氯醛溶液（每次40～60mg/kg，极量1g/kg）灌肠或肌内注射苯巴比妥钠（每次5～10mg/kg，极量每次0.2g）。

（3）脑水肿和呼吸衰竭的治疗：首选20%甘露醇，一般剂量0.5～1.0g/kg，30分钟内快速静脉注射，每4～6小时1次；脑疝时剂量增至2.0g/kg，分2次间隔30分钟快速静脉注射，可先利尿或同时用强心药。使用大剂量脱水药后应补充血浆等胶体液以提高血浆胶体渗透压而维持有效脱水。重症病例可短期加用地塞米松静脉推注。如有早期呼吸衰竭表现者应及早使用呼吸机。

第六节　脊髓灰质炎

知识点1：脊髓灰质炎的概念　　　副高：熟练掌握　正高：熟练掌握

脊髓灰质炎简称灰髓炎，是指由脊髓灰质炎病毒引起的严重危害儿童健康的急性神经系统传染病，临床特征为分布不规则和轻重不等的弛缓性瘫痪。

知识点2：脊髓灰质炎的病原学　　　副高：熟练掌握　正高：熟练掌握

脊髓灰质炎病毒简称灰髓炎病毒，属于微小RNA病毒科的肠道病毒属，为20面体球形、无包膜的裸体颗粒。有3个血清型，型间较少交叉免疫。该病毒体外生存力强，耐寒、耐酸，耐乙醚、氯仿等有机溶剂，-20℃下能长期存活；高温、紫外线照射、含氯消毒剂、氧化剂等可将其灭活。

知识点3：脊髓灰质炎的流行病学　　　副高：熟练掌握　正高：熟练掌握

人是脊髓灰质炎病毒的唯一自然界宿主。粪-口感染为本病的主要传播方式。急性期患者和健康带病毒者的粪便是最重要的病毒来源，其中隐性感染者（占90%以上）和轻型无麻痹患者是最危险的传染源。感染之初患者的鼻咽分泌物也排出病毒，故亦可通过飞沫传播，但为时短暂。病程的潜伏期末和瘫痪前期传染性最大，热退后传染性减少。患儿粪便中脊髓灰质炎病毒存在时间可长达2个月，但以发病2周内排出最多。一般以40天作为本病的隔离期。人群普遍易感，感染后获得对同型病毒株的持久免疫力。

知识点4：脊髓灰质炎的发病机制及病理改变　　副高：熟练掌握　正高：熟练掌握

病毒先在咽部和肠壁的淋巴组织内复制。机体产生特异性抗体，可阻止病毒复制，使感染中断，形成隐性感染。在少数患者，病毒可侵入血液循环，形成第一次病毒血症。病毒到达全身淋巴组织和网状内皮细胞内继续复制，再次入血（第二次病毒血症），此时患者有发热等前驱期症状。若产生的特异性抗体使疾病停止发展，则成为顿挫型。如病毒量多、毒力大，透过血-脑屏障侵犯神经组织，产生瘫痪等症状；若病变轻微，可无瘫痪发生。病变以脊髓前角的运动神经元损害为主，尤以颈段和腰段损害多见；其次为脑干，病灶呈多发散在性，可见神经细胞内胞质染色质溶解、周围组织水肿、充血和血管周围炎性细胞浸润，严重者见神经细胞坏死和瘢痕形成。

知识点5：脊髓灰质炎的潜伏期　　副高：熟练掌握　正高：熟练掌握

脊髓灰质炎的潜伏期3～35天，一般9～12天。

知识点6：脊髓灰质炎的临床表现　　副高：熟练掌握　正高：熟练掌握

（1）前驱期：多有低或中度发热，伴食欲缺乏、乏力、不适和头痛等一般"感冒"症状；或有腹痛、呕吐、腹泻、便秘等胃肠道症状；咽痛、咳嗽、流涕等呼吸道症状。经数小时至4天热退，症状全消。疾病终止于此期，称顿挫型。

（2）瘫痪前期：经2～6天静止期再次发热，亦可无前驱期而直接进入本期。呈全身兴奋状态，面赤、皮肤微红、多汗；可有呕吐和咽痛；肌痛，感觉过敏，颈背强直。有脑膜刺激征和脑脊液白细胞增多。如疾病终止，称无瘫痪型。

（3）瘫痪期：肌肉瘫痪多于上期第3～4天开始，随发热而加重，大多经过5～10天。一般热退后瘫痪不再进展。依据主要病变部位分为脊髓型、延髓型（脑干型或球型）、脑炎型、混合型。

（4）恢复期：瘫痪后1～2周病肌逐渐恢复功能，常以足趾为起点，然后上升至胫、股部。膝腱反射也渐回复。轻症经1～3个月恢复，重症需6～18个月或更久。

（5）后遗症期：由于神经组织损害严重，瘫痪不易恢复，受累肌群萎缩，造成躯肢畸形，如马蹄内翻足、脊柱弯曲等后遗症。

知识点7：脊髓灰质炎的并发症　　副高：熟练掌握　正高：熟练掌握

呼吸肌麻痹者可继发吸入性肺炎、肺不张；尿潴留易并发尿路感染；长期卧床可致压疮、肌萎缩、骨质脱钙、尿路结石和肾衰竭等。

知识点8：脊髓灰质炎的实验室检查　　副高：熟练掌握　正高：熟练掌握

（1）血常规：外周血白细胞多正常，急性期血沉可增快。

（2）脑脊液：瘫痪前期及瘫痪早期可见细胞数增多（以淋巴细胞为主），蛋白增加不明显，呈细胞蛋白分离现象，对诊断有一定的参考价值。至瘫痪第3周，细胞数多已恢复正常，而蛋白质仍继续增高，4~6周后方可恢复正常。

（3）血清学检查：近期未服用过脊髓灰质炎疫苗的患者，发病1个月内用ELISA法检测患者血液和脑脊液中抗脊髓灰质炎病毒特异性IgM抗体，可帮助早期诊断；恢复期患者血清中特异性IgG抗体效价较急性期有4倍以上增高，有诊断意义。

（4）病毒分离：粪便病毒分离是本病最重要的确诊性试验。对发病2周内、病后未再服过脊髓灰质炎减毒活疫苗的患者，间隔24~48小时收集双份粪便标本（重量≥5g），及时冷藏4℃以下送各级疾控中心脊髓灰质炎实验室检测。发病1周内，从患儿鼻咽部、血、脑脊液中也可分离出病毒。

知识点9：脊髓灰质炎的诊断及鉴别诊断   副高：熟练掌握   正高：熟练掌握

脊髓灰质炎出现典型瘫痪症状时，诊断并不困难。瘫痪出现前多不易确立诊断。血清学检查和粪便病毒分离阳性可确诊。需与其他急性松弛性瘫痪（AFP）相鉴别。

（1）急性感染性多发性神经根神经炎（吉兰-巴雷综合征）：起病前1~2周常有呼吸道或消化道感染史，一般不发热，由远端开始的上行性、对称性、弛缓性肢体瘫痪，多有感觉障碍。面神经、舌咽神经可受累，病情严重者常有呼吸肌麻痹。脑脊液呈蛋白细胞分离现象。血清学检查和粪便病毒分离可鉴别。

脊髓灰质炎（瘫痪型）与感染性多发性神经根神经炎的鉴别要点

	脊髓灰质炎	急性感染性多发性神经根神经炎
发病早期	多有发热	很少有发热
瘫痪肢体	不对称弛缓性瘫痪，且近端重于远端	对称性弛缓性瘫痪，且远端重于近端
感觉障碍	多无	多有
脑膜刺激征	有	多无
早期脑脊液变	呈细胞蛋白分离	呈蛋白细胞分离
遗留后遗症	多有	多无

（2）家族性周期性瘫痪：较少见，常有家族史及周期性发作史，突然起病，发展迅速，对称性四肢弛缓性瘫痪。发作时血钾降低，补钾后迅速恢复。

（3）周围神经炎：臀部注射时位置不当、维生素C缺乏、白喉后神经病变等引起的瘫痪可根据病史、感觉检查和有关临床特征鉴别。

（4）假性瘫痪：婴儿如有先天性髋关节脱位、骨折、骨髓炎、骨膜下血肿时可见假性瘫痪。应详细询问病史、体格检查，必要时经X线检查容易确诊。

（5）其他原因所致弛缓性瘫痪：应进行病原学检查来确诊。

（1）控制传染源：及时隔离患者和疑似患者，并报告疫情。对确诊患者，自发病之日起隔离40天。最初1周强调呼吸道和消化道隔离。

（2）主动和被动免疫：按计划普遍服用灰髓炎减毒活疫苗。流行发生时对周围易感儿及时疫苗预防可中断流行。暴露前肌内注射丙种球蛋白0.3～0.5ml/kg，有一定保护作用。

（3）急性期治疗：前驱期和瘫痪前期宜卧床休息；有肌痛者可局部湿热敷或口服镇痛药；静脉注射适量50%葡萄糖溶液和维生素C可减少神经水肿；口服可促进神经系统功能恢复的药物。瘫痪期注射加兰他敏可促进肌张力。将瘫痪肢体置于功能位以防止畸形。有呼吸肌麻痹时，应保持呼吸道通畅，并给予吸氧和各种辅助呼吸。呼吸中枢或循环中枢受累时按呼吸衰竭或循环衰竭抢救措施进行处理。

（4）后遗症期治疗：病情进入恢复期时就应加强瘫痪肌群的功能锻炼，并行针刺、推拿、按摩、理疗等康复治疗。遗有畸形时，可手术矫治。

（5）抗病毒治疗：目前只有Pleconaril已经进行Ⅲ期临床试验。该药通过与病毒衣壳蛋白结合，干扰肠道病毒吸附、脱衣壳而抑制病毒复制，具有广谱抗小RNA病毒效应。口服吸收好，生物利用度高，半衰期长，能很好地渗透至脑脊液内。用于治疗脑膜炎时剂量为2.5mg/kg或5.0mg/kg，3次/天，连用7天。

建立有效的疾病报告和对AFP的主动监测系统。发现急性弛缓性麻痹的患者或疑似患者，要在24小时内向当地疾病控制中心进行报告，及时隔离患者，自发病之日起至少隔离40天。对有密切接触史的易感者要进行医学观察20天。所有AFP病例均应按标准采集双份粪便标本进行病毒分离，并尽可能进行血清学检测。

第七节　病毒性肝炎

一、甲型肝炎

甲型肝炎简称甲肝，是由甲型肝炎病毒（HAV）引起的急性传染病，主要经粪-口途径传播，其发病高峰在儿童时期，一般以秋冬季节多见。临床表现多样，一般无慢性病例，预后良好，病后终生免疫。

甲型肝炎病毒（HAV）属小核糖核酸病毒科。HAV无包膜，核衣壳含3种主要蛋白

$VP_1 \sim VR_3$ 基因组为单股正链RNA，共有7个基因型和1个血清型。HAV体外能在各灵长类动物的原代和传代细胞中增殖，对低pH和热有很强的抵抗力，在水、土、毛蚶和奶油制品中可存活数天至数月，100℃加热5分钟、紫外线、甲醛、含氯化合物、过氧乙酸等处理可灭活。

知识点3：甲型肝炎的流行病学　　　　　副高：熟练掌握　　正高：熟练掌握

（1）所居住地区有甲型肝炎流行。

（2）病前15~45天（平均30天）有甲肝患者接触史或摄入HAV污染的水或食物。

（3）未接种过甲肝疫苗。

知识点4：甲型肝炎的发病机制及病理改变　　　副高：熟练掌握　　正高：熟练掌握

肝是HAV的主要靶器官，肝外增殖部位可能在咽部或扁桃体。现认为，HAV并不直接破坏肝细胞，病毒诱导的免疫性损伤为其主要致病机制。病理改变早期常见肝细胞气球样变，部分患者有嗜酸性小体形成。病变进展后发生肝细胞灶状坏死和再生、汇管区单核细胞和淋巴细胞浸润、肝血窦内皮细胞增生。

知识点5：甲型肝炎的潜伏期　　　　　　　副高：熟练掌握　　正高：熟练掌握

甲型肝炎的潜伏期2~6周，平均28~30天。

知识点6：甲型肝炎的临床表现　　　　　　副高：熟练掌握　　正高：熟练掌握

（1）急性黄疸型：①黄疸前期：起病急，多有发热，伴疲乏、畏食、恶心、呕吐、肝区不适等。历时2~8天。此期末已有肝大和肝酶升高。②黄疸期：先有尿黄，继而出现巩膜、皮肤黄染，并逐渐加深，肝脏继续增大，质地转坚伴触痛，少数伴脾大。黄疸出现后热退。上述症状逐渐好转，此期1~2周。③恢复期：黄疸于数日内消退，肝酶逐渐下降至正常，肝脏渐缩小变软，完全恢复需1~2个月或更长。

（2）急性无黄疸型：病情较轻，病初少有发热。

（3）亚临床型：无临床症状，但有肝大和肝酶异常。

（4）淤胆型：黄疸持续时间长，粪便色淡。此型儿童少见。

（5）重症型：起病为急性黄疸型，而后出现肝性脑病（Ⅱ度以上），凝血酶原活动度（PTA）低于40%，黄疸迅速加深，鼓肠、腹水等重症表现时诊断为重型。起病14天内发生上述危象伴肝浊音界进行性缩小（黄疸有时很浅或未出现）为急性重型；起病15天至24周出现者为亚急性重型。

（6）复发型：少数病例在恢复期或病愈后，肝炎病情再度出现，但复发病情一般较轻，黄疸少见。

（7）隐性感染：无任何肝炎症状和体征，肝酶正常，仅在血清中测得抗HAV IgM抗体。3岁以下多见此型。

知识点7：甲型肝炎的实验室检查　　　　副高：熟练掌握　正高：熟练掌握

（1）肝功能检查：①胆色素代谢：血清总胆红素＞17.1μmol/L即视为有黄疸（包括隐性黄疸），伴直接胆红素升高。早期尿中尿胆原增加，其后胆红素亦增多。②血清转氨酶：主要检测血清丙氨酸转氨酶（ALT）＞40U/L。

（2）血清学和病原学检查：①血清抗HAV抗体：抗HAV IgM：在黄疸前期即可检出，持续4～6个月，为HAV急性感染的可靠指标。抗HAV IgG：于黄疸期末产生，可终身存在。单项阳性表明既往感染或甲肝疫苗接种后免疫反应。②免疫学检查：取粪便标本分离病毒；用免疫电镜检测粪便中HAV；用ELISA法检测HAV抗原；用分子杂交或PCR法检测HAV RNA等。

（3）血常规检查：白细胞总数可偏低，可见异形淋巴细胞。

（4）B超检查：急性期常见胆囊壁增厚或毛糙等改变。

知识点8：甲型肝炎的鉴别诊断　　　　副高：熟练掌握　正高：熟练掌握

（1）其他病毒性肝炎：主要靠血清学或病原学检查鉴别。

（2）中毒性肝炎和药物性肝炎：根据病史、临床表现或用药史等不难鉴别。

知识点9：甲型肝炎的治疗　　　　副高：熟练掌握　正高：熟练掌握

（1）一般治疗：急性期限制活动，恢复期避免过劳。低脂、足量蛋白、高维生素饮食，呕吐者可静脉补充营养和液体。恢复期不可多食，以免发生脂肪肝。

（2）退黄降酶：可口服垂盆草糖浆10～30ml/次，每天3次。黄疸重者可用茵栀黄注射液10～20ml，加入10%葡萄糖注射液100～250ml内静脉滴注。急性病毒性肝炎时不应使用皮质激素，因其应用并未显示出益处，且大剂量使用增加继发严重细菌或真菌感染的危险性。对淤胆型黄疸持续不退者可采用皮质激素短程疗法：地塞米松0.2～0.3mg/kg，每日或隔日静脉注射，连用5次。sALT持续不降者可加服联苯双酯（1.5mg/粒），每次量：婴儿1～2粒；幼儿3～4粒；学龄儿5～8粒，每天3次，可根据病情酌情增减剂量，并注意逐渐减量停药。

（3）保护肝细胞和改善肝功能：一般选用肌苷、维生素（B族、C族、K族等），还可选用其他抗肝细胞损伤药。

知识点10：甲型肝炎的预防　　　　副高：熟练掌握　正高：熟练掌握

（1）一般预防：管好传染源，改善卫生条件和培养良好卫生习惯。

（2）主动免疫：目前已有两种疫苗用于临床：①减毒活疫苗（H$_2$株和L-A-1株）：H$_2$减毒疫苗保护率达100%，一次1ml上臂皮下注射即可。②灭活疫苗：需多次注射（0、1、6程序），1ml/次，已在国外用于旅行者等人群的预防。

（3）被动免疫：在接触甲肝患者2周内，肌内注射含抗HAV IgG的人血丙种球蛋白0.02～0.06ml/kg，可防止发病或减轻症状。暴露前预防（去HAV感染高发地区旅行前）：保护期＜3个月0.02ml/kg；3～5个月0.06ml/kg。5个月以上者需重复注射。

二、乙型肝炎

知识点11：乙型肝炎的概念	副高：熟练掌握　正高：熟练掌握

乙型肝炎，简称乙肝，是指由乙型肝炎病毒（HBV）引起的传染性疾病。主要经注射（包括血制品）途径、母婴传播和密切接触等方式传播。儿童感染后常迁延不愈，易成为慢性病毒携带状态或慢性肝炎。

知识点12：乙型肝炎的病原	副高：熟练掌握　正高：熟练掌握

乙型肝炎病毒（HBV）又称Dane颗粒，属嗜肝DNA病毒科，有双层结构，外层为脂蛋白包膜，含糖蛋白，即表面抗原（HBsAg）；内为核衣壳，含核心抗原（HBcAg）。C基因还编码另一种蛋白——preC蛋白，经翻译后剪切，成为e蛋白（HBeAg）。后者被分泌入血或定位于感染细胞膜。病毒核心为环状双股DNA和DNA聚合酶。根据HBsAg亚型抗原决定簇差异性，现已将HBV分为10个亚型，主要亚型为adw、adr、ayw和ayr。

知识点13：乙型肝炎的流行病学	副高：熟练掌握　正高：熟练掌握

（1）家族成员，特别是母亲有HBV感染，或所在集体机构中有乙肝患者。
（2）输注过血制品或使用过非一次性注射器。
（3）未接种过乙肝疫苗。

知识点14：乙型肝炎的发病机制	副高：熟练掌握　正高：熟练掌握

HBV经皮肤或黏膜进入血液循环，肝是其主要靶器官，但在胰腺、胆管上皮、肾小球、血管上皮、骨髓，性腺、胎盘、脾和外周血单个核细胞内都能找到病毒。HBV并不直接损伤靶细胞。针对肝细胞表面病毒抗原的CTL是构成肝细胞损伤和最终清除病毒的主要机制。

知识点15：乙型肝炎的病理改变	副高：熟练掌握　正高：熟练掌握

乙型肝炎的主要病理表现为肝细胞变性（常见水肿性和嗜酸性变）、不同程度的坏死

（点状、灶状、桥状或碎屑状坏死）和再生。汇管区和肝实质可见淋巴细胞、单核细胞、浆细胞和组织细胞浸润。其他可见淤胆或胆栓形成、胆小管增生、纤维组织增生等。

知识点16：乙型肝炎的潜伏期　　　　　　　副高：熟练掌握　　正高：熟练掌握

乙型肝炎的潜伏期为45~160天。

知识点17：乙型肝炎的临床表现　　　　　　副高：熟练掌握　　正高：熟练掌握

（1）急性肝炎：临床表现与甲肝类似。分为急性无黄疸型和急性黄疸型。

（2）慢性肝炎：急性肝炎病程超过半年或原有乙型肝炎HBsAg携带史，本次因HBV出现肝炎病情者。根据肝损害程度又分为：①轻度：症状、体征轻微或缺如，肝功能指标仅1项或2项轻度异常如ALT≤正常上限的3倍，胆红素≤正常上限的2倍，γ-球蛋白≤21%；凝血酶原活动度（PTA）>70%。肝活检炎症活动度（G）分级为1~2，纤维化程度（S）分期为0~2。②中度：症状、体征和实验室检查介于轻、重度之间。肝活检呈G_3级，$S_{1~3}$期。③重度：有明显或持续肝炎症状伴肝掌、蜘蛛痣、脾大但无门脉高压者，ALT反复或持续升高；清蛋白明显下降，TB>正常5倍，PTA为60%~40%，胆碱酯酶<2500U/L，4项中至少有一项符合；肝活检为G_4级，S_2~S_4期改变。

（3）重型肝炎：分为急性、亚急性和慢性重型肝炎。前两者同甲型重型肝炎。慢性重型是在慢性HBV携带或慢性肝炎或肝硬化基础上发生，起病时表现同亚急性重型，随病情发展而加重，有出血倾向（PTA<40%）、黄疸加深（TB>正常10倍）、腹水、肝性脑病等重症表现。肝活检见慢性肝病变背景上出现大块性或亚大块性新鲜肝实质坏死。

（4）淤胆型肝炎：可分为急性淤胆型和慢性淤胆型。临床表现同甲型淤胆型肝炎，但慢性淤胆型发生在慢性肝炎基础上。黄疸持续时间更长，预后较急性淤胆型差。

（5）肝炎肝硬化：肝活检有弥漫性肝纤维化及结节形成。B超可见肝脏缩小，表面凹凸不平，肝实质回声增强，呈结节状，门静脉和脾静脉内径增宽。代偿性肝硬化指早期肝硬化，可有门静脉高压症，但无腹水、肝性脑病或上消化道出血。失代偿性肝硬化指中晚期肝硬化，有明显肝功能异常和失代偿征象。可有腹水、肝性脑病和门脉高压症引起的侧支血管明显曲张或出血。

知识点18：乙型肝炎的肝外损害　　　　　　副高：熟练掌握　　正高：熟练掌握

（1）肾损害：①乙型肝炎相关性肾炎：多为膜性肾小球肾炎或肾病。临床表现多样。肾组织免疫荧光检查有乙肝抗原、IgG和C3沉积。②肾小管酸中毒：慢性乙肝出现厌食、呕吐、多饮多尿、生长障碍，代谢性酸中毒伴碱性尿等。

（2）血液系统损害：①再生障碍性贫血：各型肝炎时均可发生，治疗效果差，病死率高。②血小板减少性紫癜：对治疗反应差，常伴抗心磷脂抗体阳性。

（3）血清病样表现：有皮疹、关节疼痛、短暂发热等。

（4）婴儿丘疹样肢皮炎：见于婴儿HBsAg为ayw亚型者。面部和四肢有非化脓性红色丘疹。病变皮肤的微血管壁有HBsAg、IgG和C3免疫复合物沉积。

| 知识点19：乙型肝炎的病原学诊断 | 副高：熟练掌握 正高：熟练掌握 |

（1）血清HBV标志物（HBV markers）检测（常用ELISA法）：①HBsAg和其抗体（抗HBs）：HBsAg是HBV感染标志，高效价阳性提示有HBV复制。抗HBs为保护性中和抗体，在乙肝恢复期或疫苗免疫后出现。两者同时阳性见于疫苗免疫后HBV变异株感染。②HBeAg和其抗体（抗HBe）：HBeAg是HBV复制标志。HBeAg阴转和抗HBe出现表明病毒复制停止，见于急性感染恢复期；慢性感染HBV非复制期；HBV极低复制状态或慢性期Pre-core基因突变时。两者不会同时阳性，同时持续阴性提示Pre-core变异株感染。③HBcAg和其抗体（抗HBc）：HBcAg是HBV复制标志。抗HBc IgM在急性期呈高效价阳性，慢性感染HBV复制期亦呈阳性，但效价较低。抗HBc IgG在HBV感染后常持续存在，高效价阳性提示有HBV复制。

（2）血清HBV DNA：是HBV复制的直接标志，可用PCR法进行定性或定量分析。

| 知识点20：乙型肝炎的预防 | 副高：熟练掌握 正高：熟练掌握 |

（1）乙肝疫苗预防：①基础免疫：基础免疫共3针，阻断母婴传播每次10μg，其他人群5μg/次，采取0-1-6方案（新生儿出生24小时内，1个月和6个月各1针），注射部位以上臂三角肌最佳。②加强和复种：基础免疫后应强调检测抗HBs水平。产生有效抗HBs表明免疫成功；无抗HBs产生者应全程复种；免疫成功后抗HBs水平下降或消失应加强免疫（单剂接种即可）。

（2）乙肝高效免疫球蛋白（HBIG）的使用：高危新生儿（母亲HBsAg阳性，特别是伴HBeAg阳性者）生后12小时内肌内注射HBIG 200～400U；单次急性接触HBV（如输血制品、意外污染针头刺伤等）后48小时内肌内注射HBIG 600U，推荐使用两剂，间隔30天。接触HBV达7天或超过7天者不应使用HBIG。HBIG与乙肝疫苗联合应用可更有效地阻断母婴传播HBV。

| 知识点21：乙型肝炎的治疗 | 副高：熟练掌握 正高：熟练掌握 |

（1）一般治疗：一般治疗同其他肝炎，包括合理营养、适宜活动、保护肝细胞、改善肝功能、预防肝纤维化、调整免疫和对症治疗等综合治疗措施。

（2）抗病毒治疗：①干扰素-α（IFN-α）：血清HBV-DNA > 10^4copies/ml伴ALT异常的慢性患者适合IFN-α治疗，失代偿性肝硬化和患自身免疫性疾病或有重要脏器疾病者不宜使用。儿童推荐剂量为每次600万U/m^2，皮下或肌内注射，每周3次，疗程≥6个月。治疗初期常见发热等感冒样综合征，在晚间或睡眠前用药可减轻不适反应。粒细胞和血小板减少是常见不良反应，前者经加服复方阿胶浆可获改善，当WBC计数<$3.0×10^9$/L或粒细胞

计数<1.5×10⁹/L或血小板计数<40×10⁹/L时应停药，一般可自行恢复，恢复后可重新治疗。②拉米夫定：为核苷类似物，适应证同IFN-α。儿童推荐剂量：<12岁3mg/（kg·d），>12岁同成人：100mg/d，口服，每天1次，疗程暂定1年。用药期间应监测肝功能和血常规，若服药6个月以上病情复发，应考虑发生HBV变异而停药。一般停药3~6个月后，因LAM作用消除而病情复发，将LAM与IFA-α联合应用，可更早获得疗效。③其他药物：阿地福韦（ADV）：用于治疗LAM耐药的HBV变异株感染。儿童用药的安全性和药代动力学尚在研究中。胸腺素α₁（Tα₁）：通过诱导和促进细胞免疫而清除病毒，其不良反应极小，12~16岁儿童1.6mg皮下注射，每周2次，共6个月。患者能很好耐受，适于对IFN和LAM不能耐受者和重型肝炎，可用于联合治疗。④肝移植：国外对慢性失代偿性乙肝患者采用肝移植和LAM联合治疗（移植后持续服用LAM），5年存活率可达95%以上。

三、丙型肝炎

知识点22：丙型肝炎的概念	副高：熟练掌握　正高：熟练掌握

丙型肝炎简称丙肝，是指由丙型肝炎病毒（HCV）引起的传染病。主要经血及血制品传播，儿童还可经母婴传播获得。临床上儿童病例常呈亚临床型，易慢性化。干扰素治疗可改善肝脏病变，部分患儿病毒血症消失。

知识点23：丙型肝炎的病原	副高：熟练掌握　正高：熟练掌握

丙型肝炎病毒（HCV）属于黄病毒科，基因组为单正链RNA，有包膜和核衣壳。主要有5个基因型，其分布有地域性，我国以Ⅱ型和Ⅲ型为主。HCV在细胞培养中增殖困难，黑猩猩是目前唯一理想的模型动物。加热100℃10分钟、紫外线、20%次氯酸和氯仿处理可灭活之。

知识点24：丙型肝炎的流行病学史	副高：熟练掌握　正高：熟练掌握

（1）有输血和血制品史。
（2）家庭成员，特别是母亲患有丙型肝炎。

知识点25：丙型肝炎的发病机制及病理改变	副高：熟练掌握　正高：熟练掌握

（1）HCV有直接致细胞病变作用，又能诱导免疫性损伤。特异性CTL是机体清除HCV的主要机制，同时又是直接或间接破坏感染肝细胞的重要原因。Fas抗原介导的感染肝细胞凋亡亦参与肝细胞坏死的机制。
（2）肝病理改变特点：脂肪变性多见，汇管区淋巴细胞聚集，胆管受损或胆管消失，肝细胞坏死较轻。

知识点26：丙型肝炎的潜伏期　　　　　副高：熟练掌握　正高：熟练掌握

丙型肝炎的潜伏期2～26周，平均8周。

知识点27：丙型肝炎的临床表现　　　　　副高：熟练掌握　正高：熟练掌握

（1）急性丙型肝炎：多起病隐匿，症状较轻，常见乏力或活动耐力下降、厌食、腹部不适等。约25%出现黄疸，多呈轻度。肝轻中度增大，脾大少见。ALT增高曲线可表现为单相或多相型增高，后种类型预示肝损害严重或易发展成慢性型。病程3～6个月或更长时间。有明显转慢性化倾向，40%～60%转为慢性肝炎。

（2）慢性丙型肝炎：分型同乙肝。病毒血症可呈持续性或间歇性，以前者多见，自然痊愈的可能性极小，部分患儿可发展为肝炎肝硬化。

（3）亚临床型丙型肝炎：为儿科常见临床类型。无肝炎症状，常在体检或因其他疾病就医时发现肝炎病情，进一步追查病原方得以诊断。追问相关病史可发现有些患儿处于急性期，而有些已进入慢性阶段。

（4）病毒携带状态：从无肝炎症状。定期随访也无肝脏大小和质地异常，sALT无升高。肝活检基本正常或呈轻微病变。

（5）婴儿HCV感染的特点：①显性感染者易出现黄疸，脾大较年长儿多见。②经母婴传播获得感染的婴儿可呈短暂的病毒血症，即在出生数月后病毒血症消失，抗HCV多随之转阴。

（6）与其他病毒混合感染：①与HIV混合感染：2种病毒有协同致病作用，HIV感染病情进展更快，HCV病毒血症水平显著增高。②与HBV混合感染：可加重肝损害，增加发生重型肝炎和肝细胞癌的危险性。HCV复制常占优势。

知识点28：丙型肝炎的病原学诊断　　　　　副高：熟练掌握　正高：熟练掌握

（1）血清HCV RNA（RT-PCR法）：是活动性HCV感染的标志。应注意慢性感染者可呈间歇阳性。

（2）血清抗HCV（包括针对结构和非结构抗原的抗体）：常检测抗HCV IgG型抗体，阳性表明已感染或正在感染HCV；其IgM型抗体可在IgG出现前、同时，甚至继其之后出现，持续半年以上不消退者常转为慢性肝炎，在慢性型肝病活动期常呈阳性。

（3）HCV抗原检查：已建立免疫PCR法，可直接检测血清和体液中低水平表达的HCV抗原；或用免疫组化法检测肝组织内HCV抗原。

知识点29：丙型肝炎的治疗　　　　　副高：熟练掌握　正高：熟练掌握

（1）一般治疗：一般治疗同乙肝。

（2）抗病毒治疗：首选IFN-α，或采用IFN-α与利巴韦林（病毒唑）联合用药。IFN-α用法同乙肝。利巴韦林：儿童推荐口服剂量为10～15mg/（kg·d），疗程≥6个月。利巴韦林与IFN联用，较IFN单用的成功率高9.8倍，但大剂量口服可致溶血，对胎儿有致畸作用。疗效观察：除肝炎病情外，疗程中每月需检测血清HCV RNA，若治疗12周无效，即sALT未下降50%，HCV-RNA仍阳性，可考虑停止治疗。

知识点30：丙型肝炎的预防　　　　　副高：熟练掌握　　正高：熟练掌握

严格献血员筛查和血制品管理以及医疗器材的消毒管理，可以减少经输血制品和医源性途径传播的HCV感染。目前尚无主动和被动免疫措施。

四、丁型肝炎

知识点31：丁型肝炎的病原及流行病学　　　　副高：熟练掌握　　正高：熟练掌握

丁型肝炎病毒（HDV）是一种"亚病毒"因子，表面为HBV包膜，内为HDV抗原和基因组。后者为单股环状负链RNA，需依赖HBV包膜吸附和穿入靶细胞或从细胞中释出，并利用靶细胞的RNA聚合酶Ⅱ复制病毒RNA，故必须伴有HBV共同感染。其传染源为患者和携带者，主要经输血制品、注射、针刺和密切接触等方式传播。HBV感染者为HDV感染的高危人群，两种病毒可同时感染一般人群。

知识点32：丁型肝炎的临床表现　　　　　副高：熟练掌握　　正高：熟练掌握

（1）HDV和HBV同时感染：潜伏期6～12周。多表现为急性黄疸型，ALT可呈双峰型，由于两种病毒互相制约，病情常自限，预后良好。

（2）HDV和HBV重叠感染：潜伏期3～4周。患者原有肝病情加重：原为无症状HBsAg携带者多表现为急性肝炎或发展成慢性肝炎；原为慢性肝炎者病情加重，易发生急性或亚急性重型肝炎。

知识点33：丁型肝炎的病原学检查　　　　　副高：熟练掌握　　正高：熟练掌握

（1）HDVAg和抗HDV：血清HDVAg阳性是急性感染的证据，慢性感染时多以免疫复合物形式持续存在，需用免疫印迹法分析。肝内HDV Ag检测更具直接诊断价值。抗HDV IgM在急性早期出现，慢性感染呈持续高水平，一旦病毒消除则迅速下降。抗HDV IgG于病后3～8周出现低水平；慢性感染时持续高浓度。

（2）HDV RNA：检测血清或肝组织内HDV RNA是可靠诊断指标。

知识点34：丁型肝炎的治疗　　　　　　　副高：熟练掌握　　正高：熟练掌握

丁型肝炎的治疗主要选用IFN-α，用法同乙型肝炎，可有部分疗效。有报道采用膦甲酸

（PFA）治疗急性重型肝炎可提高存活率。

知识点35：丁型肝炎的预防　　　　副高：熟练掌握　正高：熟练掌握

预防HBV感染是控制HDV感染的有效手段。严格筛选供血员和医疗器材消毒管理可减少HDV传播，尚无有效丁型肝炎病毒疫苗。

五、戊型肝炎

知识点36：戊型肝炎的病原及流行病学　　副高：熟练掌握　正高：熟练掌握

戊型肝炎病毒（HEV）属嵌杯病毒科，无包膜，核酸为单股正链RNA。有2个基因型：缅甸株（B）和墨西哥株（M）。中国株与前者属同一亚型。病毒在体外对高盐、氯化绝、氯仿等敏感。细胞培养尚未建立。患者于潜伏期末至急性早期从粪便中排出大量病毒，是主要传染源。病毒经粪–口途径和接触传播。食物和水源污染可致暴发流行，经移民或旅行者可致输入性传播。人群普通易感。青壮年发病率最高，儿童发病少见，男性多见于女性，秋冬季为发病高峰季节，感染后获短期免疫，抗体仅持续5~6个月。

知识点37：戊型肝炎的发病机制及病理改变　　副高：熟练掌握　正高：熟练掌握

HEV主要侵犯肝，通过直接致病作用和/或免疫性损伤引起肝细胞炎症和坏死。肝病理改变有肝细胞变性，灶状坏死，汇管区淋巴细胞、单核–巨噬细胞和NK细胞浸润。急性黄疸型患者50%以上可见淤胆和胆栓形成。

知识点38：戊型肝炎的潜伏期　　　　副高：熟练掌握　正高：熟练掌握

戊型肝炎的潜伏期15~70天，平均36天。

知识点39：戊型肝炎的临床表现　　　　副高：熟练掌握　正高：熟练掌握

（1）急性黄疸型：占显性感染的86.5%。临床3期经历同甲型肝炎，前驱期症状可持续到黄疸出现后第4~5天。淤胆较为常见。总病程为4~6周。

（2）急性无黄疸型：表现与甲型肝炎类似。

（3）淤胆型：较为常见，病程可长达2个月以上。

（4）重型：约占5%。高危因素包括妊娠妇女、年老体弱者和合并HBV感染。多为急性重型。

（5）与其他病毒混合感染：①与HAV同时或先后感染并不加重病情。②与HBV重叠感染患者HBV常有活动性复制，HEV不易被清除。病情易迁延或反复发作。病情重，发生重型者多。

知识点 40：戊型肝炎的病原学诊断　　　　副高：熟练掌握　正高：熟练掌握

（1）潜伏期末至急性早期取粪便用免疫电镜找病毒颗粒或用酶免疫法检测病毒抗原（发病2周后不能检出）。

（2）急性期特异性IgM阳性有诊断价值；特异性IgG在病后2~3周检出率为72.7%，4~8周达84.9%。

（3）用RT-PCR法可在血清和粪便中检测HEV RNA。

知识点 41：戊型肝炎的治疗及预防　　　　副高：熟练掌握　正高：熟练掌握

（1）治疗：尚无特异性抗病毒药物。综合对症措施同甲型肝炎。

（2）预防：主要是保护水源、加强食品卫生管理、注意个人卫生和改善环境卫生。人丙种球蛋白对本病无明显预防作用。基因重组疫苗和核酸疫苗正在研究之中。

第八节　EB病毒感染

知识点 1：EB病毒感染的概念　　　　副高：熟练掌握　正高：熟练掌握

EB病毒感染是指由EB病毒（EBV）引起，多发生于儿童期，除免疫缺陷者感染时可危及生命外，大多预后良好。

知识点 2：EB病毒感染的临床表现　　　　副高：熟练掌握　正高：熟练掌握

（1）无症状或不典型感染：多见于年幼儿。显性表现常较轻微，如上呼吸道感染、扁桃体炎、持续发热伴或不伴淋巴结肿大。

（2）急性传染性单核细胞增多症（IM）：为原发性EBV感染的典型表现。多见于年长儿和青少年。常先有3~5天前驱期表现：头痛、不适、乏力、畏食等。

（3）免疫缺陷儿童EB病毒感染：主要指X性联淋巴细胞增生综合征（XLP）和获得性免疫缺陷患儿。常发生致死性单核细胞增多症、继发性低或无免疫球蛋白血症、恶性多克隆源性淋巴瘤、再生障碍性贫血、慢性淋巴细胞性间质性肺炎等。病死率高达60%。

（4）慢性活动性EB病毒感染：多见于幼儿期发病者，主要表现为持续性或反复发热，伴有肝大和脾大，还可有淋巴结肿大、贫血或全血减少、皮疹、黄疸和对蚊虫叮咬的变态反应等，若EBVVCA IgG、EA IgG和VCA IgA异常增高，尤其是病变组织或外周血单个核细胞内检出EBV DNA或抗原支持本病的诊断。预后不良，常死于脏器功能衰竭，或继发感染、并发恶性淋巴瘤或EBV相关性噬血细胞综合征。

知识点 3：EB病毒感染的病原学诊断　　　　副高：熟练掌握　正高：熟练掌握

（1）血清学检查：抗VCA IgG阳性表明已感染或正在感染EB病毒，由于其峰值在急性期，故观察双份血清诊断急性原发感染的价值不大。抗VCA IgM在疾病早期出现，2~3个月消失，是急性原发感染的指标。4岁以下小儿抗VCA IgM水平低，消失快（常于病后3~4周内消失）。慢性感染时，抗VCA IgG高效价；抗EA常增高；抗EBNA阳性（偶不能检出）；而抗VCA IgM通常阴性。

（2）病毒标志物检测：用核酸杂交和PCR方法在唾液或口咽洗液脱落上皮、淋巴组织和肿瘤组织中检测EB病毒DNA是最特异的检测方法。还可用免疫标记技术检测样本中病毒抗原，如EBNA，潜伏膜抗原（LYDMA成分之一）。

（3）病毒分离：利用EBV感染使培养B细胞（人脐血或外周淋巴细胞）无限增生的特性进行病毒分离鉴定。需耗时6~8周。

知识点4：EB病毒感染的嗜异性抗体　　　　副高：熟练掌握　正高：熟练掌握

患者血清中出现羊红细胞凝集素即嗜异性抗体，为IgM类抗体，可协助诊断。4岁以下患儿少见阳性。

知识点5：EB病毒感染的治疗　　　　副高：熟练掌握　正高：熟练掌握

（1）支持对症治疗：急性期需卧床休息，给予对症治疗如退热、镇痛、护肝等，症状严重者慎用短期糖皮质激素，发生因扁桃体肿大明显或气管旁淋巴结肿致喘鸣或有血液或神经系统并发症时常使用糖皮质激素。根据咽拭培养或抗原检测证实继发链球菌感染时需加用敏感抗生素。脾大者恢复期应避免明显身体活动或运动，以防脾破裂；脾破裂时应紧急外科处理或非手术治疗。因深部上呼吸道炎症致完全呼吸道梗阻时宜行气管插管。

（2）抗病毒治疗：目前尚缺乏对EBV感染有明显疗效抗病毒药物。更昔洛韦等核苷类似物体外有抑制EB病毒的效果，急性期临床应用可缩短热程和减轻扁桃体肿胀。

知识点6：EB病毒感染的预防　　　　副高：熟练掌握　正高：熟练掌握

传染性单核细胞增多症患者恢复期时仍可存在病毒血症，故在发病6个月后才能献血。已有2种EB病毒疫苗用于志愿者：表达EB病毒gp320的重组痘病毒疫苗和提纯病毒gp320膜糖蛋白疫苗，有望开发应用于预防EB病毒感染。

第九节　巨细胞病毒感染

知识点1：巨细胞病毒感染的概念　　　　副高：熟练掌握　正高：熟练掌握

巨细胞病毒感染是指由人类巨细胞病毒（HCMV）引起，多在儿童时期发生。大多数感染者无症状，但先天感染和免疫抑制个体可引起严重疾病，婴幼儿期感染常累及肝。

知识点2：巨细胞病毒感染的病原 　　　　副高：熟练掌握　正高：熟练掌握

HCMV属疱疹状毒β亚科。基因组为线状双链DNA，暂定一个血清型。病毒抗原种类多，包括即刻早期抗原（IEA）、早期抗原（EA）和晚期抗原（LA，病毒结构蛋白）。HCMV在尿中较稳定，置于4℃可保存10天，在-20℃比4℃灭活更快。HCMV具严格种属特异性和潜伏-活化特性。初次感染称原发感染；在免疫功能减退时潜伏病毒活化繁殖或再次感染外源性病毒则称再发感染。

知识点3：巨细胞病毒感染的流行病学 　　　　副高：熟练掌握　正高：熟练掌握

我国一般人群HCMV抗体阳性率为86%～96%，孕妇95%左右；儿童至周岁时已达80%左右。感染者是唯一传染源，HCMV存在于鼻咽分泌物、尿、宫颈及阴道分泌物、乳汁、精液、眼泪和血中。原发感染者可持续排病毒数年之久；再发感染者可间歇排病毒。传播途径主要有：①母婴传播：先天感染（经胎盘传播）和围生期感染（产时或母乳）。②水平传播主要通过密切接触和医源性传播。

知识点4：巨细胞病毒感染的细胞和组织嗜性 　　　　副高：熟练掌握　正高：熟练掌握

上皮、内皮细胞和成纤维细胞是其主要靶细胞；外周血细胞是其易感细胞；实质性细胞如脑和视网膜的神经细胞、胃肠道平滑肌细胞和肝细胞亦可被感染。HCMV的组织嗜性与宿主年龄和免疫状况有关。在胎儿和新生儿，神经细胞、涎腺和肾上皮细胞对HCMV最为敏感，单核-吞噬细胞系统也常受累。在年长儿和成年人，免疫正常时病毒多局限于唾液腺和肾，显性原发感染者易累及淋巴细胞；免疫抑制者肺部最常被侵及，并易发生播散型感染。

知识点5：巨细胞病毒感染与宿主细胞的相互作用 　　　　副高：熟练掌握　正高：熟练掌握

HCMV经血流至各个器官，白细胞是其载体。HCMV与宿主细胞相互作用，导致下列结局（前三者可相互转化）。

（1）产毒型感染或称活动性感染：病毒在宿主细胞核内复制，形成包涵体，并引起细胞病变，最终致其溶解死亡。

（2）潜伏感染：原发感染后，HCMV可终身潜伏于宿主细胞内，病毒不复制，不形成包涵体。电镜、免疫荧光抗体和病毒分离均不能检出，而用核酸杂交法和PCR法可检出病毒DNA。

（3）细胞转化：病毒基因整合至细胞基因组内，并可表达病毒抗原，宿主细胞因病毒基因整合而发生转化和增生。

（4）不全感染：病毒在宿主细胞内有少量复制，可致细胞功能紊乱而无明显细胞形态改变。

知识点6：巨细胞病毒感染的机体免疫反应 副高：熟练掌握 正高：熟练掌握

体液免疫在宿主抗HCMV反应中不起主要保护作用，如高效价中和抗体存在时仍可有病毒血症、排病毒或发生疾病，但可减轻感染的程度。特异性细胞免疫（主要是CTL）在限制病毒播散和防止潜伏病毒活化中起关键作用。已证实，HCMV本身可致细胞免疫功能抑制，这与患者持续排病毒、病毒扩散、易继发感染有关。

知识点7：巨细胞病毒感染的致病性 副高：熟练掌握 正高：熟练掌握

HCMV是弱致病因子，对免疫正常的健康个体并不具明显毒力，绝大多数感染为无症状或亚临床型；病毒能产生逃逸宿主免疫攻击和免疫监视的机制，使其侵入机体后得以长期存在，故有HCMV复制并不总是代表疾病过程，只有在免疫抑制（生理性或病理性）个体才易引起HCMV性疾病。

知识点8：巨细胞病毒感染的病理改变 副高：熟练掌握 正高：熟练掌握

巨细胞病毒感染的特征是病变细胞明显增大，胞核也增大，常偏于一端。感染细胞可产生包涵体，位于核内或胞质中。核内包涵体与核膜间有一亮圈，使细胞呈"猫头鹰眼"样。病变细胞附近常有浆细胞、淋巴细胞等浸润。

知识点9：巨细胞病毒感染的临床表现 副高：熟练掌握 正高：熟练掌握

（1）婴儿期HCMV相关性疾病：①先天感染综合征：5%～10%有临床症状。严重感染者常有多系统、多器官受损，旧称巨细胞包涵体病（CID）。临床上以黄疸（直接胆红素升高为主）和肝脾大最为常见，可有血小板减少所致皮肤淤斑、头小畸形、脑钙化、视网膜脉络膜炎和视神经萎缩、外周血异型淋巴细胞增多、脑脊液蛋白增高和血清肝酶增高；部分患儿出现感音神经性耳聋和神经肌肉功能障碍如肌张力减退、瘫痪和癫痫发作等。HCMV相关畸形以腹股沟疝最多见，其他包括腭裂、胆管闭锁、心血管畸形和多囊肾等。非典型表现可以上述症状的多种组合形式出现。严重感染婴儿病死率达30%，主要死因为肝衰竭、DIC和继发严重感染。幸存者肝损害多可恢复、但神经性损害常为不可逆性。约90%有后遗症，包括智力障碍、耳聋、神经缺陷和眼部异常等。部分听力和智力正常儿童可有语言表达障碍和学习困难。②HCMV肝炎：为最常见的表现类型。可呈黄疸型或无黄疸型，轻中度肝大，常伴脾大和不同程度胆汁淤积，血清肝酶轻至中度升高。部分婴儿呈临床型。③HCMV肺炎：多无发热，可有咳嗽、气促、肋间凹陷，偶闻肺部啰音。X线检查多见弥漫性肺间质病变，可有支气管周围浸润伴肺气肿和结节性肺浸润。部分患儿同时伴肝损害。④输血后综合征：临床表现多样，可有发热、黄疸、肝脾大、溶血性贫血、血小板减少、淋巴细胞和异型淋巴细胞增多。常见皮肤灰白色休克样表现。可有肺炎征象，甚至呼吸衰竭。该病虽是自限性，但早产儿，特别是极低体重患儿病死率可达20%以上。

（2）免疫正常儿童HCMV相关性疾病：多无症状，显性感染在4岁以下可致支气管炎或肺炎；7岁以下可表现为无黄疸型肝炎；在青少年则与成人相似，表现为单核细胞增多症样综合征：有不规则发热、不适、肌痛等，全身淋巴结肿大较少见，渗出性咽炎极少，多在病程后期（发热1～2周）出现典型外周血象改变［白细胞总数达（10～20）×10^9/L，淋巴细胞>50%，异型淋巴细胞>5%］；90%以上患儿血清肝酶水平轻度增高，持续4～6周或更久，仅约25%有肝脾大，黄疸极少见，嗜异性抗体均为阴性。

（3）免疫抑制儿童HCMV相关性疾病：最常表现为单核细胞增多症样综合征，但异型淋巴细胞少见。部分患儿因免疫抑制治疗，有白细胞减少伴贫血和血小板减少。其次为肺炎，骨髓移植患者最为多见和严重，病死率高达40%。HCMV肝炎在肝移植受者较为严重，常与急性排斥反应同时存在，以持续发热、肝酶升高、高胆红素血症和肝功能衰竭为特征。

知识点10：巨细胞病毒感染的病原学检查　　　　副高：熟练掌握　　正高：熟练掌握

（1）直接证据：在血样本（全血、单个核细胞、血清或血浆）、尿及其他体液包括肺泡灌洗液（最好取脱落细胞）和病变组织中获得如下病毒学证据：①病毒分离是诊断活动性HCMV感染的"金标准"，采用小瓶培养技术检测培养物中病毒抗原可缩短检出时间。②电子显微镜下找病毒颗粒和光学显微镜下找巨细胞包涵体（阳性率低）。③免疫标记技术检测病毒抗原，如IEA、EA和pp65抗原等。④反转录PCR法检测病毒特异性基因转录产物，阳性表明活动性感染。⑤实时荧光定量PCR法检测病毒特异性DNA载量。HCMV DNA载量与活动性感染呈正相关，高载量或动态监测中出现载量明显升高提示活动性感染可能。血清或血浆样本HCMV DNA阳性是活动性感染的证据；全血或单个核细胞阳性时存在潜伏感染的可能，高载量支持活动性感染。在新生儿期检出病毒DNA是原发感染的证据。

（2）间接证据：主要来自特异性抗体检测。①原发感染证据：动态观察到抗HCMV IgG抗体的阳转；抗HCMV IgM阳性而抗HCMV IgG阴性或低亲和力IgG阳性。②近期活动性感染证据：双份血清抗HCMV IgG效价≥4倍增高；抗HCMV IgM和IgG阳性。

新生儿期抗HCMV IgM阳性是原发感染的证据。6个月内的婴儿需考虑来自母体的IgG抗体；严重免疫缺陷者或幼婴可出现特异性IgM抗体假阴性。

知识点11：巨细胞病毒感染的诊断及鉴别诊断　　　副高：熟练掌握　　正高：熟练掌握

（1）临床诊断：具备活动性感染的病毒学证据，临床上又具有HCMV性疾病相关表现，排除现症疾病的其他常见病因后可做出临床诊断。

（2）确定诊断：从活检病变组织或特殊体液如脑脊液、肺泡灌洗液内分离到HCMV病毒或检出病毒复制标志物（病毒抗原和基因转录产物）是HCMV疾病的确诊证据。

（3）在CID时，应与其他宫内感染如先天性风疹、弓形虫、梅毒螺旋体、单纯疱疹病毒等感染相鉴别。HCMV引起传单样综合征时应与其他病原，特别是EBV引起者鉴别。输血后综合征应排除HBV和HCV等感染。

知识点12：抗巨细胞病毒药物的主要应用指征　　　副高：熟练掌握　正高：熟练掌握

（1）符合临床诊断或确定诊断标准并有较严重或易致残的HCMV疾病包括间质性肺炎、黄疸型或淤胆型肝炎、脑炎和视网膜脉络膜炎（可累及黄斑而致盲），尤其是免疫抑制者如艾滋病患者。

（2）移植后预防性用药。

（3）有中枢神经损伤（包括感音神经性耳聋）的先天感染者，早期应用可防止听力和中枢神经损伤恶化。

知识点13：巨细胞病毒感染的预防　　　副高：熟练掌握　正高：熟练掌握

（1）一般预防：避免暴露是最主要的预防方法。包括①医护保健人员按标准预防措施护理HCMV感染婴儿，手部卫生是预防的主要措施。②使用HCMV抗体阴性血制品或洗涤红细胞（去除白细胞组分）。

（2）阻断母婴传播：①易感孕妇应避免接触已知排病毒者分泌物；遵守标准预防措施，特别注意手部卫生。②带病毒母乳处理：已感染HCMV婴儿可继续母乳喂养，毋需处理；早产和低出生体重儿需处理带病毒母乳。−15℃以下冻存至少24小时后室温融化可明显降低病毒效价，再加短时巴氏灭菌法（62～72℃，5分钟）可消除病毒感染性。

（3）药物预防：骨髓移植和器官移植患者的预防：①伐昔洛韦（VACV）：主要用于移植后预防。口服剂量：肾功能正常时，2g，每天4次；肾功能不良（尤其肾移植后）者剂量酌减，每天1.5g，每天1～4次。一般需服药90～180天，总剂量不超过2000g。②GCV：同治疗剂量诱导治疗7～14天后维持治疗至术后100～120天。③VGCV：2009年获准用于4月龄至16岁接受心脏或肾移植儿童的预防。儿童剂量（mg）=7×体表面积（BSA）×肌酐清除率（CrCl），单剂不超过900mg，每天1次，术后10天内开始服用直至移植后100天。

有建议使用抗病毒药物加IVIG或高效价HCMV免疫球蛋白预防某些高危移植患者的HCMV疾病，100～200mg/kg，于移植前1周和移植后每1～3周给予，持续60～120天。

第十节　狂　犬　病

知识点1：狂犬病的概念　　　副高：熟练掌握　正高：熟练掌握

狂犬病又称恐水病，是指由狂犬病毒侵犯中枢神经系统引起的急性传染病，为人畜共患的自然疫源性疾病。临床上以恐水、怕风、咽肌痉挛、进行性瘫痪为特征，病死率极高。

知识点2：狂犬病的病原　　　副高：熟练掌握　正高：熟练掌握

狂犬病病毒属弹状病毒科狂犬病病毒属。有5个血清型，病毒由核衣壳和类脂质包膜构成，基因组为单负链RNA。核衣壳蛋白能刺激T细胞免疫，包膜糖蛋白（G）可诱导中和抗体和细胞免疫。病毒对理化因素抵抗力较低，56℃ 30分钟或100℃ 2分钟、强酸、强碱、甲醛、氯化汞、脂溶剂、季胺类化合物都能很快杀灭之；紫外线和直射阳光可迅速降低病毒活力。4℃以下可存活数周，冷冻干燥后置4℃以下，感染性可维持数年。

知识点3：狂犬病的流行病学　　　　副高：熟练掌握　正高：熟练掌握

狂犬病的传染源主要是犬，其次是猫和狼，其他野生动物如狐、浣熊、吸血蝙蝠也能传播本病。患病或带毒动物唾液中有大量病毒，通过咬伤、抓伤和舔伤皮肤黏膜而侵入，偶经食入带毒肉类而感染。人群普通易感，被病犬咬伤而未预防接种者发病率为10%～70%，病死率近100%。狂犬病在全球2/3的国家和地区流行。

知识点4：狂犬病的发病机制　　　　副高：熟练掌握　正高：熟练掌握

狂犬病病毒的靶细胞是神经细胞和肌细胞。侵入后先在局部神经末梢或在附近肌细胞中增殖，其后再侵入神经末梢，沿周围传入神经轴索上行至脊髓前背根神经内大量增殖，然后侵入脊髓和中枢神经系统，主要侵犯脑干、基底核、海马回及小脑等处神经元，引起弥漫性脑脊髓病变；再沿传出神经侵入各组织器官继续复制。由于迷走神经、舌咽神经核及舌下神经核受损伤，可发生呼吸肌及吞咽肌痉挛。交感神经受累时，可致唾液分泌和出汗增多。延髓和脊髓受损，则可引起各种类型的瘫痪。最终因脑实质损伤导致呼吸和循环衰竭而死亡。病毒侵入靶细胞的机制与病毒结合乙酰胆碱受体或其他受体有关。病毒抗原诱导的特异性中和抗体、特异性细胞免疫及其分泌的细胞因子，特别是干扰素在抗狂犬病病毒免疫中起重要作用。

知识点5：狂犬病的病理改变　　　　副高：熟练掌握　正高：熟练掌握

狂犬病的主要病理改变为脑实质和脑膜水肿、充血及微小血管出血，尤以大脑海马、延髓、脑桥、小脑及咬伤部位相应的背根节及脊髓段最为严重。显微镜下见神经细胞空泡形成，透明变性和染色体分解及小神经胶质细胞浸润，血管周围单核细胞及浆细胞浸润。70%～80%患者的神经细胞内可发现胞质内包涵体，又称内基小体，呈圆形或卵圆形，直径3～10μm，由狂犬病病毒核糖核蛋白聚集而成，有特异性诊断价值。

知识点6：狂犬病的潜伏期　　　　副高：熟练掌握　正高：熟练掌握

有被病犬、猫或狼咬伤史。潜伏期可短至8天，也可长达数年或更长，一般为1～2个月。

知识点7：狂犬病的临床表现　　　　副高：熟练掌握　正高：熟练掌握

（1）前驱期（2～10天）：常有发热、乏力、头痛、恶心及呕吐等，咬伤局部麻木、发痒、刺痛及感觉异常。

（2）兴奋期（1~3天）：患者处于紧张兴奋状态，烦躁不安、恐惧、有濒死感，出现怕水、怕光、怕声的"三怕"症状。遇到刺激即出现角弓反张、全身痉挛。呼吸肌痉挛时，呼吸困难、缺氧和发绀。同时可有大汗、流涎、瞳孔散大、对光反射迟钝、心率加快等自主神经功能亢进症状。大多神志清楚，部分有精神失常。

（3）麻痹期（6~18小时）：全身痉挛停止，渐趋安静，各种反射减弱或消失，四肢呈弛缓性瘫痪。此期可因呼吸、循环衰竭而死亡。

（4）整个病程3~5天。不典型病例以进行性外周神经麻痹为主，伴高热、尿失禁、肢体瘫痪，但意识清楚，病程可延长至10天以上。

知识点8：狂犬病的实验室检查	副高：熟练掌握　正高：熟练掌握

（1）血常规检查及尿常规：白细胞总数增高，中性粒细胞达80%以上。轻度蛋白尿，偶有透明管型。

（2）脑脊液：呈无菌性脑膜炎样改变。

（3）病原学检查：①荧光抗体染色、酶联免疫吸附试验均可从角膜上皮的涂片中检查狂犬病病毒抗原。②于发病1周内可从唾液、尿液、脑脊液、结膜、鼻分泌物中分离出病毒。

（4）患者唾液或脑组织细胞镜检，发现细胞质内嗜酸性包涵体（内氏体），即可确诊。

知识点9：狂犬病的诊断与鉴别诊断	副高：熟练掌握　正高：熟练掌握

对发作阶段病例，根据病兽咬伤史及典型症状即可作出临床诊断。但在疾病早期，咬伤史不明确时容易误诊。确诊有赖于病原学检查或尸检脑组织发现内氏小体。需与破伤风和其他病毒所致的脑炎和脑膜炎鉴别。

知识点10：狂犬病的一般治疗	副高：熟练掌握　正高：熟练掌握

（1）应隔离患者于较暗而安静的单人病房内，避免一切不必要的刺激，如音响、光亮、阵风等。

（2）应有专人护理，医务人员最好是经过免疫接种者，并宜戴口罩和橡皮手套，以防止鼻和口腔黏膜及皮肤细小破损处为患者的唾液所污染。

知识点11：狂犬病的伤口处理	副高：熟练掌握　正高：熟练掌握

立即处理伤口甚为重要。以20%肥皂水或0.1%新洁尔灭冲洗伤口半小时，再用70%酒精多次擦拭，3天内不必包扎伤口或缝合伤口（大出血除外）。

知识点12：狂犬病的疫苗接种　　　　　　副高：熟练掌握　正高：熟练掌握

（1）狂犬病病毒疫苗：目前主要使用细胞培养疫苗：①人二倍体细胞疫苗：免疫原性强，不良反应很少，注射次数少，但价格昂贵。②佐剂地鼠肾细胞疫苗：国内广泛采用，使用安全。③纯化Vero狂犬病疫苗：免疫原性和不良反应与人二倍体细胞疫苗相似，且价格较低。其他有纯化鸡胚细胞疫苗和鸭胚疫苗等。

（2）接触前免疫：对象为有职业危险者和狂犬患者密切接触者。推荐0、28日两剂和0、7、28或0、28、56日三剂接种方案，每次1ml，肌内注射或深皮下注射。

（3）接触后免疫：世界卫生组织推荐的标准免疫方案为在0、3、7、14和30日各肌内注射1ml，第90日再加强1次。注射部位成人取三角肌、儿童取腿前外侧。

知识点13：狂犬病的被动免疫　　　　　　副高：熟练掌握　正高：熟练掌握

凡创伤较深广，或位于头面、颈、手等处，同时咬人动物确有狂犬病的可能性，则应立即注射高效免疫血清一剂。

（1）抗狂犬病马血清：用量40U/kg，先做皮肤试验，阳性者作脱敏注射。一半剂量在伤口局部浸润注射，另一半量肌内注射。

（2）人狂犬病免疫球蛋白：用量为20U/kg。

知识点14：狂犬病的对症治疗　　　　　　副高：熟练掌握　正高：熟练掌握

（1）对狂躁、痉挛的患者可用镇静剂，如肌内注射或静脉滴注苯巴比妥、地西泮（安定）等。

（2）咽肌或辅助呼吸肌痉挛不能为镇静剂控制时，可考虑气管切开、采用肌肉松弛剂、间歇正压给氧等。

（3）有心动过速、心律失常、血压升高时，可应用β受体阻滞剂或强心剂。

（4）有脑水肿时，给予脱水剂。

（5）患者因多汗和不能进水，故脱水现象多见，宜于静脉滴注葡萄糖盐水、右旋糖酐、血浆等，鼻饲给予营养和水分，纠正电解质紊乱和酸碱失衡等。

第十一节　HIV　感　染

知识点1：HIV感染的传播途径　　　　　　副高：熟练掌握　正高：熟练掌握

HIV存在于受染者的血液、精液、唾液和泪液中，需经密切身体接触由血或精液传播，可因加热、去污剂或干燥而灭活。婴儿多通过母婴垂直传播发病，宫内或产时感染是最常见的传播方式，或HIV感染母亲的乳汁、注射器针头传染。围生期感染的潜伏期为8个月至

3年或更长，输血感染的儿童潜伏期平均为2年，都比成年为短。成年人主要经静脉毒瘾和性途径传播。

知识点2：HIV感染的病史	副高：熟练掌握 正高：熟练掌握

可有输注血液或血液制品史，或母亲有HIV感染。

知识点3：HIV感染的发病机制	副高：熟练掌握 正高：熟练掌握

HIV病毒借其膜蛋白gp120与宿主细胞表面CD4和CCR5等受体结合而侵入细胞，主要侵犯CD4$^+$T淋巴细胞和巨噬细胞，引起急性产毒性感染，病毒大量复制与播散，形成病毒血症，70%以上患者在感染后2~4周内出现发热、咽炎、淋巴结肿等表现，随着特异性免疫发挥抗病毒作用和循环中感染细胞死亡，病毒血症减轻，症状持续1~2周缓解；然后进入较长潜伏期；HIV最终导致CD4淋巴细胞功能和数量耗竭、细胞免疫严重缺陷，患者终将死于严重机会感染或恶性肿瘤。HIV导致CD4淋巴细胞耗竭的可能机制包括：①HIV的直接细胞毒作用。②HIV介导感染细胞融合。③自身免疫机制：形成抗淋巴细胞抗体；分泌抗自身淋巴细胞的杀伤性因子；特异性CTL、ADCC和NK细胞的杀伤作用等。④HIV编码超抗原介导特定的T淋巴细胞亚群发生功能缺损与消失。⑤诱导感染细胞凋亡。感染巨噬细胞可携带HIV进入中枢神经系统，引起艾滋病脑病。

知识点4：HIV感染的临床表现	副高：熟练掌握 正高：熟练掌握

（1）一般表现：发热、盗汗、乏力、厌食、腹泻、消瘦、全身淋巴结肿大、皮疹、尿布疹及肝脾肿大等。

（2）主要表现：①生长迟缓或停滞，间质性肺炎。②反复而严重的细菌性感染和败血症。③部分患儿发生卡波西肉瘤或淋巴、单核细胞恶性增生症。④进行性恶化的神经症状。

知识点5：HIV感染的并发症	副高：熟练掌握 正高：熟练掌握

（1）胃肠并发症：常见消耗综合征。机会感染所致慢性腹泻、肠炎和结肠炎，常伴肠吸收不良和小肠穿孔。

（2）其他并发症：心脏并发症有充血性心力衰竭、心脏压塞、非细菌性血栓性心内膜炎、心肌病、心律失常等。肾损害包括肾炎（局灶性肾小球硬化和肾小球膜性增生）和肾病，常见于严重免疫缺陷和终末期疾病发生时。血液异常有白细胞减少、贫血和血小板减少；白细胞减少，特别是淋巴细胞减少是儿童HIV感染早期非特异性表现。此外，儿童艾滋病患者常有多克隆化的高免疫球蛋白血症，血清IgG、IgM和IgA水平均增高，但又缺乏体液免疫功能。

知识点6：13岁以下儿童HIV感染的免疫状况分类

副高：熟练掌握　　正高：熟练掌握

基于年龄特异性CD4$^+$T淋巴细胞计数和占总淋巴细胞百分比的免疫分类

免疫状况	<12个月	1~5岁	6~12岁
	细胞数/μl（%）	细胞数/μl（%）	细胞数/μl（%）
无免疫机制	≥1500（≥25）	≥1000（≥25）	≥500（≥25）
中度机制	750~1499（15~24）	500~999（15~24）	200~499（15~24）
严重抑制	<750（<15）	<500（<15）	<200（<15）

知识点7：13岁以下儿童HIV感染的临床分类

副高：熟练掌握　　正高：熟练掌握

（1）N类：无症状。无任何HIV感染所引起的症状和体征；或仅有A类中的一个征象。

（2）A类：轻微症状。患儿具有下列征象中2项或2项以上表现，但无任何B类或C类临床征象：淋巴结大（位于2个以上不同部位，直径≥0.5cm；双侧-1个部位）；肝大；脾大；皮炎；腮腺炎；反复或持续上呼吸道感染、鼻窦炎或中耳炎。

（3）B类：中等症状，除A类和C类以外征象（但不限于以下表现）：贫血（Hb<80g/L），中性粒细胞减少（1.0×10^9/L），或血小板减少（<100×10^9/L），持续≥30天；细菌性脑膜炎，肺炎或败血症（单次发病）；≥6个月小儿口咽部念珠菌病（鹅口疮）持续2个月以上；心肌病；1月龄前发生HCMV感染；反复或慢性腹泻；肝炎；反复发生HSV口炎（1年内超过2次）；1月龄前患HSV气管炎、肺炎或食管炎；带状疱疹至少发生2次或超过1个皮区；平滑肌肉瘤；淋巴增生性间质性肺炎（LIP）或肺部淋巴增生综合征；肾病；奴卡菌病；持续发热1个月以上；1月龄前患弓形虫病；播散性水痘。

（4）C类：严重症状。表现：严重反复或多重细菌性感染（2年内至少2次经培养证实的感染组合），包括败血症、肺炎、脑膜炎、骨或关节感染、内脏或体腔脓肿（除外中耳炎、皮肤黏膜脓肿和插管相关性感染）；食管或肺部（气管、支气管、肺）念珠菌病，播散性球孢子菌病（除肺部、颈部或肺门淋巴结外还有其他部位），肺外隐球菌病；隐孢子虫性或等孢子球虫性腹泻持续1个月以上；1月龄后发生巨细胞病毒感染（肝、脾、淋巴结以外的部位）；脑病（至少有下述一种表现，病程至少2个月，而不能用其他并存病来解释）。①经标准发育量表和神经心理评估证实发育障碍或丧失智能。②脑发育受损，经头围监测证实获得性头小畸形，或经CT或MRI检查有脑萎缩（2岁以下小儿须系列检查比较）。③获得性对称性运动障碍，表现为下列2个或2个以上征象，即麻痹、病理反射征、共济失调或步态紊乱；HSV性黏膜皮肤溃疡持续1个月以上，或1月龄后患HSV支气管炎，肺炎或食管炎；播散性组织胞质菌病（除肺部、颈部或肺门淋巴结外部位）；卡波西肉瘤；淋巴瘤（原发性脑内淋巴瘤；伯基特淋巴瘤；免疫母细胞性或大细胞性淋巴瘤；B细胞性或不明免疫表型淋巴瘤）；播散性或肺外性结核病；其他分枝杆菌播散性感染（除肺部、皮肤、颈部或肺门淋巴结外部位）；肺孢子菌肺炎；进行性多灶性白质脑病；复发性非伤寒性沙门菌属败血症；1个月龄后患脑组织胞质菌病；消耗综合征（不能用其他并存病解释），表现为体重持续丧失基线的10%以上，或≥1岁儿童在年龄—体重量表中其百分位效下降至少2档（例如95th、75th、50th、25th、5th），或间隔≥30天连续2次测得身高—体重百分位数在第5个百分位以下，再加上慢性腹泻病（持续≥30天，每天至少2次稀便）或间歇/持续发热≥30天。

| 知识点8：儿童HIV感染的分类 | 副高：熟练掌握　正高：熟练掌握 |

小儿HIV感染分类

免疫状况	临床症状			
	N：无症状和体征	A：轻微症状和体征	B：中度症状和体征	C：严重症状和体征
无免疫抑制	N1	A1	B1	C1
轻度抑制	N2	A2	B2	C2
严重抑制	N3	A3	B3	C3

注：如不能确定已有HIV感染，则在上述符号前加"E"，例如EN2

| 知识点9：HIV感染的辅助检查 | 副高：熟练掌握　正高：熟练掌握 |

（1）血常规：轻度至中度贫血，白细胞减少，70%患者的淋巴细胞减少。

（2）血清学检查：以T淋巴细胞免疫功能异常为特征：辅助T细胞（CD4$^+$）减少，抑制T细胞（CD8$^+$）正常或增高，CD4$^+$/CD8$^+$比例倒置，多低于1.0（正常为1.4~5.0）。血清IgG、IgA、IgM含量显著增高。循环免疫复合物、抗核抗体常呈阳性反应。

（3）人类免疫缺陷病毒血清学检查：血清HIV抗体阳性即可确诊。

| 知识点10：小儿HIV感染的诊断依据和原则 | 副高：熟练掌握　正高：熟练掌握 |

（1）≥18个月龄儿童的确定诊断。具备ELISA法检测抗体2次阳性和证实试验（WB或IFA）1次阳性；或取不同时期样本任何2项病毒检测试验（HIV分离、HIV基因和P24抗原测定）阳性；或存在1项儿科AIDS定义疾病。

（2）<18个月龄婴儿的推测诊断。具备一项病毒检测试验（同上）阳性（除外脐血）。<18个月龄婴儿的确定诊断，取不同时期样本任何2项病毒检测试验（同上）阳性；或有1项儿科AIDS定义疾病。HIV感染母亲所生婴儿应于出生后2天内、1~2个月、4~6个月定期病毒学检查。

（3）除外先天性免疫缺陷病。

知识点 11：HIV 感染的治疗　　　　　　副高：熟练掌握　　正高：熟练掌握

（1）一般治疗：适当增加营养，注意休息，防止感染。

（2）对症治疗：合并感染时可用相应抗生素，静脉输注大剂量免疫球蛋白（400mg/kg，2周1次），有预防感染作用。卡氏肺孢子菌肺炎可用复方新诺明或戊烷脒治疗。

（3）儿童艾滋病常采用联合抗病毒治疗指征：①绝对指征：出现 C 类临床疾病，即艾滋病。②相对指征：出现 B 类临床疾病、有严重免疫抑制；血清 HIV RNA 定量明显增多（>1 岁为 >10^5 拷贝 /ml；<1 岁为 >10^6 拷贝 /ml）。③可能指征：中度免疫抑制、血清 HIV RNA 量中度增多（>15000 拷贝 /ml）和 HIV 感染母亲所生新生儿检出 HIV RNA/DNA 血症。

（4）儿童艾滋病联合治疗方案：①"鸡尾酒"疗法（三联疗法）：2 种 NRTI + 1 种 PI，适用于任何有 C 类临床疾病患儿。②采用 3 种 NRTI 或 2 种 NRTI + 1 种 NNRTI，适用于有 B 类临床疾病，CD4 细胞 <15% 或临床病情稳定但病毒量 10^6/ml 患儿。③难以坚持三联疗法的患儿可采用二联 NRTI 治疗。

知识点 12：HIV 感染的预防　　　　　　副高：熟练掌握　　正高：熟练掌握

（1）严格血制品筛查和管理。

（2）阻断母婴传播。HIV 母要传播最常发生于临近分娩和分娩期，采用抗病毒化学预防可明显减少母婴传播，根据母亲抗病毒治疗背景资料选择预防方案。

1）未接受过抗病毒治疗的 HIV 感染孕妇：采用 ZDV 三步预防方案可使母婴传播率减少约 70%，①分娩前，从孕 14～34 周开始至分娩前口服 ZDV 100mg，5 次 / 日，或 200mg，3 次 / 日 或 300mg，2 次 / 日。②分娩期，持续静脉滴注 ZDV，头 1 小时初始剂量 2mg/（kg·h），以后 1mg/（kg·h）至分娩结束。③新生儿在生后 8～12 小时开始口服 ZDV 糖浆，2mg/kg，6 小时 1 次（口服不能耐受者改静脉用药，1.5mg/kg，6 小时 1 次）至满 6 周龄。母亲临床、免疫或病毒学评估需要治疗或 HIV RNA>1000 拷贝 /ml 者可在孕 10～12 周加用其他抗 HIV 药物。

2）本次妊娠期接受过抗病毒治疗的 HIV 感染孕妇：ZDV 应作为孕早期后抗病毒药物之一；若孕妇在治疗后才知道处于孕早期，应忠告患者治疗的好处和此期抗病毒治疗的潜在危险，如果治疗不能继续，应同时停用所有药物，孕早期后再同时使用，以避免发生耐药性；建议分娩期和新生儿采用 ZDV 治疗，方法同上。

3）未接受过抗病毒治疗的 HIV 感染产妇：可采用下列方案。①母亲分娩期单剂 NVP，新生儿生后 48 小时单剂 NVP。②母亲分娩时口服 ZDV 和 3TC，新生儿口服 ZDV/3TC 1 周。③母亲分娩期静脉滴注 ZDV，新生儿 ZDV 6 周。④母亲分娩期 2 剂 NVP 和静脉滴注 ZDV，新生儿 ZDV 6 周。母亲产后接受评估而决定是否抗病毒治疗。

4）母亲妊娠期和分娩期均未接受抗病毒治疗的新生儿：应给予 6 周 ZDV 预防，尽可能在出生后 6～12 小时内开始用药。有专家建议 ZDV 联用其他抗病毒药物，特别是母亲已知或怀疑 ZDV 耐药毒株感染时，但新生儿的剂量方案还未完全确定。婴儿还应进行早期诊断试验，如果发现有 HIV 感染，尽可能及时治疗。

其他干预措施包括选择性剖宫产和HIV感染母亲避免母乳喂养。

第十二节 百 日 咳

百日
咳

知识点1：百日咳的概念	副高：熟练掌握 正高：熟练掌握

百日咳是指由百日咳杆菌引起的急性呼吸道感染。其特征为阵发性的痉挛性咳嗽，咳嗽末伴有深长的鸡鸣样吸气性吼声，病程可长达2~3个月。

知识点2：百日咳的流行病学	副高：熟练掌握 正高：熟练掌握

发病前1~3周有百日咳接触史。患者是唯一的传染源，通过飞沫传播。6岁以下小儿易感染，新生儿无被动免疫也可患病。冬春季发病较多。

知识点3：百日咳的潜伏期	副高：熟练掌握 正高：熟练掌握

百日咳的潜伏期7~14天，最长21天。典型患者全病程6~8周。

知识点4：百日咳的临床表现	副高：熟练掌握 正高：熟练掌握

（1）卡他期：1~2周，表现为流涕、咳嗽及低热等上呼吸道感染症状。咳嗽渐加重，进入痉咳期。

（2）痉咳期：2~4周，此期突出表现为阵发性痉挛性咳嗽。每次咳嗽连续十几声到几十声，直至咳出黏稠痰液或将胃内容物吐出为止；紧接着深长吸气发出鸡鸣样吸气性吼声。痉咳时患儿两眼圆睁、面红唇绀、屈肘握拳，舌向外伸，颈静脉怒张、躯体弯曲成团状。昼轻夜重。痉咳时舌外伸与下切牙摩擦可使舌系带溃疡。痉咳久后，因胸腔压力增高，头颈部静脉回流受阻，出现颜面眼睑水肿、结膜下出血，也可发生鼻出血、咯血，甚至引起颅内出血。痉咳反复发作，患儿易倦怠、食欲不振，又加上常呕吐，易出现营养不良。新生儿和小幼婴可无典型痉咳，往往咳嗽几声后即出现屏气、发绀、窒息，甚至惊厥或心脏停搏。

（3）恢复期：1~2周，阵咳发作减少，程度减轻，渐痊愈，但受烟熏、冷空气等刺激或上呼吸道感染时，可再次出现百日咳样阵咳。

知识点5：百日咳的实验室检查	副高：熟练掌握 正高：熟练掌握

（1）血象：卡他期末期和痉咳期，白细胞总数升高至（20~50）×10^9/L，淋巴细胞可达60%~80%，但无幼稚淋巴细胞。

（2）细菌培养：在卡他期和痉咳早期，用鼻咽拭子由鼻咽后壁取分泌物，或用咳碟法将培养皿面对患者咳嗽取样，置B-G培养基培养，均可获得阳性结果。

（3）抗原检测：取鼻咽部分泌物作涂片，用免疫荧光法检查百日咳杆菌抗原，可作早期快速诊断，但有假阳性。

（4）抗体检查：用酶标法测定特异性IgG、IgA抗体，在细菌培养阴性时可协助诊断。但3个月以下幼婴常为阴性。

知识点6：百日咳的并发症　　　　副高：熟练掌握　正高：熟练掌握

（1）肺炎：常发生在痉咳期，肺部病变以间质性改变为主。继发其他细菌感染时，表现发热、呼吸困难。肺部可闻及细小湿啰音。黏稠分泌物可致肺不张或肺气肿。剧咳时可使肺泡破裂，引起气胸、纵隔或皮下气肿。

（2）百日咳脑病：剧咳可引起脑缺氧、出血、颅内压增高及毒素作用致脑病。

（3）结核病恶化：百日咳使原有的结核灶恶化。

知识点7：百日咳的治疗　　　　副高：熟练掌握　正高：熟练掌握

（1）抗生素治疗：首选红霉素50mg/（kg·d），疗程14天，或其他大环类酯类，如阿奇霉素或复方新诺明等。虽用药后4天内能清除鼻咽部的百日咳杆菌，但只有在发病14天内给药才能减轻症状和缩短病程。

（2）对症治疗：镇咳、祛痰，痰多且黏稠者可雾化吸入α-糜蛋白酶和5%碳酸氢钠混合液，每日多次。维生素K_1可减轻痉咳，1岁以下20mg/d，1岁以上50mg/d注射用。痉咳严重者可用百日咳免疫球蛋白，疗效显著。

（3）并发症治疗：针对不同的并发症给予相应病因及对症治疗。

知识点8：百日咳的预防　　　　副高：熟练掌握　正高：熟练掌握

（1）控制传染源：隔离患者，对密切接触的易感者检疫3周。

（2）保护易感者：①主动免疫：用百日咳、白喉、破伤风三联疫苗于3、4、5个月时各肌内注射1次，在1.5～2岁再加强1次。②药物预防：密切接触患者的易感者可服红霉素50mg/kg，分4次口服，连用14日。

第十三节　流行性脑脊髓膜炎

知识点1：流行性脑脊髓膜炎的概念　　　　副高：熟练掌握　正高：熟练掌握

流行性脑脊髓膜炎简称流脑，是指由脑膜炎球菌引起的急性化脓性脑膜炎，为急性呼吸道传染病。临床以发热、头痛、呕吐、皮肤黏膜淤点、淤斑及脑膜刺激征为特点。重者可有败血症性休克和脑膜脑炎。

| 知识点2：流行性脑脊髓膜炎的传染源 | 副高：熟练掌握　正高：熟练掌握 |

患者和带菌者为传染源，患者从潜伏期末开始至发病10天内具有传染性。显性感染与隐性感染的比例为1:（1000~5000）。

| 知识点3：流行性脑脊髓膜炎的传播途径 | 副高：熟练掌握　正高：熟练掌握 |

经呼吸道传播，病原菌借咳嗽、喷嚏、说话等由飞沫直接从空气中传播；密切接触对2岁以下婴儿传播有重要意义，如同睡、怀抱、哺乳、接吻等但由于脑膜炎球菌对外界环境抵抗力差，只有与传染源密切接触时才可能发病。

| 知识点4：流行性脑脊髓膜炎的易感人群 | 副高：熟练掌握　正高：熟练掌握 |

普遍易感，6个月至2岁的儿童发病率最高。通过隐性感染可获得免疫，故发病多为儿童。

| 知识点5：流行性脑脊髓膜炎的流行特征 | 副高：熟练掌握　正高：熟练掌握 |

有明显的季节性，多在冬、春季节发病，多呈散发性，有时也可小流行。流行因素与室内活动多，空气不流通，阳光缺少，居住拥挤，患上呼吸道病毒感染等因素有关。

| 知识点6：流行性脑脊髓膜炎的病原学 | 副高：熟练掌握　正高：熟练掌握 |

脑膜炎球菌属奈瑟菌属，革兰阴性菌，又称脑膜炎奈瑟菌。根据荚膜多糖抗原的不同，分为13个亚群，其中常见的有A、B、C、Y和W-135亚群，我国流行菌群以A群为主，近年也有B、C等亚群局部流行或暴发。脑膜炎球菌在体外生活力、抵抗力极弱，对干燥、寒冷、日光极为敏感，含自溶酶，如不及时接种易溶解死亡。

| 知识点7：流行性脑脊髓膜炎的病理生理学 | 副高：熟练掌握　正高：熟练掌握 |

脑膜炎球菌从鼻咽部侵入血流形成菌血症或败血症，再侵入脑脊髓膜形成化脓性脑脊髓膜炎。先天性或获得性IgM缺乏或减少，补体C3或C3~C9缺乏易引起发病，甚至是反复发作或呈暴发型，有学者认为特异性IgA增多及其与病菌形成的免疫复合物亦是引起发病的因素。脑膜炎球菌在毛细血管内皮细胞内迅速繁殖释放大量的内毒素，所致微循环障碍，并且激活凝血系统导致DIC，同时内毒素还激活体液和细胞介导反应系统，发生全身性施瓦茨曼反应，导致肾上腺皮质出血，微循环障碍，临床表现为暴发败血症；以脑血管损伤为主则形成脑膜炎型。脑的病变以软脑膜为主，多为炎症反应。病变主要在大脑两半球表面和颅底。

知识点8：流行性脑脊髓膜炎的潜伏期　　　　副高：熟练掌握　　正高：熟练掌握

潜伏期1～10天，短者数小时，一般为2～3天。

知识点9：流行性脑脊髓膜炎的临床表现　　　　副高：熟练掌握　　正高：熟练掌握

（1）流行性脑脊髓膜炎可表现为急性暴发性脑膜炎球菌血症或败血症和/或脑膜炎的症状，为突然发热、寒战、乏力、衰竭和皮肤出现淤点、淤斑，病情进展迅速，严重的可导致华-佛综合征，淤点、淤斑可迅速扩大，且因血栓形成发生大片坏死、DIC、休克、昏迷，6～24小时内即可危及生命，导致死亡；以脑膜炎表现为主的除高热及毒血症外，主要表现为中枢神经系统症状：剧烈头痛、呕吐（可呈喷射性）烦躁不安；脑膜刺激征阳性：出现颈项强直、布鲁津斯基征和凯尔尼格征阳性。颅内压增高明显者有血压升高、脉搏减慢等。严重者可进入谵妄、昏迷。

（2）早期部分患者有发热、咽痛、鼻炎和咳嗽等上呼吸道感染症状，然后出现恶寒、高热、头痛、呕吐、乏力、肌肉酸痛、神志淡漠等。

（3）婴幼儿多不典型，高热、拒食、烦躁、啼哭不安外，惊厥、腹泻及咳嗽较成年人多见。少见症状包括肺炎、结膜炎、慢性菌血症。

知识点10：流行性脑脊髓膜炎的流行病学史　　　　副高：熟练掌握　　正高：熟练掌握

在冬春季节特别要询问有无接种流脑疫苗史；近1周内有与脑膜炎患者接触史。

知识点11：流行性脑脊髓膜炎的体格检查　　　　副高：熟练掌握　　正高：熟练掌握

（1）皮肤淤点，淤斑，甚至坏死。
（2）休克、DIC等体征。
（3）颅压增高。血压升高、脉搏减慢、球结膜水肿等。
（4）脑膜刺激征阳性。颈项强直、布鲁津斯基征和凯尔尼格征阳性。前囟未闭者则为前囟突出，脑膜刺激征可能不明显。

知识点12：流行性脑脊髓膜炎的并发症　　　　副高：熟练掌握　　正高：熟练掌握

继发感染以肺炎多见，特别是在婴幼儿；还可并发关节炎、心肌炎、心包炎和眼内炎等；脑及其周围组织因炎症或粘连可引起动眼神经麻痹、视神经炎、听神经及面神经损害、肢体运动障碍、失语、大脑功能不全、癫痫、脑脓肿等。

知识点13：流行性脑脊髓膜炎的辅助检查　　　　副高：熟练掌握　正高：熟练掌握

（1）血常规：白细胞总数明显增加，一般在（10~20）×10⁹/L，中性粒细胞占比升高在
0.8~0.9或以上。

（2）脑脊液检查：包括常规、生化检查。病初或休克型患者，脑脊液外观多为澄清，细
胞数、蛋白和糖量尚无改变，可表现为压力增高。典型的脑膜炎期，其脑脊液的外观、常
规、生化改变同其他急性细菌性脑膜炎相似。

（3）细菌学检查：包括涂片和细菌培养检查。取皮肤淤点处的组织液或离心沉淀后的脑
脊液做涂片染色，可在中性粒细胞内外，见革兰阴性肾形双球菌，阳性率为60%~80%。在
使用抗菌药物前取淤斑组织液、血或脑脊液，进行培养可培养出脑膜炎球菌。

（4）血清免疫学检查：夹膜多糖抗原检测。采用对流免疫电泳、乳胶凝集试验、金黄色
葡萄球菌A蛋白协同凝集试验、反向被动血凝试验，酶联免疫吸附试验等用以检测血液、脑
脊液或尿液中的夹膜多糖抗原。一般在病程1~3天可出现阳性。

特异性抗体测定。采用间接血凝试验、杀菌抗体测定等。双份血清效价达4倍以上，则
有诊断价值。

知识点14：流行性脑脊髓膜炎的诊断　　　　　　副高：熟练掌握　正高：熟练掌握

结合当地的流行病学资料，临床出现脑膜炎的表现，皮肤黏膜淤点、淤斑，脑膜刺激征
阳性，化脓性脑膜炎样脑脊液改变。确切的诊断需依脑脊液、血液细菌学和免疫学检查。

知识点15：流行性脑脊髓膜炎的鉴别诊断　　　　副高：熟练掌握　正高：熟练掌握

（1）其他细菌所致的化脓性脑膜炎：患者身体其他部分可同时存在化脓病灶或出血点，
如肺炎球菌脑膜炎大多发生在肺炎、中耳炎的基础上；葡萄球菌脑膜炎大多发生在葡萄球菌
败血症病程中，确切的诊断需依脑脊液、血液细菌学和特异的免疫学检查。

（2）流行性乙型脑炎：与流脑的发病季节不同，为夏秋季流行，无皮疹。脑脊液外观清
亮，白细胞计数多在（50~500）×10⁶/L，很少超过1000×10⁶/L，糖和氯化物正常或稍增加。

（3）在流脑的早期，要注意与上感、其他原因的所致的败血症以及各种原因的发绀相
鉴别。

知识点16：流行性脑脊髓膜炎的病原治疗　　　　副高：熟练掌握　正高：熟练掌握

治疗的关键是尽早足量应用细菌敏感并能透过血-脑屏障的抗生素，以便彻底杀灭体内
的脑膜炎球菌。青霉素是对脑膜炎球菌高度敏感的杀菌药，特别是在败血症阶段，能迅速达
到高浓度，很快杀菌，作用明显优于磺胺药。但青霉素不易透过血-脑屏障，即使脑膜炎时
也只有10%~30%药物透过，所以使用时必须加大剂量，以保证脑脊液中达到有效浓度。青
霉素25万~30万U/（kg·d）分3~4次静脉滴注，疗程5~7天。还可选用头孢曲松、头孢

噻肟和氨苄西林、氯霉素。

对青霉素耐药（MIC ≥ 1μg/ml）的脑膜炎球菌菌株是极少的，对于MIC在0.12～1.0μg/ml的脑膜炎球菌使用大剂量青霉素治疗是有效的。

知识点17：流行性脑脊髓膜炎的对症治疗	副高：熟练掌握　正高：熟练掌握

保证热量供给及水电解质平衡。高热时可用物理降温和药物降温；颅内高压时予20%甘露醇1～2g/kg，快速静脉滴注，根据病情4～6小时1次，可重复使用。惊厥时可给予镇静药。

知识点18：流行性脑脊髓膜炎的抗凝治疗	副高：熟练掌握　正高：熟练掌握

如皮肤淤点、淤斑迅速增多及扩大融合成大片淤斑，且血小板急剧减少，凝血酶原时间延长，纤维蛋白原减少时应高度怀疑有DIC，宜尽早应用肝素，不必等待实验室检查结果，剂量为0.5～1.0mg/kg，加入10%葡萄糖溶液100ml静脉滴注，根据情况4～6小时重复1次，多数1～2次即可见效，重者3～4次。应用肝素时，用凝血时间监测，调整剂量。要求凝血时间维持在正常值的2.5～3倍为宜，如在2倍以下，可缩短间隔时间，增加剂量，如超过3倍，可延长间隔时间或减少剂量，肝素治疗持续到病情好转为止。用肝素后可输新鲜血液以补充被消耗的凝血因子；如果有继发纤溶症状，可试用氨基己酸，剂量为4～6g加入10%葡萄糖溶液100ml静脉滴注，或氨甲苯酸0.1～0.2g加入葡萄糖溶液内静脉滴注或静脉推注。

知识点19：流行性脑脊髓膜炎的防治呼吸衰竭治疗	
	副高：熟练掌握　正高：熟练掌握

在积极治疗脑水肿的同时，保持呼吸道通畅，必要时气管插管，使用呼吸机治疗。

知识点20：流行性脑脊髓膜炎的预防	副高：熟练掌握　正高：熟练掌握

（1）呼吸道隔离：患者须隔离至症状消失后3天，但不少于发病后7天。接触者医学观察7天。

（2）疫苗预防：可用A群、C群或A＋C群双价高分子量多糖菌苗，但B群菌苗迄今尚未研制成功。

（3）药物预防：可采取口服磺胺药进行预防，共3天。亦有人主张对A群流脑密切接触者，可采用头孢噻肟或头孢曲松，肌内注射1次。

知识点21：流行性脑脊髓膜炎的预后	副高：熟练掌握　正高：熟练掌握

可由并发症引起各种后遗症，发生率为11%～19%，包括听力下降、失明、动眼神经麻痹、瘫痪、智力或性情改变，精神异常和皮肤瘢痕等。总病死率约为10%，在青少年可达25%。

第十四节 化脓性脑膜炎

知识点1：化脓性脑膜炎的概念 副高：熟练掌握 正高：熟练掌握

化脓性脑膜炎又称急性细菌性脑膜炎，是指由细菌所致的软脑膜、蛛网膜、脑脊液及脑室的急性炎症，脑及脊髓表面可轻度受累。最常见的致病菌为脑膜炎球菌、肺炎链球菌、B型流感嗜血杆菌，其次有金黄色葡萄球菌、链球菌、大肠杆菌、变形杆菌、厌氧杆菌、沙门菌、铜绿假单胞菌等。

知识点2：化脓性脑膜炎的流行病学 副高：熟练掌握 正高：熟练掌握

化脓性脑膜炎是小儿最常见的中枢神经系统感染，病原菌与年龄有密切关系，新生儿期以B组链球菌、革兰阴性菌（大肠埃希菌、肺炎克雷伯菌）和产单核细胞李斯特菌最为常见；在没有接种流感嗜血杆菌疫苗的婴幼儿（常见1个月龄至4岁），流感嗜血杆菌是常见的病原；年长儿则主要以肺炎链球菌为主。近年来耐药的肺炎链球菌脑膜炎有所增加。金黄色葡萄球菌脑膜炎多系败血症所致，或因创伤、手术、先天畸形而并发此菌感染。医院内感染的病原以革兰阴性杆菌、链球菌、金黄色葡萄球菌、表皮葡萄球菌为多见。

知识点3：化脓性脑膜炎的发病机制 副高：熟练掌握 正高：熟练掌握

细菌可经多种途径抵达脑膜，最多见细菌经血行播散，还可由颅脑外伤或手术的直接接种；鼻窦炎、中耳炎、乳突炎等局部病灶可窝藏细菌，也可因病变扩展直接波及脑膜。婴幼儿的皮肤、黏膜、肠胃道以及新生儿的脐部也常是感染侵入的门户。

细菌常由上呼吸道侵入，先在鼻咽部隐匿、繁殖，继而进入血流，直接抵达营养中枢神经系统的血管，或在该处形成局部血栓，并释放出细菌栓子到血液循环中；随着细菌的大量繁殖，病原菌释放的毒素（肺炎链球菌的肽葡聚糖或脂磷壁酸、流感嗜血杆菌的脂多糖、革兰阴性细菌的内毒素），促进IL-1、IL-6、TNF-α释放炎性因子，使得蛛网膜下腔产生炎症，炎性因子诱发血-脑屏障通透性增加，致使细菌蛋白及其他大分子物质进入脑脊液，产生血管源性水肿。大量细胞进入蛛网膜下腔，并释放毒性物质，具有神经毒的作用，引起细胞毒性水肿，最终导致脑脊液动力学、脑代谢和脑血管自我调节障碍，发生脑水肿，导致颅内高压，使得脑血管灌注压进一步降低，脑组织缺氧，无氧代谢增加，糖消耗增加，乳酸浓度升高，再加上血管损伤，使血流进一步减少，最终造成神经元不可逆损伤。严重者软脑膜和脑室周围的脑实质也受损，形成脑膜脑炎，大量纤维蛋白及炎性渗出物形成粘连，可造成硬膜下积液或积脓，累及脑神经时可致失明、耳聋与面瘫等。

知识点4：化脓性脑膜炎的临床表现 副高：熟练掌握 正高：熟练掌握

各种细菌所致化脓性脑膜炎的临床表现大致相仿，可归纳为感染、颅压增高及脑膜刺激征三大系列症状。不同年龄其临床表现形式有所不同。婴幼儿症状一般较隐匿或不典型。

（1）感染相关的表现：寒战、高热，在新生儿、小婴儿等发热症状可不明显或无发热，常先有呼吸系统或消化系统的症状。新生儿特别是早产儿常缺乏典型的临床表现。

（2）脑膜刺激征的表现：炎症累及脊髓神经根周围的蛛网膜、软脑膜、软脊膜，致使神经根通过椎间孔时受压，当颈部或背部肌肉活动时引起疼痛。

（3）颅内压升高的表现：表现为头痛、喷射性呕吐，严重可有全身抽搐、意识障碍等。

知识点5：化脓性脑膜炎的流行病学史　　　　　　　副高：熟练掌握　　正高：熟练掌握

（1）在婴幼儿要注意询问是否接种流感嗜血杆菌疫苗；皮肤黏膜、胃肠道以及脐部有无感染。

（2）近期有无颅脑外伤或手术史；有无鼻窦炎、中耳炎、乳突炎病史等。

知识点6：化脓性脑膜炎的体格检查　　　　　　　副高：熟练掌握　　正高：熟练掌握

（1）感染相关的体征：链球菌、肺炎链球菌、流感嗜血杆菌所致脑膜炎偶可见出血性皮疹；基底部脑膜炎累及自该处出颅的第Ⅲ、Ⅳ、Ⅴ、Ⅵ和Ⅶ对脑神经，因而引起相应的神经麻痹症状等。

（2）脑膜刺激征的体征：颈项强直，凯尔尼格征和布鲁津斯基征阳性；在婴幼儿，由于腰背肌肉发生保护性痉挛，布鲁津斯基征阳性是重要的体征，还可出现角弓反张。在新生儿常缺乏脑膜刺激征。

（3）颅内压升高的体征：婴幼儿可表现有前囟饱满、意识障碍，甚至昏迷。

知识点7：不同年龄儿童化脓性脑膜炎的临床表现特点

副高：熟练掌握　　正高：熟练掌握

不同年龄儿童化脓性脑膜炎临床表现特点

	新生儿	婴幼儿	儿　童
起病	起病隐匿	急缓不一	急
开始症状	正常，发热或有或无，甚至体温不升	易激惹、烦躁不安、面色苍白、食欲缺乏	高热
症状	非特异性症状，肌张力低下、少动、哭声微弱、吸吮力差、拒食、呕吐、黄疸。发绀、呼吸不规则等	发热、呼吸系统或消化系统症状，继之嗜睡、感觉过敏、哭声尖锐、眼神发呆、双目凝视，摇头、惊厥	头痛、呕吐食欲缺乏，精神萎靡，可有惊厥，昏迷
体征	前囟张力增高，少有其他脑膜刺激征。前囟隆起出现较晚	前囟饱满、布氏征阳性	意识障碍、谵妄或昏迷、颈强直、凯尔尼格征阳性、布鲁津斯基征阳性

知识点8：化脓性脑膜炎的并发症　　　　副高：熟练掌握　　正高：熟练掌握

（1）硬脑膜下腔积液：常见于1岁以下肺炎链球菌及流感嗜血杆菌脑膜炎的患儿，年龄超过18个月的少见。多见于化脓性脑膜炎病程的7～10天后，只有10%～20%的硬脑膜下腔积液患儿有临床症状，硬脑膜下腔的液体如超过2ml，蛋白定量在0.4g/L以上，红细胞在$100×10^6$/L以下，可诊断为硬脑膜下积液。

（2）脑室膜炎：是造成预后不良和严重后遗症的重要原因。对于临床上出现病情危重，惊厥频繁，中枢性呼吸衰竭，常规治疗疗效差，特别是革兰阴性杆菌脑膜炎可进行脑室穿刺帮助诊断。

（3）脑积水：当治疗不当或治疗过晚的化脓性脑膜炎，特别是新生儿和小婴儿因分泌物堵塞或粘连阻碍脑脊液循环会出现梗阻性脑积水。

（4）脑性低钠血症：因感染影响脑垂体后叶，抗利尿激素分泌过多会导致水潴留。

知识点9：化脓性脑膜炎的辅助检查　　　　副高：熟练掌握　　正高：熟练掌握

（1）脑脊液检查：包括常规、生化、涂片和细菌培养。脑脊液典型改变压力增高，外观混浊或稀米汤样，镜检白细胞增多，常$>500×10^6$/L，其中以中性多核粒细胞为主占80%～90%；后期以淋巴细胞为主，但产单核细胞李斯特菌脑膜炎时可一直以淋巴细胞为主。

未经抗生素治疗的化脓性脑膜炎，脑脊液中糖明显减少，定量常在2.22mmol/L（40mg/dl）以下，准确的判断是脑脊液与血清糖进行对比，在>2月龄的患儿脑脊液/血清糖比值常≤0.4，在新生儿≤0.6，在糖定量不但可协助鉴别细菌或病毒感染，还能反映治疗效果。

蛋白定性试验多为强阳性，定量多在1g/L以上，将脑脊液离心沉淀，做涂片染色，常能查见病原菌，可作为早期选用抗生素治疗的依据，当应用抗生素治疗2～3天后，细菌学涂片和培养常为阴性。新生儿早期脑膜炎病原菌刚刚开始侵入脑膜，脑脊液变化可能不明显，高度怀疑时应隔1～2天后重复检查。

当患儿有剧烈头痛、频繁呕吐、持续性惊厥、血压增高、意识状态逐渐恶化、视盘水肿等颅内压增高表现时，决定腰椎穿刺检查应特别慎重，应该观察病情稳定后再做脑脊液检查，为防止发生脑疝可先滴注甘露醇1g/kg，以减低颅内压，30分钟后再做脑脊液穿刺检查，如怀疑颅内的其他病变如占位性病变，建议先做CT或MRI。

（2）血常规：白细胞总数及中性粒细胞明显增加。贫血常见于流感杆菌脑膜炎。

（3）血培养：早期、未用抗生素治疗者可得阳性结果，能帮助确定病原菌。

（4）其他实验室辅助检查：②C反应蛋白（CRP）：血清和脑脊液的CRP常升高，当CRP不升高时，对排除化脓性脑膜炎的诊断具有很大的意义。②脑脊液乳酸：可用于鉴别未经抗生素治疗的细菌性脑膜炎和非细菌性脑膜炎，乳酸不高常可排除化脑。

（5）血清电解质：由于抗利尿激素分泌（SI-ADH）异常或不恰当的液体输入，可有低血钠。

（6）特异性细菌抗原测定：①乳胶凝集试验和对流免疫电泳：以已知抗体检测脑脊液中的特异性抗原，但阴性结果时不能排除相应的病原。②聚合酶链反应（PCR）：可用于抗生素治疗后的化脓性脑膜炎病原学诊断。

（7）影像学检查：在怀疑化脓性脑膜炎，准备行腰椎穿刺进行脑脊液检查前没有必要常规做头颅CT检查，以排除是否有颅内高压。

| 知识点10：化脓性脑膜炎的诊断 | 副高：熟练掌握　正高：熟练掌握 |

由于各种脑膜炎的致病微生物，临床经过、治疗方法与预后各不相同，临床上首先要区别是否为化脓性脑膜炎，然后确定细菌种类。许多中枢神经系统感染的临床表现与化脑相似，因而不可能仅从症状、体征来诊断化脓性脑膜炎，脑脊液检查是诊断化脓性脑膜炎的基础。有以下情况应考虑有化脓性脑膜炎可能。

（1）患儿有呼吸道或其他感染如上呼吸道感染、肺炎、中耳炎、乳突炎、骨髓炎、蜂窝织炎或败血症，同时伴有神经系统症状。

（2）有头面部周围组织器官感染灶、头颅损伤，同时伴有神经系统症状。

（3）婴儿不明原因的持续发热，经一般治疗无效。

（4）婴幼儿高热伴惊厥，而不能用一般高热惊厥解释者。对怀疑化脓性脑膜炎的患儿，应尽早进行血培养和脑脊液检查。

通过综合分析年龄、流行病学资料、临床经过和脑脊液等检查可诊断化脓性脑膜炎并对致病菌作出初步推测，进一步确诊要依靠脑脊液涂片、细菌培养和其他方法的病原学检查，对致病菌作出判断。

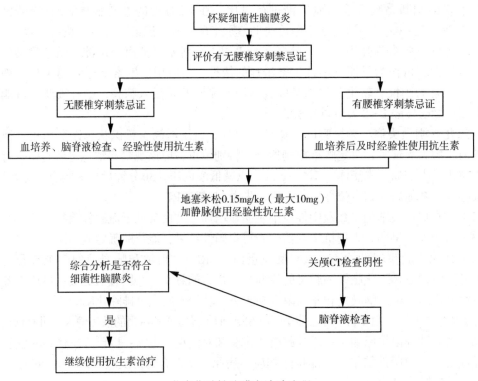

儿童化脓性脑膜炎诊治流程

因为影响预后的重要因素是延迟治疗，因此一旦怀疑和/或确诊为化脓性脑膜炎，都应立即进行治疗。

知识点11：化脓性脑膜炎的鉴别诊断　　　　副高：熟练掌握　正高：熟练掌握

（1）病毒性脑膜炎：脑脊液外观微毛或轻度浑浊，白细胞数每毫升十余个至数百个，早期多核细胞稍增多，但在病程的12～36小时或以后，即以单核细胞为主，蛋白轻度增高，糖、氯化物正常。某些病毒脑膜炎早期，尤其是肠道病毒感染，脑脊液细胞总数可明显增高，且以中性粒细胞为主，但其糖量一般正常，PCR方法检测相关病原可助鉴别。

（2）结核性脑膜炎：典型结核性脑膜炎脑脊液外观磨玻璃样，有时因蛋白含量过高而呈黄色。白细胞数（200～300）$\times 10^6$/L，偶尔超过1000×10^6/L，单核细胞占70%～80%。糖、氯化物均明显减低。蛋白增高达1～3g/L，脑脊液留膜涂片可找到抗酸杆菌。应仔细询问患者有无结核接触史，检查身体其他部位是否存在结核病灶，进行结核菌素试验，在痰及胃液中寻找结核菌等以协助诊断。

（3）真菌性脑膜炎：最常见的是新型隐球菌性脑膜炎，其临床表现、病程及脑脊液改变与结核性脑膜炎相似，起病缓慢症状更为隐匿，病程更长，病情可起伏加重。确诊靠脑脊液印度墨汁染色见到厚荚膜的发亮圆形菌体，在沙氏培养基上有新型隐球菌生长。

（4）脑脓肿：起病较缓慢，有时有神经系统的局部定位症状和体征，脑脊液压力增高明显，细胞数正常或稍增加，蛋白略高。当脑脓肿向蛛网膜下腔或脑室破裂时，可引起典型化脑。头颅B超、CT、MRI等检查有助进一步确诊。

（5）脑肿瘤：病程较长，临床经过更隐匿，一般有颅内高压症，可有局部神经定位体征，常缺乏感染表现，多依靠CT、MRI检查鉴别。

知识点12：化脓性脑膜炎的抗菌治疗　　　　副高：熟练掌握　正高：熟练掌握

（1）临床怀疑或初步确诊的化脓性脑膜炎：对于临床怀疑或初步确诊的化脓性脑膜炎，应尽快经验性使用抗生素治疗，由静脉给予适当、足量的抗生素，以杀菌药物为佳，一旦获得细菌培养阳性结果，将按分离株敏感试验的结果，根据药敏结果以及病情改善情况做出适当的抗生素调整。

（2）当抗生素治疗48小时，临床症状无改善时，应重复脑脊液检查。治疗有效时，体温多在3天左右下降，临床症状减轻，脑脊液细菌消失，细胞数明显减少，其他生化指标亦有相应好转，此时可继续使用原来药物治疗，2周后再复查脑脊液。如治疗反应欠佳，需及时腰椎穿刺复查，观察脑脊液改变，以确定所用药物是否恰当，再酌情调整治疗方案。

（3）脑膜通透性随病情好转逐渐恢复正常，因而继续进入脑脊液的药量亦随之减少。为保证治疗效果，需大剂量由静脉给药，直到疗程结束，不要中途减少药物剂量及改变给药方法。

（4）停药指征，即在完成疗程时症状消失、退热1周以上，脑脊液细胞数少于20×10^6/L，均为单核细胞，蛋白及糖量恢复正常。

怀疑或确诊化脓性脑膜炎经验性选用抗生素

年　龄	可能病原	抗生素的选择
<1个月，新生儿	B组β溶血性链球菌，大肠埃希菌或克雷伯菌，李斯特菌属	氨苄西林加头孢噻肟
1～3个月	肺炎链球菌，斯特菌属	氨苄西林加头孢噻肟或头孢曲松
3个月～7岁	肺炎链球菌	如耐药的肺炎链球菌，选头孢噻肟/头孢曲松±地塞米松万古霉素±利福平
7岁以上	肺炎链球菌	头孢噻肟/头孢曲松+地塞米松
	流感嗜血杆菌	万古霉素+利福平
脑外伤，脑手术后，脑脊液漏	链球菌，革兰阴性菌，铜绿假单胞菌，肺炎链球菌	万古霉素+头孢他啶或美罗培南
再发性脑膜炎	肺炎链球菌最常见	广谱头孢类，头孢噻肟/孢曲松，万古霉素+利福平+地塞米松

知识点13：病原已明确的化脓性脑膜炎的治疗　　副高：熟练掌握　正高：熟练掌握

（1）肺炎链球菌脑膜炎：如果肺炎链球菌对青霉素的MIC为0.1μg/ml和对头孢噻肟、头孢曲松的MIC > 0.5μg/ml可继续应用这些药物，进行临床密切观察，建议用药后24～48小时再做腰穿，进一步评价临床疗效。对于脑脊液中肺炎链球菌对青霉素的MIC ≥ 2.0μg/ml，头孢噻肟钠或头孢曲松≥2.0μg/ml为耐药。对于有明确证据或高度怀疑细菌性脑膜炎，年龄在1个月以上的小儿，应该尽早应用万古霉素联合头孢噻肟钠或头孢曲松。对β-内酰胺类抗生素（如青霉素和头孢类抗生素）有高度过敏危险的小儿，可考虑使用万古霉素和利福平联合应用。疗程一般推荐10～14天。其他可用来治疗肺炎链球菌脑膜炎的抗生素还有美罗培南、氯霉素。

（2）流感嗜血杆菌脑膜炎：首选氨苄西林、头孢曲松或头孢噻肟，第四代头孢菌素。治疗青霉素敏感菌株所致流感嗜血杆菌脑膜炎，氨苄西林为首选用药物。疗程一般推荐7天。

（3）李斯特菌脑膜炎：病死率可高达30%，青霉素、氨苄西林、庆大霉素为有效的抗生素，疗程一般推荐14～21天。头孢类抗生素李斯特菌脑膜炎不具备抗菌活性。

（4）革兰阴性菌脑膜炎：如分离菌敏感可选择氨苄西林，也可选用广谱头孢类，如头孢噻肟或头孢曲松，疗程一般推荐21天。产超广谱β-内酰胺酶的革兰阴性菌脑膜炎选择美罗培南。对新生儿要重复进行脑脊液检查，抗生素疗程应用至细菌培养阴性。治疗无效或培养仍为阳性建议鞘内注射，但新生儿不建议使用。

（5）金黄色葡萄球菌脑膜炎：敏感菌用萘夫西林或苯唑西林加万古霉素±庆大霉素，对于耐药或对青霉素过敏的选用万古霉素，严重者建议加用利福平。

知识点14：化脓性脑膜炎的糖皮质激素的应用　　副高：熟练掌握　正高：熟练掌握

婴幼儿、儿童的流感嗜血杆菌和肺炎链球菌的脑膜炎时，在抗生素应用前10～20分钟或同时使用地塞米松0.15mg/kg，每6小时1次，疗程2～4天，可以降低病死率，改善晚期的后遗症。

| 知识点15：化脓性脑膜炎的对症处理 | 副高：熟练掌握 正高：熟练掌握 |

（1）控制惊厥：最常见的原因是颅内压增高，用脱水药降低颅内压，对症治疗可采用地西泮、水合氯醛、副醛、苯巴比妥等药物抗惊厥。

（2）减低颅内压：可用20%甘露醇，4～6小时1次。

（3）维持机体循环平衡：不要求限制入量，否则影响脑灌注。

| 知识点16：化脓性脑膜炎的预后 | 副高：熟练掌握 正高：熟练掌握 |

（1）与化脓性脑膜炎预后有关的因素是患儿年龄、感染细菌种类、病情轻重、治疗早晚、有无并发症及细菌对抗生素的敏感性等。及时治疗大多数患者都能痊愈，其病死率已降到5%以下。

（2）婴幼儿抵抗力差，早期诊断较困难故预后差。新生儿化脓性脑膜炎病死率可达65%～75%，致残率61%，特别是宫内感染肠道细菌预后极差。金黄色葡萄球菌和革兰阴性细菌引起的脑膜炎由于易产生细菌耐药性，治疗困难，病死率亦高。肺炎链球菌所致的化脓性脑膜炎病死率可达15%～25%，且易复发。

第十五节　伤寒和副伤寒

| 知识点1：伤寒和副伤寒的概念 | 副高：熟练掌握 正高：熟练掌握 |

伤寒、副伤寒是指由伤寒沙门菌和甲、乙、丙副伤寒沙门菌引起的急性全身系统性传染病，又称肠热病。临床上以持续高热、相对脉缓、特征性中毒症状、脾大、玫瑰疹与白细胞减少等为特征。肠出血、肠穿孔为主要并发症。其临床表现、诊断、治疗和预防与伤寒相同。

| 知识点2：伤寒和副伤寒的流行学 | 副高：熟练掌握 正高：熟练掌握 |

（1）传染源：患者和带菌者。患者从潜伏期末到整个患病期间都有传染性，病程后期的传染性较前期强；带菌者是伤寒、副伤寒的重要传染源，包括潜伏期带菌、恢复期带菌、慢性带菌、健康带菌。

（2）传播途径：粪–口途径传播，经由被污染的水和食物，日常生活接触和生物媒介传播。

（3）易感人群：人群普遍易感，发病或隐性感染后，可获得较巩固的免疫力，再次感染者少见。

（4）流行特征：发病地区呈不均衡性，以夏秋季为高峰（8～10月份）；学龄及学龄前儿童多见，流行形式有散发、暴发和流行，散发是主要流行形式，在暴发流行中以水型暴发为主。

知识点3：伤寒和副伤寒的病原学 副高：熟练掌握 正高：熟练掌握

伤寒、副伤寒甲、乙、丙均为沙门菌属，革兰阴性杆菌。有菌体抗原（O）、鞭毛抗原（H）和表面抗原（Vi）3种。根据抗原分型，伤寒杆菌为D群，甲、乙、丙型副伤寒分别属于为A、B、C群，沙门菌属可发生自发性突变，不产生外毒素，能产生毒力较强的内毒素以及其他影响细菌侵袭力的抗原，如Vi抗原，能干扰血清中的杀菌效能与阻止吞噬，使细菌的侵袭力增强，是决定伤寒杆菌毒力的重要因素，但其抗原性弱，感染人后，可诱生相应的抗体，但不是保护性抗体。"O"与"H"的抗原性较强，可以用伤寒血清凝集试验（肥达反应）。

伤寒杆菌在自然环境中生命力较强，在水中活2～3周，粪便生存1～2个月，在水中冻土地可生存6个月。

知识点4：伤寒和副伤寒的病理生理学 副高：熟练掌握 正高：熟练掌握

伤寒、副伤寒沙门菌经口进入小肠，入侵肠黏膜达肠壁固有层，一些病原菌被巨噬细胞吞噬，并在其胞质内繁殖，另一些经淋巴管进入回肠集合淋巴结、孤立淋巴滤泡及肠系膜淋巴结中生长繁殖，然后经胸导管进入血流，引起菌血症、出血、坏死并形成溃疡。病菌随血液扩散全身，菌体裂解时释放内毒素，增强局部病灶的炎症反应，激活单核-巨噬细胞与中性粒细胞，使之产生及释放各种细胞因子，加上坏死组织产生的有毒物质，引起相应的临床表现，此外，内毒素也可诱发DIC或溶血性尿毒症综合征。

伤寒、副伤寒免疫包括细胞免疫和体液免疫，以细胞免疫为主；细胞免疫对细胞内的伤寒、副伤寒沙门菌具有重要的杀灭作用，体液免疫对细胞外的伤寒、副伤寒沙门菌有一定的杀灭作用。发病后第4周血清凝集抗体效价可达高峰。伤寒主要的病理特征是全身单核-巨噬细胞系统的增生反应，以回肠下段淋巴组织的病变最为显著。副伤寒甲、乙的肠道病理改变轻于伤寒，溃疡少而表浅，并发肠出血或肠穿孔的少，但肠道炎症病变广泛而且明显；副伤寒丙多侵犯肠外组织器官，引起迁徙性化脓性病灶。

知识点5：伤寒和副伤寒的潜伏期 副高：熟练掌握 正高：熟练掌握

伤寒和副伤寒的潜伏期为5～21天。

知识点6：伤寒和副伤寒的临床表现 副高：熟练掌握 正高：熟练掌握

（1）持续发热：多为稽留热，也可为弛张热和不规则高热。

（2）相对缓脉：年长儿较常见。

（3）消化系统：食欲减退、腹胀，多数便秘，少数腹泻，右下腹可有压痛。

（4）神经系统：淡漠、耳鸣、谵妄、昏迷或脑膜刺激征阳性。

（5）玫瑰疹：小儿较少见，胸、腹、背分批出现淡红色斑丘疹，2~4mm，3~5天自退。

（6）肝脾大：质软、轻压痛，小儿较常见，肝大甚于脾大。

知识点 7：伤寒的临床分期　　　副高：熟练掌握　正高：熟练掌握

（1）初期：通常为病程第1周，各项表现较轻。

（2）极期：病程第2、3周，各项表现严重。

（3）缓解期：病程第4周，各项表现缓解。

（4）恢复期：病程第5周，症状消失，一般持续1个月左右恢复。

知识点 8：伤寒的再燃与复发　　　副高：熟练掌握　正高：熟练掌握

少数患者可出现。进入恢复期之前，体温尚未降至正常又重新上升，血培养阳性，称为再燃；热退1~3周后，症状再现，血培养再度阳性，称为复发。

知识点 9：伤寒和副伤寒的流行病学史　　　副高：熟练掌握　正高：熟练掌握

流行病学史注意询问当地近3周内有无伤寒流行史，既往病史，有无伤寒菌苗接种史，有无与伤寒患者接触史。

知识点 10：伤寒和副伤寒的体格检查　　　副高：熟练掌握　正高：熟练掌握

（1）肝、脾大或伴压痛，少数有黄疸、肝功能异常。

（2）多在病程的7~13天在胸、腹、背部和四肢皮肤出现淡红色小斑丘疹称为玫瑰疹，分批出现，直径2~4mm，压之褪色，为数在12个以下，多在2~4天消失，在婴幼儿较少见。

知识点 11：伤寒和副伤寒的并发症　　　副高：熟练掌握　正高：熟练掌握

肠出血、肠穿孔、支气管炎、肺炎、伤寒肝炎、中毒性心肌炎、肾炎、溶血性尿毒症综合征、神经系统疾病、骨髓炎等。

知识点 12：伤寒和副伤寒的辅助检查　　　副高：熟练掌握　正高：熟练掌握

（1）血常规：白细胞减少，伴中性粒细胞减少和嗜酸性粒细胞减少或消失。但在婴幼儿白细胞计数常增高，学龄儿童白细胞计数常不减少。高热时可有轻度蛋白尿。粪便隐血试验阳性。

（2）病原学检查：①培养：在病程的第1~2周血培养常获阳性结果；在病程的第3~4周粪便培养，阳性率可高达80%，病后6周阳性率迅速下降；骨髓培养阳性率较高。玫瑰疹的刮取物或活检切片也可获阳性培养。②聚合酶链反应（PCR）：扩增出血液中伤寒、甲、乙、丙副伤寒特异基因片段，特别适用于低水平的菌血症伤寒患儿。

（3）血清学检查：①肥达试验（伤寒血清凝集试验）抗"O"抗体凝集价≥1∶80以上，抗"H"体凝集价≥或1∶160以上，或恢复期血清抗体4倍增高，对伤寒、副伤寒有辅助诊断价值。该试验在病程第2周开始，阳性率逐渐增高，至第4周可达90%，病愈后阳性反应可持续数月之久。但阴性结果不能据此而排除本病。②对流免疫电泳（CIE）、酶联免疫吸附试验（ELISA）、被动血凝试验（PHA）等检测血清中特异性抗原或抗体，辅助临床诊断。

知识点13：伤寒和副伤寒的诊断及鉴别诊断　　副高：熟练掌握　　正高：熟练掌握

（1）诊断：根据流行病学资料，临床表现，结合临床血清学检查可协助诊断，病原学检查阳性可确诊。

（2）鉴别诊断：早期与注意病毒感染、败血症、非伤寒副伤寒沙门菌感染相鉴别；还要与粟粒型肺结核、恶性组织细胞病、白血病等相鉴别。

知识点14：伤寒和副伤寒的病原治疗　　副高：熟练掌握　　正高：熟练掌握

（1）头孢他啶：剂量为50~100mg/（kg·d），必要时剂量可加至150~200mg/（kg·d），分2~4次静脉滴注。

（2）头孢噻肟：剂量为50~100mg/（kg·d），分2~4次静脉滴注。

（3）头孢曲松：剂量为20~100mg/（kg·d），单次或分2次静脉滴注。

（4）头孢哌酮-舒巴坦：剂量为80~160mg/（kg·d），分2~3次静脉滴注。

（5）哌拉西林-他唑巴坦：剂量为60~150mg/（kg·d），分3~4次静脉滴注。

（6）泰能（亚胺培南西司他丁钠）：剂量为30~60mg/（kg·d），重症可增至100mg/（kg·d），但每日总量不超过2g，分3~4次静脉滴注（每6~8小时1次）。每次静脉滴注时间应超过1小时。

知识点15：伤寒和副伤寒的一般治疗及护理　　副高：熟练掌握　　正高：熟练掌握

（1）隔离、休息。

（2）注意皮肤、口腔护理、勤翻身，饮食以流质、半流质、少渣饮食为主。

（3）注意电解质平衡及多种维生素供给。

（4）对症处理：①物理降温，慎用解热镇痛药，必要时只用常规量的1/6~1/4量，并注意防治虚脱。②便秘者忌用泻药，可用开塞露或生理盐水低压灌肠。③腹泻忌用阿片美制剂，腹胀忌用新斯的明，可用肛管排气或腹部热敷。④中毒症状严重者，在足量有效抗生素治疗前提下可小量使用糖皮质激素，但显著腹胀者应慎用。⑤肠出血者应禁食、静卧，应用止血药、酌情输血；肠穿孔者禁食、胃肠减压及外科手术治疗。

知识点16：伤寒和副伤寒的预防	副高：熟练掌握 正高：熟练掌握

重点应采取切断传播途径为重点的综合性预防措施；伤寒预防接种对易感人群能够起一定的保护作用。伤寒，副伤寒甲、乙三联菌苗预防效果尚不够理想，反应也较大，不作为常规免疫预防应用。患者经正规治疗临床症状完全消失后2周或临床症状消失，停药1周后，粪便两次阴性（间隔2～3天），方可解除隔离。

第十六节 霍 乱

知识点1：霍乱的概念	副高：熟练掌握 正高：熟练掌握

霍乱是指由霍乱弧菌引起的烈性肠道传染病，在我国属于甲类传染病。临床以无痛性泻吐、米泔样粪便、严重脱水、肌肉痛性痉挛及周围循环衰竭等为特征。

知识点2：霍乱的传染源	副高：熟练掌握 正高：熟练掌握

自然界中广泛存在霍乱弧菌。人是唯一的自然宿主，患者和带菌者为传染源，从潜伏期末到临床症状消失后1周，均有排菌，少数人可持续到临床症状消失后3个月。

知识点3：霍乱的传播途径	副高：熟练掌握 正高：熟练掌握

污染的水或食物经消化道传播，也可通过带菌者的排泄物（尿液、粪便）传播。

知识点4：霍乱的易感人群	副高：熟练掌握 正高：熟练掌握

人群普遍易感，特别是低胃酸和O型血型人感染的危险性较高。

知识点5：霍乱的流行特征	副高：熟练掌握 正高：熟练掌握

我国绝大多数地区的发病季节一般在5～11月份，而流行高峰多在7～10月份。

知识点6：霍乱的病原学	副高：熟练掌握 正高：熟练掌握

霍乱的病原霍乱弧菌是一种能运动的弯曲呈弧形的革兰阴性菌，属兼性厌氧菌，分为

2个生物型：古典生物型（霍乱的病原体）和埃尔托生物型（副霍乱的病原体）。根据细胞壁表面抗原成分，分成139个血清群，其中仅O1与O139可引起霍乱流行，古典生物型和埃尔托生物型都属于O1型。

霍乱弧菌对干燥、日光、热、酸及一般消毒剂均敏感。煮沸1～2分钟可杀灭。0.2%～0.5%的过氧乙酸溶液可立即杀死。在正常胃酸中仅能存活5分钟，但在自然环境中存活时间较长，如在江、河、井或海水中能生存1～3周，在鱼、虾和介壳类食物中可存活1～2周。

知识点7：霍乱的病理生理学　　　　　副高：熟练掌握　正高：熟练掌握

（1）霍乱弧菌能产生内毒素、外毒素（霍乱肠毒素）、溶血素、酶类及其他代谢产物，其中霍乱肠毒素是致病的主要毒素，造成分泌性腹泻。

（2）霍乱弧菌经口进入小肠，依其黏附因子紧贴于小肠上皮细胞表面，在小肠碱性环境中大量繁殖，并产生大量霍乱肠毒素，刺激小肠黏膜大量分泌肠液，超过肠管再吸收的能力，临床上出现剧烈泻吐，电解质失衡，严重脱水，致使血浆容量明显减少，发生休克和急性肾衰竭；血液浓缩，出现周围循环衰竭。因钾、钠丢失，肌肉痉挛。霍乱肠毒素还能促使肠黏膜杯状细胞分泌黏液增多，使水样便中含大量黏液。此外腹泻导致的失水，使胆汁分泌减少，使粪便可成"米泔水"样。

（3）霍乱的病理改变不显著，主要为严重脱水，脏器实质性损害不重。小肠黏膜仅见非特异性浸润。

知识点8：霍乱的潜伏期　　　　　　　副高：熟练掌握　正高：熟练掌握

霍乱的潜伏期短者数小时，长者3～6天，一般为1～3天。

知识点9：霍乱的临床表现　　　　　　副高：熟练掌握　正高：熟练掌握

（1）隐性感染者多，在显性感染，特别是感染了埃尔托生物型，临床以轻型病例为多；古典生物型和O139群霍乱弧菌引起的疾病，症状较严重。

（2）起病多急骤，无明显前驱症状。腹泻常是首发症状，无里急后重感，多数无腹痛，以黄色水样便多见，严重者排出白色混浊的"米泔水"样粪便。无发热，可有肠道出血，腹泻次数由每天数次至数十次不等，重者可大便失禁。腹泻后，多有喷射性呕吐。严重者亦可呕吐"米泔水"样物。

（3）由于剧烈的吐泻，出现脱水、电解质紊乱、低钾血症、代谢性酸中毒等，如果严重脱水没有及时纠正，在4～12小时出现低血容量休克、昏迷、惊厥、循环衰竭，甚至死亡。一般持续数小时至2～3天。

（4）恢复期少数患者由于血液循环的改善，残留于肠腔的内毒素被吸收入血，可致轻重不一的发热，体温可达38～39℃，持续1～3天后自行消退。

知识点10：霍乱的流行病学史　　　　　　副高：熟练掌握　正高：熟练掌握

询问是否有来自霍乱流行地区，周围是否有类似症状患者。在夏秋季节对可疑患者应详细询问发病前1周内的活动情况，是否来自疫区、有无与霍乱患者及其污染物接触史，以及是否接受过霍乱预防接种等。

知识点11：霍乱的体格检查　　　　　　　副高：熟练掌握　正高：熟练掌握

（1）脱水体征：根据皮肤黏膜、皮肤弹性、眼窝、血压、尿量和神志状态，分为轻、中、重度脱水，判断脱水的程度。

（2）休克体征：当血容量明显减少，出现四肢厥冷、毛细血管充盈时间延长、皮肤花斑，血压下降或不能测出。由于脑部供血不足，脑缺氧而出现意识障碍，开始为烦躁不安，继而嗜睡，甚至昏迷。

（3）酸中毒及电解质紊乱体征：表现为呼吸增快，意识障碍，如嗜睡、感觉迟钝，甚至昏迷。大量电解质丢失，低血钠引起腓肠肌、腹直肌等肌肉痉挛。低血钾表现为肌张力减弱，膝反射减弱或消失，腹胀等。

知识点12：霍乱的辅助检查　　　　　　　副高：熟练掌握　正高：熟练掌握

（1）粪便检查：①直接镜检：可见黏液和少许红、白细胞。涂片染色可见革兰阴性弯曲弧菌。②悬滴检查细菌动力：暗视野镜下见运动活泼呈穿梭状的弧菌；制动试验阳性。③分离培养：将吐泻物直接或先经碱性胨水增菌后，再进行培养，容易检出霍乱弧菌。获得的所有霍乱弧菌菌株必须由各级疾病预防控制中心进行菌株的常规鉴定。④病原检测：应用荧光抗体检测粪便中霍乱弧菌，可于1～2小时得到结果。

（2）血清学检查：①血清凝集试验检测抗体：在发病第1～3天及第10～15天各取1份血清，双份血清的抗体效价增高4倍以上，有诊断参考价值，但血清学检查无助于早期确诊。②血清电解质检测：霍乱患者丢失的液体是等渗液体，但其中含钾的量为血清钾的4～6倍，故低血钾明显，还有低血钠和低血氯。

知识点13：霍乱的诊断　　　　　　　　　副高：熟练掌握　正高：熟练掌握

在霍乱流行地区，或流行季节，任何有腹泻和呕吐的患者，均应疑似霍乱，均需做排除霍乱的粪便细菌学检查。凡有典型症状者，应先按霍乱处理。诊断以临床表现、流行学史和病原检查三者为依据。

知识点14：霍乱的鉴别诊断　　　　　　　副高：熟练掌握　正高：熟练掌握

（1）要与其他原因的腹泻病相鉴别：如痢疾杆菌、沙门菌、葡萄球菌、变形杆菌等引起

的细菌性腹泻、产肠毒素大肠菌（ETEc）性腹泻；病毒性（特别是轮状病毒性）肠炎；寄生虫性腹泻；病原学诊断是关键。

（2）某些毒物（如有机磷农药、三氧化二砷等）引起的腹泻临床症状类似霍乱。急性砷中毒以急性胃肠炎为主要表现，粪便为黄色或灰白水样，常带血，严重者尿量减少，甚至无尿和循环衰竭等，检查粪便或呕吐物砷含量可明确诊断。

知识点15：霍乱的治疗原则	副高：熟练掌握　正高：熟练掌握

霍乱的治疗原则是严格隔离，及时补液，辅以抗菌和对症治疗。最重要的是纠正脱水，维持机体水电解质酸碱平衡。

知识点16：霍乱的治疗方法	副高：熟练掌握　正高：熟练掌握

（1）隔离治疗：按消化道传染病严密隔离，隔离至症状消失6天后，粪便弧菌检查，连续3次阴性，方可解除隔离。

（2）纠正脱水，维持电解质酸碱平衡：补充水分是霍乱的基础治疗，轻症可口服补液，重症需静脉补液。补液的原则为早期、迅速、适量、先盐后糖、先快后慢、纠酸补钙、见尿补钾。

（3）抗生素治疗：应用抗生素控制病原菌后能缩短病程，减少腹泻次数和迅速从粪便中清除病原菌，但仅作为液体疗法的辅助治疗。对于中、重症霍乱应使用抗生素治疗，霍乱弧菌对多西环素、四环素、磺胺甲噁唑或甲氧苄啶、氨苄西林、红霉素、环丙沙星敏感，疗程3天。近年来已发现四环素的耐药菌株，但应用多西环素仍敏感。8岁以下儿童禁用四环素类。

知识点17：霍乱的预后	副高：熟练掌握　正高：熟练掌握

预后与所感染霍乱弧菌生物型、临床轻重、治疗是否及时和正确有关。死亡原因早期主要是循环衰竭，严重脱水时多因急性肾衰竭或其他感染等并发症而导致死亡。

知识点18：霍乱的预防	副高：熟练掌握　正高：熟练掌握

发现隔离患者切断传播途径，此外，我国已有新型的口服重组B亚单位/菌体霍乱疫苗预防霍乱。

第十七节　细菌性痢疾

知识点1：细菌性痢疾的概念	副高：熟练掌握　正高：熟练掌握

细菌性痢疾，简称菌痢，是由志贺菌属引起的肠道传染病。临床特征有发热、腹痛、腹

泻、黏冻脓血便、里急后重；重者有惊厥和休克，可导致死亡。

（1）传染源：虽然其他灵长类动物可被感染痢疾杆菌，但人类是痢疾杆菌的自然宿主。患者和带菌者均为传染源。

（2）传播途径：主要通过粪－口途径传播。家蝇可为携带者，通过物理性携带感染者的粪便，而使疾病传播。最主要的传播方式包括人与人之间的接触、接触被污染的物体、摄入受污染的食物或水。

（3）易感人群：普遍易感，正常成年人食入10～200个病原菌足以引起感染，儿童中发病的高峰年龄是1～5岁，感染后免疫力短暂并且不稳定，可重复感染。

（4）流行特征：菌痢在我国全年均可发生，但有明显的季节高峰，以夏秋季最为常见。地区分布集中在温带或亚热带。

（1）病原学：痢疾杆菌是革兰阴性兼性菌，属于志贺菌属，根据生化反应和O抗原的不同，将志贺菌属分为A、B、C、D 4个血清群（痢疾志贺菌、福氏志贺菌、鲍氏志贺菌、宋内志贺菌），47个血清型，我国的优势血清型为福氏2a和宋内志贺菌，其他血清型比较少见。在发达国家和地区，以宋内志贺菌为多见。福氏志贺菌感染易转为慢性，宋内志贺菌感染则多呈不典型发作，痢疾志贺菌的毒力最强，可引起严重症状。

痢疾杆菌在普通培养基中生长良好，最适宜温度为37℃。阳光直射有杀灭作用，加热60℃ 10分钟即死亡，一般消毒剂能将其杀灭。

（2）病理生理学：所有痢疾杆菌均能产生内毒素、细胞毒素、肠毒素（外毒素），尚可产生神经毒素，致病因素包括侵袭力和各种毒素，侵袭力是其致病的主要毒力因子，由侵袭性质粒介导，编码侵袭性的基因主要有ipaABCD。痢疾杆菌侵犯的主要部位是结肠和直肠，偶尔也会波及空肠。痢疾杆菌感染主要局限于肠道，细菌一般不进入血流，但在免疫功能低下、营养不良时，可发生败血症。

痢疾杆菌通过M细胞吞噬进入结肠黏膜上皮细胞有吸附和侵袭作用，侵入肠黏膜上皮和固有层后，并在其中繁殖，肠毒素可刺激小肠，因此，早期可表现小肠性腹泻；释放内毒素可破坏肠黏膜，形成炎症、溃疡，固有层呈现毛细血管及小静脉充血，并有细胞及血浆的渗出与浸润，甚至可致固有层小血管循环衰竭，引起上皮细胞变性甚至坏死，坏死的上皮细胞脱落后可形成小而浅表的溃疡，产生腹痛、腹泻、脓血便。直肠括约肌受刺激而有里急后重感，内毒素可致全身发热。

中毒性菌痢的全身中毒症状与肠道病变程度不一致，虽有毒血症症状，但肠道炎症反应极轻。除痢疾杆菌内毒素作用外，可能与某些儿童具特异体质有关，对细菌毒素呈现强烈反应，引起微血管痉挛、缺血和缺氧，导致DIC、重要脏器功能衰竭、脑水肿和脑疝。

知识点4：细菌性痢疾的临床表现	副高：熟练掌握 正高：熟练掌握

潜伏期为1~7天，通常为2~4天。

急性起病，腹泻开始可呈水样便或稀便（小肠性腹泻），伴有轻微或甚至没有全身症状，少数可有严重的全身症状。典型的症状有发热、腹部痉挛性疼痛及压痛、里急后重、伴或不伴血性黏液样便，腹泻1天10余次或更多，但排便量不多。重症患者伴有惊厥、头痛、全身肌肉酸痛，食欲减退，并有恶心、呕吐，也可引起脱水和电解质紊乱。

婴儿急性细菌性痢疾临床表现常不典型，多无全身中毒症状，不发热或低热，腹痛较轻，腹泻1天3~5次，粪便呈水样或稀糊状，含少量黏液，可无脓血。

宋内志贺菌感染通常导致水样腹泻，典型的福氏志贺菌、鲍氏志贺菌及志贺痢疾杆菌感染，常出现血性腹泻和严重的全身症状。

在2~7岁儿童，有时表现为中毒型痢疾，起病急骤、发展快，高热，呈严重毒血症症状。早期出现精神萎靡，面色青灰，口唇发绀、烦躁、谵妄和可反复惊厥或嗜睡、精神萎靡、昏迷等，数小时内可发生休克或呼吸衰竭。发病初期无肠道症状或无明显腹痛腹泻症状。

凡病程超过2个月者，称为慢性痢疾，多数是因轻型痢疾治疗不彻底或因患有营养不良、佝偻病、贫血、寄生虫等病体质较弱所致。多无高热，有时可出现腹痛、腹泻、呕吐和低热，排便每日3~5次，可有正常便与黏液便和脓血便交替出现。慢性痢疾患儿因长期营养不良、抵抗力差，易合并其他细菌感染，如肺炎、结核等。

少见情况下可发生并发症，如在恢复期或急性期偶可发生渗出性大关节炎，关节红肿，数周内自行消退。还可引致溶血性尿毒综合征、莱特尔（Reiter）综合征、类白血病反应、中耳炎、口角炎、脱肛、中毒性巨结肠和肠穿孔，中毒性脑病等。

罕见情况下可并发败血症，具有菌痢和败血症的双重表现，但病情较为凶险，病死率高，多发生在婴幼儿、营养不良、HIV感染者。

知识点5：细菌性痢疾的流行病学史	副高：熟练掌握 正高：熟练掌握

在采集病史中要注意询问近1周内有无不洁饮食史或密切接触者有腹泻史。

知识点6：细菌性痢疾的体格检查	副高：熟练掌握 正高：熟练掌握

腹软，左下腹可有压痛，腹泻严重者可有脱水体征，中毒型痢疾可有休克、烦躁，意识障碍、昏迷，但脑膜刺激征阴性。

知识点7：典型菌痢的分型	副高：熟练掌握 正高：熟练掌握

（1）休克型：精神萎靡，面色苍灰，四肢凉冷、脉搏细速，呼吸、心率加快，血压偏低、脉压减小，重者谵妄或昏迷，皮肤花纹、湿冷，脉搏细弱，血压下降，心音低钝，少尿

等。后期出现多器官功能衰竭。

（2）脑型：反复惊厥、意识障碍，意识障碍包括烦躁、谵妄、昏睡、昏迷。颅内压增高，甚至脑疝形成。

（3）混合型：上述两种征象同时存在，病情更重。

知识点8：细菌性痢疾的辅助检查　　　　　　　副高：熟练掌握　正高：熟练掌握

（1）血常规：急性菌痢时白细胞增多，且以中性粒细胞为主。慢性者有贫血。中毒型伴DIC时，血小板减少。

（2）粪便常规：取黏冻脓血便送检，可见大量脓细胞和红细胞，以白细胞为主，偶见吞噬细胞。

（3）细菌培养：粪便培养是目前确诊和鉴别诊断最可靠依据。最好在使用抗生素之前取样，并连送数次。

（4）免疫学检查：检测粪便中的细菌抗原，但有假阳性。

（5）结肠镜检及黏膜活检：对慢性患者须与其他结肠炎鉴别时可考虑使用。

知识点9：急性菌痢的诊断　　　　　　　　　　副高：熟练掌握　正高：熟练掌握

潜伏期在7天内。

（1）典型菌痢：发热（多为高热）、食欲减退，同时或数小时后腹痛（常呈阵发性，以中下腹或左下腹明显）、腹泻。腹泻初为水样，继而为黏冻脓血便，半数以上患儿次多量少；里急后重，重症者大便失禁及脱肛。频泻者可引起水、电解质、酸碱平衡失调。

（2）轻型菌痢：起病稍缓，全身中毒症状不明显，不发热或低热，腹泻为稀便或黏液便，无典型黏冻脓血便。婴幼儿多见。

（3）中毒型菌痢：多见2～8岁小儿。突起高热，可伴头痛、畏寒。迅速出现反复惊厥、意识障碍或循环衰竭，而病初肠道症状不明显，常于病后6～12小时才有黏冻脓血便。

知识点10：慢性菌痢的诊断　　　　　　　　　　副高：熟练掌握　正高：熟练掌握

病程超过2个月。因治疗不彻底、细菌耐药、营养不良和免疫功能低下等所致。根据临床表现分为三型：

（1）迁延型：迁延不愈的腹泻，黏冻软便或成形便带黏冻或脓血便。

（2）隐匿型：无症状，大便培养阳性，直肠乙状结肠镜检可发现肠道病变。

（3）急性发作型：急性发作类似急性菌痢，但全身中毒症状不明显。

知识点11：细菌性痢疾的鉴别诊断　　　　　　　副高：熟练掌握　正高：熟练掌握

（1）急性菌痢

1）其他细菌引起的肠炎：致病性大肠埃希菌（特别是侵袭性大肠埃希菌）、空肠弯曲菌、沙门菌、小肠结肠耶尔森菌等病原引起的肠炎，从临床表现及粪便常规常难以区别，需经粪便培养及其他病原学确定。

2）急性阿米巴痢疾：起病缓慢，少有毒血症症状，里急后重感较轻，粪便次数亦较少，腹痛多在右侧，典型者粪便呈果酱样，有腐臭。镜检仅见少许白细胞、红细胞凝集成团，常有夏科－雷登结晶体，可找到阿米巴滋养体或包囊。乙状结肠镜检查，见黏膜大多正常，有散在溃疡。

3）急性肠套叠：见于婴儿，多有明显的阵发性哭闹，无发热，发病数小时后出现黏液血便，镜检以红细胞为主，腹部可扪及包块。

（2）中毒型菌痢：流行性乙型脑炎的流行季节、高热、惊厥与中毒型菌痢相似，脑脊液检查有阳性发现，粪便常规正常。中毒型菌痢发病更急，进展迅猛，且易并发休克，温盐水灌肠并做镜检及细菌培养可有助于鉴别诊断。

| 知识点12：急性痢疾的治疗 | 副高：熟练掌握　正高：熟练掌握 |

（1）一般对症治疗：肠道传染病隔离（至症状消失，粪便培养连续2次阴性）和卧床休息。对痉挛性腹痛可给予阿托品及腹部热敷。禁用抑制肠蠕动的止泻药，可延长临床和细菌学病程。

（2）液体和营养疗法：纠正水电解质、酸碱平衡紊乱，给予口服补液盐，继续喂养，保证营养补充，预防营养不良的发生。有发生营养不良危险的患儿，可给予营养支持，如维生素A（200000U），以促进临床恢复。

（3）病原治疗：大多数宋内志贺菌感染都具自限性（48~72小时），但抗微生物治疗，可有效缩短腹泻病程，并从粪便中根除病原菌。在等待培养结果和药敏试验期间，就应进行经验性治疗。

在选择抗生素时应注意以下几点。

1）根据当地流行株药敏试验结果选择敏感抗生素。

2）选择易被肠道吸收的口服抗生素，病情严重或不能口服时可选择肠道外给药。近年来痢疾杆菌的耐药菌株，尤其是多重耐药菌株逐渐增多，粪便培养出致病菌时需做药敏试验，根据药敏试验结果结合临床治疗反应，调整用药。

3）对不知药敏试验结果或分离出氨苄西林或复方磺胺甲噁唑耐药菌株的病例，可采用肠道外给予头孢噻肟或头孢曲松、氟喹诺酮类（如环丙沙星）或阿奇霉素，疗程均为5~7天。

口服头孢菌素类通常无效。氨苄西林和复方磺胺甲噁唑对敏感菌株治疗有效；阿莫西林因在胃肠道吸收速度较快，因此疗效不佳。研究显示在儿童中头孢克肟对宋内志贺菌有效。

| 知识点13：中毒性菌痢的治疗 | 副高：熟练掌握　正高：熟练掌握 |

（1）抗菌治疗：迅速控制感染，选用1~2种有效抗生素静脉给药，病情改善后可改为

口服抗生素，疗程7～10天，可选用庆大霉素或阿米卡星与氨苄西林静脉注射，头孢噻肟、头孢曲松、头孢哌酮、氨曲南也可使用。

（2）对症治疗：高热易引起惊厥而加重脑缺氧和脑水肿，可给予亚冬眠疗法，以氯丙嗪与异丙嗪各1～2mg/kg肌内注射，必要时静脉滴注，还可给地西泮、水合氯醛或巴比妥钠。

（3）抗休克治疗：原则为扩充血容量，改善微循环，维护重要脏器功能。

| 知识点14：细菌性痢疾的预防 | 副高：熟练掌握　正高：熟练掌握 |

应以切断传播途径为主，同时加强对传染源管理的综合性防治措施。对重点人群、集体单位应特别注意预防暴发或流行。

第十八节　食物中毒

| 知识点1：食物中毒的概念 | 副高：熟练掌握　正高：熟练掌握 |

食物中毒是指误食含有毒物的食物引起的中毒。这种中毒可以是细菌或细菌毒素引起，亦可为化学物质或有毒动、植物中毒，前者较为常见。

| 知识点2：食物中毒的病史 | 副高：熟练掌握　正高：熟练掌握 |

起病1～2小时或24小时内有不洁饮食史。沙门菌食物中毒多因食用污染的肉食，如猪、牛、羊肉及其内脏等，潜伏期6～24小时；葡萄球菌食物中毒多为毒素型中毒，进食被葡萄球菌肠毒素污染的食物引起，发病急，一般6小时内发病；嗜盐菌食物中毒多为进食含有嗜盐菌的食物，如未煮熟的海产品、腌渍食品等；肉毒杆菌食物中毒多因食用罐头、腊肠、咸肉及自制的某些食物如豆瓣酱等，潜伏期为12～48小时，长者可达几天。

| 知识点3：食物中毒的临床表现 | 副高：熟练掌握　正高：熟练掌握 |

恶心、呕吐、腹痛、腹泻，常伴有发热，吐泻重者可出现脱水、酸中毒、休克等。沙门菌感染粪便多为水样便，偶有脓血，常有里急后重；嗜盐菌食物中毒多数人先有上腹部或脐周疼痛，随后呕吐、腹泻，粪便常呈洗肉水样，或有脓血便；肉毒杆菌则以神经系统症状为主，消化系统表现并不明显，主要表现为头痛、头晕、复视、瞳孔散大、失声、咽下困难、呼吸肌麻痹，死亡率极高。

| 知识点4：食物中毒的治疗 | 副高：熟练掌握　正高：熟练掌握 |

（1）清除毒物：应在6小时内催吐、洗胃和导泻，可采用1∶2000～1∶4000的高锰酸钾液或大量清水洗胃。

（2）输液纠正脱水和酸中毒：根据患儿脱水的程度和性质决定补液量。有休克时，要及时扩容。

（3）控制感染：病原未明确前，可选用广谱抗生素。病原明确后，应根据药敏选择用药。

（4）选用针对性解毒剂：肉毒杆菌中毒者，应尽快用多价抗肉毒素血清50000U，肌内注射，每6小时1次，以后每日1次，每次10000～20000U，直至症状消失。注射前应做皮肤过敏试验，阳性者先脱敏。

（5）对症治疗：根据不同症状，采用退热、镇静、吸氧等方法。

一、细菌性食物中毒

知识点5：细菌性食物中毒的病因　　　　副高：熟练掌握　　正高：熟练掌握

细菌性食物中毒多是因为食物在制作、储存、出售的过程中处理不当，被细菌污染，食用后引起胃肠炎和中毒症状。最多见的细菌是沙门菌、葡萄球菌、大肠杆菌、嗜盐菌和肉毒杆菌等。

知识点6：细菌性食物中毒的临床特点及治疗　　　副高：熟练掌握　　正高：熟练掌握

细菌性食物中毒的临床特点为多有不洁饮食史，恶心、呕吐、腹痛、腹泻等，常伴发热，重者脱水、酸中毒和休克等。治疗上应清除毒物，控制感染，纠正水、电解质平衡紊乱。

知识点7：细菌性食物中毒的治疗原则　　　　副高：熟练掌握　　正高：熟练掌握

迅速催吐、洗胃、导泻，及时输液和抗感染。

一般治疗卧床休息，短暂禁食。根据病情及脱水情况给予补液。抗生素治疗小儿食物中毒较成人来势迅猛，一般都需要抗感染治疗。沙门菌中毒使用氯霉素、黄连素等。大肠杆菌食物中毒可用头孢菌素等药。

抗毒素治疗肉毒杆菌食物中毒用多价肉毒抗毒素（A、B、E型）为特效治疗，早期足量使用，5万U，必要时6小时重复1次。

二、病毒性食物中毒

知识点8：病毒性食物中毒的原因　　　　　副高：熟练掌握　　正高：熟练掌握

（1）病毒不能像细菌和真菌那样以食品为培养基进行繁殖，这也是人们忽略病毒性食物中毒的主要原因。

（2）在食品中的数量少，必须用提取和浓缩的方法，但其回收率低，大约为50%。

（3）有些食品中的病毒尚不能用当前已有的方法培养出来。

知识点9：病毒在食品上的残存　　　　副高：熟练掌握　正高：熟练掌握

病毒粒子不仅在自然环境，如土壤、水、空气中存在，甚至在一些物品和金属仪器上也可存在，其存在时间的长短与病毒种类和污染程度有关。病毒性疾病既可以通过食物、粪便污染，还可以通过衣物、接触、空气等感染，说明这些地方都有病毒存在，成为污染源。

第十九节　败　血　症

知识点1：败血症的概念　　　　　　　　副高：熟练掌握　正高：熟练掌握

败血症过去系指致病菌进入血液循环并在其中繁殖，产生毒素而引起的全身性严重感染。出现低灌注和脏器功能失调的败血症称为重症败血症。各种细菌感染所引起的全身性炎症反应称为全身炎症反应综合征（SIRS）。败血症新的定义是指微生物进入血液循环并在其中繁殖，产生毒素，并发生SIRS。

知识点2：败血症的病因　　　　　　　　副高：熟练掌握　正高：熟练掌握

各种致病菌都可引起败血症。革兰阳性球菌主要为葡萄球菌、肠球菌和链球菌；革兰阴性菌主要为大肠埃希菌、肺炎克雷伯菌、假单胞菌属、变形杆菌、克雷伯菌属等；厌氧菌以脆弱类杆菌、梭状芽胞杆菌及消化道链状菌为多见。败血症致病菌种类可因不同年龄、性别、感染灶、原发病、免疫功能、感染场所和不同地区而有一定差别。自抗生素应用以来，特别是随着新型抗生素的不断问世并被广泛应用于临床，革兰阳性菌感染已有所下降，革兰阴性菌和各种耐药菌株感染逐年上升。由于糖皮质激素等免疫抑制剂和抗肿瘤药物的广泛应用，机体防御功能受损，致使一些既往认为不致病或致病力弱的条件致病菌所致的败血症亦有所增加。

知识点3：败血症的发病机制　　　　　　副高：熟练掌握　正高：熟练掌握

侵入人体的病原微生物能否引起败血症，不仅与微生物的毒力及数量有关，更重要的是取决于人体的免疫防御功能。当人体的抵抗力因各种慢性疾病、皮肤黏膜屏障破坏、免疫抑制受到削弱时，致病微生物可自局部侵入血液循环，细菌进入血液循环后，在生长、增殖的同时产生了大量毒素，造成机体组织受损，进而激活TNF、IL-1、IL-6、IL-8、IFN-γ等细胞因子，发生SIRS，激活补体系统、凝血系统、血管舒缓素、激肽系统等，造成广泛的内皮细胞损伤、凝血及纤溶过程改变，血管张力丧失及心肌抑制，引发感染性休克、DIC和多器官功能衰竭（MOF）。

| 知识点4：败血症的病理 | 副高：熟练掌握　正高：熟练掌握 |

败血症患者共同的和最显著的病理变化是毒血症引起的中毒改变。组织器官细胞变性、微血管栓塞、组织坏死、出血及炎症细胞浸润。除肺、肠、肝、肾、肾上腺等具有上述病变外，心、脾等也常被波及。

| 知识点5：败血症的临床表现 | 副高：熟练掌握　正高：熟练掌握 |

（1）原发感染灶：多数败血症患者都有轻重不等的原发感染灶。原发感染灶的特点为所在部位红、肿、热、痛和功能障碍。

（2）感染中毒症状：大多起病较急，突然发热或先有畏冷或寒战，继之高热，弛张热或稽留热，间歇或不定型。体弱、重症营养不良和小婴儿可不发热，甚至体温低于正常。精神萎靡或烦躁不安、面色苍白或青灰、头痛，肌肉、关节酸痛，软弱无力、不思饮食、气急、脉速，甚至呼吸困难。少数患者可有恶心、呕吐、腹痛、腹泻等胃肠道症状。重者可出现中毒性脑病、中毒性心肌炎、肝炎、肠麻痹、感染性休克、DIC等。

（3）皮疹：可有出血点、斑疹、丘疹或荨麻疹等。金黄色葡萄球菌败血症可出现猩红热样皮疹、荨麻疹；脑膜炎双球菌败血症常有大小不等的淤点、淤斑；坏死性皮疹可见于铜绿假单胞菌败血症。

（4）肝脾肿大：一般仅轻度增大，当发生中毒性肝炎或肝脓肿时则肝增大显著且伴明显压痛，并可出现黄疸。

（5）迁徙性病灶：随病原菌而不同，常见的迁徙性病灶有皮下及深部肌肉脓肿、肺炎、渗出性胸膜炎、肺脓肿、脓胸、感染性心内膜炎、化脓性心包炎、脑脓肿、骨髓炎等。

| 知识点6：败血症的实验室检查 | 副高：熟练掌握　正高：熟练掌握 |

（1）外周血象：白细胞总数以及中性粒细胞增多，核左移，细胞质中出现中毒颗粒。重症或衰弱者白细胞总数减少，红细胞以及血红蛋白常降低，重症者血小板减少。

（2）病原学检查：可送血及骨髓培养、原发病灶及迁徙病灶的脓液培养及涂片和淤点涂片寻找病原菌。为提高病原菌检出率，尽量于早期、抗菌药物治疗之前多次于发热和寒战发作期间采血，连续两次或同时从不同部位取双份标本，以便能分清是污染还是致病菌。必要时应同时做厌氧菌、L型细菌和真菌培养。

（3）其他检查：PCR可用于检测病原菌DNA，方法快速，敏感性强，但易出现假阳性。对流免疫电泳、乳胶凝集试验用于检测病原菌抗原，有辅助诊断价值。

| 知识点7：败血症的诊断和鉴别诊断 | 副高：熟练掌握　正高：熟练掌握 |

若出现急性发热，外周血白细胞和中性粒细胞明显增多，而无局限于某一系统的急性感染，应考虑有败血症的可能。凡新近有皮肤感染、外伤，特别是有挤压疮疖史者，或者呼

吸道、尿路等感染病灶或局灶感染虽经有效抗菌药物治疗但体温仍未控制且感染中毒症状明显，应高度怀疑败血症的可能。血培养和/或骨髓培养阳性为败血症确诊的依据，但一次血培养阴性不能排除败血症。

败血症应与伤寒、粟粒型肺结核、恶性组织细胞病、结缔组织病（如幼年特发性关节炎）等相鉴别。

知识点8：败血症的治疗　　　　　　副高：熟练掌握　　正高：熟练掌握

（1）一般治疗：患儿宜卧床休息，加强护理，供给营养丰富的食品及足够液体，注意电解质平衡及维生素补充，防止压疮等发生。感染中毒症状严重者可在足量应用有效抗生素的同时给予小剂量糖皮质激素治疗5～7天。

（2）抗菌治疗：应尽早使用抗生素，在未获得病原学结果之前根据情况给予抗菌药物经验治疗，以后再根据病原菌种类和药物敏感试验结果调整给药方案。常选用二联或三联杀菌性抗生素联合静脉给药，2～3周病情稳定后改用肌内注射或口服。疗程需持续到症状改善，退热后2～3周，或血培养转阴后1～2周或连续2～3次血培养阴性后方可停药。

针对革兰阳性球菌，可用青霉素加氨基糖苷类（阿米卡星或庆大霉素）；金黄色葡萄球菌耐药菌株可用万古霉素；耐药性革兰阴性菌可用第三代头孢菌素或含有酶抑制剂的第三代头孢菌素。抗生素宜用足量或大剂量静脉给药，无尿或少尿者不宜用对肾脏有不良反应的药物。

（3）并发症的防治：①感染性休克。②原发炎症及迁徙性化脓性炎症或脓肿：应及时进行处理，有效引流。③基础疾病的治疗：败血症易发生在某些有基础疾病的患者，如糖尿病、肝硬化、慢性肾炎、恶性肿瘤等。对这些基础疾病仍应继续治疗。

第二十节　院　内　感　染

知识点1：院内感染的概念　　　　　　副高：熟练掌握　　正高：熟练掌握

院内感染是指患者在住院期间，由于各种医疗行为因素所造成的外界病原微生物侵入体内引起感染，以及患者体内常居寄生菌易位而引起的内源性感染，亦是在住院期间遭受到病原微生物侵入所致的感染性疾病。

知识点2：院内感染的病因　　　　　　副高：熟练掌握　　正高：熟练掌握

院内感染30%～50%是可以预防的，造成这部分院内感染的因素是医护人员的无菌观念不强，或缺乏感染管制措施，或应用侵入性诊疗方法不妥，或使用抗生素、激素、免疫抑制剂不够合理，或由于环境卫生、膳食管理不当等。这类医院内感染称为可预防性院内感染。也有些情况是由于患者机体免疫功能低下，如婴幼儿、老年、糖尿病、恶性肿瘤、慢性消耗性疾病、免疫缺陷等因素引起自身防卫屏障功能受损，无力抵抗外界环境或体内寄居菌的侵入而发生的院内感染，称为难预防性院内感染。

知识点3：院内感染确定准则　　　　　　　　　　副高：熟练掌握　正高：熟练掌握

（1）患者入院时无感染症状或无潜在感染而在住院期间发生的病原微生物侵入机体引起的感染者。

（2）患者入院时已有感染症状，其感染源因与前次住院有关，或因前次住院诊疗期间再感染潜伏的病原体所引起的感染病变。

（3）在原位感染病灶又有新的或不同的病原微生物出现。

（4）医院内感染病原微生物的来源有外界环境病原微生物及患者自身体内常居寄生菌群。

（5）医院内感染诊断确定，需要准确的临床和实验室、影像学检查等资料，以及确切的感染发生时间，符合院内感染疾病的诊断标准。

（6）院内感染疾病需主治医师认定。

知识点4：院内感染病例填报标准　　　　　　　　副高：熟练掌握　正高：熟练掌握

（1）血流感染：血流病原微生物培养阳性。

（2）尿路感染：①尿液培养细菌菌落数每毫升大于10万个以上。②尿液分析检查高倍镜检中每视野超过10个白细胞以上者。③主治医师确诊为尿路感染。

（3）呼吸道感染：①上呼吸道感染：专科主治医师诊断为感冒症状群、急性咽喉炎、急性中耳炎、急性鼻窦炎等。②下呼吸道感染：含有肺炎、肺脓肿、胸膜炎、胸部X线检查有肺、胸腔浸润性病变，经专科主治医师认定为下呼吸道感染者。

（4）手术切口感染：①手术伤口有脓性渗出液。②手术后引起手术切口部脓肿、腹膜炎、软组织炎等。

（5）皮肤及软组织感染：①各类注射部位表现感染症状与体征。②皮肤脓疱、脓肿、压疮。③软组织化脓性炎症。

（6）胃肠道感染：①粪便检查有脓细胞或白细胞于高倍镜检中每视野中在10个以上。②腹泻每日3次以上并连续两天。③粪便培养有沙门菌、志贺杆菌、埃希杆菌、克雷伯杆菌、肠杆菌、沙拉菌、变形杆菌、摩根杆菌等。

（7）病毒性肝炎：①血液酶学检测ALT、AST为正常的10倍以上。②血液免疫学检测呈阳性反应，专科主治医师诊断为急性病毒性肝炎者。

（8）中枢神经系统感染：①脑脊髓液（CSF）中白细胞增多，每立方毫米100以上，其中以中性粒细胞为主。②脑脊髓液病原培养为阳性。

（9）骨科感染：骨髓炎、关节炎。

（10）子宫内膜感染：经妇产科主治医师认定为子宫内膜炎。

（11）眼科感染：经眼科主治医师诊断为以下疾病：眼睑炎、结合膜炎、角膜炎、泪囊炎、巩膜炎、眼内炎症。

知识点5：院内感染的诊断标准　　　　　　　　副高：熟练掌握　　正高：熟练掌握

（1）院内血流感染：患者住院时无败血症临床表现，在住院期间发生败血症，血液病原微生物培养证实为菌血症者。

（2）院内尿路感染：患者入院时无尿路感染症状，尿化验正常，尿液微生物培养阴性。住院后患者有或无膀胱、尿道刺激症状，尿液培养细菌呈阳性，细菌菌落数每毫升大于10万个以上，或尿液检查高倍镜每个视野超过10个白细胞以上者。或患者入院时已诊断为尿路感染，但住院期间尿液细菌培养菌种有改变，或虽是同一菌株，但抗生素药敏试验差三种及以上者。

（3）院内呼吸道感染：①上呼吸道感染：患者住院期间患有感冒症候群、咳嗽、咽喉疼痛、流鼻涕、鼻塞、发热等，或患链球菌喉炎、鼻窦炎、中耳炎等，上呼吸道感染原因可能为病毒性感染，应注意其潜伏期以分辨院内或院外感染。②下呼吸道感染：患者入院时没有肺炎、肺脓肿、胸腔积脓等临床症状与体征，胸部X线片亦无肺浸润性病变，住院后出现肺炎或肺脓肿或胸腔积脓等感染症状与体征，X线片显示有新的肺浸润性病变或肺脓肿、胸腔积脓等，经专科主治医师认定诊断。

（4）院内手术伤口感染：于本院手术后伤口感染化脓，无论有无细菌培养，均属于院内手术后伤口感染。

（5）院内胃肠道感染：患者住院期间发生胃肠道症状与体征，或患者住院后粪便病原微生物培养阳性。

（6）院内肝炎感染：患者住院以后发生急性病毒性肝炎症状，入院日期大于肝炎病毒致病的潜伏期，经主治医师、传染科或胃肠病科会诊确定。院内感染日期以采检ALT、AST为准。

（7）院内皮肤及软组织感染：住院后皮肤或皮下组织发生化脓，并包含非手术伤口感染，皮肤脓疱，或如入院时已有皮肤或皮下组织感染化脓，但在同一化脓灶菌种已有改变者也是院内感染，或住院期间做过静脉导管注射或在穿刺部位有感染者。

（8）院内中枢神经系统感染：入院时无脑膜炎症状，住院期间做过脑脊髓侵入性检查或治疗，或中枢神经系统手术后发生脑脓肿、脑膜炎、脑脊液细菌培养为阳性，或脑脊液中白细胞上升100个以上。如果患者入院时已有脑膜炎症状，但再次脑脊液细菌培养菌株有改变者。

（9）院内子宫内膜炎：入院后或住院分娩后发生子宫颈有脓样分泌物，细菌培养为阳性，或出现全身性感染症状，经主治医师确定诊断。

（10）院内骨科感染：入院时无临床感染症状，在住院期间发生细菌性或真菌性感染，经主治医师诊断为骨髓炎或关节炎，或患者入院时已有骨髓炎或关节炎，其感染与前次在本院做侵入性检查或治疗有关，亦因前次住院所潜伏的感染所致。

知识点6：院内感染病原微生物的来源　　　　　　副高：熟练掌握　　正高：熟练掌握

（1）外界环境病原微生物：①医院环境、医院建筑面积及各诊疗单位结构分布是否有利于感染管制，应注意并慎防医院病房、走廊的地面、门窗、废弃污物、供水及膳食等病原微生物的状况。患者所需的生活各种用具与物品、医疗设备器械以及日常诊疗所用的静脉输液器、各种体腔引流管等是否有潜在病原存在。②院内其他住院患者或医护工勤人员患有活动性疾病，或正处于疾病的潜伏期，或他们就是带菌者。

（2）内源性病原微生物：在正常状况人体口咽部、呼吸道、肠道、生殖泌尿道等部位都有细菌寄生繁殖，这些细菌多数是非致病菌，其中部分是条件致病菌，少数是致病菌，它们相互制约与宿主维持平衡状态不引起发病。

知识点7：院内感染传播方式　　　副高：熟练掌握　正高：熟练掌握

院内感染传播方式：①接触感染：直接接触、间接接触、口沫传染。②空气传播。③媒介传染。④病媒感染。⑤细菌易位。

知识点8：院内感染最常见的微生物　　　副高：熟练掌握　正高：熟练掌握

引起院内感染的常见病原是肠源性肠杆菌、肠球菌、耐药菌株以及条件致病菌、真菌和病毒。

第二十一节　厌氧菌感染

知识点1：厌氧菌感染的概念　　　副高：熟练掌握　正高：熟练掌握

除极少数梭菌外，厌氧菌感染是一种内源性感染，即正常菌群引起的感染。

知识点2：厌氧菌感染涉及的范围　　　副高：熟练掌握　正高：熟练掌握

人体的各个部位、各种器官和组织都可发生厌氧菌感染，而且感染力相当高，有些甚至可达100%。其中一部分是厌氧菌单独感染，而大部分是与需氧菌混合感染。

知识点3：厌氧菌感染的临床及细菌学特征　　　副高：熟练掌握　正高：熟练掌握

（1）感染的局部产生气体：其中以产气荚膜梭菌产生气体最多。

（2）分泌物恶臭。

（3）发生在黏膜上的感染：人体黏膜上寄生着成千上万个厌氧菌。

（4）常规血培养阴性的细菌性心内膜炎，并发脓毒症的血栓性静脉炎，伴有黄疸的菌血症等，很可能有厌氧菌感染。

（5）长期使用氨基糖苷类抗生素。

（6）分泌物带血或呈黑色，并在紫外线照射下发出红色荧光，这是产黑素类杆菌感染的特征。

（7）在细菌学方面，凡标本恶臭，分泌物带气泡，直接涂片染色镜检发现细菌染色不均、形态奇特、多形性明显者；标本直接涂片有细菌，而培养阴性者；在含有100μg/ml的庆大霉素或卡那霉素的培养基中能生长者；在硫乙醇酸盐和琼脂高层底部能生长者；菌落有双溶血环，呈黑色，或菌落表面不平有小斑点，或菌落如面包屑者，都要怀疑是厌氧菌。

| 知识点4：厌氧菌感染的发病机制 | 副高：熟练掌握 正高：熟练掌握 |

（1）机体因素：①全身免疫功能下降者或慢性病患者。②局部免疫力下降，并具备厌氧菌生长的特定条件者。

（2）细菌因素：①细菌致病的物质基础：外毒素、内毒素、菌毛、荚膜、酶。②细菌之间的协同作用。

| 知识点5：新生儿厌氧菌感染的诱发因素 | 副高：熟练掌握 正高：熟练掌握 |

新生儿厌氧菌感染的诱发因素有胎膜早破、早产、胎儿体重偏低，分娩时胎儿呼吸功能受抑制，致使胎儿缺氧及母体围生期患病等。围生期的生殖道感染与胎儿关系最大。

第二十二节 淋 病

| 知识点1：淋病的概念 | 副高：熟练掌握 正高：熟练掌握 |

淋病又称淋球菌病，是指由淋病奈瑟菌感染引起的传染性疾病，临床以泌尿生殖系统的化脓性炎症为特点，也可引起眼、咽、直肠肛门感染和播散性感染。

| 知识点2：淋病的传染源 | 副高：熟练掌握 正高：熟练掌握 |

人是唯一的宿主，患者和带菌者为传染源。

| 知识点3：淋病的传播途径 | 副高：熟练掌握 正高：熟练掌握 |

淋病的传播途径：①主要是性接触传播，婴幼儿和儿童感染多因密切接触含淋球菌分泌物或使用被污染的家庭生活卫生用具而感染。②可经母婴传播，母亲的感染可累及羊膜腔，导致胎儿感染。③分娩时，新生儿经过感染的产道可受感染。

| 知识点4：淋病的易感人群 | 副高：熟练掌握 正高：熟练掌握 |

人群普遍易感，女童发病多，与阴道口及尿道口完全暴露及女童使用家庭生活卫生用品机会较多有关。淋球菌可潜伏在腺体内形成慢性淋病反复发作。

知识点5：淋病的病原　　　　　　　　　　副高：熟练掌握　正高：熟练掌握

淋球菌又称淋病奈瑟菌，是革兰阴性双球菌，喜潮怕干，对外界抵抗力弱，并有自溶的特性，对各种消毒剂很敏感。淋球菌容易产生耐药菌株，已出现产β-内酰胺酶的耐青霉素淋球菌株（PPNG）、染色体介导的β-内酰胺酶阴性的耐药淋球菌株（CMRNG）、质粒介导的耐四环素淋球菌株（TRNG），给治疗增加了难度。

知识点6：淋病的病理生理　　　　　　　　副高：熟练掌握　正高：熟练掌握

淋球菌主要侵犯黏膜，尤其是柱状上皮和移行上皮形成的黏膜，淋球菌外膜上的菌毛和蛋白Ⅱ黏附到黏膜表面上皮细胞，然后直接侵入上皮细胞，使其变性、溶解，刺激上皮细胞吞噬而逐渐侵入黏膜下组织，引起皮下感染。淋球菌内毒素、脂多糖、补体和IgM，引起局部急性炎症，出现充血、水肿、化脓、粘连，使黏膜上皮细胞，甚至黏膜下及浆肌层等都遭到破坏。病变在各腺管及开口处尤为明显，造成开口阻塞，形成脓肿，破溃后可形成瘘。

知识点7：播散性淋球菌感染的概念　　　　副高：熟练掌握　正高：熟练掌握

播散性淋球菌感染是指淋球菌从黏膜感染部位侵入血液，可在各个组织中引起淋球菌感染。

知识点8：淋病的潜伏期　　　　　　　　　副高：熟练掌握　正高：熟练掌握

淋病的潜伏期2~10天，平均3~5天。

知识点9：淋病的临床表现　　　　　　　　副高：熟练掌握　正高：熟练掌握

淋球菌感染可造成婴幼儿及儿童多种疾病，临床表现取决于最初感染的部位。
（1）新生儿：多经母亲产道感染，主要累及眼，还可导致头皮脓肿、阴道炎、败血症、关节炎或脑膜炎。
（2）儿童：多为间接接触传染，是与淋病患者密切接触或使用被污染的卫生用具等感染，但亦有因性虐待而直接感染。主要累及生殖道，也可发生肛门直肠和咽扁桃体的感染。
（3）青少年：性活跃期的青少年感染来源主要通过性传播。主要累及泌尿生殖道。

知识点10：新生儿淋菌性眼炎的临床表现　　副高：熟练掌握　正高：熟练掌握

新生儿淋菌性眼炎多发生出生后2~5天，表现为急性化脓性结膜炎，双眼睑水肿、充血，大量脓性分泌物，严重可侵及角膜，引起角膜炎、角膜溃疡，甚至角膜穿孔，少数可引起全眼发炎及眼球脱落造成失明。

知识点11：新生儿淋菌性关节炎的临床表现　　　副高：熟练掌握　　正高：熟练掌握

新生儿淋菌性关节炎是淋菌性败血症的最常见症状之一，多在出生后1~4周发病，多累及大关节，如膝、肘、踝、腕、肩、髋等，可累及多个关节。初起患肢不能活动，因疼痛被动活动时则引起哭闹。如不及时处理，股骨头可形成坏死。

知识点12：儿童淋菌性泌尿生殖道炎的临床表现　　　副高：熟练掌握　　正高：熟练掌握

（1）幼女淋病：多为淋菌性外阴和阴道炎，表现为外阴潮红肿胀，两阴唇间有黄绿色脓性分泌物流出，可出现糜烂、溃疡、疼痛，伴排尿困难，有时肛门、直肠也可出现淋菌性炎症，表现为里急后重，粪便含脓血。若未及时处理，可沿阴道、子宫腔上行，引起输卵管炎和盆腔炎。

（2）男童淋病：多为淋菌性尿道炎，表现为尿频、尿痛、尿道口有脓性分泌物流出，也可伴淋菌性直肠炎、扁桃体炎、咽炎。偶可表现为无症状的脓尿。

知识点13：青少年淋菌性疾病的临床表现　　　副高：熟练掌握　　正高：熟练掌握

（1）女性淋菌性阴道炎、尿道炎、子宫颈炎、输卵管炎临床症状常不明显，但少数女性可导致盆腔炎合并肝周围炎，导致异位妊娠和不孕症。血源播散可累及皮肤关节发生淋球菌关节炎或皮炎综合征。播散最常发生在月经期1周内。

（2）男性淋菌性尿道炎常有明显尿急、尿频、尿痛等症状。也常见直肠肛门和咽部炎症，可导致附睾炎。

知识点14：淋病的并发症　　　副高：熟练掌握　　正高：熟练掌握

各种淋菌性炎症可从原发部位经血源播散发展为播散性淋球菌感染，也有很多患者原发部位的症状已不明显，导致淋菌性败血症、脑膜炎、心内膜炎、心肌炎、肝炎，重者可致死，造成的播散性淋球菌感染的危险因素包括免疫缺陷和月经期等。

知识点15：淋病的流行病学史　　　副高：熟练掌握　　正高：熟练掌握

注意询问家庭成员中特别是母亲是否有淋病史。

知识点16：淋病的体格检查　　　副高：熟练掌握　　正高：熟练掌握

（1）新生儿：眼睑水肿、结膜充血，大量脓性分泌物，四肢活动少，疼痛。

（2）儿童及青少年：外阴潮红肿胀，有黄绿色脓性分泌物流出，可见糜烂、溃疡、伴排尿困难。尿道口有脓性分泌物。要注意检查有无性虐待。

知识点17：淋病的常规检查　　　　　　副高：熟练掌握　正高：熟练掌握

淋病的常规检查主要有眼、外阴、阴道、尿道等处的分泌物检查，可见大量白细胞和脓细胞。

知识点18：淋病的病原学检查　　　　　　副高：熟练掌握　正高：熟练掌握

（1）直接涂片检查：取分泌物涂片革兰染色，可见细胞内革兰阴性双球菌。
（2）分离培养：标本采集后，应立即送检，并采用含有可选择地抑制许多其他细菌生长的选择培养基进行分离培养和药物敏感试验。儿童咽部培养出奈瑟菌时，应注意排除是否是咽部的正常的菌群。
（3）抗原检测：固相酶免疫试验（EIA）可用来检测临床标本中的淋球菌抗原。
（4）基因检测：淋球菌的基因探针、PCR技术，检测淋球菌。

知识点19：淋病的诊断与鉴别诊断　　　　副高：熟练掌握　正高：熟练掌握

（1）诊断：根据流行病学资料、不同年龄的典型临床表现和实验室检查做出诊断。
（2）鉴别诊断：应与其他非淋球菌病原引起的新生儿结膜炎、外阴炎、尿道炎等相鉴别。

知识点20：新生儿淋菌性眼炎的治疗　　　　副高：熟练掌握　正高：熟练掌握

新生儿淋菌性眼炎需用水剂青霉素10万U/（kg·d），静脉滴注，共5天。有高胆红素血症的婴儿，尤其是未成熟儿慎用头孢曲松。眼局部可用盐水冲洗分泌物。

知识点21：非播散性淋球菌感染的治疗　　　副高：熟练掌握　正高：熟练掌握

体重<45kg的儿童，头孢曲松钠125mg，体重≥45kg者，250mg，1次肌内注射；或头孢噻肟25mg/（kg·d）（最大剂量1g）1次肌内注射；或头孢克肟20mg/（kg·d）（最大800mg），口服；或阿奇霉素20mg/（kg·d）（最大1g），口服。

知识点22：播散性淋病的治疗　　　　　　副高：熟练掌握　正高：熟练掌握

播散性淋病可选用青霉素、头孢曲松、头孢噻肟、环丙沙星、氧氟沙星等，共7天，有脑膜炎时疗程10～14天。

知识点23：对产生青霉素酶的淋球菌的治疗　副高：熟练掌握　正高：熟练掌握

对产生青霉素酶的淋球菌（PPNG）可使用青霉素加舒巴坦钠，也可选用其他头孢菌素类、大观霉素，氧氟沙星，β-内酰胺酶抑制药和青霉素类药合药。

知识点24：淋病的预防　　　　　　　副高：熟练掌握　正高：熟练掌握

（1）对有淋球菌病母亲的新生儿：生后用1%硝酸银或1%四环素或0.5%红霉素眼药水预防新生儿淋球菌性结膜炎。

（2）对家庭成员中有淋病的儿童：应避免接触患者的衣物，不要共用生活卫生用具。积极治疗患者。

第二十三节　支原体感染

知识点1：支原体的概念　　　　　　　副高：熟练掌握　正高：熟练掌握

支原体是一类无细胞壁，呈多形态性，能在无生命的培养中生长繁殖的最小的原核细胞型微生物。

知识点2：支原体的生物学性状　　　　副高：熟练掌握　正高：熟练掌握

支原体没有细胞壁，常呈多形态性，有球形、丝状、环状、星状和螺旋形等。大小一般在 $0.2 \sim 0.3\mu m$，可通过一般除菌滤器。

知识点3：支原体感染的致病性　　　　副高：熟练掌握　正高：熟练掌握

肺炎支原体是人类原发性非典型肺炎的病原体，约占非细菌性肺炎的1/2。本病由呼吸道传播，多发生在5～19岁的青年人中，以夏末秋初多见。受染者多数无症状或出现头痛、发热、咳嗽等。溶脲脲原体是非淋球菌性尿道炎（NGU）的主要病原体，在这类患者中的检出率达13%～50%。本病主要通过性接触传播，可引起尿道炎、阴道炎、盆腔炎等，甚至不孕。还可通过胎盘感染胎儿，引起早产或死胎等。

知识点4：支原体感染的免疫性　　　　副高：熟练掌握　正高：熟练掌握

支原体感染后，可诱发机体产生体液免疫和细胞免疫。分泌型IgA及特异性细胞免疫在防止支原体再感染上有一定作用。

知识点5：支原体感染的微生物学检查和防治原则

　　　　　　　　　　　　　　　　　副高：熟练掌握　正高：熟练掌握

微生物学诊断上主要靠病原体分离和血清学试验，分离到病原体后应作生长抑制试验

（GIT）进一步鉴定；血清学试验主要有补体结合试验和非特异的冷凝集试验。治疗上多选用红霉素，其次为四环素等。

第二十四节 衣原体感染

知识点1：衣原体的种类	副高：熟练掌握 正高：熟练掌握

引起人类感染的常见衣原体：①沙眼衣原体。②鹦鹉热衣原体。③肺炎衣原体。

知识点2：衣原体感染的传染源	副高：熟练掌握 正高：熟练掌握

衣原体的传染源主要：①人类是沙眼衣原体的自然宿主，感染沙眼衣原体的母亲常是重要的传染源。②鸟类是人类感染鹦鹉热衣原体的传染源。③人是肺炎衣原体唯一的宿主，患者和带菌者为传染源。

知识点3：衣原体感染的传播途径	副高：熟练掌握 正高：熟练掌握

（1）母婴垂直传播：沙眼衣原体可以通过产道接触感染、宫内感染及产褥期感染。
（2）呼吸道传播：鹦鹉热衣原体和肺炎衣原体主要通过呼吸道吸入而感染。
（3）性接触感染传播：沙眼衣原体可通过性接触传播，造成泌尿生殖道的感染。
（4）间接接触传播：沙眼衣原体还可以通过污染的衣物、浴盆、浴巾等物品传染。

知识点4：衣原体感染的易感人群	副高：熟练掌握 正高：熟练掌握

人群普遍易感。感染后，产生的特异性免疫较弱，持续时间短暂，容易造成持续、反复以及隐性感染。

知识点5：衣原体感染的病原学	副高：熟练掌握 正高：熟练掌握

衣原体是一类在真核细胞内专营寄生生活的微生物，其对理化因素的抵抗力不强，对热较敏感，一般消毒剂、脂溶剂和去污剂可在几分钟内破坏其活性。

知识点6：衣原体感染的病理生理学	副高：熟练掌握 正高：熟练掌握

衣原体感染人体后，首先侵入柱状上皮细胞并在细胞内生长繁殖，然后进入单核-巨噬细胞系统的细胞内增殖，导致感染细胞死亡，同时尚能逃避宿主免疫防御功能。衣原体的致病机制主要是抑制被感染细胞代谢，溶解破坏细胞并导致溶解酶释放，代谢产物的细胞毒作用，引起变态反应和自身免疫反应。

衣原体可侵入肺、肝、脾、心、肾、神经系统以及消化系统等组织器官。在肺内引起小叶性或间质性肺炎，肺间质有淋巴细胞浸润，病变部位可产生实变和少量出血；引起细支气管炎和支气管上皮细胞脱屑和坏死。肺门淋巴结可增大。肝可出现局部坏死，脾常增大。

知识点7：衣原体感染的潜伏期 副高：熟练掌握 正高：熟练掌握

潜伏期沙眼衣原体至少1周，鹦鹉热衣原体一般为1~2周，肺炎衣原体21天。

知识点8：衣原体感染结膜炎的临床表现 副高：熟练掌握 正高：熟练掌握

沙眼衣原体常引起新生儿结膜炎，常出现于出生后7~14天，表现为眼部充血，水肿和分泌物，分泌物为黏液性或缺如，2/3病例为单侧发病，病程多为自限性（1~2周），早期经适当的治疗，一般不会发生并发症。

知识点9：衣原体感染沙眼的临床表现 副高：熟练掌握 正高：熟练掌握

沙眼是一种慢性滤泡性角膜结膜炎，为沙眼衣原体反复和慢性感染所致，表现为畏光、流泪、发痒、异物感、分泌物增多等眼部不适感，刺激症状较为显著，视力减退，并可致盲。

知识点10：衣原体感染肺炎的临床表现 副高：熟练掌握 正高：熟练掌握

肺炎可由沙眼衣原体、鹦鹉热衣原体和肺炎衣原体引起。沙眼衣原体主要引起小婴儿肺炎。肺炎衣原体感染可无症状，也可表现为呼吸道的轻到中度的症状。小婴儿表现为隐匿起病，常不伴发热，临床症状为鼻炎伴鼻腔黏液性分泌物和鼻塞，随后发展为百日咳样阵咳，但无回声，呼吸增快，偶有呼吸暂停，不常见喘息。在年长儿，可起病较缓，初起有上感症状，并常伴咽痛、声音嘶哑、发热。继之咳嗽加重，且持续时间长，多可持续3周以上，少数可伴有肌痛、胸痛等。肺炎衣原体除可引起呼吸道疾病外，还可引起心肌炎、脑炎等呼吸系统以外的疾病，可有嗜睡、谵妄、抽搐等神经精神症状。

知识点11：衣原体感染生殖道感染的临床表现 副高：熟练掌握 正高：熟练掌握

生殖道感染主要为沙眼衣原体感染。

（1）青春前期女性表现为阴道炎；青春后期的女性表现为尿道炎、宫颈炎、子宫内膜炎、输卵管炎和肝周炎，还可以发展为急性或慢性盆腔炎，将来可能引发异位妊娠或不孕、血栓性浅静脉炎。

（2）男性表现为附睾炎、尿道炎，主要症状为尿道内不适，刺痛及烧灼感，并伴有不同程度的尿频、尿急、尿痛Reiter综合征（无菌性尿道炎、眼结膜炎和多发性关节炎）感染可持续数月到数年。

知识点12：衣原体感染性病性淋巴肉芽肿的临床表现

副高：熟练掌握　正高：熟练掌握

性病性淋巴肉芽肿为沙眼衣原体感染所致，表现为侵入性淋巴感染，最初症状为生殖器溃疡伴触痛、化脓。

知识点13：衣原体感染的过去史　　　　副高：熟练掌握　正高：熟练掌握

注意询问母亲及家庭成员中有无衣原体感染症状，有无鸟类接触史，有无沙眼病史等。

知识点14：衣原体感染的体格检查　　　副高：熟练掌握　正高：熟练掌握

（1）结膜炎：眼部充血、水肿和分泌物。

（2）沙眼：眼睑结膜血管充血、乳头增生、滤泡形成。

（3）肺炎：小婴儿有呼吸增快，偶有呼吸暂停，肺部可出现湿啰音，有时可有呼气性喘鸣音，在年长儿肺部体征常不明显，偶可闻及湿啰音，还可合并咽炎、中耳炎、鼻窦炎。重者可有肺实变体征。常伴淋巴结肿大，还可有心内膜炎，贫血，肝、脾大，蛋白尿，结节性红斑、DIC等。

（4）生殖道感染：外阴充血、分泌物等。尿道口轻度红肿并有浆液或黏液脓性分泌物；附睾肿大，变硬，有触痛，多为单侧。

（5）性病性淋巴肉芽肿：生殖器溃疡伴触痛、化脓，腹股沟、股部淋巴结大等，多为单侧。

知识点15：衣原体感染的辅助检查　　　副高：熟练掌握　正高：熟练掌握

（1）血常规：肺炎时末梢血象往往出现嗜酸性粒细胞增多。

（2）病原学检测：①衣原体细胞培养：取眼结膜刮屑物、鼻咽部或咽后壁拭子、痰、气管和支气管吸出物、肺泡灌洗液或从肺组织中分离病原体，需进行专性细胞内菌体培养。②PCR：检测衣原体DNA，应注意质量控制，防止出现假阳性结果。③单克隆抗体检测：用荧光素标记的抗衣原体单克隆抗体，来检测细胞涂片中的衣原体，使用较为方便，目前主要用衣原体外膜蛋白（MOMP）的单克隆抗体的商品试剂。

（3）血清学检查：检测血清特异性IgM、IgG和IgA抗体，双份血清抗体IgG效价升高达4倍以上，或IgM > 1 : 32。感染后2~3周IgG出现升高，在6~8周达高峰；在再感染时，IgM可能不出现升高，而IgG在1~2周内升高。早期抗生素的治疗可抑制抗体反应。

| 知识点16：衣原体感染的诊断 | 副高：熟练掌握　正高：熟练掌握 |

根据不同类型的临床表现特点，检测出病原体或病原体特异性DNA是诊断衣原体感染的确诊依据。

| 知识点17：衣原体感染的治疗 | 副高：熟练掌握　正高：熟练掌握 |

（1）结膜炎：口服琥乙红霉素50mg/（kg·d），分4次日服，疗程14天；对于不能耐受红霉素，年龄超过新生儿期的小婴儿可选用磺胺类药物。局部治疗无效也无必要。

（2）沙眼：局部应用红霉素、多西环素和磺胺，2次/天，疗程2个月；感染严重者，口服红霉素或阿奇霉素，疗程3周。

（3）肺炎：口服阿奇霉素20mg/（kg·d），疗程3天，或红霉素50mg/（kg·d），分4次口服，疗程14天，不能耐受红霉素的可选用磺胺类药物；8岁以上可选择多西环素。

（4）无并发症的生殖道感染：多西环素200mg/d，或红霉素2.0g/d，疗程7天，还可选用阿奇霉素、琥乙红霉素、氧氟沙星、左氧氟沙星。

（5）性病性淋巴肉芽肿：多西环素200mg/d，或红霉素2.0g/d，或阿奇霉素1g，疗程21天。

第二十五节　真菌感染

一、念珠菌病

| 知识点1：深部真菌病的概念 | 副高：熟练掌握　正高：熟练掌握 |

深部真菌病是各种真菌除侵犯皮肤、黏膜和皮下组织外，还累及组织和器官，甚至引起播散性感染，又称侵袭性真菌病（IFIs）。近年来由于抗生素、类固醇激素和免疫抑制剂的广泛应用等原因，本病有增加趋势。深部真菌病的常见病原菌为假丝酵母菌属、曲霉菌属以及新型隐球菌。假丝酵母菌病是由数种假丝酵母菌引起的疾病，本病多见于儿童，有的自婴儿发病后，长期潜伏至成人时再发病。最常引起人类疾病的假丝酵母菌菌是白色假丝酵母菌。新型隐球菌是人类主要的致病菌，主要侵袭中枢神经系统，亦可播散至肺部、皮肤、黏膜、骨骼、关节和其他内脏，呈急性或慢性病程，各年龄均可发病。曲霉菌病是由致病曲霉菌所引起的疾病。致病菌主要经呼吸道吸入侵犯肺部，也可侵犯皮肤、黏膜。严重者可发生败血症，使其他组织和系统受累。尤其是新生儿深部真菌感染临床表现更缺乏特异性和体征，诊断困难，若不及时治疗，病死率极高。

| 知识点2：深部真菌病的病因和发病机制 | 副高：熟练掌握　正高：熟练掌握 |

真菌从生长形态上主要可分为酵母菌和丝状真菌。酵母菌中与人类疾病相关的常见致病

菌有假丝酵母属和隐球菌，丝状真菌中主要有曲霉菌、根霉属及皮肤真菌。但也有部分真菌在组织内和在培养基内分别呈现一种以上形态，则称为双相真菌。由这类真菌引起的疾病主要有组织胞质菌病、芽生菌病、孢子丝菌病、球孢子菌病、类球孢子菌病等。

真菌一般不产生毒素，其致病作用主要与真菌在人体内感染部位繁殖所引起的理化损伤及所产生的酶类、酸性代谢产物有关；一些真菌还可引起轻重不一的变态反应。真菌病常见的病理变化有：①轻度非特异性炎症。②化脓性炎症，由大量中性粒细胞浸润所形成的小脓肿，如假丝酵母菌病、曲霉病、毛霉病等。③坏死性炎症，可出现大小不等的坏死灶，常伴有明显的出血，而炎症细胞相对较少，可见于毛霉病、曲霉病等。④结核样肉芽肿形成。⑤真菌脓毒症，即真菌入血，引起全身播散性感染，累及多脏器。

知识点3：深部真菌病的治疗原则 副高：熟练掌握 正高：熟练掌握

（1）一般治疗

1）积极治疗原发病，去除病因。

2）严格掌握抗生素、糖皮质激素和免疫抑制剂的用药指征，尽可能少用或不用这些药物。

3）加强护理和支持疗法，补充维生素和微量元素。

4）对于皮肤和口腔黏膜感染，大多选用制霉菌素，形成局限性病灶的可辅以手术治疗，以过敏症状为主要临床表现者可同时对症使用抗组胺药物，隐球菌性脑膜炎除抗真菌治疗外，需采用降颅内压的措施，包括必要时行侧脑室引流术。

（2）抗真菌治疗：针对病原菌选择抗真菌药物，如两性霉素B、5-氟胞嘧啶、氟康唑、伏立康唑、伊曲康唑及制霉菌素等。

知识点4：念珠菌病的概念 副高：熟练掌握 正高：熟练掌握

念珠菌病是由念珠菌引起的皮肤、黏膜和内脏的急性、亚急性和慢性炎症。大多为继发性感染，是目前发病率最高的侵袭性真菌感染。

知识点5：念珠菌病的病原学 副高：熟练掌握 正高：熟练掌握

念珠菌又称假丝酵母，属于酵母菌。念珠菌属有300余种，主要为白念珠菌、光滑念珠菌、热带念珠菌、克柔念珠菌、近平滑念珠菌、伪热带念珠菌、吉利蒙念珠菌、葡萄牙念珠菌、挪威念珠菌、皱褶念珠菌等，以白念珠菌毒力最强，也最为常见。

知识点6：念珠菌病的流行病学 副高：熟练掌握 正高：熟练掌握

念珠菌广泛存在于自然界的土壤、医院环境，各种用品的表面及水果、乳制品等食品上，亦可作为共栖菌寄生于健康人的皮肤、口腔、胃肠道和阴道等处。健康小儿咽拭子或粪便中带菌率可达5%~30%。正常情况下，念珠菌和其他菌群与机体处于平衡状态，一般不致病；而当人体因某些原因抵抗力低下时则可致病，此为内源性感染。外源性感染则由接触引起，如新生儿原发性鹅口疮系因产妇阴道念珠菌病的直接接触而感染。

婴幼儿发病率较高，多继发于长期腹泻、营养不良、免疫功能不全以及某些重症疾病所致的体质虚弱，尤其是长期大量应用抗生素或激素等治疗的患儿更易诱发本病。

知识点7：皮肤念珠菌病的临床表现	副高：熟练掌握　正高：熟练掌握

（1）念珠菌间擦症：是最常见的一种皮肤念珠菌病，好发于新生儿、较小婴儿及较肥胖的儿童。常累及光滑皮肤相互直接摩擦的部位，最常见于尿布包裹处，如肛周、臀区、外阴及腹股沟等处皮肤，其次为腋窝、颈前和下颌等。皮损开始为皮肤潮红、糜烂，以后形成边缘清楚、潮红而鲜红的疮面，伴有灰白色脱屑和翘起的表皮，皮损外周可有散在丘疹、水疱或脓疱，呈卫星状分布，具特征性。常有自觉瘙痒。

（2）慢性皮肤黏膜念珠菌病：较为罕见。主要见于先天性T淋巴细胞功能异常者。多在3岁内发病，先出现口腔念珠菌病特别是白念珠菌口炎，以后累及全身皮肤，表现为红斑鳞屑性皮疹，局部可有角质增生现象。手指末节肿胀、甲板破坏、头发稀疏脱落，外观呈早老样。赘疣增殖性皮损有时呈蛎壳或皮角状。

知识点8：黏膜念珠菌病的临床表现	副高：熟练掌握　正高：熟练掌握

（1）鹅口疮：以新生儿最为多见，好发部位为舌、软腭、颊黏膜、牙龈、咽部等。损害为灰白色假膜附着于口腔黏膜上，呈点状或融合成片附着于黏膜上，剥除白膜后可留下红色糜烂面或轻度出血，严重者黏膜可出现溃疡、坏死。此膜不如白喉假膜那样坚硬，容易剥落，但常更为广泛，可波及咽喉部、食管、气管、肺和血液循环内。此类患儿母亲多有念珠菌性阴道炎。

（2）阴道炎和阴茎头炎：小儿少见，其表现为阴道发痒、阴道分泌物增多和烧灼感，阴道窥镜检查可见阴道黏膜糜烂，被有灰白色假膜，并排出豆渣状分泌物，外阴皮肤病损与念珠菌间擦症相似。念珠菌性阴茎炎或阴茎包皮炎在小儿更为少见。

知识点9：深部器官念珠菌病的病因	副高：熟练掌握　正高：熟练掌握

深部器官念珠菌病的发生是由于抗生素抑制了与真菌相竞生的细菌，引起菌群失调，从而促进了白念珠菌的大量繁殖。此外，风湿病、血液病及恶性肿瘤的患儿，在应用激素或抗代谢药物治疗过程中诱发严重的深部器官念珠菌病。

知识点10：深部器官念珠菌病的临床表现	副高：熟练掌握　正高：熟练掌握

（1）念珠菌性肺炎：常继发于婴幼儿肺炎、肺结核及血液病等。起病慢，病程长，在长

期应用广谱抗生素过程中，出现发热、剧烈咳嗽、气喘、发绀等症状，痰为无色胶陈样，偶带血丝。肺部可闻及湿啰音和叩诊浊音。肺部病变易于融合而成广泛实变。

（2）念珠菌性食管炎：小儿发病少见。主要症状为呕吐、吞咽困难，较大儿童可诉说在进食时食管部位有烧灼感，出现拒食现象。若未及时治疗，念珠菌可由此而入血导致败血症。

（3）腹膜及胆囊念珠菌感染：腹膜炎一般见于血液透析、胃肠道手术和腹腔脏器穿孔者。感染一般局限于腹腔，胃肠道穿孔者播散性感染发生率为25%，婴幼儿播散感染相对多见。念珠菌感染可累及胆囊和胆管。

（4）念珠菌性肠炎：常由口腔念珠菌病发展而来或常发生在口服多种广谱抗生素后。临床表现与婴幼儿喂养不当所致腹泻不易区别。腹泻次数以每日3～4次至数十次不等，粪便呈泡沫状水样或有黏液，严重者有血便，甚至肠穿孔继发腹膜炎。

（5）念珠菌性骨髓炎和关节炎：骨髓炎主要见于中性粒细胞减少及低体重新生儿播散性念珠菌病血行播散。临床表现与细菌性骨髓炎相似，好发于腰椎和肋骨，表现为局部疼痛，可形成瘘管，有溶骨现象，但常无发热。关节炎多为播散性念珠菌病的血行播散，也可见于行关节治疗术后。临床表现同急性关节炎。

（6）肾念珠菌病：约80%播散性念珠菌病累及肾，少数为泌尿道的上行感染所致。主要临床症状为发热、寒战、腰痛和腹痛，婴儿常有少尿或无尿。尿常规检查可见红细胞、白细胞、蛋白和管型，尿液直接镜检和培养念珠菌阳性。

（7）念珠菌性心内膜炎：多见于心脏瓣膜病、接受心脏手术或心导管检查的患者。起病突然或隐匿，症状和体征类似急性细菌性心内膜炎，但赘生物较大者易于发生动脉栓塞。

（8）念珠菌性脑膜炎：多见于已有念珠菌感染的低体重新生儿。症状和体征与细菌性脑膜炎相似，可有局灶性神经系统症状如失语、偏瘫等。少见症状有颅内压增高、视盘水肿等。本病诊断困难，关键是脑脊液应送检真菌检查。

（9）念珠菌性败血症：为危及生命的严重真菌感染。多个脏器受累，临床表现多种多样。

知识点11：念珠菌病的辅助检查　　　　　副高：熟练掌握　　正高：熟练掌握

（1）直接镜检：根据感染累及的部位不同采集标本，如皮肤黏膜拭子、血液、尿液、粪便、痰液、脑脊液、支气管肺泡灌洗液、阴道白带、活检标本等，加5%～10%KOH液，显微镜下检查。阳性者可见假菌丝和孢子。如有大量假菌丝存在，有诊断价值。

（2）1,3-β-d葡聚糖抗原（G试验）：1,3-β-d葡聚糖为真菌细胞壁成分，可用于真菌感染的诊断，但接合菌和隐球菌除外。假阳性见于黄疸、输注清蛋白、血液透析、应用抗肿瘤等多糖类药物者。

（3）真菌培养：无菌部位所取标本培养阳性有诊断意义。开放部位标本，如痰液、支气管肺泡灌洗液、粪便等培养阳性，应结合直接镜检结果判断。若两者均阳性，一般可将培养分离的念珠菌视为致病菌。若直接镜检未见假菌丝，则应对培养阳性的结果进行慎重考虑，不可简单地视为病原菌。但同一部位反复培养均分离出同一种念珠菌或数处标本同时培养出同一念珠菌一般可视为病原菌。

（4）组织病理：呈急性化脓或坏死，可有多个脓肿或微小脓肿，内含大量中性粒细胞、假菌丝和孢子。组织中假菌丝和孢子是深部念珠菌感染的确切证据。

知识点12：念珠菌病的诊断　　　　　　　　副高：熟练掌握　正高：熟练掌握

根据患者有无真菌感染高危因素、临床表现和真菌学实验室检查依据，诊断真菌感染分为：

（1）确诊病例：为非黏膜组织穿刺或活检标本的组织病理学或细胞病理学检查见白念珠菌假菌丝或真菌丝。确诊患者的诊断可有或无宿主高危因素或者其他临床特征，但血培养念珠菌阳性的患者需有相应的临床表现。

（2）拟诊病例：为有宿主高危因素、临床表现、真菌学诊断依据。

（3）疑似病例：为有宿主高危因素、临床表现、无真菌学诊断依据。

知识点13：念珠菌病的治疗　　　　　　　　副高：熟练掌握　正高：熟练掌握

（1）皮肤黏膜念珠菌病：皮肤黏膜念珠菌病局部应用克霉唑、咪康唑或制霉菌素，慢性皮肤黏膜念珠菌病需长期治疗并全身用药。

（2）念珠菌性肺炎：首选氟康唑 $3\sim6mg/(kg\cdot d)$，1次/天，连用 $6\sim8$ 周。如病原菌为克柔念珠菌等耐药菌株或病情严重，可应用伊曲康唑 $3\sim5mg/(kg\cdot d)$，分 $1\sim2$ 次；伏立康唑 $8mg/(kg\cdot d)$，分两次服用，或两性霉素B第1天 $0.1mg/(kg\cdot d)$，第2天 $0.2mg/(kg\cdot d)$，以后每天加量 $0.1mg/(kg\cdot d)$，最大剂量 $0.5\sim0.6mg/(kg\cdot d)$，静脉滴注，1次/天。同时必须纠正基础病和去除易感因素，疗程视患儿免疫功能而定。

（3）消化道念珠菌病：治疗同念珠菌性肺炎。

（4）念珠菌性骨髓炎和关节炎：初始予以氟康唑 $3\sim6mg/(kg\cdot d)$，每天1次，或两性霉素B第1天 $0.1mg/(kg\cdot d)$，第2天 $0.2mg/(kg\cdot d)$，以后每天加量 $0.1mg/(kg\cdot d)$，最大剂量 $0.5\sim0.6mg/(kg\cdot d)$，静脉滴注，每日1次，继以氟康唑，总疗程 $6\sim12$ 个月。

（5）泌尿系念珠菌病：膀胱炎可用两性霉素B灌注膀胱。氟康唑大多以原型从泌尿系统排出，对膀胱炎治疗效果好。肾盂肾炎首选两性霉素B第1天 $0.1mg/(kg\cdot d)$，第2天 $0.2mg/(kg\cdot d)$，以后每天加量 $0.1mg/(kg\cdot d)$，最大剂量 $0.5\sim0.6mg/(kg\cdot d)$，静脉滴注，1次/天，或脂质体 $3\sim5mg/(kg\cdot d)$，静脉滴注，每天1次。重症患儿应同时加用氟胞嘧啶 $50\sim150mg/(kg\cdot d)$，分 $3\sim4$ 次口服或氟康唑 $3\sim6mg/(kg\cdot d)$，每天一次。

（6）念珠菌性败血症：两性霉素B与氟康唑联用。粒细胞缺乏者宜选用两性霉素B含脂制剂 $3\sim5mg/(kg\cdot d)$，静脉滴注，每天一次。疗程为血培养阴性和临床症状及体征消失后14天。

（7）念珠菌性心内膜炎和念珠菌性脑膜炎：治疗同念珠菌性败血症。

知识点14：念珠菌病的预后　　　　　　　　副高：熟练掌握　正高：熟练掌握

（1）大多数皮肤黏膜念珠菌病经局部治疗可获得满意效果，但有复发的可能。

（2）慢性皮肤黏膜念珠菌病虽经两性霉素B静脉滴注治疗，复发仍不可避免。

（3）深部器官念珠菌病的疗效取决于与其并发疾病的性质及严重程度。

（4）心内膜念珠菌病如不治疗往往导致死亡。

二、隐球菌病

知识点15：隐球菌病的概念	副高：熟练掌握 正高：熟练掌握

隐球菌病是由新型隐球菌感染引起的亚急性或慢性深部真菌病，可侵犯各脏器组织，但主要侵犯中枢神经系统和肺部。

知识点16：隐球菌病的病原学	副高：熟练掌握 正高：熟练掌握

隐球菌属包括17个种和8个变种，其中只有新型隐球菌及其变种具有致病性。新型隐球菌菌体被宽厚的荚膜所包裹，PAS染色菌体呈红色。

隐球菌的主要成分荚膜多糖是确定抗原血清型的基础，与毒力、致病性及免疫性密切相关。致病菌主要是新型隐球菌，新型隐球菌有3个变种，按照血清型分类可分为A、B、C、D及AD型5型，此外尚有少量不确定型。

知识点17：隐球菌病的流行病学	副高：熟练掌握 正高：熟练掌握

新型隐球菌存在于土壤和鸽粪中，鸽粪是重要的传染源。此外，分离出该菌的动物还有马、奶牛、狗、猫、山羚羊、貂、猪、考拉、鼠等。

有80%的病例中枢神经系统受损，可能为隐球菌从鼻腔沿嗅神经及淋巴管传至脑膜所致。新型隐球菌属酵母菌，在脑脊液、痰液或病灶组织中呈圆形或半圆形，直径5~20μm，四周包围肥厚的胶质样荚膜。该菌以芽生方式繁殖，不生成假菌丝，芽生孢子成熟后脱落成独立个体。新型隐球菌除主要侵袭中枢神经系统外，亦可播散至肺部、皮肤、黏膜、骨骼、关节和其他内脏，呈急性或慢性病程，各年龄均可发病。

知识点18：隐球菌病的感染途径	副高：熟练掌握 正高：熟练掌握

①吸入空气中的孢子，此为主要途径，隐球菌孢子到达肺部引起肺部感染，继而播散到全身。②创伤性皮肤接触。③摄入带菌的食物，经肠道播散至全身引起感染。

知识点19：中枢神经系统隐球菌病的临床表现	副高：熟练掌握 正高：熟练掌握

（1）脑膜炎型：本型最常见，可合并肺隐球菌病。起病可呈急性、亚急性、慢性。临床表现为颅内高压和脑膜刺激征。头痛为初发症状，绝大多数有发热，患者可出现眼部症状，甚至视神经萎缩以致完全失明。部分患者出现脑神经麻痹与常见的脑神经损害，包括视力减

退、中枢性面瘫、听力减退等。急性脑膜炎型常起病急骤，发病突然，若不及时救治，常在数天至3周内死亡。亚急性常从类似上呼吸道感染的症状开始，以后逐渐加重，1~2个月出现典型的脑膜炎症状。慢性可反复出现症状及缓解，病程可迁延数年，机体呈现显著消瘦状态。

（2）脑膜脑炎型：除了脑膜炎症状外，尚可出现脑实质病变部位的症状和体征，如抽搐、瘫痪、失语、局灶性癫痫等。

（3）肉芽肿型：较少见，位于大脑、间脑、脑桥、小脑、中脑或延髓的隐球菌性肉芽肿，可产生相应部位占位病变的症状和体征，如意识障碍、精神症状、抽搐、瘫痪、眼球震颤等。术前常难以确诊，需行开颅探查术，术中见肉芽肿表现，病理切片发现隐球菌而确诊。

（4）囊肿型：为隐球菌刺激脑膜形成囊肿所致，表现为颅内占位性病变，蛛网膜明显增厚，蛛网膜腔内形成单个或多个囊肿，囊肿内为无色透明的液体。

知识点20：肺隐球菌病的临床表现	副高：熟练掌握　正高：熟练掌握

急性或亚急性起病，临床表现有低热、乏力、体重减轻、咳嗽、胸痛、咳痰、痰中带血丝或咯血，严重病例可有高热、呼吸困难。肺部体征可闻及干、湿啰音。肺隐球菌病可单独发生，但常同时伴有其他部位隐球菌病如脑膜炎、浅表淋巴结或腹腔淋巴结隐球菌病等。

知识点21：皮肤黏膜隐球菌病的临床表现	副高：熟练掌握　正高：熟练掌握

全身隐球菌病患者中10%~15%有皮肤黏膜损害，其中以黏膜病变多见，多发生于口腔内软腭、硬腭、牙龈、舌、扁桃体及咽喉等，表现为结节、肉芽肿及慢性溃疡。皮肤损害好发于面颈部、胸背及四肢，表现为丘疹、水疱、脓疱、传染性软疣样丘疹、痤疮样脓疱等。

知识点22：隐球菌败血症的临床表现	副高：熟练掌握　正高：熟练掌握

因肺部隐球菌病未控制，继而发生全身播散，可播散到腹腔、脑膜等部位，引起2个以上器官的隐球菌病，亦称播散性隐球菌病。

知识点23：骨和关节隐球菌病的临床表现	副高：熟练掌握　正高：熟练掌握

大多为全身感染的一部分，很少单独发生，全身骨骼皆可累及，以骨突、颅骨及脊椎为多，关节很少受累。患处肿胀，形成瘘管，排出蛋白样脓液，病变进展缓慢，无骨皮质增生。

知识点24：隐球菌病的常规实验室检查	副高：熟练掌握　正高：熟练掌握

（1）血常规：外周血白细胞数正常或轻度增高，中性粒细胞计数升高，个别患者明显增高。

（2）脑脊液检查：脑脊液压力明显增高，外观清澈、透明或微混，细胞数轻至中度增高，一般在（100~500）×10^6/L，以淋巴及单核细胞为主，蛋白含量轻至中度增高，糖含量通常明显降低，甚至为0，氯化物降低。

知识点25：隐球菌病的直接镜检	副高：熟练掌握　正高：熟练掌握

隐球菌病的直接镜检取脑脊液、尿、痰等标本，墨汁染色后镜检，约70%隐球菌脑膜炎可获阳性结果。

知识点26：隐球菌病的抗原检测	副高：熟练掌握　正高：熟练掌握

荚膜多糖抗原检查对于早期诊断隐球菌感染甚为重要，乳胶凝集试验的敏感性与特异性均达到90%以上。在感染早期一般就能检测到抗原，但应除外肿瘤、系统性红斑狼疮、结节病等，血清类风湿因子阳性时也会造成假阳性。

知识点27：隐球菌病的培养检查	副高：熟练掌握　正高：熟练掌握

脑脊液、血、尿、痰等标本真菌培养，可发现隐球菌。

知识点28：隐球菌病的影像学检查	副高：熟练掌握　正高：熟练掌握

（1）中枢神经系统隐球菌病：影像学表现多种多样，不同病程或临床类型其改变亦有所差异，但缺乏特异性，头颅CT主要呈弥漫性脑水肿，表现为脑实质大片不规则低密度灶，常见于脑基底核、背侧丘脑和大脑皮质区；颅内脑实质等密度、略高密度块影或低密度片状影，直径>0.5cm，单发或多发，呈均匀性强化，一般不发生坏死或形成脓肿，病灶周围有水肿，增强后病变多有明显强化，类似肿瘤；颅内多发片状低密度区，可有相互融合趋势，有脑室、脑池受压等占位表现，增强后病变呈多发小结节或环状强化；脑积水，脑室对称性扩大；假性囊肿，常见于脑基底核区，呈单个或多发性圆形低密度小囊，直径5~10mm，壁薄而光滑，无强化，无周边脑水肿，无炎症反应或胶质增生，内含大量胶冻样物质，周围为正常脑组织而缺乏真正的囊壁。

（2）肺隐球菌病：影像学表现为结节状阴影较为常见，单发或多发，见于一侧或双侧肺野，常位于胸膜下，大小不一，此种征象多见于免疫机制健全的患者；肺实质浸润，单侧或多侧，与其他病原体感染肺炎难于区别，多见于免疫功能低下患者；弥漫性粟粒状阴影或肺间质性病变少见。

知识点29：隐球菌病的诊断及鉴别诊断	副高：熟练掌握　正高：熟练掌握

（1）诊断：脑脊液、痰液及支气管肺泡灌洗液直接镜检或培养发现新型隐球菌或脑脊

液、血液荚膜多糖抗原阳性即可诊断。

（2）鉴别诊断：中枢神经系统隐球菌病需与化脓性脑膜炎、结核性脑膜炎、病毒性脑膜炎鉴别。肺隐球菌病需与肺结核、肺部肿瘤鉴别。

知识点30：隐球菌病的治疗　　　　副高：熟练掌握　　正高：熟练掌握

（1）隐球菌性脑膜炎：分阶段治疗，即初期治疗、维持治疗和抗复发治疗。初期治疗应用两性霉素B第1天0.1mg/（kg·d），第2天0.2mg/（kg·d），以后每天加量0.1mg/（kg·d），最大剂量0.5～0.6mg/（kg·d），静脉滴注，每天一次，或脂质体3～5mg/（kg·d），静脉滴注，1次/天与氟胞嘧啶50～150mg/（kg·d），分3～4次口服或氟康唑3～6mg/（kg·d），1次/天口服联合治疗，疗程8～12周，待脑脊液转阴后口服氟康唑维持治疗3～4个月，有复发倾向者氟康唑疗程延长。

（2）肺隐球菌病：可应用氟康唑治疗，疗程6～12个月。对于免疫功能异常的严重肺隐球菌病，可联合应用两性霉素B和氟胞嘧啶，两周后再用氟康唑治疗。

（3）播散性隐球菌病：根据受累器官，参考隐球菌脑膜炎或肺隐球菌病的治疗。

知识点31：隐球菌病的预后　　　　副高：熟练掌握　　正高：熟练掌握

隐球菌脑膜炎如不治疗几乎全部死亡，经适当治疗后，其病死率降至25%。即使治疗成功，往往留下视神经萎缩、脑积水、性格改变甚至痴呆等后遗症。

三、其他真菌感染

知识点32：曲霉菌病的病原学　　　　副高：熟练掌握　　正高：熟练掌握

曲霉菌分为18个群、132个种和18个变种，其中有30余种为致病菌，引起人类致病的曲霉菌有烟曲霉、黄曲霉、黑曲霉、土曲霉、构巢曲霉等，其中以烟曲霉最常见。曲霉特征性结构为分生孢子和足细胞，曲霉最适生长温度为25～30℃，致病性曲霉能在35～37℃生长，烟曲霉耐热性更高，在40～50℃也能生长。

知识点33：曲霉菌病的流行病学　　　　副高：熟练掌握　　正高：熟练掌握

曲霉菌是一种腐生丝状真菌，广泛存在于自然环境中，易在土壤、水、食物、植物和空气、野生动物或家禽及飞鸟的皮毛中生存，也常见于农田、马棚、牛栏、谷仓等处。可寄生于正常人的皮肤和上呼吸道，为条件致病菌。过敏体质者吸入曲霉孢子可触发IgE介导的变态反应而引起支气管痉挛。致病菌主要经呼吸道吸入侵犯肺部，也可侵犯皮肤、黏膜。严重者可发生脓毒症，使其他组织和系统受累。近年来证明一些曲霉可致癌。近20年来，由于干细胞移植、实体器官移植、肿瘤化疗、大剂量广谱抗生素的应用，以及糖皮质激素、免疫抑制药的广泛应用，侵袭性曲霉菌感染已成为粒细胞缺乏患者继发感染的重要死亡原因。

知识点 34：肺曲霉菌病的临床表现 　　副高：熟练掌握　正高：熟练掌握

（1）曲霉菌球：此型多在肺部存在空洞性病变的情况下，真菌在空腔内寄生，形成曲霉球。主要症状是咯血，少数可咳出咖啡色颗粒状物，常为曲菌球脱落的碎片。典型的X线表现是空洞内有一个新月形气体阴影，由于菌丝不侵袭空洞壁，较小的曲霉球可在空洞内移动，或随体位改变而移动。

（2）过敏性支气管肺曲霉菌病：绝大多数发生于哮喘或有过敏性疾病的患者。特征性的临床过程是咳黏液性痰、咯血、间断性发热、胸痛、反复肺炎。X线表现为肺上野有短暂的浸润影，常伴有典型的黏液栓形成的分支状阴影和中心性支气管扩张征象。

（3）侵袭性肺部曲霉菌病：①急性肺曲霉菌病：本型多见于中心粒细胞缺乏、长期使用免疫抑制药和广谱抗生素、存在移植物抗宿主病、有慢性基础疾病等患儿。表现为急性肺炎的症状，可以迅速进展为呼吸衰竭，咯血是本病具有诊断价值的症状，约30%患者可有肺外器官受累。急性患者胸部CT检查的典型表现是0～5天为双肺弥漫性团块影、云絮影，周围出现薄雾状渗出即晕轮影，为病灶周围出血所致；5～10日炎症病灶出现气腔实变，可见支气管充气征；10～20天病灶呈半月形透光区（空气新月征），形成完整的坏死空洞，多为单发性，或多发性，病灶大小不一，分布无明显特征。②慢性坏死性肺曲霉病：表现为发热、咳嗽，病程常达数月甚至数年。胸部CT表现单发或多发肺部实变，伴有结节病变和胸膜肥厚或积液，有空洞形成。

知识点 35：曲霉菌肉芽肿的临床表现 　　副高：熟练掌握　正高：熟练掌握

（1）脑肉芽肿：较少见，病情严重，可出现于脑室或脑实质内。临床表现因病变部位和范围不同而异。脑脊液可异常。

（2）鼻窦曲霉肉芽肿：多为单发，常有头痛、鼻塞、流脓涕、鼻分泌物恶臭味等。有浸润型与非浸润型，前者可浸润到骨质，引起骨质破坏，继而侵入眼眶和脑、面部。非浸润型为鼻腔分泌物增加，肉芽肿形成，分泌物可有灰黑色痂块或绿灰色胶冻样物。

（3）播散性曲霉病：可发生于任何年龄，常继发于急性白血病、骨髓移植、系统性红斑狼疮、实体器官移植，或长期使用糖皮质激素、细胞毒药物的者。偶有发生在免疫功能正常者。曲霉主要自肺部病灶侵入血液循环，也可经烧伤创面、消化道病灶、破损的皮肤黏膜侵入血流，继而播散至心、脑、肝、食管、胃、肠、胰、肾等全身各器官。

知识点 36：曲霉菌病的辅助检查 　　副高：熟练掌握　正高：熟练掌握

（1）直接镜检：由患处所得的标本，加10%KOH溶液镜检，见分隔菌丝和分生孢子，有时可见分生孢子梗、顶囊和小梗。

（2）培养：取标本接种于培养基上均可做曲霉菌培养。但由于曲霉无处不在，故临床上不能仅仅根据痰培养阳性就诊断为曲霉菌感染。只有反复培养出同一曲霉菌并结合临床表现，方有诊断价值。组织或无菌体液培养阳性可确诊。

（3）血清学检查：①血清半乳糖甘露聚糖（GM）抗原检测（GM试验）：半乳糖甘露聚糖仅存在于曲霉细胞壁中，阳性提示侵袭性曲霉感染。②血清3-β-d葡聚糖抗原（G试验）：1,3-β-d葡聚糖为真菌细胞壁成分，阳性提示侵袭性念珠菌或曲霉感染。若能联合GM试验对侵袭性曲霉病的诊断临床意义更大，可以大大降低其假阳性。

（4）组织病理学检查：曲霉病的组织病理反应一般为化脓性或混合性炎症反应。HE染色呈蓝色略带红色，PAS染色呈红色，嗜银染色呈黑色。

知识点37：曲霉菌病的诊断及鉴别诊断 　　副高：熟练掌握　正高：熟练掌握

（1）诊断：肺内咳出物或活检组织病理检查发现曲霉菌丝或血液、心包液、脑脊液一次培养阳性，可确诊。痰液或支气管肺泡灌洗液2次以上培养为同一种曲霉菌生长或两次GM试验阳性，可做出临床诊断。

（2）鉴别诊断：曲霉菌感染的临床表现酷似细菌、其他真菌和肿瘤性疾病，鉴别诊断不需一一列举。重要的是要重视高危患者有发生曲霉菌感染的可能并及时进行必要的检查。

知识点38：曲霉菌病的治疗 　　副高：熟练掌握　正高：熟练掌握

两性霉素B是传统治疗侵袭性曲霉菌的首选药物，第1天0.1mg/（kg·d），第2天0.2mg/（kg·d），以后每天加量0.1mg/（kg·d），最大剂量0.5～0.6mg/（kg·d），静脉滴注，每日1次。伊曲康唑和伏立康唑可用于侵袭性曲霉菌的治疗，伊曲康唑3～5mg/（kg·d），分1～2次；伏立康唑8mg/（kg·d），分两次。药物治疗后仍迁延不愈、合并大咯血、病变局限能耐受手术时可考虑外科手术切除病灶。

知识点39：曲霉菌病的预后 　　副高：熟练掌握　正高：熟练掌握

病情轻重不一，非侵袭性疾病进展缓慢，病情相对较轻，而侵袭性疾病进展较快，尤其是免疫功能严重低下患者，病情可迅速恶化，病死率极高。

知识点40：组织胞质菌病的病原学 　　副高：熟练掌握　正高：熟练掌握

组织胞质菌属双相型真菌，当环境温度低于35℃时，以真菌形式（菌丝相）存在，形成球形小分生孢子；在组织内温度35～37℃时，则形成酵母型（组织相），通过出芽繁殖，常寄生于巨噬细胞内，也可在单核细胞、中性粒细胞内或细胞外。

知识点41：组织胞质菌病的流行病学 　　副高：熟练掌握　正高：熟练掌握

组织胞质菌是一种能在自然界或室温下培养生长的真菌，鸟粪和蝙蝠粪是重要的病原载体，常生长于洞穴、鸡舍、鸟巢、腐木和陈旧建筑中。传染源为自然界带菌的禽鸟如鸡、蝙蝠、鸽或其粪便污染的土壤、灰尘等。呼吸道是主要的传播途径，因吸入被鸟或蝙蝠粪便污染的泥土或尘埃中的真菌孢子而感染。儿童还可经消化道或通过皮肤、黏膜侵入人体，甚至经血行播散。人群普遍易感，尤以免疫缺陷者、婴幼儿和老年患者最为多见。本病遍及全球，但主要集中在北美洲和中美洲。

知识点42：肺组织胞质菌病的临床表现　　　副高：熟练掌握　　正高：熟练掌握

（1）急性起病急，有发热、咳嗽、呼吸困难，肺内有湿啰音，肝、脾大。X线表现为弥漫性结节状致密影或局限性肺浸润，可伴纵隔淋巴结大。

（2）慢性型临床表现与肺结核类似，X线表现为肺实变。

知识点43：播散型组织胞质菌病的临床表现　　　副高：熟练掌握　　正高：熟练掌握

播散型组织胞质菌病约50%见于婴幼儿，多数免疫功能低下。病情较为严重，分为急性、亚急性和慢性三种类型。急性、亚急性患者常在发病数日或数周后出现急性感染症状，出现感染性休克并多脏器衰竭，最常受累的是肺，表现为畏寒、发热、厌食、咳嗽、呼吸困难，肝、脾和淋巴结大、贫血、白细胞和血小板减少。X线表现为粟粒样肺浸润、肺实变、结节增殖样病灶、空洞形成和肺门淋巴结大，可伴有胸腔积液。

知识点44：组织胞质菌病的其他常见临床综合征
　　　　　　　　　　　　　　　　　　　副高：熟练掌握　　正高：熟练掌握

其他常见的临床综合征：①纵隔肉芽肿病。②肺孤立性或多发性结节。③慢性脑膜炎。④心包炎。⑤钙化的淋巴结侵袭到支气管引起咯血。⑥胆总管阻塞。⑦进行性纵隔纤维化伴支气管。⑧血管阻塞。

知识点45：组织胞质菌病的辅助检查　　　副高：熟练掌握　　正高：熟练掌握

（1）直接镜检：血、痰、脓液等涂片进行PAS染色，可见卵圆形出芽细胞，常聚集于吞噬细胞内。

（2）培养：取标本接种于沙氏琼脂室温培养为真菌相，脑心浸膏琼脂37℃培养为酵母相。

（3）组织病理学检查：吞噬细胞、中性粒细胞等细胞内含有孢子。急性播散型感染患者肺、肝、脾、骨髓和淋巴结中有大量组织细胞浸润，非急性播散型病例为上皮样细胞肉芽肿形成。

知识点46：组织胞质菌病的诊断及鉴别诊断　　　副高：熟练掌握　　正高：熟练掌握

（1）诊断：有近期密切接触鸟粪、鸡粪史者，出现发热、咳嗽、贫血、肝脾大和全身浅表淋巴结增大者，要高度怀疑组织胞质菌病。确诊主要依靠病原学检查或病理学确认的细胞内孢子。

（2）鉴别诊断：肺组织胞质菌病主要应与肺结核以及其他真菌所引起的感染相鉴别。播散型感染所致的肝、脾大、贫血、淋巴结大等应与淋巴瘤、传染性单核细胞增多症等鉴别。

知识点47：组织胞质菌病的治疗	副高：熟练掌握　正高：熟练掌握

两性霉素B对感染者有很好的疗效，伊曲康唑或氟康唑也有一定疗效。

知识点48：组织胞质菌病的预后	副高：熟练掌握　正高：熟练掌握

急性肺组织胞质菌病治疗反应良好。慢性肺组织胞质菌病治疗效果通常不佳。

知识点49：卡氏肺孢子菌病的病原学	副高：熟练掌握　正高：熟练掌握

过去一直将卡氏肺孢子菌看作一种原虫，研究发现其DNA序列与真菌非常接近，目前已将其列入真菌。

知识点50：卡氏肺孢子菌病的临床表现	副高：熟练掌握　正高：熟练掌握

（1）婴儿型：主要发生在1～6个月小婴儿，起病缓慢，主要症状为食欲差、烦躁、咳嗽、呼吸增速及发绀，但发热不显著。肺部啰音不明显，本病特点之一是肺部体征与呼吸窘迫症状严重程度不成比例。

（2）儿童型：主要发生于各种原因致免疫功能低下的小儿，起病急骤，发热常见，症状为干咳、呼吸急促，听诊肺部啰音不明显，与呼吸困难严重程度不成比例，病程发展快，不治疗时多死亡。

知识点51：卡氏肺孢子菌病的辅助检查	副高：熟练掌握　正高：熟练掌握

（1）血常规：白细胞计数正常或稍高，约50%的病例淋巴细胞减少，嗜酸性粒细胞轻度增高。

（2）血气分析：低氧血症。

（3）影像学检查：X线检查可见双侧弥漫性颗粒状阴影，自肺门向周围伸展，伴支气管充气影，以后变成致密条索状，间杂有不规则片块状影，后期有持久的肺气肿，可伴纵隔气肿及气胸和囊泡。

（4）直接镜检：取痰液、支气管肺泡灌洗液，细胞染色可见具特征性肺泡内泡沫状嗜伊红物质团块富含肺孢子菌。乌洛托品硝酸银染色见直径6～8μm的黑褐色圆形或椭圆形的囊体，位于细胞外。

（5）培养：取标本接种于培养基上可做真菌培养。

知识点52：卡氏肺孢子菌病的诊断及鉴别诊断　　副高：熟练掌握　正高：熟练掌握

（1）诊断：气管吸取物或肺活检组织切片、支气管肺泡灌洗液中细胞染色直接镜检，或真菌培养阳性可确诊。

（2）鉴别诊断：本病需与细菌性肺炎、病毒性肺炎、真菌性肺炎，ARDS及淋巴细胞性间质性肺炎鉴别。病原学检查是鉴别的重要依据。

知识点53：卡氏肺孢子菌病的治疗　　副高：熟练掌握　正高：熟练掌握

首选药物为甲氧苄啶（TMP）20mg/（kg·d）联合磺胺甲噁唑（SMZ）100mg/（kg·d），分2次服，连服2周。亦有主张复方磺胺甲噁唑（SMZCo）100mg/（kg·d）2周后减1/2量再用2周，再减为1/4量连用2个月。在应用免疫抑制药的高危患儿中，为预防此病使用剂量为TMP 5mg/（kg·d）和SMZ 25mg/（kg·d），均分2次口服，每周连服3日，停4日，连用6个月。

第二十六节　钩端螺旋体病

知识点1：钩端螺旋体病的概念　　副高：熟练掌握　正高：熟练掌握

钩端螺旋体病简称钩体病，是指由各种不同型别的致病性钩端螺旋体引起的以全身血管炎为临床特征的急性发热性疾病。

知识点2：钩端螺旋体病的传染源　　副高：熟练掌握　正高：熟练掌握

钩端螺旋体病主要是被感染的啮齿类和家畜动物。在我国南方以野生鼠类黑线姬鼠和猪为主，北方的动物宿主是猪。钩端螺旋体随带菌动物尿排出，污染水源。钩体可从钩体病患者和隐性感染者的尿中排出，因尿为酸性，多不适宜钩端螺旋体的生长，所以人作为传染源的意义不大。

知识点3：钩端螺旋体病的传播途径　　副高：熟练掌握　正高：熟练掌握

疫水接触后经皮肤或黏膜侵入人体，还可经消化道、呼吸道和生殖系统的黏膜侵入人体；也可以通过胎盘引起先天性感染，通过乳汁传播给婴儿。

知识点4：钩端螺旋体病的易感人群　　副高：熟练掌握　正高：熟练掌握

人群普遍易感，不同型的钩端螺旋体间无交叉免疫。

知识点5：钩端螺旋体病的流行特征　　　　　副高：熟练掌握　正高：熟练掌握

夏秋季节为流行季节，我国南方水稻种植区为流行地区。

知识点6：钩端螺旋体病的病原学　　　　　副高：熟练掌握　正高：熟练掌握

钩端螺旋体病的致病菌属于问号钩端螺旋体种，钩端螺旋体属，革兰染色阴性，需氧菌，在暗视野显微镜下较易见到发亮的活动螺旋体。全世界已发现的钩端螺旋体共有23个血清群，200个血清型。钩端螺旋体的型别不同，对人的毒力、致病力也不同。我国最主要的流行菌株是黄疸出血群的赖型和波摩那群的波摩那型。钩端螺旋体耐低温，在水或湿土中可存活1~3个月，对干燥和高温非常敏感，极易被稀盐酸、70%乙醇、次氯酸钙粉、来苏儿、苯酚、肥皂水和0.5%氯化汞灭活。

知识点7：钩端螺旋体病的病理生理学　　　　　副高：熟练掌握　正高：熟练掌握

钩端螺旋体自皮肤破损处或各种黏膜，侵入人体内如口腔、鼻、肠道、眼结膜等，经淋巴管或小血管至血液循环和全身各脏器（包括脑脊液和眼部），迅速繁殖引起菌血症。钩端螺旋体的代谢产物（如内毒素样物质），细胞毒性因子、细胞致病作用物质及溶血素等，引起非特异性免疫反应，后期在清除钩端螺旋体过程中发生一系列特异性变态反应。基本病理改变是全身毛细血管损伤，血管壁水肿变性，小血管广泛扩张，出血灶形成。

黄疸出血群赖型毒力较强，波摩那型毒力较弱，然而，病情的轻重还与人体免疫状态的高低有关。临床往往由于某个脏器病变突出，而出现不同的临床类型，主要累及肺、肾、肝等器官。

知识点8：钩端螺旋体病的潜伏期　　　　　副高：熟练掌握　正高：熟练掌握

钩端螺旋体病的潜伏期5~14天，平均2~30天。

知识点9：钩端螺旋体病的临床表现　　　　　副高：熟练掌握　正高：熟练掌握

受感染者免疫水平以及受染菌株的不同，其临床表现形式不同。根据病程的进展可分为败血症期、免疫反应期和后发症期。整个病程1周内至几个月。

（1）钩端螺旋体败血症期：起病3天内，起病急骤，表现为非特异性全身中毒症状，概括为"三症"（寒热、酸痛、全身乏力），如寒战、高热、剧烈头痛、全身肌酸痛，全身极度乏力，特别是腿软。

（2）免疫反应期：在起病后3~14天，出现器官损伤表现。根据临床表现可分为流感伤寒型、肺出血型、黄疸出血型和脑膜炎型等类型。①流感伤寒型：最常见的类型。波摩那型钩端螺旋体病多表现为此型，以全身不同程度的感染中毒症状为特征，没有明显的器官损害的表现。起病急骤，临床表现类以流行性感冒，是早期钩体血症症状的继续。自然病程5~10天。②肺出血型：是无黄疸钩端螺旋体病引起死亡的常见原因，主要损害肺。表现为以呼吸道症状为主，咳嗽、血痰或咯血，肺出血，最后进入循环与呼吸衰竭。③黄疸出血型：又称威尔病，多为黄疸出血群的赖型钩端螺旋体引起。以黄疸出血为主，病死率较高。病后3~7天出现黄疸，伴有不同程度的出血症状，常见有鼻出血、皮肤和黏膜淤点、淤斑、咯血、尿血、阴道出血、呕血，严重者消化道出血引起休克而死亡。主要损害肝和肾。肾衰竭是常见的死因。④脑膜脑炎型：以脑炎或脑膜炎症状为特征，剧烈头痛、呕吐、腓肠肌痛、烦躁不安、神志不清、颈项强直和阳住的凯尔尼格征等。

（3）后发症期：起病后7~14天，患者热退后，各种症状逐渐消退，但也有少数患者退热后经几日到3个月，再次发热，出现症状，称后发症。包括后发热、眼后发症（葡萄膜炎、虹膜睫状体炎、脉络膜炎）、神经系统后发症（反应性脑膜炎、闭塞性脑动脉炎）和胫前热。

知识点10：免疫反应期的分型及临床表现 副高：熟练掌握 正高：熟练掌握

（1）流感伤寒型：最常见的类型。波摩那型钩端螺旋体病多表现为此型，以全身不同程度的感染中毒症状为特征，没有明显的器官损害的表现。起病急骤，临床表现类似流行性感冒，是早期钩体血症症状的继续。自然病程5~10天。

（2）肺出血型：是无黄疸钩端螺旋体病引起死亡的常见原因，主要损害肺。表现为以呼吸道症状为主，咳嗽、血痰或咯血，肺出血，最后进入循环与呼吸衰竭。

（3）黄疸出血型：又称威尔病，多为黄疸出血群的赖型钩端螺旋体引起。以黄疸出血为主，病死率较高。病后3~7天出现黄疸，伴有不同程度的出血症状，常见有鼻出血、皮肤和黏膜淤点、淤斑、咯血、尿血、阴道出血、呕血，严重者消化道出血引起休克而死亡。主要损害肝和肾。肾衰竭是常见的死因。

（4）脑膜脑炎型：以脑炎或脑膜炎症状为特征，剧烈头痛、呕吐、腓肠肌痛、烦躁不安、神志不清、颈项强直和阳性的克氏征等。

知识点11：钩端螺旋体病的流行病学史 副高：熟练掌握 正高：熟练掌握

应询问近2周有无疫水接触史、洪水暴发，如涉水、游泳、下稻田等。

知识点12：钩端螺旋体病的体格检查 副高：熟练掌握 正高：熟练掌握

病程早期（钩端螺旋体败血症期）大多数患者有"三征"，即眼红、腿痛、淋巴结大，持续性结膜充血，无分泌物；肌肉疼痛，特别是腓肠肌、腰背肌压痛，全身表浅淋巴结大，压痛，多见腹股沟、腋窝淋巴结，持续3~4天。部分患者可有肝、脾肿大，出血倾向。约10%的患者出现黄疸、肺出血、肾衰竭、循环衰竭。

知识点13：钩端螺旋体病的辅助检查　　　副高：熟练掌握　　正高：熟练掌握

（1）常规检查：①血常规：白细胞总数及中性粒细胞增多。②尿常规：有红细胞、白细胞、蛋白和管型。③脑脊液中蛋白及细胞数可轻度升高，糖和氯化物往往正常，类似于无菌性脑膜炎。

（2）病原学检查：①直接镜检：钩端螺旋体不易着色，必须采用黑底荧光法可直接查找钩端螺旋体。在早期患者血液和脑脊液中，在病程的7～10天或以后从尿中可分离出钩端螺旋体。②培养及动物接种：早期血液，病程7～10天或以后的尿液进行培养和动物接种。③钩端螺旋体核酸检测：利用聚合酶链反应和分子杂交技术早期检测钩端螺旋体DNA。

（3）血清学检查：钩体IgM抗体检测：多在病程的第2周阳性；凝集溶解试验效价1∶400以上为阳性；双份血清效价增长4倍以上可确诊。

知识点14：钩端螺旋体病的诊断及鉴别诊断　　　副高：熟练掌握　　正高：熟练掌握

（1）诊断：钩端螺旋体病的临床表现非常复杂，早期诊断较困难，容易漏诊、误诊。临床确诊需要有病原学或血清学检查的阳性结果，早期的诊断必须结合流行病学特点、早期的临床特点（三症、三征）及辅助检查等综合分析。

（2）鉴别诊断：须与细菌性败血症、流行性乙型脑炎、病毒性肝炎、流行性出血热、肾炎等鉴别。

知识点15：钩端螺旋体病的治疗　　　副高：熟练掌握　　正高：熟练掌握

对各型钩端螺旋体病均应强调早期发现、早期诊断、早期卧床休息和就近治疗。

（1）病原治疗：早期使用青霉素有提前退热，缩短病期，防止和减轻黄疸和出血的功效，首次剂量为5万～25万U/（kg·d），以后逐渐增加治疗剂量达每日120万～160万U/d，分3～4次肌内注射，疗程7天，或体温正常后2～4天。重症患者剂量加大至每日160万～240万U，分4次肌内注射。

在首剂青霉素注射后30分钟至4小时内，因大量钩端螺旋体被杀灭后释放毒素患者可出现突然寒战、高热、头痛、全身酸痛、心率、呼吸加快，原有的症状加重，并可伴有血压下降、四肢厥冷、休克、体温骤降等，称为赫氏反应，一般持续30分钟至1小时，偶可导致肺弥散性出血，应立即应用氢化可的松静脉滴注或地塞米松静脉注射，伴用镇静降温、抗休克等治疗。为了避免发生赫氏反应，可在使用青霉素的同时合用肾上腺皮质激素。

其他抗生素如红霉素、氯霉素、多西环素（强力霉素）、氨苄西林等亦有一定疗效。

我国合成的咪唑酸酯及甲唑醇在治疗钩端螺旋体病取得满意的效果。

（2）对症和支持治疗：给予高热量，维生素B、维生素C以及容易消化的饮食；并保持水电解质和酸碱平衡；出血严重者应立即输血并及时应用止血药。肺大出血者，应使患者保持镇静，酌情应用镇静药；肝功能损害者应保肝治疗，避免使用损肝药物。

（3）后发症治疗：多采取对症治疗，可取得缓解，重症患者可用肾上腺皮质激素能加速恢复。

知识点16：钩端螺旋体病的预防	副高：熟练掌握 正高：熟练掌握

灭鼠和接种多价钩端螺旋体疫苗是预防钩端螺旋体病的关键。在流行前1个月，进行预防接种，共2次，间隔时间均为7~10天，可产生对同型钩端螺旋体的免疫力，维持1年左右。

皮肤搽防护剂，如樟子油，1%苯酚凡士林等，可以防止钩端螺旋体附着皮肤。

知识点17：钩端螺旋体病的预后	副高：熟练掌握 正高：熟练掌握

因临床类型不同，病情轻重不一，预后有很大的不同。轻型病例或亚临床型病例，预后良好，病死率低；而重症病例如肺大出血、休克、肝肾功能障碍、微循环障碍、中枢神经严重损害等其病死率高。病死率5%~15%。如能在起病2天内应用抗生素和对症治疗，则病死率可下降。眼和神经系统并发症者有时可长期遗留后遗症。

第十六章 寄生虫病

第一节 蛔 虫 症

知识点1：蛔虫病的概念　　　　　　　　副高：熟练掌握　正高：熟练掌握

蛔虫病是蛔虫寄生于人体小肠所引起的疾病，为小儿最常见的肠道寄生虫病之一，幼虫能在人体内移行引起内脏移行症。儿童由于食入感染期虫卵而被感染，轻者无明显症状，重者影响小儿食欲和肠道功能，妨害小儿生长发育，并导致多种并发症。

知识点2：蛔虫病的病因　　　　　　　　副高：熟练掌握　正高：熟练掌握

蛔虫是寄生在人体肠道内最大的线虫，成虫呈圆柱形，雌雄异体，活虫略带粉红色或微黄色，一般长15～35cm，横径0.2～0.6cm。成虫寄生于人体小肠，雌虫每天产卵可多达20万个，蛔虫卵随粪便排出体外，在适宜环境条件下5～10天发育成熟即具感染性。虫卵被吞食后，虫卵中的胚蚴破壳而出，穿入肠壁通过门静脉系统循环移行至肝脏，经右心进入肺泡腔，沿支气管、气管到咽部，又重新被吞咽至小肠并逐步发育成熟为成虫。在移行过程中幼虫也可随血流到达其他器官，一般不发育为成虫，但可造成器官损害。成虫有向别处移行和钻孔的习性，可引起胆管蛔虫症、蛔虫性肠梗阻，一旦阻塞气管、支气管可造成窒息死亡，亦可钻入阑尾或胰管引起炎症。自人体感染到雌虫产卵约需60～75天，雌虫寿命为1～2年。

知识点3：蛔虫病的流行病学　　　　　　副高：熟练掌握　正高：熟练掌握

蛔虫病患者是主要的传染源，由于雌虫产卵量极大和虫卵对外界理化因素抵抗力强，虫卵可在泥土中生存数月，在5～10℃可生存两年仍具感染力，因此是构成蛔虫易于传播的重要因素。生吃未洗净且附有感染性虫卵的食物或用感染的手取食是主要的传染途径，虫卵亦可随飞扬的尘土被吸入咽下。

人蛔虫病是世界上流行最广的人类蠕虫病，据世界卫生组织估计，全球有13亿患病儿童，特别是学龄前儿童感染率高。世界各地均有蛔虫病，在温暖、潮湿和卫生条件差的地区感染较普遍。感染率农村高于城市，儿童高于成年人。蛔虫是国内感染率最高、分布最广的寄生虫，我国约有5.31亿人感染，平均感染率为46.99%，最高达71.12%。由于在全国学校贯彻肠道感染综合防治方案，近年来感染率逐渐下降。

知识点4：蛔虫病的病理 副高：熟练掌握 正高：熟练掌握

（1）幼虫致病：①幼虫移行穿破肺部血管引起出血、水肿。②代谢产物和幼虫死亡可引起蛔蚴性肺炎或嗜酸性粒细胞性肺炎。③异位移行引起胸膜炎、癫痫、视网膜炎等。④钻孔习性引起肠、胆道并发症。

（2）成虫致病：①唇齿机械损伤肠黏膜。②掠夺营养致营养不良。③变态反应：由成虫代谢产物和死亡虫体引起。

知识点5：蛔虫病的临床表现 副高：熟练掌握 正高：熟练掌握

（1）幼虫致病：①肺：发热、咳嗽、哮喘、血痰，痰中可见蛔蚴、嗜酸性粒细胞增多，胸部X线呈现出一过性阴影。②肝：可有一过性肝炎、右上腹痛、肝大、肝功能异常等。③异位：胸膜炎、癫痫、视网膜炎等。④全身过敏症状：荨麻疹、皮肤瘙痒、颜面水肿、急性结膜炎、哮喘等。

（2）成虫致病（肠蛔虫病）：成虫寄生于肠道，以肠腔内半消化食物为食。临床表现与蛔虫多少、寄生部位有关。轻者无任何症状，大量蛔虫感染可引起食欲不振或多食易饥，异食癖；常腹痛，位于脐周，喜按揉，不剧烈；部分患者烦躁、易惊或萎靡，磨牙；虫体的异种蛋白可引起荨麻疹、哮喘等过敏症状。感染严重者可造成营养不良，影响生长发育。

（3）并发症：蛔虫有游走钻孔习性，蛔虫过多或小儿高热、消化不良、大量食入辛辣食物、驱虫不当等情况均可使蛔虫骚动。①胆道蛔虫症：是最常见的并发症。典型表现为阵发性右上腹剧烈绞痛、屈体弯腰、恶心、呕吐，可吐出胆汁或蛔虫。腹部检查无明显阳性体征，或仅有右上腹压痛。当发生胆道感染时，患儿可出现发热、黄疸、外周血白细胞数增高。个别情况下，蛔虫可直接窜入肝脏引起出血、脓肿或虫体钙化。其他还包括胆道大出血、胆结石、胆囊破裂、胆汁性腹膜炎、急性出血性坏死性胰腺炎、肠穿孔等。②蛔虫性肠梗阻：年幼儿童多见。表现为突发的脐周或右下腹阵发性剧痛，可见肠型和蠕动波，腹部可摸到蛔虫包块或痉挛肠管，包块形状和部位常发生变化。③蛔虫性肠穿孔和腹膜炎：表现为突发全腹的剧烈绞痛，伴恶心、呕吐、进行性腹胀。体检可见明显的腹膜刺激症状，腹部X线检查见膈下游离气体。

知识点6：蛔虫病的实验室检查 副高：熟练掌握 正高：熟练掌握

（1）血象：幼虫移行期，白细胞计数和嗜酸性粒细胞增多；并发胆道、肠道细菌感染时，白细胞和中性粒细胞增多。

（2）B超：胆道蛔虫可作B超检查，可疑时作静脉胆道造影。

（3）粪便：生理盐水直接涂片或饱和盐水漂浮法找虫卵。

根据临床症状和体征、有排蛔虫或呕吐蛔虫史、粪便涂片查到蛔虫卵即可确诊。血中嗜酸性粒细胞增多有助于诊断。

蛔虫幼虫移行症与肺炎、哮喘、肺结核、肺含铁血黄素沉着症等鉴别；肠蛔虫症与胃肠炎、其他营养不良等鉴别；胆道蛔虫症主要与其他外科急腹症鉴别。

（1）甲苯咪唑：是治疗蛔虫病的首选药物之一，为广谱驱虫药，能杀灭蛔虫、蛲虫、钩虫、鞭虫等，可直接抑制虫体对葡萄糖的摄入，导致糖原和ATP生成减少，使虫体无法生存。在杀灭幼虫、抑制虫卵发育方面亦起作用。>2岁驱蛔虫剂量为每次100mg，每日2次，或每日200mg顿服，连服3日，虫卵转阴率为90%～100%。不良反应轻微，偶见胃肠不适、腹泻、呕吐、头痛、头晕、皮疹、发热等。复方甲苯咪唑每片含甲苯米唑100mg和左旋咪唑25mg，剂量同前。

（2）柠檬酸哌嗪：是安全有效的抗蛔虫和蛲虫药物。能阻断虫体神经肌肉接头冲动传递，使虫体不能吸附在肠壁而随粪便排出体外，麻痹前不兴奋虫体，适用于有并发症的患儿。每日剂量150mg/kg（最大剂量不超过3g），睡前顿服，连服2日。不良反应轻微，大量时偶有恶心、呕吐、腹痛、荨麻疹、震颤、共济失调等，肝肾功能不良及癫痫患儿禁用。有肠梗阻时，最好不用，以免引起虫体骚动。

（3）左旋咪唑：是广谱驱肠虫药，可选择性抑制虫体肌肉中琥珀酸脱氢酶．抑制无氧代谢，减少能量产生，使虫体肌肉麻痹随粪便排出。口服吸收快，由肠道排泄，无蓄积中毒。驱蛔效果达90%～100%，对钩虫、蛲虫也有效，同时也是一种免疫调节剂，可恢复细胞免疫功能。驱蛔虫每日剂量为2～3mg/kg，睡前1次顿服或空腹顿服。不良反应轻微，可有头痛、呕吐、恶心、腹痛，偶有白细胞减少、肝功能损害、皮疹等，肝肾功能不良者慎用。

（4）阿苯达唑：是广谱杀虫剂。能抑制虫体对葡萄糖的摄取，导致糖原和ATP生成减少，使虫体失去能量供应而死亡，能有效抑制虫卵发育。>2岁驱蛔虫剂量为400mg，睡前1次顿服。治愈率可达96%，如需要，10日后重复1次。不良反应轻微，可有口干、乏力、头晕、头痛、食欲减退、恶心、腹痛、腹胀等。<2岁者慎用。

（1）胆道蛔虫：治疗原则为解痉镇痛、驱虫、控制感染及纠正脱水、酸中毒及电解质紊乱。驱虫最好选用虫体肌肉麻痹驱虫药。内科治疗持久不缓解者，必要时手术治疗。

（2）蛔虫性肠梗阻：不全性梗阻者，先内科治疗：胃肠减压、纠正水电解质与酸碱平衡紊乱、禁食、解痉止痛。腹痛缓解后驱虫，服植物油有松解蛔虫团的作用，60ml口服。完全性肠梗阻应立即手术治疗。

（3）蛔虫性肠穿孔和腹膜炎：一旦确诊，应立即手术治疗。

知识点11：蛔虫病的预防　　　　　　　　副高：熟练掌握　　正高：熟练掌握

（1）普及卫生知识，注意饮食和个人卫生，作好粪便管理，不随地大小便。

（2）广泛给易感人群投药以降低感染是比较可行的方法，但蛔虫病的感染率极高，应隔3～6个月再给药。

（3）最重要的是，人的粪便必须进行无害化处理后再作为肥料使用，并提供污水处理的卫生设施，这些才是长期预防蛔虫病最有效的措施。

第二节　钩　虫　病

知识点1：钩虫病的概念　　　　　　　　　副高：熟练掌握　　正高：熟练掌握

钩虫病是指由钩虫科线虫寄生于人体小肠所引起的肠道寄生虫病。寄生人体的钩虫常见有十二指肠钩虫和美洲钩虫。轻者无临床表现，仅在粪便中发现虫卵，称为钩虫感染。典型临床表现主要为贫血、营养不良、胃肠功能失调，严重者可出现心功能不全和生长发育障碍。

知识点2：钩虫病的病因　　　　　　　　　副高：熟练掌握　　正高：熟练掌握

成虫呈半透明灰白色或米黄色，长约1cm，雌雄异体，寄生于人体小肠上段，以其口囊咬吸在肠黏膜上，摄取血液及组织液。成熟的十二指肠钩虫雌虫每日产卵1万～3万个；美洲钩虫雌虫每日产卵5千至1万个。虫卵随粪便排出，在温暖、潮湿、疏松的土壤中孵育成杆状蚴，1～2周后，经过二次蜕皮发育为丝状蚴，即感染期蚴。丝状蚴通过毛囊、汗腺口或皮肤破损处钻入人体进入血管和淋巴管，随血流经右心至肺，穿过肺微血管进入肺泡，向上移行至咽部，被吞咽入胃，达小肠发育为成虫。成虫在人体内一般可存活3年左右，最长可达15年。

知识点3：钩虫病的流行病学　　　　　　　副高：熟练掌握　　正高：熟练掌握

钩虫病患者为主要传染源。皮肤接触污染的土壤是主要感染途径；进食污染感染期蚴的食物也是感染途径之一；婴幼儿可因尿布、衣服晾晒在或落在沾有钩蚴的土地上而感染，或因坐地、爬玩而感染。

钩虫感染遍及全球，全世界约有十亿人感染钩虫，在热带、亚热带和温带地区特别流行。在我国除少数气候干燥、寒冷的地区外，其他地区均有不同程度的流行，尤以四川、浙江、湖南、福建、广东、广西等地较严重。在华东和华北地区以十二指肠钩虫为主；在华南和西南地区以美洲钩虫为主，大多属混合感染。其感染率农村高于城市，成人高于儿童。小儿年龄越大，感染率越高。

知识点4：钩虫病的临床表现　　　　　　　　副高：熟练掌握　正高：熟练掌握

（1）钩蚴引起的症状：①钩蚴皮炎：钩蚴入侵的皮肤处多见于足趾或手指间皮肤较薄处及其他部位暴露的皮肤，可出现红色点状丘疹或小疱疹，烧灼、针刺感，奇痒，数日内消失。搔抓破溃后常继发感染，形成脓疱，并可引起发热和淋巴结炎。②呼吸道症状：感染后3～7天，幼虫移行至肺部可引起喉咙发痒、咳嗽、发热、气急和哮喘，痰中带血丝，甚至大咯血。胸部X线检查见肺有短暂的浸润性病变，血嗜酸性粒细胞增多。病程数日或数周。

（2）成虫引起的症状：①贫血：失血性贫血是主要症状。表现为不同程度的贫血、皮肤黏膜苍白、乏力、眩晕，影响小儿体格和智能发育。严重者可发生贫血性心脏病。②消化道症状：初期表现为贪食、多食易饥，但体重下降。后期食欲下降、胃肠功能紊乱、腹胀不适、异食癖、营养不良等，严重者可出现便血。

（3）婴儿钩虫病：临床表现为急性便血性腹泻，大便黑色或柏油样，胃肠功能紊乱、面色苍白、发热、心尖部可闻及明显收缩期杂音、肝脾肿大、生长发育迟缓、严重贫血，血红蛋白低于50g/L，大多数患儿周围血白细胞总数增高，嗜酸性粒细胞显著增高，有时呈类白血病样反应。发病多在5～12个月。

知识点5：钩虫病的诊断　　　　　　　　　　副高：熟练掌握　正高：熟练掌握

（1）病原体检查：在流行区，对有贫血、胃肠功能紊乱、异食癖、营养不良、生长发育迟缓的小儿，应考虑钩虫病的可能。粪便中检出钩虫卵或孵化出钩蚴是确诊的依据。粪便饱和盐水漂浮法简便易行，钩蚴培养法检出率较高。当咳嗽时痰中找到钩蚴亦可确诊。

（2）免疫学诊断：适用于大规模普查。用钩虫虫体抗原进行皮内试验，阳性者结合流行病学和临床特点，可作出早期诊断。

知识点6：钩虫病的治疗　　　　　　　　　　副高：熟练掌握　正高：熟练掌握

（1）驱虫治疗：①苯咪唑类药物：是一类广谱驱肠线虫药，具有杀死成虫和虫卵的作用。因为能选择性及不可逆地抑制寄生虫对葡萄糖的利用，影响虫体能量代谢而达驱虫目的。但驱虫作用缓慢，治疗3～4天才排钩虫。常用剂型有：a.甲苯咪唑（甲苯达唑）：不分年龄，每次100mg，每日2次，连服3天。治愈率达90%以上。不良反应轻而短暂，少数患者有头痛、恶心、腹痛等，严重肝、肾疾病者及＜2岁儿童慎用。b.阿苯达唑：单剂有效，儿童每次200mg，10天后可重复1次。严重心功能不全、活动性溃疡病患儿慎用。②噻嘧啶：也是一类广谱驱肠线虫药，为神经肌肉阻滞剂，使虫体麻痹而被排出。驱虫作用快，服药1～2日排虫。常用剂量为11mg/kg（最大量1g），每日1次，睡前顿服，连服2～3日。不良反应轻，可见恶心、腹痛、腹泻等。急性肝炎、肾炎者暂缓给药。③左旋咪唑：是广谱驱肠虫药，剂量为1.5～2.5mg/kg，睡前1次顿服，连用3天为1疗程。不良反应轻微，可有头痛、呕吐、恶心、腹痛，偶有白细胞减少、肝功能损害、皮疹等。肝肾功能不良者慎用。④联合用药：左旋咪唑和噻嘧啶合用可提高疗效。

（2）对症治疗：纠正贫血，给予铁剂和充足营养，严重贫血可少量多次输血。

知识点7：钩虫病的预防	副高：熟练掌握　正高：熟练掌握

（1）加强卫生宣教，注意饮食卫生，不随地大便，加强粪便无害化管理。
（2）在流行区定期普查普治，加强个人防护，防止感染。

第三节　蛲　虫　病

知识点1：蛲虫病的概念	副高：熟练掌握　正高：熟练掌握

蛲虫病是蛲虫寄生于小肠末端、盲肠和结肠所致的一种常见寄生虫疾病，尤以幼儿期多见，临床以夜间会阴部和肛门附近瘙痒为主要特征。蛲虫又称蠕形住肠线虫。

知识点2：蛲虫病的病因和流行病学	副高：熟练掌握　正高：熟练掌握

蛲虫的成虫细小，乳白色线头状。雄虫长0.2～0.5cm，雌虫长0.8～1.3cm。虫卵为不对称椭圆形。雌雄异体，交配后雄虫很快死亡。成虫寄生于人体的盲肠、结肠及回肠下段，在人体内存活2～4周，一般不超过2个月。雌虫向肠腔下段移行，当入睡时，肛门括约肌较松弛，雌虫从肛门爬出，受温度、湿度改变和空气的刺激大量排卵，然后大多数死亡，少数雌虫可再进入肛门、阴道、尿道等处，引起异位损害。虫卵在肛周约6小时发育成为感染性卵。当虫卵污染患儿手指，再经口食入而自身感染。感染性卵抵抗力强，在室内一般可存活3周，虫卵可散落在衣裤、被褥或玩具、食物上，经吞食或空气吸入等方式传播。经常在集体儿童机构和家庭中传播流行。

蛲虫感染呈世界性分布，国内感染也较普遍。感染率一般城市高于农村，儿童高于成人，尤其集体生活的儿童感染率更高。

知识点3：蛲虫病的传播途径	副高：熟练掌握　正高：熟练掌握

蛲虫病容易在家庭和儿童集体机构中传播，通过虫卵污染的食物、用具或手，经口感染自身或周围人群。蛲虫患者是唯一的传染源，经粪－口传播。人群普遍易感。

知识点4：蛲虫病的临床表现	副高：熟练掌握　正高：熟练掌握

蛲虫感染可引起局部和全身症状，最常见的症状是肛周和会阴皮肤强烈瘙痒和睡眠不

安。局部皮肤可因搔损而发生皮炎和继发感染。全身症状有胃肠激惹现象，如恶心、呕吐、腹痛、腹泻、食欲缺乏，还可见焦虑不安、失眠、夜惊、易激动、注意力不集中等精神症状。偶可见异位寄生其他器官和侵入邻近器官引起阑尾炎、阴道炎、盆腔炎和腹膜炎等。外周血见嗜酸性粒细胞增多。

| 知识点5：蛲虫病的实验室检查 | 副高：熟练掌握　正高：熟练掌握 |

检出虫卵或成虫即可诊断。粪便中不易查到虫卵，可用棉拭子或玻璃棒拭抹肛门周围皱襞处，然后洗脱下来涂于玻片上，显微镜下检查蛲虫卵。

| 知识点6：蛲虫病的诊断 | 副高：熟练掌握　正高：熟练掌握 |

结合临床症状，同时检出虫卵或成虫可以确诊蛲虫病。因蛲虫一般不在肠内产卵，故粪便直接涂片法不易检出虫卵，必须从肛门周围皮肤皱襞处直接采集标本。可于夜间患儿入睡后1～3小时观察肛周皮肤皱褶处有无白色小线虫；或凌晨用透明胶纸紧压肛周部位粘取虫卵，然后在显微镜下观察虫卵，多次检查可提高阳性率。

| 知识点7：蛲虫病的治疗 | 副高：熟练掌握　正高：熟练掌握 |

（1）一般护理：蛲虫寿命一般为1～2个月，若不被再感染可自行痊愈，故应注意个人卫生，剪短指甲，饭前便后洗手，勤换洗内衣及床褥。

（2）药物驱虫：①恩波吡维铵：是治疗蛲虫感染的首选药物。可干扰虫体的呼吸酶系统，抑制呼吸，并阻碍虫体对葡萄糖的吸收。剂量为5mg/kg（最大量0.25g），睡前1次顿服，2～3周后重复治疗1次。不良反应轻微，少数有腹痛、腹泻、恶心、呕吐，偶有感觉过敏、肌肉痉挛。口服本品可将粪便染成红色。②噻嘧啶：为广谱高效驱虫药。可抑制虫体胆碱酯酶，阻断虫体神经肌肉接头冲动传递，麻痹虫体，使其安全排出体外。口服很少吸收，剂量为11mg/kg（最大量1g），睡前1次顿服，2周后重复1次。不良反应轻微，有恶心、眩晕、腹痛等，严重溃疡病者慎用。③甲苯咪唑：剂量和用法与驱蛔虫治疗相同，2周后重复1次。

（3）局部治疗：每晚睡前清洗会阴和肛周，局部涂擦蛲虫软膏（含百部浸膏30%、甲紫0.2%）杀虫止痒；或用噻嘧啶栓剂塞肛，连用3～5天。

| 知识点8：蛲虫病的预防 | 副高：熟练掌握　正高：熟练掌握 |

应强调预防为主，培养良好的卫生习惯，饭前便后洗手，纠正吮手指的习惯，勤剪指甲，婴幼儿尽早穿满裆裤，玩具、用具、被褥要常清洗和消毒。

第四节 弓形虫病

知识点1：弓形虫病的概念	副高：熟练掌握 正高：熟练掌握

弓形虫病又称弓形体病，是由刚地弓形虫引起的人畜共患病。多为隐性感染，主要侵犯眼、脑、心、淋巴结等。

知识点2：弓形虫病的病原	副高：熟练掌握 正高：熟练掌握

弓形虫属细胞内寄生性原虫。弓形虫的终宿主为猫和猫科动物，中间宿主非常广泛为包括人在内的哺乳动物、鸟类、鱼类和爬行类动物。弓形虫在终宿主体内呈有性繁殖形成卵囊，随粪便排出。卵囊被中间宿主吞食后进入小肠，囊内子孢子释出后穿过肠壁，随血流和淋巴循环播散至全身各组织细胞内增殖，在细胞内形成多个虫体的集合体称假包囊，囊内原虫为滋养体或速殖子，当宿主细胞破裂后释放滋养体，再侵犯其他组织细胞，如此反复增殖呈无性繁殖。当宿主产生免疫力后，原虫增殖减慢，其外有囊壁形成，称为包囊，囊内原虫称为缓殖子。包囊在中间宿主体内可长期存在，呈隐性感染状态。当免疫功能减退时，包囊破裂释放出缓殖子，潜伏感染复发，出现临床表现。

知识点3：弓形虫病的传染源	副高：熟练掌握 正高：熟练掌握

感染弓形虫的猫及猫科动物是本病的重要传染源，其粪便中含有大量卵囊。急性期患者的排泄和分泌物中可含有弓形虫，但在外界不能久存，所以患者作为传染源的可能性很小。

知识点4：弓形虫病的传播途径	副高：熟练掌握 正高：熟练掌握

后天获得性感染主要是通过食入被弓形虫卵囊污染的食物和水、未煮熟的含有包囊和假包囊的肉类等，或与受感染的猫密切接触。偶尔可经输血和器官移植传播。所谓先天性感染是指孕妇在妊娠期感染后，原虫经胎盘垂直传播给胎儿。

知识点5：弓形虫病的易感人群	副高：熟练掌握 正高：熟练掌握

人群普遍易感，免疫功能减退者易发生显性感染。

知识点6：弓形虫病的流行特征	副高：熟练掌握 正高：熟练掌握

弓形虫病呈全球分布，感染者多为隐性感染或原虫携带者。不同国家感染率有很大差别

（0.5%～90%），推算全球平均感染率为25%。我国人口标准化感染率为6.02%。家畜的感染率可达10%～50%，猫的感染率最高（15%～78%），依次为猪、犬、羊、牛、马等。

> **知识点7：弓形虫病的临床表现**　　　　副高：熟练掌握　正高：熟练掌握

（1）先天性弓形虫病：若孕妇在妊娠头3个月感染弓形虫又未治疗，约17%的胎儿会被感染，生后婴儿通常病情严重；若妊娠中期感染，约30%胎儿受到感染；若在妊娠最后3个月感染又未治疗，则约65%的胎儿被感染，但病情较轻，出生时症状不明显。免疫功能正常的孕妇若怀孕前已经感染弓形虫，很少发生胎儿的先天性感染。几乎所有先天性感染个体若在新生儿期未治疗，则随后都会出现感染的症状和体征。主要表现为中枢神经系统及眼部等多器官病变。大多于生后数月或数年发生视网膜脉络膜炎、失明、癫痫、精神运动和智力发育落后；部分出生即有症状者多表现为：视网膜脉络膜炎，颅内钙化或脑积水或无脑儿，伴脊柱裂和脑脊膜膨出，肾上腺缺如和多囊肾，抽搐和运动障碍。淋巴结和肝脾大，发热，黄疸，皮疹。

（2）后天性弓形虫病：病情轻重不一，从亚临床型到暴发型感染不等，可为局限性或全身性。局限性感染以淋巴结炎最多，常累及颈部或腹股沟淋巴结，质韧，大小不一，分散，轻压痛，无破溃；可伴咽痛，肌痛，低热，头痛乏力等；部分有腹痛；临床表现可类似传染性单核细胞增多症或巨细胞病毒感染。较少见有心肌炎、心包炎、肝炎和脑炎等。全身性感染多见于免疫缺陷者，可有高热、皮疹、关节痛、肌痛、全身乏力和神经症状等。有的几天或几周后症状自行消失，有的可因弓形虫脑病等死亡。

> **知识点8：弓形虫病的病原学检查**　　　　副高：熟练掌握　正高：熟练掌握

（1）直接镜检：取患者血液、骨髓、淋巴结、穿刺液、脑脊液沉淀作涂片，或活组织切片作瑞氏或姬氏染色镜检找到滋养体或包囊，此法阳性率不高。

（2）动物接种或组织培养：将体液或组织悬液接种于小鼠腹腔内，可产生感染并找到病原体，或组织培养（猴肾或猪肾细胞）分离和鉴定弓形虫。结果可靠但敏感性低，且操作不易。

（3）分子生物学检测：应用^{32}P标记含弓形虫DNA序列的探针，与患者血白细胞或组织DNA进行分子杂交，显示特异性杂交条带或斑点为阳性反应。PCR方法可用于检测脑脊液和羊水中弓形虫DNA，用于诊断脑弓形虫病和宫内弓形虫感染，特异性及敏感性高，但易出现假阳性。

> **知识点9：弓形虫病的免疫学检查**　　　　副高：熟练掌握　正高：熟练掌握

（1）检测抗体：①常用染色实验（亚甲蓝）检测IgG抗体，一般于感染后1～2周出现阳性，3～5周效价达到最高峰，可维持数月到数年。抗体效价1：16为阳性，提示为隐性感染；1：256为活动性感染；1：1024为急性感染。②间接荧光抗体实验（IFAT）：检测IgM和

IgG抗体，与染色实验基本一致，但具有灵敏、特异、快速及重复性好等特点。③此外还可用间接血凝试验（IHA）、EIJSA、RIA等方法。

（2）用免疫学方法检测宿主细胞内的病原（速殖子或包囊）、血清及体液中的代谢或裂解产物，是早期诊断和确诊的可靠方法。

知识点10：弓形虫病的诊断　　　　副高：熟练掌握　正高：熟练掌握

弓形虫病临床表现缺乏特征性，表现多样，轻重不一，因此仅凭临床表现难以诊断，结合流行病学史，如患儿或母亲妊娠时有无与猫密切接触史及是否进食未煮熟的肉类、蛋类和奶类等，若有相应的临床表现，则临床可高度疑似弓形虫感染，确诊有赖于实验室病原和血清抗体检测。

知识点11：弓形虫病的鉴别诊断　　　　副高：熟练掌握　正高：熟练掌握

以淋巴结大为主要表现时，应与EB病毒感染、结核性淋巴结炎和淋巴瘤进行鉴别；弓形虫脑炎应与结核性脑膜炎、真菌性脑膜炎和病毒性脑炎等鉴别；新生儿或婴儿出现以眼部和中枢神经系统病变为主，伴其他脏器损害的先天性弓形虫病，应与其他宫内感染常见病原如巨细胞病毒、风疹病毒及单纯疱疹病毒等相鉴别；免疫功能抑制者弓形虫感染病情较重，除脑炎、脉络膜视网膜炎外，还可累及多脏器，严重者可出现脓毒血症样表现，因此免疫抑制者一旦发生脑炎或多脏器感染时，应考虑有弓形虫感染的可能。

知识点12：弓形虫病的治疗　　　　副高：熟练掌握　正高：熟练掌握

（1）病原治疗：①磺胺嘧啶和乙胺嘧啶合用：适于急性期治疗。磺胺嘧啶50～150mg/（kg·d），分4次口服。乙胺嘧啶1mg/（kg·d），分2次口服，经2～4日后将剂量减半。每天最大剂量不超过25mg。2～4周为一疗程。因乙胺嘧啶排泄极慢，易致中毒，发生叶酸缺乏、骨髓造血抑制现象，故用药时给叶酸5mg口服，每天3次；或醛氢叶酸5mg肌内注射，每周2次，并口服多酶片以减少毒性反应。②螺旋霉素：有抗弓形虫作用，且通过胎盘，对胎儿无不良影响，适用于妊娠期治疗，尤其是妊娠4月以内，孕妇每天口服3克，20～30日为一疗程，常与磺胺嘧啶交替使用。在先天性弓形虫病治疗时，须用乙胺嘧啶＋磺胺嘧啶治疗2～4疗程，其间歇期（1个月）可用螺旋霉素，剂量100mg/（kg·d），一岁后停用。急性发作时再重复治疗。

（2）支持疗法：加强免疫支持疗法。对眼弓形虫病和弓形虫脑炎等可应用肾上腺皮质激素以防治脑水肿等。

知识点13：弓形虫病的并发症　　　　副高：熟练掌握　正高：熟练掌握

轻症感染多无并发症。重者或先天性或免疫缺陷者弓形虫病易累及多脏器，可产生相应器官炎症时的并发症（同其他感染）。

知识点14：弓形虫病的预后 　　副高：熟练掌握　正高：熟练掌握

免疫功能正常的后天获得性弓形虫病预后良好，如淋巴结炎通常不治而愈，脏器累及少见但及时治疗多可痊愈。先天性弓形虫病预后较差，即使新生儿期无症状者也可遗留后遗症如认知和运动障碍、癫痫、视力障碍及听力障碍。免疫功能缺陷者（如 AIDS、恶性肿瘤、器官移植等）弓形虫病易导致播散性多脏器受累，预后差。

知识点15：弓形虫病的预防 　　副高：熟练掌握　正高：熟练掌握

（1）搞好环境卫生和个人卫生，勿与猫狗密切接触，防止猫粪污染食物、饮水和饲料；不吃生的或不熟的肉类、生乳、生蛋等。

（2）对免疫缺陷者和孕妇做血清学检查。

第五节 疟 疾

知识点1：疟疾的概念 　　副高：熟练掌握　正高：熟练掌握

疟疾是疟原虫经雌性按蚊叮咬所传播的一种寄生虫病。主要临床特征是间歇性、定时性、发作性的寒战、高热、大汗、贫血和脾大。

知识点2：疟疾的种类 　　副高：熟练掌握　正高：熟练掌握

根据感染疟原虫不同，疟疾分为间日疟、恶性疟、三日疟和卵形疟。我国以间日疟发病为主。间日疟和三日疟常复发。而恶性疟发热不规则，常侵犯内脏，可致凶险发作。夏秋季发病较多，而热带、亚热带四季都可发病。

知识点3：疟疾的病原 　　副高：熟练掌握　正高：熟练掌握

疟原虫需要两个宿主：蚊体内的有性繁殖和人体内的无性繁殖。在人体内又可分为红细胞外期（肝细胞内发育）和红细胞内期。疟原虫通过在红细胞内增生、破裂、再增生的循环使红细胞成批破裂而产生相应的临床表现。

知识点4：疟疾的传染源 　　副高：熟练掌握　正高：熟练掌握

患者和无症状带虫者是唯一的传染源。

知识点5：疟疾的传播途径　　　　　　副高：熟练掌握　正高：熟练掌握

按蚊为传播媒介。疟疾主要通过按蚊叮咬在人类传播。还可经输血或使用污染注射器等途径传播。

知识点6：疟疾的易感人群　　　　　　副高：熟练掌握　正高：熟练掌握

人群对疟疾普遍易感。感染后可产生一定免疫力，多次发作或重复感染后症状轻微或无症状。一般无先天免疫，故初生婴儿对疟原虫易感。

知识点7：疟疾的流行特征　　　　　　副高：熟练掌握　正高：熟练掌握

疟疾呈全球性分布，以热带和亚热带地区多见，尤其在经济落后、卫生条件差的地区发病率高。热带地区全年可见，季节分明地区主要见于雨季等有利于蚊虫繁殖的季节。我国除海南和云南两省为间日疟和恶性疟混合流行外，主要以间日疟流行为主。

知识点8：疟疾的潜伏期　　　　　　副高：熟练掌握　正高：熟练掌握

间日疟潜伏期13～15天，长潜伏期可达6个月以上；三日疟潜伏期24～30天；卵形疟为13～15天；恶性疟潜伏期7～12天；输血中疟疾潜伏期7～10天（少数1月）。

知识点9：疟疾的临床表现　　　　　　副高：熟练掌握　正高：熟练掌握

（1）典型发作：①寒战期：10分钟至2小时，突起畏寒，寒战，常伴有头痛、恶心呕吐；同时体温上升。②高热期：2～6小时，体温常≥40℃，全身灼热、口干、烦躁，重者谵妄。③大汗期：1～2小时，大汗，体温迅速下降，症状消失，但感疲乏。④间歇期：仅表现为疲乏。⑤热程特点：初发数日，发热不规则，5～7天后呈典型隔日发作（三日疟则每三日发作一次）；多在中午前或傍晚发作；轻→重→轻；发作5～7次后，可自行停止，2～3个月后可再次发作（近期复发）。⑥体征：随着发作增多，脾大轻→重度，可出现巨脾，质地变硬；肝大程度较轻，部分患儿有肝功能异常，可见黄疸；贫血：发作次数越多越明显。

（2）恶性疟：潜伏期7～12天，起病急缓不一，多半急，无寒战，而仅有畏寒，热型不规则，持续发热时间长，出汗期不明显，无明显缓解期，贫血明显，无远期复发。

（3）凶险发作：主要见于恶性疟，偶见间日疟和三日疟。①脑型：来势凶险、病死率高，高热、剧烈头痛、呕吐、昏迷、抽搐、瘫痪及脑膜刺激征；脑脊液压力、细胞及蛋白无明显异常。②超高热型：急起持续性高热（体温＞41℃）、谵妄、昏迷、抽搐，可数小时内死亡。③厥冷型：体温不升，突然昏倒、虚脱、休克。④胃肠型：腹泻、恶心呕吐、腹痛。⑤急性肾衰型：进行性少尿至尿闭，尿中蛋白、红细胞、白细胞及管型存在。⑥胆汁型：弛张型高热、呕吐胆汁、黄疸、贫血、肝脾大、昏迷。

（4）特殊类型疟疾：①孕妇疟疾：较重，贫血显著，易致流产、早产、死胎、胎儿先天性疟疾。②先天性疟疾：生后6天内即贫血、脾大，血中疟原虫与母同种。③婴幼儿疟疾：重，弛张热或持续高热，易惊厥，贫血明显，脾大更甚；热型不典型，少有寒战、大汗，而消化道症状明显，复发率及病死率高。④输血后疟疾：潜伏期7～10天（少数1个月），症状典型。

知识点10：疟疾的再燃和复发　　　　　副高：熟练掌握　正高：熟练掌握

疟疾发作数次后，由于机体产生一定免疫力或经过治疗后发作停止，但红细胞内疟原虫未完全消。经过1～3个月后，再度出现临床发作称为再燃，或近期复发。症状与初发相似，但较轻。疟疾停止发作后，肝细胞内迟发型子孢子发育成熟后，再次侵入红细胞内引起的发作称为复发或远期复发。复发多发生在初次发作后6个月以上，表现相似但较轻。恶性疟、三日疟、输血后疟疾一般无复发，但可有再燃。

知识点11：疟疾的辅助检查　　　　　　副高：熟练掌握　正高：熟练掌握

（1）血象：白细胞正常或减少，大单核细胞增多，贫血。
（2）外周血找疟原虫：寒战时取厚、薄血片两张查找，应多次查找。
（3）骨髓穿刺查找疟原虫。
（4）免疫学方法、核酸杂交及PCR技术查疟原虫的抗体和DNA。

知识点12：疟疾的诊断　　　　　　　　副高：熟练掌握　正高：熟练掌握

根据流行病学史如曾在疟疾流行地区居住或旅行史，临床典型疟疾发作表现伴贫血和脾大，有规律的发作周期，均应高度怀疑疟疾诊断，明确诊断须依赖实验室病原检查，需多次反复检查，一旦血液或骨髓涂片发现疟原虫即可明确诊断。高度怀疑，但多次病原检查阴性者或检测条件受限时，可采用诊断性治疗的方法。服用氯喹10mg/（kg·d）（<0.6g）顿服×3日，一般在服药24～48小时热退，停止发作者可拟诊为疟疾，否则可排除疟疾。

知识点13：疟疾的鉴别诊断　　　　　　副高：熟练掌握　正高：熟练掌握

（1）一般疟疾：应与败血症、伤寒、胆道感染鉴别，主要从流行病学、典型发作、查到疟原虫及试验治疗着手。
（2）脑型疟疾：应与乙型脑炎、中毒型菌痢、中暑、化脓性脑膜炎及病毒性脑炎相鉴别。①警惕性。②注意流行病学特点。③参照相关疾病的实验检查，不难鉴别。

知识点14：一般疟疾的病原治疗　　　　副高：熟练掌握　正高：熟练掌握

（1）现症患者：氯喹3日＋伯氨喹4日联合疗法。

（2）休止期患者：乙胺嘧啶2日+伯氨喹4日联合疗法。

知识点15：耐药疟疾的治疗　　　　　　　　　　副高：熟练掌握　正高：熟练掌握

（1）标准：我国大部分恶性疟及海南部分间日疟株对氯喹耐药。用体内法判断的标准是：服用氯喹3天，血中疟原虫无性体在7天内消失，28日内无复燃，为敏感，否则为耐药。

（2）药物选择：①硫酸奎宁加乙胺嘧啶：硫酸奎宁为25mg/（kg·d），分3次口服，共3天，最大量<650mg/次；乙胺嘧啶：>25kg，25mg/d；10～20kg，12.5mg/d；10kg，6.25mg/d，共3天。副作用有耳鸣、耳聋、头晕、心悸及荨麻疹，大剂量可致心脏抑制。②>7岁儿童：硫酸奎宁+四环素5mg/（kg·6h），联用7天。③<7岁儿童或孕妇：单用硫酸奎宁7天。④甲氟喹：体重≥15kg者，25mg/kg，一次口服，最大量≤1250mg。孕妇禁用。⑤青蒿素或蒿甲醚、磷酸咯萘啶。

知识点16：凶险型疟疾的抗疟治疗　　　　　　　副高：熟练掌握　正高：熟练掌握

先静脉给药，神志清醒后改用口服，并加用伯氨喹。

（1）二盐酸奎宁：每次5～10mg/kg+10%葡萄糖（浓度为1mg/ml），静脉滴注，24小时内不超过3次，同时给予心电监护。

（2）青蒿素：成人口服为0.6/次，一日3次，共3天，总量5.4g；或肌内注射每次200～300mg，每天1次或每天2次×3天。儿童酌减。

（3）磷酸氯喹注射液：用于不抗药者，每次3～5mg/kg，加10%葡萄糖或生理盐水中静脉滴注。首日不超过3次。

（4）磷酸咯萘啶注射液：3～6mg/（kg·d），加5%葡萄糖或生理盐水中静脉滴注，或分次肌内注射。

知识点17：疟疾的对症治疗　　　　　　　　　　副高：熟练掌握　正高：熟练掌握

（1）对高热、急性颅高压、休克、DIC、肾功能衰竭、贫血、肺水肿的处理，但对脑型疟疾，禁用激素。

（2）黑尿热：停用奎宁与伯氨喹，改用氯喹、乙胺嘧啶及蒿甲醚。

（3）如果原虫血症密度超过10%或出现并发症（如脑型疟疾），可考虑换血疗法。

（4）实行重症监护管理。

知识点18：疟疾的并发症　　　　　　　　　　　副高：熟练掌握　正高：熟练掌握

（1）支气管炎和肺炎：小儿多见，胸部X线显示肺内小片状渗出等炎症改变，呼吸道症状轻微，大多于抗疟治疗后3～7天好转。可能由于原虫侵入肺部所致，或并发其他病原微生物感染。

（2）黑尿热：是恶性疟最严重的并发症，是由于急性血管内溶血所致溶血尿毒综合征，发生原因可能与患者红细胞中缺乏 G-6-PD 及使用抗疟药物（奎宁与伯氨喹）有关。临床表现为急起寒战、高热、腰痛、酱油样尿、急性贫血及黄疸，重者可发生肾衰竭。

血红蛋白尿为本症的主要诊断依据。尿液呈黑褐色，尿胆红素阴性，尿胆原强阳性；血红蛋白呈阳性，血清胆红素明显升高，以间接胆红素为主；外周血红细胞及血红蛋白明显下降，网织红细胞明显增高。

一旦怀疑应首先停用相关抗疟药物，应用肾上腺皮质激素可控制溶血，并静脉滴注 5% 碳酸氢钠以碱化尿液，防止肾小管阻塞，严重贫血者可少量多次输血，低分子右旋糖酐可用以疏通和改善微循环，一旦发生肾衰竭应予相应处理。

（3）肝、肾损害：疟疾可引起肝炎，表现为轻度黄疸和肝功能异常，多见于恶性疟，给予对症护肝药物治疗即可；肾损害可表现水肿、少尿、血压升高、蛋白尿及血尿，抗疟治疗可恢复，少数可发生肾病综合征，早期抗疟治疗有可能奏效，但慢性患者疗效差，对激素不敏感。

知识点19：疟疾的预后	副高：熟练掌握　　正高：熟练掌握

间日疟和三日疟无并发症者预后良好，恶性疟伴凶险发作者预后较差。脑型疟及并发黑尿热者，病死率很高。

第六节　阿米巴病

知识点1：阿米巴病的概念	副高：熟练掌握　　正高：熟练掌握

阿米巴病是指由于阿米巴寄生于肠腔或阿米巴原虫穿透肠黏膜侵犯其他脏器致病，临床症状包括无症状包囊感染、阿米巴肠炎、阿米巴痢疾、阿米巴瘤及其他肠外疾病。肠道外疾病一般仅见于肝，少数也见于脑、肺病变和皮肤溃疡、生殖器官损害。

知识点2：阿米巴病的病原	副高：熟练掌握　　正高：熟练掌握

溶组织内阿米巴是具有伪足的原虫类寄生虫。在其生活周期中具有两种形态，即包囊和滋养体。包囊直径 10~16μm，内含 1~4 个核，4 核成熟包囊具有传染性。4 核包囊被吞食后可抵抗胃酸并最终到达碱性环境肠道，在那里脱去包囊，释放出 4 个滋养体，随后以二分裂法繁殖产生 8 个滋养体。滋养体直径 10~60μm，有单个核。多数无症状感染者体内的阿米巴原虫以小滋养体形式存在，随食物残渣结肠远端运送，在肠腔中逐渐形成包囊后随粪便排出体外。发生侵袭性病变时，侵袭的滋养体由于吞噬了红细胞和组织碎屑等而体积增大，被称为大滋养体，常见于急性期患者的粪便和病灶组织中，排出体外后迅速死亡。

原虫通常以包囊形式排出体外，包囊对外界环境抵抗力较强，能抵抗饮水消毒所含余氯和胃酸，在潮湿环境下可存活数周至数月，但不耐热，60℃时仅存活 10 分钟。

知识点3：阿米巴病的传染源　　　　副高：**熟练掌握**　正高：**熟练掌握**

人是溶组织阿米巴的主要储存宿主。患者和无症状带包囊者是重要传染源。滋养体离体后很快死亡，而且易被胃酸杀灭，因此对于疾病传播意义不大。

知识点4：阿米巴病的传播途径　　　　副高：**熟练掌握**　正高：**熟练掌握**

经粪–口途径传播。人体通过摄入被粪便（含包囊）污染的食物和水源而感染。水源污染可导致地方性流行。

知识点5：阿米巴病的易感人群　　　　副高：**熟练掌握**　正高：**熟练掌握**

各年龄组人群普遍易感。年幼儿、老年和孕妇感染后病情较重，阿米巴肠病男女发病率无差异，但阿米巴肝脓肿主要发生于成年人（90%），男性为主。感染后获得的抗体缺乏保护作用，可发生重复感染。

知识点6：肠阿米巴病的临床表现　　　　副高：**熟练掌握**　正高：**熟练掌握**

潜伏期数日至数周，一般为1～2周。

（1）无症状肠阿米巴病（非侵袭性肠道感染）：是阿米巴感染最常见的类型，感染者呈无症状排包囊状态，少数可表现为自限性胃肠炎. 迪斯帕内阿米巴和90%溶组织内阿米巴感染均表现为无症状感染，仅粪便检查发现包囊. 少数无症状溶组织内阿米巴感染者在数月至数年后可发展为侵袭性阿米巴病。

（2）普通型：阿米巴痢疾是侵袭性阿米巴最常见的类型。大多起病缓慢，表现为腹泻逐渐加重伴腹痛，腹泻次数每日数次至十数次，大便量中等。多数患者表现为稀便或水样便，有时含黏液或血；典型阿米巴痢疾患者粪便性状为血性黏液样便，呈果酱样，有腐败腥臭味，可伴有里急后重。回盲部、升结肠及左下腹可有轻度压痛，少数有发热。

（3）慢性或迁延型：可由普通型转变而来，表现为持续不规则腹泻或反复发作，病程可持续数月至数年。间歇期大便可基本正常，可因饮食不当、疲劳等因素而复发，发作时大便可见血性黏液。症状较普通型轻。病程长者可出现贫血、营养不良和生长迟缓。

（4）暴发型：极少见，多发生于营养不良、使用激素治疗者。起病急，高热，有明显中毒症状，大多数病例出现明显腹痛、腹胀和反跳痛。大便十几次以上，常有里急后重，粪便量多，黏液血性样便或血水样便，伴呕吐，可出现脱水、酸中毒或感染性休克。易发生肠出血、肠穿孔、腹膜炎等。该型病死率高，常需要手术干预治疗。

知识点7：阿米巴瘤的临床表现　　　　副高：**熟练掌握**　正高：**熟练掌握**

是肠阿米巴极少见并发症。阿米巴瘤是高度增生的肉芽肿性包块，主要发生于盲肠或升结肠，由肠壁阿米巴脓肿发展所致，呈分叶状。2/3患者常同时有阿米巴痢疾的症状。腹部可触及固定性包块，有压痛。结肠镜和活检可以确诊，肉芽组织内可检测到溶组织内阿米巴。抗阿米巴治疗有效，不需要手术干预。

知识点8：阿米巴肝脓肿的临床表现	副高：熟练掌握　正高：熟练掌握

在侵袭性溶组织内阿米巴感染者中的发生率约10%。可发生于任何年龄患者，成年人主要见于男性患者。临床表现多样，从明显肝感染到不明原因发热。通常表现为发热、肝大、肝区压痛和体重减轻，黄疸少见。肝脓肿患者中75%可出现肺不张、右侧横膈抬高和浆液性胸膜渗出。仅30%患者同时有痢疾表现，但之前多有痢疾病史。大便样本中多可检测出溶组织内阿米巴。

知识点9：其他肠外阿米巴的临床表现	副高：熟练掌握　正高：熟练掌握

阿米巴肺脓肿是阿米巴肝脓肿最常见的并发症，也可以是血行播散所致，临床表现与细菌感染相似；肝脓肿穿破可直接导致脓胸和心包积液，表现为胸膜炎或心包炎体征，重者可出现急性心脏压塞导致休克、猝死；阿米巴脑脓肿罕见，多继发于肠、肝、肺阿米巴病，症状与化脓性脑脓肿相似；皮肤阿米巴病，肛周皮肤感染多由肠外瘘所致，可波及阴茎或宫颈，形成阿米巴溃疡；泌尿生殖系统阿米巴少见，包括阿米巴阴道炎、前列腺炎、龟头炎等。

知识点10：阿米巴病的辅助检查	副高：熟练掌握　正高：熟练掌握

（1）粪便镜检直接找到阿米巴原虫，送检粪便要新鲜，挑选含黏液、脓血部分，至少送检4～6次，反复检查找到滋养体。

（2）乙状结肠镜或结肠镜检查：用于多次粪便检查为阴性而临床不能排除本病者。在肠黏膜可见到大小不等散在溃疡，中心区有渗出，边缘整齐，周围有一红晕。溃疡间黏膜正常。边缘涂片或活检可见滋养体。

（3）血清学检查：粪检多次为阴性而高度怀疑者，可行多种血清阿米巴抗体实验。临床症状出现后7天以上血清学实验阳性率达95%。

（4）免疫学检查：①粪便抗原检测：最适合临床特异性检测的方法为酶免疫法（EIA），对阿米巴痢疾粪便检测的敏感度和特异度均超过96%。②抗体检测：血清学试验检测抗阿米巴抗体是重要的辅助诊断的检测方法。可采用间接血凝试验（IHA）、酶免疫法（EIA）、对流免疫电泳法或琼脂凝胶扩散法。侵袭性肠病包括阿米巴瘤，阿米巴肝脓肿患者中的阳性率可达90%以上。由于感染后抗体水平可持续多年，因此检测阳性不能区分当前感染与既往感染。在流行区人群中用IHA检测，阳性率5%～30%。因此，在非流行区出现阳性反应，高度支持阿米巴病诊断，而在流行区血清学阴性可有助于排除侵袭性阿米巴病诊断。

（5）分子生物学检测：已经用于临床阿米巴病的诊断，而且可用以鉴别致病性溶组织内阿米巴和非致病性共栖迪斯帕内阿米巴。PCR检测粪便抗原的敏感性高于EIA方法。实时定量PCR法的敏感度高于传统PCR和抗原检测试验。

（6）影像学检查：肠道X线钡剂灌肠检查可发现阿米巴瘤部位有充盈缺损、狭窄或壅塞征象。X线检查、胸腹部CT或MRI和B超均有助于肝脓肿、肺脓肿、脓胸及心包积液等诊断。

知识点11：阿米巴病的诊断　　　　副高：熟练掌握　　正高：熟练掌握

根据既往史（如接触史或流行区旅游史等）和临床表现，如起病缓慢，中毒症状轻，迁延或反复发作性腹泻，伴腹痛、里急后重，果酱样大便等特点，临床可高度怀疑，确诊必须依据病原学证据。对于病因不明，临床表现不典型的慢性腹泻患者，也应怀疑此病。不典型病例可借助血清学、结肠镜检等检查方法。对于临床高度怀疑而病原学无法确诊者，可进行诊断性治疗，效果明显者可考虑诊断成立。

知识点12：阿米巴病的鉴别诊断　　　　副高：熟练掌握　　正高：熟练掌握

阿米巴肠病鉴别诊断应包括细菌性痢疾等侵袭性肠道细菌感染、溃疡性结肠炎、肠结核等；阿米巴肝脓肿鉴别诊断包括细菌性肝脓、包虫病和肝癌等。

知识点13：阿米巴病的治疗　　　　副高：熟练掌握　　正高：熟练掌握

（1）一般治疗：急性期卧床休息，根据病情给予流质或少渣饮食。慢性患者应避免刺激性食物，注意维持营养。大量腹泻者纠正水电解质紊乱，必要时静脉补液，发生休克时及时输血，并加用血管活性药物。

（2）病原治疗：抗阿米巴治疗要及时、充分、全疗程，必要时重复1~2个疗程以防复发。①甲硝唑（灭滴灵）30~50mg/（kg·d），儿童最大量为1g，分3次口服，5~7为一疗程，多用于急性期病例。②氯碘喹：每次10~20mg/kg，每天3~4次，连服10，对肠腔内阿米巴有效。③双碘喹：每次10~15mg/kg，每天2~3次，连服15~20日。

（3）对症治疗：①合并细菌感染时加用适当抗生素。②肠出血时及时输血，肠穿孔时及时行手术治疗，并应用甲硝唑和广谱抗生素。

知识点14：阿米巴病的并发症　　　　副高：熟练掌握　　正高：熟练掌握

（1）肠内并发症：肠出血、肠穿孔、局限性腹膜炎、阑尾炎、肠狭窄和肠阿米巴瘤。

（2）肠外并发症：阿米巴肝脓肿、阿米巴胸膜炎、心包炎、膈下脓肿、阿米巴肺脓肿、脑脓肿、脑膜脑炎、宫颈阴道炎等。

知识点15：阿米巴病的预后	副高：熟练掌握　正高：熟练掌握

一般良好。与病程长短、是否正确治疗、有无并发症等有关。暴发型、发生肠出血、肠穿孔、弥漫性腹膜炎等并发症者预后较差。

知识点16：阿米巴病的预防	副高：熟练掌握　正高：熟练掌握

控制环境卫生，注意饮水和饮食卫生，加强粪便管理，注重手卫生宣教。及早彻底治疗患者。采取适当疾病监测和控制措施。尚无有效疫苗，基因重组疫苗正在研制中。

第七节　血吸虫病

知识点1：血吸虫病的概念	副高：熟练掌握　正高：熟练掌握

血吸虫病是日本血吸虫寄生于门静脉系统引起的疾病。由皮肤接触含尾蚴的疫水而感染，主要病变为虫卵引起肝与结肠肉芽肿。

知识点2：血吸虫的种类	副高：熟练掌握　正高：熟练掌握

感染人类的主要血吸虫有：①曼氏血吸虫。②日本血吸虫。③埃及血吸虫。前两种引起胃肠道和肝疾病，埃及血吸虫主要导致泌尿系疾病。

知识点3：血吸虫病的病因	副高：熟练掌握　正高：熟练掌握

血吸虫从虫卵经毛蚴、母胞蚴和子胞蚴（中间宿主为钉螺）、尾蚴至成虫（终宿主）有6个阶段，从尾蚴侵入人体到在肝内发育为成虫1个月左右。钉螺是唯一中间宿主，人是终宿主，牛、猪、羊、狗等均可为其终宿主。

知识点4：血吸虫病的病理	副高：熟练掌握　正高：熟练掌握

（1）结肠病变：早期有虫卵结节、黏膜充血、水肿甚至坏死和浅表性溃疡。虫卵反复沉积，晚期肠壁纤维增生、肥厚，并可伴发肠息肉、肠腔狭窄和肠梗阻。

（2）肝脏病变：早期门静脉分支内形成虫卵嗜酸肉芽肿，晚期汇管区结缔组织增生，肝纤维化。门静脉窦前阻塞，出现一系列门静脉高压症状。

（3）异位损害：虫卵形成成虫迷走，寄生于门脉系统外的器官内。

知识点5：我国血吸虫病流行区的类型	副高：熟练掌握　正高：熟练掌握

根据地理环境、钉螺分布和流行病学特点，我国血吸虫病流行区可分为3种类型：

（1）水网型：主要分布于长江三角洲平原，钉螺沿河沟呈网状分布。

（2）湖沼型：为严重流行区域，分布于长江中下游两岸及其邻近湖泊地区，包括湖北、湖南、江西、安徽、江苏等省，钉螺呈大片状分布。

（3）山丘型：钉螺沿山区水系自上而下呈线状分布，发病数少且分散。

知识点6：血吸虫病的传染源	副高：熟练掌握　正高：熟练掌握

血吸虫病的传染源为患者和保虫宿主。保虫宿主包括家畜、犬、猫、鼠等动物。

知识点7：血吸虫病的传播途径	副高：熟练掌握　正高：熟练掌握

血吸虫病的传播环节为：①水源被患者和保虫宿主的粪便所污染。②钉螺的存在，钉螺是日本血吸虫的唯一中间宿主。③接触疫水。

知识点8：血吸虫病的易感人群	副高：熟练掌握　正高：熟练掌握

人对血吸虫普遍易感。男性多于女性。15～20岁青年感染率最高，5岁以下儿童感染率较低。感染后可有部分免疫力，流行区重复感染常见。

知识点9：血吸虫病的临床分期	副高：熟练掌握　正高：熟练掌握

（1）急性期：有发热、肝大、腹痛、腹泻或脓血便、血中嗜酸性粒细胞显著增多。

（2）慢性期：以消化道症状和肝脾大为主。

（3）晚期：以门静脉周围纤维化病变为主，可发展为门静脉高压症、巨脾与腹水。

知识点10：血吸虫病的临床表现	副高：熟练掌握　正高：熟练掌握

（1）急性血吸虫病：多见于夏秋季，小儿及青壮年为多，常有明显疫水接触史，常为初次重度感染，约半数出现尾蚴性皮疹（接触疫水部位），2～3日自行消退。潜伏期为30～40日。①发热，以间歇热为主，高热伴畏寒。②过敏反应，荨麻疹多见。③腹部症状：腹痛、腹泻、脓血便，或与便秘交替。④肝脾大：以左叶肝大为主。

（2）慢性血吸虫病：①无症状患者，仅在粪便普查或其他疾病就医时发现。②有症状者：以腹胀、腹泻为常见，肝脾大，早期以肝左叶大为主。

（3）晚期血吸虫病：主要是肝硬化，分巨脾、腹水、侏儒三型。①巨脾型：伴脾功能亢进，最为常见。②腹水型：晚期血吸肝功能失代偿的表现。③侏儒型：反复感染使肝生长介素减少，影响生长发育，患儿身材呈比例性矮小，面容苍老，性器官不发育，男性睾丸细小，女性无月经。

（4）异位损害：①肺血吸虫病：多见于急性血吸虫病患者，为虫卵沉积引起的肺间质性病变。肺部病变经病原治疗后3~6个月内逐渐吸收消失，不发展为肺源性心脏病。②脑血吸虫病：急性感染时，童虫移行至脑血管中，致使成虫产卵沉积在脑部，急性期发生类似脑炎、脑膜脑炎症状，经病原治疗症状很快消失。未经治疗或急性期症状不显著者于3~6个月或更长时间可在颅内形成较大虫卵肉芽肿团块，可出现癫痫或颅内压增高的症状。

知识点11：血吸虫病的辅助检查　　　副高：熟练掌握　正高：熟练掌握

（1）血象：急性期嗜酸性粒细胞增多显著。但极重型嗜酸性粒细胞常不增多，代之以中性粒细胞增多。慢性期嗜酸性粒细胞轻度增多。晚期脾亢，血常规检查"三少"。

（2）病原学检查：①粪便沉淀孵化法。②改良加藤厚涂片法。③直肠黏膜活检。

（3）免疫学检查：①成虫抗原皮内试验。②环卵沉淀试验：是目前流行区综合查病的一项措施，可作为考核疗效的参考。③酶联免疫吸附试验：有助于鉴别急性血吸虫病及疗效。④近年来用单克隆抗体检测血清中循环抗原，有可能用于活动性感染的诊断，并可作疗效参考。

（4）肝功能试验：急性期ALT轻度升高，慢性期和晚期代偿期在正常范围。晚期失代偿期出现肝细胞合成功能障碍，血清清蛋白降低及白/球蛋白比例倒置、凝血酶原时间延长及血清胆碱酯酶活力降低。

（5）影像学检查：超声显像检查可判断肝纤维化程度及肝、脾静脉和肝门静脉管腔及血流变化。CT扫描在晚期患者可显示肝包膜增厚钙化，肝门静脉增粗，可见钙化点，结肠壁增厚伴钙化灶形成。胸部X线检查表现多样，以间质改变为主，无特异性。

知识点12：血吸虫病的诊断　　　副高：熟练掌握　正高：熟练掌握

根据疫水接触史、居住流行区或曾到流行区旅游等流行病学史和典型临床表现及病原学检查、血清免疫学检查等结果可予以诊断。急性血吸虫病以发热、肝大与外周血嗜酸性粒细胞增多为主要特征，伴有肝区压痛、脾大、咳嗽、腹胀及腹泻；慢性血吸虫病可无症状或间有腹痛、腹泻或脓血便，多数伴有以肝左叶为主的肝大，少数伴脾大；晚期血吸虫病者多有长期或反复疫水接触史，或明确血吸虫病治疗史，临床有肝门静脉高压症状和体征或结肠肉芽肿表现。一旦粪便血吸虫卵或毛蚴检查阳性，或慢性和晚期患者直肠活检，在无治疗史者发现血吸虫卵，有治疗史者发现活卵或近期变性虫卵，均可明确诊断。粪检阴性，但COPT（＞3%）和/或IHA（≥1:10），ELISA阳性，LA（≥1:10）等血清免疫反应阳性可进行临床诊断。

知识点13：血吸虫病的鉴别诊断　　　副高：熟练掌握　正高：熟练掌握

急性血吸虫病应与伤寒、疟疾、粟粒性肺结核、败血症、急性细菌性痢疾、细菌性或阿米巴性肝脓肿等鉴别。慢性期与无黄疸性肝炎鉴别，腹泻者与慢性痢疾、肠结核区别，晚期巨脾、腹水与其他原因所致肝硬化鉴别。侏儒症与垂体性侏儒区别。流行区癫痫发作者应结合其他急性血吸虫病症状，怀疑或除外血吸虫脑病。

| 知识点14：血吸虫病的治疗 | 副高：熟练掌握　正高：熟练掌握 |

（1）病原治疗（常用吡喹酮）：①急性血吸虫病：总剂量140mg/kg，6日疗法，1/2量前2日内服用，1/2量后4日内服用，每日分2～3次。②慢性血吸虫病：总剂量70mg/kg，2日疗法，每日剂量分2～3次。③晚期血吸虫病：总剂量60mg/kg（儿童70mg/kg），3日疗法，每日剂量分2～3次。

（2）对症治疗：急性期患者住院治疗。晚期按肝硬化治疗，实行内外科结合、病原治疗与对症治疗结合、中西医结合的原则。

| 知识点15：血吸虫病的并发症 | 副高：熟练掌握　正高：熟练掌握 |

（1）门脉高压症、上消化道大出血是血吸虫病肝硬化的主要并发症。上消化道大出血后可并发肝性脑病；腹水型可并发原发性腹膜炎与革兰阴性杆菌败血症。

（2）肠道并发症：可发生不全性肠梗阻；可为急性阑尾炎的一种诱因。

| 知识点16：血吸虫病的预后 | 副高：熟练掌握　正高：熟练掌握 |

急性和慢性早期血吸虫病经抗血吸虫治疗后，绝大多数预后好，患儿临床症状消失，生长发育恢复正常。晚期发生肝硬化失代偿，并发上消化道出血等并发症者预后差。

| 知识点17：血吸虫病的预防 | 副高：熟练掌握　正高：熟练掌握 |

控制传染源，在流行区开展定期普查和同步治疗，一般慢性感染者给予吡喹酮（40mg/kg）单剂治疗，可降低人群感染率。切断传播途径，消灭钉螺是控制血吸虫病的重要措施。保护易感人群，加强卫生宣教，严格粪便管理，提倡安全用水、饮水，必须接触疫水者应采取个人防护措施。对接触疫水者可采用口服药物预防，如青蒿琥酯或蒿甲醚。

第十七章 免疫缺陷性疾病

第一节 概 述

知识点1：免疫的概念 　　　　　　　　　　副高：掌握　正高：掌握

免疫是机体的生理性保护机制，其本质为识别自身，排除异己；具体功能包括防御感染，清除衰老、损伤或死亡的细胞，识别和清除突变细胞以维持自身内环境稳定。免疫功能失调可致异常免疫反应，不仅可出现以感染易感性增高为主的免疫缺陷表现和免疫监视功能受损而发生恶性肿瘤，也可导致变态反应、自身免疫反应和过度的炎症反应。

知识点2：小儿免疫系统发育的特点 　　　　　副高：掌握　正高：掌握

儿免疫状况与成人明显不同，导致儿童免疫相关疾病的特殊性。传统认为小儿时期，特别是新生儿期免疫系统不成熟。实际上，出生时免疫器官和免疫细胞均已相当成熟，免疫功能低下主要为未接触抗原、尚未建立免疫记忆之故。

（1）单核/巨噬细胞：新生儿单核细胞发育已完善，但因缺乏辅助因子，其趋化、黏附、吞噬、氧化杀菌、产生G-CSF、IL-8、IL-6、IFN-γ、IL-12和抗原提呈能力均较成人差。新生儿期接触抗原或变应原的类型和剂量不同，直接影响单核/巨噬细胞，特别是DC的免疫调节功能，将影响新生儿日后的免疫状态。

（2）中性粒细胞：受分娩的刺激，出生后12小时外周血中性粒细胞计数较高，72小时后渐下降，继后逐渐上升达成人水平。由于储藏库空虚，严重新生儿败血症易发生中性粒细胞减少。新生儿趋化和黏附分子Mac-1（CDllb/CD18、CD10、CD13和CD33）表达不足，以未成熟儿和剖宫产者为著。未成熟儿中性粒细胞FcR Ⅲ表达下降，出生后2周才达到成人水平。中性粒细胞功能暂时性低下是易发生化脓性感染的原因。

（3）T淋巴细胞及细胞因子

1）成熟T细胞可占外周血淋巴细胞的80%，因此外周血淋巴细胞计数可反映T细胞数量。出生时淋巴细胞数目较少，6~7个月时超过中性粒细胞的百分率，6~7岁时两者相当；此后随年龄增长，逐渐降至老年的低水平。

2）T细胞表型和功能：绝大多数脐血T细胞（97%）为CD45RA＋"初始"（"naïve"）T细胞（成人外周血为50%），而CD45RO＋记忆性T细胞极少。新生儿T细胞表达CD25和CD40配体较成人弱，辅助B细胞合成和转换Ig、促进吞噬细胞和CTL的能力差。

3）TH亚群：为避免妊娠期母子免疫排斥反应，母体TH2细胞功能较TH1细胞占优势，新生儿短期内受此影响仍维持TH2优势状态。

4）细胞因子：新生儿T细胞产生TNF和GM-CSF仅为成人的50%，IFN-γ、IL-10和IL-4为10%～20%。随抗原反复刺激，各种细胞因子水平逐渐升高。如IFN-γ于生后175天即达到成人水平。

5）NK和ADCC：NK的表面标记CD56于出生时几乎不表达，整个新生儿期亦很低，NK活性于生后1～5个月时达成人水平。ADCC功能仅为成人的50%，于1岁时达到成人水平。

（4）B淋巴细胞及IgG

1）B细胞表型和功能：由于尚未接触抗原刺激，胎儿和新生儿有产生IgM的B细胞，但无产生IgG和IgA的B细胞。分泌IgG的B细胞通常于2岁时、分泌IgA的B细胞于5岁时达成人水平。由于TH细胞功能不足，B细胞不能产生荚膜多糖细菌抗体。

2）IgG：是唯一能通过胎盘的Ig，其转运过程为主动性。大量IgG通过胎盘发生在妊娠后期。胎龄小于32周的胎儿或未成熟儿的血清IgG浓度低于400mg/dl，而足月新生儿血清IgG高于其母体5%～10%。新生儿自身合成的IgG比IgM慢，生后3个月血清IgG降至最低点，至10～12个月时体内IgG均为自身产生，8～10岁时达成人水平。IgG亚类随年龄增长而逐渐上升，IgG2代表细菌多糖的抗体，其上升速度在2岁内很慢，在此年龄阶段易患荚膜细菌感染。

健康儿童血清免疫球蛋白含量（g/L）

年龄组	测定人数	IgG	IgA	IgM
新生儿	7	5.190～10.790（8.490）	0.001～0.018（0.009）	0.18～0.120（0.069）
4m～	11	3.050～6.870（4.970）	0.110～0.450（0.280）	0.310～0.850（0.580）
7m～	20	4.090～7.030（5.560）	0.210～0.470（0.340）	0.330～0.730（0.530）
1y～	60	5.090～10.090（7.590）	0.310～0.670（0.490）	0.980～1.780（1.380）
3y～	85	6.600～10.39（8.240）	0.580～1.000（0.790）	1.100～1.800（1.450）
7y～	50	7.910～13.070（10.720）	0.850～1.710（1.280）	1.200～2.260（1.730）
12y～	30	8.270～14.170（11.220）	0.860～1.920（1.390）	1.220～2.560（1.890）

注：表内数字为均值±2SD，括弧内为均值

3）IgM：胎儿期已能产生IgM，出生后更快，男孩于3岁时、女孩于6岁时达到成人血清水平。脐血IgM水平增高，提示宫内感染。

4）IgA：发育最迟，至青春后期或成人期才达成人水平。分泌型IgA于新生儿期不能测出，2个月时涎液中可测到，2～4岁时达成人水平。

（5）补体和其他免疫分

1）补体：母体的补体不转输给胎儿，新生儿补体经典途径成分（CH50、C3、C4和C5）活性是其母亲的50%～60%，生后3～6个月达成人水平。旁路途径的各种成分发育更为落后，B因子和备解素仅分别为成人的35%～60%和35%～70%。未成熟儿补体经典和

旁路途径均低于成熟儿。

2）其他免疫分子：新生儿血浆纤连蛋白浓度仅为成人的1/3～1/2，未成熟儿则更低。未成熟儿甘露糖结合凝集素（MBL）较成人低，生后10～20周达到足月新生儿水平。

知识点3：免疫缺陷性疾病的概念	副高：掌握　正高：掌握

免疫缺陷性疾病（ID）是指因免疫细胞（淋巴细胞、吞噬细胞和中性粒细胞）和免疫分子（可溶性因子，如白细胞介素、补体、免疫球蛋白和细胞膜表面分子）发生缺陷引起的机体抗感染免疫功能低下的一组临床综合征。免疫缺陷病可为遗传性，即由不同基因缺陷导致免疫系统功能损害的疾病，称为原发性免疫缺陷病（PID）；也可为出生后环境因素影响免疫系统，如感染、营养紊乱和某些疾病状态所致，称为继发性免疫缺陷病（SID）；因其程度较轻，又称为免疫功能低下。由人类免疫缺陷病毒（HIV）感染所致者，称为获得性免疫缺陷综合征（AIDS）。

第二节　原发性免疫缺陷病

知识点1：原发性免疫缺陷病的分类	副高：掌握　正高：掌握

自1952年Bruton发现首例原发性免疫缺陷病X-连锁无丙种球蛋白血症（XLA）以来，每年都有新的病种发现。迄今共发现354种PID，由344个基因突变所致。早期PID按疾病的临床表现、发现地点和发现者的名字命名，造成许多认识混乱。1970年世界卫生组织（WHO）下属的一个委员会开始对PID进行分类，20年后，PID分类工作由国际免疫学会联盟（IUIS）召集专家每2～3年进行一次，以细胞、分子遗传学为基础，讨论并更新PID命名和分类。2017会议对新发现的PID及PID新分类进行了充分讨论。目前PID共分九大类，即联合免疫缺陷、具有综合征特点的联合免疫缺陷、抗体为主的免疫缺陷、免疫失调性疾病、先天性吞噬细胞数量和/或功能缺陷、固有免疫缺陷、自身炎症性疾病、补体缺陷和原发性免疫缺陷病拟表型。

我国PID的确切发病率尚不清楚，按照部分西方国家的发病率推算，估计我国PID总发病率为1/10000～1/2000活产婴（未包括无症状的选择性IgA缺乏症和其他症状轻微的PID）。按此计算，我国每年1800万新生儿中，将会增加新病例1800～9000例；累计存活病例至少应有20万例。各种原发性免疫缺陷病的相对发生率为：B细胞缺陷（即单纯Ig或抗体缺陷，其中可能包括因T细胞辅助功能缺乏而致B细胞产生抗体能力下降的病例）最常见占一半以上，其次是T细胞/B细胞联合免疫缺陷、吞噬细胞数量和/或功能缺陷，补体缺陷较罕见。

知识点2：我国常见的几种原发性免疫缺陷病	副高：掌握　正高：掌握

我国PID临床实践和研究始于20世纪末，近10年来，随着流式细胞术等免疫学技术和

测序技术（尤其是新一代测序技术）在临床的广泛应用，基因或蛋白质水平确诊的病例愈来愈多。基因确诊的PID主要集中于以下6种疾病：X连锁无丙种球蛋白血症（XLA），X-连锁高免疫球蛋白M血症（XHIM），湿疹、血小板减少伴免疫缺陷综合征（WAS），X连锁慢性肉芽肿病（XCGD）和X连锁严重联合免疫缺陷病（XSCID）。

一、X-连锁无丙种球蛋白血症

知识点3：X-连锁无丙种球蛋白血症的概念	副高：掌握　正高：掌握

X连锁无丙种球蛋白血症（XLA）又称Bruton病，是一种X连锁隐性遗传病，是指由缺乏B淋巴细胞和浆细胞，导致各类免疫球蛋白（Ig）合成不足，特异性抗体水平低下，因而自幼易反复发生严重细菌感染。约20%患儿的母系亲属有同样疾病史。

知识点4：X-连锁无丙种球蛋白血症的病因	副高：掌握　正高：掌握

XLA是低γ-球蛋白血症最常见的原因，Bruton酪氨酸激酶（BTK）基因突变是导致XLA的原因。

知识点5：X-连锁无丙种球蛋白血症的特征	副高：掌握　正高：掌握

X-连锁无丙种球蛋白血症属X-连锁隐性遗传，多见于男性婴幼儿，以血液循环中缺乏B细胞及γ-球蛋白为主要特征，为最常见的先天性B细胞免疫缺陷病。

知识点6：X-连锁无丙种球蛋白血症的病理	副高：掌握　正高：掌握

在XLA患者的骨髓中可以找到原始B细胞，但是由于该病的B细胞发育中断在前B细胞阶段，所以患者的外周循环中几乎没有产生抗体的成熟B细胞（CD19$^+$细胞<2%），并且B细胞对抗原刺激的应答也有缺陷，血清中缺乏IgG（<2g/L）、IgM、IgA、IgD和IgE。此外还缺乏初级和次级淋巴滤泡。但因T细胞功能和数量正常，对病毒、真菌等细胞内寄生物有一定抵抗力。

知识点7：X-连锁无丙种球蛋白血症的临床表现	副高：掌握　正高：掌握

（1）一般在出生后4~12个月开始出现感染症状。也可迟至4~5岁开始发病，仅见于男性。反复出现化脓性感染症状。感染包括疖肿、中耳炎、鼻窦炎、扁桃体炎、肺炎、败血症、脑膜炎等，主要致病菌为化脓性球菌或革兰阴性杆菌。一般对病毒、真菌和原虫有抵抗力。易发生过敏性、风湿性疾病和自身免疫性疾病。包括类风湿关节炎、恶性贫血、肺孢子菌肺炎、顽固性腹泻、皮肌炎及硬皮病等。

（2）主要体征：浅表淋巴结和扁桃体等淋巴组织较正常小或缺如，浅表淋巴结及脾不能触及。常因反复感染呈现慢性消耗性体质，如苍白、贫血貌及精神萎靡等，出现营养不良与生长发育落后等。

知识点8：X-连锁无丙种球蛋白血症的治疗 　　　　　副高：掌握　正高：掌握

（1）特殊治疗：长期定期给予静脉注射用人血丙种球蛋白（IVIG）补充治疗。剂量为每月一次400～600mg/kg静脉滴注，效果明显优于每月一次200mg/kg。也可深部肌内注射丙种球蛋白。一般剂量为每月一次200mg/kg，每次注射量不超过30ml（分数个部位注射，每一部位应少于5ml）。或定期输新鲜血浆，剂量为每月20ml/kg。

（2）控制感染：有感染时应用大剂量有效抗生素。必要时行外科手术清除感染病灶。

（3）禁止预防接种，尤其是不能接种活疫苗。

知识点9：X-连锁无丙种球蛋白血症的预防 　　　　　副高：掌握　正高：掌握

一般情况下XLA患者的血清IgG水平在2g/L以下，因此XLA患者应用IVIG替代治疗十分必要。IVIG能够预防XLA患者的大多数感染和并发症，其剂量应使患者应用IVIG后的IgG水平达到同年龄血清正常水平。

二、湿疹血小板减少免疫缺陷综合征

知识点10：湿疹血小板减少免疫缺陷综合征的概念 　　　　　副高：掌握　正高：掌握

湿疹血小板减少免疫缺陷综合征（WAS）是一种X-连锁隐性遗传性疾病，由编码WAS蛋白（WASP）的基因突变所引起。以免疫缺陷、湿疹和血小板减少三联征为典型临床表现，不典型者主要表现为血小板减少，而无明显的免疫缺陷，此时需与特发性血小板减少性紫癜相鉴别。常见于男性婴儿，罕见女性患者。

知识点11：湿疹血小板减少免疫缺陷综合征的临床表现 　　　　　副高：掌握　正高：掌握

男性发病，起病年龄较小甚至在新生儿期发病。常因血小板减少致出血，多发生于生后6个月之内婴儿。一些患儿以血小板减少和出血倾向作为唯一的临床表现。80%患儿有典型的异位湿疹病史，湿疹通常于婴幼儿期出现，随年龄增长趋于严重；家族中常有湿疹患者。反复感染是常见的临床表现，随年龄增长感染病情加重。其他可发生关节炎、自身免疫性溶血性贫血，年长儿易发生恶性疾病。

知识点12：湿疹血小板减少免疫缺陷综合征的辅助检查 　　　　　副高：掌握　正高：掌握

血小板减少和血小板体积变小是该病的特征性表现，有明显出血时可伴有贫血，骨髓巨核细胞正常或增多。迟发型超敏反应皮肤试验减弱或阴性，淋巴细胞转化率减低。血清免疫球蛋白测定提示IgG正常，IgA和IgE水平显著升高，IgM明显减低。胸部X线片常显示肺部感染；头颅侧位片可显示咽后壁淋巴组织发育不良。

知识点13：湿疹血小板减少免疫缺陷综合征的治疗　　　　副高：掌握　正高：掌握

急性出血发作时可静脉注射辐照血小板。有感染时应及时给予抗生素，尽快控制感染。局部用类固醇药物控制顽固性湿疹，但应尽量避免全身使用糖皮质激素。可应用转移因子、左旋咪唑及胸腺素治疗。脾切除术能使血小板数量增加和体积增大，但有发生败血症的危险。因此，脾切除术后应终生使用抗菌药物预防感染。骨髓或脐血干细胞移植是目前根治WAS最有效的方法。

三、选择性IgA缺乏症

选择性IgA缺陷症

知识点14：选择性IgA缺乏症的特点　　　　副高：掌握　正高：掌握

（1）IgA水平显著低下。

（2）常伴有IgG_2缺陷，其他免疫球蛋白水平正常或升高。

（3）伴有或不伴有T细胞功能障碍。

（4）本病常伴有其他疾病，如自身免疫性疾病、肺部疾病、肠道疾病、过敏性疾病、神经系统疾病及恶性肿瘤等。

知识点15：选择性IgA缺乏症的临床表现　　　　副高：掌握　正高：掌握

患儿可无症状或伴发多种疾病，如哮喘、呼吸道感染、腹泻和各种自身免疫性疾病，半数患儿有反复感染。1/4左右患儿有自身免疫性或血管结缔组织疾病。IgA缺陷病出现症状者，占临床上严重免疫缺陷病的10%～15%。

知识点16：选择性IgA缺乏症的实验室检查　　　　副高：掌握　正高：掌握

血清IgA总量常低于0.05g/L，其余Ig可正常甚至升高，分泌型IgA（SIgA）低于0.002g/L。约40%患儿可测出自身抗体。血浆蛋白电泳可见缺乏IgA区带。T细胞免疫功能有不同程度的减低。

知识点17：选择性IgA缺乏症的治疗　　　　副高：掌握　正高：掌握

（1）对于严重感染者可选择使用适当的抗生素及无症状的选择性IgA缺陷患者的血浆。

（2）严重腹泻者可采用初乳治疗以补充SIgA。

（3）选择性IgA缺陷病患者一般禁忌输注含有IgA的血制品（包括丙种球蛋白制剂），以防产生抗IgA抗体，从而发生过敏反应。

四、X-连锁联合免疫缺陷病

知识点18：X-连锁重症联合免疫缺陷的概念　　　　副高：掌握　正高：掌握

X-连锁重症联合免疫缺陷（XSCID）是最多见的一种SCID，占SCID的50%左右，是由编码IL-2受体γ链（IL2RG）的基因突变所引起。淋巴细胞表型为$T^-B^+NK^-$。由于IL2RG还参与了IL-4、IL-7、IL-9、IL-15和IL-21受体的组成，因此该基因的突变也使这些细胞因子无法发挥作用。

知识点19：X-连锁重症联合免疫缺陷的临床表现　　　　副高：掌握　正高：掌握

（1）临床表现为胸腺极小（<2g），外周淋巴结、扁桃体等缺如或发育极度不良。由于B细胞的成熟依赖于T细胞的辅助，因此尽管B细胞数目正常，但不能正常合成免疫球蛋白，致使IgG、IgA和IgM水平低下，甚至缺如。

（2）突出临床表现为出生后1个月内即发生严重的致死性感染，如持续性呼吸道感染、反复腹泻和生长发育停滞。

知识点20：X-连锁重症联合免疫缺陷的治疗　　　　副高：掌握　正高：掌握

XSCID的主要治疗措施是HSCT，如果不进行HSCT，大部分患者都会在出生后1年内因各种感染并发症而死亡。HSCT最好在发生严重感染前进行，因为成功率比较高，特别是在出生后3～4个月内进行同种（异体）的HSCT，其效果会更好。

五、X-连锁高IgM血症

知识点21：X-连锁高IgM血症的概念　　　　副高：掌握　正高：掌握

X-连锁高IgM血症（XHIGM）是指由于T细胞CD40L基因突变所致，是一种X-连锁隐性遗传病。

知识点22：X-连锁高IgM血症的病理　　　　副高：掌握　正高：掌握

由于X-连锁高IgM血症的CD40L分子表达缺陷，B细胞表面的CD40分子不能有效地与T细胞结合，因此B细胞在缺乏共刺激的情况下，不能正常地发生免疫球蛋白类别转换，从而导致患者的血清免疫球蛋白IgG、IgA、IgE水平降低、而IgM升高。XHIGM患者的B细胞和T细胞计数是正常的，但是由于CD40L分子缺陷，T细胞不能与树突状细胞和B细胞相互作用，T细胞本身的活化也会发生障碍，因此该病表现为联合免疫缺陷。

| 知识点23: X-连锁高IgM血症的临床表现 | 副高: 掌握 正高: 掌握 |

临床上，患者的感染程度往往比其他类型的低丙种球蛋白血症要严重，除了反复细菌感染外，尚可出现卡氏肺孢子菌、巨细胞病毒、曲霉菌、隐孢子虫和其他罕见病原体感染。此外，隐孢子虫感染所致的小肠炎还可扩散到胆管，从而导致硬化性胆管炎或肝硬化。XHIGM常可伴有中性粒细胞减少症。

| 知识点24: X-连锁高IgM血症的治疗 | 副高: 掌握 正高: 掌握 |

X-连锁高IgM血症的主要治疗措施是HSCT。在未进行HSCT之前，主要是预防和控制感染。可以通过IVIG来预防感染，感染时根据病原选择抗生素治疗，饮用沸水或过滤水可降低隐孢子虫的感染，中性粒细胞减少症患者可以用粒细胞集落刺激因子治疗。

六、X-连锁淋巴组织增生性疾病

| 知识点25: X-连锁淋巴组织增生性疾病的概念 | 副高: 掌握 正高: 掌握 |

X-连锁淋巴组织增生综合征（XLP）是指由于SH2D1A基因突变，导致机体清除EB病毒免疫的选择性缺陷所致。

| 知识点26: X-连锁淋巴组织增生性疾病的临床表现 | 副高: 掌握 正高: 掌握 |

XLP患者对EB病毒高度易感，但是大部分患者在感染EB病毒前通常是无症状的，或仅表现为轻微的免疫异常，只有在感染EB病毒后，才会表现出各种各样的临床症状。也有部分患者没有EB病毒感染的证据，而表现出XLP的各种临床表现。虽然临床表现较为复杂，但是大多数XLP患者有3个共同的表现：暴发性传染性单核细胞增多症、淋巴组织增生性疾病以及淋巴瘤和丙种球蛋白异常血症。XLP患者发生EB病毒感染后，主要表现为T、B细胞缺陷。

| 知识点27: X-连锁淋巴组织增生性疾病的治疗 | 副高: 掌握 正高: 掌握 |

（1）病因治疗：主要是HSCT，是唯一能治愈XLP的方法。
（2）对症治疗：包括针对EB病毒感染的抗病毒治疗和针对丙种球蛋白异常血症的定期IVIG替代治疗，以及针对淋巴瘤的化疗等。

七、慢性肉芽肿病

| 知识点28: 慢性肉芽肿病的概念 | 副高: 掌握 正高: 掌握 |

CGD是由于吞噬细胞还原型烟酰胺腺嘌呤二核苷磷酸（NADPH，又称还原型辅酶Ⅱ）

氧化酶缺陷，不能有效产生具有杀菌活性的超氧化物阴离子及其代谢产物，如过氧化氢，氢氧根离子核次氯酸等，造成吞噬细胞不能杀灭过氧化氢酶阳性的细菌和真菌而引起的。

| 知识点29：NADPH氧化酶的结构 | 副高：掌握 正高：掌握 |

NADPH氧化酶的结构可分为膜结合成分和细胞质成分，膜结合成分含有α亚单位P22吞噬细胞氧化物和β亚单位gP91-phox，细胞质成分包含P47-phox、P67-phox、P40-phox和小G蛋白rac。

| 知识点30：慢性肉芽肿病的临床表现 | 副高：掌握 正高：掌握 |

CGD以反复发生致命性过氧化氢酶阳性的细菌或真菌感染为主要临床表现。大多数患者幼年即起病，感染主要发生在淋巴结、皮下组织、肺、肝和胃肠道等，过度的炎症反应逐渐形成肉芽肿，导致消化道、泌尿生殖道阻塞和伤口长期不愈；此外还可伴有生长发育障碍和自身免疫性疾病。

| 知识点31：慢性肉芽肿病的诊断 | 副高：掌握 正高：掌握 |

硝基四氮唑蓝还原试验（NBT）可用于CGD的筛查，患者NBT试验阴性，女性携带者可为NBT阳性或阴性。此外，化学发光试验、氧化酶活性测定和中性粒细胞杀菌功能试验也可用于CGD的诊断。基因分析发现相应基因的突变可确诊CGD，并能判断CGD的不同类型。

| 知识点32：慢性肉芽肿病的治疗 | 副高：掌握 正高：掌握 |

治疗可以长期使用磺胺预防感染和抗真菌药，也可以使用γ-干扰素作为预防性用药。应用造血干细胞移植有望使其得到根治。

第三节 继发性免疫缺陷病

| 知识点1：继发性免疫缺陷病的概念 | 副高：掌握 正高：掌握 |

继发性免疫缺陷病（SID）是指由于出生后因不利的环境因素导致免疫系统暂时性功能障碍，不利因素一旦被纠正，免疫功能即可恢复正常。人的一生中，在某一特定的时期或环境下均可能发生一过性SID。SID的发病率远高于PID，且为可逆性，因此及早确诊，并找到其诱因，及时予以纠正，显得尤为重要。

知识点2：导致继发性免疫缺陷病的因素   副高：掌握   正高：掌握

（1）营养紊乱：蛋白质-热能营养不良、铁缺乏症、锌缺乏症、维生素A缺乏症、肥胖症。营养紊乱是儿童时期最常见的SID的原因，包括蛋白质-热能营养不良（PCM）、亚临床微量元素锌和铁缺乏、亚临床维生素A、维生素B族和维生素D缺乏、脂肪和糖类摄入过多等。

（2）免疫抑制剂：放射线、抗体、糖皮质激素、环孢素、细胞毒性药物、抗惊厥药物。

（3）遗传性疾病：染色体异常、染色体不稳定综合征、酶缺陷、血红蛋白病、张力性肌萎缩症、先天性无脾症、骨骼发育不良。

（4）肿瘤和血液病：组织细胞增生症、类肉瘤病、淋巴系统肿瘤、白血病、霍奇金淋巴瘤、淋巴组织增生性疾病、再生障碍性贫血。

（5）新生儿：属生理性免疫功能低下。

（6）感染：细菌、真菌、病毒、寄生虫感染。

（7）其他：糖尿病、蛋白质丢失性肠病、肾病综合征、尿毒症、外科手术和外伤。

知识点3：继发性免疫缺陷病的临床表现及处理   副高：掌握   正高：掌握

SID最常见的临床表现为反复呼吸道感染，包括反复上呼吸道感染、支气管炎和肺炎，亦有胃肠道感染者，一般症状较轻，但反复发作。反复感染，尤其是胃肠道感染，可引起更严重的营养吸收障碍而加重营养不良；感染本身也可直接引起免疫功能的进一步恶化。如此，形成"营养不良—免疫功能下降—感染—加重营养不良"的恶性循环，构成了儿童时期重要的疾病谱。SID的治疗原则是治疗原发性疾病，去除诱发因素。

知识点4：获得性免疫缺陷综合征的概念   副高：掌握   正高：掌握

获得性免疫缺陷综合征（AIDS）即艾滋病，是由人类免疫缺陷病毒（HIV）所引起的一种传播迅速、病死率极高的感染性疾病。

知识点5：获得性免疫缺陷综合征的病因   副高：掌握   正高：掌握

HIV属RNA反转录病毒，直径为100～200nm，目前已知HIV有两个型，即HIV-Ⅰ和HIV-Ⅱ。两者均能引起AIDS，但HIV-Ⅱ致病性较HIV-Ⅰ弱。HIV-Ⅰ共有A、B、C、D、E、F、G、H、O 9种亚型，以B型最常见。本病毒为圆形或椭圆形，外层为类脂包膜，表面有锯齿样突起，内有圆柱状核心，含Mg^{2+}依赖性反转录酶。病毒包括结构蛋白P19、核心蛋白P24和P15、反转录酶蛋白P66和P51、外膜蛋白gp120和跨膜蛋白gp41等。病毒对热敏感，56℃ 30分钟能灭活，50%浓度的酒精、0.3%的过氧化氢、0.2%的次氯酸钠及10%的漂白粉经10分钟能灭活病毒，但对甲醛溶液、紫外线和γ射线不敏感。

知识点6：获得性免疫缺陷综合征的传染源与传播方式 副高：掌握 正高：掌握

（1）传染源：患者和无症状病毒携带者是本病的传染源，特别是后者。病毒主要存在于血液、精子、子宫和阴道分泌物中。其他体液，如唾液、眼泪和乳汁亦含有病毒，均具有传染性。

（2）儿童HIV感染的传播方式：①母婴传播：是儿童感染的主要途径。感染本病的孕妇可以通过胎盘、产程中及产后血性分泌物或喂奶等方式感染婴儿。②血源传播：如输血、注射、器官移植等。③其他途径：如性接触传播、人工授精等，主要发生在成年。

知识点7：获得性免疫缺陷综合征的发病机制 副高：掌握 正高：掌握

HIV产生的逆向转录酶能以病毒RNA为模板，逆向转录而产生cDNA，然后整合入宿主细胞DNA链中，随着宿主细胞DNA的复制而得以繁殖。病毒感染靶细胞后1～2周内芽生脱落而离开原细胞侵入新的靶细胞，使得人体$CD4^+T$淋巴细胞遭受破坏。HIV侵入$CD4^+T$淋巴细胞时，必须借助融合素，可使$CD4^+T$淋巴细胞融合在一起，使未受HIV侵犯的$CD4^+T$淋巴细胞与受害的$CD4^+T$淋巴细胞融合而直接遭受破坏。由于$CD4^+T$淋巴细胞被大量破坏，丧失辅助B淋巴细胞分化的能力，使体液免疫功能亦出现异常，表现为高免疫球蛋白血症，出现自身抗体和对新抗原反应性降低。抗体反应缺陷，使患儿易患严重化脓性病变；细胞免疫功能低或衰竭，引起各种机会性感染，如结核分枝杆菌、卡氏肺孢子菌、李斯特菌、巨细胞病毒感染等，常是致死的原因。

知识点8：获得性免疫缺陷综合征的病理 副高：掌握 正高：掌握

HIV感染后可见淋巴结和胸腺等免疫器官病变。淋巴结呈反应性病变和肿瘤性病变两种。早期表现是淋巴组织反应性增生，随后可出现类血管免疫母细胞淋巴结病，继之淋巴结内淋巴细胞稀少，生发中心空虚。脾脏小动脉周围T细胞区和脾小结淋巴细胞稀少，无生发中心或完全丧失淋巴成分。胸腺上皮严重萎缩，缺少胸腺小体。艾滋病患儿往往发生严重的机会性感染，其病理改变因病原体不同而异。

HIV常侵犯中枢神经系统，病变包括胶质细胞增生、灶性坏死、血管周围炎性浸润、多核巨细胞形成和脱髓现象。

知识点9：获得性免疫缺陷综合征的临床表现 副高：掌握 正高：掌握

患儿症状和体征的发生与发展和免疫系统受损程度及患儿机体器官功能状态相关。1994年美国疾病控制中心根据临床表现和免疫状态将HIV感染进行分类，根据临床表现分为：无临床表现（N），轻度临床表现（A），中度临床表现（B）和严重临床表现（C）。结合免疫学状况又可分为：无免疫学抑制（N1、A1、B1和C1），中度免疫学抑制（N2、A2、B2和C2）和严重免疫学抑制（N3、A3、B3和C3）。

（1）无临床表现（N）：儿童无任何感染的症状和体征，或仅有轻微临床表现中的一个情况。

（2）轻度临床表现（A）：儿童具有下列两个或更多的表现，但无中度和严重临床表现期的情况：淋巴结病（＞0.5cm，发生在两个部位以上，双侧对称分布），肝肿大，脾肿大，皮炎，腮腺炎，反复或持续性上呼吸道感染、鼻窦炎或中耳炎。

（3）中度临床表现（B）：除A类表现外，尚有以下表现：①贫血（Hb＜80g/L），中性粒细胞减少（＜1×10⁹/L），或血小板减少（＜100×10⁹/L），持续30天。②细菌性脑膜炎、肺炎或败血症（纯培养）。③6个月婴儿持续2个月以上的口腔念珠菌病。④心肌病。⑤发生于出生后1个月内的巨细胞病毒感染、反复和慢性腹泻、肝炎。⑥单纯疱疹病毒性口腔炎，1年内发作两次以上；单纯疱疹病毒性毛细支气管炎、肺炎或食管炎，发生于出生1个月内。⑦带状疱疹至少发作两次或不同皮损部位。⑧平滑肌肉瘤伴有EB病毒感染。淋巴样间质性肺炎或肺淋巴样增生综合征。⑨肾病。⑩诺卡菌属感染，持续发热1个月以上。⑪弓形虫感染发生于出生后1个月内。⑫播散性水痘。

（4）严重临床表现（C）：包括以下情况：①严重反复和多发性细菌感染，如脓毒血症、肺炎、脑膜炎、骨关节感染和深部脓肿，不包括中耳炎、皮肤黏膜脓肿和导管插入引起的感染。②念珠菌感染累及食管、气管、支气管和肺；深部真菌感染，呈播散性（肺、肺门和颈淋巴结以外的区域）。③隐球菌感染伴持续腹泻1个月以上。④巨细胞病毒感染发生于出生1个月内，累及肝、脾和淋巴结以外的区域。⑤脑病：以下表现之一，至少持续2个月，找不到其他原因者：发育滞后或倒退，智能倒退；脑发育受损，头围测定证实为后天性小头畸形或CT/MRI证实为脑萎缩；后天性系统性运动功能障碍：瘫痪、病理性反射征、共济失调和敏捷运动失调，具有其中2项者。⑥单纯疱疹病毒性黏膜溃疡持续1个月以上，或单纯疱疹病毒性支气管炎、肺炎或食管炎发生于出生1个月以后。⑦组织胞浆菌病累及肺、肺门和颈淋巴结以外的区域。⑧卡波西肉瘤；淋巴瘤（Burkitt淋巴瘤或免疫母细胞性、B细胞性、大细胞性或免疫学表型不明性）。⑨结核病，肺外播散型。⑩卡氏肺孢子菌肺炎。⑪进行性多发性白质性脑病。⑫沙门菌属（非伤寒）脓毒血症，反复发作。⑬脑弓形虫感染发生于出生1个月以后。⑭消耗综合征：体重持续丧失基线的10%；大于1岁者的体重-年龄曲线下降25个百分位；出生1个月后体重-身高曲线下降5个百分位；同时伴有：慢性腹泻（每天至少2次稀便持续1个月以上）；发热1个月以上（持续性或间歇性）。

知识点10：获得性免疫缺陷综合征的病原学诊断　　　　副高：掌握　　正高：掌握

（1）病毒抗体检测：是初筛试验的主要手段，包括：①初筛试验：血清或尿的酶联免疫吸附试验，血快速试验。②确认试验：蛋白印迹试验或免疫荧光检测试验。病毒抗体检查对小于18个月龄小儿的诊断存在局限性。

（2）病毒分离：目前常采用的方法是将受检者周围血单个核细胞（PBMC）与经植物血凝素（PHA）激活3日的正常人PBMC共同培养（加入IL-2 10U/ml）。3周后观察细胞病变，检测反转录酶或P24抗原或病毒核酸（PCR），确定有无HIV。目前一般只用于实验研究，不作为诊断指标。

（3）抗原检测：主要是检测病毒核心抗原P24，一般在感染后1～2周内即可检出。

（4）病毒核酸检测：利用PCR或连接酶链反应（LCR）技术，可检出微量病毒核酸。

知识点11：获得性免疫缺陷综合征的免疫缺陷实验诊断　　副高：掌握　正高：掌握

（1）血淋巴细胞亚群分析：CD4$^+$/CD8$^+$倒置、自然杀伤细胞活性降低、皮肤迟发型变态反应减退或消失，抗淋巴细胞抗体和抗精子抗体、抗核抗体阳性。β$_2$微球蛋白增高，尿中新蝶呤升高。

（2）各种机会性感染病原的检查、诊断：应尽早进行，以便及时明确感染原，实施针对性治疗。

知识点12：小儿无症状HIV感染的诊断　　副高：掌握　正高：掌握

（1）流行病史：①HIV感染母亲所生的婴儿。②输入未经HIV抗体检测的血液或血液制品史。

（2）临床表现：无任何症状、体征。

（3）实验室检查：≥18个月儿童，HIV抗体阳性，经确认试验证实；患儿血浆中HIV RNA阳性。

（4）确诊标准：①≥18个月小儿，具有相关流行病学史，实验室检查中任何一项阳性可确诊。②<18个月小儿，具备相关流行病学史，两次不同时间的血浆样本HIV RNA阳性可确诊。

知识点13：小儿AIDS的诊断　　副高：掌握　正高：掌握

（1）流行病学史：同无症状HIV感染。

（2）临床表现：不明原因的持续性全身淋巴结肿大（直径>1cm）、肝脾肿大、腮腺炎；不明原因的持续性发热超过1个月；慢性反复发作性腹泻；生长发育迟缓；体重下降明显（3个月下降>基线10%）；迁延难愈的间质性肺炎和口腔真菌感染；常发生各种机会性感染等。与成人AIDS相比，小儿AIDS的特点为：①HIV感染后，潜伏期短、起病较急、进展快。②偏离正常生长曲线的生长停滞是小儿HIV感染的一种特殊表现。③易发生反复的细菌感染，特别是对多糖荚膜细菌更易感染。④慢性腮腺炎和淋巴细胞性间质性肺炎常见。⑤婴幼儿易发生脑病综合征，且发病早、进展快、预后差。

（3）实验室检查：HIV抗体阳性并经确认试验证实，患儿血浆中HIV RNA阳性；外周血CD4$^+$T淋巴细胞总数减少，CD4$^+$T淋巴细胞占淋巴细胞的百分比减少。

（4）确诊标准：患儿具有一项或多项临床表现，≥18个月患儿HIV抗体阳性（经确认试验证实）或HIV RNA阳性可确诊；<18个月患儿2次不同时间的样本HIV RNA阳性可确诊。有条件者应做CD4$^+$T淋巴细胞计数和百分比以评估免疫状况。

AIDS患儿CD4$^+$细胞计数和CD4$^+$T细胞百分率与免疫状况分类

免疫学分类	<1岁（%）	1~5岁（%）	6~12岁（%）
无抑制	≥1500/mm^3（≥25）	≥1000/mm^3（≥25）	≥500/mm^3（≥25）
中度抑制	750~1499/mm^3（15~24）	500~999/mm^3（15~24）	200~499/mm^3（15~24）
重度抑制	<750/mm^3（<15）	<500/mm^3（<15）	<200/mm^3（<15）

知识点14：抗反转录病毒治疗的指征　　　　副高：掌握　　正高：掌握

最近对HIV感染发病机制的了解和新的抗反转录病毒药物的出现，使HIV感染治疗已发生很大变化。所有抗反转录病毒药物均可用于儿童病例，目前使用抗病毒药物的指征为：HIV感染的临床症状，包括临床表现A、B或C；CD4$^+$T细胞绝对数或百分率下降，达到中度或严重免疫抑制；年龄在1岁以内的患儿，无论其临床、免疫学或病毒负荷状况；年龄大于1岁的患儿，无临床症状者，除非能明确其临床疾病进展的危险性极低或存在其他需延期治疗的因素，也主张早期治疗。应严密监测未开始治疗的病例的临床、免疫学和病毒负荷状态。

一旦发现以下情况即开始治疗：HIV RNA复制物数量极高或进行性增高；CD4$^+$T细胞绝对数或百分率很快下降，达到中度免疫学抑制；出现临床症状。

知识点15：获得性免疫缺陷综合征的治疗　　　　副高：掌握　　正高：掌握

（1）抗病毒治疗：①核苷类反转录酶抑制剂：如齐多夫定（AZT）、二脱氧肌苷（DDI）、拉米夫定（STC）和司坦夫定（d4T），此类药物能选择性地与HIV反转录酶结合，并渗入正在延长的DNA链中，使DNA链终止，从而抑制HIV的复制和转录。②非核苷类反转录酶抑制剂：如奈韦拉平（NVP），地拉韦定（DLR），其主要作用于HIV反转录酶的某个位点，使其失去活性，从而抑制HIV复制。③蛋白酶抑制剂：如沙奎那韦、茚地那韦（IDV）、奈非那韦和利托那韦，其机制通过抑制蛋白酶即阻断HIV复制和成熟过程中所必需的蛋白质合成，从而抑制HIV的复制。

单用一种药物治疗效果差，目前提倡两种以上药物联合治疗，但药物最佳搭配并无定论。已确诊的AIDS患儿应转入指定医院接受治疗。

（2）免疫学治疗：基因重组IL-2与抗病毒药物同时应用对改善免疫功能是有益的，IL-12是另一个有治疗价值的细胞因子，体外实验表明IL-12能增强免疫细胞杀伤被HIV感染细胞的能力。

（3）支持及对症治疗：包括输血及营养支持疗法，补充维生素，特别是维生素B$_{12}$和叶酸。

（4）抗感染和抗肿瘤治疗：发生感染或肿瘤时应给予相应的治疗。

知识点16：获得性免疫缺陷综合征的预防 副高：掌握 正高：掌握

儿童AIDS的预防应特别注意以下几点：①普及艾滋病知识，减少育龄期女性感染HIV。②HIV感染者避免妊娠，HIV感染或AIDS孕妇应规劝其终止妊娠或尽量进行剖宫产。③严格禁止高危人群献血，在供血员中必须除外HIV抗体阳性者。④HIV抗体阳性母亲及其新生儿应服用AZT，以降低母婴传播的概率。⑤严格控制血液及各种血制品的质量。⑥疫苗预防：美国Vax Gen公司研制的AIDS VAX疫苗是利用基因重组技术，以HIV-I的糖蛋白gp120为靶位点，目前正在美国和泰国等地进行三期临床试验。

第十八章 变态反应性疾病

过敏症

第一节 过 敏 症

| 知识点1：过敏症的病因 | 副高：掌握　正高：掌握 |

过敏症又称过敏性休克，属于儿科急诊。多由IgE介导的免疫反应引起。常见的病因有花生、蛋清、牛奶等食物，以及青霉素、阿司匹林、蜂毒等药物。

| 知识点2：过敏症的临床表现 | 副高：掌握　正高：掌握 |

起病急，多数患儿先有皮肤发红、红斑、瘙痒，可有一过性的荨麻疹或血管神经性水肿，然后迅速波及各个系统，可以导致低血容量性休克、心律不齐、声音嘶哑及上呼吸道梗阻等喉部水肿表现。也可有腹疼、腹泻、呕吐等消化道症状。累及心血管系统和呼吸系统的患儿病情多比较危急，可在短时间内出现意识障碍。

| 知识点3：过敏症的辅助检查 | 副高：掌握　正高：掌握 |

测定血清特异性IgE或进行过敏原皮肤试验可能明确过敏原。

| 知识点4：过敏症的治疗 | 副高：掌握　正高：掌握 |

迅速祛除或停止使用引起过敏的各种病因。有休克及喉部水肿等危重状态可以先用1:1000肾上腺素，按0.01ml/kg（最大0.3ml）皮下或肌内注射，必要时可间隔15~20分钟重复给药1次。同时静脉输液，补充血容量、纠正酸中毒。以及静脉使用糖皮质激素。轻症患儿可以使用抗过敏药物。

第二节 血 清 病

| 知识点1：血清病的概念 | 副高：掌握　正高：掌握 |

血清病是指使用动物血清制剂后所引起的一种免疫复合物性疾病。药物也间以引起类似血清病样表现，并随着血清制剂应用的减少，已是引起血清病的主要病原。

知识点 2：血清病的临床表现 副高：掌握 正高：掌握

血清病多在注射异种血清或球蛋白后 1～3 周内发生（常在 7～10 日）；少数患儿在 48 小时以内发病。临床上主要表现为发热、多种形态的皮疹（荨麻疹、血管神经性水肿等）、关节肿痛、淋巴结肿大等，极少数患儿可有喉头水肿表现。

知识点 3：血清病的辅助检查 副高：掌握 正高：掌握

通常可有白细胞总数中等度升高，但嗜酸性粒细胞增多少见。血清总补体与 C3 均可下降。有时血内可找到免疫复合物。

知识点 4：血清病的并发症 副高：掌握 正高：掌握

少数并发多发性神经炎、肾小球炎、心肌炎等，血清病最严累的并发症是吉兰-巴雷综合征和外周神经炎。

知识点 5：血清病的治疗 副高：掌握 正高：掌握

应立即停用致病的血清制剂或可疑药物；本病具有自限性，治疗以对症给药为主。发热或关节痛者可用水杨酸制剂。有皮疹和瘙痒者可用抗组胺药，如苯海拉明、赛庚啶，并可同时加用葡萄糖酸钙静脉注射。有血管神经性水肿或严重荨麻疹者，可用 0.1% 肾上腺素 0.1～0.3ml 皮下注射。必要时可隔半小时重复 1 次。累及神经系统、肾脏或其他内脏的重症患者，应使用糖皮质激素治疗。

第三节 变应性鼻炎

知识点 1：变应性鼻炎的概念 副高：掌握 正高：掌握

变应性鼻炎俗称过敏性鼻炎，可分为常年性和季节性两类。常年性过敏性鼻炎的致敏物多为屋内尘土、螨霉菌、动物脱屑、禽毛等，季节性变态反应性鼻炎的致敏原多为花粉、蒿类植物，故又称花粉病。

知识点 2：变应性鼻炎的诊断 副高：掌握 正高：掌握

（1）常年或某一季节发生阵发性喷嚏、鼻痒、水样黏液性鼻溢、鼻阻、流泪、头昏眩等。
（2）症状突然发生，反复发作，持续时间不等。
（3）常有家族史或既往史。

（4）特异性皮肤试验阳性。

（5）血液和鼻分泌物IgE增高或变应原鼻激发试验阳性。

知识点3：变应性鼻炎的治疗 　　　　副高：掌握　正高：掌握

（1）非特异性治疗：抗组胺药H_1-受体拮抗剂，如仙特明。激素类药，如地塞米松。局部滴药，如0.5%的麻黄素、2%的色甘酸钠、立复汀喷鼻剂、辅舒良喷鼻剂等。

（2）特异性脱敏治疗：针对皮肤试验阳性反应，采用逐渐增多的脱敏治疗。

（3）激光治疗：YAG激光凝固术。

（4）中医中药治疗：如辛芩颗粒冲剂。

知识点4：变应性鼻炎的预防 　　　　副高：掌握　正高：掌握

（1）最好的方法是避免与过敏原接触。

（2）特异性过敏原脱敏疗法：通过皮肤试验找出过敏原，然后以稀释过的、极小量的这种过敏原，给患儿注射，使之逐渐改变体质，加强对过敏原的耐受能力。

第四节　支气管哮喘

知识点1：支气管哮喘的概念 　　　　副高：掌握　正高：掌握

支气管哮喘简称哮喘，是儿童期最常见的慢性呼吸道疾病，是由嗜酸性粒细胞、肥大细胞、T淋巴细胞、中性粒细胞及气道上皮细胞等和细胞成分共同参与的气道慢性炎症性疾病，该炎症导致气道对刺激反应性的增高，可引起易感者不同程度的、广泛而可逆性的气道阻塞症状。

知识点2：支气管哮喘的发病机制 　　　　副高：掌握　正高：掌握

哮喘的发病机制极为复杂，尚未完全清楚。除了过敏性哮喘，临床上还存在肥胖型哮喘、运动性哮喘、胸闷变异性哮喘和非过敏性哮喘等。目前认为哮喘的发病机制与免疫、神经、精神、内分泌因素、遗传学背景和神经信号通路密切相关。

（1）免疫因素：气道慢性炎症被认为是哮喘的本质。自19世纪90年代以来，通过大量临床病理研究发现，无论病程长短、病情轻重，哮喘患者均存在气道慢性炎症。研究表明哮喘的免疫学发病机制为：Ⅰ型树突状细胞（DCⅠ）成熟障碍，分泌白介素（IL）-12不足，使辅助性T细胞（Th）0不能向Th1细胞分化；在IL-4诱导下DCⅡ促进Th0细胞向Th2发育，导致Th1（分泌IFN-γ减少）/Th2（分泌IL-4增高）细胞功能失衡。Th2细胞促进B细胞产生大量IgE（包括抗原特异性IgE）和分泌炎症性细胞因子（包括黏附分子）刺激其他细胞（如上皮细胞、内皮细胞、嗜碱性粒细胞、肥大细胞和嗜酸性粒细胞等）产生一系列炎症介质

（如白三烯、内皮素、前列腺素和血栓素 A_2 等），最终诱发速发型（IgE增高）变态反应和慢性气道炎症。同时，近年研究发现，Th17细胞和调节性T细胞（Treg）在哮喘中的作用日益受到重视。

（2）神经、精神和内分泌因素：哮喘患儿β-肾上腺素能受体功能低下和迷走神经张力亢进，或同时伴有α-肾上腺素能神经反应性增强，从而发生气道高反应性（AHR）。气道的自主神经系统除肾上腺素能和胆碱能神经系统外，尚存在第三类神经，即非肾上腺素能非胆碱能（NANC）神经系统。NANC神经系统又分为抑制性NANC神经系统（i-NANC）及兴奋性NANC神经系统（e-NANC），两者平衡失调，引起支气管平滑肌收缩。

一些患儿哮喘发作与情绪有关，其原因不明。更常见的是因严重的哮喘发作影响患儿及其家人的情绪。约2/3患儿于青春期哮喘症状完全消失，于月经期、妊娠期和患甲状腺功能亢进时症状加重，均提示哮喘的发病可能与内分泌功能紊乱有关，具体机制不明。许多研究表明，肥胖与哮喘的发病存在显著相关性，两者之间的关系日益受到重视，儿童哮喘国际共识（ICON）2012版将肥胖哮喘列为哮喘的一种特殊表型。

（3）遗传学背景：哮喘具有明显遗传倾向，患儿及其家庭成员患过敏性疾病和特应性体质者明显高于正常人群。哮喘为多基因遗传性疾病，已发现许多与哮喘发病有关的基因（疾病相关基因），如IgE、IL-4、IL-13、T细胞抗原受体（TCR）等基因多态性。但是，哮喘发病率30余年来明显增高，不能单纯以基因变异来解释。

（4）神经信号通路：研究发现在哮喘患儿体内存在丝裂素活化蛋白激酶（MAPK）等神经信号通路调控着细胞因子、黏附因子和炎性介质对机体的作用，参与气道炎症和气道重塑。

知识点3：支气管哮喘的危险因素　　　　　　　　　　　副高：掌握　正高：掌握

（1）吸入变应原（室内：尘螨、动物毛屑及排泄物、蟑螂、真菌等；室外：花粉、真菌等）。

（2）食入变应原（牛奶、鱼、虾、螃蟹、鸡蛋和花生等）。

（3）呼吸道感染（尤其是病毒及支原体感染）。

（4）强烈的情绪变化。

（5）运动和过度通气。

（6）冷空气。

（7）药物（如阿司匹林等）。

（8）职业粉尘及气体。

以上为诱发哮喘症状的常见危险因素，有些因素只引起支气管痉挛，如运动及冷空气。有些因素可以突然引起哮喘的致死性发作，如药物及职业性化学物质。

知识点4：支气管哮喘的病理和病理生理　　　　　　　副高：掌握　正高：掌握

哮喘死亡患儿的肺组织呈肺气肿，大、小气道内填满黏液栓。黏液栓由黏液、血清蛋白、炎症细胞和细胞碎片组成。显微镜显示支气管和毛细支气管上皮细胞脱落，管壁嗜酸性粒细胞和单核细胞浸润，血管扩张和微血管渗漏，基膜增厚，平滑肌增生肥厚，杯状细胞和黏膜下腺体增生。

气流受阻是哮喘病理生理改变的核心，支气管痉挛、管壁炎症性肿胀、黏液栓形成和气道重塑均是造成患儿气道受阻的原因。

（1）支气管痉挛：急性支气管痉挛为速发型哮喘反应，是IgE依赖型介质释放所致（Ⅰ型变态反应），包括肥大细胞释放组胺、前列腺素和白三烯等。

（2）管壁炎症性肿胀：抗原对气道刺激后6～24小时发生的气道直径减小，是微血管通透性和漏出物增加导致气道黏膜增厚和肿胀所致。伴随或不伴随平滑肌收缩，为迟发型哮喘反应。

（3）黏液栓形成：主要发生于迟发型哮喘，黏液分泌增多，形成黏液栓，重症病例黏液栓广泛阻塞细小支气管，引起严重呼吸困难，甚至发生呼吸衰竭。

（4）气道重塑：因慢性和反复的炎症损害，可以导致气道重塑，表现为气道壁增厚和基质沉积、胶原沉积，上皮下纤维化，平滑肌增生和肥大，肌成纤维细胞增殖及黏液腺杯状细胞化生及增生，上皮下网状层增厚，微血管生成。

气道高反应（AHR）是哮喘的基本特征之一，指气道对多种刺激因素，如变应原、理化因素、运动和药物等呈现高度敏感状态，在一定程度上反映了气道炎症的严重性。气道炎症通过气道上皮损伤、细胞因子和炎症介质的作用引起AHR。

知识点5：支气管哮喘的症状	副高：掌握　正高：掌握

支气管哮喘主要症状是喘息，起病可呈急性或逐渐进展，年长儿起病较急且多在夜间。开始干咳、喘息，严重者可有烦躁、气促、呼吸窘迫、发绀、冷汗淋漓、端坐样呼吸、心动过速、奇脉等，发作持续数小时到1天。当患者在呼吸极度困难时，喘息可以不存在，这种患者只有在用支气管扩张剂后减轻气道阻塞，有足够空气在气道中移动才可表现出喘息。腹疼很常见，特别是年幼儿，可能由于紧张应用腹部从横膈肌引起。由于过度呼吸用力可引起低热。

知识点6：支气管哮喘的体征	副高：掌握　正高：掌握

支气管哮喘胸部体征表现为在中重度哮喘吸气出现三凹症。在呼气时因胸部内压增高，肋间隙反见凸出，颈静脉怒张。叩诊两肺呈鼓音，心浊音界缩小，提示已发生肺气肿，并有膈下移，致使有时可能触到肝、脾。此时呼吸音减弱。全肺可闻及喘鸣音及干啰音，严重病例两肺几乎听小到呼吸音，尤其处于哮喘持续状态时。并由于严重低氧血症，引起肺动脉痉挛，使右心负荷增加，导致心功能衰竭。

知识点7：儿童哮喘的诊断标准	副高：掌握　正高：掌握

（1）反复发作的喘息、气促、胸闷和咳嗽，多与接触过敏原、冷空气、物理或化学性刺

激、病毒性上下呼吸道感染、运动等有关。

（2）发作时，双肺可闻及以呼气相为主的哮鸣音，呼气相延长。

（3）支气管扩张剂有明显的疗效。

（4）除外其他疾病引起的喘息、气促、胸闷或咳嗽的。

（5）对于症状不典型的患儿如果肺部可闻及哮鸣音，可支气管扩张试验协助诊断。如果肺部未闻及哮鸣音，且 $FEV_1 > 75\%$ 者，可做支气管激发试验，若阳性可诊断为哮喘。

知识点8：咳嗽变异性哮喘（CVA）的诊断标准　　　副高：掌握　正高：掌握

（1）持续咳嗽 > 1个月，常在夜间和/或清晨发作，运动、遇冷空气或嗅到特殊气味后加重，痰少，临床上无感染征象，或经较长时间抗生素治疗无效。

（2）诊断的基本条件：支气管扩张剂诊断性治疗可使咳嗽发作缓解。

（3）有个人或家族过敏史、家族哮喘病史，过敏原检测阳性可作辅助诊断。

（4）除外其他原因引起的慢性咳嗽。

知识点9：哮喘的分期与病情的评价　　　副高：掌握　正高：掌握

根据就诊前日间症状、夜间症状和肺功能情况对其病情进行评价，分成四级，见下表。

哮喘慢性持续期病情严重程度的分级

级　　别	日间症状	夜间症状	PEF或FEV₁ 占预计值（%）	PEF变异率（%）
一级（轻度间歇）	<1次/周，发作间歇无症状	≤2次/月	≥80	<20
二级（轻度持续）	≥1次/周，<1次/天，发作时可能影响活动	>2次/月	≥80	20～30
三级（中度持续）	每日有症状，影响活动	>1次/周	60～80	>30
四级（重度持续）	持续有症状，体力活动受限	频繁	≤60	>30

注：①患儿只要具有某级严重程度的一个特点，就可将其列为该级别，即严重程度按最严重一项来确定。

②患儿属于任何一级，甚至间歇发作，都可以有严重的哮喘发作。

③哮喘危重状态（哮喘持续状态）：指哮喘发作在合理应用常规缓解药物治疗后，仍有严重或进行性呼吸困难者。

表现：哮喘急性发作，出现咳嗽、喘息、呼吸困难、大汗淋漓和烦躁不安，甚至表现出端坐呼吸、语言不连贯、严重发绀、意识障碍及心肺功能不全的征象。

④哮喘预测指数：能有效地预测3岁以上儿童反复发作喘息发展为持续性哮喘的危险性

（1）主要危险因素：①父母有哮喘史。②经医生诊断为特应性皮炎。③有吸入变应原致敏的依据。

（2）次要危险因素：①有食物变应原致敏的依据。②外周血 $E \geqslant 4\%$。③与感冒无关的喘息。

如果在过去1年喘息≥4次，具有1项主要危险因素或2项次要危险因素，则视为指数阳性，应按哮喘规范治疗。尽管可能存在过度治疗的问题，但与使用抗生素相比，宁肯按照哮喘使用吸入激素，也比按照感染治疗的疗效好，副作用小。

知识点10： 支气管哮喘的实验室检查　　　　副高：掌握　正高：掌握

（1）周围血嗜酸性粒细胞计数超过$300×10^6$/L，红细胞、白细胞总数及中性粒细胞计数一般正常。血清IgE、IgG4增高，抗原特异性IgE和IgG4增高见于外源性哮喘患儿。

（2）肺功能检查：对估计哮喘严重程度及判断疗效有重要意义。哮喘的肺功能显示气道阻力增高，流率（PF）、潮气量（TV）及呼气峰流速（PEF）均降低；功能残气量（FRC）和残气容量（RV）均增加。发作间歇期只有残气容量增加，而其肺功能仍属正常。

（3）血气分析：是监测哮喘病情的重要检查，可用来指导治疗。

（4）过敏原检测：皮肤点刺或血清检测，可明确过敏原。

知识点11： 支气管哮喘的X线检查　　　　副高：掌握　正高：掌握

X线胸片显示双肺过度充气，肺纹理增多。并发支气管肺炎或小片肺不张，大片肺不张常发生于右肺中叶。

知识点12： 支气管哮喘的鉴别诊断　　　　副高：掌握　正高：掌握

（1）毛细支气管炎：此病多见于1岁内小儿，冬春两季发病较多。有呼吸困难和喘鸣音，但起病较缓，支气管舒张药无显著疗效，病原主要为呼吸道合胞病毒。

（2）气管、支气管异物：有突然剧烈呛咳病史，可出现持久或间断的哮喘样呼吸困难，并随体位变换加重或减轻。异物若在一侧气管内，喘鸣音仅限于患侧，有时可闻及特殊拍击音，既往无喘息反复发作病史。经X线胸透可见纵隔摆动，支气管镜检查不但可明确诊断，还可取出异物。

（3）其他：先天畸形包括心血臂、气管、食管畸形，各种引起下呼吸道阻塞的疾病。

知识点13： 支气管哮喘的治疗原则　　　　副高：掌握　正高：掌握

去除诱因、控制发作和预防复发。应长期、持续、规范和个体化治疗。

（1）急性发作期治疗重点：抗炎、平喘，以便快速缓解症状。

（2）慢性持续期：坚持长期抗炎，降低气道反应性，防止气道重塑，避免危险因素和自我保健。

知识点14：支气管哮喘治疗的目标　　　　　　　　　副高：掌握　正高：掌握

哮喘是气道的慢性炎症性疾病，虽然不可治愈，但可以有效控制。

（1）有效控制急性发作症状，并维持最轻的症状，甚至无症状。

（2）防止症状加重或反复。

（3）尽可能将肺功能维持在正常或接近正常水平。

（4）防止发生不可逆的气流受限。

（5）保持正常活动（包括运动）能力。

（6）避免药物不良反应。

（7）防止因哮喘而死亡。

知识点15：治疗支气管哮喘的药物　　　　　　　　　副高：掌握　正高：掌握

治疗哮喘的药物包括缓解药物和控制药物。缓解药物能快速缓解支气管收缩及其他伴随的急性症状，用于哮喘急性发作期，包括：①吸入型速效 β_2 受体激动剂。②全身型糖皮质激素。③抗胆碱能药物。④口服短效 β_2 受体激动剂。⑤短效茶碱等。控制药物是抑制气道炎症需长期使用的药物，用于哮喘慢性持续期，包括：①吸入型糖皮质激素（ICS）。②白三烯调节剂。③缓释茶碱。④长效 β_2 受体激动剂。⑤肥大细胞膜稳定剂。⑥全身性糖皮质激素等。⑦抗IgE抗体。

知识点16：哮喘发作期治疗　　　　　　　　　副高：掌握　正高：掌握

（1）β_2 受体激动剂：β_2 受体激动剂是目前临床应用最广的支气管舒张剂，包括吸入法与口服法。吸入治疗是首选的药物治疗方法。根据起作用的快慢分为速效和缓慢起效两大类，根据维持时间的长短分为短效和长效两大类。吸入型速效 β_2 受体激动剂疗效可维持4~6小时，为缓解哮喘急性症状的首选药物，严重哮喘发作时第1小时可每20分钟吸入1次，以后每1~4小时可重复吸入。药物剂量：每次沙丁胺醇2.5~5.0mg或特布他林2.5~5.0mg。急性发作病情相对较轻时也可选择短期口服短效 β_2 受体激动剂如沙丁胺醇片和特布他林片等。

（2）全身性糖皮质激素：病情较重的急性病例应给予口服泼尼松短程治疗（1~7日），每日1~2mg/kg，分2~3次。严重哮喘发作时应静脉给予甲基泼尼龙，每日2~6mg/kg，分2~3次输注，或琥珀酸氢化可的松或氢化可的松，每次5~10mg/kg。必要时可加大剂量。一般静脉糖皮质激素使用1~7日，症状缓解后即停止静脉用药，若需持续使用糖皮质激素者，可改为口服泼尼松。ICS对儿童哮喘急性发作的治疗有一定的帮助，选用雾化吸入布地奈德悬液0.5~1mg/次，每6~8小时1次。但病情严重时不能以吸入治疗替代全身型糖皮质激素治疗，以免延误病情。

（3）抗胆碱能药物：吸入型抗胆碱能药如溴仪异丙托品舒张支气管的作用比 β_2 受体激动剂弱，起效也较慢，但长期使用不易产生耐药，不良反应少。尤其对 β_2 受体激动剂治疗反应不佳的中重度患儿应尽早联合使用。

（3）短效茶碱：短效茶碱可作为缓解药物用于哮喘急性发作的治疗，主张将其作为哮喘综合治疗方案中的一部分，而不单独应用治疗哮喘。需注意其不良反应，长时间使用者，最好监测茶碱的血药浓度。茶碱类药物：①氨茶碱：静脉滴注每次2~4mg/kg；口服每次4~6mg/kg，每6~8小时一次。②茶碱缓释片（舒弗美）：每次4~5mg/kg，每12小时1次。

知识点17：哮喘慢性持续期治疗　　　　　　　　　副高：掌握　　正高：掌握

（1）吸入型糖皮质激素：吸入型糖皮质激素（ICS）是哮喘长期控制的首选药物，也是目前最有效的抗炎药物，优点是通过吸入，药物直接作用于气道黏膜，局部抗炎作用强，全身不良反应少。通常需要长期、规范吸入较长时间才能达到完全控制。目前临床上常用ICS有布地奈德、丙酸氟替卡松和丙酸倍氯米松。

（2）白三烯调节剂：分为白三烯合成酶抑制剂和白三烯受体阻滞剂，该药耐受性好，副作用少，服用方便。白三烯受体阻滞剂包括孟鲁司特和扎鲁司特。

（3）缓释茶碱：用于长期控制时，主要协助ICS抗炎，每日分1~2次服用，以维持昼夜的稳定血药浓度。

（4）长效β_2受体激动剂：药物包括福莫特罗、沙美特罗、班布特罗及丙卡特罗等。长效β_2受体激动剂应与糖皮质激素合用，因单用有可能出现肺泡塌陷，危及生命。

（5）肥大细胞膜稳定剂：色甘酸钠是一种非激素抗炎药，常用于预防运动及其他刺激诱发的哮喘，治疗儿童哮喘效果较好，副作用小。

（6）全身性糖皮质激素：在哮喘慢性持续期控制哮喘过程中，全身性糖皮质激素仅短期在慢性持续期分级为重度持续患儿，长期使用高剂量ICS加吸入型长效β_2受体激动剂及其他控制药物疗效欠佳的情况下使用。

（7）联合治疗：对病情严重度分级为重度持续和单用ICS病情控制不佳的中度持续的哮喘提倡长期联合治疗，如ICS联合吸入型长效β_2受体激动剂、ICS联合白三烯调节剂和ICS联合缓释茶碱。吸入糖皮质激素加吸入长效β_2受体激动剂疗效优于单纯增加吸入糖皮质激素剂量。

（8）抗IgE抗体：对IgE介导的过敏性哮喘具有较好的效果。但由于价格昂贵，仅适用于血清IgE明显升高、ICS无法控制的12岁以上重度持续性过敏性哮喘患儿。

（9）变应原特异性免疫治疗（AIT）：在无法避免接触变应原或药物治疗无效时，可考虑针对变应原的特异性免疫治疗，需要在有抢救措施的医院进行。AIT是目前可能改变过敏性疾病自然进程的唯一治疗方法，但对肺功能的改善和降低气道高反应性的疗效尚需进一步临床研究和评价。特异性免疫治疗应与抗炎及平喘药物联用，坚持足够疗程。

（10）儿童哮喘长期治疗升降级治疗与疗程问题：儿童哮喘需要强调规范化治疗，每3个月应评估病情，以决定升级治疗、维持治疗或降级治疗。如ICS通常需要1~3年乃至更长时间才能达到完全控制。≥6岁儿童哮喘规范化治疗最低剂量能维持控制，并且6个月至1年内无症状反复，可考虑停药。<6岁哮喘患儿的症状自然缓解比例高，因此该年龄段儿童每年至少要进行两次评估，经过3~6个月的控制治疗后病情稳定，可以考虑停药观察。

知识点18：哮喘持续状态的处理 副高：掌握 正高：掌握

（1）氧疗：提供高浓度湿化氧气，初始吸氧浓度以40%为宜，流量4~5L/min，使PaO_2保持在70~90mmHg。

（2）补液、纠正酸中毒：注意维持水、电解质平衡，纠正酸碱紊乱。

（3）糖皮质激素：全身糖皮质激素作为儿童危重哮喘治疗的一线药物，应尽早使用。甲泼尼龙每次1~3mg/kg，每天1~2次；氢化可的松每次5~10mg/kg，每6小时一次；地塞米松每次0.25~0.75mg/kg；部分患者皮质激素难以撤离，可口服泼尼松每天1~2mg/kg，每3天减5mg直至最小剂量维持。病情严重时不能以吸入治疗替代全身糖皮质激素治疗，以免延误病情。

（4）支气管扩张剂的使用：可用吸入型速效β_2受体激动剂；氨茶碱静脉滴注；抗胆碱能药物；肾上腺素皮下注射，药物剂量：每次皮下注射1:1000肾上腺素0.01ml/kg，儿童最大量不超过0.3ml。必要时可每20分钟使用1次，不能超过3次。

（5）镇静剂：可用水合氯醛灌肠，慎用或禁用其他镇静剂；在插管条件下，亦可用地西泮（安定）镇静，剂量为每次0.3~0.5mg/kg。不宜使用麻醉剂和巴比妥类，因可引起呼吸中枢抑制。

（6）抗菌药物治疗：儿童哮喘发作主要由病毒引发，抗菌药物不作为常规应用，若伴有肺炎支原体感染，或者合并细菌感染则选用病原体敏感的抗菌药物。

（7）机械通气指征：①持续严重的呼吸困难。②呼吸音减低或几乎听不到哮鸣音及呼吸音；③因过度通气和呼吸肌疲劳而使胸廓运动受限。④意识障碍、烦躁或抑制，甚至昏迷。⑤吸氧状态下发绀进行性加重。⑥$PaCO_2 \geq 65mmHg$。

知识点19：5岁以下哮喘患儿长期治疗方案 副高：掌握 正高：掌握

5岁以下哮喘患儿长期治疗方案见下表。每3个月应评估病情，以决定升级治疗、维持目前治疗或降级治疗。

哮喘患儿长期治疗方案（5岁以下）

级　　别	长期控制药物	其他治疗选择
一级（轻度间歇）	部分可吸入低剂量糖皮质激素100~200μg/d	按需口服或吸入速效β_2受体激动剂或白三烯调节剂
二级（轻度持续）	吸入糖皮质激素100~400μg/d	缓释茶碱或白三烯调节剂或吸入色甘酸钠
三级（中度持续）	吸入糖皮质激素400~600μg/d	吸入糖皮质激素400~600μg/d+缓释茶碱或口服长效β_2受体激动剂或白三烯调节剂
四级（重度持续）	吸入糖皮质激素600~800μg/d雾化吸入布地奈德悬液0.5~1mg，2次/天	如需要加用以下一种或多种缓释茶碱：①白三烯调节剂。②口服长效β_2受体激动剂。③口服糖皮质激素

知识点20：5岁以上哮喘儿童长期治疗方案　　　　　　　　副高：掌握　正高：掌握

5岁以上哮喘儿童长期治疗方案见下表。每3个月应评估病情，以决定升级治疗、维持目前治疗或降级治疗。

哮喘患儿长期治疗方案（5岁以上）

级　　别	长期控制药物	其他治疗选择
一级（轻度间歇）	部分可吸入低剂量糖皮质激素100~200μg/d	按需口服或吸入速效β₂受体激动剂或白三烯调节剂
二级（轻度持续）	吸入糖皮质激素100~400μg/d（可+吸入长效β₂受体激动剂）	缓释茶碱或白三烯调节剂或吸入色甘酸钠
三级（中度持续）	吸入糖皮质激素200~400μg/d+吸入长效β₂受体激动剂或吸入糖皮质激素400~600μg/d	吸入糖皮质激素200~400μg/d+缓释茶碱或口服长效β₂受体激动剂或白三烯调节剂
四级（重度持续）	吸入糖皮质激素400~800μg/d+吸入长效β₂受体激动剂或吸入糖皮质激素>800μg/d	如需要加用以下一种或多种缓释茶碱：①白三烯调节剂。②口服长效β₂受体激动剂。③口服糖皮质激素

知识点21：支气管哮喘的管理与教育　　　　　　　　　　副高：掌握　正高：掌握

（1）避免危险因素：应避免接触变应原，积极治疗和清除感染灶，去除各种诱发因素（吸烟、呼吸道感染和气候变化等）。

（2）哮喘的教育与管理：哮喘患儿的教育与管理是提高疗效、减少复发、提高患儿生活质量的重要措施。通过对患儿及家长进行哮喘基本防治知识的教育，调动其对哮喘防治的主观能动性，提高依从性，避免各种危险因素，巩固治疗效果，提高生活质量。教会患儿及其家属正确使用儿童哮喘控制测试（C-ACT）等儿童哮喘控制问卷，以判断哮喘控制水平。

（3）多形式教育：通过门诊教育、集中教育（交流会和哮喘之家等活动）、媒体宣传（广播、电视、报纸、科普杂志和书籍等）和定点教育（与学校、社区卫生机构合作）等多种形式，向哮喘患儿及其家属宣传哮喘基本知识。

知识点22：支气管哮喘的预后　　　　　　　　　　　　　副高：掌握　正高：掌握

儿童哮喘的预后较成人好，病死率为2/10万~4/10万，70%~80%年长后症状不再反复，但仍可能存在不同程度气道炎症和气道高反应性，30%~60%的患儿可完全控制或自愈。

知识点23：支气管哮喘的预防　　　　　　　　　　　　　副高：掌握　正高：掌握

（1）免疫疗法：①特异性免疫疗法（脱敏疗法）：对难以避免的过敏原（如尘埃、尘螨、花粉等）过敏，根据皮肤试验结果，将引起阳性反应的过敏原浸液作皮内注射，浓度由低到高，剂量逐渐递增，每周1次，持续2年。若发作有季节性，则于发作前1个月开始上述脱敏治疗，每周1次，15～20次为1疗程。②免疫调节治疗：可采用中医中药或胸腺肽、卡曼舒、核酪、免疫球蛋白或死卡介苗等免疫调节剂提高机体免疫水平。

（2）色甘酸钠：在好发季节前的1个月开始应用，而达到预防作用。每次吸入10～20mg，每日3～4次；如4～6周无效者可停用。

（3）酮替芬：作用与色甘酸钠相似，3岁以下者每次0.5mg，每日2次；3岁以上者每次1mg，每日1～2次，6周无效可停用。

（4）糖皮质激素类气雾剂吸入：病情缓解后，应继续吸入维持量糖皮质激素，至少6个月～2年或更长时间。

第五节 变态反应性皮肤病

一、湿疹

知识点1：婴儿湿疹的临床表现	副高：掌握　正高：掌握

婴儿湿疹通常在出生后第2～3个月后出现，皮疹主要发生在面颊、额部及头皮，个别可发展至躯干、四肢，常见的皮疹有渗出型、干燥型和脂溢型。

知识点2：儿童湿疹的临床表现	副高：掌握　正高：掌握

儿童湿疹多由婴儿湿疹演变而来，表现为丘疹和浸润性苔藓化斑片，皮疹可以呈湿疹型和痒疹型。

知识点3：湿疹的辅助检查	副高：掌握　正高：掌握

外周血嗜酸精细胞及血清IgE增高；直接免疫荧光检查，可以在表皮和真皮连接处发现有IgG和C3沉积。

知识点4：湿疹的治疗	副高：掌握　正高：掌握

首先应寻找并去除疾病的诱发因素，避免过度的皮肤清洁和使用碱性较强的肥皂，避免食用过敏性和刺激性药物。对以渗出和结痂为主的急性期皮炎，可用1%～4%硼酸溶液加0.1%呋喃西林溶液清洁，再用15%氧化锌软膏外涂。慢性或亚急性皮炎，可局部用皮质类固醇激素。此外也可以同时服用抗组胺药物，如氯苯那敏、苯海拉明等。

二、接触性皮炎

| 知识点5：接触性皮炎的病因 | 副高：掌握　正高：掌握 |

接触性皮炎是皮肤或黏膜直接接触了某些物质后，在接触部位所发生的急性炎症反应。发病既可以是外来物质对皮肤或黏膜的直接损害，也可由IV型变态反应介导。

| 知识点6：接触性皮炎的临床表现 | 副高：掌握　正高：掌握 |

皮损局限于接触部位，边界清晰。轻型皮疹多表现局部潮红、红斑及轻度水肿；重症皮损表现为皮肤肿胀和大小不等的浅表水疱，甚至出现糜烂、坏死及浆液性分泌物渗出，多伴有明显瘙痒，皮疹多在1～2周后逐渐消失；但反复接触致敏物质会导致皮损反复发作，而逐渐转为慢性，局部出现色素沉着及苔藓样变。

| 知识点7：接触性皮炎的治疗 | 副高：掌握　正高：掌握 |

明确和避免过敏原，局部使用止痒霜，必要时可局部或全身用糖皮质激素。合并感染可适当应用抗生素治疗。

三、荨麻疹

| 知识点8：荨麻疹的概念 | 副高：掌握　正高：掌握 |

荨麻疹又称风疹块，表现为皮肤非指压痕性水肿，有时还累及上呼吸道或肠胃道黏膜。荨麻疹仅损害皮肤表层，表现为红色、中央苍白的团块皮疹，有时可融合成巨大风团。

| 知识点9：荨麻疹的临床表现 | 副高：掌握　正高：掌握 |

急性可发生于任何年龄。起病突然，成批发生，有时1天反复出现多次，可见于任何部位，表现为红色、中央苍白、高出皮面的闭块状皮疹，有时可融合成巨大风团。常伴有明显的瘙痒。荨麻疹通常48小时内消退，但新的皮疹可反复出现。

如果荨麻疹持续6周以上，称为慢性荨麻疹。多为特发性或受一些物理刺激诱发，如寒冷性荨麻疹、胆碱能性荨麻疹、日光性荨麻疹等，多数皮肤划痕征阳性。

| 知识点10：荨麻疹的辅助检查 | 副高：掌握　正高：掌握 |

血嗜酸粒性细胞增多，IgE可增高。寒冷性荨麻疹患儿血清中可测出冷球蛋白或冷纤维蛋白原。血清病样荨麻疹患儿的血循环免疫复合物可增高，补体C3水平及总补体活性降低，对慢性荨麻疹患儿应进行外周血嗜酸性粒细胞计数、粪便虫卵、肝酶生化指标检查。

知识点 11：荨麻疹的治疗　　　　　　　　　　　　副高：掌握　正高：掌握

大多数荨麻疹有自限过程，仅需要给予抗组胺类药物就能够得以控制。有喉血管神经性水肿患儿应立即皮下注射 1∶1000 肾上腺素 0.3～0.5ml，同时静脉用糖皮质激素，如出现严重的喉梗阻，应进行气管切开。对顽固的、应用抗组胺受体拮抗剂无效的患者，以及伴有明显腹痛的急性荨麻疹，可合并应用抗组胺受体 H_2 拮抗剂如西咪替丁（甲氰咪胍）或雷尼替丁。糖皮质激素应用于急性严重病例如过敏性休克、血清病性荨麻疹或伴发于坏死性皮肤血管炎的荨麻疹。

四、血管性水肿

知识点 12：血管性水肿的概念　　　　　　　　　　副高：掌握　正高：掌握

血管性水肿的病变累及皮肤深层（包括皮下组织），呈现容易识别的局限性水肿。这些表现均可一过性迅速出现和消失，又称血管神经性水肿，荨麻疹可与之分别出现或同时发生。

知识点 13：血管性水肿的临床表现　　　　　　　　副高：掌握　正高：掌握

血管神经性水肿多为非凹陷性水肿，多见于皮下组织疏松的部位，如口周、眼周、舌、生殖器和四肢、水肿处皮肤紧张发亮、色泽苍白；与荨麻疹不向，血管神经性水肿往往边界不清，有刺痛或烧灼感，瘙痒不明显。有时可累及上呼吸道出现喉血管神经性水肿而危及生命，如累及胃肠道，可能出现腹痛、恶心、呕吐，以致进行不必要的外科探查。一般都在 2～3 天后消失。血管性水肿多伴有荨麻疹，如果反复血管性水肿，而无荨麻疹表现，要注意遗传性血管性水肿。

知识点 14：血管性水肿的辅助检查　　　　　　　　副高：掌握　正高：掌握

C1 酯酶抑制物缺陷的血管性水肿患者血清中缺乏 C1NH 或仅有无活性的 C1INH，还可伴有补体系统前段补体成分（C1、C4、C2）水平异常。

知识点 15：血管性水肿的治疗　　　　　　　　　　副高：掌握　正高：掌握

治疗方法基本与荨麻疹治疗相同。

五、丘疹性荨麻疹

知识点 16：丘疹性荨麻疹的概念　　　　　　　　　副高：掌握　正高：掌握

丘疹样荨麻疹多为臭虫、蚊子、蚤、螨虫等虫咬后发生的一种变态反应。少数以食物过敏为主。

知识点17：丘疹性荨麻疹的诊断　　　　　　　　　　副高：掌握　正高：掌握

　　丘疹样荨麻疹常见于婴幼儿，夏秋季较多见、皮疹常分批出现，常见于四肢伸侧，下肢为多。初起为红色丘疹，继而顶部出现小水疱，伴有明显的瘙痒，7～10日后逐渐消退。

知识点18：丘疹性荨麻疹的治疗　　　　　　　　　　副高：掌握　正高：掌握

　　常用如氯苯那敏、苯海拉明等抗组胺药物对症处理；局部外用止痒剂，如炉甘石洗剂、氧化锌洗剂等。

六、结节性红斑

知识点19：结节性红斑的概念　　　　　　　　　　副高：掌握　正高：掌握

　　结节性红斑是一种发生在皮下组织的结节性血管炎性疾病。链球菌和结核感染是儿童结节性红斑的重要原因。但也可以是全身性疾病在皮肤的表现，如系统性红斑狼疮、溃疡性结肠炎、白血病等。

知识点20：结节性红斑的临床表现　　　　　　　　副高：掌握　正高：掌握

　　结节性红斑患者女性多见，好发于春秋季。表现为四肢的伸侧、对称分布的痛性结节，色泽鲜红，周围水肿、边缘不清。数天后结节变软，色转紫红色，2～3周后消退。

知识点21：结节性红斑的辅助检查　　　　　　　　副高：掌握　正高：掌握

　　常有外周血白细胞增多，中性粒细胞为主；血沉增快；蛋白电泳示 α_2 和 γ-球蛋白增高。

知识点22：结节性红斑的治疗　　　　　　　　　　副高：掌握　正高：掌握

　　积极治疗原发病，疼痛明显者可用非甾体类抗炎药物．必要时加用糖皮质激素。

七、药物性皮炎

知识点23：药物性皮炎的概念　　　　　　　　　　副高：掌握　正高：掌握

　　药物性皮炎又称药疹，是指药物进入体内引起的皮肤或黏膜反应，常见药物有解热镇痛药（如吡唑酮类、水杨酸类）、磺胺药物、抗生素（如 SMZ-co、青霉素）、抗癫痫及镇痛安眠药。

知识点24：药物性皮炎的临床表现　　　　　　　副高：掌握　正高：掌握

临床表现多种多样，同一种药物可以引起不同的皮疹，而不同的药物会产生相同的皮疹。常见的皮疹有固定性药疹、荨麻疹样、猩红热样皮疹，严重的可出现大疱表皮松解及剥脱性皮炎，常伴肝、肾功能损害。

知识点25：药物性皮炎的治疗　　　　　　　　　副高：掌握　正高：掌握

首先停用可疑药物，加速药物排泄。轻者可用抗组胺药物治疗，重者可以加用糖皮质激素。

第十九章 儿科急救

第一节 心肺脑复苏

知识点1：心肺复苏的概念　　　　　　　　　　副高：掌握　正高：掌握

心肺复苏（CPR）是指在心跳呼吸骤停的情况下所采取的一系列急救措施，包括胸外按压形成暂时性人工循环、人工呼吸纠正缺氧、电击除颤转复心室颤动等，其目的是使心脏、肺脏恢复正常功能，使生命得以维持。

知识点2：心肺脑复苏的概念　　　　　　　　　副高：掌握　正高：掌握

CPR的最终目标不仅是重建呼吸和循环，而且需维持脑细胞功能，无神经系统后遗症，因此，CPR过程也称为心肺脑复苏（CPCR）。

知识点3：儿童心跳呼吸骤停的病因　　　　　　副高：掌握　正高：掌握

引起儿童心跳呼吸骤停的原因包括疾病和意外伤害，如呼吸衰竭、新生儿窒息、婴儿猝死综合征、外伤、败血症、神经系统疾病、溺死、中毒等。新生儿和婴儿死亡的主要原因是先天性畸形、早产的并发症和婴儿猝死症等；意外伤害逐渐成为导致年长儿童死亡的主要原因。

知识点4：疾病状态下出现心跳呼吸骤停的原因　　副高：掌握　正高：掌握

（1）呼吸系统疾病急速进展：如严重哮喘、喉炎、重症肺炎、肺透明膜病等。与成人心跳呼吸骤停主要原因为原发性心脏疾病不同，儿童心跳骤停主要原因为进行性呼吸衰竭或休克，又称窒息性心跳停止。

（2）心血管系统的状态不稳定：如大量失血、严重心律失常、心肌炎、心肌病、心力衰竭等。

（3）神经系统疾病急剧恶化：如昏迷患者常无足够的呼吸驱动以保证正常的通气。

（4）某些临床诊疗操作：对于有高危因素的患儿，某些诊疗操作能加重或触发心跳呼吸骤停。

知识点 5：临床诊疗操作引起的心跳呼吸骤停的原因	副高：掌握 正高：掌握

（1）气道的吸引：能引起低氧、肺泡萎陷及反射性心动过缓。

（2）不适当的胸部物理治疗（如拍背、翻身、吸痰等）：可使更多的分泌物溢出，阻塞气道，也可使患儿产生疲劳。

（3）任何形式的呼吸支持（如人工呼吸机的应用）的撤离：患者必须从以前的人工呼吸转变为自主呼吸做功，如降低吸入氧浓度、撤离 CPAP 或机械通气、拔除气管插管等。

（4）安有人工气道的患儿气管插管发生堵塞或脱开。

（5）镇静剂的应用：如麻醉剂（包括外科手术麻醉剂的使用）、镇静药和止咳药的应用所致的呼吸抑制。

（6）各种操作：如腰椎穿刺、心包穿刺、鼻胃管的放置、气管插管、心血管介入治疗操作等。

（7）高危婴儿喂养时由于吞咽-呼吸的不协调，也可引起心跳呼吸骤停。

应特别注意循环的失代偿表现，包括外周循环不良、心动过缓、呼吸形式的改变或呼吸暂停、发绀、对刺激的反应性下降等。有上述表现时应尽可能停止相关的操作，并给予生命支持。

知识点 6：意外伤害引起的心跳呼吸骤停	副高：掌握 正高：掌握

会造成心跳骤停的意外伤害包括外伤、车祸、溺水、触电、雷击、烧伤、误服药品或毒品，甚至自杀等，因此，应在乘车儿童安全座椅的使用、儿童安全知识、珍爱生命等方面进行必要的教育，防止意外的发生。

知识点 7：儿童心跳呼吸骤停的临床表现	副高：掌握 正高：掌握

临床表现为突然昏迷，部分有一过性抽搐、呼吸停止，面色灰暗或发绀、瞳孔散大和对光反射消失、大动脉（颈动脉、股动脉、肱动脉）搏动消失、听诊心音消失，心电图检查可见等电位线、电机械分离或心室颤动等。

知识点 8：儿童心跳呼吸骤停的诊断	副高：掌握 正高：掌握

心跳呼吸骤停的诊断并不困难。一般患儿突然昏迷及大血管搏动消失即可诊断；但在紧急情况下，触诊不确定有无大血管搏动亦可拟诊（10秒），而不必反复触摸脉搏或听心音，以免延误抢救时机。

知识点 9：生存链	副高：掌握 正高：掌握

为获得心搏呼吸骤停后最佳的生存率和生命质量，生存链分成院外和院内两条急救体

系。院外心搏骤停（OHCA）生存链包括识别和启动应急反应系统、即时高质量心肺复苏、快速除颤、基础及高级急救医疗服务、高级生命维持和骤停后护理；院内心搏骤停（IHCA）生存链包括监测和预防、识别和启动应急反应系统、即时高质量心肺复苏、快速除颤、高级生命维持和骤停后护理。

知识点10：基本生命支持的概念　　　　　副高：掌握　正高：掌握

基本生命支持（BLS）即心搏呼吸骤停后的现场急救，包括快速判断和尽早实施心肺复苏、如胸外按压（chest compressions/circulation，C）、开放气道（airway，A）和人工呼吸（breathing，B），以及迅速启动应急反应系统。受过训练的医务人员或非医务人员都可以实施BLS，其是自主循环恢复（return of spontaneous circulation，ROSC）、挽救心搏呼吸骤停患者生命的基础。

知识点11：高级生命支持的概念　　　　　副高：掌握　正高：掌握

高级生命支持（advanced life support，ALS）为心肺复苏的第二阶段，是在BLS基础上，在不导致胸外按压明显中断和电除颤延迟的情况下，建立血管通路、使用药物、电除颤、气管插管、使用人工呼吸器、进行心电监测等，以维持更有效的通气和循环、最大限度地改善预后。儿童心搏呼吸骤停后对人工通气或供氧有反应，或需要ALS时间＜5分钟，复苏后神经系统正常的可能性较大。

知识点12：心肺复苏后的综合治疗　　　　　副高：掌握　正高：掌握

主要针对ROSC后的治疗和护理，包括监测与保护心、肺、肝、肾、脑等重要脏器的功能，判断与治疗诱发心搏呼吸骤停的原发疾病和并发症，提供必要的复苏后康复训练等。心肺复苏后的综合治疗需要多学科联合，对提高心搏呼吸骤停患者的生存率和生活质量非常重要。

知识点13：心肺脑复苏术应遵循的规则　　　　副高：掌握　正高：掌握

临床上根据《2010年国际心肺复苏与心血管急救指南及治疗共识》建议将婴儿（不包括新生儿）、儿童和成人的生命支持程序从A-B-C（开放气道–人工呼吸–胸外按压）调整为C-A-B（胸外按压–开放气道–人工呼吸）。

（1）基础生命支持（BLS）：是指对呼吸停止或呼吸心搏骤停的儿童进行序列评估，并实施有效通气支持及恢复有效循环。对危重病或严重创伤患儿在现场及时进行BLS，有利于患者的最终恢复。

（2）高级生命支持（ALS）：当心搏呼吸停止已存在或即将发生时，往往需要专业医护人员迅速进行高级生命支持。

（3）脑复苏：心搏停止、CPR后脑缺血再灌注损伤是由多种综合机制引起。脑复苏目的是减轻已存在或已发生的脑损伤，逆转正进行中的损害，保护未受损的脑组织。

知识点14：基础生命支持的方法　　　　　　　　　副高：掌握　正高：掌握

（1）胸外按压（C）：当发现患儿无反应、没有自主呼吸或只有无效的喘息样呼吸时，应立即实施胸外按压，其目的是建立人工循环。胸外按压方法：将患儿放置于硬板上。对于新生儿或婴儿，单人使用双指按压法：将两手指置于乳头连线下方按压胸骨；或使用双手环抱拇指按压法：将两手掌及四手指托住两侧背部，双手大拇指按压胸骨下1/3处。对于儿童，可用单手或双手按压胸骨下半部；单手胸外按压时，可用一只手固定患儿头部，以便通气；另一手的手掌根部置于胸骨下半段，手掌根的长轴与胸骨的长轴一致；双手胸外按压时，将一手掌根部重叠放在另手背上，十指相扣，使下面手的手指抬起，手掌根部垂直按压胸骨下半部。注意不要按压到剑突和肋骨。按压深度至少为胸部前后径的1/3（婴儿大约为4cm、儿童大约为5cm、青春期儿童最大不超过6cm）。按压频率为100～120次/分，每一次按压后让胸廓充分回弹，双手不可在每次按压后倚靠在患者胸上，以保障心脏血流的充盈。应保持胸外按压的连续性，尽量减少胸外按压的中断（<10秒）。

（2）开放气道（A）：儿童尤其是低龄儿童主要为窒息性心搏骤停，因此，开放气道（A）和实施有效的人工通气（B）是儿童心肺复苏成功的关键措施之一。首先应清理口、咽、鼻分泌物、异物或呕吐物，必要时进行口、鼻等上气道吸引；开放气道多采取仰头抬颏法：用一只手的小鱼际（手掌外侧缘）部位置于患儿前额，另一只手的示指、中指置于下颏将下颌骨上提，使下颌角与耳垂的连线和地面垂直；注意手指不要压颏下软组织，以免阻塞气道；疑有颈椎损伤者可使用托颌法：将双手放置在患儿头部两侧，握住下颌角向上托下颌，使头部后仰程度为下颌角与耳垂连线和地面成60°（儿童）或30°（婴儿）；若托颌法不能使气道通畅，应使用仰头抬颏法开放气道。

（3）建立呼吸（B）口对口人工呼吸：此法适合于现场急救。操作者先深吸一口气，如患儿是1岁以下婴儿，可将嘴覆盖口和鼻；如果是较大的婴儿或儿童，用口对口封住，拇指和示指紧捏住患儿的鼻子，保持其头后倾；将气吹入，同时可见患儿的胸廓抬起。停止吹气后放开鼻孔，使患儿自然呼气，排出肺内气体。应避免过度通气。口对口人工呼吸即使操作正确，吸入氧浓度也较低（<18%）；操作时间过长时施救者容易疲劳，也有感染疾病的潜在可能。

知识点15：高级生命支持的方法　　　　　　　　　副高：掌握　正高：掌握

（1）开放气道和人工通气：小儿危重状况多数由于呼吸衰竭导致呼吸停止，再发生心搏停止，因此维持呼吸道通畅、人工通气极为重要。气管插管是建立高级人工气道的重要手段，也是最可靠的通气途径。

（2）建立循环（胸外按压）：充分通气、供氧后，婴儿和儿童心率或脉搏仍<60次/分或没有心搏、脉搏，立即胸外按压。按压频率100次/分，高级人工气道建立后通气时胸外

按压不需停顿，要求按压快速、有力、连续，尽可能不要间断。

（3）复苏常用药物和液体：肾上腺素、胺碘酮、利多卡因、碳酸氢钠及其他药物。

（4）复苏时血管通路的建立：急救时快速建立静脉（IV）通路（包括中央和外周）比较困难，延迟建立静脉通路会影响复苏效果。紧急情况下无法在短时间内获得静脉通路，可先建立骨髓腔通路（IO），其适用于任何年龄，复苏时静脉所用的任何药物和液体都能安全地从IO途径输入，IO输注的药物起效和浓度类似于静脉通路途径。当无法建立静脉通路（或）IO时，肾上腺素、阿托品、利多卡因、纳洛酮可从气管内给药。气管内给药后，必须给予数次正压通气。气管内给药的最佳剂量还不明确，但一般肾上腺素剂量是静脉用药的10倍，其他药用量为静脉的2～3倍。给药后尽快实施CPR可以帮助药物进入血液循环。经静脉通路或IO给药效果优于气管内给药。避免心内注射。

知识点16：气管插管的操作方法　　　　　　　　副高：掌握　正高：掌握

在气管插管前，开放气道，人工复苏囊加压通气（也称球囊面罩通气），用两手操作：一手用"E-C"手法开放气道固定面罩，另一手按压通气囊。要求面罩大小合适、密闭性能良好，通气时紧密地包绕鼻梁至唇下区域（包括鼻和口，避免遮盖眼），以保证有效通气。

知识点17：气管插管导管内径的选择　　　　　　　副高：掌握　正高：掌握

插管导管内径选择：足月新生儿、小婴儿3mm或3.5mm；1岁以内4mm；1～2岁5mm。也可以通过目测选择，即选择外径与小儿小指粗细相仿的导管。计算公式用于2岁以上小儿，如导管内径（mm）=年龄（岁）/4＋4（无套囊导管）；或导管内径（mm）=年龄（岁）/4＋3（带套囊导管）。

知识点18：气管插管导管插入深度的计算　　　　　副高：掌握　正高：掌握

导管插入的合适深度（气管隆凸上）的计算方法（cm）：年龄（岁）/2＋12（适用于2岁以上小儿）或插入深度（cm）＝导管内径（mm）×3。

知识点19：气管插管完成后，对导管位置的评定　　副高：掌握　正高：掌握

（1）观察两侧胸廓运动是否对称，听呼吸音（两侧肺部，尤其腋下）。

（2）听诊上腹部有无胃充气声。

（3）监测呼气末CO_2水平。

（4）监测SpO_2。

（5）如仍不能确定位置时则用喉镜再次检查。

（6）最后摄胸片确定插管位置。

知识点20：肾上腺素的适应证　　　　　　　　副高：掌握　　正高：掌握

肾上腺素的适应证有：①心脏停搏。②心动过缓（<60次/分）伴体循环灌注差，且对通气和供氧治疗没有反应。③非容量不足所致的低血压。④对有消耗心肌去甲肾上腺素储存的患儿如慢性充血性心力衰竭，应用肾上腺素优于其他儿茶酚胺类药。

知识点21：肾上腺素的剂量与用法　　　　　　　副高：掌握　　正高：掌握

若β受体阻断药过量，可考虑大剂量肾上腺素（0.1mg/kg）。在复苏期间肾上腺素可每隔3～5分钟重复1次。如果间歇肾上腺素推注治疗不能维持心脏节律，则给予肾上腺素持续输注，根据心率、血压、体循环灌注改善情况调整剂量。肾上腺素和其他儿茶酚胺类一样，不能加于碱性溶液内。

知识点22：胺碘酮的适应证及注意事项　　　　　副高：掌握　　正高：掌握

胺碘酮用于顽固性和致命性心律失常，包括室上性和室性快速性心律失常。输注胺碘酮时注意监测血压，由于其血管扩张的特性，可以引起血压过低，所以尽可能缓慢输注。但对于心室颤动的患者则快速给药。胺碘酮可能出现心动过缓、心脏阻滞和尖端扭转性室速等并发症，输注时严密监测ECG。

知识点23：利多卡因的适应证及注意事项　　　　副高：掌握　　正高：掌握

利多卡因适用于复发性室性心动过速、心室颤动或复苏后原因不明的严重室性异位节律（多发性室性期前收缩）。如果在前15分钟内没有推注利多卡因，则在静脉滴注前给予负荷量。如果室性心律失常考虑是由代谢异常或药物中毒所致，没有指征静脉滴注利多卡因，而是选择病因治疗。QRS波增宽的室性逸搏伴心动过缓患儿禁用利多卡因。

知识点24：脑复苏的方法　　　　　　　　　　　副高：掌握　　正高：掌握

（1）维持稳定的心肺功能：保持足够的血压和PaO_2在可接受的范围。

（2）呼吸管理：自主呼吸过缓或过弱导致氧合不足，应给予机械通气，同时进行动脉血压监测，根据PaO_2、$PaCO_2$及血pH调节通气，维持：$PaCO_2$ 35～45mmHg和pH（7.35～7.45）在正常范围。

（3）低温疗法：适当的低体温可以降低脑代谢，改善心肺复苏后患者的神经系统预后。

（4）渗透性脱水剂及袢利尿药的应用：心脏复搏、血压已上升到最低有效水平，可开始应用脱水剂，20%甘露醇首剂0.5～1.0g/kg，以后每6～8小时再给0.5g/kg，持续48～72小时。

（5）控制惊厥：惊厥时大脑氧耗量增加，必须及时控制，常用止痉药物为地西泮每次0.2～0.3mg/kg、苯巴比妥钠每次5mg/kg。

（6）维持内环境稳定：出入量略呈负平衡状态，补充热量，维持生理热卡需要量。

知识点 25：心肺脑复苏的预后　　　　　　　副高：掌握　正高：掌握

儿童OHCA死亡率较高，预后差。临床研究显示OHCA发生时现场有目击者、现场行CPR、使用肾上腺素次数少者、OHCA发生在救护车或到达医院时、采用救护车转运等是急诊复苏成功的良好预测指标。疾病预防→早期BLS→早期启动急救医疗服务系统→儿科ALS 4个环节构成了儿童患者完整的生存链，完善的急救网络，保证生存链中的各环节的处置均迅速而有效，才能为危重症儿童赢得最佳的救治时间，从而提高OHCA患儿的救治成功率，改善预后。

第二节　呼吸衰竭

知识点 1：呼吸衰竭的概念　　　　　　　　副高：掌握　正高：掌握

呼吸衰竭是指肺不能提供足够的氧气（低氧性呼吸衰竭）或排出二氧化碳（高碳酸血症性呼吸衰竭）以满足机体代谢需要，导致动脉血氧分压降低和/或二氧化碳分压增加。患儿有呼吸困难（窘迫）的表现，如呼吸音降低或消失、吸气时有辅助呼吸肌参与，出现吸气性凹陷以及意识状态的改变。儿童呼吸衰竭多为急性呼吸衰竭，是导致儿童心搏呼吸骤停的主要原因，具有较高的死亡率。

知识点 2：呼吸衰竭的病因　　　　　　　　副高：掌握　正高：掌握

（1）严重呼吸系统疾病：各种重症肺炎、重症毛细支气管炎、哮喘持续状态、肺出血、急性呼吸窘迫综合征、气管异物、急性喉梗阻、气胸、大量胸腔积液、广泛性肺不张、肺水肿、刺激性气体吸入等。

（2）中枢神经系统疾病：中枢神经系统感染（脑炎、脑膜炎）、癫痫持续状态、颅脑损伤，颅内出血，脑水肿，脑缺氧等。

（3）严重中毒：毒物和药物等所致的呼吸抑制，如有机磷中毒、一氧化碳中毒、镇静镇痛药物过量（吗啡、苯巴比妥、氯丙嗪、麻醉剂）等。

（4）神经肌肉病变：急性炎症性脱髓鞘性多神经根病（吉兰-巴雷综合征）、脊髓灰质炎、重症肌无力、重症皮肌炎、进行性脊髓性肌营养不良等。

（5）其他疾病：严重低钾麻痹等。

知识点 3：呼吸衰竭的病理生理　　　　　　副高：掌握　正高：掌握

呼吸衰竭主要病理生理是呼吸系统不能有效地在空气-血液间进行氧和二氧化碳的气体交换，包括通气不足、弥散障碍、肺内分流、通气/血流（V/Q）比例失调4个方面，导致低氧血症和高碳酸血症。

知识点4：呼吸衰竭的临床分型　　　　　　　　　　副高：掌握　正高：掌握

（1）根据动脉血气分析分型：①Ⅰ型呼吸衰竭：缺O_2而无CO_2潴留；动脉血气分析特点：$PaO_2 < 60mmHg$，$PaCO_2$正常或降低。②Ⅱ型呼吸衰竭：缺O_2伴CO_2潴留；动脉血气分析特点：$PaO_2 < 60mmHg$，$PaCO_2 < 50mmHg$。

（2）根据原发病变部位分型：①中枢性呼吸衰竭：呼吸中枢功能异常导致。②外周性呼吸衰竭：呼吸器官原发或继发性病变引起。

知识点5：呼吸衰竭的临床表现　　　　　　　　　　副高：掌握　正高：掌握

（1）原发疾病的临床表现：如肺炎、脑炎等症状和体征。

（2）呼吸衰竭的早期表现：在发生严重肺部疾病呼吸衰竭前，患儿常有明显的呼吸窘迫表现，如呼吸频率增加，过度使用辅助呼吸肌参与呼吸，鼻翼扇动等；由于儿童的胸廓顺应性好，吸气性凹陷特别明显。新生儿和较小的婴儿存在呼气时关闭会厌以增加呼气末正压的保护机制，因此在呼气时会出现呻吟。由于呼吸泵衰竭所致的呼吸衰竭在早期无明显的呼吸窘迫表现，在临床上相对不易发现。

（3）重要脏器的功能异常：儿童呼吸衰竭，除原发疾病，如肺炎、脑炎等症状和体征外，低氧、高碳酸血症、酸中毒等足以导致重要脏器的功能异常，包括：①心血管系统：中等程度的低氧和高碳酸血症可引起心率和心排血量的增加，而严重低氧血症可致心排血量降低。中等程度的低氧血症可使心律失常的机会增加。低氧和高碳酸血症可引起肺血管阻力增加。②呼吸系统：在外周和中枢化学感受器正常的状态下，呼吸衰竭时患儿的每分通气量增加；随气道阻塞程度的加重，辅助呼吸肌常参与呼吸运动。急性呼吸窘迫综合征（ARDS）是急性呼吸衰竭中较为严重的典型病症。由于严重的肺损伤而影响肺的气体交换、肺顺应性降低、胸部X线片显示肺弥漫性浸润。儿童ARDS的常见触发因素有严重的窒息、休克、脓毒症、心脏外科手术后并发症、肺的化学损伤、血液系统恶性肿瘤、重症肺炎，尤其是重症病毒性肺炎，如流感、副流感、禽流感等。③中枢神经系统：因低氧和高碳酸血症，可出现头痛、神志模糊、嗜睡、激惹和焦虑等。④肾脏：呼吸衰竭可导致钠、水排出减少。⑤血液系统：慢性呼吸衰竭可引起红细胞增多，由于血二氧化碳分压增加、氧离曲线右移，使红细胞携带的氧在外周更易释放。⑥代谢：由于无氧代谢，乳酸产生增加，使血pH明显降低。

知识点6：实验室检查对呼吸衰竭的作用　　　　　　副高：掌握　正高：掌握

实验室检查能客观反映呼吸衰竭的性质与程度，对指导氧疗、机械通气时参数的调节，纠正水、电解质和酸碱平衡失调，以及寻找呼吸衰竭的原发病因有重要价值。

知识点7：呼吸衰竭的辅助检查　　　　副高：掌握　正高：掌握

（1）动脉血气分析：为诊断依据，并为主要监测指标。低氧性呼衰或Ⅰ型呼衰：$PaO_2 < 60mmHg$，$PaCO_2$ 正常或降低。高碳酸血症性呼衰或Ⅱ型呼衰：$PaO_2 < 60mmHg$，$PaCO_2 > 50mmHg$。

（2）其他：检测肝、肾功能，血电解质测定，影像学检查等。

知识点8：呼吸衰竭的诊断标准　　　　副高：掌握　正高：掌握

呼吸衰竭的诊断标准有：①临床存在导致呼吸衰竭的原发疾病。②有不同程度呼吸困难和发绀的表现。③根据动脉血气分析结果，一般认为在海平面大气压水平，静息状态下吸入空气时，$PaO_2 < 60mmHg$ 伴（或不伴）$PaCO_2 > 50mmHg$，提示呼吸衰竭。

知识点9：呼吸衰竭与呼吸窘迫的鉴别诊断　　　　副高：掌握　正高：掌握

呼吸窘迫是呼吸衰竭的早期表现，两者的区别在于前者表现为呼吸作功增加（呼吸增快、鼻翼扇动、使用辅助呼吸肌、呻吟、点头呼吸等），患者无意识改变。当呼吸窘迫进一步恶化，可进展为呼吸衰竭，后者有气体交换障碍表现（呼吸减慢，胸廓起伏弱，发绀等），常伴有意识改变。

知识点10：呼吸衰竭治疗的目的　　　　副高：掌握　正高：掌握

呼吸衰竭治疗的目的是：①稳定患儿的呼吸功能，使之得到合适的氧合和通气，避免发生心搏停止。②治疗原发疾病。③维持内环境稳定。④支持重要脏器功能。

知识点11：呼吸衰竭的治疗方法　　　　副高：掌握　正高：掌握

（1）一般治疗：包括将患儿置于舒适的体位，如俯卧位对需要呼吸支持患儿的通气及预后更为有利。胸部物理治疗，如给予翻身、拍背、吸痰等，使气道保持通畅，减少呼吸道阻力和呼吸做功，是呼吸衰竭治疗的辅助措施。适当的营养支持、合理的液体平衡对原发病恢复、气道分泌物排出和保证呼吸肌正常做功有重要意义。

（2）原发疾病的治疗：应尽快治疗诱发呼吸衰竭的原发疾病，如先天性心脏病心力衰竭肺水肿所致呼吸功能不全，应采用强心剂和利尿剂；对于哮喘持续状态，应用抗炎、解除气道痉挛等措施；对于肺部感染，选用合理的抗感染治疗等。

（3）氧疗与呼吸支持：①无创性通气支持：低氧血症较高碳酸血症的危害更大，而用氧相对比较安全，故在呼吸衰竭早期应给予吸氧；并可在启动辅助机械通气前，尝试使用无创性通气支持方法。单纯供氧常用鼻导管、普通面罩和非再吸面罩方法，供氧分别高达4L、10L和15L；供氧和无创性气道内正压支持：新生儿和体重<8kg患儿可采取鼻CPAP（经

鼻持续气道内正压通气，年长儿或体重>8kg患儿可采取BiPAP（双水平气道内正压通气）。②人工机械通气：尽管吸氧可能纠正低氧，严重的呼吸衰竭常常需要机械通气。目前，机械通气已成为呼吸衰竭治疗的主要手段。机械通气的适应证常根据患儿有持续或进行性的气体交换障碍、呼吸暂停以及呼吸衰竭严重影响其他脏器功能等考虑。

（4）特殊的呼吸支持：对重症呼吸衰竭，在常规呼吸支持无效的情况下，可给予特殊的呼吸或生命支持。

知识点12：无创通气的目的	副高：掌握　正高：掌握

无创通气的目的是控制呼吸衰竭，避免气管插管及减少机械通气时的相关并发症，无创通气时上气道生理和防御功能得以保存。

知识点13：无创通气的指征	副高：掌握　正高：掌握

无创通气指征有：①患者意识清醒能够配合且血流动力学稳定，无面部创伤，耐受面罩。②处于呼吸衰竭的早期（尤其是伴有免疫抑制者）。③心源性肺水肿者。④气管插管拔管后用于撤机后的序贯治疗。⑤无肺不张和呼吸肌疲劳表现的低氧性呼吸衰竭患者。

知识点14：常频机械通气的临床常规设置	副高：掌握　正高：掌握

（1）通气频率：根据年龄调节通气频率，新生儿25～35次/分，婴儿20～30次/分，儿童16～25次/分。

（2）吸气峰压（PIP）：定压通气时设定，年龄不同PIP设定范围不同，一般足月新生儿设置在15～20cmH$_2$O，婴儿、儿童20～25cmH$_2$O，为避免气压伤尽可能PIP<35cmH$_2$O。

（3）潮气量（VT）：定容通气时设定，VT 6～8ml/kg，限制平台压（P$_{plat}$）<30cmH$_2$O。

（4）吸气时间（Ti）：小儿通常0.5～0.8秒，如呼吸频率已确定，则根据所需的吸呼比[一般在1:（1.5～2.5）]，就能得到所需的Ti。

（5）呼气末正压（PEEP）：给予一定的PEEP，初始水平以2～4cmH$_2$O为宜，以防止肺泡萎陷；选择最佳或理想的PEEP值，即能够使肺泡膨胀，患者氧合改善，而又未影响患者的血流动力学。

（6）吸入氧浓度（FiO$_2$）：低氧血症时初始FiO$_2$可设置在0.6～1.0（30分钟至1小时）；FiO$_2$设置的原则是能使PaO$_2$维持在60mmHg前提下最低的FiO$_2$水平。

知识点15：高频通气的参数设置	副高：掌握　正高：掌握

临床常用高频震荡通气（HFOV），除设置FiO$_2$外（儿童最初设定为1.0），还需设置的参数有：①平均气道压（MAP），初始设置较CMV时的MAP高2～4cmH$_2$O；摄床旁胸片，使肺膨胀达第8～10后肋。②频率（Hz），一般为5～10Hz，降低频率可以改善通气。③吸

气时间，通常设置为33%。④振幅（ΔP），其设置使胸廓和髋部振动，监测动脉血气，增加ΔP可以改善通气。

| 知识点16：儿童应用HFOV的适应证 | 副高：掌握 正高：掌握 |

（1）肺出血。
（2）CMV时患者氧合不足。
（3）大量的气漏影响肺泡张开，例如严重气胸。
（4）严重肺泡通气不足伴呼吸性酸中毒。

| 知识点17：呼吸衰竭的病因治疗 | 副高：掌握 正高：掌握 |

当氧合与通气改善后，需针对呼吸衰竭的直接病因，采取各种有效措施，促进原发疾病恢复。

| 知识点18：呼吸衰竭纠正酸碱失衡的方法 | 副高：掌握 正高：掌握 |

液体入量一般60～80ml/（kg·d）；有腹泻、发热等情况时，可酌情加量；有脑水肿时，液量应减至30～60ml/（kg·d）。呼吸衰竭常伴呼吸性酸中毒或混合性酸中毒，纠正方法主要是改善通气，适当应用5%碳酸氢钠，每次1～2ml/kg。电解质紊乱常见高钾、低钾、低氯、低钠，应根据血液生化检查结果，并及时补充纠正。

| 知识点19：呼吸衰竭的营养支持 | 副高：掌握 正高：掌握 |

合理的营养支持有利于肺组织修复，增强患儿的机体免疫能力。尽量争取经口进食，经口进食受限或不能经口进食者，则部分或全部经静脉营养。

| 知识点20：呼吸衰竭需监测与改善重要脏器功能 | 副高：掌握 正高：掌握 |

呼吸衰竭治疗的过程中须监测和维持心、脑、肝、肾等重要脏器功能，必要时可给予强心、利尿药、脱水等治疗，并注意维持水及电解质平衡。

| 知识点21：特殊的呼吸支持 | 副高：掌握 正高：掌握 |

对重症呼吸衰竭在常规呼吸支持无效的情况下，可给予特殊的呼吸或生命支持。
（1）体外膜氧合（ECMO）：原理是通过插管将非氧合血引出体外，通过膜氧合器进行氧合，再进入患者循环，起到人工肺的作用。ECMO在新生儿和小婴儿常规机械呼吸无效、危及生命的难治性呼吸衰竭并预计短时间能够解决问题时使用。而对于非新生儿，ECMO与

常规机械通气的优势尚不明确。

（2）液体通气：全氟化碳液体对氧和二氧化碳高度溶解，对气流的阻力很低，能显著降低表面张力。以全氟化碳液体进行气体交换或部分液体通气（全氟化碳液体仅补充功能残气量，潮气量以常规呼吸机提供）能增加肺顺应性、改善氧合、降低二氧化碳分压及增加pH值。

（3）高频通气：越来越多被用于急性呼吸衰竭。ARDS应用高频通气时通常将平均气道压较常频呼吸机提高，可提高氧合，且心排出量不受影响，气漏发生率也未增加。在某些情况下（如支气管胸膜瘘），高频通气效果明显优于常规呼吸机。

（4）吸入NO：可选择性扩张肺血管，降低肺血管阻力，改善氧合。

（5）吸入氦气：有助于改善气道异常所致的呼吸衰竭，如急性喉炎。

（6）肺泡表面活性物质：经气管插管注入肺泡表面活性物质，有助于ARDS患儿改善氧合和提高生存率。

知识点22：呼吸衰竭的预后	副高：掌握　正高：掌握

呼吸衰竭的预后取决于原发疾病及其严重程度以及是否得到及时有效的监护与治疗，例如哮喘或喉炎导致的呼吸衰竭患者及时救治存活率几乎100%；而ARDS存活率可能只有50%；如果因呼吸衰竭未及时有效地干预导致心搏停止，可导致100%死亡。

第三节　急性呼吸窘迫综合征

知识点1：急性呼吸窘迫综合征的概念	副高：掌握　正高：掌握

急性呼吸窘迫综合征（ARDS）是由心源性以外的各种肺内、肺外因素导致的急性弥漫性肺泡损伤，肺泡-毛细血管通透性增加，且不能用左心房或肺动脉压增高解释，临床上表现为急性、进行性、缺氧性严重呼吸衰竭，以呼吸窘迫、顽固性低氧血症和非心源性肺水肿为特征的临床综合征。ARDS晚期多诱发或合并多器官功能不全综合征（MODS）。

知识点2：急性呼吸窘迫综合征的病因	副高：掌握　正高：掌握

（1）直接原因：①肺部感染（细菌、病毒、肺囊虫）。②吸入有害气体（NO_2、Cl_2、SO_2、光气、烟雾、氧中毒）。③误吸（胃内容物、淹溺、碳氢化合物）。④肺栓塞（空气、脂肪、羊水）。⑤肺挫伤。⑥放射性肺炎。

（2）间接原因：①败血症或脓毒症。②休克。③创伤（多发创伤、骨折、烧伤、头部创伤）。④血液疾病（DIC、大量输血）。⑤药物过量。⑥代谢性疾病（糖尿病酮症酸中毒、尿毒症、胰腺炎）。⑦体外循环。⑧血液透析。⑨心律转复后。

知识点3：急性呼吸窘迫综合征的发病机制	副高：掌握　正高：掌握

ARDS是全身炎症反应综合征在肺部的特殊表现，肺部的炎症瀑布反应，导致肺泡毛细血管内皮、肺泡上皮细胞和间质构成的呼吸膜结构受到弥漫性损害，引起呼吸膜对液体和溶质的通透性增加，富含蛋白的液体积聚于肺泡和间质间隙，导致渗透性肺水肿（非心源性肺水肿）。当损伤因素作用于机体，炎症细胞被激活，产生、释放大量炎症介质，产生一系列炎症反应，包括趋化因子产生、黏附分子表达与功能局部上调、急性期反应发生、自由基生成、补体与凝血途径被激活以及多种炎症细胞因子表达。凝血和纤溶系统失衡也参与ALI/ARDS的发病，ARDS早期促凝机制增强，而纤溶过程受到抑制，引起广泛血栓形成和纤维蛋白的大量沉积，导致血管堵塞以及微循环结构受损。Ⅱ型肺泡上皮细胞受损，表面活性物质合成、再生障碍，肺泡张力降低引起肺泡萎陷、不张，导致严重通气/血流比例失调，肺内分流明显增加，从而产生严重低氧血症。肺血管痉挛和肺微小血栓形成引发肺动脉高压。

知识点4：急性呼吸窘迫综合征的病理生理	副高：掌握　正高：掌握

ARDS的特征是肺泡－毛细血管间屏障的渗透性增高，引起间质和肺泡水肿，导致肺顺应性降低，功能残气量减少，无效腔增加。肺动脉高压和气道压力增加而引起的胸压增加使淋巴回流减少，进一步加剧水肿形成。ARDS时病变区域通气/血流比降低，少数未受损区域通气/血流比增加，最终肺内分流增加，气体交换降低，导致明显低氧血症，即使增加吸入氧浓度（FiO_2）也不能改善缺氧。缺氧继发过度通气，使动脉二氧化碳分压（$PaCO_2$）降低。ARDS早期，肺泡上皮细胞均匀受损，肺水肿和伴随的呼吸功能异常不是很均匀。在受损区域肺通气容量降低，肺顺应性降低，没有水肿的区域通气功能正常，故人工通气后易产生通气相关肺损伤。ARDS晚期，弥漫性肺纤维化引起局限性肺气肿和气道阻塞，这些变化相似于支气管肺发育不良。左、右心功能降低是由于ARDS本身或气道正压通气所致，并不是以充血性心力衰竭表现，而是不能达到足够的心功能代偿及静脉回流减少为表现。右心功能不全可能与后负荷增加和心肌缺血有关；右心室扩张、压力增加导致室隔向左偏倚，从而影响左心功能。

知识点5：急性呼吸窘迫综合征的临床表现和分期	副高：掌握　正高：掌握

（1）临床表现：①呼吸窘迫症状：呼吸增快，呼吸费力，吸气三凹。②缺氧症状：心率增快，烦躁，唇、指、趾端发绀，缺氧症状不因常规吸氧治疗而明显好转。

（2）体征：早期除缺氧表现外，肺部体征不明显，肺部多无啰音，随着病情的发展，肺部可听见少数细啰音，并可逐渐增多。

（3）分期：①急性损伤期。②潜伏期。③急性呼吸衰竭期。④严重生理异常期。

知识点6：急性呼吸窘迫综合征的辅助检查　　　　　副高：掌握　正高：掌握

（1）常规检查：血常规、尿常规、粪常规、肝肾功能、血电解质、凝血功能、病原学检查等基本项目。

（2）血气分析：早期动脉血气为明显低氧血症，后期可出现CO_2潴留，呼吸性酸中毒，或合并代谢性酸中毒。根据动脉血气计算PaO_2/FiO_2比值、氧合指数（OI），以此判断病情变化和预后。

（3）影像学表现：胸部X线片表现与疾病不同阶段、不同病因有关。早期肺纹理增多，边缘模糊，散在分布小斑片状阴影，随后出现两肺弥漫性模糊渗出影（间质、肺泡有液体），或呈均匀磨玻璃样改变，伴支气管充气征，心脏边缘不清，称"白肺"。ARDS进展到纤维化期，可见网状、条索状、蜂窝状阴影。胸部CT比胸部X线片更早、更清晰显示ARDS的病变分布、范围和形态，为早期诊断提供帮助。早期（先于胸部X线片）可见液体渗出于肺间质，病情进展，渗出液充满肺泡，主要坠积于下垂的肺泡区域，呈不均匀分布的实变影，可伴有胸腔积液。晚期可见网状、条索状影等纤维化的改变。

（4）呼吸力学变化：出现ARDS后呼吸力学会明显改变，包括肺顺应性降低、气道阻力增高。前者与肺水肿、表面活性物质减少、肺不张有关，后者与支气管收缩介质释放有关。

（5）超声心动图：此检查有助于了解心功能和排除左心房压增高，可间接排除心源性肺水肿。

（6）心导管测定：测肺动脉楔压（PAWP），若$PAWP \leqslant 18mmHg$，则考虑肺水肿为ARDS所致，排除心源性肺水肿。

知识点7：急性呼吸窘迫综合征的诊断　　　　　副高：掌握　正高：掌握

（1）1994年AECC标准：①急性起病。②胸片示两肺浸润影。③肺动脉楔压（PAWP）$\leqslant 18mmHg$，或临床上无左心房压增高（无左心衰竭）的证据。④$PaO_2/FiO_2 \leqslant 300mmHg$（不考虑PEEP水平）时考虑ALI；$PaO_2/FiO_2 \leqslant 200mmHg$（不考虑PEEP水平）时考虑ARDS。

补充说明：①急性起病，指出现原发病与ALI/ARDS的间期不超过7天。②第二条与第四条标准须在同一个24小时内同步出现。③两肺浸润影，意指肺水肿、轻度及小叶性浸润影均可考虑。但不包括胸膜渗出、增厚、肺团块或结节影、小叶肺不张及边缘清楚的亚节段性肺不张、胸外浸润影及皮下气肿等。

（2）2012年ARDS柏林新标准：①起病时间：起病1周以内具有明确的危险因素或在一周以内出现新的/突然加重的呼吸系统症状。②X线胸片：两肺透亮度减低影，不能用渗出、小叶肺不张或结节影来解释。③肺水肿原因：呼吸衰竭不能完全用心力衰竭或液体负荷过重解释，如无相关危险因素，需行客观检查（如多普勒超声心动图）以排除静水压增高型肺水肿。④低氧血症：轻度：在$PEEP/CPAP \geqslant 5cmH_2O$时，$200mmHg < PaO_2/FiO_2 \leqslant 300mmHg$；中度：在$PEEP \geqslant 5cmH_2O$时，$100mmHg < PaO_2/FiO_2 \leqslant 200mmHg$；重度：在$PEEP \geqslant 10cmH_2O$时，$PaO_2/FiO_2 \leqslant 100mmHg$。

知识点8：急性呼吸窘迫综合征的治疗　　　　　　副高：掌握　正高：掌握

急性呼吸窘迫综合征的治疗方法有：①积极治疗原发疾病。②机械通气。③肾上腺皮质激素的应用。④肺表面活性物质（PS）替代治疗。⑤一氧化氮（NO）吸入治疗。⑥液体管理。⑦多器官功能不全的防治。

知识点9：急性呼吸窘迫综合征的预后　　　　　　副高：掌握　正高：掌握

急性呼吸窘迫综合征的死亡危险因素与最初PaO_2/FiO_2比值、器官功能衰竭和原发疾病密切相关。PaO_2/FiO_2比值低于200越多，病死率越高，所需机械通气时间越久；肺外因素（尤其是脓毒症）、慢性器官功能不全、免疫抑制、严重颅脑损伤（不可逆）、先天代谢异常所致的急性呼吸窘迫综合征为高死亡风险。

第四节　急性颅内压增高症

知识点1：急性颅内压增高症的概念　　　　　　副高：掌握　正高：掌握

急性颅内压增高症是一种常见的神经系统危急综合征，指急性起病且侧卧位时颅内压力超过正常者。

知识点2：急性颅内压增高症的病因　　　　　　副高：掌握　正高：掌握

（1）感染性疾病：①颅内感染：各种病原所致的脑炎、脑膜炎、脑膜脑炎、脑脓肿、脑寄生虫病。②颅外感染：各种病原感染所致的中毒性脑病，如中毒型菌痢、重症肺炎、脓毒症等。

（2）非感染性疾病：①颅内非感染性疾病：癫痫、颅内出血、颅内肿瘤、颅内创伤、脑积水。②颅外非感染性疾病：CO或氰化物等中毒、水电解质酸碱平衡紊乱、各种原因引起的脑缺血缺氧、高血压脑病、重度贫血、心源性休克、溺水、窒息、肝性脑病、瑞氏综合征等。

知识点3：急性颅内压增高症的临床表现　　　　　　副高：掌握　正高：掌握

（1）头痛：是颅内高压的主要症状，常最先出现，有时是唯一症状。头痛呈持续性或间歇性，多在清晨起床时明显，可因咳嗽、用力及头位改变等动作而加重。通常为弥漫性，但以额部或枕部疼痛较为明显。婴儿不能诉述头痛，常表现为阵发性哭闹、烦躁、撞头或尖叫等。

（2）呕吐：常在清晨空腹时，或于剧烈头痛时发生，晨起明显，多呈喷射性呕吐，一般不伴恶心，且与饮食无关。

（3）眼部改变：眼球突出、球结膜充血、水肿；眼底出现静脉淤血、视网膜水肿及视盘水肿、出血等变化。颅内高压时，外展神经易受压，发生单侧或双侧不全麻痹，出现复视。

（4）瞳孔变化：为颅内高压的重要体征，早期双侧瞳孔大小不等，可缩小或忽大忽小。如瞳孔由小变大，最后固定不变，对光反应消失，表明已发生脑疝。

（5）意识障碍或昏迷：可出现不同程度的意识障碍。如烦躁不安或淡漠、迟钝，继而嗜睡以至进行性昏迷。

（6）肌张力增高或/和惊厥：多在颅内压增高后期出现，但急性颅内高压者也可出现频繁的抽搐，可表现为局限性、全身性或持续状态。

（7）呼吸不规律：可出现呼吸节律不齐，呼吸暂停，叹息样呼吸，双吸气样呼吸，或潮式呼吸。多为脑疝前驱症状，常提示中枢呼吸衰竭，脑干受压。颅内高压还可致神经源性肺水肿。加重呼吸障碍。

（8）高血压：血压升高为延髓血管运动中枢的代偿性加压反应，又叫Cushing反应。收缩压升高20mmHg以上，血压音调增强，脉压增宽。

（9）体温调节障碍：由于下丘脑体温调节中枢受损，肌张力增高大量产热，以及交感神经受损泌汗停止，体表散温几乎全停，在短期内产生高热或过高热。体温急剧升高时常伴有面色苍白、肢端发凉等改变。

（10）前囟门紧张或隆起：小婴儿由于前囟未闭，颅内高压时常表现为前囟门紧张或隆起，骨缝裂开，头围增大，并可出现"落日征"。头面部浅表静脉怒张。

| 知识点4：急性颅内压增高症的一般治疗 | 副高：掌握　正高：掌握 |

（1）重症监护：必须卧床休息，密切观察病儿的意识状态，进行格拉斯哥评分，观察患儿瞳孔、呼吸、心率、脉搏、血压及体温等的变化，或进行颅内压监测。

（2）控制体位：身体保持20°～30°斜坡卧位，头部高位，头部保持平直，下颌稍抬起，颈部必须舒展，以利于颈内静脉回流，减少头部充血。忌用枕头抬高头部，防止颈部屈曲。取侧卧位，防止胃内容物反流，引起的窒息。移动头部时需极为小心，避免脑疝的发生。

（3）保持呼吸道通畅，给予湿化的氧气吸入。为保持呼吸道通畅，随时吸痰，对昏迷或频繁抽搐患者，必要时行气管插管或气管切开术呼吸支持。

（4）保持患儿安静，避免用力咳嗽或排便。

| 知识点5：降低颅内压的药物治疗 | 副高：掌握　正高：掌握 |

（1）甘露醇：常为首选。20%甘露醇每次0.5～1.0g/kg，静脉推入或快速滴入，每4～6小时一次。用药后5～15分钟颅内压开始下降，2～3小时后降至最低水平，可维持4～6小时；脑疝出现时可用较大剂量，每次1.5～2.0g/kg，每2～4小时一次。与甘露醇一样也可通过改善血液流变性和提高血浆渗透压而降低颅内压，3%高渗生理盐水5～10ml/kg，5～10分钟内给予。临床发现其降颅内压作用的持续时间较甘露醇长，反复使用仍然有效，且对甘露醇无效的顽固性颅内高压者也有一定的疗效。

（2）甘油制剂：10%甘油生理盐水注射液或10%的甘油果糖注射液（在上液中加5%果糖配制而成）。根据年龄与症状酌情使用，每次5~10ml/kg，静脉注射，时间不短于2小时，2次/日。本品降低颅内压作用起效较慢，持续时间较长，较少发生反跳。常与甘露醇间隔交替使用。

（3）白蛋白：适用于低蛋白血症患者，与呋塞米（速尿）配合使用。

（4）呋塞米（速尿）：血容量过多伴肺水肿时使用。或与脱水剂或清蛋白配合应使。剂量每次为1~2mg/kg，肌内注射或静脉注射，每日2~4次。

（5）肾上腺皮质激素：常用的激素有：①地塞米松：抗脑水肿作用强，首次1mg/kg，以后每次0.3~0.5mg/kg，每日3~4次。用药后12~36小时见效，4~5日达最高峰。②氢化可的松：此药脱水作用虽较地塞米松弱，但其作用较迅速，急性病儿可配合地塞米松应用，每日1~2次。

| 知识点6：降低颅内压的特殊治疗 | 副高：掌握　正高：掌握 |

（1）镇静与控制惊厥治疗。

（2）亚冬眠疗法：体温控制在35~37℃，特别适用于颅内高压伴高热者。方法：氯丙嗪（冬眠灵）和异丙嗪（非那根）各1~2mg/k肌内注射或静脉注射，间隔1小时再给药1次，同时口服水合氯醛+物理降温（置冰袋，用冰帽或降温毯），体温在2~3小时降到35~37℃，脑部可降至27~31℃，以减少脑血流及代谢，起保护作用；以后冬、非1mg/kg，每6小时给药1次，持续12~24小时。

（3）过度通气：维持PaO_2 90~150mmHg，$PaCO_2$ 25~30mmHg，pH 7.5左右，维持1~2小时可达到降低颅内压的目的，但$PaCO_2$不能小于20mmHg。过度通气疗法作用快，无反跳，但不持久，因此过度通气疗法只用于短期颅内高压的急诊处理。

（4）侧脑室持续外引流：常在颅内高压危象和脑疝时采用。每分钟引流脑脊液2~3滴，每天引流100~200ml，可获得迅速而可靠的效果。

| 知识点7：急性颅内压增高症的液体疗法 | 副高：掌握　正高：掌握 |

控制液体入量，保持最低生理需要量，按60~80ml/（kg·d），或2~4ml/（kg·h），应用1/5~1/3张含钠溶液，记录尿量，入量应少于出量，一般以达到轻度脱水为宜；此外，还要维持电解质及酸碱平衡。

| 知识点8：急性颅内压增高症的病因治疗 | 副高：掌握　正高：掌握 |

小儿内科脑水肿的病因以细菌感染及其毒素最多，故必须及早明确感染病灶，选择合适的抗生素，抗生素治疗原则是早用、足量、有针对性，颅内占位性病变是颅脑外科常见病因，切除颅内肿瘤，清除颅内血肿，穿刺引流脓液是缓解颅内高压的关键。

第五节　感染性休克

知识点1：感染性休克的概念　　　　　　　　　　副高：掌握　正高：掌握

感染性休克是发生在严重感染的基础上，由致病微生物及其产物引起急性循环障碍、有效循环血容量减少、组织血流灌注不足而致的复杂性综合征。

知识点2：感染性休克的病因　　　　　　　　　　副高：掌握　正高：掌握

多种病原微生物的感染均可伴发感染性休克，其中尤以革兰阴性菌所致者最多见。常见病原菌为痢疾杆菌、脑膜炎球菌、铜绿假单胞菌、大肠埃希菌、克雷伯杆菌、沙门菌属及变形杆菌等。因革兰阴性菌能分泌内毒素，极易引起内毒素休克。严重革兰阳性菌感染亦能引起感染性休克。另外，在有全身免疫功能缺陷时，如患有慢性病、白血病、淋巴瘤等，器官移植，长期应用免疫抑制剂、抗癌药物、放射治疗和放置静脉导管、导尿管等，极易诱发革兰阴性菌感染而导致感染性休克。

知识点3：感染性休克的发病机制　　　　　　　　副高：掌握　正高：掌握

（1）微循环障碍：在休克发生发展过程中，微血管经历痉挛、扩张和麻痹三个阶段。有效循环血量减少，回心血量进一步降低，血压明显下降。缺氧和酸中毒更明显。

（2）免疫炎症反应失控：全身或局部感染时，病原体刺激机体细胞（主要是血管内皮细胞、中性粒细胞和单核–巨噬细胞）产生多种促炎和抗炎介质，由于促炎/抗炎平衡失调，产生SIRS或代偿性抗炎反应综合征（CARS）。

（3）神经体液、内分泌机制和其他体液介质。

知识点4：感染性休克的临床分期及表现　　　　　副高：掌握　正高：掌握

（1）休克代偿期：以脏器低灌注为主要表现。患者神志尚清，但烦躁焦虑、面色和皮肤苍白、口唇和甲床轻度发绀、肢端湿冷。呼吸、心率代偿性增快，血压正常或略低。

（2）休克失代偿期：脏器低灌注进一步加重，患者烦躁或意识不清、面色青灰、四肢厥冷，唇、指（趾）端明显发绀，皮肤毛细血管再充盈时间>3秒，心音低钝，血压下降。

（3）休克不可逆期：患儿表现为血压明显下降、心音极度低钝，常合并肺水肿或ARDS、DIC、肾衰竭、脑水肿和胃肠功能衰竭等多脏器功能衰竭。

知识点5：感染性休克的实验室检查　　　　　　　副高：掌握　正高：掌握

（1）外周血象：白细胞计数大多增高，在（10~30）×10^9/L之间；中性粒细胞增多伴核左移现象。血细胞比容和血红蛋白增高为血液浓缩的标志。

（2）病原学检查：在抗菌药物治疗前常规进行血液或其他体液、渗出液、脓液培养（包括厌氧菌培养）。分离得到致病菌后进行药物敏感试验。

（3）尿常规和肾功能检查：发生肾衰竭时，尿比重由初期的偏高转为低而固定（1.010左右）；尿/血肌酐比值>15，尿/血毫渗量之比<1.5，尿钠排泄量>40mmol/L。

（4）血液生化及血气分析：①血清电解质测定：血钠偏低，血钾高低不一，取决于肾功能状况。②血清酶测定：血清丙氨酸氨基转移酶（ALT）、肌酸磷酸激酶（cPK）、乳酸脱氢酶同工酶的测定可反映组织脏器的损害情况。

（5）血液流变学和有关：发生DIC时，血小板计数进行性降低，凝血酶原时间及凝血活酶时间延长、纤维蛋白原减少、纤维蛋白降解产物增多、凝血酶时间延长、血浆鱼精蛋白副凝试验（3P试验）阳性。

（6）其他：心电图、X线检查等可按需进行。

知识点6：感染性休克的诊断　　　　　　　　　　　　　　副高：掌握　正高：掌握

（1）感染性休克代偿期（早期）：临床表现符合以下6项之中的3项：①意识改变：烦躁不安或萎靡、表情淡漠、意识模糊，甚至昏迷、惊厥。②皮肤改变：面色苍白发灰，唇周、指（趾）发绀，皮肤花纹、四肢凉。如有面色潮红、四肢温暖、皮肤干燥为暖休克。③心率、脉搏：外周动脉搏动细弱，心率、脉搏增快。④毛细血管再充盈时间≥3秒（需除外环境因素影响）。⑤尿量<1ml/（kg·h）。⑥代谢性酸中毒（除外其他缺血缺氧和代谢因素）。

（2）感染性休克失代偿期：代偿期临床表现加重伴血压下降，收缩压小于该年龄组第5百分位，或小于该年龄组平均值减2个标准差，即1~12个月<70mmHg，1~10岁<70mmHg+［2×年龄（岁）］，10岁及以上<90mmHg。

（3）临床表现分型：①暖休克：为高动力性休克早期，可有意识改变、尿量减少或代谢性酸中毒等，但面色潮红、四肢温暖、脉搏无明显减弱，毛细血管再充盈时间无明显延长。此期容易漏诊，且可很快转为冷休克。心率快、血压低、过度通气、中心静脉压高、心排血量低多为失代偿表现。②冷休克：为低动力性休克，皮肤苍白、花纹，四肢凉，脉搏快、细弱，毛细血管再充盈时间延长。儿科患者以冷休克为多。

知识点7：感染性休克的治疗　　　　　　　　　　　　　　副高：掌握　正高：掌握

（1）液体复苏：充分液体复苏是逆转病情、降低病死率最关键的措施。需迅速建立2条静脉或骨髓输液通道。条件允许应放置中心静脉导管。①第1小时快速输液：常用0.9%氯化钠，首剂20ml/kg，10~20分钟静脉推注。然后评估循环与组织灌注情况（心率、血压、脉搏、毛细血管再充盈时间等）。若循环无明显改善，可再予第2剂、第3剂，每次均为10~20ml/kg。总量最多可达40~60ml/kg。第1小时输液既要重视液量不足，又要注意心肺功能（如肺部啰音、奔马律、肝大、呼吸做功增加等）。条件允许应做中心静脉压检测。第

1个小时液体复苏不用含糖液,血糖应控制在正常范围,若有低血糖,可用葡萄糖0.5~1g/kg纠正;当血糖>11.1mmol/L(200mg/dl)时,用胰岛素0.05U/(kg·h),称强化胰岛素治疗。②继续和维持输液:由于血液重新分配及毛细血管渗漏等,感染性休克的液体丢失和持续低血容量可能持续数日,因此要继续补液和维持补液。继续输液可用1/2~2/3张液体,可根据血电解质测定结果进行调整,6~8小时内输液速度为5~10ml/(kg·h)。维持输液用1/3张液体。24小时内输液速度为2~4ml/(kg·h),24小时后根据情况进行调整。在保证通气的前提下,根据血气分析结果给予碳酸氢钠,使pH达7.25即可。可以适当补充胶体液,如血浆等。一般不输血,若HCT<30%,应酌情输红细胞悬液或鲜血,使Hb>100g/L。继续及维持补液阶段也要动态观察循环状态,评估液量是否恰当,随时调整输液方案。

(2)血管活性药物:在液体复苏的基础上休克难以纠正,血压仍低或仍有明显灌注不良表现,可考虑使用血管活性药物以提高血压、改善脏器灌注。①多巴胺:5~10μg/(kg·min)持续静脉泵注,根据血压监测调整剂量,最大量不宜超过20μg/(kg·min)。②肾上腺素:0.05~2μg/(kg·min)持续静脉泵注,冷休克或有多巴胺抵抗时首选。③去甲肾上腺素:0.05~0.3μg/(kg·min)持续静脉泵注,暖休克或有多巴胺抵抗时首选。对儿茶酚胺反应的个体差异很大,用药要注意个体化原则。若有α受体敏感性下调,出现对去甲肾上腺素的抵抗,有条件可试用血管紧张素或精氨酸血管加压素,这类药物发挥作用不受α受体的影响。④莨菪类药物:主要有阿托品、山莨菪碱(654-2)、东莨菪碱。⑤正性肌力药物:伴有心功能障碍,疗效不佳时可使用正性肌力药物。常用多巴酚丁胺5~10μg/(kg·min)持续静脉泵注,根据血压调整剂量,最大量不宜超过20μg/(kg·min)。对多巴酚丁胺抵抗,可用肾上腺素。若存在儿茶酚胺抵抗,可选用磷酸二酯酶抑制剂氨力农、米力农。⑥硝普钠:心功能障碍严重且又存在高外周阻力的患儿,在液体复苏及应用正性肌力药物的基础上可使用半衰期短的血管扩张剂,如硝普钠0.5~8μg/(kg·min),应从小剂量开始,避光使用。

在治疗过程中进行动态评估,适时调整药物剂量及药物种类,使血流动力学指标达到治疗目标。切勿突然停药,应逐渐减少用药剂量,必要时小剂量可持续数天。

(3)控制感染和清除病灶:病原未明确前使用广谱高效抗生素静脉滴注,同时注意保护肾脏功能并及时清除病灶。

(4)肾上腺皮质激素:对重症休克疑有肾上腺皮质功能低下(如流行性脑膜炎)、ARDS、长期使用肾上腺皮质激素或出现儿茶酚胺抵抗性休克时可以使用。目前主张小剂量、中疗程。氢化可的松3~5mg/(kg·d)或甲泼尼龙2~3m/(kg·d),分2~3次给予。一旦升压药停止应用,肾上腺皮质激素逐渐撤离。对无休克的脓毒症患儿或经足够液体复苏和升压药治疗后血流动力学稳定的脓毒性休克患儿,无需肾上腺皮质激素治疗。

(5)纠正凝血障碍:早期可给予小剂量肝素5~10μg/kg皮下或静脉输注(注意肝素不能皮下注射),每6小时1次。若已明确有DIC,则应按DIC常规治疗。

(6)其他治疗:①保证氧供及通气,充分发挥呼吸代偿作用。可应用:NCPAP,必要时小婴儿更需积极气管插管及机械通气,以免呼吸肌疲劳。儿童肺保护策略与成人相似。②血制品治疗:若红细胞压积(HCT)<30%伴血流动力学不稳定,应酌情输红细胞悬液,使血红蛋白维持100g/L以上。当病情稳定后或休克和低氧血症纠正后,则血红蛋白目标值>70g/L

即可。血小板<10×10^9/L（没有明显出血）或血小板<20×10^9/L（伴明显出血），应预防性输血小板；当活动性出血、侵入性操作或手术时，需要维持较高血小板（≥50×10^9/L）。③丙种球蛋白：对严重脓毒症患儿可静脉输注丙种球蛋白。④镇痛、镇静：脓毒性休克机械通气患儿应给予适当镇痛镇静治疗，可降低氧耗和有利于器官功能保护。⑤营养支持：能耐受肠道喂养的严重脓毒症患儿及早予以肠内营养支持，如不耐受可予以肠外营养，保证能量营养供给，注意监测血糖、血电解质。

知识点8：感染性休克的治疗效果评价 　　副高：掌握　正高：掌握

治疗目标是维持正常心肺功能，恢复正常灌注及血压。①毛细血管再充盈时间<2秒。②外周及中央动脉搏动均正常。③四肢温暖。④意识状态良好。⑤血压正常。⑥尿量>1ml/（kg·h）。

急性肝功能衰竭

第六节　急性肝功能衰竭

知识点1：肝功能衰竭的概念 　　副高：掌握　正高：掌握

肝功能衰竭是指由多种原因引起的大量肝细胞坏死或肝细胞内细胞器严重功能障碍，导致肝的合成、分泌和解毒等功能丧失的一组临床综合征，包括肝性脑病、出血倾向等。

知识点2：肝功能衰竭的分类 　　副高：掌握　正高：掌握

（1）急性肝功能衰竭：肝疾病起病后8周内发生者。
（2）亚急性肝功能衰竭：8~24周内发生者。
（3）慢性肝功能衰竭：24周后发生者。

知识点3：肝功能衰竭的病因 　　副高：掌握　正高：掌握

（1）病毒性肝炎：是儿童期最常见的肝疾病。但在急性甲型肝炎和戊型肝炎中重症肝炎者少见，因而罕见肝功能衰竭；在乙型肝炎和丙型肝炎急性期发生肝功能衰竭也不多见，慢性期如病情严重、进展急骤，可在慢性活动性肝炎或肝硬化基础上发生肝功能衰竭。此外，罹患重症先天性巨细胞病毒感染婴儿也易发生肝功能衰竭，EB病毒、微小病毒B19等也可引起肝功能衰竭。

（2）遗传代谢性肝病：如婴幼儿期的半乳糖血症、果糖不耐受症、糖原累积病、酪氨酸血症、有机酸尿症和儿童期的肝豆状核变性（Wilson病）等均可发生肝功能衰竭。

（3）药物中毒、食物中毒性肝病：如过量对乙酰氨基酚、异烟肼等药物中毒和毒蕈中毒、鱼胆中毒等。

（4）先天性胆道闭锁晚期，并发胆汁性肝硬化后可发生肝衰竭。

（5）Reye综合征。

（6）其他：如日本血吸虫、华支睾吸虫病晚期，朗格汉斯细胞组织细胞增生症、噬血细胞综合征、渗出性多型红斑等。

知识点4：肝功能衰竭的临床表现   副高：掌握   正高：掌握

（1）肝性脑病：出现各种神经、精神异常表现。重症肝性脑病时可出现嗜睡、昏迷、抽搐。严重脑水肿时可因颅内高压发生枕骨大孔疝、呼吸暂停而死亡。一般按轻重程度不等，分为4级：①Ⅰ级（初期）：轻微的性格、行为改变，如烦躁不安或精神萎靡。②Ⅱ级（接近昏迷期）：中度精神错乱，睡眠障碍，行为失常；常见膝反射亢进，踝阵挛，拍击性震颤。③Ⅲ级（半昏迷期）：严重精神错乱，昏睡但能唤醒；震颤，可有惊厥。④Ⅳ级（昏迷期）：昏迷、惊厥、肌强直或肌松弛。

（2）出血：①应激性消化道溃疡所致：表现为大量消化道出血如呕血、便血。②凝血障碍所致：除消化道出血外，尚有皮肤黏膜出血。婴儿还可发生颅内出血。

（3）多系统器官功能紊乱或衰竭征象：可发生肝肾综合征，表现为少尿、无尿、心律失常和休克等。

（4）黄疸：短期内出现黄疸或黄疸急骤加深。Reye综合征患儿可无黄疸出现。

（5）肝缩小：主要见于急性肝功能衰竭。

（6）腹胀、腹水、肝臭。

（7）继发性感染。

知识点5：肝功能衰竭的实验室检查   副高：掌握   正高：掌握

（1）血清总胆红素升高，常超过171μmol/L；血清丙氨酸氨基转移酶（sALT）可先增高后降至正常，呈现胆酶分离现象。

（2）凝血酶原时间明显延长。

（3）部分患儿血氨增高。

（4）血清甲胎球蛋白增加，常提示肝细胞增生，预后较好。

（5）其他：血总蛋白、清蛋白、胆固醇等下降。

知识点6：肝功能衰竭的针对肝性脑病的治疗   副高：掌握   正高：掌握

（1）降低颅内高压：①20%甘露醇静脉推注，根据颅内高压严重程度选择剂量，一般为0.5～1g/kg，间隔4～8小时。②塞米松静脉注射，0.3～0.5mg/kg，间隔6小时。③过度通气与氧疗，维持PaO_2 90～150mmHg，$PaCO_2$ 25～30mmHg。

（2）降低血氨：血氨增高者给予谷氨酸钾等；肠道酸化。可给予乳果糖口服，每次量5～15ml，1天3次；或食醋加等量消毒等渗盐水保留灌肠；静脉滴注门冬氨酸-鸟氨酸或支链氨基酸等药。

知识点7：肝功能衰竭的供给营养物质的治疗　　　　副高：掌握　正高：掌握

（1）静脉输注清蛋白1g/（kg·d）；控制蛋白质摄入量：急性患者0.3～0.5g/（kg·d），慢性患者每日10～30g。

（2）适量热量，按40～60kca/（kg·d）计；控制脂肪摄入量。

（3）控制液体量：总液量1200ml/（m²·d），根据颅内压、肾功能、血压、体温、肠道丢失等予以调整；有颅内高压者，液量应严格控制，一般以达到轻度脱水为宜。

（4）注意补钾、维持电解质和酸碱平衡。

（5）常规补充维生素K_1 10mg/d；维生素C 1～3g/d；常规剂量的B族维生素和维生素E。

知识点8：肝功能衰竭的止血治疗　　　　副高：掌握　正高：掌握

（1）给予新鲜冰冻血浆或凝血酶原复合物等以补充凝血因子。

（2）应激性消化道溃疡者给予口服凝血酶、静脉滴注H_2受体拮抗剂，如法莫替定等。

知识点9：肝功能衰竭的促进肝细胞再生治疗　　　　副高：掌握　正高：掌握

静脉滴注促肝细胞生长素，如威佳，30～120μg/d，分2次用，一般疗程30天；或可给予胰高糖素和胰岛素。

知识点10：肝功能衰竭治疗的其他处理方法　　　　副高：掌握　正高：掌握

（1）给氧，必要时机械通气。

（2）可给予山莨菪碱、丹参等以疏通肝微循环。

（3）及时纠正心衰、心律失常和休克等。

（4）防治继发感染，尤应警惕真菌感染。

（5）禁用一切损害肝的药物。

第七节　弥散性血管内凝血

知识点1：弥散性血管内凝血的概念　　　　副高：掌握　正高：掌握

弥散性血管内凝血（DIC）是由多种病因引起的一种获得性出血综合征。主要特征是凝血系统被激活，纤维蛋白和血小板在微血管内聚集，形成广泛的微血栓（早期高凝状态）；随后大量凝血因子和血小板被消耗，纤维蛋白溶解系统被激活（后期低凝及纤溶亢进状态），从而产生出血、循环障碍或休克、栓塞、溶血及器官功能不全或衰竭等一系列临床表现。

知识点2：弥散性血管内凝血的病因　　　　　　　　副高：掌握　正高：掌握

（1）感染：如脓毒症、流行性脑膜炎、重症肺炎、中毒性痢疾、麻疹、出血热等。

（2）组织损伤：严重创伤、大面积烧伤、大手术等。

（3）肿瘤：白血病（特别是急非淋中的M_3和M_5）、其他实体瘤。

（4）其他：急性血管内溶血、巨大血管瘤、急性胰腺炎、肝疾病等。

知识点3：弥散性血管内凝血的发病机制　　　　　　副高：掌握　正高：掌握

弥散性血管内凝血的发病机制主要有：①组织因子释放，启动外源性凝血途径。②内源凝血途径启动。③血细胞破坏，血小板激活。④生理性抗凝系统抑制。⑤内皮网状系统功能降低。⑥凝血因子与炎症介质。

知识点4：弥散性血管内凝血的临床表现　　　　　　副高：掌握　正高：掌握

DIC是由多种不同原因引起，产生的病理和临床表现大致相同，主要表现是栓塞、休克、溶血及出血。

（1）出血：最常见，常为首发症状。高凝状态时一般无出血，转入低凝状态时出血明显且逐渐加重，在继发性纤溶亢进时出血更严重。表现为皮肤出血点及淤斑、牙龈及鼻出血、消化道出血，严重者泌尿道出血或颅内出血，穿刺部位或伤口渗血不止。

（2）不易用原发病解释的微循环衰竭或休克：幼婴可表现为面色苍白或青灰、发绀、精神萎靡、肢端凉、尿少等。

（3）血管栓塞症状：各器官可因微血管栓塞发生功能障碍，以肝、肾、消化道症状多见，表现为恶心、呕吐、腹痛、消化道出血、肝功能受损、尿少、血尿甚至肾功能衰竭。肺栓塞可出现胸痛、呼吸困难、发绀、咯血、呼吸衰竭等。脑栓塞可出现昏迷、惊厥。

（4）微血管病性溶血性贫血：轻者除轻度贫血外可无明显症状，重者表现为发热、黄疸、腰背疼痛、血红蛋白尿、中重度贫血等。

知识点5：弥散性血管内凝血的临床分型和分期　　　　副高：掌握　正高：掌握

（1）根据病程进展快慢分型：①急性型（几小时至1～2天出现症状，病情重）。②亚急性型（持续数天至数周）。③慢性型（症状可历时数月）。

（2）DIC的分期：①高凝期。②消耗性低凝期。③继发性纤溶亢进期。

知识点6：弥散性血管内凝血的临床诊断　　　　　　副高：掌握　正高：掌握

存在易致DIC的诱发因素。另有下列两项以上临床表现：①严重或多发性出血倾向。②不能用原发病解释的微循环障碍或休克。③广泛性皮肤、黏膜栓塞、灶性缺血性坏死、脱落及溃疡形成，或不明原因的肺、肾、脑等脏器功能衰竭。④抗凝治疗有效。

知识点7：弥散性血管内凝血的实验室诊断 副高：掌握 正高：掌握

（1）一般病例：同时有下列3项以上异常：①血小板计数<$100×10^9$/L（肝病、白血病<$50×10^9$/L）或进行性下降，或有2项以上血小板活化分子标志物血浆水平升高，包括β-血小板球蛋白（β-TG）、PF4、血栓烷B_2（TXB_2）、GMP-140P-选择素。②血浆纤维蛋白原含量<1.5g/L（肝病<1.0g/L，白血病<1.8g/L）或>4.0g/L或呈进行性下降。③3P试验阳性，或血浆FDP>20mg/L（肝病>60mg/L）或血浆D-二聚体水平较正常增高4倍以上（阳性）。④PT延长或缩短3秒以上（肝病>5秒），APTT延长或缩短10秒以上。⑤AT-Ⅲ活性<60%（不适用于肝病）或蛋白C活性降低。⑥血浆纤溶酶原抗原（PLg：Ag）<200mg/L。⑦因子Ⅷ：C活性<50%（肝病必备）。⑧血浆内皮素-1（ET-1）水平>80ng/L或凝血酶调节蛋白（TM）较正常增高2倍以上。

（2）白血病DIC实验室诊断标准：①血小板计数<$50×10^9$/L或进行性下降，或有2项以上血小板活化分子标志物血浆水平升高（β-TG、PF4、TXB、GMP-140）。②纤维蛋白原<1.8g/L或进行性下降。③3P试验阳性或血浆FDP>2.0mg/L或D-二聚体水平升高（阳性）。④PT延长3秒以上或进行性延长，或APTT延长10秒以上。⑤AT-Ⅲ活性<60%或PC活性降低；血浆PLg：Ag<200mg/L。⑥血浆凝血因子激活分子标志物（F1+2、TAT、FPA、SFM）水平升高。

（3）肝病DIC实验室诊断标准：①血小板计数<$50×10^9$/L或进行性下降，或有2项以上血小板活化分子标志物升高（β-TG、PF4、TXB2、GMP-140）。②纤维蛋白原<1.0g/L或进行性下降。③因子Ⅷ：C<50%（必备标准）。④PT延长5秒以上或APTT延长10秒以上。⑤3P试验阳性或血浆FDP>60mg/L，D-二聚体水平升高（阳性）。⑥血浆凝血因子激活分子标志物（F1+2、TAT、FPA、SFM）水平升高。

（4）新生儿期DIC诊断条件：①临床上有出血、微循环障碍及（或）休克表现。②5项主要实验室指标。血小板计数<$100×10^9$/L；出生4天内PT≥20秒，5天以上≥15秒；APTT>45秒；纤维蛋白原<1.5g/L；D-二聚体阳性。3项以上阳性者诊断成立，仅2项阳性时TT>25秒才能确诊。

知识点8：弥散性血管内凝血的pre-DIC诊断标准 副高：掌握 正高：掌握

（1）存在易致DIC的基础疾病。

（2）有以下4项中1项以上临床表现：①皮肤黏膜栓塞，灶性缺血性坏死、脱落及溃疡。②原发病无法解释的微循环障碍，如皮肤苍白、湿冷和发绀。③不明原因的轻度或可逆性器官功能障碍。④抗凝治疗有效。

（3）以下实验室检查3项以上符合：①组织因子（TF）活性阳性。②可溶性纤维蛋白单体（SFM）阳性。③FPA升高（>2nmol/L）。④TAT升高（>4mg/L）。⑤纤溶产物PB升高（>1nmol/L）。⑥PAP升高（>1mg/L）。⑦D-二聚体升高，稀释1倍以上（>3mg/L）。⑧AT-Ⅲ活性降低（<60%）。⑨数天内血小板或血浆FIB水平急剧下降及FDP剧增。⑩血栓

弹力图（TEG）存在高凝、低凝及纤溶亢进等异常状态。⑪APTT时间缩短。⑫肝素治疗上述前9项改善至恢复正常。

知识点9：国际血栓和止血DIC评分系统	副高：掌握　正高：掌握

2001年，国际血栓和止血协会DIC分会提出5步诊断规则，计算DIC评分，即：①危险因素：是否存在DIC相关的基础疾病。②实验室检查：血小板计数、凝血酶原时间、纤维蛋白原、可溶性纤维蛋白单体和纤维蛋白降解产物。③凝血试验评分：血小板计数（＞100为0分，＜100为1分，＜50为2分），单位为10^9/L；可溶性纤维蛋白单体或FDP（未增高为0分，中度升高为2分，明显升高为3分）；凝血酶原时间（＜3秒为0分，3～6秒为1分，＞6秒为2分）；纤维蛋白原（＞1g/L为0分，＜1g/L为1分）。该诊断系统的敏感性和特异性分别是91%和97%，评分≥5分符合典型DIC，每天重复评分；＜5分提示非典型DIC，1～2天后重新评分。

知识点10：弥散性血管内凝血的治疗原则	副高：掌握　正高：掌握

DIC的治疗原则是序贯性、及时性、个体性和动态性。主要包括：①去除产生DIC的基础疾病和诱因。②阻断血管内凝血过程。③恢复正常血小板和血浆凝血因子水平。④抗纤溶治疗。⑤溶栓治疗。⑥对症和支持治疗。

知识点11：弥散性血管内凝血的改善微循环治疗	副高：掌握　正高：掌握

（1）低分子右旋糖酐：首次10ml/kg静脉滴注，以后每次5ml/kg，每6小时一次，全日量不超过30ml/kg。

（2）纠正酸中毒：5%碳酸氢钠3～5ml/（kg·d）。

（3）血管活性药物：山莨菪碱（654-2）每次0.1～0.3mg/kg静脉注射；多巴胺5～10μg/（kg·min）静脉滴注维持血压。

知识点12：弥散性血管内凝血的抗凝治疗	副高：掌握　正高：掌握

（1）抗血小板凝聚药物：多选用双嘧达莫（潘生丁）3～5mg/（kg·d），或阿司匹林5～10mg/（kg·d），分次服用。

（2）肝素：低分子量肝素与普通肝素药理作用基本相似，但其具有以下优点：①抗血栓作用强。②对血小板功能无明显影响，安全性好。③皮下注射生物利用度较高，半衰期较长，给药方便。

（3）其他：抗凝血酶Ⅲ浓缩剂、蛋白C抗凝剂。

知识点13：弥散性血管内凝血的补充疗法　　副高：掌握　正高：掌握

输注浓缩血小板、新鲜冰冻血浆、凝血酶原复合物等补充血小板及凝血因子，严重贫血者输注浓缩红细胞。

知识点14：弥散性血管内凝血的抗纤溶药物　　副高：掌握　正高：掌握

DIC早期禁用，仅用于DIC晚期以纤溶亢进为主、出血严重者。一般选用6-氨基己酸、止血芳酸等。

知识点15：弥散性血管内凝血的预防　　副高：掌握　正高：掌握

纠正DIC诱发因素：①认真治疗原发病，防止溶血、酸中毒发生和发展。②积极纠正感染性休克，改善微循环，避免应用促进血小板聚集的药物，如肾上腺素、去甲肾上腺素或血管加压素等。③注意防止输液、输血反应。④在大手术中尽量减少组织损伤。

第八节　多器官功能障碍综合征

知识点1：多器官功能障碍综合征的概念　　副高：掌握　正高：掌握

多器官功能障碍综合征（MODS）是指由于感染、休克、创伤、烧伤等严重损害导致机体全身炎症反应（SIRS）失控造成同时或相继发生2个或2个以上重要器官或系统的功能不全甚至衰竭的一种临床综合征。

知识点2：多器官功能障碍综合征的病因　　副高：掌握　正高：掌握

（1）常见病因包括：①重症感染：尤其是腹腔内感染、重症胰腺炎、化脓性梗阻性胆管炎等。②严重创伤：多发性创伤、大面积烧伤、挤压综合征等。③手术应激。④休克。⑤心肺复苏后。⑥大量输血输液。⑦急性药物或毒物中毒等：其中，严重感染、脓毒症是引起MODS的最常见和最重要的始动因素。

（2）诱发的高危因素包括：复苏不充分或延迟复苏、持续存在感染病灶、基础脏器功能失常、大量反复输血、营养不良、肠道缺血性损伤、糖尿病及高乳酸血症等。

知识点3：多器官功能障碍综合征的发病机制　　副高：掌握　正高：掌握

（1）失控性炎性反应学说：各种感染或非感染性的因素作用于机体，引起单核-巨噬细胞系统活化从而过度表达，产生大量促炎因子，如肿瘤坏死因子-α（TNF-α）、白介素-1（IL-1）、IL-6、IL-8等，引起全身炎症介质瀑布效应而导致MODS。同时，机体启动代偿性抗炎反应，抗炎反应占优势时，产生代偿性抗炎反应综合征（CARS），释放抗炎细胞因子如IL-4、IL-10、IL-13等。无论是SIRS还是CARS，均反映了机体炎症反应失控，内环境稳定性破坏，均可诱发MODS。其共同模式是：损伤→应激反应→SIRS和CARS→MODS。

（2）微循环障碍学说：微循环血管扩张，通透性增加，加之晚期弥散性血管内凝血造成微血管内广泛血栓形成，导致组织供血供氧严重障碍。此外细胞线粒体功能损害导致细胞摄取利用氧障碍，进一步加剧器官缺血缺氧，促进MODS的发展。多种血管活性物质如花生四烯酸代谢物血栓素 A_2（TXA_2）、白三烯（LT）、内皮素（ET）以及血小板活化因子（PAF）等的释放，加之前列腺素 E_2（PGE_2）、一氧化氮（NO）等血管舒张作用，均参与、诱发或加剧了全身微循环障碍。

（3）肠道细菌与内毒素易位学说：肠道是机体最大的细菌及毒素储库。肠腔内细菌和内毒素侵入肠淋巴管和肠系膜淋巴结，继而进入肝门静脉系统和体循环，引起全身性感染和内毒素血症的过程称为细菌易位。细菌易位是引发严重创伤、烧伤、休克、大手术等危重患者并发全身感染、内毒素血症及MODS的重要因素。肠黏膜屏障功能受损是细菌易位的基础，内毒素可激活多种炎性细胞、释放炎性介质，从而导致MODS。

（4）基因多态性学说：基因的多态性是决定人体对应激打击的易感性、耐受性、临床表现多样性及对药物治疗反应差异性的重要因素。炎症表达的控制基因确实具有多态性，这提示个体基因特征在全身炎性反应中发挥作用。

（5）细胞凋亡学说：FAS（CD95）基因是TNF受体超家族中的成员，它通过与细胞表面的FAS配体（FASL）结合，能在体内多种细胞中表达，进而诱导细胞凋亡。FAS基因表达障碍，将不能有效清除活化的炎症细胞，导致过度炎症反应和自身免疫紊乱；而FAS基因超量表达，也将引起多种炎症细胞和实质细胞的过度凋亡，导致淋巴细胞减少及免疫抑制而诱发脓毒症和MODS。因此，FAS基因介导的细胞凋亡可能是MODS发病的主要机制之一。

知识点4：多器官功能障碍综合征的临床分型　　　　副高：掌握　　正高：掌握

（1）原发性MODS：是由某种明确的生理损伤直接作用导致重要器官功能损伤而迅速引起的MODS。器官功能障碍由损伤直接造成，发生早。

（2）继发性MODS：是指机体受到原发损伤后处于激发状态，当二次或三次打击发生时引发宿主异常失控的全身炎症反应所致。

知识点5：多器官功能障碍综合征的临床表现　　　　副高：掌握　　正高：掌握

（1）MODS的临床表现复杂，个体差异大，主要是各器官系统功能障碍的多样性表现。包括呼吸、循环、神经、肾、血液、肝、消化等系统。①肺是发生率最高、最早的器官，表现为呼吸增快、呼吸困难、发绀等。②循环系统表现为心率增快、休克、水肿等。③消化系统表现为胃肠道胀气、应激性溃疡、坏死性小肠炎等。④肝表现为黄疸、肝性脑病等。⑤肾功能障碍常常是晚期表现，出现少尿、水肿等。⑥血液系统表现为贫血、凝血功能障碍。⑦神经系统表现为意识障碍、瞳孔改变、血压和心率波动、血管张力改变等。

（2）小儿MODS的特点：①发生率和临床经过存在明显年龄差异，年龄越小，发病率越高，病情发展越快。②原发性MODS发生率明显高于成年人。

知识点6：多器官功能障碍综合征的辅助检查 副高：掌握 正高：掌握

（1）心血管：中心静脉压，有创动脉压，心脏指数等血流动力学监测；血乳酸，心电图，心肌酶谱等。

（2）呼吸：呼吸频率、节律及幅度，氧合指数，血气分析，肺顺应性，气道阻力等。

（3）肾：血肌酐，尿比重，血电解质酸碱水平，尿量等。

（4）神经系统：格拉斯哥昏迷评分，瞳孔，影像学检查，脑电图等。

（5）血液：凝血功能，血细胞计数。

（6）肝：肝酶，胆红素等。

知识点7：多器官功能障碍综合征的诊断 副高：掌握 正高：掌握

MODS受累器官通常为脑、肺、心、肾、血液、胃肠和肝7个系统或脏器。应当排除原发病导致的该器官功能障碍，如肺炎导致的呼衰。从MODS中各器官障碍发生的频度来看，发生率最高的是肺功能障碍，其次是胃肠、肾及心功能障碍。MODS的病死率与脏器受累数目呈正相关。

知识点8：多器官功能障碍综合征的治疗原则 副高：掌握 正高：掌握

关键在于早期诊断，及时合理治疗。治疗原则是积极治疗原发疾病，抗感染，器官功能支持和保护。首先抢救危及生命的脏器衰竭，积极充分进行休克复苏，维持循环稳定，保障充分的氧合、通气和组织灌注等。

知识点9：多器官功能障碍综合征的一般治疗 副高：掌握 正高：掌握

（1）重症监护：严密监测生命体征及化验指标，如体温、呼吸、脉搏、心率、血压、尿量、白细胞计数、血小板计数、电解质、心电图、血气分析、肝肾功能和凝血指标及其他炎症指标（CRP、PCT、IL-6、DD）等，根据病情变化随时调整治疗方案。注意有可能发生功能衰竭的器官系统，进行早期脏器功能支持。

（2）对症支持治疗：维持血容量、电解质及酸碱平衡；矫正贫血、低蛋白血症；注意营养支持。

知识点10：多器官功能障碍综合征的病因治疗 副高：掌握 正高：掌握

（1）积极抗感染治疗。

（2）对创伤患者应清除感染灶和坏死组织，局部止血。

（3）窒息缺氧者，要改善通气功能。

（4）急性中毒者应去除毒物，加速已吸收毒物的排泄。

知识点11：多器官功能障碍综合征的抗炎症介质与抗细胞因子治疗   副高：掌握   正高：掌握

（1）非甾体类药物：如布洛芬每次5～10mg/kg，1日3～4次。

（2）糖皮质激素：目前主张小剂量、短程使用。常用氢化可的松3～5mg/（kg·d），甲泼尼龙2～3mg/（kg·d），或地塞米松0.3～0.5mg/（kg·d），均分2～3次给予。疗程7天。

（3）自由基清除剂：如维生素C 2～5克/次，每天2次；维生素E 200～300毫克/次，1日1次。

（4）炎性介质或细胞因子单抗和拮抗剂：如TNF-α单抗、IL-1单抗、内毒素单抗、抗CD18单抗、PAF拮抗剂等。

（5）清除炎性介质与细胞因子治疗：进行血液净化疗法，包括血浆置换和持续静脉血液过滤等。

知识点12：多器官功能障碍综合征的免疫治疗   副高：掌握   正高：掌握

应用大剂量IVIG，400mg/（kg·d），连用3～5天。

知识点13：多器官功能障碍综合征的并发症的诊断、治疗及预防   副高：掌握   正高：掌握

MODS病死率居高不下，积极防治具有重要意义。早期发现、有效干预SIRS是防治MODS降低其死亡率的关键。主要预防措施包括：①对创伤、低血容量、休克的患者，应及时而充分地进行复苏，保证组织氧合灌注。②对创伤或术后感染患者，应进行彻底的清创和充分引流。③尽早发现SIRS的征象，积极干预。④尽早恢复进食，保持肠道黏膜屏障的完整性，提供充分的代谢支持。

知识点14：多器官功能障碍综合征的预后   副高：掌握   正高：掌握

基础疾病、衰竭脏器的数目、发病前状况、手术等均可影响MODS的预后。儿童死亡威胁评分、MODS评分法等有助于判断病情进展，并且对预后提供较为客观的评价。

知识点15：多器官功能障碍综合征的注意事项   副高：掌握   正高：掌握

（1）应严密监测各器官功能，及早进行早期脏器功能支持。

（2）MODS一旦发生，病情进展迅速。由于病因复杂，各脏器相互关联，治疗矛盾很多，治疗困难，预后极差。

（3）注意病因治疗和抗炎症介质或抗细胞因子治疗的两方面统一。

第九节 溺 水

知识点1：溺水的概念　　　　　　　　　　　　　　副高：掌握　正高：掌握

溺水是指水淹没面部及上呼吸道，继而引起窒息，导致生命处于危险状态。溺水是小儿时期常见的意外死亡因素之一，溺水后机体组织严重缺氧可导致呼吸、循环、神经系统的功能障碍直至衰竭死亡。溺淡水较常见。溺水者尚可因窒息造成酸中毒及不同程度中枢神经系统损害。

知识点2：溺水的临床表现　　　　　　　　　　　　副高：掌握　正高：掌握

（1）低氧血症和肺水肿表现：呼吸浅速、不规则，颜面发绀、苍白、咯血性泡沫痰、肺部啰音等。

（2）心血管系统受损：低血压，心动过速或过缓，心律失常，心搏停止等。

（3）脑缺氧及脑水肿表现：谵妄、抽搐、昏迷、瞳孔放大固定、肢体肌张力改变等。

（4）急性胃扩张。

（5）低体温。

（6）急性肾衰竭：少尿、氮质血症、酸中毒等。

（7）合并损伤：骨折，颅脑、内脏损伤等。

知识点3：溺水的种类　　　　　　　　　　　　　　副高：掌握　正高：掌握

（1）溺淡水：由于大量低渗液进入肺泡可致肺水肿，并出现溶血；血液被稀释，血钠、血氯降低，可发生心力衰竭。

（2）溺海水：由于海水的渗透压高于血液3～4倍，高张液体进入肺泡，血管内水分被高张液吸出致使血液浓缩，电解质浓度增高，血容量减少，一般可持续数日。

知识点4：溺水的辅助检查　　　　　　　　　　　　副高：掌握　正高：掌握

（1）X线检查：提示肺水肿、肺炎、肺不张等。

（2）血生化检查：①淡水溺水：低钠、低氯、低蛋白血症，血管内溶血和钾血症等。②海水溺水：高钠、高氯、高钙、高镁等。

（3）动脉血气分析：低氧血症、酸中毒。

知识点5：溺水的现场抢救	副高：掌握 正高：掌握

（1）首先保持呼吸道通畅。去除口、鼻异物后立即倒水，将患儿腹部抬高，头部下垂，用手平压背部，排除呼吸道积水。

（2）如呼吸、心跳已停止，立即实施心肺复苏，边抢救边送往附近医院。

知识点6：溺水的医院处理	副高：掌握 正高：掌握

（1）行心电监护，建立静脉通道。

（2）如呼吸、心跳仍未恢复，继续进行心肺复苏。

（3）维持重要器官功能，防治并发症。①防治脑水肿和肺水肿，维护心功能，纠正水、电解质及酸碱平衡紊乱，给予足够的能量，防治感染等，必要时使用糖皮质激素。②淡水淹溺用3%生理盐水静脉滴注纠正血液低渗。③海水淹溺用5%葡萄糖溶液静脉滴注纠正血液高渗。

知识点7：溺水的注意事项	副高：掌握 正高：掌握

（1）淹溺者现场急救是关键。不要等待医务人员到来或直接将患者向医院转运而丧失抢救机会，也不要因为短时间的复苏无效而轻易放弃。

（2）倒水时间不宜过长，以免耽误复苏时间。现场抢救过程中要注意保暖。

（3）注意检查有无颈椎与脊髓损伤。如有，搬动时要固定损伤部位，避免脊柱屈曲和扭转，保持脊柱轴线稳定，平抬平放。

第十节 危重病儿的低钠血症

知识点1：低钠血症的概念	副高：掌握 正高：掌握

低钠血症是指血清钠浓度<130mmol/L。

知识点2：低钠血症的分类	副高：掌握 正高：掌握

根据细胞外液容量的不同将低钠血症分为：

（1）低血容量性低钠：其低钠体内总钠量和细胞外液容量均减少，但失钠多于失水。

（2）正常血容量性低钠：其低钠细胞外液容量正常或轻微增加。

（3）高血容量性低钠：其低钠体内总钠量和水均增多，排水能力减弱，水潴留多过钠潴留。

知识点3：低血容量性低钠的病因　　　副高：掌握　正高：掌握

（1）肾丢失：①长期应用利尿药，在祥利尿药的影响下，肾不能适当地稀释和浓缩尿液。②渗透性利尿，如糖尿病酸中毒，或应用甘露醇等高渗利尿药后。③失盐性肾病，肾小管细胞对醛固酮不敏感，因此，在正常钠摄入量时，尿钠排出也增多。④近曲肾小管酸中毒，由于HCO_3^-重吸收障碍，因而迫使钠排泄。⑤肾上腺皮质功能不全。⑥代谢性碱中毒、钾不足等均可致低钠。

（2）肾外丢失：①胃肠道丢失，最常见的原因是病毒性胃肠炎引起的腹泻、呕吐。此外胃肠引流和胃肠道的瘘管，也将引起消化液的丢失，导致低钠。②大量出汗，在显性出汗时，汗液中含钠量增高，丢失钠增多。③第三间隙液丢失，如胰腺炎、大面积烧伤、腹膜炎、腹水等均造成第三间隙液的丢失。

知识点4：正常血容量性低钠的病因　　　副高：掌握　正高：掌握

（1）抗利尿激素分泌异常综合征（SIADH）：儿科SIADH最常见的原因是中枢神经系统疾病，如脑炎、脑膜炎、颅内出血，此外窒息、气胸、正压通气、疼痛、肿瘤等均可致SIADH。由于ADH分泌增多，导致稀释性低钠血症。

（2）医源性：输入过多不含钠的葡萄糖溶液，可导致稀释性低钠。

（3）内分泌疾病：肾上腺皮质激素缺乏，甲状腺功能减退可伴有ADH分泌增多。

知识点5：高血容量性低钠的病因　　　副高：掌握　正高：掌握

（1）全身性水肿性疾病：见于充血性心力衰竭、肝硬化、肾病综合征，低钠主要是有效动脉血容量减少（低心排、外周阻力下降等），激活压力感受器，引起副交感神经的传入冲动减少，ADH分泌增多，肾潴留水，导致细胞外液钠的稀释。

（2）晚期急、慢性肾衰竭，可能由于饮食或静脉给液导致钠和水负荷过大。

知识点6：危重病儿低钠血症的诊断　　　副高：掌握　正高：掌握

（1）患儿有引起低钠血症的原因。

（2）临床往往缺乏特异性临床表现，易被忽视：①一般症状：当血钠<130mmol/L时，可出现乏力不适、食欲减退、恶心、呕吐、惊厥等症状。②伴随症状：低血容量性低钠，常表现脱水征，如昏睡、心动过速、直立性低血压，皮肤弹性差，黏膜干燥、泪及尿少；正常血容量性低钠，临床上很少有明显的症状，缺乏水失衡的表现；高血容量性低钠，表现外周水肿，可有肺水肿，尿量减少，体重增加。③神经系统症状：神经系统症状的严重性与血清钠浓度下降的速度和程度有关。急性低钠血症，其神经系统表现主要是脑水肿和颅内压增高造成的。可出现头痛、嗜睡、反应迟钝、肌肉抽搐等，血钠进一步下降，常出现惊厥、昏迷等严重症状。当由于钠减少和水的摄入使血清钠浓在几天或几周内缓慢下降时，患儿通常很

少有症状。

（3）实验室检查：血清钠＜130mmol/L。

知识点7：危重病儿低钠血症的治疗 　　　　副高：掌握　正高：掌握

（1）积极治疗原发病，去除病因。

（2）轻症患者，血清钠浓度＞120～130mmol/L，应缓慢纠正低钠，在24～48小时内将血钠提高到接近正常范围。0.9%氯化钠溶液4ml/kg可提高血钠1mmol/L。

（3）严重者，有明显的神经系统症状或血钠低于120mmol/L的患者，不论病因为何，首先应迅速升高血钠，按3%氯化钠每千克体重12ml提高血钠10mmol/L计算，或按下列公式计算：所需3%NaCl₂的容积（ml）＝（130-测得血钠）×体重（kg）×0.6。

（4）当患儿血钠达到125mmol/L后，下一步治疗应根据细胞外液容量分类采取相应措施：①低血容量性低钠：有脱水表现，可按低渗性脱水治疗，先给等张液扩容，然后补1/2张液。②正常血容量性低钠：一般只需限水。③高血容量性低钠：限制钠和水的入量，一般不通过补钠的方法来升高血钠。④严重病例伴肾衰竭时，可行透析疗法。

第十一节　急性中毒

知识点1：中毒的概念 　　　　副高：掌握　正高：掌握

某些物质接触人体或进人体内后，与体液和组织相互作用，破坏机体正常的生理功能，引起暂时或永久性的病理状态或死亡，这一过程称为中毒。儿童急性中毒多发生在婴幼儿至学龄前期，是儿科急诊的常见疾病之一。婴幼儿时期常发生误服药物中毒，而学龄前期主要为有毒物质中毒。儿童的中毒与周围环境密切相关，常为急性中毒。儿童接触的各个方面，如食物、环境中的有毒动、植物，工、农业的化学药品、医疗药物、生活中使用的消毒防腐剂、杀虫剂和去污剂等，都可能发生中毒或意外事故。造成儿童中毒的原因主要是年幼无知，缺乏生活经验，不能辨别有毒或无毒。婴儿时期往往拿到东西就放入口中，使接触毒物的机会增多。因此，儿童中毒的诊断和急救工作显得十分重要。

知识点2：中毒的分类 　　　　副高：掌握　正高：掌握

（1）按起病急缓可分为：①急性中毒。②亚急性中毒。③慢性中毒。小儿以急性中毒为主。

（2）按毒物性质可分为：①食物中毒。②有毒动植物中毒。③农药中毒。④金属中毒。⑤药物中毒。⑥有毒气体中毒。

（3）按吸收途径可分为：①经消化道吸收：为最常见的中毒形式，可高达90%以上。毒物进入消化道后可经口腔黏膜、胃、小肠、结肠和直肠吸收，但小肠是主要吸收部位。常见的原因有食物中毒、药物误服、灭鼠或杀虫剂中毒、有毒动植物中毒、灌肠时药物剂量过量等。②经呼吸道吸收：多见于气态或挥发性毒物的吸入。由于肺泡表面积大、毛细血管丰富，进入的毒物易迅速吸收，这是气体中毒的特点。常见有一氧化碳中毒、有机磷吸入中毒等。③皮肤接触：儿童皮肤较薄，脂溶性毒物易于吸收；毒物也可经毛孔到达毛囊，通过皮脂腺、汗腺吸收。常见有穿着有农药污染的衣服、蜂刺、虫咬、动物咬伤等。④注射吸收：多为误注药物。如毒物或过量药物直接注入静脉，被机体吸收的速度最快。⑤经创伤口、创伤面吸收：如大面积创伤而用药不当，可经创面或创口吸收中毒。

| 知识点3：毒物在人体内的分布与排泄 | 副高：掌握　正高：掌握 |

（1）毒物的分布：主要在体液和组织中，影响分布的因素有毒物与血浆蛋白的结合力、毒物与组织的亲和力等。

（2）毒物的排泄：可经肾、胆道或肠道排泄；部分毒物在肠内可被再吸收形成肠肝循环，导致从体内延缓排泄。其他排泄途径有经汗腺、唾液腺、乳汁排至体外；有害气体则经肺排出。

| 知识点4：中毒机制 | 副高：掌握　正高：掌握 |

（1）干扰酶系统：许多毒物或代谢产物是通过抑制酶的活性而产生毒性作用。如有机磷农药抑制胆碱酯酶、氰化物抑制细胞色素氧化酶等。

（2）抑制血红蛋白的携氧功能如一氧化碳中毒，使氧合血红蛋白形成碳氧血红蛋白、亚硝酸盐中毒形成高铁血红蛋白，使携氧功能丧失，造成机体缺氧。

（3）直接化学性损伤：误服强酸、强碱化学物质。

（4）作用于核酸：如烷化剂氮芥和环磷酰胺，使DNA烷化，形成交叉连接，影响其功能。

（5）变态反应：由抗原抗体作用在体内激发各种异常的免疫反应。

（6）麻醉作用：部分强亲脂性毒物，如苯、汽油、煤油等有机溶剂、吸入性麻醉药，可通过血-脑屏障蓄积于脑细胞膜而抑制脑细胞的功能。

（7）干扰细胞膜或细胞器的生理功能：如河豚毒素和一些重金属等可破坏细胞膜、细胞器，干扰细胞膜的离子运动、膜兴奋性和能量代谢而产生毒性作用。

（8）其他。

| 知识点5：中毒诊断 | 副高：掌握　正高：掌握 |

（1）病史：包括发病经过、病前饮食内容、生活情况、活动范围、家长职业、环境中有无有毒物品和药品、经常接触哪些人、同伴儿童是否同时患病等。在急性中毒的诊断中，家长或年长患儿如能告知中毒经过，则诊断较为容易。否则，由于中毒种类多，加上儿童，尤其是婴幼儿不会陈述病情，诊断较为困难。

临床症状与体征常无特异性，儿童急性中毒首发症状多为腹痛、腹泻、呕吐、惊厥或昏迷，严重者可出现多脏器功能衰竭。

（2）体格检查：要注意有重要诊断意义的中毒特征，如呼气、呕吐物是否有与某种物质相关的特殊气味，出汗情况，口唇、甲床是否发绀或呈樱红色，皮肤色泽、呼吸状态、瞳孔和心律失常等。同时还需检查衣服、皮肤及口袋中是否留有毒物，以提供诊断线索。

（3）毒源调查及检查：现场检查需注意患儿周围是否留有剩余毒物，如敞开的药瓶或散落的药片、可疑的食物等，尽可能保留患者饮食、用具以备鉴定。仔细查找吐出物、胃液或粪便中有无毒物残渣；若症状符合某种中毒而问不出中毒史时，可试用该种中毒的特效解毒药作为诊断性治疗。有条件时应采集患者的呕吐物、血、尿、便或可疑的含毒物品进行毒物鉴定，这是诊断中毒最可靠的方法。

知识点6：中毒的治疗原则	副高：掌握　正高：掌握

处理原则为发生急性中毒时，应立即治疗，否则会失去抢救机会。在毒物性质未明时，按一般的中毒治疗原则抢救患儿。在一般情况下，以排除毒物为首要措施，尽快减少毒物对重要脏器（心、脑、肝、肾等）的损害；维持呼吸、循环等生命器官的功能；采取各种措施减少毒物的吸收，促进毒物的排泄。

知识点7：中毒的现场急救	副高：掌握　正高：掌握

使患儿稳定，呼吸道保持通畅、呼吸有效及循环良好是非常重要的。应监测患儿的血氧饱和度、心率和心电图，建立静脉输液通路，对呼吸抑制或气道阻塞患儿应给予气管插管人工呼吸机，如明确是阿片类药物中毒所致的呼吸抑制，则可先用阿片类受体阻滞剂治疗，使呼吸恢复。

知识点8：中毒毒物的清除	副高：掌握　正高：掌握

根据中毒的途径、毒物种类及中毒时间采取相应排毒方式。

（1）排出体内尚未吸收的毒物：大多数毒物经消化道或呼吸道很快被吸收，许多毒物可经皮肤吸收。一般来说，液体性药（毒）物在误服后30分钟内被基本吸收，而固体药（毒）物在误服后1~2小时内被基本吸收，故迅速采取措施减少毒物吸收可使中毒程度显著减轻。

1）催吐：适用于年龄较大、神志清醒和合作的患儿。可用手指、筷子、压舌板刺激咽部引起反射性呕吐。有严重心脏病、食管静脉曲张、溃疡病、昏迷或惊厥患者，强酸或强碱中毒、汽油、煤油等中毒及6个月以下婴儿不能采用催吐。催吐一般在中毒后4~6小时内进行。由于儿童呕吐反射自我保护能力差，催吐易导致误吸以及胃食管穿孔，催吐应慎重。

2）洗胃：目的是清洗出尚在胃内的毒（药）物，并可进行毒物鉴定。方法是经鼻或经口插入胃管后，用50ml注射器抽吸，直至洗出液清澈为止，首次抽出物送毒物鉴定。常用的洗胃液有：温水、鞣酸、1:10000高锰酸钾、2%~5%碳酸氢钠、生理盐水或0.45%氯化钠溶液；洗胃禁忌的腐蚀性毒物中毒可用中和法，牛奶亦可起中和作用，同时可在胃内形成保护膜，减少刺激。可将活性炭加水，在洗胃后灌入或吞服，以迅速吸附毒物。对于摄入毒物时间在1小时以上者，有些毒物已进入肠内，则洗胃作用不大。

3）导泻：可在活性炭应用后进行，使活性炭－毒物复合物排出速度加快。常用的泻药有硫酸钠或硫酸镁，可口服或由胃管灌入。硫酸钠无硫酸镁所致高血镁所引起的副作用，用于导泻较为安全；中枢抑制药（如苯巴比妥）中毒时不宜使用硫酸镁导泻，以防加重中枢抑制。在较小的儿童，应注意导泻所致的脱水和电解质紊乱。

4）全肠灌洗：中毒时间稍久，毒物主要存留在小肠或大肠，需作全肠灌洗；对于一些缓慢吸收的毒物如铁中毒等较为有效。常用大量液体做高位连续灌洗（儿童用1500~3000ml），直至洗出液变清为止。洗肠液常用1%温盐水或清水，也可加入活性炭，应注意水、电解质平衡。对服腐蚀性毒物者或患儿极度虚弱时，禁忌导泻及全肠灌洗。

5）皮肤黏膜的毒物清除：接触中毒时应脱去衣服，用大量清水冲洗毒物接触部位，或用中和法，即用弱酸、弱碱中和强碱、强酸；如用清水冲洗酸、碱等毒物应至少10分钟。

6）对于吸入中毒，应将患儿移离现场，放置在通风良好、空气新鲜的环境，清理呼吸道分泌物，及时吸氧。

7）止血带应用：注射或有毒动物咬伤所致的中毒，在肢体近心端加止血带，阻止毒物经静脉或淋巴管弥散。止血带应每10~30分钟放松1次。

（2）促进已吸收毒物的排出

1）利尿：大多数毒物进入机体后经由肾脏排泄，因此加强利尿是加速毒物排出的重要措施。静脉输注5%~10%葡萄糖溶液可以冲淡体内毒物浓度，增加尿量，促使排泄。病情较轻或没有静脉点滴条件时，可让其大量饮水。但如患者有脱水，应先纠正脱水。可应用利尿药，常用呋塞米1~2mg/kg静脉注射；20%甘露醇0.5~1g/kg，或25%山梨醇1~2g/kg静滴。大量利尿时应注意适当补充钾盐。保证尿量每小时在6~9ml/kg。在利尿期间应监测尿排出量、液体入量、血清电解质等。当病儿苏醒、严重中毒症状减轻或血药物浓度低于中毒水平时，则可停止利尿。

2）碱化或酸化尿液：毒物肾脏的清除率与尿量并不成比例，单独利尿并不意味排泄增加。碱化尿液后可使弱酸如水杨酸和苯巴比妥清除率增加；降低尿pH值使弱碱类排出增加的方法在临床上较少应用。常采用碳酸氢钠溶液1~2mmol/kg静脉滴注1~2小时，在此期间检查尿pH，滴注速度以维持尿pH 7.5~8为标准。乙酰唑胺同时有利尿和使尿碱化作用。维生素C 1~2g加于500ml溶液中静脉滴入亦可获得酸性尿。

3）血液净化方法：①透析疗法：危重的急性中毒患儿，可采用透析疗法增加毒物排出。腹膜透析较简便易行；血液透析能代替部分肾脏功能，将血液中的有毒物质和代谢废物排出；血液持续净化－持续肾脏替代治疗（CRRT）既可替代肾脏功能保持内环境稳定，又能清除中小分子量的毒物。②血液灌流法：此法是将病儿血液经过体外循环，用吸附剂吸收毒物后再输回体内；应用指征类似于血液透析，尤其适用于中大分子、脂溶性、与血浆蛋白牢固结合的毒物中毒，这些毒物通过血液透析不能析出，用血液灌流则有效，如有机磷农药、巴比妥类、地西泮类、抗抑郁药、洋地黄类、茶碱类、酚类等中毒。③血浆置换：能清除患者血浆蛋白结合的毒物，如部分抗生素、降糖药、降压药等。④换血疗法：当中毒不久、血液中毒物浓度极高时，可用换血疗法，但此法需血量极多，临床较少采用。

4）高压氧的应用：在高压氧情况下，血中氧溶解度增高，氧分压增高，促使氧更易于进入组织细胞中，从而纠正组织缺氧。可用于一氧化碳、硫化氢、氰化物、氨气等中毒。在一氧化碳中毒时，应用高压氧治疗，可以促使一氧化碳与血红蛋白分离。

知识点9：有机磷中毒的临床表现及急救处理　　　　　　副高：掌握　正高：掌握

（1）临床表现：流涎、出汗、肌肉颤动、瞳孔缩小、恶心、呕吐、血压升高或降低，严重者烦躁、昏迷、呼吸麻痹等。

（2）急救处理：清除毒物和防止毒物继续吸收，移离现场，口服中毒者立即洗胃，除美曲膦酯（敌百虫）外，可用2%～4%碳酸氢钠洗胃；皮肤吸收中毒者，用肥皂水清洗皮肤和毛发。轻度中毒者，肌内注射阿托品0.02～0.03mg/kg，每2～4小时一次；或用氯磷定15mg/kg，肌内注射，每2～4小时一次。中度中毒者，阿托品与氯磷定或解磷定合用，前者0.03～0.05mg/kg，每15～30分钟静脉注射一次；后者15～30mg/kg，每2～4小时静脉注射一次，至肌肉颤动停止、意识恢复。重度中毒者，阿托品0.05～0.1mg/kg，静脉注射，每5～10分钟1次，同时静脉注射氯磷定或解磷定，剂量同上。症状好转后剂量逐渐减少，注射间隔时间逐渐延长。

知识点10：强酸、强碱中毒的临床表现及急救处理　　　　副高：掌握　正高：掌握

（1）强酸：①临床表现：口腔黏膜糜烂、肿胀、灼痛、声门水肿、呼吸困难，吐出物酸性、带血。②急救处理：忌洗胃，忌催吐，忌用碳酸氢钠，内服牛奶、豆浆或蛋清，服镁乳、氢氧化铝凝胶或淡肥皂水等弱碱中和毒物，其他对症处理。

（2）强碱：①临床表现：口腔黏膜糜烂，吐出物碱性或血性，腹痛。②急救处理：忌洗胃，忌催吐，服3%醋酸、食醋或果汁等中和强碱，然后服牛奶、豆浆或蛋清，其他对症治疗。

知识点11：灭鼠剂中毒的临床表现及急救处理　　　　　　副高：掌握　正高：掌握

（1）毒鼠强：①临床表现：属剧毒灭鼠药。潜伏期10～30分钟，亦可长达10余小时；轻度中毒表现为头痛、头晕、恶心、呕吐乏力、胸闷、心悸等。重度中毒表现为突然昏倒、全身抽搐、口吐白沫、大小便失禁、意识丧失。②急救处理：清除毒物；控制惊厥；严密监护；对症治疗；持续抽搐时在机械通气的条件下可联合应用肌肉松弛剂和二巯基丙磺钠；必要时可行血液灌流。

（2）氟乙酰胺：①临床表现：属高毒灭鼠药和农药。潜伏期为10～15小时，亦可短至30分钟、长达30小时发病者。表现为头痛、头晕、乏力、四肢麻木、易激动、肌束震颤等，严重者意识障碍，反复发作强直性抽搐、昏迷，可因呼吸衰竭死亡。还可出现其他多系统损害。②急救处理：立刻催吐，洗胃，导泻；对症治疗；尽快应用特效解毒剂：乙酰胺（解氟灵）0.1～0.3g/（kg·d），分2～4次肌内注射，共5～7天，危重病例首剂0.2g/kg，保护心、

肝、脑功能。

（3）敌鼠钠：①临床表现：属缓效灭鼠药。潜伏期1～5天，一般第三天发病。表现为恶心、呕吐、广泛性多脏器出血，重者发生失血性休克。②急救处理：催吐，洗胃，导泻，特效解毒药为维生素 K_1，每次30～40mg，3次/日，每日总量可达80～120mg，肌内注射或静脉注射，亦可加用大剂量维生素C和糖皮质激素，严重出血应及早输新鲜血或凝血酶原复合物。

（4）磷化锌（为无机磷类灭鼠药）：①临床表现：恶心、呕吐、腹泻、口中有蒜臭味、昏迷、惊厥、肝及肾功能损害。②急救处理：0.5%硫酸铜催吐，1:5000高锰酸钾溶液洗胃，硫酸镁导泻，补液，保护肝肾功能，并及时对症治疗。

知识点12：镇静药、吗啡中毒的治疗　　　　副高：掌握　　正高：掌握

（1）纳洛酮：每次0.01mg/kg，静脉注射，如无效增加至0.1mg/kg，可重复应用，可静脉滴注维持。

（2）烯丙吗啡：每次0.1mg/kg，静脉、皮下或肌内注射，间隔10～15分钟。

知识点13：亚硝酸盐中毒的临床表现及急救处理　　　　副高：掌握　　正高：掌握

（1）临床表现：①皮肤和黏膜发绀、四肢发冷、呕吐、腹痛、烦躁。②重者嗜睡、神志不清、惊厥、昏迷、血压降低、呼吸和循环衰竭。

（2）急救处理：①催吐。②1:5000高锰酸钾洗胃。③硫酸镁导泻。④25%葡萄糖加大剂量维生素C静脉注射，或小剂量1%亚甲蓝每次0.1～0.2ml（1～2mg）/kg，用25%葡萄糖稀释后缓慢静推，必要时可重复。⑤对症治疗。

知识点14：毒蕈中毒的临床表现及急救处理　　　　副高：掌握　　正高：掌握

（1）临床表现：①消化道症状。②神经系统症状。③溶血。④肝肾功能损害。

（2）急救处理：①用1:5000高锰酸钾洗胃，口服活性炭，纠正水、电解质紊乱。②对有肝损害的毒蕈中毒，注射5%二巯基丙磺酸钠。③对有副交感神经兴奋症状者，可注射阿托品。④对症治疗。⑤重症者行透析治疗

知识点15：急性酒精中毒的概述　　　　副高：掌握　　正高：掌握

一次大量饮酒可引起急性酒精中毒，中毒剂量的乙醇对中枢神经系统具有先兴奋后抑制作用，严重者可导致呼吸中枢麻痹和心脏抑制，如抢救不及时可致中毒死亡。

| 知识点16：急性酒精中毒的病史 | 副高：掌握　正高：掌握 |

发病前有酗酒史，就诊时呼气中有乙醇味。

| 知识点17：急性酒精中毒的临床表现 | 副高：掌握　正高：掌握 |

（1）兴奋期：头痛、兴奋、语无伦次、情绪不稳、易激动、行为粗鲁，有时沉默寡言。常伴呕吐，呕吐物及呼气中均含有浓烈的乙醇气味。

（2）共济失调期：行动笨拙、言语不清、视物模糊、步态不稳，出现共济失调。

（3）昏睡期：昏睡，瞳孔可散大，心跳加快，血压下降，躁动，可出现大小便失禁，呼吸缓慢。重者出现昏迷，进而发生呼吸循环衰竭。

| 知识点18：急性酒精中毒的实验室检查 | 副高：掌握　正高：掌握 |

血、尿、呕吐物乙醇含量测定有助于诊断。

| 知识点19：急性酒精中毒的治疗 | 副高：掌握　正高：掌握 |

（1）轻度酒精中毒：应卧床休息，加强观察，一般不需特殊处理。

（2）洗胃：重度中毒在2小时以内可用清水洗胃，超过2小时者不必洗胃。

（3）对症治疗：昏迷者应维持气道通畅，吸氧，必要时行气管插管人工呼吸，有呕吐者防止窒息，密切观察体温、血压、心率等生命体征变化。注意维持水、电解质及酸碱平衡。

（4）药物治疗：①盐酸纳洛酮$0.4\sim1.2mg$静脉推注或静脉滴注，有解除β-内啡肽对中枢的抑制作用，以促进苏醒和抗休克。②10%葡萄糖500ml+维生素C $1\sim3g$，氯化钾1g静脉滴注，可促进乙醇代谢。也可用10%果糖溶液静脉滴注，一次$100\sim200ml$。

| 知识点20：氯气中毒的机制 | 副高：掌握　正高：掌握 |

氯气经呼吸道吸入后与呼吸道黏膜表面水分接触，生成次氯酸和盐酸，次氯酸可再分解为盐酸和新生态氧，产生局部刺激和腐蚀作用；引起支气管痉挛、支气管炎或发生气管周围炎，严重者引起肺水肿。氯气还可刺激迷走神经，反射性引起心脏骤停，出现所谓的"闪击样"死亡；可伴有心肌及其他系统的损害。中毒的严重程度与氯气浓度和接触时间有关。

| 知识点21：氯气中毒的临床表现 | 副高：掌握　正高：掌握 |

（1）氯气刺激反应：出现一过性的眼和上呼吸道黏膜刺激症状。

（2）轻度中毒：主要是支气管炎或支气管周围炎。

（3）中度中毒：主要是支气管肺炎、间质性肺水肿或局限的肺泡性肺水肿。

（4）重度中毒：主要是严重的化学性支气管肺炎、肺泡性肺水肿和ARDS。

知识点22：氯气中毒的辅助检查　　　　副高：掌握　正高：掌握

（1）心电图检查：酷似冠心病或急性心肌梗死的波形变化。
（2）血白细胞显著增高。
（3）内环境紊乱：水、电解质和酸碱平衡失调。
（4）动脉血氧分析：PaO_2降低、pH降低。

知识点23：氯气中毒的诊断及鉴别诊断　　　　副高：掌握　正高：掌握

短时间内吸入大量氯气，迅速出现呼吸系统刺激症状，结合临床表现及胸部X线符合肺炎或肺泡性肺水肿改变，血气分析提示低氧血症，基本可以确定诊断。还需要排除引起支气管炎、支气管哮喘、肺炎、肺间质纤维化、肺水肿的其他疾病。

知识点24：氯气中毒的治疗原则及抢救要点　　　　副高：掌握　正高：掌握

（1）治疗原则：①降低氧耗。②纠正缺氧。③限液利水。④足量激素。⑤对症治疗。⑥防治并发症。
（2）抢救要点：①保持呼吸道通畅。②有效给氧。③早期、足量应用糖皮质激素。

知识点25：氯气中毒的预防　　　　副高：掌握　正高：掌握

生产车间要经常检修以防氯气泄漏，进入车间应佩戴个人防护用具。一切氯化工序反应器必须严密封闭，产生的含氯废气须经净化后才能排入大气。患慢性鼻炎、气管炎、哮喘等疾病以及眼部疾病、心肺疾病者，不宜在含有氯气的生产过程中工作。

知识点26：特异性解毒剂的应用　　　　副高：掌握　正高：掌握

（1）砷、汞、金、锑、铋、铜、铬、镍、钨、锌：①二巯基丙醇：每次3～5mg/kg，深部肌注，每4小时一次，常用5～10天为一疗程。②二巯基丙磺酸钠：每次5%溶液0.1ml/kg，皮下或肌注，第1天3～4次，第2天2～3次，第3天以后每天1～2次，共用3～7天，总剂量30～50ml。③二巯基丁酸：10mg/kg，口服，q8h，共5天；再每12小时一次，共14天。④硫代硫酸钠：每次10～20mg/kg，配成5%～10%溶液，静脉注射或肌注，每日1次，3～5日。或10～20ml口服，每天2次（口服只能作用于胃肠道内未被吸收的毒物）。
（2）铅、锰、铀、镭、钒、钴、铁、硒、镉、铜、铬、汞：①依地酸二钠钙（Ca-Na$_2$-EDTA）：每日1～1.5g/m^2，分为每12小时一次，肌注，共5天。②二乙烯三胺五乙酸钠钙（促排灵，DTPA）：每次15～30mg/kg，配成10%～25%溶液肌注，或以生理盐水稀释成

0.2%～0.5%溶液静脉点滴，每日2次，3日为1个疗程，间隔3日再用第2个疗程。③去铁胺：15mg/（kg·h），每天总量不超过6g。④青霉胺：治疗慢性铅、汞中毒100mg/（kg·d），分4次口服，5～7天为1个疗程。

（3）高铁血红蛋白血症（亚硝酸盐、苯胺、非那西丁、硝基苯、安替比林、氯酸盐类、磺胺类等）：①亚甲蓝（美蓝）：每次1～2mg/kg，配成1%溶液，静脉注射，或每次2～3mg/kg，口服；若症状不消失或重现，0.5～1小时后可再重复。②维生素C：每日500～1000mg加在5%～10%葡萄糖溶液内静脉点滴，或每日口服1～2g（作用比亚甲蓝慢）。

（4）氢氰酸及氰酸化合物（桃仁、杏仁、李仁、樱桃仁、枇杷仁、亚麻仁、木薯）：①亚硝酸异戊酯：吸入剂用时压碎，每1～2分钟吸入15～30秒，反复吸入至硝酸钠注射为止。②亚硝酸钠：6～10mg/kg，配成1%溶液静脉注射，3～5分钟注入，每次注射前要准备好肾上腺素，当血压急剧下降时应给注射肾上腺素。③硫代硫酸钠：25%溶液每次0.25～0.5g/kg，静脉缓慢注射（约10～15分钟内注完）。④亚甲蓝（美蓝）：1%溶液每次10mg/kg，静脉缓慢注射，注射时观察口唇，至口唇变暗紫色即停止注射。以上三种药物，最好先注射亚硝酸钠，继之注射硫代硫酸钠，或先注射亚甲蓝，继之注射硫代硫酸钠，重复时剂量减半，注意血压下降时应注射肾上腺素。

（5）有机磷化合物类（1605、1059、3911、美曲膦酯、敌敌畏、乐果、其他有机磷农药）：①解磷定、氯解磷定：每次15～30mg/kg（成人0.5～1g/kg），配成2.5%溶液静脉缓慢注射或静点，严重患儿2小时后可重复注射，并与阿托品同时应用，至肌肉颤动停止、意识恢复。氯解磷定可作肌内注射。②双复磷：成人0.25～0.75g/次，皮下、肌内或静脉注射均可。儿童酌减。③阿托品：严重中毒：首次剂量0.05～0.1mg/kg，静脉注射，以后每次0.05mg/kg，5～10分钟1次，至瞳孔开始散大，肺水肿消退，改为每次0.02～0.03mg/kg，皮下注射，15～30分钟1次，至意识恢复改为每次0.01～0.02mg/kg，30～60分钟1次。中度中毒：每次0.03～0.05mg/kg，15～30分钟1次皮下注射，减量指征同上。轻度中毒每次0.02～0.03mg/kg，口服或皮下注射，必要时重复。以上治疗均为瞳孔散大后停药，严密观察24～48小时，必要时应再给药。同时合并应用解磷定比单用阿托品效果好，阿托品的剂量也可以。

（6）烟碱、毛果芸香碱、新斯的明、毒扁豆碱、槟榔碱、毒蕈：①解磷定，氯解磷定或双复磷：对烟碱、新斯的明、毒扁豆碱中毒有效，剂量同上。②阿托品：每次0.03～0.05mg/kg皮下注射，必要时15～30分钟1次。

（7）氟乙酰胺：乙酰胺（解氟灵），每天0.1～0.3g/kg，分2～4次肌注，可连续注射5～7日；危重病例第1次可注射0.2g/kg，与解痉药和半胱氨酸合用，效果更好。

（8）阿托品、莨菪碱类、曼陀罗（颠茄）：①毛果芸香碱：每次0.1mg/kg，皮下或肌注，15分钟1次本药只能对抗阿托品类引起副交感神经作用，对中枢神经中毒症状无效，故应加用短作用的巴比妥类药物，如戊巴比妥钠或异戊巴比妥等。②水杨酸毒扁豆碱：重症患儿用0.5～2mg缓慢静脉注射，至少2～3分钟；如不见效，2～5分钟后再重复一次，一旦见效则停药。复发者缓慢减至最小用量，每30～60分钟一次。能逆转阿托品类中毒引起的中枢神经系统及周围神经系统症状。

（9）四氯化碳、草酸盐：葡萄糖酸钙，10%溶液10～20ml加等量的5%～25%葡萄糖溶液静脉缓慢注射。

（10）氟化物：氯化钙，3%溶液10～20ml加等量的5%～25%葡萄糖溶液静脉缓慢注射。

（11）麻醉剂和镇静剂［阿片、吗啡、可待因、海洛因、哌替啶、美沙酮、水合氯醛、苯巴比妥（鲁米那）、巴比妥、巴比妥钠、异戊巴比妥、司可巴比妥（速可眠）、硫喷妥钠］：①纳洛酮：每次0.01mg/kg，静脉注射，如无效增加至0.1mg/kg，可重复应用。可静滴维持。②丙烯吗啡：每次0.1mg/kg，静脉、皮下或肌内注射，需要时隔10～15分钟再注射1次。

（12）氯丙嗪（冬眠灵）、奋乃静：苯海拉明，每次1～2mg/kg，口服或肌内注射，只对抗肌肉震颤。

（13）苯丙胺（安非他明）：氯丙嗪，每次0.5～1mg/kg，6小时1次，若已用巴比妥类，剂量应减少。

（14）异烟肼：维生素B_6，剂量等于异烟肼用量。

（15）鼠药（敌鼠）：维生素K_1，10mg/kg肌注，每天2～3次。

（16）β受体阻断药或钙通道阻滞剂：胰高血糖素，首剂0.15mg/kg静脉应用，以0.05～0.1mg/（kg·h）静滴维持。

（17）乙酰水杨酸（阿司匹林）：①乙酰唑胺：每次5mg/kg，口服或肌注，必要时24小时内可重复2～3次。②碳酸氢钠：纠正脱水后若仍有严重酸中毒，可用5%碳酸氢钠溶液每次6ml/kg，静脉滴入，以后必要时可重复1次，治疗开始后每半小时查尿一次，使尿保持为碱性，若变为酸性时，应静脉滴入1.4%碳酸氢钠溶液10ml/kg。③乳酸钠：用1/6mol浓度的乳酸钠溶液代替上述1.4%碳酸氢钠溶液亦可，但效果不如碳酸氢钠。④维生素K_1：20～50mg肌内注射，预防出血

（18）一氧化碳（煤气）：氧气，100%氧气吸入，高压氧舱。

（19）肉毒中毒：多价抗肉毒血清，1万～5万U肌注。

（20）河豚中毒：半胱氨酸，成人剂量为0.1～0.2g肌注，每天2次，儿童酌情减量。

知识点27：中毒的预防　　　　　　　　　　　　　　　　　　副高：掌握　正高：掌握

为了防止儿童中毒的发生，要做好如下工作。

（1）管好药品：药品用量、用法或存放不当是造成药物中毒的主要原因。家长切勿擅自给儿童用药，更不可把成人药随便给儿童服用。不要将外用药物装入内服药瓶中。儿科医务人员开处方时，应认真计算不同年龄儿童用药量，切勿过量；药剂人员应细心核对药量和剂型，耐心向家长说明服用方法。家庭中一切药品皆应妥善存放，不让儿童取到。

（2）农村或家庭日常用的灭虫、灭蚊、灭鼠剧毒药品，更要妥善处理，避免儿童接触，各种农药务必按照规定办法使用。

（3）做好识别有毒植物的宣传工作，教育儿童不要随便采食野生植物。

（4）禁止儿童玩耍带毒性物质的用具（如装敌敌畏的小瓶、灭鼠用具等）。

（5）普及相关预防中毒的健康知识教育。

第二十章　儿科常用诊治技术

第一节　腰椎穿刺术

| 知识点1：腰椎穿刺术的适应证 | 副高：熟练掌握　正高：熟练掌握 |

腰椎穿刺术的适应证：①中枢神经系统疾病的诊断和疗效观察。②鞘内药物注射。

| 知识点2：腰椎穿刺术的禁忌证 | 副高：熟练掌握　正高：熟练掌握 |

腰椎穿刺术的禁忌证：①颅内压明显增高，高度怀疑颅内占位性病变者，不宜穿刺。②脑疝或疑有脑疝者。③局部皮肤有感染者不宜穿刺。

| 知识点3：腰椎穿刺术的操作要点 | 副高：熟练掌握　正高：熟练掌握 |

（1）患儿左侧卧位，背向术者。助手以右手置其颈后，左手扶住膝弯，尽量将其头部向胸部弯曲，双膝向腹部弯曲，使背部呈弓形。

（2）穿刺部位一般采用第3、4腰椎间隙水平，其上、下毗邻的腰椎间隙亦可作为穿刺点。婴儿和新生儿以第四、五腰椎间隙为宜。

（3）常规消毒局部皮肤，术者戴无菌干手套，铺孔巾，局部麻醉。局麻时应深至韧带，注射前先回抽一下，勿将局麻药注入鞘内。昏迷者可不用局麻。

（4）以左手拇指固定穿刺部位，右手握穿刺针或5ml的注射器垂直刺入（针尖斜面向上）。有突破感即至硬脊膜外腔，继续进针又有突破感时达蛛网膜下腔，停止进针，留脑脊液送检。若需测压，应在脑脊液流出前迅速接上测压管的接头。若无脑脊液流出，可略微旋转穿刺针或略调其深浅。若仍无脑脊液流出，可将针退至皮下重新刺入，或于上一椎间隙重新穿刺。用注射器穿刺较用腰穿针穿刺更方便，也更易成功，年幼儿及较瘦的年长儿均可选用。

（5）鞘内药物注射时，应事先配好需注入的药物，即使不用送检也要放出一定量的脑脊液，放出的脑脊液量应与准备注入的药液量大致相等。注入药物时左手应固定穿刺针位置不变，注药速度宜慢。

（6）留好脑脊液或完成鞘内药物注射后，将针芯插入针管内拔针，局部盖以消毒方纱，用胶布固定。嘱患儿去枕平卧4～6小时。

知识点4：腰椎穿刺术的注意事项 　　副高：熟练掌握　　正高：熟练掌握

（1）颅内高压患儿必须做腰穿时，应先用脱水剂降压后再做穿刺。

（2）脑脊液流速较快时，应用针芯堵住部分针孔以减慢流速，防止发生脑疝。

（3）婴幼儿及新生儿突破感不明显，穿刺时应缓慢进针，以浅为宜。

（4）术中术后要密切观察患儿的呼吸、心率，做好必要的抢救准备。

第二节　骨髓穿刺术

知识点1：骨髓穿刺术的适应证 　　副高：熟练掌握　　正高：熟练掌握

骨髓穿刺术的适应证：①血液系统疾病的诊断和疗效观察，如白血病、再生障碍性贫血等。②导致骨髓受累的其他疾病的诊断，如黑热病、戈谢病等。③感染性疾病需做骨髓培养时，如伤寒等。

知识点2：髂后上棘穿刺操作要点 　　副高：熟练掌握　　正高：熟练掌握

（1）患儿俯卧，穿刺点位于骶椎两侧，臀部上方的软组织窝处骨质突出部位。

（2）常规消毒局部皮肤，戴无菌干手套，铺孔巾，局部麻醉至骨膜。

（3）根据年龄大小及患儿胖瘦情况固定穿刺针的长度，左手拇、示指绷紧皮肤，右手持穿刺针垂直刺入，触及骨质时再旋转进针，阻力消失、穿刺针固定时，表明已达骨髓腔。

（4）拔出针芯，接上无菌干注射器，抽吸骨髓少许滴于玻片上，助手立即涂片，干燥后送细胞学检查。需送检骨髓液做其他检查如免疫分型、染色体、融合基因时，或需做骨髓培养时，应用另外的无菌干注射器再吸取骨髓液注入相应的标本瓶中。

（5）抽吸好所需骨髓液后，无菌干纱布压迫穿刺点，拔针。穿针点消毒，按压1~2分钟，无出血后胶布固定好纱布。如仍有出血，按压时间应更长。

知识点3：髂前上棘穿刺操作要点 　　副高：熟练掌握　　正高：熟练掌握

（1）患儿仰卧。穿刺点为髂前上棘后髂嵴最宽处。

（2）余步骤同髂后上棘穿刺操作要点。

知识点4：胫骨穿刺操作要点 　　副高：熟练掌握　　正高：熟练掌握

（1）患儿仰卧，将穿刺侧小腿的上部垫高，小腿稍向外展。

（2）穿刺点位于胫骨前内侧，胫骨粗隆水平下1cm骨面最宽处。

（3）余步骤同髂后上棘穿刺操作要点。

知识点5：脊突穿刺操作要点　　　　　　　副高：熟练掌握　正高：熟练掌握

（1）患儿侧卧，取腰穿姿势。或坐位，弯腰弓背。

（2）穿刺点为第二、三、四腰椎任一脊突，垂直刺入。

（3）余步骤同髂后上棘穿刺操作要点。

知识点6：胸骨穿刺操作要点　　　　　　　副高：熟练掌握　正高：熟练掌握

（1）患儿仰卧，暴露胸部。

（2）穿刺点在第二、三肋间胸骨角之下的胸骨正中线上。

（3）常规消毒局部皮肤，戴无菌干手套，铺孔巾，用注射器或头皮针穿刺，一般不用麻醉。

（4）术者位于患儿右侧，左手拇指、示指固定于穿刺处胸骨两旁并将皮肤向两侧绷紧，右手持5ml注射器或头皮针，以45°～60°角向头侧方向斜行刺入，穿刺针固定时即入髓腔。

（5）抽吸骨髓及术后处理同髂后上棘穿刺。

知识点7：骨髓穿刺注意事项　　　　　　　副高：熟练掌握　正高：熟练掌握

（1）试吸骨髓液后，进、退针时一定要放入针芯，避免针内堵塞。

（2）抽吸骨髓液的注射器要干燥，不漏气。做骨髓细胞学检查时，注射器内一见有骨髓液即停止抽吸（0.2～0.3ml），以免骨髓稀释。骨髓液滴于玻片后应立即涂片，以免骨髓液凝固。

（3）胫骨穿刺适合于1岁以下婴幼儿，髂前上棘穿刺适合于年长儿或肥胖儿童。

（4）胸骨穿刺时不宜过深，以防穿透胸骨后板；定位应准确，避免刺入胸腔。

（5）用一次性注射器或头皮针行胸骨穿刺，无需局麻，操作简便。

（6）有出血和凝血障碍者，应纠正到安全水平再行穿刺，拔针后压迫止血时间宜长。

（7）需抽取较多骨髓液时，宜选用髂后上棘或髂前上棘穿刺。

第三节　胸腔穿刺术

知识点1：胸腔穿刺术的适应证　　　　　　副高：熟练掌握　正高：熟练掌握

胸腔穿刺术的适应证有：①胸腔积液的诊断及治疗。②气胸时抽气。

知识点2：胸腔穿刺术的禁忌证　　　　　　副高：熟练掌握　正高：熟练掌握

出血性疾病及体征衰弱，病情危重，难于耐受操作者慎用。

知识点3：胸腔穿刺术的操作要点　　　　　　　副高：熟练掌握　正高：熟练掌握

（1）婴幼儿抱坐于助手怀中，胸部对胸部，头倚在助手胸前，将其穿刺侧手臂高举起或搁于患儿头上；年长儿反坐于靠背椅上，双臂交叉置椅背上，头伏于前臂，使肋间放宽。若为抽气，则取半卧位。

（2）选择穿刺点：①肩胛角下第7～9肋间。②腋后线第7～8肋间。③腋中线第6～7肋间。④腋前线第5～6肋间。包裹性积液或积液量少时可由超声波定位。若为抽气，穿刺点为第二肋间锁骨中线上。

（3）常规消毒局部皮肤，铺孔巾，戴无菌干手套，局麻至胸膜。

（4）左手拇指、示指将肋间皮肤绷紧，右手持连有橡皮管的穿刺针（橡皮管需用止血钳夹住），由肋骨上缘垂直刺入。如阻力感消失即达胸腔。

（5）将50ml注射器与橡皮管相连，松开止血钳，抽吸液体。抽满注射器后，用血管钳夹闭皮管，再取下注射器，将穿刺液注入事先准备好的容器内。如此反复抽吸并记录液量。

（6）抽液完毕，用止血钳夹住橡皮管，无菌干纱布压迫穿刺点，拔出针头，穿刺点消毒，胶布固定好纱布。

知识点4：胸腔穿刺术的注意事项　　　　　　　副高：熟练掌握　正高：熟练掌握

（1）抽液时速度不宜过快，总量不宜过多，一次一般500～800ml。

（2）抽液过程中，穿刺针不要移动，以免损伤肺组织。

（3）当患儿出现头晕、面色苍白、出汗、心悸、胸部压迫感、血压下降、脉细、肢冷、昏厥等胸膜反应时，或抽出液中有新鲜血液时应停止穿刺。

（4）穿刺针应沿肋骨上缘垂直进针，不可斜向上方，以免损伤肋骨下缘处的神经和血管。

第四节　腹腔穿刺术

知识点1：腹腔穿刺术的适应证　　　　　　　　副高：熟练掌握　正高：熟练掌握

腹腔穿刺术的适应证：①腹水的诊断性穿刺。②大量腹水需放液减轻时。

知识点2：腹腔穿刺术的禁忌证　　　　　　　　副高：熟练掌握　正高：熟练掌握

高度肠胀气，严重腹腔粘连，有肝性脑病先兆者不宜穿刺放液。

知识点3：腹腔穿刺术的操作要点　　　　　　　副高：熟练掌握　正高：熟练掌握

（1）术前嘱患儿排尿，以免刺伤膀胱。

（2）取半卧位，穿刺点为脐与左髂前上棘连线的中外1/3处。或取坐位，穿刺点为脐与耻骨联合连线中点上方1cm，偏左或偏右1～1.5cm处。积液量少时可侧卧，穿刺点为脐水平线与腋前线或腋中线交点处。也可B超定位穿刺点。

（3）常规局部皮肤消毒，戴无菌干手套，铺孔巾，局麻至腹膜。

（4）用带有套管的腹腔穿刺针，穿刺进入皮下后稍斜行再经腹肌刺入腹腔，以免术后腹水外溢。有突破感时即入腹腔。如需大量放液，可用橡皮管连接针头，将腹水引流于容器中并记量，放液速度宜慢。放腹水时若流出不畅，可将穿刺针稍作移动或稍变换体位。

（5）术毕，无菌干纱布压迫穿刺点，拔出针头，穿刺点消毒，胶布固定好纱布。大量放液者应用多头腹带扎紧其腹部。

知识点4：腹腔穿刺术的注意事项　　　　副高：熟练掌握　　正高：熟练掌握

（1）放液速度不宜过快，放液量不宜过多，诊断性穿刺抽液30～50ml即可。

（2）术中注意观察患儿生命体征，头晕、恶心、心悸、晕厥、休克时应停止放液。

第五节　硬脑膜下穿刺术

知识点1：硬脑膜下穿刺术的适应证　　　　副高：熟练掌握　　正高：熟练掌握

硬脑膜下穿刺术的适应证包括前囟未闭的婴幼儿硬膜下积液、积脓、积血的诊断及治疗。

知识点2：硬脑膜下穿刺术的操作要点　　　　副高：熟练掌握　　正高：熟练掌握

（1）患儿仰卧，剃去其前囟及周围头发，头下垫枕头。助手固定头部。

（2）常规消毒局部皮肤，戴无菌干手套，铺孔巾。

（3）用腰穿针或注射器从前囟侧角垂直进针0.2～0.5cm，有突破感时停止进针。积液或积血可自行流出或轻抽放出。

（4）放液毕，以纱布按压穿刺点，拔针，穿刺点消毒，稍加压包扎。必要时可穿另一侧。

知识点3：硬脑膜下穿刺术的注意事项　　　　副高：熟练掌握　　正高：熟练掌握

（1）每次每侧放液不宜超过10～15ml。两侧放液总量一般不超过20ml。

（2）穿刺针应紧贴头皮固定不动，不可左右摇晃。无液体流出或液量很少时不能进针过深，以免损伤血管和脑组织。

第六节　小儿洗胃法

| 知识点1：小儿洗胃法的适应证 | 副高：熟练掌握　正高：熟练掌握 |

小儿洗胃法的适应证为：吞服毒物4～6小时内。

| 知识点2：小儿洗胃法的禁忌证 | 副高：熟练掌握　正高：熟练掌握 |

（1）危重患者或呼吸极度困难的患儿。

（2）近期有上消化道出血史。

（3）腐蚀性物质（如强酸、强碱）中毒。

（4）食管或贲门狭窄或梗阻，或食管畸形者。

| 知识点3：小儿洗胃的操作要点 | 副高：熟练掌握　正高：熟练掌握 |

（1）神清者取坐位，昏迷者侧卧位或仰卧位头偏向一侧。

（2）测量插入胃管的深度，即鼻孔经耳垂至剑突的长度，并做好标记。

（3）将前端涂有无菌石蜡油的胃管由鼻孔缓缓插入，如有呛咳或呼吸困难表明胃管可能误入气管，应拔出后重插。

（4）插入胃管后，先抽出胃内容物送检，继用注射器注入灌洗液200～500ml，再尽可能全部抽出或使患儿吐出。回抽不畅时可变换体位或改变胃管深度。

（5）选用生理盐水或1%碳酸氢钠溶液，反复灌洗至抽出液清澈为止。

（6）如备有自动洗胃机，胃管插入成功后，可连接自动洗胃机灌洗。

（7）洗胃完毕，夹紧胃管外端，然后拔出胃管。

| 知识点4：小儿洗胃的注意事项 | 副高：熟练掌握　正高：熟练掌握 |

（1）在洗胃过程中如患者感觉腹痛、流出血性灌洗液或出现休克现象等，应立即停止洗胃。

（2）吞服毒物4～6小时内洗胃效果较好。

（3）每次灌入量与吸出量应基本平衡，灌入量过多可引起急性胃扩张，且使胃内压上升，增加毒物吸收。

第七节　胃肠减压法

| 知识点1：胃肠减压法的适应证 | 副高：熟练掌握　正高：熟练掌握 |

胃肠减压法的适应证有：①解除肠内压力，缓解单纯性或麻痹性肠梗阻的腹胀症状，清

除胃肠积气、积液。②腹部较大手术前做胃肠减压，减少并发症。

知识点2：胃肠减压法的操作要点　　　　　　副高：熟练掌握　正高：熟练掌握

（1）经口腔或鼻腔插入胃管，吸出全部胃内容物后将管再送入10cm左右，让患儿右侧卧位，数小时后，管尖端即可通过幽门达十二指肠水平。

（2）检查引流管是否通过幽门，可用X线腹部透视或慢慢注入空气10ml，同时在腹部听诊，音响最大处为管端位置，固定引流管于患儿上唇及面颊部，连接减压装置。

知识点3：胃肠减压法的注意事项　　　　　　副高：熟练掌握　正高：熟练掌握

（1）随时检查导管是否通畅，每2小时冲管1次，保持引流通畅，做到有效减压。

（2）如自管内注入药物时应停止吸引，夹管1小时。

（3）记录引流液的性质及量，有血性引流液时应立即停止引流。

（4）如需将导管保留较长时间，可在鼻咽腔涂硼酸甘油或液体石蜡以减少刺激，保护黏膜。

第八节　小儿气管插管术

知识点1：小儿气管插管术的适应证　　　　　副高：熟练掌握　正高：熟练掌握

小儿气管插管术的适应证有：①窒息、呼吸骤停或呼吸衰竭呼吸治疗时。②气道梗阻时维持呼吸道通畅。③防止异物进入呼吸道并行气道保护时。④进行气道吸引或冲洗。⑤进行有效的人工或机械通气时。

知识点2：小儿气管插管术的禁忌证　　　　　副高：熟练掌握　正高：熟练掌握

（1）绝对禁忌证：①喉水肿、急性喉炎、喉头黏膜下水肿，除非急救，禁忌气管内插管，可行气管切开。②鼻道不通畅、鼻咽部纤维血管瘤、鼻息肉或反复鼻出血史者，禁忌经气管内插管。

（2）相对禁忌证：①合并出血性血液病者。②操作者插管技术不熟练或插管设备不完善。

知识点3：插管前的器械准备　　　　　　　　副高：熟练掌握　正高：熟练掌握

（1）检查口腔、鼻腔，决定插管的途径和方法。

（2）检查呼吸机、复苏皮囊和面罩、供氧设备（中心供氧或氧气瓶）、通气道、螺纹管。

（3）准备插管用具：喉镜，包括镜片和镜柄；气管导管；管芯、牙垫、插管钳；小枕头、润滑油、胶带、手套。

（4）准备与检查吸引装置：吸引器、吸引导管、吸液瓶。

（5）应根据患儿年龄大小选择好合适的气管导管型号及导管插入深度（下表）。插管时还应各备一上、下型号的气管导管。

小儿导管型号及插管深度选择

年　　龄	导管内径（mm）	经口插管深度（cm）	经鼻插管深度（cm）
未成熟儿	2.5	8	11
成熟新生儿	3.0	9	12
6个月	3.5	10	14
1岁	4.0～4.5	12	16
2岁	5.0～5.5	14	17
2～4岁	5.5～6.0	15	18
4～7岁	6.0～6.5	16	19
7～10岁	6.5～7.0	17	21
10～12岁	7.0～7.5	20	23
12～16岁	7.5～8.0	21～22	24～26

也可按下列公式估算2岁以上儿童气管导管内径和气管插管深度：

$$内径：无囊气管导管（mm）=［年龄（岁）/4］+4$$

$$有囊气管导管（mm）=［年龄（岁）/4］+3.5$$

$$深度：经口插管（cm）=［年龄（岁）/2］+12$$

$$经口插管（cm）=3×气管导管型号或内径（mm）$$

$$经鼻插管（cm）=［年龄（岁）/2］+15$$

注意：有囊气管导管内径比无囊气管导管内径小0.5～1mm（号）；婴幼儿一般选择无囊气管导管，年长儿选择有囊气管导管；经鼻气管插管深度比经口气管插管深度增加约3cm。

知识点4：小儿气管插管术的操作要点　　　　　　**副高：熟练掌握　正高：熟练掌握**

（1）戴上手套，铺好插管无菌台。

（2）插管前头位准备使患儿仰卧，肩下垫一小枕，头向后仰（勿过度后仰）；双手上托下颌，使口张开。先用吸引器吸净口咽鼻分泌物，给患儿吸入100%纯氧或用复苏皮囊面罩纯氧通气数分钟，以改善缺氧状态。

（3）利用喉镜显露声门术者位于患儿头侧；左手持麻醉喉镜自患儿右侧口角置入，将舌体挡向左侧，再把镜片移至正中，见到悬雍垂。沿舌背弧度将镜片再稍向前置入咽部，即可见到会厌。

（4）如用直喉镜片，将其置于会厌的喉面挑起会厌，以显露声门；如用弯喉镜片，只需将其远端伸入舌根与会厌咽面间的会厌谷，再上提喉镜，使会厌向上翘起，紧贴镜片而显露声门。

（5）右手以握笔状持导管从右侧弧形斜插口中，将导管前端对准声门后，轻柔地插入气管内，拔出导管管芯。

（6）压迫胸壁，检查导管口有出气气流、即可置牙垫于磨牙间，退出喉镜，用胶布将气管导管和牙垫妥善固定。

（7）导管接麻醉机或呼吸器，套囊内充气，同时听两侧呼吸音，再次确认导管插入气管内。

（8）术后将患儿头及上胸部抬高15°～20°，防止胃食管反流。

知识点5：小儿气管插管术的注意事项　　　　　　　副高：熟练掌握　　正高：熟练掌握

（1）气管导管一般用无菌注射用水或生理盐水湿润，不可用液体石蜡或凡士林，以免引起吸入性肺炎。

（2）气管导管管腔易被分泌物堵塞，须定时吸痰，保持管腔和呼吸道的通畅。

（3）要待声门开放时送管，强行插入可致声门痉挛，使插管困难，并损伤局部咽、喉、气管黏膜。如声门紧闭，可压迫甲状软骨，促使声门开放。

（4）经常检查导管位置，若左肺呼吸音明显减低，则可能插管过深，已入右支气管，应将导管退出2～3cm；若上腹膨隆，且腹部进气声大于胸部，则可能误入食管，应拔出后重插。此外，应检查导管有无滑脱，此时应拔出后重插。

（5）拔管后可发生喉、声门水肿、局部黏膜糜烂等并发症。

（6）直线型喉镜片多用于新生儿及幼婴，弯线型喉镜片适用于其他年龄患儿。

（7）经鼻腔盲探插管操作复杂，不易成功，且可能造成鼻部损伤，但易固定，痛苦较轻，易保持口腔清洁，适于长期机械通气者。

（8）硅胶及聚乙烯塑料导管（前者更好）不易造成喉部损伤，放置时间可较长，但一般不宜超过2周。

（9）有囊气管导管要注意气囊压力不宜过大，且应定时放气，以防喉头水肿。

（10）分析插管患儿病情恶化的DOPE因素：脱管（D）、堵管（O）、气胸（P）、设备故障或腹胀（E）。

附录一 高级卫生专业技术资格考试大纲
（小儿内科学专业——正、副高级）

一、专业知识

（一）本专业知识

1. 熟练掌握小儿内科专业的基础理论。

2. 掌握小儿心理、遗传、代谢、免疫和解剖、生理、病理及药理等基本理论。

3. 掌握诊断学、医学影像学、实验室检查等专业技术知识。

（二）相关专业知识

1. 熟练掌握小儿内科三级学科的主要分支内容，如新生儿、呼吸、消化、感染性疾病的相关知识。

2. 掌握小儿内科三级学科的其他分支内容，如循环、神经、血液、肾脏、内分泌、遗传、代谢及风湿和免疫性疾病的相关知识。

3. 掌握儿童保健医学和临床药理学的相关知识。

4. 掌握急救医学、小儿外科急腹症、耳鼻喉科上气道梗阻等急症的相关知识。

二、专业实践能力

1. 熟练掌握小儿内科专业的常见病、多发病的病因，发病机制，诊断，鉴别诊断，治疗方法及预防。

2. 熟练掌握小儿内科专业急重症及疑难病例的诊断、鉴别诊断及抢救治疗。

3. 熟练掌握小儿内科常见传染病的诊断、鉴别诊断、治疗及预防。

4. 掌握实验室检查，如血、尿、便三大常规，生化及儿科各系统密切相关的各种检验知识。

5. 掌握X线、CT、磁共振、心脏B超、心电图、脑电图等知识。

6. 掌握小儿内科常用药及特殊药物的作用、副作用，对药理及药代动力学应有较深的了解，在临床实践中做到合理用药。

7. 熟练掌握各种常用诊治技术，如腰椎穿刺术、骨髓穿刺术、胸腔穿刺术、腹腔穿刺术、硬膜下穿刺术、洗胃法、胃肠减压法、气管插管术等。

三、学科新进展

1. 熟悉本专业国内外现状及发展趋势，不断汲取新理论、新知识、新技术，并用于医疗实践和科学研究。

2. 了解相关学科近年来的进展。

附：专业病种

1. 儿科基础
　　（1）小儿年龄分期
　　（2）生长发育
　　（3）小儿体液平衡的特点和液体疗法
　　（4）营养学基础及婴儿喂养
　　（5）儿童少年膳食安排

（6）营养状况评价

（7）小儿药物治疗

2. 新生儿与新生儿疾病

（1）新生儿窒息与复苏

（2）新生儿黄疸

（3）新生儿溶血病

①ABO血型不合

②Rh血型不合

（4）新生儿缺氧缺血性脑病与颅内出血

①新生儿缺氧缺血性脑病

②新生儿颅内出血

（5）新生儿呼吸系统疾病

①胎粪吸入综合征

②湿肺

③新生儿肺透明膜病

④新生儿感染性肺炎

⑤新生儿肺出血

（6）新生儿坏死性小肠结肠炎

（7）新生儿低血糖症和高血糖症

①新生儿低血糖

②新生儿高血糖

（8）新生儿寒冷损伤综合征

（9）新生儿持续肺动脉高压

（10）早产儿视网膜病

（11）新生儿感染性疾病

①新生儿败血症

②新生儿化脓性脑膜炎

③新生儿破伤风

④新生儿宫内感染

⑤新生儿巨细胞病毒感染

⑥先天性梅毒

3. 营养性疾病

（1）蛋白质热能营养不良

（2）维生素D缺乏症

①维生素D缺乏性佝偻病

②维生素D缺乏性手足搐搦症

（3）肥胖症

（4）维生素A缺乏症

（5）晚发性维生素K缺乏性出血病

（6）微量元素缺乏

①锌缺乏

②碘缺乏

4. 消化系统疾病

（1）小儿腹泻病

（2）小儿胃炎和幽门螺杆菌感染

①小儿胃炎

②幽门螺杆菌感染

（3）消化性溃疡

（4）胃食管反流

（5）先天性肥厚性幽门狭窄

（6）克罗恩病和溃疡性结肠炎

（7）肠套叠

5. 呼吸系统疾病

（1）急性上呼吸道感染

（2）毛细支气管炎

（3）小儿肺炎

①肺炎链球菌肺炎

②金黄色葡萄球菌肺炎

③腺病毒肺炎

④支原体肺炎

（4）胸膜炎、脓胸及脓气胸

①干性胸膜炎

②浆液性胸膜炎

③脓胸

④气胸

（5）支气管扩张

（6）气管、支气管异物

（7）特发性肺含铁血黄素沉着症

（8）反复呼吸道感染

（9）上气道梗阻

6. 循环系统疾病

（1）先天性心脏病

①房间隔缺损

②室间隔缺损

③动脉导管未闭

④法洛四联症

⑤肺动脉狭窄

（2）心律失常

①窦性心动过速

②窦性心动过缓

③期前收缩

④阵发性室上性心动过速

⑤阵发性室性心动过速

⑥房室传导阻滞

⑦长 QT 间期综合征

⑧预激综合征

（3）充血性心力衰竭

（4）病毒性心肌炎

（5）心源性休克

（6）心肌病

（7）感染性心内膜炎

（8）心包炎

7. 造血系统疾病

（1）小儿贫血

①营养性缺铁性贫血

②营养性巨幼细胞性贫血

③再生障碍性贫血

（2）溶血性贫血

①遗传性球形红细胞增多症

②红细胞葡萄糖-6-磷酸脱氢酶缺

乏症

③地中海贫血

④自身免疫性溶血性贫血

（3）出血性疾病

①特发性血小板减少性紫癜

②血友病

（4）急性白血病

（5）小儿恶性淋巴癌

（6）噬血细胞综合征

（7）朗格汉斯细胞组织细胞增生症

8. 泌尿系统疾病

（1）肾小球肾炎

①急性肾小球肾炎

②急进性肾小球肾炎

③慢性肾小球肾炎

（2）肾病综合征

（3）IgA 肾病

（4）乙型肝炎病毒相关肾炎

（5）先天性肾病综合征

（6）Alport 综合征

（7）泌尿道感染

（8）膀胱输尿管反流

（9）肾小管酸中毒

（10）溶血尿毒综合征

（11）肾衰竭

①急性肾衰竭

②慢性肾衰竭

9. 神经系统疾病

（1）热性惊厥

（2）癫痫

（3）脑性瘫痪

（4）重症肌无力

（5）多发性抽动

（6）吉兰－巴雷综合征

（7）急性小脑性共济失调

（8）急性脊髓炎

（9）瑞氏综合征

（10）神经皮肤综合征

（11）小儿急性偏瘫

（12）脑白质营养不良

（13）急性播散性脑脊髓炎

10. 心理及行为障碍

（1）睡眠障碍

（2）遗尿症

（3）儿童多动综合征

（4）青春期心理行为特征与紊乱

（5）孤独症

11. 风湿性疾病

（1）风湿热

（2）幼年类风湿性关节炎

（3）儿童系统性红斑狼疮

（4）皮肌炎

（5）过敏性紫癜

（6）多发性大动脉炎

（7）结节性多动脉炎

（8）川崎病

（9）渗出性多形性红斑

（10）结节性脂膜炎

12. 内分泌系统疾病

（1）甲状腺疾病

①先天性甲状腺功能减退症

②甲状腺功能亢进症

（2）儿童糖尿病

①1型糖尿病

②2型糖尿病

（3）身材矮小

①生长激素缺乏症

②宫内生长障碍

③家族性矮小症

④特发性矮小症

⑤体质性青春期发育延迟

（4）性早熟

①特发性中枢性性早熟

②单纯性乳房发育

（5）尿崩症

①中枢性尿崩症

②肾性尿崩症

（6）先天性肾上腺皮质增生症

①21-羟化酶缺乏症

②11-羟化酶缺乏症

③17-羟化酶缺乏症

（7）甲状旁腺功能减退

①原发性甲状旁腺功能减低

②假性甲状旁腺功能减低

③多发性内分泌自身免疫综合征

13. 遗传性和代谢性疾病

（1）染色体疾病

①21-三体综合征

②Turner综合征

（2）代谢性疾病

①糖原累积病

②黏多糖病

③苯丙酮尿症

④戈谢病

⑤肝豆状核变性

14. 小儿结核病

（1）肺结核

①原发综合征

②急性粟粒型肺结核

（2）结核性胸膜炎

（3）腹腔结核

①肠结核

②肠系膜淋巴结结核

③结核性腹膜炎

（4）结核性脑膜炎

（5）周围淋巴结结核

（6）隐性结核感染

15. 感染性疾病

（1）流行性感冒

（2）出疹性疾病

①麻疹

②风疹

③幼儿急疹

④水痘

⑤猩红热

（3）流行性腮腺炎

（4）病毒性脑炎和脑膜炎

（5）流行性乙型脑炎

（6）脊髓灰质炎

（7）病毒性肝炎

①甲型肝炎

②乙型肝炎

③丙型肝炎

④丁型肝炎

⑤戊型肝炎

（8）EB病毒感染

（9）巨细胞病毒感染

（10）狂犬病

（11）HIV感染

（12）百日咳

（13）流行性脑脊髓膜炎

（14）化脓性脑膜炎

（15）伤寒和副伤寒

（16）霍乱

（17）细菌性痢疾

（18）食物中毒

①细菌性食物中毒

②病毒性食物中毒

（19）败血症（血液感染症）

（20）院内感染

（21）厌氧菌感染

（22）淋病

（23）支原体感染

（24）衣原体感染

（25）真菌感染

（26）钩端螺旋体病

（27）蛔虫症

（28）钩虫病

（29）蛲虫病

（30）弓形虫病

（31）疟疾

（32）阿米巴病

（33）血吸虫病

16. 免疫缺陷性疾病

（1）原发性免疫缺陷病

①X连锁无丙种球蛋白血症

②湿疹血小板减少免疫缺陷综合征

③选择性IgA缺乏症

④X连锁联合免疫缺陷病

⑤X连锁高IgM血症

⑥X连锁淋巴组织增生性疾病

⑦慢性肉芽肿病

（2）继发性免疫缺陷病

17. 变态反应性疾病

（1）过敏反应（症）

（2）血清病

（3）变应性鼻炎

（4）支气管哮喘

（5）变态反应性皮肤病

①湿疹

②接触性皮炎

③荨麻疹

④血管性水肿

⑤丘疹性荨麻疹

⑥结节性红斑

⑦药物性皮炎

18. 儿科急救

（1）心肺脑复苏

（2）呼吸衰竭

（3）急性呼吸窘迫综合征

（4）急性颅内压增高症

（5）感染性休克

（6）急性肝功能衰竭

（7）弥散性血管内凝血（DIC）

（8）多器官功能障碍综合征

（9）溺水

（10）危重病儿的低钠血症

（11）急性中毒

①有机磷中毒

②强酸、强碱中毒

③灭鼠剂中毒

④镇静药中毒

⑤亚硝酸盐中毒

⑥毒草中毒

⑦酒精中毒

⑧吗啡中毒

⑨氯气中毒

附录二　全国高级卫生专业技术资格考试介绍

为进一步深化卫生专业技术职称改革工作，不断完善卫生专业技术职务聘任制，根据中共中央组织部、人事部、卫生部《关于深化卫生事业单位人事制度改革的实施意见》（人发〔2000〕31号）文件精神和国家有关职称改革的规定，人事部下发《加强卫生专业技术职务评聘工作的通知》（人发〔2000〕114号），高级专业技术资格采取考试和评审结合的办法取得。

一、考试形式和题型

全部采用人机对话形式，考试时间为2个小时（卫生管理知识单独加试时间为1时）。考试题型为单选题、多选题和案例分析题3种，试卷总分为100分。

二、考试总分数及分数线

总分数450～500分，没有合格分数线，排名前60%为合格。其中的40%为优秀。

三、考试效用

评审卫生高级专业技术资格的考试，是申报评审卫生高级专业技术资格的必经程序，作为评审卫生高级专业技术资格的重要参考依据之一，考试成绩当年有效。

四、人机对话考试题型说明

副高：单选题、多选题和案例分析题3种题型。
正高：多选题和案例分析题2种题型。
以实际考试题型为准。

五、考试报名条件

（一）正高申报条件
1. 取得大学本科以上学历后，受聘副高职务5年以上。
2. 大学普通班毕业以后，受聘副高职务7年以上。
（二）副高申报条件
1. 获得博士学位后，受聘中级技术职务2年以上。
2. 取得大学本科以上学历后，受聘中级职务5年以上。
3. 大学普通班毕业后，受聘中级职务5年以上。
4. 大学专科毕业后，取得本科以上学历（专业一致或接近专业），受聘中级职务7年以上。
5. 大专毕业，受聘中级职务5年以上。
6. 中专毕业，受聘中级职务7年以上。
7. 护理专业中专毕业，从事临床护理工作25年以上，取得护理专业的专科以上学历，受聘中级职务5年以上，可申报副主任护师任职资格。